临床心律失常学

主编 张开滋　邢福泰　王红宇　刘　蓉
鲁　端　唐其柱　孟庆华　李翠兰

TJKJ 天津科学技术出版社

内 容 简 介

心律失常是临床中最常见的病症,已成为心血管病学、心电学领域中广泛并研究深入的重点课题之一。本书共分5篇32章,论述心律失常的基础理论、相关表现、诊断方法和治疗总则。以循证医学为依据,浓墨重彩地阐述心血管疾病危重症、综合征和各种恶性心律失常的具体治疗方法,读者深阅这些范例,会大有裨益。

本书适合广大临床医生、心电学工作者、大专院校师生使用。

图书在版编目(CIP)数据

临床心律失常学/张开滋等主编 .—天津:天津科学技术出版社,2009

ISBN 978-7-5308-4668-1

Ⅰ.临... Ⅱ.张... Ⅲ.心律失常—诊疗 Ⅳ.R541.7

中国版本图书馆CIP数据核字(2008)第094456号

责任编辑:焦美红

版式设计:史 烨

责任印制:张军利

天津科学技术出版社出版

出版人:胡振泰

天津市西康路35号 邮编300051

电话(022)23332393(发行部) 23332390(市场部) 27217980(邮购部)

网址:www.tjkjcbs.com.cn

新华书店经销

三河市富华印刷包装有限公司印刷

开本889×1194 1/16 印张40.25 字数1 269 000

2009年3月第1版第1次印刷

定价:158.00元

首席主编张开滋简介

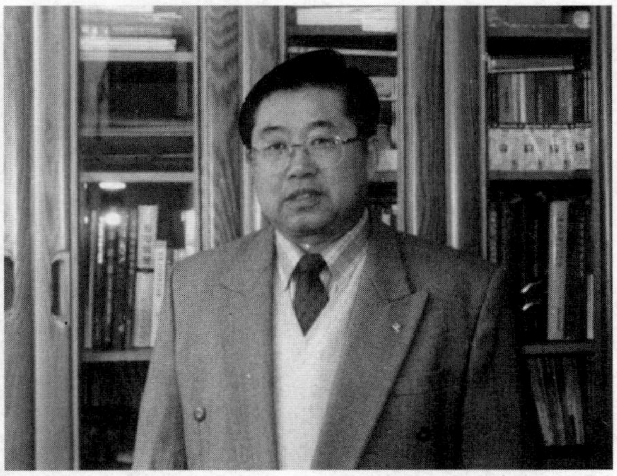

张开滋，字景阳，教授、主任医师，男，1937年2月生人，祖籍山东莱阳，出身岐黄圣手、医学世家，幼承家学庭训、立志学医。1962年毕业于哈尔滨医科大学医疗系。在校师从著名医学遗传学专家李璞、刘权章教授，著名心血管病专家于维汉院士、傅世英教授。1978先在北京协和医院进修内科，后转北京朝阳医院进修结业，受教于著名内科学家翁心植院士、心电学家张晨燕教授。为发扬国粹，传承祖业，再次脱产学习中医后，以中西医两法驱病魔，祛沉疴。曾任大连医科大学丹东教学医院心内科主任、医学遗传学研究室主任；于1988年在美国乔治·华盛顿大学医学院作访问学者，与国际心血管病专家Tsung O. Cheng教授进行学术合作。现任三所大学兼职教授、一家医院名誉院长、一所心研所名誉所长。1997年创建中国心电信息学分会，并任第一、二届委员会主任委员，2005年任第三届委员会名誉主任委员，中国心力衰竭协会副主任委员，中国心电学学会常务委员，中华医学会辽宁省遗传学会常务委员，《国际心血管杂志》特邀编委、《实用心电学杂志》编委等多种职务。

在他从医40余载的医疗、教学和科研实践中，积累了较坚实的理论基础和丰富的临床经验，积极开展新技术、新疗法，具有较高的解决疑难疾患和抢救急危重症的能力，擅长治疗心血管疾病。并对Holt-Oram综合征、Marfan综合征予以新命名和分型，得到众多专家的认可。于1995年同顾菊康教授等创建性地提出“心电信息学”新理念和“静态心电图”规范术语，并按心电信息学图形进行分类以及系统地、完整地介绍各种心电信息检测技术和临床应用，已得到初步认同，并在实践中受到检验和发展。

他不断总结经验，勤于笔耕，为普及医学知识，发表科普文章500余篇，其中9篇分别获国家、省、市级奖，参编《医海拾零》(散文)、《365天的童年》(诗歌)、《第二次生命》(剧本)等。发表医学论文180余篇，其中8篇刊登在《美国医学杂志》《美国心脏杂志》《国际心血管杂志》上，9篇在加、美、英、意等国召开的7个国际会议上交流。多次主持全国性学术会议，并在北京、天津、青岛、武汉、南京、太原等地讲学60余次，主编及合编医学专著36部，代表作有《心血管遗传病学》、《临床心电信息学》(“十五”出版规划重点图书)、《临床动态心电图学》、《临床心脏负荷实验学》、《中国心电信息学图解集成》(“十一五”出版规划重点图书)。

他具有独立设计和主持科研能力，获省、市级科技进步奖共7项。鉴于其在医疗、教学、科研成绩斐然，尤其是在遗传性心血管病方面有所建树，被众多科学院、工程院院士及著名教授推荐为我国遗传性心血管病学科带头人；在心电信息学方面亦有较深造诣，是我国心电信息学科的提出者和奠基人。因其成绩卓著，多次受到嘉奖，被授予首批公众科学奖，并享受政府特殊津贴。

他崇信：“创新成就未来，未来属于有创造性的人；人的事业就应有特色，有特色才有实力；有实力才有地位，地位决定人生精彩。”他的座右铭是：“海纳百川，有容乃大”“勤能补拙，奋能生术”“天道酬勤”。

天道酬勤

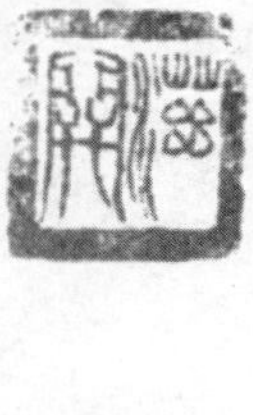

丙戌年元旦试笔

邢福泰主编简介

男,1957 年生于山西广灵,1983 年毕业于山西医科大学医学系,医学硕士,主任医师,现任山西医科大学兼职教授,硕士生导师,大同市第四人民医院院长,大同市心血管病研究所所长。任中国高血压联盟理事,中国心电信息学分会常委,山西医院管理协会病案委员会副主任委员,中华医学会山西心电学会、山西心血管病学会、山西起搏与电生理学会委员,大同心血管病学会主任委员。《实用心血管病杂志》编委,《中西医结合心脑病杂志》编委等。

多少年来,努力攻克技术难关,20 世纪 80 年代末期,在当地率先开展床旁飘浮导管血流动力学监测、人工心脏起搏、冠状动脉造影、心动过速射频消融、二尖瓣球囊扩张等项先进技术,填补了省、市医学空白。主攻冠心病、心律失常、高血压的研究。在《中华心血管病杂志》《中华老年医学杂志》《临床心血管病杂志》《中国心电学杂志》等刊物上先后发表论文 47 篇。为医学专著《疾病的早期诊断与误诊误治》和《实用心电监测》的副主编。参与国家"八五""九五"多中心协作攻关课题各一项。先后获省、市科技进步奖 11 项,现承担省、市科研项目 2 项。先后两次在国际学术论坛上作大会交流。现已被《中国中青年名医辞典》收载。

曾获山西省优秀中青年科技工作者,大同市优秀专家和拔尖人才称号,省、市政府分别为其荣记一、二等功。

王红宇主编简介

王红宇,女,1962 出生,汉族,中共党员,山西医科大学第二医院主任医师、教授、硕士研究生导师,山西省跨世纪学科带头人。山西省医学会心电学专业委员会主任委员,中国心电信息学分会副主任委员兼秘书长,中国心电学技术分会委员兼副秘书长,《临床心电学杂志》编委。

在临床心电学领域率先开展无痛性心肌缺血、心率变异性、Q-T 变异性及心律震荡的无创检测研究和临床应用工作。在全国积极开展远程心电监测的工作,为心脏无创电生理的研究、开展和推广普及作出了贡献。获中国心电学会颁发的"中国优秀心电工作者奖",中华医学会颁发的"中国心电杰出工作者奖"。主持承担了省科技立项资助项目 6 项,获山西省和太原市科技进步奖 4 项。发表研究性论文 40 余篇,编著、翻译出版了专业书籍 10 部。

刘蓉主编简介

刘蓉,女,1960 年 1 月出生于云南昆明,1983 年毕业于昆明医学院临床医疗系,获学士学位。毕业后在昆明医学院第一附属医院内科工作,现任昆明医学院第一附属医院心血管内科副主任、副教授、主任医师,中国心电信息学分会委员。一直从事心血管疾病医疗、教学、科研工作。擅长无创心脏电生理检查、临床药物试验研究、高血压疾病防治。主要参与的科研"心率变异性的临床应用研究""多沙唑嗪对兔动脉球囊损伤后血管狭窄的影响"均获省卫生厅科技进步奖三等奖。先后参加过 4 项全国多家临床药物试验研究,其中作为组长主持研究"瑞替普酶治疗急性心肌梗死的有效性及安全性临床试验观察"。撰写了《心率变异分析在心血管疾病中的应用价值》《冠状动脉造影评价活动平板 + 动态心电图对冠心病的诊断价值》《动态心电图对射频消融治疗频发单源室性早搏疗效的评价》《动态心电图对冠脉内支架植入术疗效的评价》等论文十多篇,分别发表在《临床心电学杂志》《云南医药》等杂志上;主编《心血管病健康知识》,参编《心内科效率手册》《心血管前沿》等书籍。

鲁端主编简介

鲁端,男,1941出生,汉族,中共党员。曾任浙江大学医学院附属邵逸夫医院内科主任、院长、党委书记,现为主任医师、教授、硕士研究生导师,兼任中华心电生理和起搏学会常务委员、国家药品监督管理局评审专家、浙江省内科学会主任委员、浙江省心电图学专业岗位培训中心主审专家、浙江省内科学会主任委员、《心电学杂志》名誉主任等。

发表论文100余篇,主编及参编医学专著15部,代表作有《实用临床心律失常诊断和治疗指南》,参编全国高等医药院校7年制和8年制规划教材《内科学》各1部。

唐其柱主编简介

男,医学博士。1963年8月生于湖北松滋,现任武汉大学人民医院心内科教授、主任医师、博士生导师、常务副院长、党委书记。享受政府特殊津贴。兼任中国生物医学工程学会心脏起搏与电生理分会委员、湖北省科学技术协会常委、湖北省生物医学工程学会副理事长兼秘书长、湖北省医学会心血管病分会常委、湖北省心脑血管病防治办公室主任。

长期在武汉大学人民医院从事医疗、教学和科研工作,主要研究方向为心脏电生理和心律失常、心肌炎和心肌病的发生机制。在国内外专业期刊发表论文几十篇,出版专著21部(主编7部,副主编9部,参编5部),如《晕厥性疾病》《临床老年心脏病学》《心律失常的射频消融疗法》等。参与完成7项科研成果,获得国家或省部级科技奖,包括国家科技进步奖二等奖1项、省科技进步奖一等奖2项,如参与完成的《心房颤动的基础与临床研究》于2004年获国家科技进步奖二等奖、《房室结折返性心动过速的发病基础及射频消融》于2001年获国家科技进步奖二等奖。主持国家自然科学基金项目、卫生部基金项目、湖北省科技攻关项目等6项课题的研究。为国家培养了博士研究生5名、硕士研究生11名。

孟庆华主编简介

孟庆华,女,1954年9月生于辽宁省辽阳市,主任医师。1983年毕业于吉林医学院医学专业,在大连医科大学丹东教学医院从事心内科工作,并任心内科主任,后奉调中南大学湘雅医学院附属海口医院,任急救中心副主任。发表论文四十余篇,主编及参编专著12部,获省市级科技进步奖5项,并荣获“全国卫生系统先进工作者”称号等多项荣誉。

李翠兰主编简介

李翠兰,女,1965年出生。北京大学人民医院博士、副研究员、心内科基础研究室主任,兼任中国生物医学工程学会心律分会委员、《中国心脏起搏与心脏电生理杂志》《中国心血管病杂志》编委等职。

主要从事心脏电生理学的基础理论研究近20年,对单相动作电位技术(MAP)研究有独到见解,在家族性心律失常、离子通道病等的发病机制研究方面,尤其是长Q-T综合征的基因筛查与治疗等方面,处于国内领先地位。2000年入选北京市人才培养计划——科技新星项目。在国内外发表导向性论文近70篇,多次获中华医学会科技奖。

编委会名单

方　宏	副教授	上海同济大学附属同济医院
孙　涛	副教授	首都医科大学附属安贞医院
刘　蓉	主任医师	昆明医学院附属第一医院
王　玮	教　　授	昆明医学院教学第一医院
慈书平	主任医师	中国人民解放军第三五九医院
李德友	副主任医师	中国人民解放军61785部队医院
李忠杰	教　　授	浙江省人民医院
李成文	主任医师	北京市门头沟区医院
支　龙	主任医师	山西省晋中市第三人民医院
罗道生	副主任医师	江西省高安市人民医院

编著者名单（以章节先后为序）

曲晓燕　汤亚明　高　岚　刘春燕　刘世军
刘　莉　王　永　李　丽　崔冬霞　李　多
邸　捷　冯军霞　李晶洁　岳莉英　刘　炜
李育民　郭任维　陈　晓　周　旭　许智韬
赵继义　刘子文　陈元秀　陈江斌　黎明江
胡成林　赵志明　谢文丽　陶　英　杨　颖
李　冰　李建勇

前言

心律失常是心血管病中最常见的病症，而其中的恶性心律失常是内科急症，须要紧急处置，如处置不当和延误时机可造成死亡。及时、恰当、正确、合理地予以纠正，可使一部分患者化险为夷，转危为安，挽救生命。由此可见，正确诊断和治疗心律失常是临床医师必须掌握的知识和技能。

天津科学技术出版社以敏锐的洞察力，远见的学术见识，迅捷地选择《临床心律失常学》这一备受瞩目的书目，并盛邀我主编这部书，这正与中国心电信息学分会的宗旨相符，故不惴其陋，慨然应允，且与我主编《临床心电信息学》（“十五”重点规划图书）、《临床动态心电图学》、《临床心脏负荷试验学》、《临床心电信息学图解集成》（“十一五”重点规划图书）、《临床监护心电学》、《临床12导联同步心电图学》、《临床心血管综合征学》，形成临床心电信息学系列丛书。

鉴此，中国心电信息学分会进行策划，举学会团队之力组成实力型编委会，这既有长年从事心血管内外科和心电信息学的高级职称者，又有在临床第一线工作的当代俊彦、年轻有为的学者，为本书增添了活力和新意，并与责任编辑焦美红主任联袂打造这部专著。

我们结合自己的实践经验，参阅国内外大量文献，以面向临床、贯彻实用为宗旨，以传承、开新、充实、提高为原则，给以多层面、新视野、全方位的全面展现。力求内容翔实、结构完整、叙述精练、条理清晰、按图说文、释义注解，使图文并茂，相得益彰。

因此，本书具有科学性、先进性、指导性、可读性、实用性，我们有信心使其成为一部学术价值高的参考书，实用性强的工具书，临诊工作的案头书。

笔者上述之言，难免自诩之嫌，实则白纸黑字，如履薄冰，铝华油香接受检验。由于在繁忙工作之余，抽暇撰稿，繁此略彼，错漏之处在所难免，作为首席主编，难脱其咎。敬希“入乎其内，故能写之；出乎其外，故能观之”的专家、同道，悉心指教，斧正其缺，补益其疏，渐臻完善，以备再版时遵照修订。

再次恳请同道批评，不吝指正。

中国心电信息学分会 名誉主任委员　张开滋

初稿于2006年9月9日 丹东·金地广场
定稿于2007年2月2日 丹东·太阳大厦

目录

第一篇　心律失常的基础理论

第一章　心律失常的发生机制

本章从心脏传导系统的解剖结构、心肌细胞的基础电生理、心律失常电生理机制、自主神经系统与心律失常，来阐述心律失常的发生机制，起到复习基础理论的作用，这对临床工作中正确诊断心律失常，指导其治疗会起到积极作用。

第一节　心脏传导系统

心脏的传导系统是由特殊分化的心肌细胞，包括窦房结、结间束、房室结、希氏束、左右束支及其分支和浦肯野纤维组成(图 1-1)。它是产生激动、传导和调节心肌节律的主要组织结构，与普通心肌细胞相同之处是都具有兴奋性、传导性和不应性，不同之处是具有节律性而无收缩性。当传导系统自发地发出激动，此激动沿着一定径路传播到心肌，使心肌协调而有节律地收缩，保证了心脏的泵血功能，这是传导系统的主要功能，即是传导而不是收缩。所有的心律失常，心脏激动起源异常、传导异常或两者并存都与心脏传导系统结构有关；区分心律失常种类亦与心脏传导系统特殊部位密切相关。

一、窦房结

人类窦房结呈扁椭圆形结构，两端尖而中间粗，长 10～20mm，宽 5mm，厚 1.5～2mm。位于上腔静脉和右房交界处界沟长轴的外膜下约 1mm 处(图 1-2)。窦房结中央的窦房结动脉 55%～60% 为右冠状动脉和 40%～45% 为左冠状动脉回旋支的分支。

窦房结细胞包括 P 细胞、过渡细胞、工作心房肌细胞、浦肯野纤维细胞。

1. P 细胞　又称起搏细胞，是窦房结激动形成的所在。具有起搏功能，体积较小(5～10μm)，呈卵圆形。细胞核较大，胞质稀薄，含细胞器和肌原纤维少，线粒体分布不规则，形态、大小不一。窦房结内约 2000 个 P 细胞成簇集中于中央，少数分散于周边。相互间无横管系统存在，细胞间只有少数桥粒和狭窄连接，闰盘不发达，仅附着于其他 P 细胞或过渡细胞。

2. 过渡细胞　又称 T 细胞，位于 P 细胞和工作心房肌细胞之间。可能的作用是将 P 细胞产生的激动传播到心房肌细胞，并阻止异位房激动的侵入。其形态细长，含较多的肌原纤维和线粒体。靠近 P 细胞的 T 细胞间为简单的细胞间连接，而心房肌细胞与 T 细胞间有发达的闰盘衔接。

3. 工作心房肌细胞　它如半岛状延伸入窦房结的边缘，位于窦房结和心房肌细胞的交界重叠带。工作

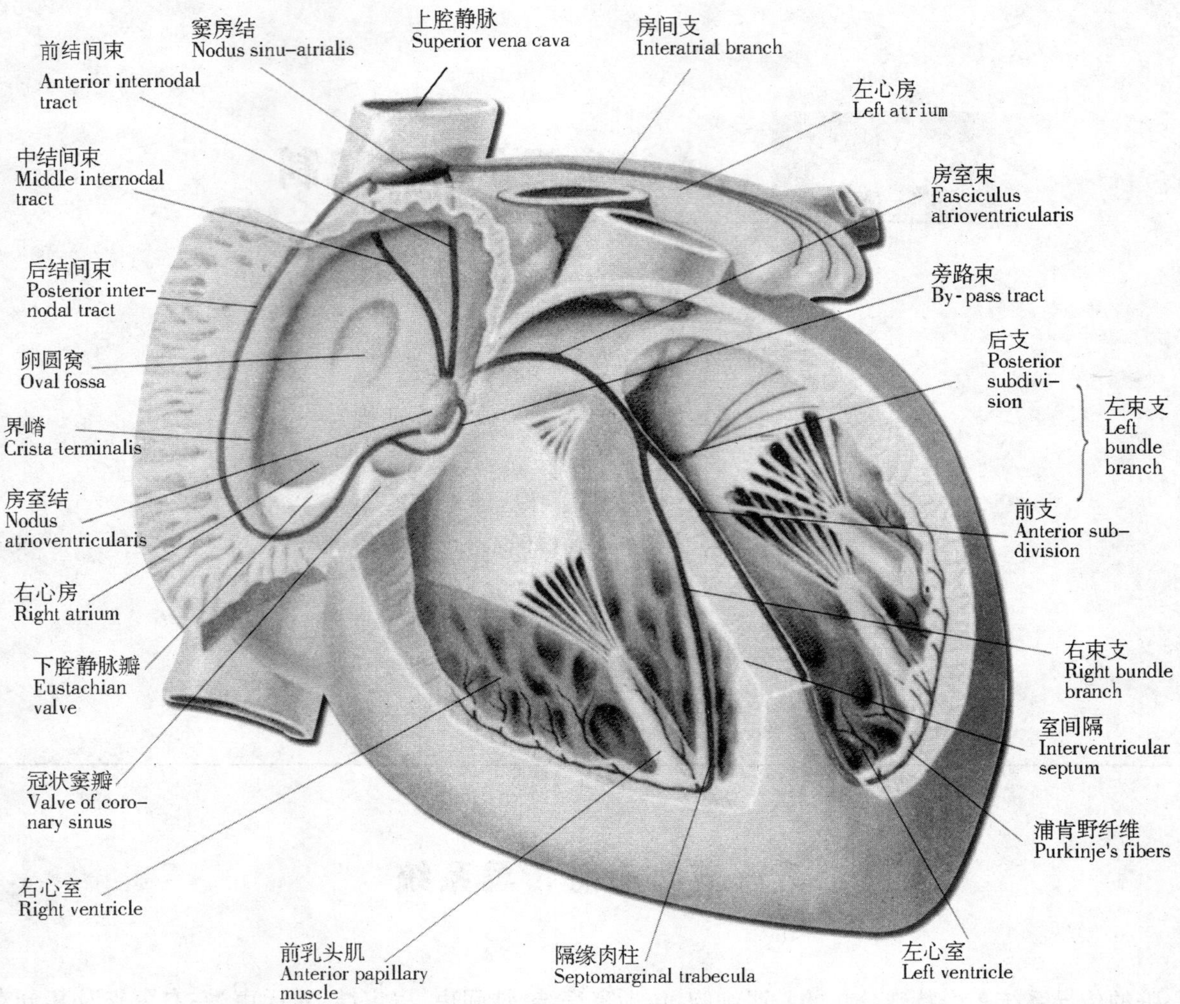

图 1-1　心脏传导系统

心房肌细胞大多数突起于窦房结的表面，毗邻于尾嵴处。

4. **浦肯野纤维细胞**　在窦房结的外围，并延伸入心房和房内束中。

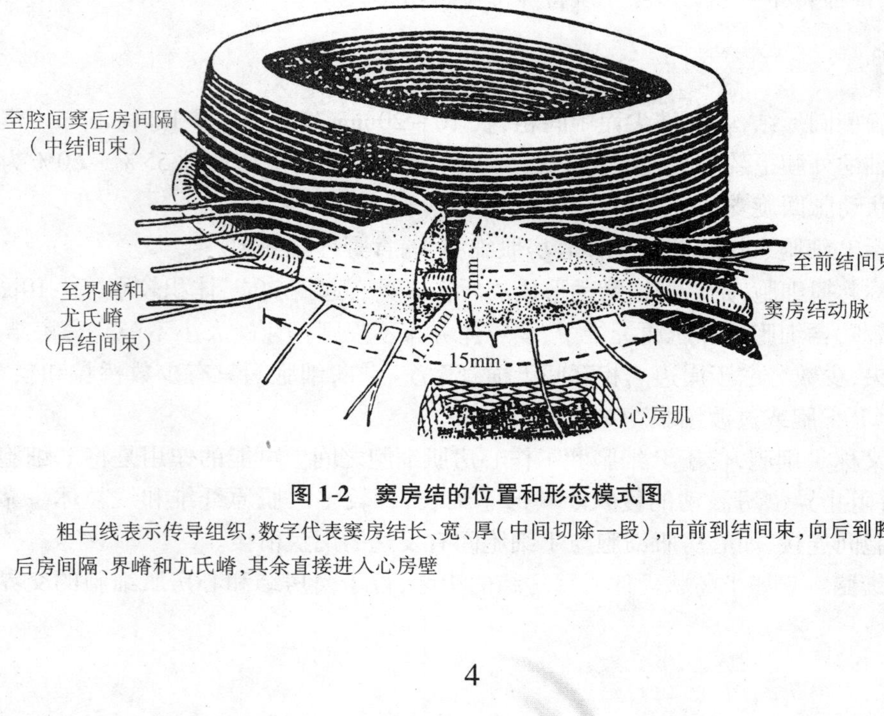

图 1-2　窦房结的位置和形态模式图

粗白线表示传导组织，数字代表窦房结长、宽、厚（中间切除一段），向前到结间束，向后到腔间窦后房间隔、界嵴和尤氏嵴，其余直接进入心房壁

目前公认窦房结是自律性最高的起搏点,成人窦房结发生激动的固有频率为60~100次/分。有人认为窦性心律其频率和节律的波动并非是窦房结内同一起搏点,也不是一簇P细胞轮流发出有效激动,而是窦房结的头、体、尾三部分的起搏点在轮流发生激动所致。如果异常起搏点频率超过窦房结固有频率时,窦房结将受到干扰,产生节律重整,或干扰性房室脱节。窦房结的P细胞属于慢反应自律细胞,浦肯野纤维属于快反应自律细胞,普通心肌细胞属于快反应细胞,各自的传导性和不应性的不同,这是构成窦房结内或窦房交接折返性心动过速的基础。窦房交接区是由窦房结与心房肌之间的传导组织构成,窦房交接区发生传导障碍,会引起程度不同的窦房传导阻滞、窦房交接性干扰、窦房交接性隐匿传导等;当窦房交接区起搏点自律性异常,可产生窦房交接性期前收缩、窦房交接性心动过速。又由于窦房结所在的位置,凡侵入心房内、外膜的病毒,都会造成窦房结功能性和器质性病变。

二、房内传导束

1. 结间束及其分类 心房内存在着形态和功能上特殊分化的3条传导束,起源于窦房结,终止于房室结,James等称为结间束(图1-3,4)。

(1)前结间束。从窦房结前缘发生,沿心房前壁下行分为两束,一束到左房,称为Bachman束或称房间支,它是一组大束,传递心脏激动优先从右房至左房,此束受损可造成心房内传导阻滞;另一束沿房间隔下行到达房室结上部,称为降支,此束最短。

(2)中结间束。始于窦房结后上缘,行于上腔静脉后方,向下进入房间隔下部,从卵圆窝的上方越过,沿房间隔下行达房室结上缘。

(3)后结间束。始于窦房结后下缘,沿界嵴下行,经欧氏结穿越冠状窦口上方房间隔到达房室结的后下缘,此束最长。有时后结间束经过房室结进入其下缘,末端与James未相连,构成L-G-L综合征的解剖学基础。

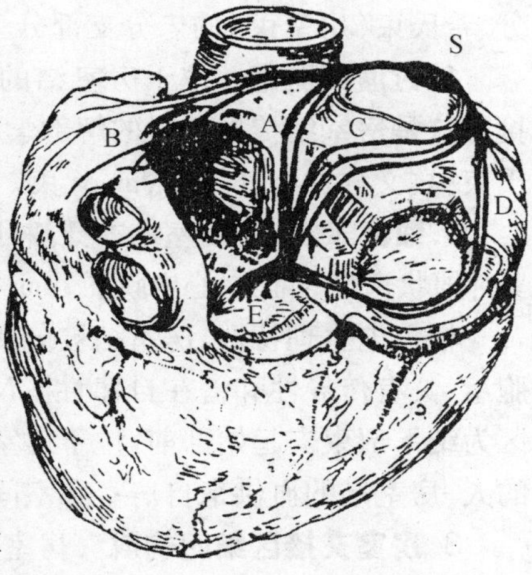

图1-3 心房内传导系统

S. 窦房结;A. 前结间束;B. 房间束;C. 中结间束;D. 后结间束;E. 房室交接区(引自James)

2. 结间束与激动在心房内的优先传导功能 前结间束是窦性激动传至房室结的优先传导径路,这可能与窦性激动通常起源于窦房结部,而该束正好起源于窦房结头部以及此束最短有关。前结间束病损可引起一度房室传导阻滞,但中结间束传导障碍并不引起此种改变。若起搏点位于窦房结中部或尾部时,中结间束病变便可发生传导阻滞。这说明随着窦房结内起搏点的转移,房内优先传导径路亦可随之改变。窦房结内游走性节律,起搏点在窦房结头、体及尾部游走时,前、中结间束,有可能某一束成为前向优先传导的主要径路。有时也沿后结间束优先下传。因此,窦房结头、本及尾部分别发出的激动,可能出现不同形状的P波及长短不同的P-R间期,这较为合理地解释了窦房结游走性节律时,窦性P波形状、时间和P-R间期变化的原因。

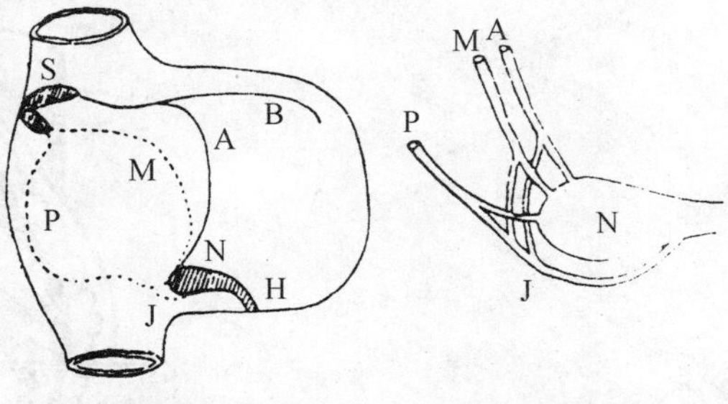

图1-4 结间束与窦房结和房室结的解剖关系示意图

S. 窦房结;A. 前结间束;M. 中结间束;P. 后结间束;J. James旁道;N. 房室性;H. 希氏束;B. 房间束

3. 结间束与逆行心房传导 中、后结间束是激动前传导的次要径路。但在交接区以下起搏点发出的激动逆传入心房时,特别是后结间束往往成为逆行传导的主要径路,由此产生的心房除极向量由右下方指向左上方,出现逆行P^-波。

4. 结间束与环行折返现象 窦房结-结间束或房内传导束-房室结连接而成的传导径路,是构成心房内大折返现象的解剖学基础,若在此径路内发生单向阻滞与缓慢传导时,一激动就有可能沿窦房结→结间束→房室结→另一条结间束逆行传入窦房结作环行折返传导,如沿途规律地发放F波,可形成心房扑动;若发放的房波不匀齐,便形成心房颤动。此外,房间束的纵向分离,也可成为房性折返性心动过束的基础。

5. 结间束与窦-室传导节律 血钾升高到一定程度时,心房肌较早地丧失兴奋性和传导性,而结间束仍保持兴奋性和传导性。此时窦房结发出的激动沿结间束传至房室结和心室，形成窦－室传导节律。

6. 结间束与心房潜伏起搏点 结间束内的起搏细胞，在某些因素影响下，可成为心脏有效起搏点而形成心脏节律，产生房性心律失常。例如，当窦房结自律性降低，低于房性起搏点的自律性时，结间束内的起搏点便发放激动，形成房性逸搏心律，房内起搏点自律性增高时，可产生从房性心动过速到心房颤动等房性快速心律失常。

三、房室交接区

（一）交接区的组成

房室交接区系指心房肌纤维和希氏束之间的纤维复合体，根据组织学观察可分为：过渡细胞带、致密部分、希氏束（房室束）的未分支部分三种不同的组织。

1. 过渡细胞带 位于房室结的后方，过渡细胞间相互集合，错综交织成迷路样结构，与致密部分相连接。这是房室结传导缓慢的解剖学基础。James 等发现一些纤维可以经后结间束延伸到房室结的远端或希氏束，故又称这些纤维为 James 束。

2. 致密部分 即房室结本身，来源于胚胎组织的房室圈后部细胞，位于房间隔右侧后下方，接近三尖瓣隔叶，紧邻冠状窦口的前方，心内膜下 1mm 深处，长约 5～8mm，宽 2～4mm，厚 0.5～2mm。位于 Koch 三角内。

根据电生理特性，房室结被分成房结（AN）区，结（N）区，结希（NH）区。AN 区相当于结后部位的过渡细胞组，具有传导性和潜在自律性。N 区为光镜下见到的房室结，有传导性，近代认为有较强的自律性。NH 区为结下部束支起始部前，位于房室结与希氏束之间，具有传导性和潜在自律性（图 1-5，6）。约 85%～90%的人，房室结的血供来自房室和室间沟后交叉处的右冠状动脉的分支，其余来自左冠状动脉的回旋支。

3. 房室交接区细胞构成 房室交接区至少由 4 种组织学不同的细胞构成，包括 P 细胞和三种类型的过渡细胞。

（1）P 细胞约占房室交接区特殊传导细胞的 5%，聚集成簇。多位于房室结与希氏束交界处远端，且多与神经末梢相连。

（2）过渡细胞约占 95%。Ⅰ型过渡细胞长而纤细，宽约 2～5μm，平行走向，主要位于致密部分的外缘，由经典的闰盘结构以旁对旁的方式连接；Ⅱ型过渡细胞较Ⅰ型短而宽，以错综复杂的交织排列及多种不同的连接方式（端对端、旁对旁、端对旁及这些方式的组合）为其特征，似乎不是由闰盘或缝隙连接相连。Ⅱ型过渡细胞数量最多，主要见于心房侧；Ⅲ型过渡细胞与 P 细胞相似，多为卵圆状，宽约 2.5μm，长 7μm。由桥粒、融合膜和膜对合相连，无闰盘结构。全部位于房室交接区远端内。

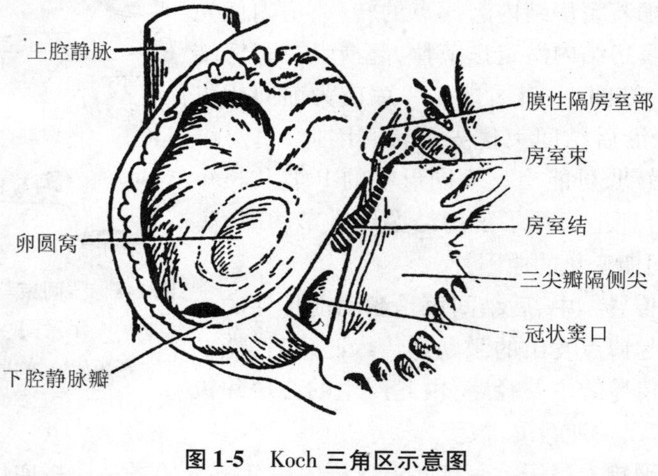

图 1-5 Koch 三角区示意图

（二）交接区的电生理特性

1. 自律中心 交接区是心脏潜在的自律中心，各区均具有起搏功能。其自律性强度仅次于窦房结，而成为心脏的第二级起搏点。当窦房结不能产生激动时，交接区起搏点便发放激动，形成心脏节律。交接区内不同部位起搏点的自律性强度高低不同，从而产生单一或复杂的交接性心律失常。

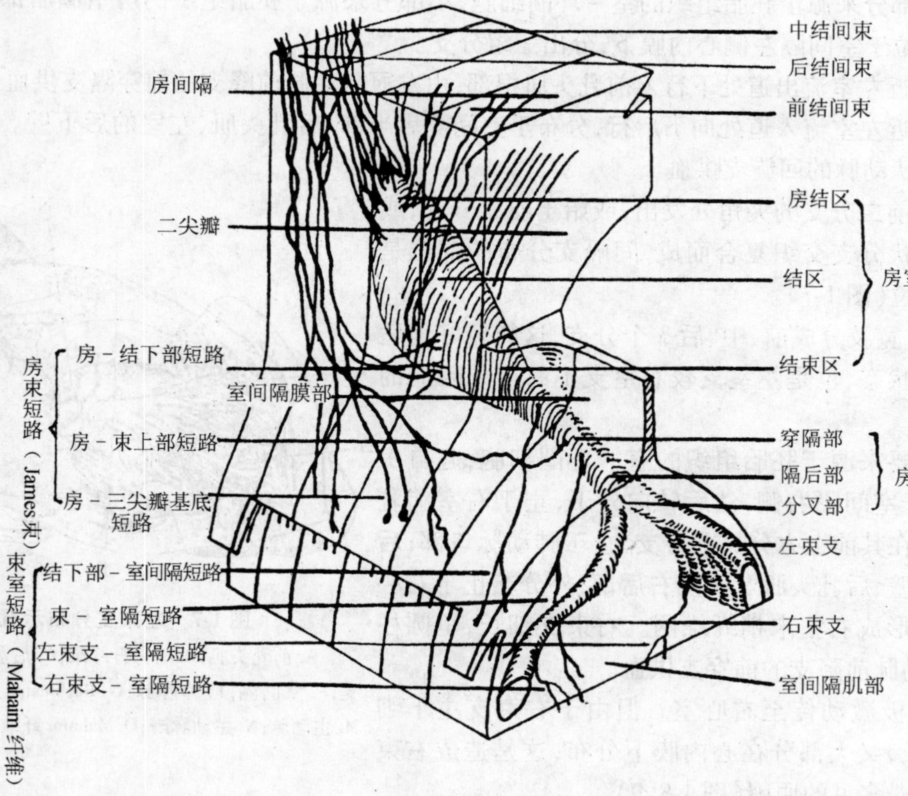

图 1-6　房室交接区、房室附加束与周围关系示意图

2. 交通枢纽　心房激动下传心室,或心室激动逆传心房,必须通过交接区,使交接区成为正常心脏房室传导的唯一路径,或者说起到了交通枢纽的作用。若交接区发生传导障碍,必将出现干扰或阻滞等心律失常。

3. 闸门作用　是指窦性激动或房性激动传到交接区时,要经过 50~100ms 生理性传导延缓,而后才能抵达心室。这段时间相当于 P 波后半部和 P-R 段初段所占的时间。闸门在房室结而不在希氏束。

4. 传导的复杂性能引起的心电图改变

(1)隐匿性传导。

(2)双向传导功能。

(3)超常期传导或韦金斯基现象。

(4)房室传导的分层阻滞,以及房室传导文氏现象。

(5)房室传导的空隙现象。

(6)多种心律失常的好发部位:如递减传导、单向阻滞、折返现象、干扰与脱节等。

四、希氏束

希氏束(房室束)长约 10~15mm,宽约 3mm。与房室结致密部分远端相连,穿过中央纤维体,通过肌部室间隔,与主动脉瓣瓣环和三尖瓣瓣环相邻,称为房室束穿隔部,绕过膜部室间隔和肌部室间隔上缘,称为房室束隔后部,最后为分叉部上端。穿隔部的细胞类似房室结的致密部分,而远端则与束支细胞相似。冠状动脉前、后降支都有分支供应肌部室间隔的上方,因此,这一部分的传导系统除非缺血范围很广,否则不会受很大的影响。

希氏束的主要功能是将快速激动从房室交接区传至心室的下传导系统,与浦肯野纤维网共同构成希浦系统。如果受损则发生程度不同的房室阻滞。

五、室内传导系统

室内传导系统包括左、右束支及其分支和浦肯野纤维等,束支始于肌部室间隔的上缘,紧贴膜部间隔下方。

1. 左束支 大部分来源于胚胎组织的室－环圈细胞，小部分来源于胚胎组织的房室圈后部细胞。它发自房室束，短而粗，位于室间隔左侧心内膜下，分出三组分支。

(1)左前分支：近左室流出道处下行入前乳头肌根部，由左冠状动脉前降支的前穿隔支供血。

(2)左后分支：近左室流入道处向下后行，分布于室间隔后半部、后乳头肌、左室的后下壁。由右冠状动脉的后降支和左冠状动脉的回旋支供血。

(3)中隔支：从前二分支的夹角处发出，或始于前二分支，或由前二支发出的网状分支交织复合而成，间隔支分布的部位是心室最早除极的部位(图 1-7)。

左束支主干短、宽及分成前、中、后 3 个分支，这能较好地适应左室腔内的高压状态，也是左室支较右室支不易造成阻滞的原因。

2. 右束支 主要来源于胚胎组织的室－环圈细胞，起自房室束穿隔部，下行于室间隔右侧，然后转向外下，止于右室前乳头肌的基底部。并在其前上方分成前分支，止于肺动脉口部；后分支分布于右室后壁、后乳头肌及间隔右后部；外分支止于右心室壁。此三组分支形成右室末梢纤维网。右束支细长，呈圆柱状，主要由左冠状动脉前降支的前穿支供血。

右束支可将除极激动传至右心室。但由于右束支主干细长，生理不应期亦长，又大部分在心内膜下分布，这是造成右束支阻滞比左束支阻滞多见的原因(图 1-8，9)。

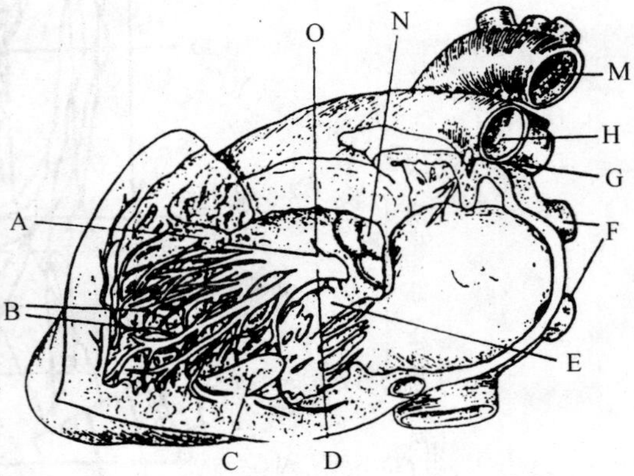

图 1-7 左束支分布示意图

A. 前乳头肌；B. 浦肯野纤维；C. 后乳头肌；D. 左束支；E. 室间隔；F. 肺静脉；G. Bachmann 束；H. 肺动脉；M. 主动脉；N. 主动脉瓣；O. Mahaim 纤维

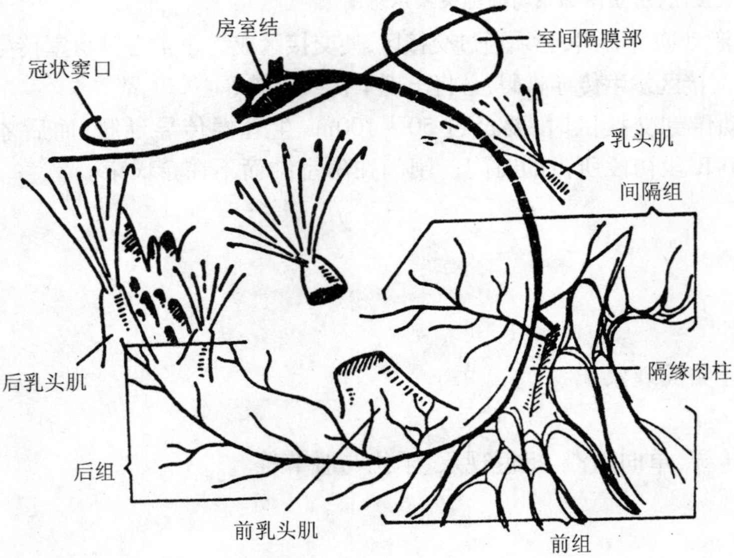

图 1-8 右束支的分支和分布模式图

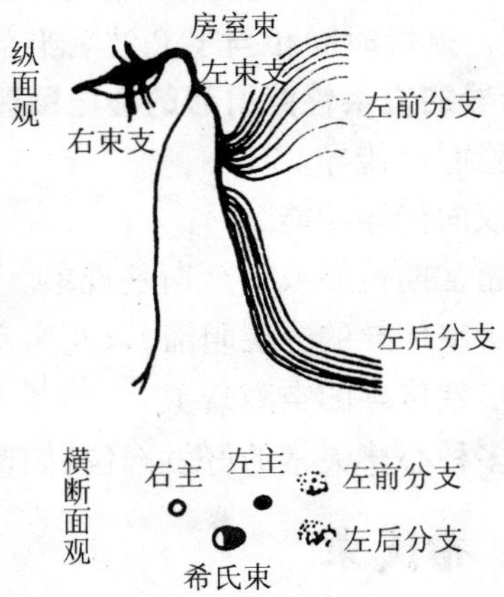

图 1-9 希氏束及左、右束支直径比较

右主：右束支主干；左主：左束支主干

3. 浦肯野纤维 由束支分支的末端构成纵横交织的网状结构形成，分布于左、右心室心内膜下和心室肌内，心室基底部和乳头肌顶部较少。浦肯野细胞覆盖两心室心内膜的大部分，细胞大而清晰，直径 10～30μm，长 20～50μm，含有的线粒体和肌原纤维较工作心室肌少，其肌浆网膜外面覆以一层厚的糖蛋白，表面呈负电荷，具有结合和交换钙离子的功能。细胞间主要通过发达的闰盘尾尾相连，少数边边连接。主要功能是传导心脏激动，传导速度快，达 4 000mm/s，成为高效心室传导系统的最后部分。一旦激动传出，便很快沿心室传导系统传导，心室快速收缩。如果高位起搏点失去功能，浦肯野系统的任一部分以及心室本身任一部分，都可以充当起搏后备点。浦肯野纤维成为心室起搏点，产生室性搏动，比高位的起搏点起搏规律性差且不可靠，其频率明显减少，通常在20～40次/分之间。这些低位起搏点也会引起心室收缩异常，从而进一步减少心排血量。浦肯野纤维和心室潜在的起搏点通常不能产生足够系统循环需要的血液供应，以保证脑和其他重要脏器的灌注。

此外，浦肯野细胞呈3个细胞连接成的"Y"形，这为某些心律失常提供了结构基础。不定型室内阻滞（QRS波群时间延长），是浦肯野纤维发生传导延迟所致。

游离走行的浦肯野纤维亦被称为假腱索，由顺序排列的浦肯野细胞构成，具有收缩功能，是产生室性搏动的原因之一。

（张开滋　孟庆华　刘晓媛　曲晓燕　李成文）

第二节　心肌细胞的基础电生理

一、细胞膜的构成

心肌细胞膜由双层脂质分子构成，厚约1×10^{-8}m，脂质分子的尾部是无极性和疏水性的，指向膜双层结构的中央；头部是有极性和亲水性的，分别朝向膜外和膜内，如图1-10所示。脂质膜具有屏蔽作用，尤其是疏水端，提供一高阻抗，使离子流通过细胞膜时的阻力大于细胞内的细胞质。在通过细胞的离子流中，主要包括Na^+、K^+、Ca^+或Cl^-等，它们和其他一些分子在进入细胞或穿过细胞膜时构成强弱不等、方向不一的电流兴奋细胞膜。

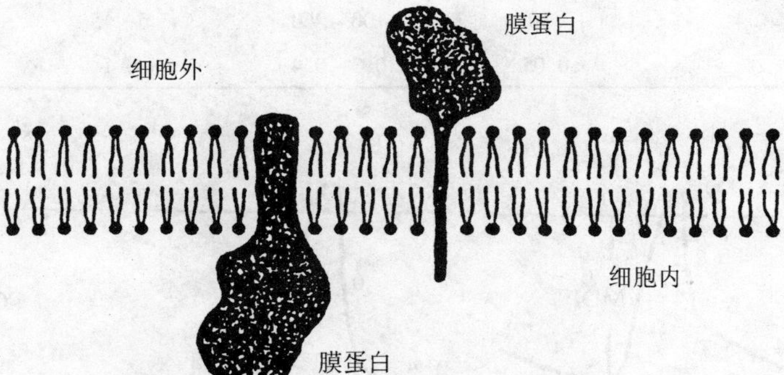

图1-10　细胞膜结构（引自Guidotti等）

镶嵌在脂质膜上的蛋白分子具有离子通道、受体、离子泵、酶等功能。离子通道是横跨细胞膜的孔，提供离子通过的管道，不同的蛋白或磷脂蛋白的通道对离子都是有选择性的，通道的开放和关闭受阀门控制。特殊受体激动促使通道开放，与神经传递有关的通道称为受体操作性通道。跨膜电压控制通道启闭的通道为电压依从性通道。时间推移改变决定通道的启闭，这样的通道为时间依从性通道。通道上的阀门受电场和时间的影响，控制离子运动。药物可以附着于通道间的不同部位，阻止离子通过。除通道外，作为通过细胞膜的另一主要运输系统的其他一些蛋白复合物为离子和小分子转运起重要作用。离子和分子的转运分为顺浓度梯度（被动性）或逆电化学能梯度（主动性）转运。其中一些仅穿过外层脂质膜，提供神经递质和激素的受体位置；而另一些突入内层脂质膜，如腺苷酸环化酶系统，影响各种酶的活动；还有钠－钾离子泵，蛋白分子突入整个细胞膜，帮助调整离子流，决定细胞膜静息和兴奋状态，需要ATP提供能量。

1. 横管系统　由细胞膜向细胞内陷入垂直于肌纤维长轴而构成，将细胞膜和细胞外间隙深深插入到细胞内。由于这一间隙内的扩散减少，离子、代谢物或其他成分可以比在细胞内或细胞外具有更高或更低的浓度。心室肌细胞中横管系统多见，窦房结、心房、房室结、希氏束及浦肯野纤维细胞中横管系统发育不良。

2. 闰盘　相邻细胞通过细胞膜变厚的部位头尾衔接，这种紧密接触的边缘为闰盘，包括桥粒、粘连膜及缝隙连接三种特殊结构，是离子和小分子在细胞间流过的选择性的低阻抗通道，传播细胞间的电活动。它们连接着相邻细胞的内部并稳定于开放状态，细胞内钙离子浓度增加时通道关闭。缝隙连接提供“生化耦联”，允许三磷酸腺苷(ATP)或其他磷酸盐从一个细胞转移到另一个细胞，改变它们的电阻抗，部分由钙控制。心肌梗死时，细胞内钙离子浓度升高，缝隙连接关闭，帮助“封锁”受伤细胞的影响；酸中毒增加、碱中毒降低缝隙连接的阻抗。增加缝隙连接阻抗使动作电位传播速度减慢，导致传导延迟或阻滞。通常传导速度在纤维长轴的方向比与长轴垂直位的方向快2~3倍，纵向传导比横向传导阻力低。而传播的安全系数是横截位比水平位大，传导延迟或阻滞在水平位比垂直位更多见。因为传导的这种各向异性(anisotropic)，所以传导是非连续性的，可导致折返。

二、心肌细胞动作电位

动作电位(action potential)是指心肌细胞膜受到有效刺激时，在细胞膜两侧所产生的快速、可逆并有扩布性的电位变化。当安静细胞受到一次有效刺激时，静息电位的负值迅速减少并上升到正电位，然后又回降到静息时的电位。这种电位变化可沿着细胞膜向周围迅速扩布，使整个细胞膜都经历一次同样的变化。

各类心肌细胞动作电位的形态又有较大差别，但这些心肌细胞膜的电学特征、离子通道的种类和动力学等方面，有许多共同点。认识不同类型心肌细胞的动作电位形状、离子电流机制和特点，在科研和指导临床实践方面具有重要意义(表1-1和图1-11)。

表1-1　不同类型心肌细胞跨膜电位参数比较

参数	窦房结	心房肌	房室结	浦肯野细胞	心室肌
静息电位或MDP(mV)	-50~-60	-80~-90	-60~-70	-90~-95	-80~-90
幅度(mV)	60~70	110~120	70~80	120	100~120
超射(mV)	0~10	30	5~15	30	30
时程(ms)	100~300	100~300	100~300	300~500	200~300
上升速率(V/s)	1~10	100~200	5~15	500~700	100~200
传导速度(V/s)	<0.05	0.3~0.4	0.1	2~3	0.3~0.4

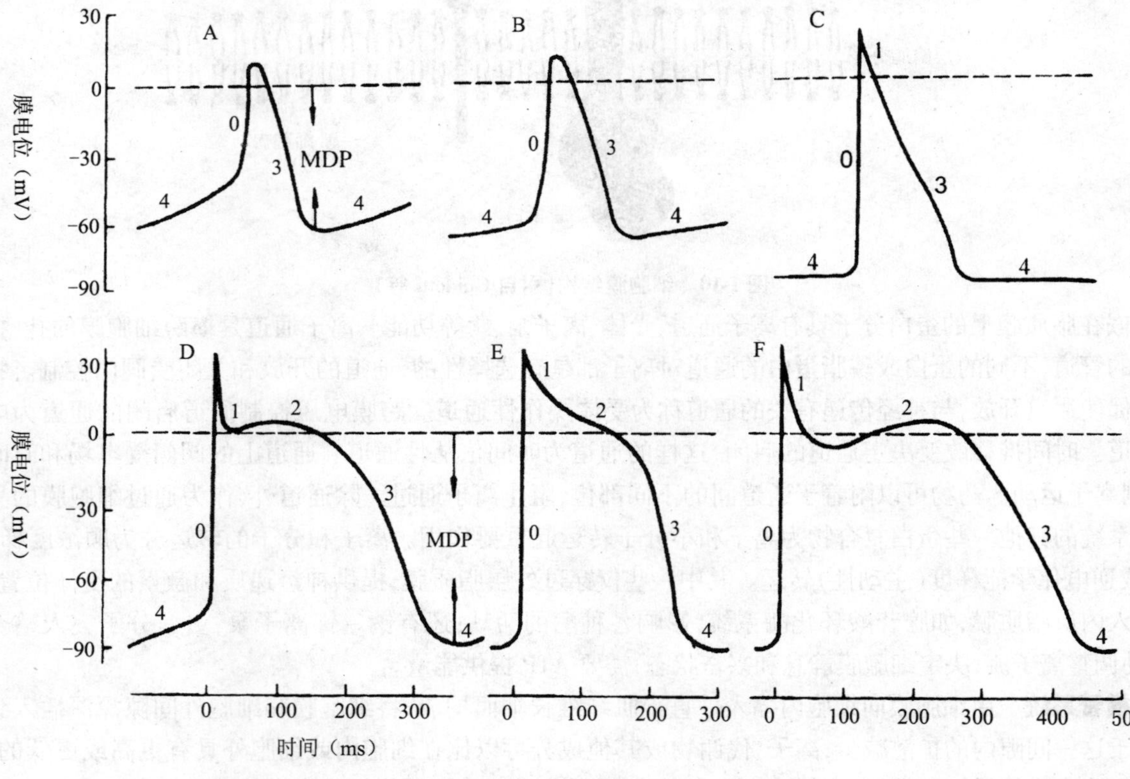

图1-11　不同类型心肌细胞的动作电位

A.窦房结起搏细胞；B.房室结过渡细胞；C.心房肌细胞；D.浦肯野细胞；E.心室肌细胞；F.心室肌M细胞

心肌细胞的跨膜电位分为 5 个时相：[0]相——快速除极，[1]相——早期快速复极，[2]相（平台期）——缓慢复极，[3]相——晚期快速复极，[4]相——静息膜电位或舒张期自动除极化。每个时相均是离子转运的过程，离子通过其特殊的通道转运。不同部位心肌细胞兴奋形成的动作电位，其形态不完全相同（图 1-12）。心房肌和心室肌细胞动作电位各时相的跨电流见图 1-13 和图 1-14。激动由一个细胞传播至另一细胞，不需要神经参与。

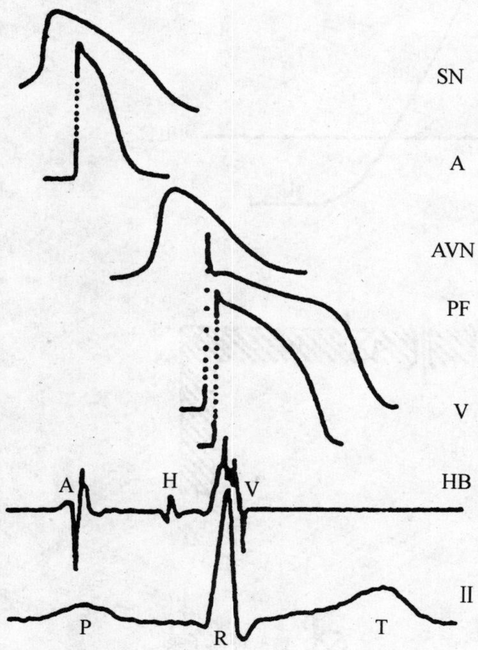

图 1-12　心脏各部分心肌细胞的动作电位

SN. 窦房结；A. 心房；AVN. 房室结；PF. 浦肯野纤维；V. 心室；HB. 希氏束电图；H. 心电图Ⅱ导联

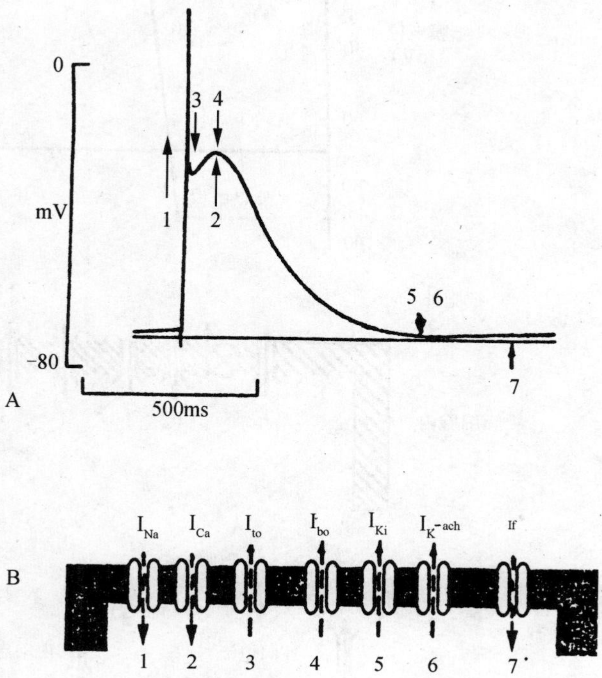

图 1-13　心房肌细胞的动作电位及跨膜电流

A. 心房肌动作电位，1～7 为作用于动作电位各时相的跨膜电流：1 I_{Na} 钠离子流，2 I_{Ca} 钙离子流，3 I_{to} 持续钾离子流，4 I_{bo} 短暂的钾离子流，5 I_{ki} 背景钾离子流，6 $I_{K\text{-}ach}$ 流经胆碱能受体通道的钾离子流，7 I_f 由钾离子和钠离子携带的起搏电流，↑除极，↓复极。B. 心房肌细胞中离子通道及其对应的跨膜电流：1～7 代表跨膜电流，与 A 图中相同。↓内向电流，↑外向电流

（一）静息膜电位的形成

静息电位（resting potential）是指细胞未受刺激时存在于细胞膜内外两侧的电位差，膜外为正，膜内为负，呈极化状态，由于这个电位差存在于细胞膜两侧，故又称跨膜静息电位（transmembrane resting potential），简称静息电位或静息膜电位。心房肌和心室肌细胞的静息电位是稳定的，而起搏细胞、过渡细胞和浦肯野纤维的静息电位是不稳定的，有缓慢自动变小的现象，此时的跨膜电位称为最大舒张电位（maximal diastolic potetial，MDP）。心房肌和心室肌细胞，静息电位一般总是稳定在某一水平，这种膜内外两侧电位维持内负外正的稳定状态，称为极化（polarization）。如果在静息电位基础上膜内负电位减小（绝对值减少）（如由 -70mV +20mV→ -50mV），甚至由负转正（如由 -70mV→ +30mV），统称为除极化（depolarization），简称除极，超过 0mV 部分称为超射（overshoot）；相反，如果膜内负电位增大（绝对值增大）（如由 -70mV→ -90mV），则称为超极化（hyperpolarization）。如果先发生除极，然后膜电位向正常安静时膜内所处的负值恢复，则称为复极化，简称复极（repolarization）（图 1-15）。

静息电位是一切活细胞所共有的生物电现象，但各类心肌细胞静息电位的大小并不一致，取决于细胞膜对离子的通透性、离子跨膜分布情况以及膜上特定蛋白蛋（如离子泵、离子交换体）的活性等。

跨膜电压与细胞两侧 K^+、Na^+、$C1^-$ 和 Ca^{2+} 分布如表 1-2 示，细胞内外主要离子分布的浓度及其主衡电位。

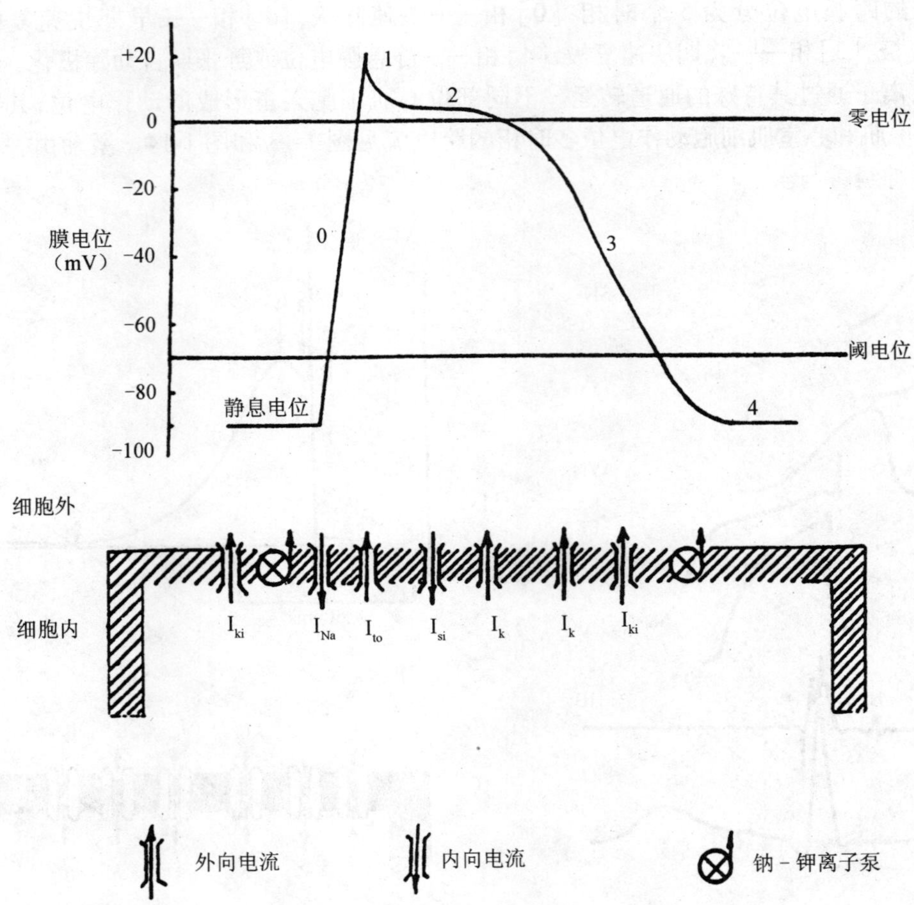

图 1-14　心室肌细胞的动作电位及跨膜电流

I_{ki}. 背景钾离子流；I_{Na}. 快钠内向电流；I_{to}. 暂时性外向电流；I_{si}. 缓慢内向电流；I_k. 迟发整流钾离子流。0：[0]相，1：[1]相，2：[2]相，3：[3]相，4：[4]相

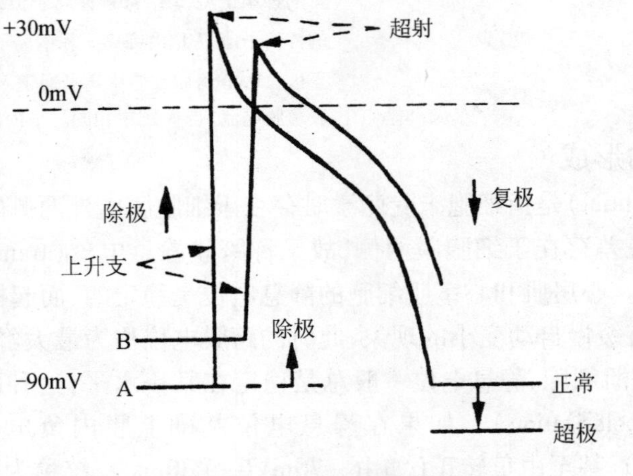

图 1-15　描述跨膜电位改变的术语

表 1-2　心肌细胞内、外的主要离子浓度及其平衡电位

离子	细胞外浓度（mmol）	细胞内浓度（mmol）	Ei（mV）
Na^+	145	15	+60
K^+	4	150	−94
Cl^-	120	5	−83
Ca^{2+}	2	10^{-4}	+129

注：细胞内钙离子含量约 2mmol/kg，但大多以结合方式存在于细胞内线粒体、肌浆网等小细胞器内，游离的钙离子很少；同样游离的钠离子可能也很少。Ei 为该离子的平衡电位。

1. 钾离子 是决定静息膜电位的主要离子，静息状态下，细胞膜对钾离子几乎完全通透，而对钠离子、钙离子的通透性很低。在 K^+-Na^+-ATP 酶水解 ATP 产生的能量供给下，钠－钾泵泵出 3 个钠离子，同时向细胞泵入 2 个钾离子，由此细胞外带正电荷，细胞内带负电荷，形成一电位差；同时由于细胞内钾离子浓度持续升高，钾离子顺着其浓度梯度由细胞内转移至细胞外。促进钾离子外流的浓度梯度与吸引钾离子回细胞内的电位差梯度相等时达到稳态的平衡电位。根据 Nernst 方程：钾离子的电化学平衡，即静息膜电位(E_k)：

$$E_k = \frac{RT}{F} - \ln\frac{[K^+]_o}{[K^+]_i}$$

式中：R 为气体常数，T 为绝对温度，摄氏 0° = 绝对温度 273°，F 为法拉第常数 = 96 500C(库仑)，ln 为以自然数 e 为底数的对数，$[K^+]_o$ 为细胞外钾离子浓度，$[K^+]_i$ 为细胞内钾离子浓度。

Nernst 方程计算得出的生理条件下静息膜电位为 －96mV，与心房肌、心室肌、浦肯野纤维的实测值 －80 ~ －90mV 很接近。$[K^+]_o/[K^+]_i$ 比主要决定跨膜电位，当$[K^+]_o$ > 10mV，Nernst 方程更接近实际；当$[K^+]_o$下降时，细胞膜对钾离子的通透性随之下降，原先在高$[K^+]_o$时微不足道的少量内流钠离子便显得很重要，这时实测的静息膜电位比 Nernst 方程计算出的负值小，这种差别随着$[K^+]_o$的进一步下降而变得更大。因此，在 Nernst 方程基础上加入钠离子的作用，演化为 Goldman-Constant-field 方程：

$$Vr = \frac{RT}{F}\ln\frac{[K^+]_o + P_{Na}/P_k[Na^+]_o}{[K^+]_i + P_{Na}/P_k[Na^+]_i}$$

式中：P_{Na}/P_k 为细胞膜对钠离子、钾离子通透性的比例系数，$[Na^+]_o$ 为细胞外钠离子浓度，$[Na^+]_i$ 为细胞内钠离子浓度。

进一步变化成 Goldman-Hodgkin-Katz 公式：

$$Vr = \frac{RT}{F}\ln\frac{P_k[K^+]_o + P_{Na}[Na^+]_o + P_{Cl}[Cl^-]_o}{P_k[K^+]_i + P_{Na}[Na^+]_i + P_{Cl}[Cl^-]_i}$$

式中：P_{Cl}为细胞膜对氯离子的通透性系数，$[Cl^-]_o$为细胞外氯离子浓度，$[Cl^-]_i$ 为细胞内氯离子浓度，P_{Na}为细胞膜对钠离子的通透性系数，P_k 为细胞膜对钾离子的通透性系数。

2. 钠－钾泵 静息状态下，钠－钾泵使细胞每获得 2 个钾离子便同时失去 3 个钠离子，产生一外向电流。由于每次除极，细胞将获得少量钠离子并失去少量钾离子，所以当心率增快时，要维持相同的细胞内外离子浓度梯度就必须使钠－钾泵的转运离子频率增加。由于强心剂阻断了钠－钾泵，心率增快时，钠－钾泵的作用不能相应增加，细胞内外离子浓度梯度不能保持稳定，是导致心律失常的电生理基础。

3. 钙离子 静息膜电位时，细胞膜对钙离子的通透性甚微，所以此时钙离子几乎没有直接作用，但钙离子的浓度可以影响细胞膜对其他离子的通透性。细胞内钙离子浓度($[Ca^{2+}]_i$)增加，细胞膜对钾的电导增加。正常情况下，根据钠－钾泵作用维持钠离子浓度梯度，出现被动的跨膜 Ca^{2+} － Na^+ 交换，一个细胞内钙离子可以与 3 个或更多的细胞外钠离子交换，由此产生电流经过细胞膜。在病理或药物作用下，当$[Na^+]_i$异常增高时，细胞外钙离子可以交换细胞内钠离子，故细胞内钠离子增高的细胞获得钙离子，这是一些由洋地黄导致的心律失常的重要基础。钙泵的动力来自钠－钾泵和形成的跨膜钠离子浓度。

(二)[0]相——快速除极期

刺激可兴奋组织产生复极后的瞬间除极，电压发生突然的变化而引起动作电位。动作电位的电压变化随着相关固定的时间和电位而发生，而电位和时间又与特殊的细胞类别有关。在神经纤维，动作电位整个过程持续几毫秒，而心肌纤维则持续几百毫秒。如果除极刺激超过阈值，则产生的动作电位不再受更大刺激的影响，这就是"全或无"效应。浦肯野纤维受刺激产生动作电位的阈值为 －70 ~ －60mV，低于阈值的刺激，细胞膜除极的范围与刺激强度成正比，超极化脉冲使膜电位负值增大，产生的反应与刺激强度成正比例。

1. 快反应细胞 心房肌、心室肌和希氏束－浦肯野纤维的[0]相主要是由于膜对钠离子的通透性突然增加而产生的。钠离子大量内流形成一快速除极，时间电压变化最大速度(dv/dt_{max}或 V_{max})大，称为快反应，钠通道为快通道，钠离子流(I_{Na})为快内向电流。快反应细胞动作电位[0]相后期也有钙离子的参与。下面以浦肯野纤维为例来解释快反应细胞[0]相的离子流活动。

(1)快钠内向电流(I_{Na})。当细胞膜受到刺激时，局部膜电位即发生变化，一旦达到 －70 ~ －60mV(阈电位)时，快钠离子通道被激活开放，细胞膜对钠离子的通透性突然增加，钠离子蜂拥进入细胞内。由于细胞内外的钠离子浓度梯度和电压梯度均促使钠离子由细胞外转移入细胞内，形成一内向的快钠电流，膜电位急剧上升，达到0电位后超射达+20~+30mV，细胞膜内外呈极化反转状态。[0]相除极的速率，与进入细胞的钠离子的速率和数量相近似，决定动作电位的传播速度。快钠通道开放持续1~2ms，当膜内负电位小于-60mV后，通道逐渐失活。细胞内正电荷增加或$[Na^+]_i$增加时，可降低钠离子内流的动力。达到钠离子的平衡电位时，作用于钠离子的动力为零，不再存在钠离子内流。心肌组织中I_{Na}的特性见表1-3。

(2)钠通道。钠通道的结构是相对分子质量约240~260ku的单分子，广泛分布于可兴奋的细胞中。心脏的浦肯野纤维和心室肌中存在的钠通道密度不同或相同的钠通道操纵方式不同，一种是[0]相短暂的钠离子流，迅速而强大，心室肌细胞的[0]相V_{max}达800V/s，振幅达140mV，持续1~2ms；而另一种则持续时间更长，参与动作电位平台期的形成和维持。编码钠通道的基因为SCN5A，该基因发生突变可使钠通道失活减慢，导致动作电位时程延长。

2. 慢反应细胞 窦房结、房室结的动作电位[0]相主要是占优势的钙离子内流的结果。由于其除极速度缓慢，V_{max}低，称为慢反应。钙离子通道为慢通道，钙离子流为缓慢内向电流。

(1)缓慢内向电流(I_{si})。I_{si}活化或失活所需的时间比数量相近的I_{Na}慢，失活恢复时间也长。由于I_{si}的激活阈值是-30~-40mV，它引起的动作电位[0]相峰值比I_{Na}的小得多，产生的[0]相除极速率和兴奋传导速度也比I_{Na}的小。失活后钙离子流恢复缓慢，这是窦房结和房室结相对不应期长的主要原因。表1-3示心肌组织中I_{si}的特征。

表1-3 心肌组织中快钠、缓慢内向电流的特性

内向电流	快钠内向电流	缓慢内向电流
基本电荷载体	Na	Ca(Na)
阈电位(mV)	-70~-55	-55~-30
电流量(μA)	1~30	0.1~3.0
激活时间(ms)	<1	10~20
失活时间(ms)	<1	50~500
阻滞剂	河豚毒素，局麻剂	硝苯吡啶，地尔硫䓬，维拉帕米，
	<40mV时持续除极	D600，Mn，Co，Ni，La
静息膜电位(mV)	-80~-95	-40~-70
传导速度(m/s)	0.3~3.0	0.01~0.10
动作电位：		
[0]相上升速度		
V_{max}(V/s)	200~1 000	1~10
振幅(mV)	100~130	35~75
兴奋恢复	迅速，复极末	延迟，全部复极之后
传导的安全系数	高	低
各部位细胞[0]相的主要电流：		
窦房结	-	+
心房肌	+	-
房室结(N区)	-	+
希氏束-浦肯野纤维	+	-
心室肌	+	-
神经传递的影响：		
β肾上腺素能	-	↑↑
α肾上腺素能	-	↑
毒蕈碱	-	↓(在心房)
胆碱能	-	↓(在心室)

注：-无作用，+有作用，↑↑明显增加，↑增加，↓降低。

(2)钙通道。在生理情况下，通过钙通道的内向电流90%以上是由钙离子携带的，少数由其他二价阳离子携带，如钡、锶也可携带 I_{si}。钙通道对钙离子的通透性比钠通道对钠离子具有更高的选择性。I_{si} 的数量由钙通道开放的概率(P)、通过开放通道的电流(i)和通道数(N)决定。

$$I_{si}=NPi$$

钙通道分二型：一型激活缓慢，失活缓慢，阈值高，对二氢吡啶类药物敏感，为持久型(L 型或慢型)；另一型激活、失活迅速，阈值低，对二氢吡啶类不敏感，为短暂型(T 型或快型)。L 型钙通道是钙离子进入细胞的主要通道，对肾上腺素能受体刺激和高肾素敏感。在心房肌、心室肌、希氏束－浦肯野纤维中钙通道主要参与[0]相后期快通失活后的平台期的构成。

钙离子进入细胞内，使细胞内钙离子浓度升高，促使钙通道失活。膜电位恢复正常时，细胞完全恢复兴奋性需要一定的时间(时间依从性)，而不是仅根据特殊的膜电位的恢复(电压依从性)。钙通道内侧具有磷酸化依从性阀门，激活剂可通过激活腺苷酸环化酶产生单磷酸腺苷，激活蛋白酶，催化亚基使阀门磷酸化而开放。

3. 通道活动调节学说　目前，解释调节离子通道活动的学说有“阀门控制”和“球链”学说两种。

(1)阀门控制系统。离子通道的活动受阀门控制系统的调节。Ohm's 法则表明电压等于电流乘以电阻；电导(g)与电阻成反比例关系，与离子在膜电位驱动下穿过细胞膜的难易程度相关。当离子通过细胞膜的阻力升高时，电导下降。[0]相时钠通道的电导或膜的通透性由假设的阀门控制系统来调整，如图 1-16 所示。细胞膜的钠通道上顺序排列着 m 门(激活门)和 h 门(失活门)。m 门在细胞膜的外侧，h 门在细胞膜的内侧，阀门是电压、时间依从性的。在膜处于静息极化状态时，m 门关闭，h 门开放，没有钠离子能通过；细胞膜除极时，m 门开放，h 门关闭，但 m 门激活开放的速度比 h 门失活关闭快，即钠通道激活过程比失活迅速。因此，约有 1ms 的时间钠通道的 m 门和 h 门同时开放，钠离子通过；膜复极达一定负电位(＜－60mV)时，m 门迅速关闭，而 h 门缓慢开放(从失活状态重新活化或恢复可活化状态)，细胞膜又可立即除极化，直到细胞绝对不应期时不管怎样强度的刺激均不能引起细胞兴奋。如果达到负电位的细胞膜第二次被激活，h 门尚未重新开放，钠通道开放的最大值下降，故动作电位的 V_{max}、振幅、时限和传导速度均下降。

上述阀门控制假设模型中特殊离子(I_i)产生的电流总数(I)等于该离子的膜电导(g_i)乘以该离子的驱动力。驱动力是实际膜电位(V_m)和该离子的平衡电位(E_i)之差(V_m-E_i)，所以：

$$I=g_i(V_m-E_i)$$

表明离子流是电压依从性的，膜电位(V_m)的变化关系到 E_i、该离子的电驱动力(V_m-E_i)变化和离子流的变化。膜电位降低时，除极结果致 I_{Na} 和 V_{max} 下降。也可通过改变阀门的状态，调整离子流实现膜电位的改变，从而发生电导的改变。钠通道中：

$$g_{iNa}=g_{Na}m^3h$$

式中：g_{iNa} 为在所给电压下钠通道的电导，g_{Na} 为钠通道可达最大电导，m^3 为激活门的状态($m=1$，开放；$m=0$，关闭)，h 代表失活门的状态($h=1$，开放；$h=0$，关闭)。

由于通道的开放、关闭是电压和时间依从性的，所以钠通道的电导 g_{iNa} 将是 g_{Na} 的一部分，其大小依从于膜电位和在该电压下持续的时间而变化。

当动作电位超过慢通道的激活阈值(－40mV)时，d 门(慢通道激活门)被激活，缓慢开放，允许钙离子缓慢内流进入细胞，f 门(慢通道失活门)部分关闭；约达＋10mV 时，f 门全部关闭，钙通道失活，I_{si} 停止。用儿茶酚胺兴奋细胞后，d 门被激活开放，出现慢反应动作电位(图 1-16)。在上述过程中，f 门比 h 门关闭缓慢，慢通道比快通道开放时间长，但总的电流量 I_{si} 比 I_{Na} 少。

(2)“球链”学说。该学说假设细胞膜上存在蛋白球和蛋白链，蛋白球悬挂于细胞膜的蛋白链上，当蛋白球脱离蛋白链时，细胞膜上由蛋白分子构成的离子通道开放，离子可以通过；当蛋白球堵塞离子通道时，离子流停止，通道失活。

4. 影响因素　I_{si} 可由自主神经系统释放的儿茶酚胺和乙酰胆碱调节。儿茶酚胺增加使钙通道开放增加，β 肾上腺素能受体兴奋。磷酸二酯阻滞剂如茶碱和 APT 循环脂溶性诱导剂，都可增加经过 L 型通道的 I_{si}。乙酰胆碱则通过降低肾上腺素环化酶活性而降低 I_{si}。刺激环磷酸鸟苷(cGMP)的积聚，可降低由 β 肾上腺素能受体兴奋剂提高的 I_{si}。阻断慢通道的药物和维拉帕米、地尔硫䓬、二氢吡啶类的硝苯吡啶具有高度的专一性，可通过降低钙通道开放的概率而降低 I_{si}。慢通道阻滞剂抑制窦房结和房室结动作电位，使 I_{si} 恢复至被再激活状态的时间延长，导致细胞不应期延长，超过膜电位完全复极所需的时间，所以当膜电位完全复极后立即给予过早刺激，引出的动作电位的振幅和上升速度下降，因此，慢传导和不应期延长是窦房结和房室结细胞的特征，所以其传播脉冲刺激功效低，易发生阻滞。

钠通道的作用异常是致命性心律失常主要的发病环节，所以成为许多抗心律失常药物的作用位点，如利多卡因、奎尼丁作用于快钠通道，阻断 I_{Na}。研究表明，重复除极后利多卡因的阻断作用更大，浓度越高，利多卡因作用越大。对由于基因突变而导致的钠通道失活减慢，动作电位时限延长，利多卡因治疗有效。河豚毒素（TTX）和局部麻醉可阻滞或失活钠通道，减低[0]相上升的速率和缩短动作电位时间。

应用钙剂或儿茶酚胺可增加 I_{si}，钡剂降低外向钾离子流，使快通道依从性纤维如浦肯野纤维改变成为慢通道依从性纤维。心肌梗死可以产生上述的变化，而急性心肌缺血时呈快反应作用的下降而非改变为慢反应。

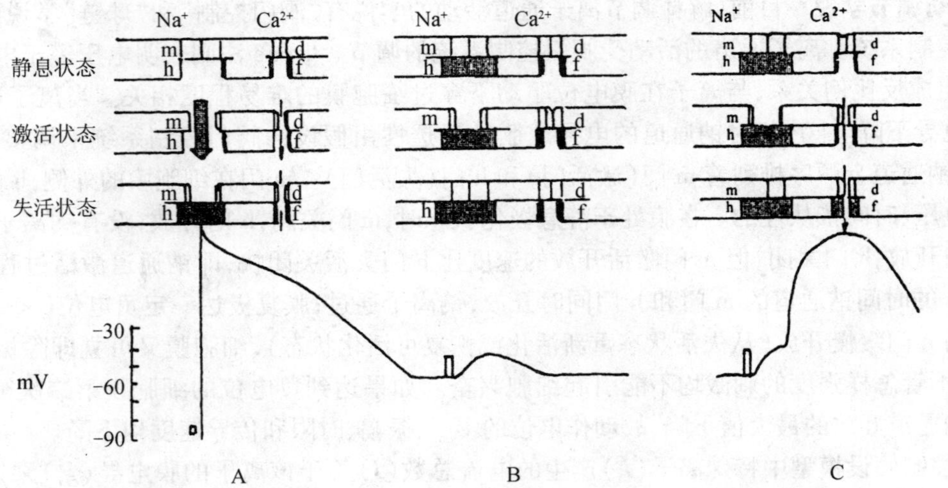

图 1-16　阀门控制机制示意图

第一横列表示静息膜电位时快、慢跨膜通道的活动；第二横列表示激活状态下的快、慢通道的活动及相应的离子流；第三横列表示失活状态下的快、慢通道的活动及相应的离子流；左纵列表示心肌纤维的静息膜电位为 -90mV；中纵列表示心肌纤维的静息膜电位低于 -60mV；右纵列为心肌纤维受儿茶酚胺作用后。m：快通道的激活门。h：快通道的失活门。d：慢通道的激活门。f：慢通道的失活门。

静息状态时（A 图），快、慢通道的激活门均关闭，而失活门开放。当细胞受刺激后，快通道 m 门开放，在短暂时间内，m 门与 h 门同时处于开放状态，允许钠离子内流，除极细胞产生[0]相。动作电位显示在图的最下方，然后 h 门关闭，钠通道失活。当[0]相细胞膜除极电位超过慢通道内向电流的激活阈值时，d 门开放，允许慢内向电流进入细胞形成平台期。当静息膜电位下降至 -60mV 以下时（B 图），细胞除极至 -60mV，快通道因 h 门持续关闭而失活。虽然 m 门在激活状态开放，但钠离子流数量太少不能引起动作电位。慢通道失活门仅部分关闭。

当应用儿茶酚胺后细胞兴奋时（C 图），d 门开放，允许缓慢内向电流通过，导致一膜反应动作电位（引自 Wit 和 Bigger）

（三）[1]相——早期快速复极

在[0]相之后，细胞膜开始复极，膜电位迅速下降，接近 0mV，形成一尖峰，历时约 10ms，称为早期快速复极。这一时相的主要离子基础是瞬间外向电流（I_{to}），是由钾离子携带，具有时间和电压依从性。这种钾离子通道激活和失活都很迅速，仅于膜电位在 -20mV 时激活，历时 5～10ms，失活时间约 50～80ms。近来研究发现 I_{to} 有两种：一种不依赖钙离子，能被 4 - 氨基吡啶阻断，称为 I_{to1}；另一种是钙离子依赖的，能被锰离子阻断，称为 I_{to2}。I_{to1} 的电荷载体是钾离子，持续时间较 I_{to2} 长，幅度比 I_{to2} 大，所以是 I_{to} 的主要构成部分，在调节动作电位中起重要作用。I_{to2} 的电荷载体是氯离子，可被咖啡因和持续的内向电流所阻断，细胞外钙离子浓度（[Ca^{2+}]）增高，I_{to2} 增加。I_{to} 在心房肌、浦肯野纤维和心外膜肌最明显，奎尼丁、索他洛尔对其具有阻滞作用。

(四)[2]相——平台期

[1]相之后,跨膜电压保持在0电位附近,持续约100ms,称为平台期。此时细胞膜对所有离子的电导均降到相当低的水平,缓慢的内向电流和外向电流相平衡。

内向电流主要是钙离子流,缓慢而持久,并引发心室肌细胞收缩;内向钠离子流也参与了平台期的形成和维持。

外向电流主要是一种称为迟发整流电流的钾子流(I_k),呈时间、电压依从性。当膜电位除极到约-55mV时,通道被激活,+20mV时全部激活开放,I_k达最大值。钠钾泵通过泵出3个钠离子交换2个钾离子,产生一外向电流,也参与平台期的形成。另外,内向氯离子流的钾外向背景电流(I_{ki})也有一定作用。

(五)[3]相——晚期快速复极

该时相内复极显著增快。外向I_k为[3]相复极的主要电流。目前研究显示,I_k是一种除极激活的时间依赖性钾流,包括I_{kr}和I_{ks}两种钾离子流。正常心肌中以I_{kr}为主,I_{ks}影响较小;而在出现心动过速心率增快时,I_{ks}的作用相对增加。[3]相复极中另一种主要的外向电流为I_{ki},不随时间改变。[3]相时由于I_k和I_{ki}作用,向细胞外移动的正电荷增加,而时间依赖性的I_{si}逐渐失活,向细胞内转移的正电荷减少。因此,膜电位快速下降,形成[3]相,共持续100~150ms。此外,钠钾泵转运产生的外向电流亦加速了复极的过程。

(六)[4]相——静息期或舒张除极

正常情况下,膜电位恢复到-90mV时,各种离子泵开始运转,使之回复到静息状态时细胞膜内外的离子浓度差。起作用的主要有钠钾泵,在ATP及Mg^{2+}参与下,泵出钠离子同时泵入钾离子,保持钾离子浓度梯度差;同时有钙钠交换,由钠钾泵形成的钠离子跨膜浓度差,促使钙离子外运,钠离子转入细胞内。心房肌、心室肌细胞的膜电位于整个舒张期保持恒定。窦房结和房室结细胞,一部分心房肌、二尖瓣肌、三尖瓣肌、希氏束-浦肯野纤维在舒张期的静息膜电位并不保持平稳,而是逐渐除极,达到阈值,产生动作电位,这种现象被称作[4]相自动除极。这是细胞具有自律性起搏功能的基础。

三、心肌的电生理特性

心肌细胞具有自律性、兴奋性、不应性和传导性,它们都是以心肌组织跨膜生物电活动为基础的电生理特性,心肌的收缩性是在跨膜动作电位的触发下产生收缩反应的特性,是以收缩蛋白之间的生物化学和生物物理反应为基础的,是一种机械特性。

(一)自律性

组织、细胞能够在没有外因作用的情况下,自动地有节律地产生并发放激动,引发心脏收缩和舒张活动。其包括两层含义:①自动性,其高低用单位时间内自律细胞能够自动发生节律兴奋的次数(次/分),即自动发放的频率来衡量,它受最大舒张电位与阈电位之间差距的影响,也取决于自律细胞4相自动除极(起搏除极)的速度;②节律性,是指心跳的规整程度,把这种固有的自动性和节律性电生理特性,合称为自律性。

1. 自律性强度 心脏的传导系统中的各种自律细胞都具有自律性,但有等级差别。其中窦房结的起搏细胞自律性最高,次之为心房、房室交接区、房室束及其束支;而心室中的浦肯野纤维自律性最低(表1-4)。

表1-4 心肌起搏自律性强度

	激动复发频率(次/分)	起搏点分级	稳定性
窦房结	60~100	一级	稳定
心房	50~60	二级	相对稳定
房室交接区	40~60	三级	较稳定
心室	20~40	四级	不稳定

2. 各起搏点间的相互关系 在正常情况下,窦房结的自律性最高,由此发放的激动控制着心脏协调一致的活动,其他起搏点被抑制。因此把窦房结称为最高起搏点、基本起搏、主导起搏点、一级起搏点、正常起搏点,由窦房结发放激动和传导的心律,称为窦性心律。窦性心律是指窦性节律,窦性心率是指窦性速率。

只要窦性 P 波有规律地发生，其心率快慢或不齐称为窦性心动过速、窦性心动过缓或窦性心律不齐；如在一系列窦性 P 波中合并异位搏动或传导阻滞，其心律仍应判为窦性心律。如果窦房结发生器质性病变或功能性改变，不能发放激动或传导，则由潜在起搏点、次级起搏点、备用起搏点、异位起搏点自动产生激动引起部分和整个心脏活动，以继续推持心脏活动，若由于窦房结的自律性降低，激动产生过缓或激动虽及时发生但因传导阻滞而无法传导，房室交接区或更低部位的潜在起搏点便取而代之发放激动以维持心脏继续跳动，从而形成被动性异位心律，即逸搏或逸搏心律，若窦房结以外的潜在起搏点自律性异常增高，便可取代窦性心律形成主动性心律，即各种期前收缩或心动过速。

3. 影响自律性的因素 [4]相上升速度加快，到达阈电位时间缩短，导致起搏激动的频率增快，自律性增高，心动周期变短，心率增快，反之亦然。阈电位水平下降（即膜电位负值增大），[4]相自动除极速度加快，到达阈电位的所需时间减少，兴奋频率增快，自律性增高，心率增快；反之心率减慢。最大舒张期电位升高（即膜电压负值变小），到达阈电位时间缩短，自动除极所需时间减少，兴奋频率增加，自律性增高，心率加快，反之心率减慢。

（二）兴奋性

心肌细胞受到刺激时，能够发生除极和动作电位的特性，称为兴奋性。

心肌细胞受到刺激产生兴奋反应，细胞膜电位发生变化，在这一系列变化过程中，细胞兴奋性也发生周期性变化，快反应细胞是电压依从性，慢反应细胞是时间依从性。当有效不应期延长时，兴奋周期延长，期前收缩刺激不易引起期前兴奋，折返环容易因不应期延长而被阻断；反之，有效不应期偏短，易出现期前兴奋，形成折返，导致心律失常。总之，无论兴奋性升高、降低或丧失，都能造成兴奋性异常所致的心律失常。

心肌细胞兴奋周期与动作电位、心电图的关系如图 1-17 所示。

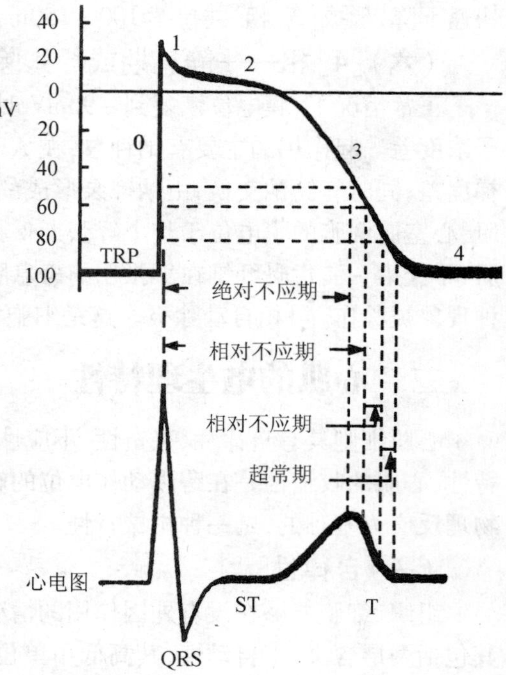

图 1-17 心肌细胞兴奋周期与动作电位、心电图的关系

上图：心室肌细胞动作电位。下图：与上图相对应的心电图。TRP 为静止电位

（三）不应期

传导组织和心肌在兴奋之后的一段时间内，不再对连续而来的任何刺激产生兴奋反应或者反应能力下降，这段时间称为不应期，亦称不应性、乏兴奋性、反拗期。不应期的存在可避免心肌强直收缩，以防血液循环中断，且可使心脏得到适当休息，以免过度疲劳，起到一种保护心脏的作用。

1. 绝对不应期 从动作电位[0]相到复极 −55mV 左右的一段时间，相当于心电图 QRS 波群起点至 T 波顶点这一段时间，快、慢通道均处于失活状态，此时不论用多大刺激，也不能引起心肌细胞兴奋，称为绝对不应期。此期相当于心脏收缩期。绝对不应期异常延长，可造成二度以上房室阻滞。

2. 有效不应期 从动作电位[0]相到复极后 −60mV 时，强烈刺激可产生局部兴奋，但不形成动作电位及扩布性兴奋，把[0]相到复极后 −60mV 左右的间期称为有效不应期。

3. 相对不应期 从动作电位 −60mV 到 −80mV，此期细胞受到刺激能兴奋，但传导缓慢，称为相对不应期。相当于心电图 T 波顶峰至 U 波结束的一段时间。此期易发生差异性传导与[3]相阻滞等心律失常。

4. 易颤期 在心房与心室兴奋后的特定时间内，给予强刺激可诱发心房颤动或心室颤动。心房易颤期位于 QRS 波群降支到 ST 段开始后的 20ms，病理情况下可延长至 T 波，此期发生的房性期前收缩易诱发心房颤动；心室易颤期位于 T 波升支顶点前 30ms，此期发生的室性期前收缩有诱发心室颤动的危险性（图 1-18）。

（四）传导性

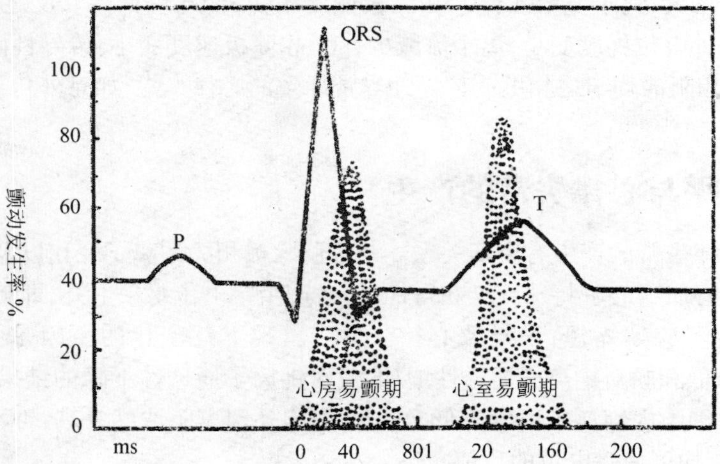

图 1-18　心房、心室易颤期

在反应期内，心肌细胞上任何一处兴奋后，兴奋过程将以动作电位的形式由该处沿细胞膜向外传播，直至整个心肌细胞，这一生理特性称为传导性。静息状态下，细胞膜内外分别携带相等量的正负电荷成为电容。细胞膜既有对离子的屏障作用，又存在电阻抗，所以心肌细胞具有电阻、电容双重性。细胞膜受刺激兴奋，膜电位负值减小，与和它相邻的细胞膜之间形成电位差，膜外阳离子由未兴奋处移向已兴奋处，膜内阳离子由已兴奋点移向未兴奋点，形成局部电流。局部电流使未兴奋处的细胞膜发生除极化，一旦达到阈值，则产生动作电位成为新的兴奋点，又与和它紧邻的未兴奋处形成局部电流，如此往复兴奋得以传播。以希氏束－浦肯野纤维为例，细胞从头到尾排成一列，像一条长长的电缆，其中电流的传导是通过闰盘实现的。细胞受到刺激兴奋而产生动作电位，形成局部电流，并沿着排列的细胞移动，其中有部分电流丢失，因此，传导到离刺激点较远处的细胞膜时，此处电位的变化将小于刺激处的电位变化。通常以距离或长度常数 λ 来表示细胞膜电位是刺激点的 1/3 时的该处离刺激点的距离。λ 在浦肯野纤维为 2mm，窦房结细胞为 0.5mm，心室肌纤维为 0.8mm。即电流从刺激点开始沿着“电缆”移动 λ 长度，该处的电压是刺激点电压值的 $1/e$（约 37%）。例如浦肯野纤维超极化电流脉冲在刺激部位产生 15mV 膜电位变化，如果 e 约为 2.7，则距刺激点一个距离常数（λ = 2mm）远处膜电位为 5.5mV。

影响传导性的因素较多。心肌细胞传导性与其轴向密切相关：心肌细胞呈细长或圆柱状，纵轴方向一致，具有较好的“电缆”样特性，局部电流通过细胞间低阻力的缝隙连接和前闰盘向邻近心肌细胞传导。沿细胞轴方向阻力小、传导快，横轴方向则阻力大、传导慢。激动在心脏传导系统和心肌中的传导速度，是以单位时间内激动的传导速度来表示，单位是 mm/s。传导速度是衡量传导性的标志，若其发生改变，常是引起心律失常或 QRS 波群改变的原因。心脏传导系统不同部位及不同心肌的传导速度各不相同，正常人心脏各部分激动传导速度如图 1-19 所示。

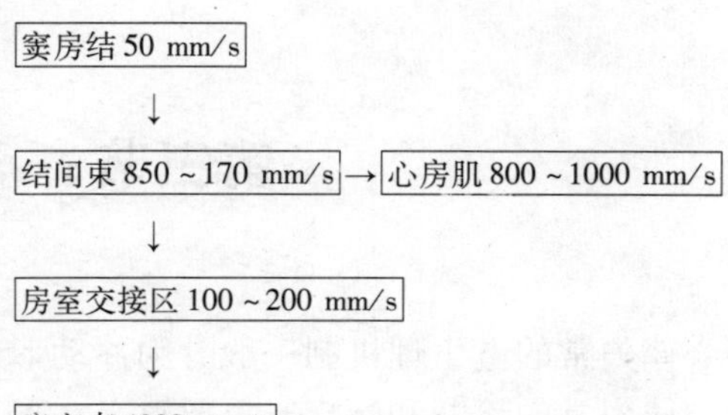

图 1-19　心脏内激动传导途径及传导速度

传导速度与除极化速度（即［0］相斜率）、阈电位水平、舒张期膜电位水平有关，也与兴奋阈值、细胞内阻力、缝隙连接的阻力和细胞的横断区有关。传播的方向在传导中相当重要，受传导各向异性的影响。其中以［0］相除极化速度为主要决定因素，钠离子流的数量越大，除极化速度越快，传导亦越快。窦房结和房室结细胞的［0］相主要是由 I_{si} 激活所需的时间较 I_{Na} 长，所以［0］相除极速度缓慢，传导性亦低。膜电位的水平也对［0］相除极速度起决定性作用。当膜电位水平下降（即膜电位负值增大)时,细胞内外电位差增大,离子流增强,[0]相除极速度增快,传导性增高。反之,膜电位水平上升(膜电位负值变小),则细胞内外电位梯度变小;离子流减少,[0]相除极速度变小,传导性降低。单向阻滞、衰减性传导、[3]相阻滞和[4]相阻滞均与之相关。传导性异常导致的心律失常,如意外传导、递减传导、传导阻滞、折返现象等。

四、膜电位水平与心律失常的产生

膜电位的变化与心律失常的产生有密切关系。与细胞除极相关的离子变化以及与这些离子变化有关的生化或代谢异常可导致心肌或心脏特殊纤维获得性异常,产生膜电位水平上升,即最大舒张期膜电位负值变小,则兴奋性增加,有效不应期缩短,易导致心律失常。出现上述变化的原因是多方面的。细胞除极是$[K^+]_o$升高或$[K^+]_i$降低和膜对钠离子通透性增加,或对钾离子通透性下降的结果。如果钠-钾泵功能受抑,泵产生的电流减少;细胞内钾离子浓度降低及(或)细胞外钾离子浓度升高,钾平衡电位负值减小,导致细胞内钙离子浓度升高,均可使膜电位的负值减小。

膜电位水平降低,可以改变心脏动作电位的除极相和复极相。部分膜除极阻止快通道失活门(h门)的完全恢复,降低钠通道的数目和[0]相I_{Na}的数量,减少[0]相除极V_{max}和动作电位振幅,将延长冲动传导时间,甚至导致传导阻滞。此时产生的[0]相除极波的外形与慢通道反应产生的动作电位难以区别。当膜除极到-60~-70mV时,可能有一半钠通道失活;而除极到-50mV或负值更小时,钠通道全部失活,此时当条件适合激活钙通道产生I_{si},遂将快反应纤维转变成慢反应纤维的特征,传导性更降低,且具有[4]相自动除极作用,形成异常自律性。由于钠通道失活程度不同,[0]相除极速度减慢的程度亦不同,对传导性影响也不尽相同,可产生速度减慢最少的区域、速度下降显著的区域和完全阻滞的区域,这种不稳定的变化符合心律失常产生的条件。

在这些膜电位负值变小的细胞中,其不应期比动作电位的电压复极时间长,即静息膜电位恢复到最大负值后,细胞仍不能兴奋或部分不能兴奋。如果心脏冲动的阻滞发生在局限的部位而不伴邻近部位的传导显著减慢,邻近区域的细胞呈现的动作电位和不应期较短,邻近阻滞部位的细胞电紧张迅速恢复。如果邻近阻滞部位的传导逐渐变慢,那么该区域的动作电位和不应期时限可能延长。所以一些细胞在膜电位改变时可能呈现异常的电生理特性,这种现象甚至发生在具有正常静息膜电位时。可见,膜电位负值减小是引起各种传导阻滞的常见原因。

(张开滋　邢福泰　韩泽蓉　吾柏铭　曲晓燕)

第三节　心律失常的电生理机制

心律失常的电生理机制一般分为冲动形成异常和(或)激动传导异常。认识导致异常电活动的机制,对临床心律失常的诊断和治疗有重要意义。下面就常见心律失常的机制进行介绍。

一、激动发生异常

正常心脏以窦房结自律性最高,因此,窦房结发出冲动经心脏传导系统传导并激动整个心脏,称之为窦性心律;如冲动发自窦房结以外的心肌组织,称之为异位节律。各种因素使单个心肌细胞或细胞群体的细胞膜的局部离子流发生改变,即可使激动发生异常,通常将其分为自律性异常和触发活动。

(一)自律性异常

正常情况下,仅少数心肌细胞具有自律性,包括窦房结、窦周传导束、冠状窦口附近的纤维,房室结远端和希氏束-浦肯野纤维。心房肌和心室肌无自律性。

1. 窦房结　窦房结的[4]相除极速度最快,对其他自律性细胞具有超速抑制作用。窦房结的频率可以由自律性活动和内部疾病导致改变。窦房结的激动频率>100次/分称为窦性心动过速，交感神经兴奋和去甲肾上腺素分泌增加，均可使其频率增加；窦房结冲动频率<60次/分称为窦性心动过缓，迷走神经兴奋或窦房结及其周围组织病变可以减慢、阻滞甚至停止窦房结的冲动发放，出现窦性心动过缓、窦房阻滞、窦性停搏等。

2. 潜在起搏点 在正常窦性心律时，具有自律性的低位起搏点细胞被抑制，当窦房结冲动频率低于这些低位起搏点细胞的固有频率，如房室结的固有频率40~60次/分，浦肯野纤维20~30次/分时，低位起搏点才暂时控制整个心脏，出现逸搏或逸搏心律，以保证心脏及机体的基本生理功能。这些低位自律性细胞又称为潜在起搏点。

3. 异位搏位 当潜在起搏点的冲动发放频率超过它们的固有频率，甚至干扰窦房结的正常节律时，成为异位搏动，如期前收缩、心动过速等。当交感神经兴奋，局部儿茶酚胺释放增加，或β肾上腺素受体兴奋性增高时，房室结区、希氏束－浦肯野纤维的自律性均增高，但最高频率通常小于200次/分。另外，心肌病变也可改变潜在起搏点的自律性，如心肌梗死残存的浦肯野纤维自律性增高，而急性心肌缺血时浦肯野纤维的自律性反而被抑制。病窦综合征、束支病变导致的房室传导阻滞中，心室逸搏的频率显著下降。

4. 普通工作细胞 病理情况下，一些原来没有自律性的心肌细胞，从快反应纤维转变为慢反应纤维，具有自律性。如心肌梗死使普通的工作细胞的细胞膜除极，I_k失活，I_{si}激活，导致自动除极，产生异常自律性。

5. 影响因素 当膜电位比－70mV更小时，I_f与自律性相关；当膜电位位于－50~－70mV时，细胞可能是静止的，受周围正常极化或更多除极心肌的电紧张作用影响；当膜电位在－50mV以上时，I_k和I_{si}与异常自律性有关。降低舒张膜电位的电流可以干扰正常心肌和浦肯野纤维动作电位的[4]相过程，产生异常自律性；最大舒张膜电位负值降低，细胞的异常自律性增高。

(二)触发活动

触发活动与上述的自律性异常完全不同，它不是[4]相自动除极的后果，而是起源于后除极，发生在心肌细胞复极过程中或后。当心脏动作电位的[2]相、[3]相膜电位水平从下降变为上升时称为早期后除极。当发生于完全复极后的[4]相时，膜电位震荡称为延迟后除极。这些后除极一旦达到阈电位水平即兴奋形成触发活动，又可触发另一个后除极(图1-20)。决定后除极振幅的因素见表1-5。

表1-5　后除极振幅的决定因素

干扰因素	早期后除极	延迟后除极
长周期(基础周期和过早周期)	↑	↓
长动作电位时限	↑	↑
降低膜电位	↑	↓
钠通道阻滞剂	无作用	↓
钙通道阻滞剂	↓	↓
儿茶酚胺	↑	↑

注：↑振幅增加，↓振幅下降

1. 早期后除极 目前认为早期后除极的离子基础是慢钙离子流。牵拉浦肯野纤维、冷冻、低氧、低$[K^+]_o$、高$[Ca_o^{2+}]$、高浓度儿茶酚胺、化学品和药物(奎尼丁、索他洛尔、普鲁卡因酰胺、乌头碱、藜芦等)均可促使早期后除极的产生，钾通道激活剂能消除早期后除极的发生。某些长Q-T综合征伴发复极时间延长和快速室性心律失常可能与早期后除极有关。刺激左侧锁骨下脊神经，增高铯诱导的早期后除极的振幅和增加室性心动过速的发生率比刺激右侧时多见，这一不同可能由于左侧锁骨下脊神经作用于左室的星状神经节数量比右侧多的缘故。具有原发性长Q-T综合征的患者，复极中存在心肌缺陷，例如拥有一外向钾离子流或一内向慢钙离子流，而非交感平衡失调所致。交感神经刺激，主要是左侧，可以周期性提高早期后除极的振幅引起室性心动过速；α肾上腺素能受体受刺激也可增高铯诱导的早期后除极的振幅及室性心动过速的发生率，上述两种情况均可被镁剂抑制，α肾上腺素能受体阻滞剂也可部分抑制这些心律失常。

2. 延迟后除极 目前认为延迟后除极的离子基础是短暂内向电流(I_{ti})。在正常生理条件下，I_{ti}极小甚至不存在。当细胞内钙离子浓度增加，如细胞外钾离子浓度降低、儿茶酚胺升高、洋地黄中毒和超速起搏时，钙离子通过激活非选择性阳离子通道，或促进钠－钙交换，内运 3 个钠离子，外运 1 个钙离子，导致主要由钠离子携带的短暂内向电流，产生延迟后除极。延迟后除极是短周长依从性的，心动周期越短，产生的除极电位越高，越容易达到阈电位，引起触发活动。

阻滞舒张期钙离子流的药物通过降低钙离子负荷（如钙离子通道阻滞剂，β－受体阻滞剂）或通过阻止肌浆网钙离子的释放，阻断延迟后除极的发生。降低钠离子流及$[Na^+]_i$的药物（河豚毒素、利多卡因），也可减轻钙离子超负荷，从而阻止延迟后除极的发生。

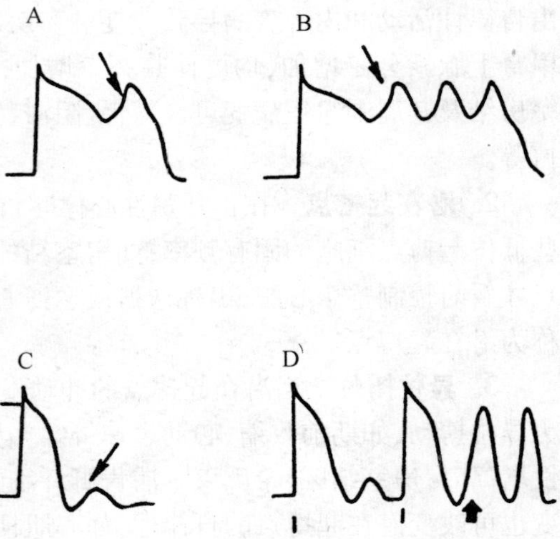

图 1-20　两种后除极的表现

A、B 为早期后除极，C、D 为延迟后除极。A：触发一次早期后除极。B：触发一串早期后除极。C：触发一次延迟后除极，但未达到阈电位。D：第一个动作电位后触发一次延迟后除极，第二个动作电位后触发的后除极达到阈电位，产生触发一串异位激动

急性心肌缺血时，ATP 缺乏，使需要 ATP 供能的钠－钾泵受抑，以钠－钾泵转运形成的跨膜钠离子浓度为动力的钠－钙交换被抑制，不能形成内向电流，延迟后除极不能产生。当心肌梗死后，残存心肌再灌注时，ATP 恢复供给，钠－钾泵开始运转，钙－钠离子交换恢复，延迟后除极重又产生。儿茶酚胺诱发的触发活动经常表现为开始后频率稍变慢，节律规则，到结束前频率又变慢，没有最大舒张电压的进行性增加过程，阈下的延迟后除极经常跟随于触发活动结束后。一部分自动结束者可能由于细胞内钠离子浓度升高，促进钠－钾泵泵出钠离子增多，使膜电位负电荷增大的缘故。配对时期缩短时，延迟后除极的振幅进行性增加。洋地黄诱发的触发活动通常以快频率为特征，非常短的配对间期时延迟后除极的振幅达到最大值，然后下降，这可能与$[Na^+]_i$、$[Ca^{2+}]_i$的积聚有关。

（三）电刺激对触发活动和自律性的影响

触发活动和自律性对电刺激的反应不同。当电刺激频率比触发活动的频率更快时（超速起搏），延迟后除极表示为超速加速现象，正常自律性则呈现超速抑制现象。短配对间期的期前收缩刺激，延迟后除极的振幅增加，周长缩短，呈现期前收缩间期越短，触发活动的振幅越大，逸搏间期越短的特点。儿茶酚胺诱发的延迟后除极振幅随延迟后除极的配对间期缩短而进行性增加，洋地黄诱发的延迟后除极的振幅在极短的配对间期达到最大值后下降。超速加速的机制并不清楚，可能与舒张期除极斜率更大和钠－钾泵相关。临床上抑制延迟后除极触发活动引起的心动过速并不容易。有时窦性频率加快，可触发延迟后除极的心律失常发生或加快其频率，电刺激频率增加，延迟后除极的振幅增加一旦达到阈电位，即可触发心律失常。

由于一个期前收缩刺激可以诱发和终止触发活动，使与折返的区别变得非常困难，超速刺激有助于两者的区别，触发活动表现为超速加速，折返则无此反应。

二、激动传导异常

激动传导异常可表现为传导速度和传导途径的异常。激动传导延迟或阻滞可以导致缓慢型心律失常；传导途径异常可引起折返，导致快速型心律失常。冲动的传导及传导速度与心肌细胞的[0]相上升幅度和速度、传导冲动的组织的兴奋性和组织形态等相关。

（一）折返

折返是心律失常的常见电生理现象，如阵发性室上性心动过速和固定配对间期的期前收缩。折返性心动过速始于期前收缩，激动从某处循一途径传出，又从另一途径返回原处，并能循环往复。所以它不能自发开始，但能自动持续。根据折返的形成特点，分为解剖上的折返、功能上的折返、各向异性折返、反射等类型。

1. 解剖上的折返　最早研究的折返模型在解剖上具有分离的传导径路，特点为：单向传导阻滞，激动能回到起点并重复循环，切断传导径路则折返现象消失。折返模型存在两条（或更多）具有不同电生理特性的传导径路，其中一条（A 径路）不应期比另一条（C 径路）长，激动在 A 径路顺传阻滞，经 C 径路缓慢传导（图

1-21A)，并兴奋A径路远处的组织，沿着A径路逆传回到折返环开始的阻滞点，再次兴奋阻滞部位附近的组织（图1-21B）。

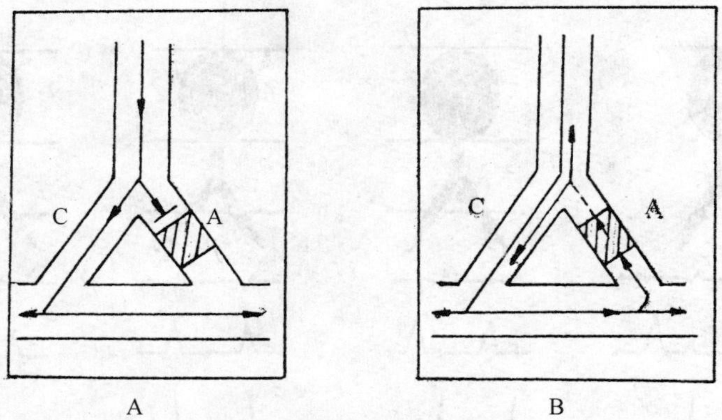

图1-21 典型解剖折返模型

A和C为传导径路；A.径路存在单向传导阻滞；C.径路前向传导缓慢

由解剖决定的折返径路长度是固定的。降低C径路的传导速度或缩短A径路的不应期促进折返产生，延长A径路不应期或加快C径路传导则利于折返的产生。折返激动呈环形运动，在折返环中，从前一周期的不应期末到下一周期的除极开始，组织能兴奋，这一间隙称为可激动间隙，这是由于折返的波长短于径路长度的结果。电刺激可以经可激动间隙侵入折返环，并重整折返环周期或诱发心动过速；在折返性心动过速时，也可终止心动过速。常见的解剖上折返可发生在房室结、房室间、窦房结、心房、心室等内。

2. 功能上的折返 不存在解剖径路，仅由于邻近纤维的电生理特点不同，形成功能上的折返。在房颤、房扑中很重要。根据假设的环路，激动在功能不应期核心周围传播，沿着一不应期较短的纤维缓慢传播，阻滞于不应期较长的纤维。功能性折返环路的长度由最小的折返环决定，它引导的脉冲波阵面使刚好能兴奋的组织处于相对不应期前。如果这些参数发生改变，环的大小也随之变化，心动过速的频率也将改变。较短的波长可能易引起颤动，没有可激动间隙存在，决定心动过速的周长主要因素是环中组织的不应期。环外的冲动难以进入折返环，故难以对折返环周期进行重排或终止折返。理论上，延长不应期而不影响传导的药物可以减慢由折返导致的心动过速，但对具有可激动间隙的心动过速，只有当不应期延长至超过时可以减慢由折返导致的心动过速，但对具有可激动间隙的心动过速，只有对不应期延长至超过可激动间隙折返引起的心动过速无效。有时解剖和功能上的折返混合存在，使得功能上折返也显得好像存在可激动间隙。

3. 各向异性折返 复极时间和传导速度多变的组织结构导致折返的传导缓慢、阻滞，引起各向异性折返。在病变心肌，甚至在具有正常膜电位和均一的不应期的正常心肌组织中，传导在纤维长轴水平方向可以出现阻滞，与纤维长轴垂直的方向出现传导缓慢，并可能在阻滞区形成折返。这种折返已经在心房肌、心室肌中发现，可能与心肌梗死后存活的心外膜肌发生的室性心动过速有关。各向异性折返存在可激动间隙。

4. 反射或反折 反射是折返的一种特殊亚型，指冲动在一条径路上先后经两个方向传导形成的折返。反射必须存在传导延迟区域，冲动离开和回到开始部位的总时间必须超过邻近部位的不应期。冲动沿一个方向传播遇有传导削弱区，兴奋传播被终止。电紧张性作用下，激动跨过削弱带兴奋远端部分，并回过来穿过削弱带再次兴奋邻近部位。一个单反射可以引起一配对期前收缩，而连续的反射可引起心动过速。

5. 折返引起的几种心动过速 折返可以发生在心脏的各个部位，包括窦房结、心房、房室结及心室内以及由旁道参与的心房和心室间的大折返，引起心动过速。其折返环路及其传导方式见图1-22。

（1）心房扑动。折返是心房扑动最可能的原因。心房扑动大多具有多个折返波，在心房内不规则传播，其波阵面行于心房中的径路已经心房解剖确认，具有不应期离散且冲动延迟的特点。电脉冲刺激后出现心房扑动的拖带现象也说明心房扑动的产生机制是由具有可激动间隙的折返引起的。

（2）心房颤动。动物实验显示，快速心房刺激和迷走神经刺激可引起心房颤动，如果夹住心耳，心耳颤动即停止，这一结果支持Moe′s的多折返子波假设。维持折返受组织特性、不应期和传导速度的影响，这些因素影响决定颤动存在的可能性和子波存在的数量。左房图研究证明，房内折返构成心房颤动中多折返子

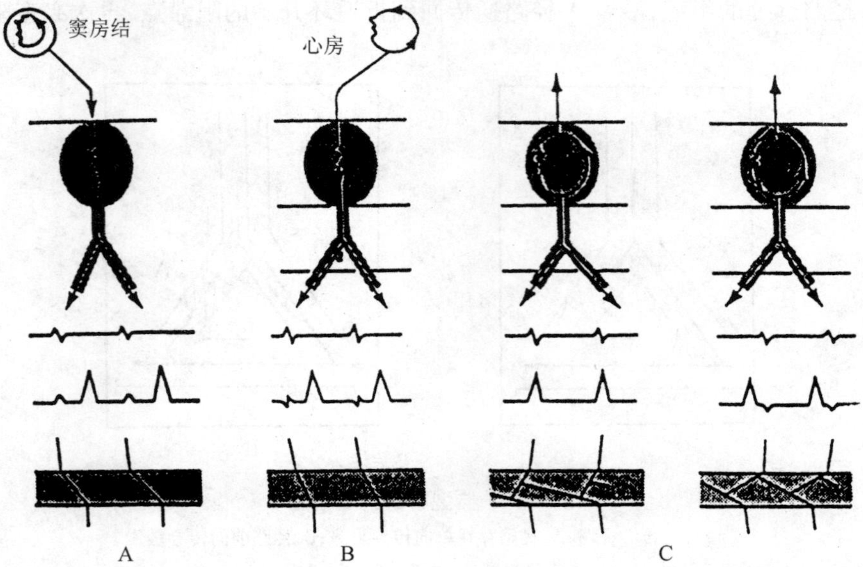

图 1-22　折返性心动过速示意图

A:窦折返;B. 房内折返;C. 房室结折返

波的基础。心房颤动对快速起搏刺激呈拖带现象,心内电图结果不变,但每一周期长度均有变化。起搏刺激太慢不能持续夺获和拖带。刺激频率太快促进心房的不同步和颤动的进程。

(3)窦房结折返性心动过速。动物实验和人体研究均表明存在窦房结折返的可能。窦房结具有与房室结相同的电生理特性,如激动可以在一些纤维传导,但在另一些则不能。折返环可以位于窦房结的全部范围,但是否局限于窦房结内,目前尚有疑问,因为折返的波长与心动周期的周长不符。一般认为窦折返有窦房结与窦周组织参与,提供缓慢传导的折返基础,它形成的心动过速在心房内的激动顺序与窦性心律相同(图 1-22A),心率相对较慢,在 130 次/分左右,可由房性期前收缩诱发,能被右心房上部的单个心房刺激终止。窦折返的折返环可包括部分心房,但大部分心房并不参与心动过速的折返环。按压颈动脉窦可使窦房结折返性心动过速的频率减慢并终止。

(4)房内折返性心动过速。动物实验显示房内折返与窦房结无关,折返环位于心房内,房内折返引起的心动过速表现为房内激动顺序与窦性心律时不同(图 1-22B),频率 120 ~ 240 次/分,跨度较大,可由心房期前收缩刺激诱发,但受心房固有的不应期、传导性不均匀的程度影响。心房期前刺激的配对间期一般比引起窦折返性心动过速的短。心动过速时,P-R 间期与心动过速频率相对应,大多数情况下 P-R 间期 < R-P 间期,折返形成仅需心房的一部分参与。房内折返时常伴有自律性障碍,区别房性心动过速是由心房自律性异常引起还是由折返引起相当困难,前者频率较慢,不能重复被心房期前收缩刺激诱发或终止,刺激迷走神经亦不能终止;房内折返引起的心动过速则可被刺激迷走神经而终止,洋地黄、维拉帕米、胺碘酮等抗心律失常药物有效。

(5)房室结折返性心动过速。房室结双径路或多径路是形成房室结折返的基本条件,然而目前尚未对其在解剖学上得到证实。房室结折返表现为心房的期前刺激落在一条径路(通常为快径)的不应期而受阻不能下传,该径路的特点是传导速度快,不应期长,激动沿另一径路(通常为慢径)缓慢下传,该径路的特点是激动传导缓慢,不应期短。当冲动经缓慢径路到达心室时,快径路已脱离不应期,激动沿快径路逆行回到心房,折返形成(图 1-22C)。少见的是快径的不应期短,慢径的不应期长,折返从快径下传而由慢径逆传,心动过速的折返方向逆转。房室结折返局限在房室结,心房、心室并不参与折返,只是折返的结果。因此,即使房室、室房传导阻滞时,并不影响房室结折返,这与房室折返性心动过速不同。少数学者认为房室结通过电紧张方式传递冲动,甚至产生反射。

房性期前收缩是房室结折返性心动过速最常见的诱发方式,房室结传导延迟是引起心动过速的最重要的因素。房性期前收缩可改变 H 波和 A 波的相对位置,而心动过速节律不变。室性期前收缩逆行提前激动希氏束,心动过速仍持续,说明房室结折返还需要心室参与。

适时的心房期前收缩刺激可以终止心动过速，提示折返环中有可激动间隙存在。刺激迷走神经可终止心动过速或减慢其频率。钙离子拮抗剂和β－受体阻滞剂作用于慢径路，延长其不应期，从而终止心动过速，而Ⅰ类抗心律失常药物阻滞快径路逆传，胺碘酮对快、慢径路均有作用，主要是阻滞快径路逆传。

（6）心室折返性心动过速。动物实验和临床研究均证明心室折返是持续性心动过速的一个原因。临床上最常见的室性心动过速是由心室肌内的折返环引起的，希氏束电位或隐匿于心室波V波内，或紧接在V波之后出现。

缺血性心脏病的许多室性心动过速是由心室肌折返引起的。折返区面积常小于1.4cm²，仅极少数为围绕梗死瘢痕的大折返。急性心肌缺血时，[K^+]升高，pH值下降，动作电位降低，缺血心肌传导延迟，可导致折返。心肌梗死后梗死的局部和存活心肌的结构明显影响折返的产生，当心肌内壁存活时，存活心肌可成为折返环的一部分；固有的肌纤维方向和各向异性传导及心肌梗死后纤维变性引起心肌束传导冲动间断、不连续，构成慢传导基础，出现折返的连续电活动。

业已证明，束支折返导致的持续性室性心动过速比原先认为的更为常见。折返环是由希氏束－束支－浦肯野纤维和心室肌－浦肯野纤维－另侧束支－希氏束组成，希氏束－束支－浦肯野纤维呈现传导延迟的表现。体表心电图示：窦性心律时，室内传导延迟，可伴有P-R间期的延长，最常见的QRS波群呈左束支阻滞图形，频率200次/分，尤其在扩张型心肌病中多见。希氏束电图：H-V间期延长。折返性室性心动过速可重复由心室程序刺激和（或）快速起搏而骤然终止。束支折返性心动过速首选治疗手段是导管消融右束支。

（7）旁道折返性心动过束。解剖与电生理资料表明，附加旁道与折返引起的心动过速关系密切。附加旁道传导比正常房室结传导快得多，传导速度不具有频率依赖现象，恢复兴奋的时间却更长，即旁道不应期超过房室结的不应期。典型预激综合征一次房性期前收缩足以使旁道顺传阻滞，冲动经正常房室结－希氏束进入心室，激动心室，然后激动又经附加旁道逆传回到心房，这就形成折返性心动过速。折返环是心房激动顺传经过房室结、希氏束、浦肯野纤维、心室肌，通过旁道逆传回心房。折返环路中心房、心室匀参与；少数为心房激动顺传通过旁道，逆传经房室结回心房。其他旁道，如那些不常具有房室结类似电生理特性的旁道，结束纤维或结室纤维（Mahaim纤维），可以为往复的心动过速构成一个环。具有结室纤维病人的心动过速可顺传于这些纤维，而逆传于浦肯野纤维－希氏束，房室结的一部分形成的环路（图1-23）。

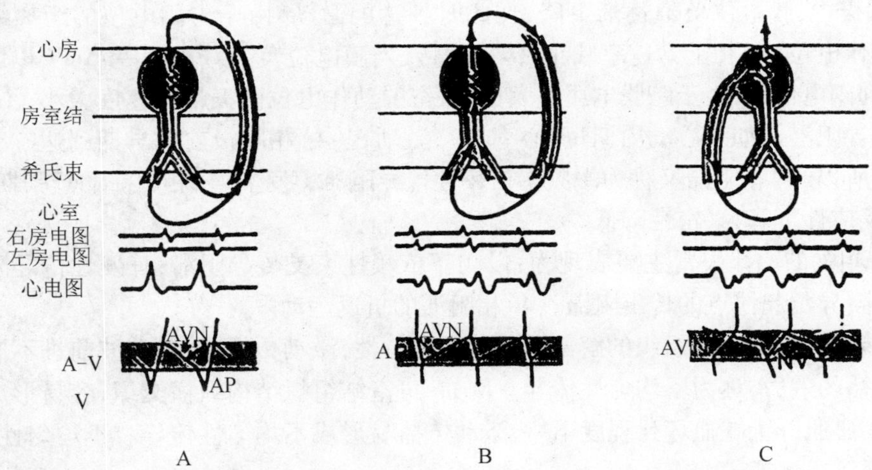

图1-23　旁道折返

A.左侧旁道，正道顺传，旁道逆传；B.左侧旁道，正道逆传，旁道顺传；C.结束纤维构成右侧旁道，正道逆传，旁道顺传

心房期前收缩刺激可诱发顺向性房室折返性心动过速，心室期前收缩刺激亦可诱发，主要由于心室刺激激动单从旁道逆传至心房，然后经正常房室结下传完成环行运动。心房、心室期前收缩刺激也可诱发逆向性房室折返性心动过速。由旁道参与的房室折返性心动过速，折返环大，需心房、心室参与，经心房、心室施加期前收缩刺激能终止心动过速。

LGL综合征（短P-R间期，正常QRS波群）。由James纤维连接心房和房室结－希氏束远端。大多数呈现加速的房室结传导,心房内和希氏束－浦肯野纤维传导正常。心房分级调搏刺激时,频率增加,A-H 间期稍延长,频率达 200 次/分时,仍保持房室结 1∶1 下传。有部分呈现房室结双径路的电生理特性,A-H 增加,幅度可大于 100ms;少数 A-H 不增加,H-V 间期固定,房室传导良好。但至今尚无对 James 预激射频消融病例的报道。多数病例被认为是房室结加速传导。

预激综合征伴室上性心动过速均由于折返产生,可用 β－受体阻滞剂、钙拮抗剂、I 类抗心律失常药物治疗,药物治疗无效可采用射频消融术。

(二)传导障碍

由于生理或病理的原因引起的冲动传播过程中出现传导缓慢或传导中断,与许多心律失常的产生密切相关。常见的是传导延迟或传导阻滞。

1. **[3]相阻滞** 又称快频率依赖性传导阻滞,指发生在心肌细胞动作电位[3]相时的传导阻滞。从发生机制上看,分以下两种。

(1)正常情况下,动作电位[3]相时心肌细胞尚处于绝对不应期或相对不应期,当后一个激动与前一个激动间距较短,即频率较快时,后一激动到达时正是前一激动的动作电位的[3]相,则呈现传导中断或延缓,实质上这种[3]相传导阻滞是生理性的干扰现象,一旦频率减慢,激动落于不应期外,传导便恢复正常。

(2)病理情况下,心肌细胞动作电位的不应期异常延长,频率略增快,冲动就落在延长的不应期内,出现传导障碍。

与[3]相阻滞相关的心律失常很多,主要表现为:室上性期前收缩、阵发性室上性心动过速伴室内差异性传导;房性期前收缩中 P′-R 间期延长;室上性期前收缩未下传;心室夺获及反复心动时出现室内差异性传导或 P-R 间期延长;窦房、房室、心房内、心室内干扰和脱节;隐匿性传导影响其后的激动传导;房室传导中的裂隙现象;快频率依赖性束支传导阻滞;快频率依赖性房室传导阻滞;传出阻滞;并行心律的保护性传入阻滞;房颤中 Ashman 现象房扑 2∶1 或 1∶1 下传时的室内差异性传导;房室结双径路,预激综合征及由于不应期延长导致的折返引起的阵发性心动过速。由此可见,[3]相传导阻滞在心律失常中发挥重要作用。

2. **[4]相阻滞** Singer 等首先提出[4]相阻滞的概念,指在[4]相自动除极化时,由于膜电位的减小而产生的传导障碍。[4]相阻滞很罕见,绝大多数是病理性的。

[4]相自动除极中,膜电位负值逐渐下降,在此时到达的激动,由于与阈电位的距离缩小,跨膜压差变小,所以引起的动作电位[0]相上升速率减小,传导缓慢,当膜电位负值减小到－75mV 以下时,就会出现这种冲动障碍。达到阈电位前,由于跨膜电压差太小,兴奋的动作电位的振幅和速度太小,不能形成可扩布的兴奋,从而出现传导阻滞。如果心动周期短(心率快),激动在[4]相除极前或早期到达,产生的动作电位正常,传导亦正常。所以[4]相阻滞又称为慢频率依赖性传导阻滞。发生[4]相阻滞的舒张期自动除极化的心肌细胞常伴有膜反应性下降,兴奋性降低。

与[4]相阻滞相关的心律失常主要表现为:慢频率依赖性束支传导阻滞;阵发性传导阻滞;并行节奏点的传入和传出阻滞;异位起搏点的传出阻滞;[4]相阻滞的折返运动。

3. **不均匀性传导** 根据心脏组织的解剖、病理、生理特性,激动传播时,激动波前进不同步,前进的速度不匀齐,减弱了传播的效力,称为不均匀性传导。例如:房室结组织结构纵横交织,容易形成不均匀性传导;心肌缺血、梗死时,心肌纤维缺血坏死程度不一,激动传播易形成不均匀性传导。不均匀性传导还有助于形成纵向分离的双通道或多通道。

4. **衰减性传导** 激动传播时,舒张期膜电位未完全复极的组织区域,细胞[0]相除极的速度和振幅均降低,激动传播减弱,由此该细胞前方的反应将更加减弱,此组织区域呈现衰减性传导。如果传播又进入到膜电位正常的区域,该现象可望得到纠正。

5. **单向阻滞** 正常情况下,心肌组织从顺向和逆向都能传播兴奋激动,如果激动只能沿一个方向传播,相反方向激动就不能通过,称为单向阻滞。单向阻滞的发生机制是:当一束纤维分成数束时,激动由主干分散传入数束纤维中,电流密度分散,冲动效力被削弱,以至冲动不能激动分支,形成传导阻滞;当多个激动从数束纤维同时传向一束纤维时,电流密度增加,传导效力倍增,激动得以传播。这一机制可以用来解释浦肯野纤维－心电流密度增加,传导效力倍增,激动得以传播;当多个激动从数束纤维同时传向一束纤维时,电流密度增加，传导效力倍增，激动得以传播。这一机制可以用来解释浦肯野纤维－心室肌和隐匿性旁道的单向阻滞。如果心肌纤维两端的病变程度及电生理不一致，激动从病变严重端进入，虽然呈递减性传导，但是由于冲动传导的阻抗越来越小，兴奋所需的阈电位呈递减趋势，所以激动能自肌纤维病变严重端传播至病变较轻一端；相反，激动从病变较轻一端的纤维进入，呈递减性传导，加之激动传导的阻抗越来越大，兴奋所需的阈值电位越来越高，故冲动不能从病变较轻端传播至病变较重一端，出现传导阻滞。

心电图表现为完全性房室阻滞时，QRS 波后见逆行 P^- 波或房性融合波，但窦性 P 波全不能下传，说明部分心室激动可通过房室结逆传心房，而窦性节律经房室结下传心室存在单向阻滞；室性心动过速伴正常房室传导，窦性 P 波经房室结夺获心室，而异位心室激动不能逆传，出现完全性或不全性房室分离；干扰性房室分离时，只有心室夺获，无心房夺获，说明在房室交接区至心房的逆传中存在单向阻滞；并行心律存在保护性单向传入阻滞；隐匿性预激综合征心电图正常，说明旁道顺传传导阻滞。

三、激动形成异常与激动传导异常并存

激动形成异常和冲动传导异常并存最常见的是并行心律。

经典的并行心律定义是异位起搏点自律性增加，形成异位心律，以固定频率放电起搏，它们的间期不随主节律而改变，与心脏主节律同时控制心肌细胞电活动。可见并行心律存在激动形成异常，异常自律性增高。它可以发生在窦房结、房室结、心房、心室和房室交接区。同时并行心律伴有激动传导异常，表现为心脏主节律连续或间断的完全的传入阻滞，隔离和保护并行收缩中心与周围的电活动，以不受主要心脏节律放电的干扰；近期研究表明，心脏的主节律可调整并行节律的放电频率，同时可伴有异位节律的传出阻滞，使异位起搏点冲动不能在周围形成有效激动。并行心律心电图特点：①异位节律（并行心律）和心脏主节律（通常为窦律）间的配对间期不等；②异位节律形成的波群间的最小的时间间隔是较长时间间隔的约数；③经常产生融合波；④异位激动能在心脏兴奋时存在，如心电图上未能显示则推测是由于并行异位起搏点周围伴有传出阻滞的缘故。

（吾柏铭　高　岚）

第四节　自主神经系统与心律失常

心脏受交感神经和迷走神经共同支配，两者在心脏的分布不仅影响着心脏节律的变化，还影响着全身心血管各项功能的反射性调节。交感神经和迷走神经对心脏的双重支配有利于保持心脏功能的平衡与稳定，其参与的神经调节反射使心脏功能可以适应机体各种状态和环境的变化。自主神经系统通过压力感受器、心肺感受器和化学感受器等组成的心血管反射完成对心脏节律的调节。如果交感和迷走神经之间的相互制约机制失衡，心脏节律的调节就会发生紊乱。

心律失常在临床上很常见，某些心律失常还是致命性的。心脏性猝死（SCD）患者大多死于恶性心律失常。长期以来对心律失常的电生理学机制研究较多，但对自主神经和心律失常的关系关注不够。然而基础与临床多项研究表明，自主神经系统与恶性心律失常之间有着紧密的联系，自主神经系统对心律失常的发生、维持具有重要作用。

一、心脏自主神经的分布

心脏的迷走神经发自延髓的迷走神经背核和疑核，沿两侧颈部下行进入胸腔，神经节位于肺静脉、下腔静脉和左房下部交界处，以及房室沟的脂肪垫中。由此再发出迷走神经的节后纤维进入心肌组织。心脏交感神经的节前纤维从脊髓胸段 1～5 节的侧角发出，在颈胸部交感神经链的神经节，特别是星状神经节转换神经元后，发出交感神经的节后纤维，分别称为上、中、下心交感神经。心脏中自主神经的分布和功能并不均

一(图 1-24),其特点如下。

1. 神经分布上下不同 迷走神经分布最多的部位为窦房结,其次为房室结,心室的迷走神经分布最少,而交感神经这种上下分布差异不大。

2. 神经支配左右不同 右侧迷走神经主要支配右心房,特别是窦房结。左侧迷走神经主要支配房室结,右侧交感神经支配心脏右侧和心室前壁,左侧交感神经主要支配心脏左侧和心室后壁区域。

3. 神经递质的释放速度不同 迷走神经兴奋时,其神经递质——乙酰胆碱的释放较快,反应时间较短,约为 150ms。交感神经兴奋时,其节后神经释放的递质去甲肾上腺素较慢,大约 1s 后心率才能对交感神经冲动作出反应,并在刺激后 30 ~ 60s 反应才能到达稳定状态。心脏对交感神经的反应比迷走神经慢。生理情况下,迷走神经对心脏的抑制作用占主导地位。

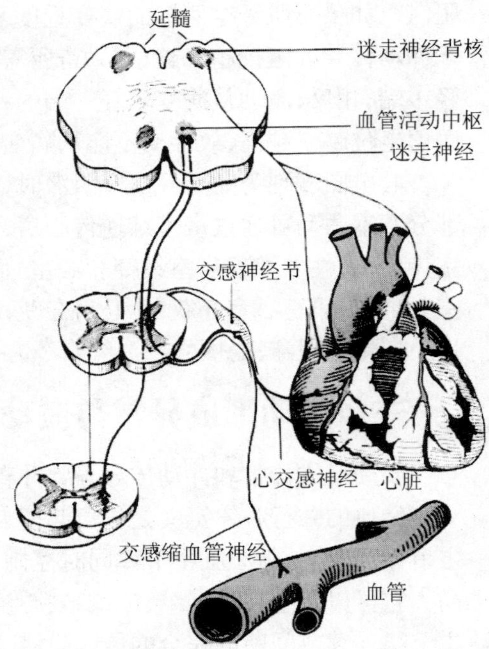

图 1-24 心脏神经分布示意图

二、与心脏自主神经相关的反射调节

对心脏不仅表现在节律的调整,还通过各种神经反射调节其他的心血管功能。这种调节途径有两种。

1. 直接作用 不论是节前纤维还是节后纤维,当受到直接的刺激或抑制时,自主神经递质的释放随之发生变化,如左侧颈交感神经节切除治疗长 Q-T 综合征,就是通过切断颈交感神经节,直接阻断交感神经递质的释放,减少恶性室性心律失常的发生。而选择左侧颈交感神经节切除较右侧更为有效,有学者认为这可能与交感神经的支配在左右侧的不平衡有关。

2. 通过神经反射弧实现各种神经调节 心血管反射中枢位于延髓,分为 4 个区:缩血管区、舒血管区、传入神经接收站和心脏抑制区,这些区域交互协调。在反射弧内,交感神经和迷走神经通常作为传出神经。其反射路径为:感受器受到刺激而兴奋,冲动经传入神经进入延髓心血管中枢,中枢分析整合后,将信息与指令发至传出神经(即自主神经),并作用于效应器——心脏和血管,产生相应的生理效应。经典的反射有两种。

(1)压力感受器反射。位于颈动脉窦和主动脉弓下的压力感受器受到血压突然升高或机械压迫刺激时,产生兴奋,发出冲动,经窦神经和主动脉神经传入延髓孤束核,产生抑制交感神经和增强迷走神经的调节反射,引起心率和血压的下降,这一过程为减压反射;相反情况发生时,经同样的反射弧将发生升压反射。压力感受器反射是体内心血管生理中应用最频繁的反射,是机体维持体内循环稳定最重要的反射。

(2)朋氏反射(Bainbridge reflex)。又称容量感受器反射。心房、心室或肺血管内有对血容量变化敏感的压力感受器,但由于对低压力的变化敏感,因而又称容量感受器。当回心血量过高,房内压升高时,刺激了心房内的容量(压力)感受器,经传入神经(在迷走神经中行走) 将抑制性冲动传入心血管中枢,降低交感神经张力,升高迷走神经张力,使骨骼肌和肾血管舒张,减少回心血量。另经心肺感受器传入的激动,兴奋交感和抑制迷走神经,引起心率加快,加速排血,降低心肺压力。由于上述迷走神经分布和作用的特点,当抑制性反射发生时,心律通常表现为窦缓、窦停,其次为房室阻滞,少见的是心脏停搏。

三、心脏自主神经的生理特性

1. 心脏自主神经的经典作用 心脏自主神经作用是通过化学递质来完成的。交感神经兴奋时,神经末梢将释放去甲肾上腺素,作用于心脏的 β-受体,改变心肌细胞膜上 Na^+ 和 Ca^{2+} 通道通透性,使 Na^+ 和 Ca^{2+} 内流增加,引起心率增快,房室传导时间缩短,心房和心室肌收缩力增加。迷走神经兴奋时,神经末梢释放乙酰胆碱,作用于 M 受体,引起细胞膜上 K^+ 通道通透性改变,使 K^+ 外流增加,同时抑制细胞膜上的 Ca^{2+} 通道,使内向 Ca^{2+} 流减少,导致心率减慢,延长房室传导时间,降低心肌收缩力。

2. 心脏自主神经的交互作用 交感神经和迷走神经两者之间的作用不仅是拮抗,还存在着交互作用。

导致交互作用发生的原因有以下几个方面：①心脏中两种神经的分布在解剖位置上比较接近，彼此释放的神经递质交互抑制；②神经递质共存也会使交感神经与迷走神经之间产生交互作用，如共存递质 ATP 和 NPY（神经 Y），可抑制主要神经递质（去甲肾上腺素和乙酰胆碱）的释放；③可以通过信号转导系统的第二信使——腺苷酸环化酶（cAMP）对 Ca^{2+}、K^{+}、Na^{+} 通道的作用相耦联来介导节后的交互作用。

交感神经与迷走神经交互作用是复杂的。此外，还有自身抑制、协同作用及营养作用等。总之，在看待心脏自主神经的生理效应时，不能孤立片面地将两者的作用截然分开。两者可以同时激活、彼此使对方减弱或增强。在同步激活的过程中，迷走神经对窦房结的作用占主导优势，而对房室结、传导束、心室肌的作用较差，这与前述迷走神经分布密度的不同有一定关系。

3. 心脏自主神经效应的可变性 自主神经效应系统表现为高度的可变性。在生长发育的过程中、慢性用药、疾病和损伤后，自主神经递质和共存递质的表达，以及效应器的功能均可发生改变。例如随着年龄的增长，心脏 β 肾上腺素能受体会发生下调或减敏，使心脏的节律变时性效应下降。

四、心脏自主神经对心律（率）的影响

1. 自主神经在心律（率）昼夜节律变化中的作用 正常状态下，心脏交感神经和迷走神经是相互平衡的，这种平衡受多种因素的影响，呈动态变化。而最常见的影响因素就是昼夜节律的变化。24h 内交感神经与迷走神经的张力存在着一定的节律性变化。

（1）交感神经的昼夜节律变化。公认交感神经的活性白天较夜间高，但交感神经兴奋性的变化并非如此简单。1993 年 Pezzulich 运用动态心电图观察了 7 名健康人 8＋8 间期的变异性，发现所有试验者在清晨交感神经的张力最高，其次的一个高峰在下午的早些时候。此后的研究也证实了 24h 中交感神经兴奋有两个自然高峰时段，最显著的是 03:00～05:00，其次是 14:00～15:00，这种升高可能是晨起时主要心血管事件高发的触发因素。因为交感神经的张力过高时，血中去甲肾上腺素的水平显著增高，会增加心房颤动、心室颤动发生的机会，导致心动过速。除此之外，有研究显示，在进餐后 30min 内及睡醒后交感神经张力均有一过性升高。因此，有些正常人会在这些时相内出现阵发性心悸（以窦性心动过速为主），或者一过性的血压偏高。

（2）迷走神经的昼夜节律变化。与交感神经的节律性变化相似，迷走神经的活性也具有一定的昼夜节律性。日本一学者利用动态心电图以 Ewine 方法测定 R-R 间期和 RR_{50}，评价 154 名不同年龄段（12～83 岁）的健康人迷走神经张力及其变异性，结果显示迷走神经的昼夜节律性是显著的。静息时，迷走神经对心率的影响超过交感神经，固有心率随着年龄递增而下降，迷走神经对心率的抑制影响随着年龄的增加而下降，迷走神经的活性在午夜和凌晨升高。比利时学者 Ramet 在 4 个不等的时间内进行三叉神经气流刺激试验（TAS）和眼部按压试验（OCT）来刺激迷走神经，发现心脏对迷走神经刺激的反应在 03:00～05:00 和 21:00～22:00 两个时间段最强。而迷走神经张力增加不仅可导致缓慢心律失常发生，还可影响 Q-T 间期变化。夜间迷走神经介导的 Q-T 间期延长增加了长 Q-T 间期综合征患者的风险性，部分患者尤其是Ⅱ型和Ⅲ型 LQTS 患者常在夜间发生恶性室性心律失常和猝死。

心脏迷走神经的调控机制尚未完全清楚，这一调控可能对正常心血管的稳态、各种疾病的病理生理、诊断和预后有着重要的意义。

（3）交感神经与迷走神经的相互作用。在机体内，交感神经与迷走神经的相互作用表现为多样性，这些交互作用也具有一定的昼夜节律性。Sugawara 为观察交感神经与迷走神经拮抗作用的昼夜变异性，将 12 名健康大学生的活动分为早晨型（07:00～08:00）和夜间型（17:00～18:00），研究结果发现，在这两种类型中，运动后迷走神经的反应性是不同的，清晨型运动后前 30s 逐跳心率下降的程度显著高于夜间型，这说明交感神经兴奋后，迷走神经的拮抗作用上午较夜间强。

不同的工作强度对交感神经与迷走神经的影响也有所不同。有人在小规模的人群中观察，发现长期处于紧张、焦虑状态下的白领阶层交感神经的张力持续升高，将会使迷走神经的保护性反射降低，该类人群的应激反应能力下降，易发生心动过速等事件。

2. 自主神经对窦性心律的影响 心脏自主神经对窦房结自律性的影响，主要作用于舒张期缓慢除极过

程。迷走神经受刺激时，窦房结起搏细胞超极化并自动除极的速率减慢，使窦性心率减慢；极端情况下，舒张期除极不发生，表现为窦性停搏。迷走神经受刺激后反应的时间较短，这可能与起搏细胞胞膜上毒蕈碱受体与乙酰胆碱调控的 K^+ 通道耦联在一起有关。而交感神经兴奋时，其节后神经释放的去甲肾上腺素作用于各种离子通道，使起搏细胞的舒张期除极速率加大，结果心率增加。心脏对交感神经的反应比迷走神经慢。

正常人静息状态下，固有心率较静息心率增加，说明迷走神经抑制作用在心率的控制中占优势。虽然在运动、情绪变化等过程中交感神经兴奋性增强，迷走神经张力下降，心率快速调整，但是迷走神经张力对心率的稳定性起着决定性作用。正常情况下，迷走神经张力变化具有昼夜变时性，因此正常人的心率也同步具有良好的变时性。以往的观点认为，迷走神经张力在静息状态和夜间睡眠时是相同的，但研究资料显示，正常人夜间迷走神经张力具有一定的变异性，在睡眠的各个时相交感神经和迷走神经的张力也不是固定不变的。在睡眠的大部分时间里，迷走神经作用占优势；但是，在快动眼睡眠期存在交感神经张力和心率的周期性增加。因此，在动态心电图监测中可观察到夜间心率的间歇性加快。正常的窦性心律体现着交感神经与迷走神经的动态平衡，因此心率具有一定的变异性。而心率变异性的大小决定于迷走神经张力。在急性心肌梗死、充血性心力衰竭、糖尿病时，由于交感神经兴奋性增强和迷走神经功能损伤，心率变异性降低。

3. 自主神经对异位节律的影响 自主神经的动态平衡维持着正常的心脏节律，一旦平衡破坏，则会诱发异位节律，产生心律失常。动物模型证明，刺激迷走神经及交感神经均可缩短心房不应期，而迷走神经的刺激还增加心房不应期的离散度，产生心房颤动。心房不应期离散度的增加与下列因素有关：①心房肌内自主神经末梢分布多而不均匀，造成了神经激动后心房除极的显著差异；②对胆碱能和肾上腺素能刺激反应时间存在着差异，前者为几毫秒，后者为几秒；③胆碱能和肾上腺素能受体在突触部位的相互作用。

当交感神经兴奋性过高时，心肌细胞电生理特性发生改变，包括细胞膜 Ca^{2+} 和 K^+ 电导性增强，有效不应期和动作电位时程缩短和房室传导加快。并可通过以下 3 个环节产生心律失常：①自律性改变，这是心肌起搏细胞和浦肯野纤维 4 相除极速率增加的结果；②折返形成，由于交感神经纤维分布的特点，心肌组织内神经递质释放不均匀，可增加心肌组织不应期的异质性，产生局部折返活动；③触发激动，去甲肾上腺素可使心肌细胞 Ca^{2+} 内流和肌浆网 Ca^{2+} 释放增加，在复极时产生振荡后电位，引起延迟后除极，导致触发活动产生。部分健康人出现的单纯性室性期前收缩与支配心肌尤其是左侧心肌的交感神经兴奋性增高引起的延迟后除极有关。

交感神经和迷走神经支配不平衡，可以降低室颤阈值，增加室颤发生机会。乙酰胆碱的直接作用并不影响心室肌的动作电位，但它可延长由去甲肾上腺素缩短的动作电位。动物试验显示，在急性心肌梗死的模型中，直接静脉滴注去甲肾上腺素，心肌的室颤阈值降低，但在给予普萘洛尔或交感神经节切除后，室颤阈值增加。另外也有人证实，给予迷走神经刺激后，室颤阈值提高，这可能是迷走神经兴奋后使毒蕈碱受体被激活，乙酰胆碱释放抑制了去甲肾上腺素释放，使肾上腺素能受体反应性下降，降低了 cAMP 的产生，减少了 Ca^{2+} 的内流及触发活动。而在无交感神经活性增高的情况下，迷走神经刺激对室颤阈值无影响。

4. 自主神经对房室传导的影响 迷走神经对房室结的作用位点主要在结区，房室结迷走神经主要来自左侧神经丛，在这一区域，刺激迷走神经将导致结区传导减慢，动作电位显示幅度减小、超极化。在结区进行迷走神经刺激并记录动作电位可以观察到电活动相应的变化，而 A-H 间期很少甚至没有变化。

心脏自主神经对窦性节律的影响可以被模拟为近似的线性关系，但房室结与心脏自主神经的关系则不那么简单，不能用单一的线性关系来理解。正常情况下，房室结的传导功能受房室结本身的特性和自主神经调节的影响。由于房室结本身的恢复特性，当心率逐渐增加时，房室传导将会逐渐延迟，直至发生传导阻滞。当交感神经张力增强时，心率逐渐加快，由于房室结的频率依赖性传导特性，决定了必将发生房室结传导阻滞。而当迷走神经激活交感神经受抑制时，受自主神经调节的房室传导功能应该下降了，但因心率也随之下降，其房室结快频率依赖性阻滞缓解，则房室传导可能会改善，可见到睡眠中或静息状态下，随着心率下降，P-R 间期缩短或正常化，或者房室传导变化不大。迷走神经张力过高并占主导地位时，也可能发生房室传导阻滞，例如夜间睡眠时可能会发生间歇性一度或二度房室阻滞。由于交感神经与迷走神经对窦房结及房室结的影响不均衡，最终的房室结反应显示出与自主神经变化的不一致性、多样性。房室结对迷走神经刺激的反应依赖于基础心率、交感神经张力、房室结的自然状况和迷走神经的传入时间等。

五、自主神经功能失调与心律失常

1. **心律失常、SCD和自主神经活动均呈昼夜起伏变化**　对24h血浆儿茶酚胺浓度的测定表明，自主神经活动呈现昼夜起伏变化，早晨迷走神经张力降低，而交感神经张力明显增高，处在一天的高峰期。心肌电生理特征也呈昼夜节律，心室不应期测定显示清醒时缩短，而睡眠时延长，与血中去甲肾上腺素及儿茶酚胺水平一致；用心得安阻滞后，这种变化规律消失，说明心室不应期受自主神经调节。

大量的研究表明，严重心律失常和SCD的发生具有昼夜起伏规律，发病高峰在早晨，这和自主神经张力的变化一致，提示自主神经调节失衡在触发室性心动过速/心室颤动（VT/VF）中发挥了重要作用。Englund等研究了310例置入埋藏式心脏复律除颤器（ICD）患者，其中冠心病204例，非冠心病106例，平均随访181天，有1 061次发生的心律失常事件须电击，冠心病组682次，非冠心病组379次，无论冠心病组还是非冠心病组，发生心律失常须电击的事件均呈昼夜起伏节律，高峰发生在早晨，两组间无明显差别，提示室性心律失常的触发机制是类似的，而独立于基础心脏病。

Peters等研究了683例置入ICD患者发生须电击的心律失常的频率分布特点，发现周一是发病高峰，接受β-受体阻滞剂后周一的发病高峰消失。他们认为这与周一第一天上班，工作紧张，情绪激动，因而儿茶酚胺水平增高有关。

2. **自主神经平衡失调在心律失常中的作用**　Huikuri等观察了22例院外心脏骤停存活者和22例配对的对照组的心率变异性（HRV），发现心脏骤停存活者24h R-R间期的标准差（SDNN）和高频段面积明显低于对照组，提示这部分患者存在自主神经功能受损，迷走神经张力降低，而交感神经张力增高。Fries等研究了21例ICD伴或不伴室性心律失常的患者，发现没有室性心律失常患者的HRV呈生理性周期变化，伴室性心律失常患者HRV呈反常变化，过多的交感活性是HRV反常变化的可能原因。Adamson等将15条狗做成心肌梗死模型，治愈后进行亚极量运动试验，发现6条狗对SCD易感，9条不易感，对SCD易感的狗压力反射敏感性明显低于对照组，而Q-T间期明显长于对照组，提示心肌梗死后自主神经功能受损者属SCD高危者。

3. **自主神经平衡失调致心律失常的机制**　Zhang等将12条狗开胸制造心肌缺血模型，同时记录左室游离壁内膜、中层及外膜的单相动作电位，比较自主神经刺激前、刺激期间的跨壁心室复极离散度（TDR）。结果显示，刺激交感神经时TDR由（55±8）ms增加至（86±15）ms（$P<0.05$），7例有早期后除极（58%）；刺激迷走神经时TDR由（55±8）ms改变为（53±9）ms（$P>0.05$），2例有EAD（17%）；提示急性心肌缺血时交感刺激增加TDR和EAD；迷走刺激对TDR无明显影响。

Lonshardi研究冠状动脉阻塞、开放再灌注过程中交感神经活动与VF的关系，他们分别在前降支阻塞前，阻塞10min内及开放再灌注时，确定心脏节前交感纤维冲动活动，发现在阻塞后2min内，VF的阈值显著降低，与心脏节前交感纤维最大激动时间相当。在阻塞开放、血液再灌注时，VF阈值瞬间显著降低，伴有交感神经冲动放电的增加；双侧星状神经节切除使冠状动脉阻塞过程中观察到的VF阈值变化消失，再灌注过程中，星状神经节切除并没有改变VF阈值的瞬时显著降低，反而增加对VF的易感性。

Kent及Epstein在缺血犬心肌中发现迷走神经刺激可显著增加VF阈值，降低对VF的敏感性。但在再灌注过程中，胆碱能刺激未能显示有益作用。药理学研究证明，β-受体阻滞剂可降低对急性冠状动脉闭塞过程中VF的易感性。Cerati在动物试验时研究了单根迷走神经纤维在对照组、血压升高时及前降支闭塞满60min期间的活动性，发现VF者迷走活动性降低18%，而无VF者增加100%，表明迷走神经张力增加可降低猝死的易感性。须注意的是，在急性心肌梗死情况下，迷走神经的抗心律失常作用可能被其对心率的严重影响所减弱。迷走神经张力增加有助于防止交感活动增加所致的心率过快，由此保护高度缺血引起灌注不良的组织，但如出现严重的心动过缓，则可能会引起室性期前收缩、低血压，减少冠状动脉血流，后者反过来又会促发VF。

急性心肌梗死时心肌组织中去甲肾上腺素大量聚集可导致恶性心律失常的发生及加速心肌细胞坏死。已证实，去甲肾上腺素可增加正常心肌细胞钙内流，缺血时心肌细胞受体发生改变，且其对去甲肾上腺素的敏感性明显增加，心肌细胞在低氧状态下5～6min外向电流明显增加，为ATP依赖性钾电流。缺血心肌细胞内钙超载可加速心肌细胞坏死，故认为去甲肾上腺素增加心肌细胞钙内流为其促发缺血再灌注性 VF 及加速缺血性心肌坏死的机制之一。

心力衰竭(简称心衰)时，自主神经系统的异常亦是致心律失常的，增加 β_2 肾上腺能刺激可增加心肌内钙和增加延迟后除极，而 α_2 肾上腺能刺激可通过延长动作电位时限而促进 EAD，交感神经刺激可引起传导和不应期不均一改变，容易引起折返性心律失常，降低静息迷走神经张力也增加室性快速心律失常的易感性。心衰时心肌内肾素、血管紧张素Ⅱ(AngⅡ)、AngⅡ受体、ACE 活性均升高，而其他组织器官未发现明显升高，肾素、AngⅡ可能通过 cAMP－蛋白激酶 C－酪氨酸磷酸化机制或通过提高肾上腺素能活性而导致心律失常。

4. β－受体阻滞剂在心肌梗死和(或)心衰患者中的应用 药理学研究表明，自主神经功能不全在急性缺血性心律失常的发生中有重要作用，β－受体阻滞剂对实验性动物急性冠状动脉阻塞过程中的 VF 有显著保护作用。选择性 β_1－受体阻滞剂优于非选择性，因为非选择性 β－受体阻滞剂的有益作用可被其潜在的血管收缩作用所抵消，这是由于其抑制了 β_2－受体介导的血管扩张所致。

Teo 等对急性心肌梗死后使用 β－受体阻滞剂的 55 项(53 268 例)随机试验的荟萃分析表明，使用 β－受体阻滞剂的治疗组其死亡率明显低于对照组。Hjalmarson 等的荟萃分析表明，使用 β－受体阻滞剂可使心肌梗死患者 SCD 降低 28%～41%。β－受体阻滞剂对心衰患者室性期前收缩/非持续性 VT 的抑制作用不大，但美托洛尔、比索洛尔及卡维地洛的临床试验证实，它显著降低心衰患者总死亡率及心脏猝死的发生率。冠心病和心衰患者应用 β－受体阻滞剂的临床试验表明，对交感神经活动的干预可预防心脏性死亡及心律失常性死亡。其可能机制为：①降低交感神经活性，逆转交感神经活性过强产生的血压升高，减少切应力，减少对斑块的破坏，减慢心率，减少血小板聚集；②降低心肌耗氧量，预防心肌缺血；③降低儿茶酚胺释放的昼夜节律高峰；④提高 HRV，保持心肌电稳定，提高 VF 阈值，防止发生致命性心律失常。

5. 心脏神经再生与心律失常 心肌缺血时，心室神经可能受损。使用 I21232M IBG 扫描发现，心肌梗死后心室相应部位存在去神经支配状态和神经重新分布现象，心脏神经分布的异常可引起室性心律失常。Cao 等研究了 53 个心脏移植接受者的心脏，根据病史分为存在室性心律失常(包括 VT 和心脏性猝死)组、无室性心律失常组，免疫细胞化学染色 S100 蛋白、神经丝蛋白、酪氨酸羟化酶等，研究交感神经的分布和密度，在所有 30 例患者中，心肌损伤病灶周围有非常密集的再生交感神经分布。VT 组神经纤维密度和长度明显高于无 VT 组，作者的结论是严重心衰患者中，室性心律失常与交感神经分布和密度的异常有关。

Zhou 等将神经生长因子(NGF)注入心肌梗死后合并完全性房室阻滞(AVB)狗的左右两侧星状神经节后，两侧心室均出现交感神经生长和过度分布，说明外源性 NGF 通过作用于星状神经节促进心脏交感神经生长；同时发现注入左侧者可引起 Q-T 间期延长和 VT、VF、心脏猝死的发生，而注入右侧者则作用相反。Cao 等对 9 条狗用射频消融方法阻断 AVN 造成Ⅲ度 AVB，结扎前降支造成心肌梗死，置入 ICD 以便检测 VT/VF，再将 NGF 输注到狗的左侧星状神经节中，另外 6 条狗也有Ⅲ度 AVB 和心肌梗死，但不输注 NGF 作为对照组。免疫细胞化学染色显示，实验狗比对照狗有较多的神经再生，所有的狗在心肌梗死后出现自发性 VT，术后(13±6)天再次出现自发性 VT，实验组出现的频率明显高于对照组，且具昼夜起伏节律，早晨到中午为 VT 高发时间段，实验组 4 条狗猝死于 VF；对照组无死亡。在另外 6 条狗中造成心肌梗死，但不造成 AVB，不输注 NGF，所有的狗在(48±5)天后显示有交感神经再生的证据，但无猝死。这些结果提示在无外源性 NGF 时，心肌梗死 VF 后也出现心肌神经再生，NGF 的输注加强，加速了神经再生的幅度，导致 SCD 的高发生率。由此可见，交感神经再生及其程度在心肌梗死 VF 后恶性心律失常和 SCD 发生中具重要作用；同时提示抑制心脏交感神经的异常生长，可能是预防陈旧性心肌梗死及其他心肌慢性损伤性疾患者发生心律失常及 SCD 的有效措施之一。

6. 行为应激在心律失常发生中的作用 越来越多的证据表明，行为应激与恶性心律失常之间有联系。精神紧张、情绪激动增加器质性心脏病的发生率，尤其是缺血性心脏病恶性心律失常和 SCD。一个由精神病专家、心理专家及心脏病专家组成的特别小组对 117 例发生危及生命的室性心律失常患者进行了密切的随访观察，据心理专家评价发现，117 例中有 25 例(21%)有心理情感表达异常，最常见的心理状态是发怒；25 例中有 17 例，结果提示心理学变化与危及生命的心律失常之间有密切的联系。Lampeit 等研究了 42 例置入

ICD 患者的情感变化与恶性心律失常的关系，调查了须电击的心律失常发生前 15min 内行为的应激情况，3 年内共记录到 107 次须电击的心律失常，结果表明，愤怒、焦虑与恶性心律失常明显相关，愤怒是导致须电击的心律失常发生的重要因素。应激会改变 VF 的易感性。一位作者比较了环境对易损期阈值的影响。第一种环境是动物在笼中不受干扰，第二种放在应激环境中，急性前降支阻塞及开放时，应激环境中的狗 VF 发生率明显超过非应激环境中的狗（分别为 46% 及 14%），儿茶酚胺升高，尤其是肾上腺素升高与易损期阈值的变化密切相关。

长 Q-T 间期综合征的重要发病机制是由于左、右交感神经活动不平衡，应激，如强烈的精神刺激可以引发恶性室性心律失常；应用 β－受体阻滞剂或切除左侧星状神经节可缩短 Q-T 间期，预防恶性心律失常发作。

7. 自主神经在某些心律失常中的作用

（1）Brugada 综合征。是由于离子通道基因突变引起离子通道功能异常而导致的一组综合征。大多数 Brugada 综合征患者，特别是日本和东南亚患者，其恶性心律失常发生在休息时，而且多发生在夜间。HRV 分析显示，VF 发作前有迷走神经兴奋性增加，提示迷走神经兴奋性增加和交感神经张力下降是患者夜间 VF 多发的原因。迷走神经兴奋时，乙酰胆碱分泌增多，抑制 Ca^{2+} 内流，增强 K^+ 外流，而引起动作电位平台期消失，出现 2 相折返，进而出现 VF。β－受体激动剂，如异丙肾上腺素、多巴胺可以通过增加 Ca^{2+} 内流，恢复平台期，使抬高的 ST 段正常。Thomas 等应用 I21232M IBG 扫描对 17 例 Brugada 综合征患者进行检查，发现 8 例（47%）患者 I21232M IBG 区域性减少。定量分析显示，下壁、左室间隔部呈节段性减少，说明这些区域交感神经功能不全，因此自主神经不平衡在 Brugada 综合征发病中起了一定作用。

（2）儿茶酚胺与 CPVT。研究 β－肾上腺素能刺激引起的钙过度超载和心律失常的关系的典型例子，是在心脏结构正常的年轻个体身上发现的儿茶酚胺敏感的多形性室性心动过速（CPVT）。但损伤似乎并不是发生在受体水平，而是在肌浆网钙释放通道水平。在不同的家族已发现了好多突变点，受累者在儿茶酚胺水平升高时发作室速。至少有某些实验数据提示导致病理性室速发作的原因可能是肌浆网钙释放通道的过度磷酸化，参阅第二十八章（原发性心电疾病）相关部分。

（3）β_2 肾上腺素能受体（β_2-AR）单核苷酸多态性与房颤。常见的 β_2-AR 单核苷酸多态性有两种：Arg16→Gly（46A→G）和 Gln27Glu（79C→G）。β_2-AR 的表型功能受其遗传多态性影响。Green 等发现，与 Arg16 的野生型受体相比，Gly16 多态性受体对激动剂具有显著增强的下调作用；Gln27Glu 多态性似乎不影响这种下调，但 Gly16 与 Glu27 共同表达时，则表现出与 Gly16 多态性相似的增强下调作用。张萍等研究发现，上述两种 β_2-AR 多态性基因型频率及基因频率在孤立性房颤组、高血压房颤组、高血压组及健康对照组之间分布差异均无显著性，但房颤组 Gly/Gly 基因型频率与 Gly 等位基因频率显著高于非房颤组，提示 Gly16 多态性与房颤发生可能具有相关性。

（4）β_1 肾上腺素能受体（β_1-AR）与心力衰竭（心衰）。心衰是多种心血管疾病发展的终末阶段，其典型特征表现为心功能的进行性恶化。在心衰发生发展过程中，交感神经系统活性过度增高，导致心脏 β_1-AR 和 β_2-AR 由于蛋白激酶 A 和 β 肾上腺素受体激酶的磷酸化而脱敏或由于受体密度减少而下调，从而使 β_1-AR 和 β_2-AR 对儿茶酚胺的反应性减弱。与心脏 β_1-AR 和 β_2-AR 相反，β_3-AR 与抑制型 G 蛋白（inhibitory G protein，Gi）耦联介导负性变力作用。心衰时，β_3-AR 表达上调 2～3 倍，且与之耦联的 Gi 也上调。β_3-AR 介导的负性变力作用在心衰晚期可能会进一步加重心室收缩功能异常，最终促进心衰进行性恶化。近年，在正常人和扩张型心肌病、Chagas 病及原发性心电紊乱患者血清中检测到抗 β_1-AR 和（或）β_2-AR 的自身抗体，作用位点为相应受体的细胞外第二环，且具有激动剂样作用。国内外的研究结果表明，在心衰鼠发展进程中可产生抗 β_1-AR 的自身抗体；用 β_1-AR 细胞外第二环短肽长期免疫鼠的过程中，除产生高滴度的自身抗体外，还可导致类似于人扩张型心肌病的形态和功能的改变。

有研究者利用人 β_3-AR 细胞外第二环的合成肽，筛选了正常人和心衰患者血清中抗 β_3-AR 的自身抗体，并对该抗体对乳鼠心肌细胞和成年大鼠心肌细胞的生物学效应进行了研究。心衰患者血清中含有较高滴度的抗 β_3-AR 自身抗体，并具有负性变力和变时效应，提示该抗体可能参与心衰的病理生理机制。本研究结果提示，心衰患者血清中的抗 β_3-AR 自身抗体在体内可能发挥类似的负性变力和变时效应，从而进一步抑制左室的收缩和舒张，使心功能进一步恶化。根据我们的研究结果，可考虑采用免疫吸附法去除心衰患者血清中的 β_3-AR 自身抗体或通过抗原抗体反应封闭该抗体的生物学效应，可能有利于心衰的治疗。

张麟研究组发现，心力衰竭患者抗 β_1－肾上腺素能受体自身抗体阳性血清可使基础 L 型钙电流峰值电流强度显著增大，β_1－肾上腺素能受体阻滞剂艾司洛尔可以阻断这一作用，提示人类心脏抗 β_1－肾上腺素能受体自身抗体阳性血清对心肌细胞受体有异丙肾上腺素样激动剂效应，这有可能参与了心力衰竭时心肌细胞的病理生理过程。抗 β_1－肾上腺素能受体自身抗体阳性血清与 β_1－受体激动剂异丙肾上腺素作用相似，短期效应可以通过增加心肌收缩力，心排血量增加，并使心率加快，改善心功能；但慢性心衰时长期过度刺激，可以使 Gs 蛋白过度表达，导致钙电流持续增大，细胞内钙超负荷，引起心肌细胞损伤。同时伴有细胞坏死及纤维组织替代异常心肌组织，最终引起心肌重构，导致心脏结构或功能发生改变。抗 β_1－肾上腺素能受体自身抗体对 β_1－受体的长期刺激还可能引起心肌细胞跨膜电位改变。心衰时，随着心肌肥大和心衰的发展，L 型钙通道密度和功能均减低，考虑其原因：一方面是肾上腺素能受体功能下降对 L 型钙通道的影响减弱；另一方面，L 型钙通道长期过度刺激导致功能下降。该研究还证实，β_1－受体阻滞剂可以阻断抗 β_1－受体自身抗体激动其受体所介导的 L 型钙电流的增加，影响正性变力效应。因此，长期应用该类药物，可以阻断 β_1－受体的自身抗体引起的钙电流持续增大及细胞内钙超负荷，减少心肌损伤的发生，有利于心功能的改善。

（5）β-AR 功能亢进症。β-AR 功能亢进症是由于体内分泌或游离的内源性儿茶酚胺正常，而 β-AR 对刺激反应性增高所致的一组临床症候群，也称之为 β-AR 高敏综合征。在成人中约占心血管疾病的 10%，确切的病因尚不明了。临床表现主要是交感神经活动增强的症状，常有胸闷、长出气、憋气、心悸、头晕、乏力、多汗及易激等。体征可有心率增快，血压收缩压偏高，心电图可有心动过速及轻微的 ST-T 改变或偶有心肌酶一过性轻微增高，多见于学龄期女孩。李翠兰等曾报道了一个伴有 β－受体功能亢进症的 LQTS 病例。患者立位 ECG 和动态心电图监测都显示 Q-Tc 延长，有晕厥发作史，符合 LQTS 的诊断；但静息卧位 ECG 上 Q-Tc 却不长，立位时有心率的急剧增加和 T 波形态的明显改变，20mg 普萘洛尔可完全消除这些改变。后面这些特征无法用 LQTS 来解释，却符合 β－受体功能亢进症的部分特点，但单纯 β－受体功能亢进症无晕厥和 Q-Tc 延长。因此认为，该患者可能同时患有 LQTS 和 β－受体功能亢进症。

有研究显示，直立调节障碍（orthostatic intolerance）引起的心动过速与去甲肾上腺素转运基因（NET）9 号外显子上的杂合突变 G237C 有关。该突变与野生型相比功能降低了 98%，使得去甲肾上腺素不能从突触间隙及时回收，从而导致交感神经的过度兴奋。但该文未报道这些直立调节障碍患者是否有 Q-T 间期延长。LQTS、β 受体功能亢进症和直立调节障碍有一个共同的特点，即都是在交感活动剧增时发病。本例患者兼有这三种疾病的特点，可能是其中的一个特例，其确切的分子发病机制还有待于进一步研究。

六、自主神经引起或加重心律失常的分子机制

延迟整流钾电流的两个主要成分 I_{kr} 和 I_{ks} 对控制动作电位时程（APD）起关键作用。尤其是编码 $I_{ks}\alpha$ 亚单位的 KCNQ1 基因突变引起 LQT1，编码 β 调节亚单位的 KCNE1 突变引起 LQT5。已在动物模型证实，I_{ks} 受交感神经系统（SNS）的强烈调节，比如 SNS 刺激可增加复极电流储备引起 AP 缩短，从而与 SNS 刺激引起的 HR 增加相一致。进一步的临床数据提示，KCNQ1 或 KCNE1 的突变携带者面对 SNS 活性的增加，会处于致命性心律失常的高度危险之中。这些发现激发人们去进一步研究 SNS 和心脏 KCNQ1/KCNE1 通道调节之间的分子连接机制。结果发现，KCNQ1/KCNE1 通道实际上形成了一种大分子复合物：通道的 C 末端区域和一种衔接蛋白 yotiao 耦联在一起后，再和调节酶蛋白的激酶 A（PKA）和蛋白磷酸化酶 1（PP1）结合。因此，通过衔接蛋白，通道就可以使一些酶在自己周围富集，这些酶通过 N 末端的一个丝氨酸的磷酸化和去磷酸化来上调（PKA）和下调（PP1）通道的活性。当这个复合物遭到破坏时，通道就不能顺利调节，心室 AP 的控制就失衡了，导致心律失常的危险性增加。由于 PKA 的其他靶标如 SR 上的 RyR2 通道可以形成独立的分子信号复合体，KCNQ1/KCNE1 通道的选择性破坏可能只局限于这一个通道而不影响其他通道的活动。

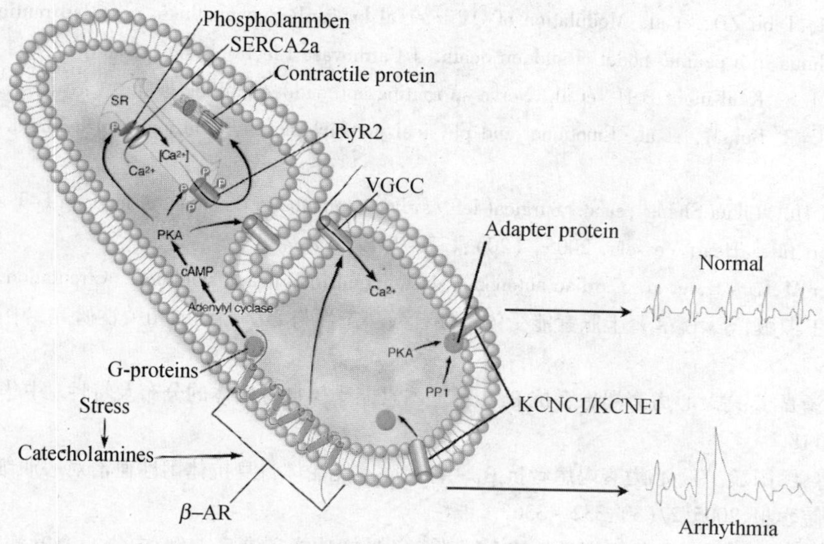

图 1-25　交感神经系统兴奋引起 LQT1 的分子机制

心脏 β-ARs 激动引起膜上多种靶标蛋白发生 PKA 依赖的磷酸化，包括 RyR2，L 型钙通道，KCNQ1/KCNE1。健康个体面对交感神经紧张会使所有这三种靶蛋白都发生磷酸化，引起细胞膜上钙内流和 KCNQ1/KCNE1 钾电流外流的同时增加，RyR2 释放钙离子到胞质，收缩增强，ECG 上表现为均一的电活动（上部 ECG）。当 KCNQ1/KCNE1 通道复合物由于遗传突变遭到破坏时，就发生失衡的细胞反应，引起细胞膜上钙内流照常增加，但 KCNQ1/KCNE1 由于磷酸化过程受阻钾电流外流增加很少，导致净化向电流减少，Q-T 间期延长，ECG 上表现为异常节律（下部 ECG）

注：SR，肌浆网；Phospholamban，受磷蛋白；SERCA2a，肌质网 Ca^{2+}-ATP 酶（钙泵）；Contractile protein，可收缩蛋白；RyR2，雷诺碱受体；VGCC，电压门控钙离子通道；PKA，蛋白激酶 A；cAMP，环磷腺苷；Adenylyl cyclase，腺苷酸环化酶；G-proteins，G－蛋白；Stress，应激；Catecholamines，儿茶酚胺类；β-AR，β-肾上腺能受体；Ca^{2+}，钙离子；PP1，蛋白磷酸酶 1；Adapter protein，衔接蛋白；KCNQ1/KCNE1，KCNQ1/KCNE1 基因编码的 I_{ks} 钾离子通道；Normal，正常（节律）；Arrhythmia，心律失常。

（李翠兰　胡大一）

参考文献

[1] 浦介麟. 自主神经在心脏的分布及反射性调节. 临床心电学杂志，2006，15（1）：2～3.

[2] Schwartz P J, Priori S G, Cerrone M, et al. Left cardiac sympathetic denervation in the management of high-risk patients affected by the long Q-T syndrome. Circulation, 2004, 109：1 826～1 833.

[3] 张萍. 自主神经对心脏节律的调控. 心电学杂志，2002，22（1）：57～61.

[4] Schwartz P J, Priori S G. Long Q-T syndrome：genotype-phenotype considerations. In：Zipes DP, Jalife J, eds. Cardiac electrophysiology：from cell to bedside. 4th ed. Philadelphia：Saunders, 2004：651～659.

[5] 刘志华. 自主神经系统与心律失常. 中国心脏起搏与心电生理杂志，2005，19（2）：83～88.

[6] Fries R, Hein S, K Nig J. Reversed circadian rhythms of heart rate variability and morning peak occurrence of sustained ventricular tachyarrhythmias in patients with imp lanted cardioverterdefibrillator. Med SciMonit, 2002, 8（11）：CR751.

[7] Adamson PB , Vanoli E. Early autonomic and repolarization abnormalities contribute to lethal arrythmias in chronic ischemic heart dailure：characteristics of a novel heart failure model in dogs with post2 myocardial infarction left ventricular dysfunction. J Am Coll Car2 diol, 2001, 37（6）1 741.

[8] Zhang C, Xu D, Li Y, et al. Experimental study of the effect of autonomic nervous system on the transmural dispersion of ventricular repolarization under acute myocardial ischemia in vivo. J Huazhonguniv Sci TechnologMed Sci, 2002, 22（2）：96.

[9] Chen P S, Chen LS, Cao JM, et al. Sympathetic nerve sp routing, electrical remodeling and the mechanisms of sudden cardiac death. Cardiovasc Res, 2001, 50（2）：409.

[10] Cao JM, Chen LS, KenKnightBH, et al. Ralationship between regional cardiac hyperinnervation and ventricular arrythmia. Circulation, 2000, 101（16）：1 960.

[11] Zhou S, Cao JM, Tebb ZD, et al. Modulation of QT interval by cardiac sympathetic nerve sp routing and themechanisms of ventricular arrythmia in a canine model of sudden death. J Cardiovasc Electrophysiol, 2001, 12 (9) : 1 068.

[12] Cao J M, Chen L S, KenKnight B H, et al. Nerve sp routing and sudden cardiac death. Circ Res, 2000, 86 (7) : 816.

[13] Lampert R, Joska T, BurgM, et al. Emotional and physical p recip itants of ventricular arrhythmia. Circulation, 2002, 106 (14) : 1800.

[14] Cuilan Li ,Dayi Hu, Lihua Shang ,et al. Surgical left cardiac sympathetic denervation for long Q-T syndrome: effects on Q-T interval and heart rate. Heart Vessels, 2005, (20):137 ~141.

[15] ThomasW, Peter M, Lars E, et al. Cardiac autonomic dysfunction in Brugada syndrome. Circulation, 2002, 105 (6) : 702.

[16] 张萍,郭继鸿,王淑敏,等. β_2 –肾上腺素能受体单核苷酸多态性与心房颤动的相关性研究. 中国实用内科杂志,2006,26(8):595 ~597.

[17] 李美霞,王晓,汤嘉宁,等. 心力衰竭患者抗 β_3 –肾上腺素能受体自身抗体的分布及特性. 中华心血管病杂志,2005,33(12):1114 ~1118.

[18] 王树岩,杨新春,缪国斌,等. 心力衰竭患者抗 β_1 –肾上腺素能受体自身抗体阳性血清对心肌细胞 L 型钙通道的影响. 中国医学科学院学报,2005,27(3):332 ~336.

[19] 李翠兰,胡大一,李小梅,等. Q-T 间期延长综合征伴 β –受体功能亢进症 1 例. 中华心血管病杂志,2004,32(10):939 ~940.

[20] Shannon J R, Flattem N L, Jordan J, et al. Orthostatic intolerance and tachycardia associated with norepinephrine-transporter deficiency. N Engl J Med, 2000,342: 541 ~549.

[21] Kass RS and Moss AJ. Long QT syndrome: novel insights into the mechanisms of cardiac arrhythmias. J. Clin. Invest,2003,(112):810 ~815.

[22] 张开滋,吾柏铭,唐其柱,等. 临床心律失常. 长沙:湖南科学技术出版社,2000:1 ~27.

[23] 张开滋,郭继鸿,刘海祥,等. 临床心电信息学. 长沙:湖南科学技术出版社,2002:21 ~41.

[24] 冯海新,吕聪敏,张丽华. 临床心电学及图谱详解. 北京:人民军医出版社,2004:1 ~21.

[25] 卢喜烈. 心电图基础理论. 天津:天津科学技术出版社,2005:17 ~86.

[26] 张开滋,韩泽蓉,曲晓燕,等. 简明监测心电图图解. 长沙:湖南科学技术出版社,2005:1 ~13.

第二章 心律失常的分类及主要表现

心律失常(cardiac arrhythmia)是指心脏激动的起源、频率、节律、传导速度和传导顺序等异常。其分类方法尚未完全统一,常用的有按心律失常的发生机制、起源、速率、心电图诊断或预后等分类,本章仅介绍前一种分类方法。

第一节 心律失常的分类纲要

一、心脏冲动形成异常

1. **窦性心律失常** ①窦性心动过速;②窦性心动过缓;③窦性心律不齐;④窦性期前收缩;⑤窦性停搏和静止;⑥病态窦房结综合征等。

2. **房性心律失常** ①房性期前收缩;②房性心动过速;③心房扑动;④心房颤动;⑤房性逸搏和逸搏心律;⑥心房停搏和静止等。

3. **房室交接性心律失常** ①房室交接性期前收缩;②房室交接性心动过速(阵发性、非阵发性);③房室交接性逸搏和逸搏心律;④房室交接性停搏和静止等。

4. **室性心律失常** ①室性期前收缩;②室性心动过速;③心室扑动;④心室颤动;⑤室性逸搏和逸搏心律;⑥心室停搏和静止等。

二、心脏冲动传导异常

1. **窦房阻滞(一度、二度、三度)**
2. **房内阻滞(不完全性、间歇性、完全性、左房逆传性)**
3. **房室阻滞(一度、二度、三度)**
4. **室内阻滞** ①束支阻滞(右束支、左束支);②分支阻滞(左前分支、左后分支、左间隔分支);③束支阻滞伴分支阻滞等。
5. **预激综合征和相关性心律失常**
6. **反复搏动、反复心律和反复心律性心动过速**

三、心脏冲动形成异常伴传导异常

1. 并行心律 ①窦性并行心律；②房性并行心律；③房室交接性并行心律；④室性并行心律；⑤旁道性并行心律；⑥并行心律性心动过速；⑦不典型并行心律等。

2. 异位心律伴传出阻滞

3. 快－慢综合征

四、人工心脏起搏搏动、心律和相关心律失常

第二节　心律失常的分类细目和心电图诊断

一、窦性心律与窦性心律失常

凡由窦房结发出激动所形成的心律，总称为窦性心律，包括窦性心律和窦性心律失常。后者包括窦性心动过缓、窦性心动过速、窦性心律不齐、窦房结内游走心律、窦－房游走心律、窦－房交接性游走心律、窦性停搏、窦房阻滞等。

只要窦性P波有规律地连续出现3次以上，即可诊断为窦性心律，不论是否合并有异位激动或传导障碍，如期前收缩、房室脱节、逸搏、传导阻滞等，不论这些P波下传心室与否，其基本心律仍应是窦性心律，都不影响窦性心律的诊断。单指1个窦性搏动或偶尔在异位心律中夹杂有1个及连续2个窦性P波，只能诊断窦性心搏。窦性心律发生变化的原因多数是生理性的，但也有病理性的。窦房结起搏细胞具有自律性。成人起搏频率一般在70～80次/分，平均75次/分，低时60次/分，儿童心率比较快，新生儿经常为110～140次/分，随着年龄的增长，心率渐趋缓慢。老年人心率大多为50～70次/分。

（一）正常窦性心律

1. P波方向 P波由窦房结发出，在Ⅰ、Ⅱ、V_4～V_6导联直立，在aVR导联倒置。

2. P波频率 60～100次/分。随着年龄的增长，无论静息还是运动时的窦性心律均减慢。

3. P-R间期 0.12～0.20s。

4. P-P间期 互差<0.12s。

（二）窦性心律不齐

在大多数人中，P-P间期可以存在一些轻微的变化，除窦性心律不齐外，最长与最短P-P间期相差不应超过0.16s。

1. 静态心电图特点与诊断

1）P波形态正常，为窦性P波。

2）P-R间期>0.12s.

3）在同一导联中，P-P间期互差为0.12～0.16s。

4）分类：可分为4种类型。

（1）呼吸性窦性心律不齐：心率的改变与呼吸有关。通常吸气时心率增快，呼气时心率减慢，心率快慢随呼吸呈周期性改变。这种窦性心律不齐是一种正常现象，在婴儿与儿童中多见，并随年龄的增加而减少。

（2）非呼吸性窦性心律不齐：心率快慢与呼吸周期无关，多见于患有心脏病的老年人。

（3）室相性窦性心律不齐：①常见型，含有QRS波群的P-P间期比不含有QRS波群的P-P间期短0.02s；②少见型，含有QRS波群的P-P间期比不含有QRS波群的P-P间期长0.02s。主要见于完全性或不完全性房室阻滞的患者。

（4）异位心律诱发的窦性心律不齐：阵发性心动过速、心房扑动或颤动终止后恢复窦性心律时，P-P间期

逐渐缩短，继之延长和渐趋稳定。

2. 静态心电图的鉴别诊断

(1)与窦性期前收缩的鉴别：其特点是突然提前出现的P波，有固定的联律间期和等周期代偿间歇，无频率逐渐减慢与逐渐增快的规律变化，与呼吸周期无关。

(2)与房性期前收缩的鉴别：提前出现的P′波，其P′波形态与窦性P波迥异可资鉴别。

(3)与二度Ⅰ型窦房阻滞的鉴别：其特点是P-P间期逐渐缩短，直至脱落1次以上P-QRS-T波群，长短P-P间期呈一定规律性变化，而窦性心律不齐无此规律性。

3. 临床意义　窦性心律不齐常见于正常人，尤以青少年更为常见，也可见于窦性心动过缓时，其他如冠心病、洋地黄作用、自主神经功能紊乱、昏迷病人的潮式呼吸等，均可引起窦性心律不齐。窦性心律不齐一般无重要临床意义，无须特殊处理。

(三)窦性心动过缓

窦性心动过缓指由窦房结自律性强度降低，所致心率低于60次/分的窦性心律。

1. 静态心电图特点与诊断

(1)缓慢出现的窦性P波，频率<60次/分，通常<55次/分，20～40次/分为严重窦性心动过缓。

(2)每一个P波之后紧随一个正常的QRS-T波群。

(3)P-R间期正常或略延长，Q-T间期按比例延长，但校正后Q-Tc间期正常。

(4)常伴有窦性心律不齐或出现逸搏、干扰性房室脱节。

2. 静态心电图的鉴别诊断

(1)与未下传的房性期前收缩鉴别：P′波可重叠在前一个心搏的T波上而不易辨认，其静态心电图表现酷似窦性心动过缓，鉴别要点是仔细寻查P′重叠的T波，与其他T波不同，多少会出现扭曲、高尖等畸形，有利于鉴别。

(2)与房性逸搏心律的鉴别：心房逸搏的起搏点接近窦房结，出现的P′波与窦性P波相似，易误认为窦性心动过缓；由于房性逸搏心律一般持续时间不长，当窦性心率增快时，房性逸搏心律便消失。

(3)与2∶1的二度Ⅱ型窦房传导阻滞的鉴别：窦性心动过缓多伴有窦性心律不齐，而2∶1的二度Ⅱ型窦房阻滞呈规律性又匀齐；运动或注射阿托品后，窦性心动过缓逐渐增快，而窦房阻滞的心率成倍增加。

3. 临床意义　窦性心动过缓常伴有呼吸性节律不齐，且易受心外神经张力的影响，如在情绪激动时心率增快，平卧及休息时则更为缓慢。引起窦性心动过缓的生理因素有：正常人安静睡眠时，部分体力劳动者或运动员等。病理性心动过缓则常见于颅内压增高、黄疸、神经官能症、冠心病、心肌炎、病态窦房结综合征、甲状腺功能减退、营养不良、血钾增高或pH值改变、某些急性传染病的恢复期、尿毒症，以及某些药物的影响如心得安、洋地黄、麻醉药等。窦性心动过缓一般无须特殊处理，但心率低于40次/分，应对症治疗，必要时可安装永久性心脏起搏器。

(四)窦性心动过速

窦性心动过速系指由窦房结自律性强度增高，所致心率高于100次/分的窦性心律。成人窦性心率超过100次/分者，称为窦性心动过速，但在儿童及婴幼儿因其正常心率较快，所以初生婴儿、2岁、4岁儿童P波频率必须分别超过150次/分、125次/分、115次/分才能诊断为窦性心动过速。

1. 静态心电图特点与诊断

1)频率快而规律的窦性P波，频率在100次/分以上，最高可达160次/分，偶有180次/分者。

2)QRS波群紧跟在P波之后，形态是正常的。

3)P-R间期相应缩短，但仍大于0.12s。

4)P-P间期互差<0.12s。

5)Q-T间期缩短，但校正后的Q-Tc间期正常。

6)继发性ST-T改变：J点型ST段下移一般是由于心房复极波的压低所引起的。原本直立的T波可以变为平坦或倒置，原本倒置的T波也可以变为直立，通常认为这是交感神经活性增加的结果。

7)可合并传导阻滞或异位激动。

8)不典型窦性心动过速分类

(1)窦房结折返性心动过速:①窦性P波形态;②P波频率100~150次/分,P-P间期于发作起始和终止前可轻度不规则;③心动过速呈反复突发突止，每次发作仅为10~20次心搏左右，心动过速终止时为等周代偿间歇;④心脏电生理检查时可诱发和终止，刺激迷走神经方法可减慢心率或终止心动过速。

(2)不适当性窦性心动过速:①窦性P波形态;②P波频率在直立位或轻微活动后可增至140次/分以上;③心脏电生理检查时不能诱发和终止;④易发生于年轻女性,但应排除心力衰竭、肺功能障碍、贫血、甲状腺功能亢进症、嗜铬细胞瘤、糖尿病、妊娠及药物等引起心动过速的因素。

(3)慢性非阵发性窦性心动过速:①窦性P波形态;②P波频率在100次/分以上,可持续数月至数年;③动态心电图检查LF/HF为2.0~2.5。

2. 静态心电图的鉴别诊断

(1)与阵发性室上性心动过速的鉴别:当窦性心率>150次/分时,尤其与P波重叠时应与其鉴别。鉴别要点是后者:①心率多为160~250次/分;② P′波在aVR导联直立,则非窦性P波;③呈突起骤停现象;④常有室上性期前收缩。

(2)与2∶1心房扑动的鉴别:心室率常为150次/分左右,而且规整,在静态心电图上相邻两个QRS波群之间的波既不像T波,又不似P波,应仔细辨认,勿把前一个F波误认为T波,把后一个T波误认为P波就能区分出不是窦性心动过速。

(3)与其他快速类型心律失常的鉴别:当窦性心率过快时,TP段缩短乃至消失,P波可隐藏在T波中,应注意寻找P波,以资鉴别。

3. 临床意义

(1)窦性心动过速的心律常常不是绝对规整,且频率易受神经因素的影响,在压迫眼球或按压颈动脉窦时,心率可逐渐减慢,但不能使其突然转为正常。

(2)窦性心动过速可见于多种情况。健康人在运动、焦虑及其他一些与交感神经活性增高有关的情况,如饮酒、饮用含咖啡因的饮料以及应用诸如受体激动剂和副交感神经拮抗剂等药物时,均可以导致窦性心动过速。

(五)窦房结内游走节律

窦房结内游走节律系指起搏点在窦房结内游走,从头至尾部,又从尾至头部,相应的引起P波形态逐渐变化而形成的窦性心律不齐称为窦房结内游走节律。

1. 静态心电图特点与诊断

(1)P波均为窦性P波。

(2)P波形态:同一导联中P波形态逐渐变化,但P波绝不能倒置。心率快时,P波高尖,P-R间期延长;反之则P波低平,P-R间期变短。但P-R间期均在0.12~0.20s之间。

(3)P-P间期:在同一导联中,P-P间期互差>0.12s。

2. 静态心电图的鉴别诊断　与呼吸性P波变形的鉴别:受呼吸周期影响,在同一导联中窦性P波可稍有变形,还伴有QRS波群的形态变化,但P-R间期恒定。而窦房结内游走节律P-R间期不恒定,QRS波群形态无改变。

3. 临床意义　窦房结内游走节律一般无重要临床意义,无须特殊处理。

(六)窦性与窦房交接性期前收缩

1. 窦性期前收缩　起源于窦房结内或窦房结正常起搏点附近的起搏点的期前收缩称为窦性期前收缩。由于窦性期前收缩的起搏点与正常的窦性起搏点非常相近,窦性期前收缩具有以下基本特征。

1)静态心电图特点与诊断

(1)提前出现的P波的形态、振幅、时间与相同导联的正常窦性P波完全相同。

(2)联律间期大多固定。

(3)提前出现的P波之后,P-R间期正常或延长,其下传引起的QRS-T波群与窦性心搏相同,亦可能因室内差异性传导或束支阻滞而有异形改变。

(4)代偿间期等于一个正常的窦性周期，即为等周期代偿间歇，是广义的不完全性代偿间歇中的一种特殊类型。

2)静态心电图的鉴别诊断

(1)与房性期前收缩的鉴别：房性期前收缩的P′波提前出现，其形态与窦性P波不同；此外代偿间歇常长于一个窦性周期。

(2)与窦性心律不齐的鉴别：两者的P波形态虽相同，但窦性期前收缩P波突然提前出现。一般窦性心律不齐窦性周期长度是随呼吸周期逐渐增加或减慢。

(3)与3:2窦房传导阻滞的鉴别：窦性期前收缩二联律时，短P-P间期与长P-P间期不成倍数；而3:2窦房传导阻滞时长P-P间期为短P-P间期的2倍。当3:2窦房阻滞伴有心律不齐时，使鉴别发生困难。

2. 窦房交接性期前收缩 窦房交接性期前收缩系窦性冲动在窦房交接区发生折返且抢先侵入窦房结使其节律重建，再缓慢下传激动心房而产生的，故又称窦房交接区折返性期前收缩。此型罕见，且有以下基本特征。

1)静态心电图特点与诊断

(1)提前出现的P′波形态与窦性P波相似，P′-R间期>0.12s。

(2)呈次等周期代偿间歇，即代偿间歇小于窦性周期。

(3)窦房交接区性期前收缩可分为显性、隐匿性或两者并存。

2)静态心电图的鉴别诊断

(1)与窦性期前收缩的鉴别：窦性期前收缩的P波与窦性P波完全相同，而窦房交接区期前收缩P波却略有差异，且代偿间歇亦小于窦性周期。

(2)与房性期前收缩的鉴别：房性期前收缩P′波与窦性P波不同，P′-P间期>P-P间期，而窦房交接性期前收缩P′波与窦性P波相似，P′-P间期<P-P间期。

(七)窦房阻滞

发生于窦房结与心房肌交界处的传导障碍，称窦房阻滞。可以由自律性、传导性或两者均受损引起。如果不直接描记窦房结电图，往往难以鉴别这两种机制。窦房阻滞和其他部位的阻滞一样，按其阻滞的程度分为三度。

1. 静态心电图特点与诊断

1)一度窦房阻滞。仅有窦房传导时间延长，全部窦房激动均能传入心房。由于窦房结激动过程在心电图上并无特殊标志，心电图上不能反映出窦房传导时间，因此，一度窦房阻滞与正常心电图无法区别。

2)二度窦房阻滞。可分为两种类型，即Ⅰ型(文氏型)及Ⅱ型(莫氏型)。

(1)Ⅰ型(文氏型)第二度窦房阻滞：是由窦房组织的相对不应期及绝对不应期发生病理性延长(以前者为主)造成的，表现为窦性激动在窦房传导过程中，传导速度进行性减慢，直到完全被阻滞不能传入心房。

A. 典型二度Ⅰ型窦房阻滞：P-P间期进行性缩短，直到因P波脱落出现长的P-P间期；长P-P间期前的P-P间期最短，接近于正常的窦性周期(事实上仍比正常的窦性周期略长或相等)；长的P-P间期小于最短的P-P间期的两倍(等于窦性周期间距的两倍减去一个阻滞周期中每次心动周期增量之和)。

B. 非典型二度Ⅰ型窦房阻滞：P-P间期逐渐延长，继而明显延长成一个无窦性P波的长间期，此长间期略短于两个窦性激动周期。

C. 变异性二度Ⅰ型窦房阻滞：P-P间期先逐渐缩短，后不变或稍延长，最后延长成一个无窦性P波的长间期，此长间期略短于两个窦性激动周期。

(2)Ⅱ型(莫氏型)二度窦房阻滞：是由窦房组织的绝对不应期病理性延长引起，使单个窦性激动不能传入心房。

A. 传导比例规整，始终保持比例不变。常见的有两种。①2:1窦房阻滞：较少见，其特点为慢而规整的窦性心律，颇似窦性心动过缓。诊断要点是其频率一般为30~40次/分(比正常窦性心律减少一半)，心律基本规则，活动后或使用阿托品类药物可使其心率突然增加一倍。②3:2、4:3的窦房阻滞：其特点为长P-P间期是短P-P间期的2倍。鉴别：这类窦房阻滞尚须注意与文氏型3:2窦房阻滞或窦性期前收缩形成的二联律相鉴别。

B. 传导比例不规整的Ⅱ型窦房阻滞：其特点为一系列窦性心律中，突然出现一组 P-QRS-T 波群全部脱落，其脱落前后的 P-P 间期恰好等于窦性心动周期的两倍。其传导比例可呈 2∶1、3∶2 或 4∶3。

3）高度窦房阻滞。系指连续两个以上的窦性激动不能传入心房。其特点为长 P-P 间期为短 P-P 间期的 3 倍、4 倍或 5 倍等，可分别诊断为 3∶1、4∶1 或 5∶1 的窦房传导阻滞，或统称为高度窦房阻滞，但在其后的括号内注明传导比例。

须要指出的是：①在高度窦房阻滞中，其传导比例可以是恒定的，也可以是几种传导比例同时存在，因此，在诊断高度窦房阻滞时，应分别注明最低和最高传导比例；②可出现交接性逸搏，较易形成逸搏－夺获心律及反复心律。

4）几乎完全性窦房阻滞。系指绝大多数窦性激动不能传入心房。其特点为长时间性的窦性 P 波消失，其长间期等于窦性周期的倍数，其基本节律往往是交接性心律，其中有少数窦性 P 波，或心室自身性节律伴有窦性心室夺获。

5）三度（完全性）窦房阻滞。系指窦性激动完全不能传入心房。其特点为窦性 P 波完全消失。主导节律为房性、交接性、室性逸搏心律，安置心脏起搏器后可为心脏起搏节律，偶见窦性 P 波。

2. 静态心电图的鉴别诊断

1）二度Ⅰ型窦房阻滞与生理性呼吸性窦性心律不齐的鉴别：①吸气时 P-P 间期逐渐缩短，呼气时 P-P 间期突然变长，以后随着吸气 P-P 间期又出现逐渐缩短的周期性变化，其快慢变化周期等于一个吸气和呼气周期；②短 P-P 间期都不相等，吸气之末的最后一个 P-P 间期最短，而最长的 P-P 间期出现于呼气之初，与最短的 P-P 间期相连，最长 P-P 间期之后的长 P-P 间期逐渐缩短；③鉴别要点是，停止呼吸时，窦性心律不齐的现象立即消失或其程度明显减轻。

2）2∶1 窦房阻滞与窦性心动过缓的鉴别：窦性心动过缓往往合并窦性心律不齐，活动后可使心率逐渐增快，而不会突然增加一倍，且其频率一般为 40～60 次/分。

3）3∶2、4∶3 的二度Ⅱ型窦房阻滞与文氏型 3∶2 窦房传导阻滞或窦性期前收缩形成的二联律相鉴别。

（1）文氏型 3∶2 窦房传导阻滞，长 P-P 间期是短 P-P 间期的 2 倍；窦性期前收缩形成连续的二联律与 3∶2窦房阻滞很难鉴别，只有当二联律呈间歇出现时方能明确诊断。

（2）Ⅱ型 3∶2 窦房阻滞表现为 P-P 间期长短交替，短的 P-P 间期与窦性心动周期的间距相等；窦性期前收缩二联律，亦表现为长短交替，但长的 P-P 间期与窦性心动周期的间距相等。

4）高度窦房阻滞与窦性停搏相鉴别：窦性停搏一般无明显的规律性，长短 P-P 间期无倍数关系，且一份静态心电图上很少见窦性停搏的间期相等，而高度窦房阻滞，无论其阻滞的程度如何，长 P-P 间期总与短 P-P 间期成倍数关系。同时，其长度相等的长 P-P 间期可反复出现。

5）三度窦房阻滞与窦性停搏的鉴别：很难鉴别，有时可两者并存。此时多由心脏的异位节律点发出激动控制心脏。如果在窦性 P 波完全消失的静态心电图中发现房性逸搏，则有助于三度窦房阻滞的诊断。相反在窦性停搏中，低位节律点往往也受到抑制而不出现逸搏。但是，三度窦房阻滞也不一定都出现房性逸搏心律，而有房性逸搏心律者不一定都是窦房阻滞，两者很难鉴别。可结合以往的心电图诊断，曾有短暂的窦性停搏者，窦性停搏的可能性大；曾有一、二度窦房阻滞者，三度窦房阻滞的可能性大。静脉注射阿托品后，窦房传导功能无改善的为窦性停搏，有改善的为三度窦房阻滞。

3. 临床意义　窦房阻滞的常见病因有：急性心肌炎、冠心病、心肌梗死、迷走神经张力增强以及某些药物影响，如洋地黄、奎尼丁中毒等。但在个别健康儿童及成年人中偶然可出现窦房阻滞。轻型或偶发的窦房阻滞，多为功能性的，一般不引起明显症状，较重或严重的窦房阻滞多为器质性损伤的结果，常有明显症状，如头昏、晕厥、心肌缺血等。但有些患者症状可能表现不典型，有些患者症状是间歇性的，不易捕捉，常须进行动态心电图检查或窦房结功能测定，以判断是否存在窦房结病变及病变的严重程度，决定采取何种治疗方法等。

（八）窦性停搏

窦性停搏系指窦房结一时或永久性丧失自律性，又称窦性静止。此时窦房结丧失自律性，或其自律性强度属0级。

1. 静态心电图特点与诊断

(1)短暂性和较久性窦性停搏:是停搏中较为常见而又重要的停搏之一。其特点为长P-P间期互不相等,又不是基本窦性心律周期的整倍数,但常超过基本窦性心律周期的1.5倍。停搏前后的基本心律可为正常窦性心律、窦性心动过速、窦性心动过缓等。

(2)永久性窦性停搏:静态心电图上窦性P波消失。

(3)继发性窦性停搏:有些继发于期前收缩、心动过速、心房扑动或心房颤动终止之后出现窦性停搏,在慢-快综合征的心律转变过程中,可见到不同程度的窦性停搏。

(4)短暂停搏期间可以出现交接性逸搏;较长时间的停搏常伴有逸搏或逸搏心律、心脏起搏心律。心室自主心律、心房自主心律少见。

2. 静态心电图的鉴别诊断 短暂窦性停搏主要与显著的窦性心律不齐、未下传的房性和交接性期前收缩相鉴别。

(1)轻度窦性停搏与重度窦性心律不齐两者不易鉴别。

(2)与未下传房性期前收缩的鉴别:窦性停搏无提早的异位P′波。未下传房性期前收缩的P′波位于前一个心动的T波顶峰或顶峰前(T波变形),受生理性绝对不应期影响而发生完全干扰,其后代偿间期不是窦律间期的整倍数,从而除外二度窦房阻滞,但酷似短暂性窦性停搏,仔细寻找T波中的异位P′波,是鉴别的关键。

(3)与窦房阻滞的鉴别:窦性停搏与窦房阻滞有时不易鉴别,特别是有明显的窦性心律不齐时。但窦性停搏其较长的P-P间期与基本窦性P-P间期不成倍数关系,而窦房阻滞为基本窦性P-P间期的倍数。但在文氏型窦房阻滞时,长的P-P间期常稍短于窦性P-P间期的倍数,此时如注意P-P间期进行性缩短,直至出现长间歇为止的特点,其P-R间期保持恒定,可以鉴别。窦性停搏与三度窦房阻滞的鉴别(见窦房阻滞)。

(4)与假性较久性窦性停搏的鉴别:当窦性频率低于同次记录中的心房自主心律或伴有室房传导的交接性心律、心室自主心律时,窦性P波消失,上述心律取代窦性心律,其中以交接性心律尤为多见,逆行P^-波与QRS波群重叠。两者鉴别要点是:①同次或其他心电图记录中曾见到窦性心动过缓P-P间期≤逸搏间期时,呈现单纯性窦性心动过缓或窦性心动过缓与逸搏心律交替出现者,则有利于窦性心动过缓伴干扰性房室脱节的诊断,而排除窦性停搏;②疑难病例可作食管导联心电图,证明伴室房传导的交接性或室性逸搏而除外较久性窦性停搏。

3. 临床意义 各种病因所致的病态窦房结综合征(简称病窦综合征),是引起窦性停搏常见的原因。冠心病、心绞痛、心肌缺血、急性心肌梗死、心肌病、急性心肌炎、心包炎、洋地黄或奎尼丁过量等也可引起窦性停搏。

短暂性窦性停搏不伴有逸搏者,可不出现明显的症状,动态心电图监测结果显示偶发短暂性窦性停搏多发生于夜间睡眠时,患者可以无任何症状。停搏时间超过8.0s不伴逸搏者,可发生晕厥、阿-斯综合征;长时间窦性停搏不伴有逸搏者,可导致死亡。

(九)病态窦房结综合征

病态窦房结综合征是指窦房结及其周围组织病变,造成起搏和(或)冲动传出障碍,而产生窦性心动过缓等多种心律失常,导致的心、脑、肾器官供血不足,而引起的一系列临床表现的综合征。

1. 静态心电图特点与诊断

(1)出现持久性严重的窦性心动过缓(常<50次/分,少数<30次/分)。

(2)常出现逸搏及逸搏心律,又称恶性窦性心动过缓。

(3)窦房阻滞或窦性停搏>3.0s。

(4)慢-快综合征:在窦性心动过缓、窦性停搏、窦房阻滞的基础上,反复发生室上性心动过速、心房扑动、心房颤动等;但发作停止时窦性搏动恢复时间>2.0s。

(5)双结病变或称双结综合征:在严重而持久的窦性心动过缓、窦性停搏、窦房阻滞的基础上,如不及时出现交接性逸搏(逸搏间期>1.5s)或交接性心律的频率<35次/分者,反映出交接区自律功能减退,是双结

病变的证据之一；虽然心室自主心律（频率25～40次/分）或过缓的心室自主心律（频率<25次/分）较交接性心律少见，出现这种情况提示交接区自律功能衰竭，是双结病变的又一证据。

(6)全传导系统障碍：是病态窦房结综合征的特殊类型，其病变涉及整个传导系统。可出现窦性停搏、窦房阻滞、房内阻滞、房室阻滞及室内阻滞。

2. 临床意义

(1)病因：病态窦房结综合征的病因主要有：①特发的；②缺血性心肌病；③原发性非缺血性心肌病；④高血压性心脏病；⑤继发性心肌病，包括结缔组织病、梅毒、转移性肿瘤、淀粉样变性、黏液性水肿等；⑥二尖瓣脱垂；⑦风心病等。

(2)临床表现：一般起病隐袭，少数可突然发病，进展缓慢，而易被忽视，心电图的表现可早于临床症状之前多年出现，主要表现为心、脑、肾供血不足的症状。

(3)治疗：可针对病因进行药物治疗，对症状明显或高度、三度房室阻滞，反复发生的阿－斯综合征者，应针对不同类型的心律失常植入不同起搏方式的起搏器治疗。

二、房室肥大

心房、心室肥大系由心房、心室负荷过重所致，是器质性心脏病的常见后果。

(一)心房肥大

左、右心房激动形成P波，右心房先激动形成P波的前支，左心房激动稍后，形成P波的后支。V_1呈正负双相。心房肥大，临床多称为心房扩大，因其病理改变多数表现为心房的扩大而较少表现为心房肌肥厚。

1. 左房肥大(left atrial enlarement)

1)静态心电图特点与诊断

(1)P波增宽，时限>0.11s，可有双峰（后峰>前峰），双峰间距≥0.04s，在Ⅰ、Ⅱ、aVL、V_4～V_6导联较为典型。

(2)P波V_1终末电势（P-wave terminal force，$PtfV_1$）：≤－0.04mm·s，负值越大，左房肥大程度越重。P波终末电势(Ptf)为V_1导联P波终末负相波深度(mm)和宽度(s)的乘积。正常≥－0.03mm·s。

$PtfV_1$测量及计算首先是在V_1导联P波呈双相（正负）或负相时，采用负相部分计算，即$PtfV_1$＝P波终末部分的振幅（以mm计）×时间(s)。如V_1导联P波呈正负双相，其负相部分深为1mm，时间为0.04s，那么：$PtfV_1 = -1mm \times 0.04s = -0.04mm \cdot s$

(3)P/PR段比值（Macruz指数）增大，>1.6。这一指标仅有参考价值。

(4)常合并右室肥大。

(5)有引起左房肥大的病因与证据。

2)静态心电图的鉴别诊断

(1)不完全性左房内阻滞：由于左房内Bachman束断裂、变性或纤维化，静态心电图P波特征与左房肥大所致的P波大致相同，亦可见于冠心病、心肌梗死、高血压病等。鉴别主要依据临床各种检查均无左房肥大的证据。

(2)左房负荷增加：主动脉瓣疾病、原发性高血压、急性心肌梗死等引起左房负荷增加，尤其是急性左心衰时常出现与左房肥大相似的P波。此种改变的发生机制是由于左房压力和容量增加，而不是左房质量增加所致。

3)临床意义。左房肥大多见于风湿性心脏病（风心病）二尖瓣狭窄患者，故又称“二尖瓣型P波”。静态心电图诊断左房肥大和（或）左房负荷增加的准确性较高，但必须结合临床进行判断，作相应检查，方能查明病因。

2. 右房肥大(right atrial enlarement)

1)静态心电图特点与诊断

(1)P波呈尖峰型，$P_{Ⅱ、Ⅲ、aVF}$电压≥0.25mV；如此时P波电压尚达不到0.25mV，但达到同导联的1/2R波，且呈尖峰型，应考虑右房肥大的存在。

(2) $V_1 \sim V_2$ 导联的 P 波常高耸，直立时电压≥0.15 mV，双相时电压的算术和≥0.20 mV。

(3) P 波时间不超过 0.10s。

2) 静态心电图的鉴别诊断

(1) 心动过速时伴 P 波振幅增大：运动时心率增快，P 波振幅可达 0.25 mV 以上，运动终止后，心率减慢，P 波振幅恢复正常。

(2) 低钾血症：虽出现 P 波高大变尖，但同时出现 U 波增高，TU 融合，T 波低平、倒置，ST 段压低等，且血钾低，临床有病因可查，可资鉴别。

(3) 心房梗死：心房梗死可出现 P 波高大、增宽、变形，并出现 PR 段抬高或水平型下移，常合并心室梗死，出现心肌梗死特有图形，有助鉴别。

(4) 3 相右房内阻滞和 4 相右房内阻滞：心率正常时 P 波形态、振幅、时间正常，发生 3 相或 4 相房内阻滞时，P 波振幅增大变尖，前者出现于心率加快时，后者出现于心率减慢时。

3) 临床意义。右房肥大常见于某些先天性心脏病（先心病），称"先天型 P 波（congenital P wave）"；亦见于慢性阻塞性肺气肿、慢性肺源性心脏病（肺心病），称"肺型 P 波（P pulmonary）"。但在诊断右房肥大时，还须结合临床才能明确诊断。

3. 双侧心房肥大（biatrial enlarement） 左右心房扩大以后，各自增大的除极向量均可以显示出来，而不致相互抵消。心电图上表现为 P 波异常高大及时间延长。右心房扩大时，心房除极向量向右、向前、向下增大，P 波高尖。左心房扩大的除极向量向左、向后，出现增宽的 P 波。

1) 静态心电图特点与诊断

(1) P 波增高，振幅≥0.25mV。

(2) P 波增宽，可呈双峰型，时间≥0.12s。

(3) V_1 导联 P 波高大双相，上下振幅均超过正常范围。

(4) 有引起双侧心房肥大的病因及证据。

2) 临床意义。双侧心房肥大常见于严重的先心病患者，其他病因有风心病、扩张型心肌病等。

（二）心室肥大

心室肥大是由于心室肌肥厚或心室腔扩张所致。心室肥大可分为单侧或双侧，其心电图改变机制为心肌纤维增粗、截面积增大，使心肌除极产生的心电电压（P、QRS 波振幅）增高；心室壁增厚、心室腔扩张、心肌病变导致传导功能低下，使心肌激动的总时间延长；心室壁肥厚、劳损及相对供血不足，引起心肌复极顺序改变，出现 ST-T 改变。心室肌肥厚是由于收缩期负荷过重，而引起心室肌向心性肥厚，常见于原发性高血压、主动脉瓣狭窄及肺动脉瓣狭窄；心室腔扩张是由于舒张负荷过重所致，常见于房间隔缺损、室间隔缺损、动脉导管未闭及主动脉瓣关闭不全等。心室肌肥厚与心室腔扩张可并存。

1. 左室肥大（left ventricular hypertrophy）

1) 静态心电图特点与诊断

(1) QRS 波群电压增高：① R_{V_5}、$R_{V_6} > 2.5mV$；$R_{V_5} + S_{V_1} > 4.0mV$（男性），$> 3.5mV$（女性）；② $R_{I} > 1.5mV$，$R_{aVL} > 1.2mV$，$R_{aVF} > 2.0mV$；$R_{I} + S_{III} > 2.5mV$。

(2) 电轴轻度左偏，$0° \sim -30°$，左室肥大严重时 $> -30°$。

(3) QRS 波群时间 >0.10s，但 <0.12s。

(4) V_1、V_2 导联可出现 QS 波，V_5、V_6 导联有 q 波或消失（合并完全性左束支阻滞）。

(5) 在 R 波为主的导联，T 波低平、双相倒置，ST 段缺血性压低≥0.05 mV；在 S 波为主的导联，T 波直立。QRS 电压增高伴 ST-T 改变者，为左室肥大伴劳损。

(6) U 波改变：部分病例 U 波倒置，部分 U 波振幅增大。

(7) 诊断时须结合临床病史及其他资料，并注重以下几点：①临床上无引起左室肥大的病因，心电图上仅有 V_5（或 V_6）导联 R 波 >2.5mV，应诊断为左室高电压；②临床上有引起左室肥大的病因，心电图有 QRS 波群电压增大，X 线检查或超声心动图显示左室扩大，应诊断为左室肥大；③QRS 波群电压增高达诊断标准，QRS 波群时间延长，电轴左偏同时伴 ST-T 改变时，要分析原因，如有明确冠心病诊断，左室肥大合并冠状动脉供血不足。

2）静态心电图的鉴别诊断

（1）与完全性左束支阻滞的鉴别：左室肥大时QRS波群时间增宽，V_5、V_6导联的波形与完全性左束支阻滞易混淆。鉴别要点是：左室肥大时，V_5、V_6导联常有q波，R波不粗钝，QRS波群时间<0.12s；而完全性左束支阻滞V_5、V_6导联只有粗钝的R波，无q波，QRS波群时间>0.12s。

（2）与B型预激综合征的鉴别：左室肥大时，P-R间期>0.12s，无δ波，QRS波群时间一般正常或稍增宽，左室面电压异常增高；而B型预激综合征时，P-R间期<0.12s，有δ波，QRS波群时间常>0.12s。

3）临床意义。左室肥大多见于原发性高血压、主动脉瓣狭窄、主动脉瓣关闭不全、动脉导管未闭等患者。左室肥大是常见的难以预防的心脏病，如急性心肌梗死、充血性心力衰竭、猝死等重要的独立的危险因素，也是某些心脏病发生的先兆，一旦发生左室肥大，其猝死率较无左室肥大者增加4倍或更高。经研究证明，积极有效地治疗原发疾病，可使肥厚的心肌消退，改善冠状动脉循环，防止心肌缺血、心力衰竭的发生。

2. **右室肥大**（right ventricular hypertrophy）

1）静态心电图特点与诊断

（1）QRS波群振幅增高：①V_1或V_{3R}导联，R/S≥1，S_{V_5}增深，R/S<1；②$R_{V_1}+S_{V_5}>1.05mV$，重症>1.2mV；③aVR导联R/S或R/q≥1，R>0.5mV；④V_1、V_{3R}导联可呈QS、qR、R、Rs、rsR′型，或$V_1\sim V_6$导联可呈rS或QS型，呈重度顺钟向转位图形；⑤$S_Ⅰ+R_Ⅲ>2.5\ mV$。

（2）电轴右偏：≥+90°，重症>+110°。

（3）QRS波群时间：多在正常范围，个别可>0.10s。

（4）ST-T改变：右胸导联T波双相、倒置，ST段压低。

（5）肺型P波可间接提示右室大。

（6）右室流出道肥厚：$V_1\sim V_6$导联均呈rS型，R/S<1，（极度顺钟向转位）。Ⅰ导联低电压：<0.5 mV。电轴右偏≥+90°。常伴有P波振幅增高。常见于二尖瓣狭窄及一般慢性肺心病患者。

2）静态心电图的鉴别诊断

（1）与左间隔分支阻滞的鉴别，其鉴别要点如下：①两者都有V_1、V_2导联的R/S<1；②右室肥大有V_5导联R/S>1，而左间隔分支阻滞无；③右室肥大有右室面振幅偏高，aVR导联呈QR型，R>0.5mV，而左间隔分支阻滞则无；④右室肥大有电轴右偏，而左间隔分支阻滞则无。

（2）与不完全性右束支阻滞的鉴别：房间隔缺损引起的右室肥大图形，虽然很像不完全性右束支阻滞，但与其不完全相同：①右室肥大的QRS电轴明显右偏，不完全性右束支阻滞的电轴正常；②V_1导联波形相似，均呈rsR′型，而V_5、V_6导联则不同，右室肥大者，S波增深；不完全性右束支阻滞者，S波略宽，但不增深。

3）临床意义。临床上常见于重症肺心病、先心病及风心病二尖瓣狭窄患者。

3. **双侧心室肥大**（biventricular hypertrophy）

1）静态心电图特点与诊断

（1）大致正常心电图：这是由于双侧心室QRS波群振幅同时增高（除极向量同时增大，其向量方向一左一右）互相抵消所致。

（2）单侧心室肥大心电图：常呈左室肥大图形，右室肥大图形常被掩盖。由于左室壁较右室壁厚所致。

（3）双侧心室肥大心电图：同时存在左、右心室肥大的证据，约1/4病例出现这类图形，心电图诊断依据如下。

A. 有明确的右室肥大特点，同时出现下列一项或几项改变：①QRS波群电轴左偏；②R_{V_5}振幅异常增高；$R_{V_5}+S_{V_1}>4.0mV$；③V_3导联R+S>6.0mV，R与S波振幅大致相等。

B. 有明确的左室肥大特点，同时出现下列一项或几项改变：①QRS波群电轴右偏，>+90°；②显著顺钟向转位；③V_1导联R/S>1；④V_5导联R/S<1；⑤aVR导联R/Q>1；⑥肺型P波。

2）临床意义。常见于风心病二尖瓣狭窄伴关闭不全、主动脉瓣狭窄伴关闭不全及先心病患者。

（三）右位心（dexiocardia）

静态心电图检查对右位心诊断具有特殊价值。从心脏解剖学的分类，右位心可有三种不同类型（心脏右移、镜像右位心及右旋心),其中镜像右位心的心脏不仅位于胸腔的右侧,且左右心室的解剖关系亦发生倒置,即心尖向右,左心室位于右心室的右后方,主动脉在右侧,恰与正常心脏位置的方向相反。这一类右位心是最多见的一种类型。

1. 静态心电图的心电图特征与诊断

(1)Ⅰ及 aVL 导联 P-QRS-T 波群均倒置。

(2)aVR 导联的 P 与 T 波往往直立。

(3)自 V_1 至 V_5 的 R 波振幅逐渐减小,S 波振幅逐渐增深,R/S 逐渐减小。

(4)可加做 V_2、V_{3R}、V_{5R}(呈现出正常的 V_1、V_3、V_5 的 QRS 波群)或将左、右手电极反连以证实。

(5)若同时合并左、右室肥大或束支阻滞等则可在右位心图形的基础上按其原诊断条件确定诊断。

2. 静态心电图的鉴别诊断

单纯的镜像右位心,根据静态心电图上的特征性改变不难作出正确诊断,但如果伴有其他心血管畸形、心肌病变或心室肥厚扩张时,往往使心电图图形变得更为复杂,必须仔细分析与判断。此外,在确立右位心诊断之前,必须注意排除因电极线连接错误(特别是左右手反接)而造成的技术性伪差。鉴别要点是:左右手反接的胸导联,其 R 波振幅无逐渐减小,而是逐渐增高,结合临床可资鉴别。

(四)对静态心电图诊断房、室肥大的评价

敏感性不高,尤其是双侧心室肥大。特异性差,容易出现假阳性。难以单独得出诊断结论。

总之,阳性指标越多,超出正常范围越多,则假阳性率越低,诊断的可靠性越大。

三、冠状动脉供血不足

冠状动脉血流量相对减少或血流量绝对减少,不能满足心肌代谢需要,其糖原储备进行无氧代谢时称为冠状动脉供血不足。从心电信息学角度,可分为急性冠状动脉供血不足、变异型心绞痛、慢性冠状动脉供血不足 3 种类型,各有其静态心电图特点。

(一)急性冠状动脉供血不足

冠状动脉粥样硬化斑块破裂出血,冠状动脉急性痉挛,引起不完全性血管闭塞,出现急性冠状动脉供血不足。急性冠状动脉供血不足发病是突然的,在有症状的患者表现为心绞痛,或在运动及心电图负荷试验中诱发,急性冠状动脉供血不足发作前后的心电图可以是正常或基本正常,也可以在慢性冠状动脉供血不足的基础上发生。

1. 静态心电图特点与诊断

1)损伤型 ST 段改变:急性冠状动脉供血不足时,在静态心电图上出现一过性损伤型 ST 段移位,缺血因素解除以后,心电图迅速恢复原状。

(1)ST 段压低:心肌损伤时,ST 向量从正常心肌指向损伤心肌。心内膜下的心肌损伤时,ST 向量背离心外膜面指向心内膜,使心外膜面的导联出现 ST 段压低。在冠状动脉供血区相应导联上,出现 ST 段下斜型、水平型或弓背型压低≥0.10mV,持续 1min 以上。若 ST 段压低≥0.20mV,提示多支病变。

(2)ST 段抬高:心外膜下的心肌损伤时(包括透壁心肌缺血),ST 向量指向心外膜面导联,引起 ST 段弓背型或上斜型抬高,ST 段抬高的同时常伴有 T 波高耸,QRS 波群时间延长及振幅增大。ST 段抬高的同时亦有心绞痛发作,见于变异型心绞痛及自发性心绞痛。损伤型 ST 段抬高程度越重,说明心肌损伤程度越重,ST 段抬高的导联数目越多,说明心肌缺血范围越大。损伤型 ST 段抬高,标志急性冠状动脉完全闭塞。

2)缺血型 T 波改变

(1)T 波直立高耸(心内膜下的心肌缺血):T 波急剧增高,出现与 QRS 波群主波方向一致的高大 T 波。

(2)T 波倒置(心外膜下的心肌缺血):包括透壁心肌缺血或透壁心肌梗死。T 波急剧倒置,出现与 QRS 波群主波相反的 T 波。

(3)T 波伪性改变:有时原有倒置 T 波,转为直立。T 波改变多在Ⅰ、aVL、$V_4 \sim V_6$ 导联出现。

3)一过性 U 波倒置:较少见,若出现是前降支病变的特征性改变。

4)一过性梗死性 Q 波:严重心肌缺血可出现一过性梗死性 Q 波;血液供应改善后,Q 波迅速消失为其特

征，应与急性心肌梗死鉴别。

5）一过性心律失常：可出现各种心律失常，如各种期前收缩、心房颤动、阵发性心动过速、窦房阻滞、房室阻滞、束支阻滞等。一过性心律失常不能作为诊断心肌缺血的依据，但期前收缩后第一、二个窦性心搏出现T波低平、倒置，或U波倒置，则提示心肌缺血。

2. 静态心电图的鉴别诊断

（1）与急性心内膜下心肌梗死的鉴别：急性心内膜下心肌梗死与急性冠状动脉供血不足比较虽都出现缺血性ST段压低，T波倒置，但前者缺血性ST段压低，T波倒置，一般在缺血区导联部位出现，而对应导联ST段抬高；后者是心绞痛缓解后，ST-T改变迅速恢复正常。

（2）与急性心肌梗死的鉴别：两者都可出现损伤型ST段抬高，T波高耸。其鉴别要点是：①急性心肌梗死出现在梗死区导联部位，而对应导联ST段下移；②有心肌梗死演变过程；③急性冠状动脉供血不足，当心绞痛缓解后，ST-T改变迅速恢复正常，不出现Q波及ST-T演变过程。

（二）变异型心绞痛

变异型心绞痛是不稳定型心绞痛之一，发病率占心绞痛总数的2%～3%。变异型心绞痛发作无诱发因素，多发生于休息时，呈周期性，多于后半夜或凌晨发病，发作可持续数分钟，也可长达半小时。变异型心绞痛的发作与心肌耗氧量增加无明显关系，其病因为冠状动脉痉挛，可发生在正常冠状动脉或有粥样硬化性病变的冠状动脉。一旦发生心肌梗死，其部位为变异型心绞痛ST段抬高的部位为其特点。

1. ST段改变　心绞痛发作时，出现ST段弓背型抬高，常>0.4mV，有时可呈单相曲线。与ST段抬高相对应的导联可出现ST段压低，原有ST段压低者此时ST段可上升至基线，呈伪性改善。心绞痛缓解后，ST段可迅速降至基线。

2. T波改变　伴随ST段抬高，T波高耸，有时出现典型冠状T波。原为T波倒置者，心绞痛发作时T波可变为直立。心绞痛缓解后，T波可迅速恢复原状。

3. QRS波群形态改变　严重发作的病例，可出现R波振幅增高，QRS波群时间增宽，反映急性损伤性阻滞。原为RS型者，心绞痛发作时S波可变浅甚至消失。

冠状动脉痉挛性闭塞时间长者可发生急性心肌梗死。可出现各种心律失常，如期前收缩、室性心动过速、房室阻滞等。

4. 心脏电交替　常见的有QRS波群、ST段、T波或Q-T间期电交替。

（三）慢性冠状动脉供血不足

慢性冠状动脉供血不足主要是由冠状动脉粥样硬化管腔狭窄所致。从心电信息学角度分为两大类，一是慢性冠心病的冠状动脉供血不足，另一种是无症状性心肌缺血。

1. 慢性冠心病　又称有症状性心肌缺血。

1）静态心电图特点与诊断

（1）缺血型ST段改变：ST段呈水平型或下斜型压低≥0.10mV以上。Ⅰ、Ⅱ、aVL、V_4～V_6导联ST段水平延长，交接角变锐，形态的改变比下移的程度更有意义。

（2）缺血型T波改变：慢性冠状动脉供血不足引起的心肌缺血可表现在任何部位的导联，但临床上以左心前及肢体导联上的T波改变为多见。①T波低平：以R波为主的导联上T波振幅<1/10R波者。②T波双相：T波先直立后倒置者为正负双相（+ -），先负后正者为负正双相（- +），常伴有ST段下斜型下移。③T波倒置：倒置的T波两支对称，基底部变窄，波底变尖，呈“冠状T波”。可有动态变化，T波倒置时深时浅。

（3）QRS-T夹角增大：如$T_{Ⅲ}>T_{Ⅰ}$，$T_{V_1}>T_{V_5}$或T_{V_6}，中老年患者出现上述改变应加强观察。

（4）Q-T间期延长。

（5）U波倒置：U波倒置见于左室面导联上，可为慢性冠状动脉供血不足唯一的心电图表现。

（6）$PtfV_1\leq -0.03mm\cdot s$。如能除外二尖瓣狭窄、左心室功能不全，对诊断有一定价值。

2）静态心电图的鉴别诊断

（1）与左室肥大的鉴别：参见本节“左室肥大”诊断标准，以资鉴别。

(2)与左束支阻滞的鉴别:参见本节“房内与室内阻滞中的完全性左束支阻滞”的诊断标准,以资鉴别。

(3)与预激综合征的鉴别:预激综合征具有 P-R 间期缩短,QRS 波群的起始部错折有 δ 波,QRS 波群时间增宽,可资鉴别。

(4)与二尖瓣脱垂综合征的鉴别:某些病例在Ⅱ、Ⅲ、aVF 导联,偶尔在 $V_4 \sim V_6$ 导联出现 ST-T 改变,少数可见异常 Q 波,类似心肌缺血。其鉴别要点是,①听诊可闻及喀喇音;②心脏彩超示中期反向运动;③超声断层检查可发现瓣环向左房膨出。

(5)与心血管神经症所致 ST-T 改变的鉴别:其鉴别要点是,①多见于年轻女性,有自主神经功能失调者;②心率稍快,ST-T 改变,心率减慢,ST-T 恢复正常;③普萘洛尔试验阳性。

(6)与洋地黄作用所致 ST-T 改变的鉴别:洋地黄作用的 ST-T 呈特征性鱼钩状改变。

(7)与低钙血症所致 ST 段改变的鉴别:低钙血症的 ST 段呈水平延长(致 Q-T 间期延长),可见于所有导联,无 T 波倒置。

2. **无症状性心肌缺血** 心脏缺血后可相继出现生化、机械、电活动的改变,但未必一定发展为疼痛或其他症状,因此,无症状性心肌缺血的定义归纳为有客观证据的心肌缺血,但并无各种类型的心绞痛或其他有关症状的临床现象。无症状性心肌缺血与有症状性心肌缺血的发病比例为 4: 1,即 75% 的冠心病的心肌缺血是无症状的。正因为如此而不被患者觉察或引起关注,其危害性不亚于有症状性心肌缺血,严重者可发生心肌梗死并发恶性心律失常而猝死。

无症状性心肌缺血患者通常有以下几种情况,心电图负荷试验出现缺血性 ST-T 改变,而无心绞痛症状;冠状动脉造影证实有一支以上冠状动脉或其较大的分支有明显狭窄,而不伴有各种类型的心绞痛;或者有无症状性心肌梗死,或虽有心绞痛发作,但同时又有无症状性心肌缺血。Cohn 将无症状性心肌缺血分为三种类型:Ⅰ型为完全无症状性心肌缺血;Ⅱ型为心绞痛患者伴有无症状性心肌缺血发作;Ⅲ型为心肌梗死后的无症状性心肌缺血发作。

近年来,随着动态心电图(AECG)的广泛应用,发现无症状性心肌缺血广泛存在于各种类型冠心病的病程中。AECG 监测日常生活当中的心肌缺血具有无创、可重复、准确、实用等优点,是研究心肌缺血较好的方法之一,尤其能较好地监测到无症状(无痛)性心肌缺血 ST 段压低发生的次数和缺血的程度与范围。

(四)ST-T 改变的诊断要点

由于 ST-T 改变可出现于多种情况,诊断时务必充分考虑各种鉴别诊断,冠心病、高血压病、电解质紊乱及药物影响等,不要轻易诊断为“慢性冠状动脉供血不足”,或“心肌受损(心肌劳损)”,须结合临床进行分析,综合判断。

四、心肌梗死

心肌梗死(myocardial infarction, MI)是指因持久而严重的心肌缺血所致的部分心肌坏死。按病变分布范围和心电图表现,心肌梗死可分为:Q 波型心肌梗死(透壁性心肌梗死)和非 Q 波型心肌梗死(非透壁性心肌梗死)。根据病程又可分为急性心肌梗死和陈旧性心肌梗死(急性心肌梗死发病 1 个月后)。心肌梗死大多数是由于冠状动脉急性阻塞所致。在冠状动脉粥样硬化基础上,急性血栓形成或由于冠状动脉痉挛等导致某一支冠状动脉阻塞可引起相关部位的心肌梗死。其最主要的病理变化是在梗死中心区出现心肌坏死,坏死区的周围为严重的心肌损伤带,最外围为心肌缺血带。

心肌梗死好发于左心室前壁、下壁、侧壁、正后壁和前后间壁,通常与供应该区域血液的冠状动脉分支血管病变相对应,如前降支阻塞可引起左室前壁、前间隔、前内乳头肌及左室下侧壁心肌梗死;回旋支阻塞则引起左室高侧壁、左室膈面及左房梗死;左冠状动脉主干闭塞则引起左心室广泛前壁梗死;右冠状动脉阻塞则发生左室膈面、后间隔及右心室梗死。

静态心电图与动态心电图被世界卫生组织(WHO)规定为诊断心肌梗死的三项指标之一(其他两项为症状、心肌酶学改变),具有特征性改变,并且能观察演变过程,对诊断及判断预后均有重要作用。

(一)静态心电图特点与诊断

1. **基本图形** 心肌严重而持久的急性缺血可产生一系列特征性的心电图改变,其基本图形有三种:①

缺血型 T 波改变;②损伤型 ST 段抬高;③坏死型 Q 波。

1)缺血型 T 波改变:心肌缺血缺氧,影响能量代谢,导致心肌细胞复极异常,即心肌复极时间延长,特别是 3 位相延缓,Q-T 间期延长,T 波向量背离缺血区,并呈对称的 T 波。

(1)心内膜下心肌缺血:T 波直立高大,两支对称,基底部变窄,波顶变尖。

(2)心外膜下心肌缺血:使外膜面复极延迟并晚于内膜面,出现对称性 T 波倒置,对侧导联可出现相反变化。

2)损伤型 ST 段改变:缺血时间延长,缺血程度加重,可出现 ST 段偏移。有两种解释,两种解释可并存。

(1)"损伤电流学说"。受损心肌细胞膜的极化状态不能维持正常,静息膜电位降低。除极时出现向损伤部位流动的"损伤电流"。心肌除极完毕时,电位差消失,等电位的 ST 段相对高于低电位的基线。其特点为外膜面心肌损伤时 ST 段抬高,可形成单相曲线;内膜面或对侧心肌损伤时,ST 段平直压低。损伤持续不久,要么恢复,要么进一步坏死。

(2)"除极受阻学说"。当部分心肌受损时,产生保护性除极受阻,即大部分正常心肌除极后呈负电位时,损伤心肌部位不除极,仍为正电位,出现电位差,产生从正常心肌指向损伤心肌的 ST 向量。除心肌梗死外,还见于变异型心绞痛。

3)坏死型 Q 波改变:更进一步的心肌缺血导致细胞变性、坏死。由于坏死的心肌细胞丧失了电活动,该部位心肌不再产生心电向量,但正常心肌仍照常除极,致使产生一个与梗死部位相反的心电综合向量。因主要影响心内膜面(心内膜面心肌的除极在 0.04s 之前完成),所以"坏死性"改变在 0.04s 内,综合向量偏离梗死区,正向向量减少或消失。其特点如下。

(1)QS 型:多见于 R 向量偏小的 $V_1 \sim V_3$ 导联。

(2)原有 q 波的导联,Q 波增宽(>0.04s)、加深,以及 R 波减小(Q/R >1/4)。

(3)如心肌梗死出现在对侧心室壁(如正后壁),可见胸前导联 R 波增高而无异常 Q 波。约 65% 的透壁性心肌梗死和 53% 的心内膜下心肌梗死有坏死性 Q 波出现,对心肌梗死诊断的特异性高。

2. 心肌梗死的图形演变及分期 心肌梗死除具有典型特征外,其图形演变也有一定的特异性,急性 Q 波型心肌梗死,观察及时可记录到早期、急性期、近期及陈旧期的图形演变。

1)超急性期(超急性损伤期,也称早期):心肌梗死后即刻出现,持续数分钟或数小时,首先出现心内膜下的心肌缺血,其特点如下。

(1)T 波增高变尖:最早出现,能定位诊断。

(2)ST 段抬高:向损伤面斜形升高,T 波振幅增加(不应期缩短),指向损伤面,而且抬高的程度不断增加,且变化剧烈。

(3)急性损伤性阻滞:损伤区域的心肌组织出现传导延缓,表现为 QRS 波群时间延长(心室兴奋时间延长),QRS 波群振幅有所增加。

早期持续时间短暂,心肌遭到了严重损伤,但仍处于可逆阶段,救治及时有效可避免发生心肌梗死。此期易伴发严重室性心律失常引起猝死。

2)急性期(acute stage,也称充分发展期):始于心肌梗死后数小时或数日,持续数周。

(1)出现坏死型 q、Q 或 QS 波形。

(2)ST 段起始部呈弓背型向上抬高又逐渐下降至基线或接近基线。

(3)直立的 T 波开始降低,T 波可演变为后支开始(向下)倒置,并逐渐加深。

(4)坏死性 Q 波、损伤性 ST 段抬高、缺血性 T 波倒置可同时并存。

3)近期(也称亚急性期,subacute phase):心肌梗死后数周至数月(可长达 3 ~6 个月)。

(1)抬高的 ST 段基本恢复正常,坏死性 Q 波持续存在。

(2)倒置 T 波逐渐变浅,恢复正常或趋于恒定不变。

4)陈旧期(old stage,也称愈合期):心肌梗死后 3 ~6 个月或更久。

(1)坏死性 Q 波保留或变得不典型,QS 波或 Q 波转为 QR、Qr 或 q 波,部分导联甚至消失。

(2)ST-T 已回至基线,不再变化,如持续抬高达 3 个月以上,则提示有室壁瘤形成。ST 段再次抬高提示再次心肌梗死。

(3)T 波恢复正常。心肌梗死外周心肌缺血者,T 波倒置。

3. **心肌梗死的定位诊断** 发生心肌梗死部位与冠状动脉分支的供血区域有关,以前降支发生机会最多。

1)常见梗死部位的定位诊断:如表 2-1。

表 2-1 梗死部位的定位诊断

心肌梗死部位		心电图改变的导联
前间壁	室间隔与其邻近的左室前壁	V_1、V_2、(V_3)
前 壁	左室前壁	V_3、V_4、(V_5)
下 壁	左室靠膈面部分	Ⅱ、Ⅲ、aVF
广泛前壁		Ⅰ、aVL、$V_1 \sim V_6$
前侧壁	心尖部到心底中间的左室壁	Ⅰ、aVL、$V_5 \sim V_6$
后 壁	左室壁后上部	V_7、V_8
高侧壁		Ⅰ、aVL

2)右室心肌梗死(right ventricular myocardial infarction):右室前壁的一部分血液供应来自前降支的右室分支。左冠状动脉前降支阻塞可引起左室前间壁、前壁及右室前壁心肌梗死。右室心肌梗死使静脉回流障碍、左室泵血减少,可引起低血压和休克;且因常伴有心房梗死,可引起窦性心动过缓和心房颤动;累及房室结而引起房室阻滞。但由于右心室需氧少,供血相对较好,如急性期的正确诊断和处理,修复较好。孤立性右室游离壁心肌梗死很少见,偶见于右室肥大的患者,而大多与左室下壁及后壁心肌梗死合并发生。

(1)单纯右室心肌梗死:发生率约 2%。主要特点为右胸壁导联出现坏死型 Q 波或 QS 波,伴有心肌梗死特征性 ST-T 演变规律。

(2)左室下壁心肌梗死合并右室心肌梗死:①右胸导联(V_{3R}、V_{4R}、V_{5R}、V_{6R})出现 Q 波或 QS 波,以 V_{4R} 导联呈 QS 型者敏感性和特异性最高;②右胸导联 ST 段抬高,只要有心肌损伤,就可出现损伤型 ST 段抬高,以 V_{4R} 导联抬高≥0.10mV 最具诊断价值;③Ⅲ导联 ST 段抬高的程度大于Ⅱ导联,较单独 V_{4R} 导联 ST 段抬高对诊断右室心肌梗死的敏感性更高。

4. **心肌梗死的分类**

1)非 Q 波型心肌梗死(Non-Q wave myocardial infarction):也称非透壁性心肌梗死或心内膜下心肌梗死。发生于心内膜下≤1/2 心室肌。其特点为急性期 ST 段平直下移,约 47% 不出现异常 Q 波,ST 段恢复后仍存在 T 波由倒置逐渐加深及变浅至恢复的演变过程。梗死区局限或间有散在正常心肌细胞,可出现"QrS"型的含胚胎 r 波的"QS"波,或仅出现反常的 R 波减小(如 V_1、V_2 导联),或反常的 Q 波加深偏大(如 V_3 导联的 Q 波大于 V_4、V_5 导联的 Q 波)等。

2)ST 段抬高和非 ST 段抬高型心肌梗死:近年的研究提出,将心肌梗死分类为:①ST 段抬高型心肌梗死;②非 ST 段抬高型心肌梗死;③不稳定型心绞痛,统称为急性冠状动脉综合征(acute coronary syndrome)。以 ST 段改变代替传统的 Q 波分类突出了早期干预的重要性。在 Q 波出现之前及时进行干预(溶栓、抗栓、介入治疗等),可挽救濒临坏死的心肌或减小梗死面积。

3)心肌梗死合并其他病变

(1)心肌梗死后合并心室壁瘤:其特点为抬高的 ST 段持续存在达半年以上。有学者研究认为,将 ST 段持续抬高与 V_1 导联 T 波直立或低平两者结合,有可能提高诊断心尖部心室壁瘤的特异性和准确性。

(2)心肌梗死合并右束支阻滞:QRS 波群初始向量表现出心肌梗死的特点,终末向量表现出右束支阻滞的特点。

(3)心肌梗死合并左束支阻滞:其特点为Ⅰ、aVL、V_5、V_6 等高 R 波导联出现凸面向上的 ST 段抬高;右胸导联 ST 段弓背型抬高,抬高幅度大于 QRS 波群振幅;Ⅰ、aVL、V_5、V_6 等导联中有两个出现 q 波,或 R 波升支出现切迹,T 波正向;V_1、V_2 导联出现高 R 波;V_6 导联出现明显的 S 波等。

(4)心肌梗死合并预激综合征：在出现高 R 波的导联上出现 ST 段弓背型抬高。

(5)心肌梗死合并心律失常：心律失常是急性心肌梗死最常见的并发症，也是心肌梗死急性期死亡的重要原因之一。急性心肌梗死并发的心律失常大体可分为快速型和缓慢型两大类，快速型心律失常（期前收缩、心动过速、扑动与颤动等）可发生于任何部位的心肌梗死，而缓慢型心律失常尤其是各种类型的传导阻滞，与梗死部位有密切关系。

5. 静态心电图诊断急性心肌梗死的新进展

1)中国急性心肌梗死的诊断标准：①缺血性胸痛的病史；②心电图的动态演变；③心肌坏死的血清心肌标记浓度的动态改变。3 条中有 2 条符合即可诊断。

2)ESC/ACC 对急性心肌梗死的新定义：有典型的心肌坏死标记物（TnI、T 或 CK-MB）的升降回落，同时具有下列 1 项：①心肌缺血的症状；②出现病理性 Q 波；③ST 段抬高或下移；④冠状动脉介入治疗术后。

3)静态心电图诊断急性心肌梗死的新标准，见表 2-2。

表 2-2　ESC/ACC 2000 急性心肌梗死的心电图诊断标准

导联	进展的 ST 段抬高(mV)	确立 Q 波时间(ms)
$V_1 \sim V_3$	≥0.2	任何 Q 波
其他(aVR 导联除外)	≥0.1	≥30

注：静态心电图变化必须至少涉及 2 个导联，且 Q 波深度≥0.1mV。

4)静态心电图定性诊断急性心肌梗死的新概念——等位性 Q 波：等位性 Q 波是指梗死范围小，位置特殊，静态 ECG 不典型。

(1)小 q 波：前胸导联 q 波未达到病理性 Q 波标准，但宽于深于下一个前胸导联的 q 波，即 $q_{V_3} > q_{V_4} > q_{V_5}$；$q_{V_5} > q_{V_6}$；$V_1 \sim V_3$ 导联均出现 q 波。

(2)进展性 q 波：原出现 q 波的导联上 Q 波进行性增宽和加深或原先无 Q 的导联上出现新的小 q 波。

(3)病理性 q 波区：面向梗死区的胸导联上出现的 q 波没有达到病理性的 Q 波诊断标准，但周围均可记录到 q 波的区域，即上下肋间范围，或左右轻微移动，为诊断心肌梗死的有力佐证。

(4)QRS 波群起始部的切迹、顿挫：QRS 波群起始部的 0.04s 内，梗死相关导联的 R 波出现≥0.05mV 的负相波时。

(5)R 波丢失：①胸导联 R 波递增不良；②胸导联两个连续的导联上出现 R 波振幅相差≥50%；③同一导联 R 波进行性丢失；④$R_{Ⅲ、aVF}$ <0.25mV 伴 $Q_{Ⅱ}$ 存在或 $Q_{Ⅲ、aVF}$ 伴 $R_{Ⅱ}$ <0.25mV 或 $R_{Ⅱ}$ 进行性丢失。

6. 酷似心肌梗死的静态心电图改变

1)某些病变而非心肌梗死所致存活心肌的丧失：心肌炎、心肌挫伤、Duchenne 假性肥厚型肌萎缩症、遗传性共济失调、硬皮病、淀粉样变性、原发性或转移性心脏肿瘤。

2)心肌组织的分布异常

(1)肥厚型心肌病：侧壁和下壁导联出现异常 Q 波（有深 Q 波的导联其 T 波直立，与心肌梗死不同）。

(2)左室肥大：右胸导联呈 QS 波型或 R 波递增不良。

(3)右室肥大：右胸导联呈 qR 型，常见于严重的右室肥大患者。

3)心脏位置异常

(1)肥胖：Ⅲ导联或胸导联出现较深的 Q 波或 QS 波形。

(2)肺气肿、消瘦：心脏下移 V_1、V_2 至 V_3、V_4 导联 R 波的缺失，将电极放下一肋间即可见 r 波。

(3)大量心包积液：心脏位置改变，可见中胸导联呈 QS 型。

(二)静态心电图的鉴别诊断

1. 与 ST 段抬高的过早复极化、心包炎急性期、变异型心绞痛等的鉴别　主要是结合临床，并动态观察 QRS 波群、ST-T 演变过程（只有急性心肌梗死才有此演变过程）。

2. 与其他异常 Q 波的鉴别　如位置性 Q 波：Ⅲ、aVL、aVF 、V_1、V_2 导联可因心脏位置变化而呈 Qr、QR 或 QS 型，其他如左室肥大、左束支阻滞、心肌病、预激综合征等可出现 Q 波。结合临床、心肌酶学变化、QRS 波群及 ST-T 规律性演变，可以鉴别。

3. 后壁心肌梗死与 V_1 导联上高大 R 波的鉴别 后壁心肌梗死时，QRS 波群初始向量指向右前，引起右胸导联的 R 波振幅增加及 aVL、V_5 或 V_6 导联出现异常 Q 波。如果这些导联没有异常 Q 波，后壁心肌梗死的诊断就不能确定，因为右胸导联的高大 R 波是一种常见的正常变异。不过，如果排除右室肥大和右束支阻滞后，右胸导联上 R 波的时间 >0.04s，R/S >1.0，则具有很高的特异性。

（三）临床意义

1. 临床表现 急性心肌梗死是急性冠状动脉综合征的一种，患者多有典型的胸痛表现，但其伴随症状可以是多种多样的，而且更多地受年龄、性别、伴随疾病（如糖尿病等）及个人感受差异的影响。急性心肌梗死除典型的胸痛外，常伴有心脏以外的临床症状。急性前壁心肌梗死多伴有头痛、乏力、呼吸困难、咳嗽、眩晕及耳鸣等症状；急性下壁心肌梗死患者有上腹部、颈部和颌部放射性疼痛，或有出冷汗及恶心、呕吐、反酸与呃逆等消化道反应的症状；急性侧壁心肌梗死患者往往主诉有左侧肩背部放射痛。亦有部分患者无症状或症状轻微不典型而未被认出。

2. 预后 心肌梗死尤其是急性心肌梗死是冠心病的危重类型，常伴有严重心律失常、心力衰竭或休克，为心源性猝死的重要因素。特别是不典型心肌梗死，若抢救不及时，死亡率更高。静态心电图对心肌梗死患者预后具有独立预测价值。

总之，静态心电图诊断急性心肌梗死时应注意的是：系列的心电图描记；增加描记导联 V_7、V_8、V_9 及 V_{3R}、V_{4R}、V_{5R}；认真细致的观察和前后对比心电图变化；紧密结合临床及血浆心肌标记物，方能明确诊断。

五、房性心律失常

在心房中除窦房结外还存在其他起搏纤维，故可产生异位心房冲动。房性心律失常多数为主动性心律失常，常见的有房性期前收缩、房性心动过速、心房扑动和心房颤动（见本节扑动与颤动）、房性并行心律，房性逸搏与逸搏心律，少见的有房性停搏和心房分离等。

（一）房性期前收缩

起源于心房起搏点的期前收缩为房性期前收缩，是较为常见的心律失常。房性期前收缩可起源于心房的任何部位，在大多数病例，房性起搏点的冲动可激动整个心房，窦房结也可被提早地除极而暂时地被抑制。

1. 静态心电图特点与诊断

1）P′波特点：提前出现心房激动波，即 P′波。各导联的 P′波与相同导联的窦性 P 波在形态、振幅、时间上有明显的差异，如心房异位起搏点为心房下部时，可见 P^- 波，当异位起搏点位于窦房结附近时，P′波可与窦性 P 波相似。

2）P′-R 间期：房性期前收缩的 P′波一般都经正常传导系统下传激动心室，引起相应的正常 QRS-T 波群，P′-R 间期正常或在 P′波下传时，因房室结生理性相对不应期或病理性相对不应期延长的作用而出现 P′-R 间期延长，亦可因房性期前收缩发生过早，激动落入房室结绝对不应期而下传中断，成为未下传的房性期前收缩，在静态心电图中仅能见到 P′波，其后无 QRS-T 波群。

3）联律间期：系指期前收缩与位于其前的基本心搏之间的距离。房性 P 波的联律间期变化很大，可以较早，融在前一窦性激动的心室波群中；或较迟，正好在下一窦性激动之前。

4）代偿间歇：房性期前收缩因心房异位激动点离窦房结较近，容易逆传至窦房结，引起窦房结节律重整，因而多出现不完全性代偿间歇。但当发生逆传阻滞，心房的激动不能影响窦性节律时，也可出现完全性代偿间歇。

5）房性期前收缩可与基本心搏交替出现而呈一定的联律，如窦性心搏与房性期前收缩交替形成二联律，2 次窦性心搏后出现 1 次房性期前收缩形成三联律等；房性期前收缩亦可成对出现而成成对的房性期前收缩。

6）起源部位：房性期前收缩可起源于心房的不同部位，在静态心电图中 P′波形态相同、联律间期相等的为单源性房性期前收缩；而联律间期不等，P′波形态各异的为多源性房性期前收缩，通过对相同导联中房性期前收缩联律间期的测量、比较和 P′波形态差异的对比分析，可对多源性房性期前收缩作出诊断，并对房性期前收缩的起源部位作出分析和判断。

(1)房性异位起搏点离窦房结越近，则 P′波的形态与窦性 P 波越近似，在Ⅱ、Ⅲ、aVF 导联上 P′波直立。

(2)房性异位起搏点离窦房结越远，则 P′波的形态与窦性 P 波差异越大，与窦性 P 波形态、振幅、时间上差异越明显。

(3)在心房下部房室交接区附近的房性期前收缩，为逆行 P 波(P^-)，P^- 波在Ⅱ、Ⅲ、aVF 导联上倒置，在 aVR 导联中直立。此时与交接性期前收缩应加以鉴别。

此外，房性期前收缩可为分单源性或多源性；P′与 T 波重叠时，使 T 波出现错折、切迹、波峰增高等，须仔细辨认，以免漏诊或误诊。

2. 静态心电图的鉴别诊断

(1)房性期前收缩伴室内差异性传导与室性期前收缩的鉴别：二者提前出现的 QRS 波群均增宽变形，但前者 QRS 波群之间有提前的房性 P′，V_1 导联 QRS 波群多为 rsR′型，无室性融合波，多为不完全性代偿间歇；而后者无相关 P′波，V_1 导联多呈 qR、R、Rs 型，可有室性融合波，多为完全性代偿间歇。

(2)房性期前收缩与窦房阻滞的鉴别：未下传的房性 P′波与其前 ST-T 重叠时，酷似窦房阻滞；连续性房性期前收缩二联律，由于测不到窦性周期，且窦性 P 波与房性 P′波相近似时，易与 3∶2 窦房阻滞混淆，应注意 P 波形态的细微改变，以资鉴别。

3. 临床意义 房性期前收缩是一种常见的房性心律失常，其发生率仅次于室性期前收缩。房性期前收缩可见于正常健康人和无心脏病患者，但正常健康人频发性房性期前收缩极为少见。房性期前收缩多见于器质性心脏病患者。当二尖瓣病变、甲状腺功能亢进、冠心病和心肌病中发生频发性房性期前收缩时，特别是多源性时，常是要发生心房颤动的先兆。此外房性期前收缩常作为一种触发活动而引起或诱发折返性室上性心动过速、心房扑动或心房颤动等。

(二)阵发性房性心动过速

阵发性、规律、快速的异位节律称阵发性心动过速。阵发性房性心动过速又称期前收缩性房性心动过速，由 3 个或 3 个以上房性期前收缩组成，大多数是由于折返所致，少数是由于触发激动或自律性增高引起。折返环路或异位激动灶可位于左、右心房的任何部位。

1. 静态心电图特点与诊断 心房率：160～250 次/分，多数在 200 次/分，偶见<160 次/分。P′-P′间期相等。QRS 波群：形态时间正常，<0.12s，但伴室内差异性传导者例外；一般呈右束支阻滞型，如原有束支阻滞或预激综合征，QRS 波群也可呈宽大畸形。QRS 波群前有 P 波，P-R 间期>0.12s，P-R 间期正常或略为缩短。发作特点：起止突然，呈阵发性。在发作前常有单个或频繁的房性期前收缩，发作终止后常有一个较长的间歇。心房率较快时常呈非 1∶1 比例房室传导，如 2∶1、4∶3 等文氏型或非文氏型传导。房性心动过速常合并有房室阻滞，也可与束支阻滞同时存在。

2. 静态心电图的鉴别诊断

1)与阵发性窦性心动过速的鉴别：有一定困难，以下几点有助于鉴别。

(1)频率：阵发性窦性心动过速频率较慢，阵发性房性心动过速则较快。

(2)代偿间歇：阵发性窦性心动过速呈等周期代偿间歇，阵发性房性心动过速呈不完全代偿间歇。

(3)期前收缩：阵发性窦性心动过速可有窦性期前收缩，而阵发性房性心动过速可有房性期前收缩。

2)阵发性房性心动过速合并房室阻滞与心房扑动的鉴别

(1)阵发性房性心动过速心房率一般不超过 180 次/分，一般以 250 次/分为高限，>250 次/分为心房扑动(250～350 次/分)。

(2)阵发性房性心动过速的 P 波之间有平段，而心房扑动为锯齿状“F”波，无平段，F 波在Ⅱ、Ⅲ、aVF 导联最明显。

(3)阵发性房性心动过速在按摩颈动脉窦记录 V_{3R} 或食道导联时，传导阻滞加重，可以记录到更清楚的 P′波及 P′-R 段。

3)与阵发性交接性心动过速的鉴别：在 P 波无法辨认或 P 波逆行的阵发性房性心动过速，常难以与阵发性交接性心动过速相鉴别，这时可统称为阵发性室上性心动过速。

3. 临床意义 阵发性房性心动过速可见于健康人，也可见于心脏病患者，如风湿性心脏病、冠心病，特别是急性心肌梗死患者。阵发性房性心动过速可以引起各种症状,包括心悸、胸闷、紧迫感或急性胸痛、面色苍白、四肢湿凉、头晕等。在无器质性心脏病的患者,阵发性房性心动过速多不引起严重后果,但在器质性心脏病的患者,持续时间较长、频率过快的阵发性房性心动过速,可以导致心力衰竭、心绞痛等严重后果。

(三)房内折返性心动过速(IART)

(1)房性P′波频率130~150次/分,偶可高达180次/分,较为规则。

(2)P′波形态与窦性P波不同,与房内折返途径相关。

(3)P′-R间期≥0.12s,发生房室阻滞时不能终止发作。

(4)QRS波群形态与时限多与窦性相同。

(5)心脏电生理检查时,房性期前刺激可诱发和终止IART。

(四)自律性房性心动过速(AAT)

(1)房性P′波频率100~200次/分,发作初期频率渐趋稳定(温醒现象)。

(2)P′波形态与窦性P波不同,取决于异位兴奋灶的部位。

(3)P′-R间期≥0.12s,发生房室阻滞时不能终止。

(4)QRS波群形态与时限多与窦性相同。

(5)心脏电生理检查时,房性期前刺激不能诱发或终止AAT。

(6)按房性异位起搏点方位(P′波形态)亦可将AAT分类(参见房性期前收缩)。

(五)多源性(紊乱性)房性心动过速

多源性房性心动过速又称紊乱性房性心动过速。

1. 静态心电图特点与诊断

(1)P波形态:同导联P′波有两种或两种以上不同的形态,P′-P′间期不同,P′-P′之间有等电位线。

(2)心房率:>100次/分,在100~250次/分之间,常在130~180次/分。

(3)P′-R间期:长短不一,并常伴有不同程度的房室阻滞。

(4)心房率和心室率快而不规整,但较通常的房性心动过速慢。

(5)常无起止突然的特点。

(6)多源性房性心动过速前后常出现频发的房性期前收缩、窦性心动过速、心房扑动、心房颤动或阵发性房性心动过速伴房室阻滞。

2. 静态心电图的鉴别诊断

(1)与心房扑动、心房颤动的鉴别:鉴别要点是多源性房性心动过速P′-P′之间有等电位线,而心房扑动、心房颤动则无等电位线。

(2)伴有室内差异性传导的多源性房性心动过速与室性心动过速的鉴别:找出每个QRS波群前的异位P波是关键。

3. 临床意义 多源性房性心动过速几乎均见于病重、年老的患者。茶碱和肾上腺受体激动常常是其诱发因素,最常见的病因是慢性肺部疾患,洋地黄中毒也是常见原因。大多数病例,心律失常在数天内消失,但也可持续更长时间。多源性房性心动过速患者的死亡率很高,其原因可能与患者年老病重有关。

(六)加速性房性逸搏心律(非阵发性房性心动过速)

加速的房性逸搏发生于期前收缩产生的代偿间歇、心动过速、心房扑动与心房颤动终止以后、窦性心动过速及窦性心律不齐的慢相等。加速的房性逸搏连续出现3次以上,称为加速的房性逸搏心律。

1. 静态心电图特点与诊断 连续3次以上的房性P′-QRS-T波群,频率70~140次/分。P′波形态与窦性P波不同。P′-R间期>0.12s,可伴有房室阻滞。

2. 临床意义 偶发的加速的房性逸搏心律可见于正常人,反复发作者见于器质性心脏病患者。

(七)房性并行心律

房性并行心律是以房性期前收缩形式出现,异位起搏点发源于心房,可位于左房和右房的上部或下部。

1. 静态心电图特点与诊断 规整地出现异位P′波,P′波形态与窦性不同,P′波可直立、高尖或倒置,P′-

R 间期 >0.12s，单源性房性并行心律 P′波形态相同，多源性房性并行心律 P′波形态不同。

具有并行心律的三大特征：①联律间期不等，差别 >0.08s（或 0.06s）；②异位搏动间存在整倍数关系，或所有的异位搏动之间的间期有一个公约数，其中最短的异位搏动之间的间期或最大公约数，即为并行心律的异位周期；③有时可见房性融合波，但少见，且难以辨认。

频率：房性并行心律的频率通常在 35 ~ 55 次/分之间，如 <50 次/分，为过缓性房性并行心律。在 50 ~ 60 次/分之间，称为房性并行心律。在 60 ~ 100 次/分之间，称为加速性房性并行心律。在 100 ~ 250 次/分之间，P′-P′之间有等电位线者，称为并行心律性房性心动过速。在 250 ~ 350 次/分之间，F 波呈锯齿状，称为并行心律性心房扑动。>350 次/分，称为并行心律性心房颤动。

可出现传出阻滞，如算出来的异位搏动周期很慢，很可能有传出阻滞。出现较早的房性并行心律搏动可伴室内差异性传导。常引起窦性心律的节律重整。并行心律性房性心动过速比较少见。

2. 静态心电图的鉴别诊断 与完全性房内阻滞的鉴别：房性并行心律与完全性房内阻滞两者均有两个各自独立的心房节律，其一为窦房结激动，另一起源于心房任何部位，房性并行心律 P′波后有相关的 QRS 波群，常可出现房性融合波，窦性心律可被异位节律打乱；而完全性房内阻滞 P′波后没有与之相关的 QRS 波群，无房性融合波，窦性心律不被异位节律打乱。

3. 临床意义 房性并行心律多见于健康的青年人，预后好。也可见于洋地黄过量。

（八）房性逸搏与逸搏心律

1. 房性逸搏 房性起搏点被动性发放了 1 次或连续 2 次激动，其逸搏间期在 50 ~ 60 次/分之间者，称为房性逸搏。当频率 <50 次/分时称为过缓性房性逸搏。

1）静态心电图特点与诊断

（1）在一个长的间歇之后，出现一个与窦性 P 波形态不同的 P′波，P′波的形态可以相同（单源性），也可以不同（多源性）。如果激动起源于心房下部则 P′波呈逆行性。

（2）P′-R 间期大于 0.12s 或略短于窦性 P-R 间期。

（3）QRS-T 波群形态与窦性心搏相同。

（4）逸搏的 P′波可与基本心律的 P 波形成房性融合波。

2）静态心电图的鉴别诊断。房性逸搏与窦性逸搏的鉴别要点是，前者 P′波形态与窦性 P 波不同，后者 P 波来自窦房结，具有窦性 P 波的特征。

2. 房性逸搏心律（心房自主心律）

1）静态心电图特点与诊断

（1）连续 3 个或 3 个以上的房性逸搏。

（2）频率：50 ~ 60 次/分，较同导联的窦性心率为慢。但一般很规整，偶可出现房性心律不齐，P′-P′间期相差 0.12s 以上。

（3）节律：通常很规整，但有时开始的几个 P′-P′间期可稍长，以后逸搏间期逐渐缩短，P′-P′间期趋于恒定。当心房率 <50 次/分，一般在 30 ~ 50 次/分之间时，称为过缓性房性逸搏心律。

（4）P′波形态可呈单源性，外形相同，但亦可呈多源性，外形各异，称为多源性房性逸搏心律。

（5）房性逸搏心律的定位。①激动起源于右房上部：P′波形态与窦性 P 波大同小异。Ⅰ、Ⅱ、aVF、V_3 ~ V_6 导联 P′波直立，aVR 导联 P′波倒置。②右房下部逸搏心律：Ⅰ、aVL、V_4 ~ V_6 导联 P′波直立，Ⅱ、Ⅲ、aVF 导联 P′波倒置，aVR 导联 P′波可直立、低平、双相或倒置。③左房前上部逸搏心律：Ⅰ、V_1 ~ V_6 导联 P′波倒置，Ⅱ、Ⅲ、aVF 导联 P′波直立。④左房前下部逸搏心律：Ⅰ、V_1 ~ V_6、Ⅱ、Ⅲ、aVF 导联 P′波倒置。⑤左房后上部逸搏心律：Ⅰ、V_4 ~ V_6 导联 P′波倒置，Ⅱ、Ⅲ、aVF 导联 P′波直立，V_1 导联 P′波呈圆顶标枪型。⑥左房后下部逸搏心律：Ⅰ、V_4 ~ V_6、Ⅱ、Ⅲ、aVF 导联 P′波倒置，V_1 导联 P′波呈圆顶标枪型。

不论激动起源于心房的任何部位，P′-R 间期均≥0.12s。合并预激综合征者，P′-R 间期 <0.12s。

2）静态心电图的鉴别诊断（见交接性逸搏心律）

3）临床意义。部分房性逸搏心律见于正常人；部分见于器质性心脏病病人，如高血压、心肌梗死、风心病等。治疗主要是针对病因。

(九)房性停搏与心房停搏

1. **房性停搏** 指房性异位起搏点在一定时间内不能形成并发放激动,称为房性停搏。此时房性起搏点丧失自律性,或其自律性强度属0级。

1)静态心电图特点与诊断。在显著的窦性心动过缓、快速房性心律失常产生的长间歇后,以及与窦性停搏或窦房阻滞并存时,不见房性逸搏或房性逸搏心律。分析时注意,在确定房性停搏后,是否合并有低位起搏点的停搏。临床上单纯性房性停搏较少见。

(1)房性停搏与窦性停搏并存:在窦性停搏的长间歇内,不出现房性逸搏及房性逸搏心律。基本心律为过缓的交接性逸搏心律、室性逸搏或室性逸搏心律不伴有逆行心房传导者。

(2)房性停搏与窦房阻滞并存:在较长的时间内不见窦性P波与房性P′波,同时有二度至三度窦房阻滞的表现。

(3)单纯房性停搏:快速心律失常终止以后,窦房结受到了抑制,而不能及时形成和发放激动,在此长间歇内,不见房性逸搏,提示房性停搏。显著的窦性心动过缓,其频率远远低于房性逸搏心律的频率下限,仍不出现房性逸搏者,也说明有房性停搏。

(4)房性停搏与交接性停搏并存:在长间歇内,应该出现而不出现房性逸搏或交接性逸搏。说明房性停搏与交接性停搏并存。房性停搏以后,房室交接区或心室起搏点发放激动,形成交接性或室性逸搏及逸搏心律,植入心脏起搏器的患者将出现心室起搏心律。

房性停搏的诊断要点是:在心房长间歇内,应该出现而又不发生房性逸搏或房性逸搏心律者,而出现的是过缓的交接性或室性逸搏心律,可诊断为房性停搏。心电图上不见一系列房性P′,一般多不见窦性P波,但少数仍可见窦性P波。

2)静态心电图的鉴别诊断。房性停搏与心房肌电麻痹的鉴别:房性P′波的不出现,在前者是由于房性起搏点丧失自律性,在后者则是由于心房肌丧失兴奋性而不能对窦性或房性激动发生反应所致。

3)临床意义。窦性心动过缓、窦性停搏和窦房阻滞所继发的房性逸搏心律和过缓性房性逸搏心律少见,而以交接性逸搏心律或过缓性交接性逸搏心律为多见。换言之,房性停搏很常见,大多与窦性停搏并存。房性起搏点不是第二起搏点而称为第四起搏点。

2. **心房停搏** 指心房肌与结间束丧失电生理特性者,称为心房停搏。包括窦性停搏合并房性停搏以及不伴有逆行心房传导的交接性逸搏心律、室性逸搏心律或心室起搏心律。

1)静态心电图特点与诊断

(1)心电图上心房波(P、P′、P⁻、F、f)消失,只有QRS波群。

(2)心房内电图未见心房电活动。

(3)颈静脉图不见“α”波。

(4)心脏透视下超声心动图显示心房活动消失。

心房停搏的诊断要点是:交接性逸搏心律、室性逸搏心律及心室起搏心律中无P、P′、P、F或f波者,可考虑心房停搏。

2)静态心电图的鉴别诊断

(1)与窦性停搏的鉴别:窦性停搏常见于病态窦房结综合征患者,如引起病态窦房结综合征的基本病变累及心房者,则它与心房停搏有许多相似之处,如:①常规心电图、食管导联或腔内电图均无心房活动;②窦房结电图无窦房结电位;③房室交接性或室性逸搏、自主心律控制心室。唯一鉴别方法为给予心房强刺激呈现心房电活动,可排除心房停搏而高度提示窦性停搏。

(2)与假性心房停搏即纤细型心房颤动的鉴别:常见于严重、持久性心肌缺血、心肌广泛纤维化,可激动心肌数量极少,心房除极电动势显著减弱,以致静态心电图上几乎看不到f波。但此时,R-R间期绝对不规整,心率与脉搏不一致,心音强弱不等有助于心房颤动的诊断。

(3)与窦室传导的鉴别:心房肌呈弥漫性、完全性损害,除极波扩展受阻,窦性激动只能循房内结间束抵达房室结及心室内传导系统产生QRS波群,故心电图上无窦性P波。它与心房停搏的鉴别要点是:血钾增高,临床上有导致高钾血症的病因,心电图QRS波群畸形,R波降低,S波加深而宽大,ST段缩短或消失(如合并低钙血症,ST 段可延长)。T 波高大、直立呈帐篷样。

3)临床意义。各种疾病晚期可发生心房停搏,预示着心室停搏即将来临,应采取积极有效的治疗措施,心室停搏时间长者,应尽早植入人工心脏起搏器。

六、交接性心律失常

房室交接区是指房室结传入径路(由过渡细胞组成)至希氏束分叉处的这一区域。起源于房室交接区任何部位的心律失常,统称为交接性心律失常。

(一)交接性期前收缩

起源于房室交接区的期前收缩,称为交接性期前收缩。由于交接区位于心房与心室的交界,心脏传导系统又具有"双向传导"特性,由交接区起搏点发出的激动向下可传导至心室,向上可逆行激动心房,两者的传导速度不等,常使心房和心室不能同时激动。交接区异位冲动常可传入窦房结并使之提前激动和暂时性抑制其内在的起搏功能。

1. 静态心电图特点与诊断

(1)QRS-T 波群:提前出现的 QRS-T 波群,其特征是心室周期突然缩短,QRS 波群形态与窦性心搏相同或相似,或伴有时相性室内差异性传导而与窦性下传者有所不同。

(2)P^- 波形态与 P^--R 间期:交接性期前收缩逆行激动心房产生的 P^- 波与 QRS-T 波群可能有以下几种时间关系和相应的心电图表现:①P^- 波位于 QRS 波群之前, P^--R 间期 $<0.12s$;②P^- 波位于 QRS 波群之中,两者相互重叠,提前出现的 QRS 波群其前后均无 P^- 波;③P^- 波位于 QRS 波群之后, R-P^- 间期 $<0.16s$。

(3)交接性期前收缩因逆行心房激动容易干扰窦房结,使其重整节律,因而多出现不完全性代偿间歇。

(4)交接性期前收缩也可以是插入性的,因此窦房结的节律没有被干扰,所以窦房结发放的冲动可以激活整个心房,并可以干扰逆行传导的交接性冲动。

2. 静态心电图的鉴别诊断

(1)与心房下部房性期前收缩的鉴别:房性 P′波在Ⅱ、Ⅲ、aVF 导联倒置,aVR 导联直立,但 P′-R 间期 $>0.12s$;而交接性期前收缩 P^--R $<0.12s$。

(2)伴室内差异性传导的交接性期前收缩与室性期前收缩的鉴别:交接性期前收缩与室性期前收缩其后均可有 P^-,但前者 R-P^- $<0.16s$,而后者 $>0.16s$。但是交接性 QRS 波群之前无 P^- 波者,易误诊为室性期前收缩。

(3)与窦房阻滞的鉴别:交接性期前收缩伴完全性前向阻滞时,无 QRS 波群的提前的 P^- 波与其前 ST-T 重叠,易与窦房阻滞混淆。应予以认真鉴别。

3. 临床意义 交接性期前收缩比室性期前收缩和房性期前收缩少见。健康的正常人和器质性心脏病患者都可见交接性期前收缩。

(二)阵发性交接性心动过速

连续 3 次以上的交接性期前收缩称阵发性交接性心动过速。

1. 静态心电图特点与诊断

(1)频率:常为 160~250 次/分,心室律绝对整齐。

(2)P 波呈逆行性:P^- 波在Ⅱ、Ⅲ、aVF 导联倒置,在 aVR 导联直立。

(3)心房搏动有 3 种形式:无 P 波或有逆行 P^- 波, P^- 波出现于 QRS 波群的前后,在 QRS 波群之前 P^--R 间期 $<0.12s$,在 QRS 波群之后 R-P^- 间期 $<0.16s$。

(4)QRS 波群形态:通常是正常的,如果畸形可能伴室内差异性传导或束支阻滞。

(5)如与阵发性房性心动过速无法分辨时,可统称为阵发性室上性心动过速。

(6)发作特点:发作起始均突然,常由交接性期前收缩促发。

2. 静态心电图的鉴别诊断

(1)阵发性交接性心动过速与交接性心律的鉴别:阵发性交接性心动过速伴有 2∶1 或 3∶1 传导阻滞时,可误认为心率缓慢的交接性心律,但前者长的 R-R 间期为短的 R-R 间期的倍数,而后者的节律是规整的。

(2)阵发性交接性心动过速与加速性交接性逸搏心律的鉴别:见表2-3。

表2-3　阵发性交接性心动过速与加速性交接性心律鉴别

	阵发性交接性心动过速	加速性交接性心律
发作与终止	起止突然	起止不突然
频率	160~250次/分	70~130次/分
刺激迷走神经	发作可突然终止或无效	逐渐减慢或消失,停止刺激后又出现
逆行P^-波	常有逆行P^-波	很少有逆行P^-波
心室夺获	少见	常见
节律	规整而恒定	基本规则,因心室夺获而偶发或频发提前搏动
交接性期前收缩	恢复窦性心律后可见	恢复窦性心律后无期前收缩
并存心律	较少与其他心律并存,偶可与窦性心律、窦性心动过缓、房性心动过速、心房扑动、心房颤动等并存,形成双重性心律或双重性心动过速	常与窦性心律并存,有时可与心房扑动或心房颤动并存,形成双重性心动过速

3. 临床意义　在成人,阵发性交接性心动过速几乎都见于器质性心脏病患者。

(三)加速性交接性心律(非阵发性交接性心动过速)

1. 静态心电图特点与诊断　(详见表2-3)

2. 临床意义　加速性交接性心律主要出现在有器质性心脏病的患者中,常见的病因包括洋地黄中毒、急性心肌梗死、心脏手术、心肌炎等,只有在很少的情况下心律失常的原因难以解释。

(四)交接性并行心律

较室性并行心律少见。

1. 静态心电图特点与诊断

(1)异位搏动为交接性,少数有逆行P^-波(逆行P^-波在QRS波群之前,P^--R间期<0.12s,或在其后R-P^-间期<0.16s),可侵入窦房结,引起窦性心律节律重整,产生不完全性代偿间歇。但多数无逆行P波,故代偿间歇完全。

(2)QRS波群形态:多与窦性相同,偶可不同。出现较早的交接性并行心律搏动可伴室内差异性传导,QRS波群形态可呈轻度不完全性右束支阻滞或不完全性左束支阻滞图形。

(3)频率:交接性并行心律的频率<40次/分,称为过缓性交接性并行心律;在40~60次/分之间,称为交接性并行心律;在60~100次/分之间,称为加速性交接性并行心律;>100次/分,称为并行心律性交接性心动过速(较少见)。

(4)具有并行心律的三大特征:①联律间期不等,差别>0.08s(或0.06s);②异位搏动间存在整倍数关系,或所有的异位搏动之间的间期有一个公约数,其中最短的异位搏动之间的间期或最大公约数,即为并行心律的异位周期;③多见房性融合波,室性融合波则少见。

(5)可伴传入和传出阻滞,当预期出现的异位交接性搏动虽在房室交接区的非不应期仍不出现,则应诊断为交接性并行心律合并传出阻滞。

2. 静态心电图的鉴别诊断

(1)与交接性期前收缩的鉴别:主要鉴别点是前者联律间期不等,后者相等;前者异位搏动之间的长短间期有倍数关系,后者无;前者多见融合波,后者少见。

(2)并行心律性心动过速与期前收缩性心动过速的鉴别:两者发作时无法鉴别,如发作间歇,则此间歇如为其他短的或最短的期前收缩间歇或最大公约数(相当于异位搏动周期)的整数倍数时,则可确认为并行心律性心动过速。

3. 临床意义　交接性并行心律多见于健康的青年人,预后好。也可见于洋地黄过量患者。

(五)交接性逸搏与逸搏心律

1. 交接性逸搏 延缓出现的单个或成对的交接性搏动,其频率在 40 ~ 60 次/分之间者,称为交接性逸搏。在各种类型的逸搏中,以交接性逸搏最常见。交接性逸搏往往于窦性停搏、窦性心动过缓、窦性心律不齐的慢相、窦房阻滞、二度房室阻滞、期前收缩、心动过速、心房扑动或心房颤动所致的心室长间歇后发生。

1)静态心电图特点与诊断

(1)延迟出现的 QRS 波群,其形态与窦性心律的 QRS 波群相同或有轻度差别(伴室内差异性传导)。

(2)P 波为逆行性,即 P^- 波在Ⅱ、Ⅲ、aVF 导联倒置,在 aVR 导联直立。P^- 波可位于 QRS 波群前(P^--R 间期 <0.12s),或位于 QRS 波群后(R-P^- 间期 <0.20s),或位于 QRS 波群之中,可使 QRS 波群形态、时间发生改变。

(3)有时 QRS 波群前后有被干扰的窦性 P 波,有时可出现房性融合波。

(4)逸搏间期:交接性逸搏间期在 1.0 ~ 1.5s 之间,频率在 40 ~ 60 次/分之间,如逸搏间期 >1.5s,频率 <40次/分,称为过缓性交接性逸搏。

2)静态心电图的鉴别诊断

(1)与房性逸搏的鉴别:P^- 波位于 QRS 波群之前的交接性逸搏应与心房下部逸搏相鉴别,前者 P^--R 间期 <0.12s,后者 P′-R 间期≥0.12s。

(2)交接性逸搏伴室内差异性传导与室性逸搏的鉴别:交接性逸搏伴室内差异性传导的 QRS 波群时间在 0.08 ~0.10s 之间,QRS 波群起始向量与窦性相同,QRS 波群振幅较窦性 QRS 波群振幅大。室性逸搏的 QRS 波群时间≥0.12s,逸搏间期在 1.5 ~3.0s 之间。

2. 交接性心律(交接性逸搏心律) 交接性逸搏连续出现 3 次或 3 次以上,称为交接性心律。

1)静态心电图特点与诊断

(1)频率:心室率缓慢约 40 ~60 次/分。当频率小于 40 次/分时,称为过缓性交接性心律。

(2)节律:多数情况下规整,R-R 间期均等,少数情况下也可出现交接性逸搏心律伴不齐。

(3)QRS 波群形态:形态正常或畸形(伴有室内差异性传导或束支阻滞)。

(4)P^- 波:QRS 波群前后可有逆行 P 波或 P^- 波被埋于 QRS 波群之中。

(5)窦性心律与交接性心律竞争,两种心律呈阵发性出现。两种心律并存时,如果频率近乎相等或完全相等,可形成干扰性房室脱节或干扰性心房内脱节。窦性心动过速与交接性逸搏心律并存,形成阻滞性房室脱节。

(6)与房性快速心律失常并存的特征为:①有房性快速心律失常;②R-R 间期规整,心室率 40 ~60 次/分;③QRS 波群为交接性,QRS 波群时间 0.06 ~0.10s,合并束支阻滞者宽大畸形,呈特定的束支阻滞及其分支阻滞图形;④P 波与 QRS 波群无关系。

(7)不伴有窦性心律竞争者,心电图上为单一的交接性心律。

2)静态心电图的鉴别诊断

(1)与房性逸搏心律的鉴别:起源于心房下部的逸搏心律,因Ⅱ、Ⅲ、aVF 导联 P^- 波是倒置的,又酷似交接性心律。两者的不同点是:①交接性心律的 P^--R 间期 <0.12s,而房性逸搏心律的 P′-R 间期≥0.12s;②交接性心律的频率 40 ~60 次/分,而房性逸搏心律的频率为 50 ~60 次/分。

(2)与加速性交接性心律的鉴别:加速性交接性心律的频率 60 ~100 次/分,而交接性心律的频率 40 ~60 次/分。

3)临床意义:交接性逸搏是一种常见的被动性异位搏动,其本身是一种生理性保护作用。偶发性交接性逸搏对患者无重大影响,预后取决于形成逸搏的基本原因。例如二、三度房室阻滞中逸搏的预后较窦性心动过缓中逸搏严重。

(六)交接性停搏

交接性停搏指房室交接区起搏点在一定时间内不能形成并发放激动,称为交接性停搏。此时交接性起搏点丧失自律性,或其自律性强度属 0 级。

1. 静态心电图特点与诊断

(1)窦性心动过缓时,心房率低于交接性频率(40 次/分)或过缓性房性逸搏时,仍不见交接性心搏。

(2)出现心室自主心律时，提示交接性停搏。

(3)原有交接性 P^- 或 QRS 波群，突然消失。

(4)交接性停搏合并多类停搏：在窦性、房性停搏所致的长间歇中，无交接性逸搏及交接性心律。

(5)诊断要点：大于 1.5s 以上的心室长间歇不见交接性心律，或仅见缓慢的心室自主心律。临床上交接性停搏与室性停搏并存时，可导致心室停搏而危及患者生命。

2. 临床意义 交接性起搏点是心脏的第二起搏点。交接性心律与心室自主心律比较，具有发生率高、频率较快、节律较齐、自律性较稳定、排血功能较强、维持循环功能较可靠等优点。而交接性停搏继发心室自主心律则不然，预后差，不久即死亡。

七、室性心律失常

起源于希氏束分叉以下的异位激动称为室性心律失常。尽管希氏束位于室间隔内，但由于其为房室交接区的一部分，故而起源于希氏束的激动被排除在室性心律失常之外。由于心室是房室折返性心动过速的环路组成部分，这种心动过速也应排除在外。

室性心律失常可以是因窦房结或室上性激动未到达心室而形成的逸搏现象。然而更常见的是提前发生的室性异位搏动。

(一)室性期前收缩

起源于心室的期前收缩为室性期前收缩，是十分常见的心律失常。由于室性期前收缩可起源于心室的不同部位或传导系统的某一束支或分支，其产生的心室激动过程和顺序与正常的窦性或房性及交接性激动下传引起的心室激动有很大改变，因而具有以下明显特征。

1. 静态心电图特点与诊断

1)QRS-T 波群：提前出现宽大畸形的 QRS-T 波群，其形态粗钝或有切迹，T 波与 QRS 波群主波方向相反。

2)QRS 波群时间≥0.12s。

3)其前无相关 P 波，其后偶有逆行 P^- 波，R-P^- 间期 >0.20s。

4)联律间期：系指期前收缩与位于其前的基本心搏之间的距离。如起源于同一部位的室性期前收缩，则有固定的联律间期。

5)代偿间歇：多为完全，即室性期前收缩前及后的 R-R 间期(或包括室性期前收缩在内的 R-R 间期)的数值等于窦性心律时 R-R 间期的 2 倍。插入性室性期前收缩(即夹在两个正常连续的窦性心搏之间而不改变窦性心律的期前收缩)无代偿间歇。

6)起源部位

(1)左室型室性期前收缩：又称"C 型室性期前收缩"，起源于左心室壁心肌中的室性期前收缩。特点为宽大畸形的 QRS 波群，平均电轴右偏，QRS 波群主波在 Ⅰ、V_5、V_6 导联向下，在 V_1、V_2 导联向上。

(2)右室型室性期前收缩：又称"A 型室性期前收缩"，指起源于右心室肌的室性期前收缩。特点为 QRS 波群宽大畸形，类似左束支阻滞图形。激动起自右室上部：QRS 波群主波在Ⅱ、Ⅲ、aVF 导联向上。激动起自右室心尖部：心电图表现为以下两种类型：① Ⅰ、aVL、V_4 ~ V_6 导联呈单相 R 波，Ⅱ、Ⅲ、aVF、V_1、V_2 导联呈 QS 型或 rS 型，aVR 导联主波向下；② Ⅰ导联呈单相 R 波，Ⅱ、Ⅲ、aVF、V_1 ~ V_6 导联均呈 QS 或 rS 型。

(3)室间隔室性期前收缩：起源于室间隔，激动经一小段心室心肌后迅速引起左、右束支同时除极，除极过程和顺序与正常心室除极差异较小，特点为 QRS 波群的形态、时间可与窦性的心室除极 QRS 波群相似；唯一不同的是 QRS 波群稍增宽，时间 <0.11s，可有轻度 ST-T 改变。

(4)后壁型室性期前收缩：①起源于左室后壁，向左室前壁、左室侧壁除极，QRS 波群主波在 V_1 ~ V_6 导联均向上；②起源于左室后上部者，QRS 波群主波在Ⅱ、Ⅲ、aVF 导联向上；③起源于后下部者，QRS 波群主波则在Ⅱ、Ⅲ、aVF 导联向下。

(5)前壁型室性期前收缩：起源于左室前壁，向后壁除极。特点为室性期前收缩的 QRS 波群主波在 V_1 ~ V_6导联均向下。

(6)心尖部室性期前收缩：又称左室下部型室性期前收缩。特点为QRS波群形态在Ⅱ、Ⅲ、aVF导联呈QS型或以S波为主，在aVR导联则以R波为主。

(7)心底部室性期前收缩：又称左室上部型室性期前收缩，起源于左室上部或心底部，电轴方向多自上而下。特点为QRS波群主波在Ⅱ、Ⅲ、aVF导联均向上，aVR导联向下。

(8)左束支型室性期前收缩：起源于左束支主干，左束支及左室先除极，右束支及右室后除极，其宽大畸形的QRS波群呈不完全性右束支阻滞型；但QRS波群时间<0.11s，无明显电轴偏移。

(9)左前分支型室性期前收缩：起源于左前分支的室性期前收缩所发出的激动，具有双向传导作用，特点为胸导联呈完全性右束支阻滞图形，肢体导联呈左后分支阻滞图形。

(10)左后分支型室性期前收缩：起源于左后分支的期前收缩，特点为胸导联呈完全性右束支阻滞图形，肢体导联呈左前分支阻滞图形。

(11)右束支性室性期前收缩：起源于右束支，右束支及右室先除极，左束支及左室后除极，其宽大畸形的QRS波群呈完全性左束支阻滞图形。

2. 分类 室性期前收缩的分类有多种，主要分类如下。

1)按期前收缩发生频率分类

(1)偶发室性期前收缩：期前收缩的发生≤5次/分。

(2)频发室性期前收缩：期前收缩的发生>5次/分。

(3)室性期前收缩二联律：亦称交替性室性期前收缩。指室性期前收缩与窦性心搏交替出现，是一种有规律的频发室性期前收缩。

(4)室性期前收缩三联律：一种有规律的频发性室性期前收缩，指每两个基本心搏后出现一次室性期前收缩，且连续出现三组以上者。

(5)室性期前收缩四联律：一种有规律的频发性室性期前收缩。系指每隔三个基本心搏后出现一次室性期前收缩，且连续出现三组以上者。

2)按期前收缩的形态分类

(1)单源性室性期前收缩：指起源于同一异位起搏点的室性期前收缩，是最常见的一种室性期前收缩。

(2)多源性室性期前收缩：指在同一导联中出现两种以上不同形态的室性期前收缩，且联律间期又不相同者。

(3)多形性室性期前收缩：指同一导联中联律间期相等，但QRS波群形态不一的室性期前收缩。

(4)特宽型室性期前收缩：当室性期前收缩的QRS波群时间≥0.16s时，即称为特宽型室性期前收缩。多见于严重性器质性心脏病，预后较差。

(5)特矮型室性期前收缩：在所有导联的室性期前收缩中，其QRS波群振幅≤1.0mV者称特矮型室性期前收缩，多提示为病理性室性期前收缩。

3)按期前收缩的代偿间歇分类："联律间期"或"配对间期"亦称耦联间期，指期前收缩与其前主导心搏的时距；代偿间期亦称"期前收缩后间期"或"回转周期"，是指提早的激动后直至基本心律的心搏间的一段较长的间期。

(1)无代偿间歇：间位性(插入性)期前收缩。

(2)不完全性代偿间歇：联律间期+代偿间期之和<2个基本心动周期。

(3)完全性代偿间歇：联律间期+代偿间期之和=2个基本心动周期。

(4)超完全性代偿间歇：联律间期+代偿间期之和>2个基本心动周期。

(5)等周期代偿间歇：代偿间期=1个正常心动周期。

(6)次等周期代偿间歇：代偿间期<1个正常心动周期。

4)按期前收缩早晚分类

(1)舒张早期期前收缩，即R-on-T。

(2)舒张中期期前收缩，临床常见。

(3)舒张晚期期前收缩，即R-on-P。

3. 静态心电图的鉴别诊断

1)房性期前收缩伴室内差异性传导与室性期前收缩的鉴别:房性期前收缩伴室内差异性传导时,畸形的 QRS 波群之前必有相关提早的房性 P′波,室性期前收缩其前无相关的 P 波,其后往往有被干扰的窦性 P 波,表现为代偿间歇完全。

2)交接性期前收缩伴时相性室内差异性传导与室性期前收缩的鉴别。

(1)前周期及联律间期:前者前周期长,联律间期短;后者相反。

(2)QRS 波群形态:前者多呈 3 相右束支阻滞图形,也可为完全性右束支阻滞图形,同一导联 QRS 波群图形不固定。后者 QRS 波群宽大畸形且图形一致。

(3)逆行 P^- 波:前者 P^- 波可位于 QRS 波群前、中、后,P^--R 间期 $<0.12s$,R-P^- 间期 $<0.20s$。而后者 P^- 波仅位于 QRS 波群之后,R-P^- 间期较长。

4. 临床意义 室性期前收缩的临床意义在很大程度上取决于基础心脏病的类型和严重程度。由于室性期前收缩十分常见,大多数学者主张从多方面进行综合判断。患者如无器质性心脏病,室性期前收缩不影响其健康和寿命,不必进行药物治疗。但患者如有相应的临床症状时,应作长时间的心电图记录,而在急性心肌梗死、心肌病、心肌炎、风心病、高血压性心脏病及各种原因造成的心力衰竭导致的室性期前收缩,都会引起严重的后果。

(二)室性心动过速

1. 静态心电图特点与诊断

1)单形性室性心动过速(阵发性室性心动过速):由 3 个或 3 个以上的快速的、连续的、形态一致的室性异位激动组成,称为单形性室性心动过速,绝大多数 R-R 间期规整。

(1)心室率:通常为 140 ~200 次/分,最快可达 250 次/分,个别情况下也可慢至 120 次/分。

(2)QRS 波群时间:$\geq 0.12s$。

(3)联律间期:每次发作多由一个室性期前收缩开始,联律间期固定。

(4)代偿间歇:发作后有代偿样间歇。

(5)发作特点:具有发作及终止突然的特点。

(6)房室脱节:具有基本窦性心律的患者,窦性 P 波与 QRS 波群没有明显关系(即完全性房室脱节)。室性心动过速中的 P 波可落在 QRS 波群之上,使 QRS 波群形态不一致。

(7)心室夺获和融合波:常可见到心室夺获或室性融合波。它们的出现支持室性心动过速的诊断。

(8)心肌缺血诱发的室性心动过速的特点是心动过速随 ST 段呈缺血型下移而出现,ST 段回至基线以后室性心动过速消失。

(9)分型:可分为持续性和非持续性室性心动过速两型。①持续型室性心动过速:室性心动过速发作持续时间 $>30s$,甚至几小时或几天或须要干预才能终止。多见于冠心病、心肌病,有发生心室颤动的危险。②非持续性室性心动过速:室性心动过速发作持续时间不超过 30s;联律间期可不等,终止前 R-R 间期亦不等,可见于正常人,也可见于器质性心脏病患者。

2)多形性室性心动过速:多形性室性心动过速是指室性心动过速伴连续变化的 QRS 波群形态、节律不规整,频率 >200 次/分,并持续 10 次心搏以上者。除 Q-T 间期无延长外,多形性室性心动过速与尖端扭转型室性心动过速相似,但发生率低于尖端扭转型室性心动过速。临床最常见于冠心病患者,包括急性心肌缺血与心肌梗死的患者。其特点如下:

(1)心动过速常由 0.50 ~0.70s 联律间期的室性期前收缩诱发;

(2)R-R 间期可不规整,心室率 200 ~290 次/分;

(3)心动过速的 QRS-T 波形逐渐发生改变,如有极性扭转可列为尖端扭转型室性心动过速;

(4)可自行发作,自行终止;

(5)可转为或恶化成为心室颤动;

(6)基本心律的 Q-T 间期正常或延长。

3)多源性室性心动过速:有时室性心动过速发作时,宽大畸形的 QRS 波群有两种以上的不同形态,心室律不规整，说明心室内有多个异位起搏点，故称之为多源性室性心动过速，起搏点越多，越容易诱发心室颤动。临床上多见于陈旧性心肌梗死、心肌病、风心病、心力衰竭、心导管检查及洋地黄中毒。其特点如下：

(1)由多源性室性期前收缩构成，室性 QRS 波群形态呈两种以上固定的图形；

(2)R-R 间期不规整，心室率 >100 次/分；

(3)不同形态的室性 QRS 波群的时间可不相同；

(4)心动过速发作前后可有多源性室性期前收缩及多源性成对室性期前收缩。

4)尖端扭转型室性心动过速(torsade de pointes, Tdp)：是室性心动过速的一种特殊类型。发作时 QRS 波群形态多变，主波方向忽而向上忽而向下，近似扭转，故称尖端扭转型室性心动过速。临床通常见于与 Q-T 间期延长相关的疾病，如特发性 Q-T 间期延长(遗传性)；继发性 Q-T 间期延长(心动过缓、电解质紊乱及抗心律失常药物等)。其特点如下。

(1)QRS 波群发生扭转：反复发作的快速 QRS 波群，起始于前一心搏的 T 或 U 波上，形态具有多变性，但变化仍然具有一定的周期性、规律性，QRS 波群的形态、振幅和主波的方向(极性)呈周期性变化，在每 5～15 个周期中，QRS 波群的主峰围绕等电位线扭转 1 次，使 QRS 波群主波的方向忽上忽下，形成围绕着基线扭转的独特心电图表现，有人形象地将其称为"芭蕾舞样室性心动过速"。

(2)心室率：150～280 次/分，多数大于 200 次/分，可持续数秒或十余秒自行终止，也可蜕化为心室颤动。

(3)基本心律：发作间歇时基本心律大多为窦性心动过缓或窦房阻滞。

(4)Q-T 间期：发作前后心电图可见显著 U 波，Q-T 间期或 Q-U 间期明显延长。

(5)短联律间期尖端扭转型室性心动过速：近年来有学者提出短联律间期尖端扭转型室性心动过速，其特点：①患者均有典型的尖端扭转型室性心动过速反复发作；②均由室性期前收缩诱发；③联律间期多数在 0.22～0.28s 之间，一般不超过 0.30s；④室性期前收缩的形态常恒定一致或仅有轻度变化。室性期前收缩的形态绝大多数呈左束支阻滞伴电轴左偏，提示其起源部位靠近右室心尖部。但也可表现为右束支阻滞伴电轴右偏；⑤Q-T 间期均正常，矫正后的 Q-T 间期也在正常范围。

5)特发性室速(idiopathic ventricular tachycardia)。根据药物治疗反应、电生理检查和心电图图形，可分为腺苷、维拉帕米和 β－受体阻滞剂敏感性室速等。

(1)腺苷敏感性室速：与 CAMP 介导触发机制相关，多起源于右室流出道(90%)，常在运动和程序刺激中诱发，心电图 QRS 波群呈左束支阻滞图形(LBBB)伴电轴右偏(约 90%)，少数起源于左室，呈右束支阻滞图形(RBBB)伴电轴右偏(约 10%)。室速发作时室率约120～250 次/分，程序刺激可诱发或终止，腺苷、维拉帕米或 β－受体阻滞剂均可终止发作，但以前者疗效较好(有效率约 80%)。

(2)维拉帕米敏感性室速，与左室分支折返激动机制相关，多起源于左前分支或左后分支，可在程控刺激时诱发，心电图多呈现 RBBB 伴电轴左偏(>90%)少数呈 LBBB 伴电轴右偏或左偏。室速发作时室率约 120～200 次/分，室性 QRS 波群时限多≤0.12s，程序刺激易诱发或终止，维拉帕米可终止发作(有效率约 85%)，而腺苷和 β－受体阻滞剂无效。

(3)β－受体阻滞剂敏感性室速：又称儿茶酚胺敏感性室速，多发生于儿童(8 岁 ±4 岁)，呈家族性常染色体显性遗传，与儿茶酚胺引发的自律性增强机制相关，常在运动、恐惧、疼痛、情绪激动等时诱发。室性 QRS 波群可呈 LBBB 型(>90%)、RBBB 或多形性，程序刺激不能诱发或终止，β－受体阻滞剂有较好疗效(有效率约70%)，无效者可选用索他洛尔，而腺苷和维拉帕米多无效。β－受体阻滞剂敏感性室速较其他二型特发性室速易发展为室颤而引起心源性猝死。

此外，分支型和右室流出道型特发性室速较少引发血流动力学障碍。

6)双向性室速(bidirectional ventricular tachycardia)。多见于洋地黄中毒和器质性心脏病等。①室性 QRS 波群多呈 RBBB 型，其主波方向在多数肢体导联呈上下交替；②室速时 QRS 波群心电轴交替呈 −60°～−90°与 +120°～+130°；③室性 R-R 间距规则，频率约为 140～200 次/分。

7)束支折返型(性)室速(bundle branch reentrant ventricular tachycardia)，是由左右束支作为折返环路的室速，多发生于器质性心脏病患者。①室速频率较快，常 >200 次/分，持续时间常 >30s；②室性 QRS 波群多呈 LBBB 型，少数呈 RBBB 型，QRS 波群时限多 >140ms；③电生理检查心室程序刺激时易诱发和终止该型室速。在室速发作前有 V_3 现象，即心室期前刺激（S_2）引起心室期前搏动（V_2），后随之又有一心室搏动（V_3）。此 V_3 现象由 V_2 逆传至希氏束（H_2），然后经另一侧束支下传再次激动心室而产生。室速发作时 H-V 间期常较窦性心律时的 H-V 间期长 10～50ms。

8）并行心律性室速（parasystolic ventricular tachycardia），常见于器质性心脏病患者。①多呈反复短阵发作，室速频率约 75～220 次/分。②每阵室速发作的第一个室性异位搏动的配对间期不等，室性异位搏动间距互成倍数关系或有一最大公约数（>0.40s），差异范围 0.01～0.08s。在室性异位节奏点冲动外出现文氏型阻滞时，可呈文氏型周期样改变。③可见室性夺获或室性融合波。

9）紊乱性室速（chaotic ventricular tachycardia）常见于临终期患者。①同一导联出现多种形态室性 QRS 波群，室率 60～100 次/分；②室性 R-R 间距极不规律；③常与室性期前收缩、室性逸搏、心室扑动、心室颤动等同时存在或交替出现，易发展为心电－机械分离和全心停搏。

2. 静态心电图的鉴别诊断

1）阵发性室性心动过速与阵发性室上性心动过速的鉴别

（1）前者多发生在有较严重器质性心脏病的基础上，而后者心脏多正常。

（2）前者，特别是起源于心底部者，对心功能影响严重，发作时血压显著下降，如患者的心脏基础较差，发作后常很快发生心力衰竭或休克。而后者除非心室率特别增快，一般对心功能影响不重。

（3）前者心室率很少超过 200 次/分，相反，后者心室率常高于 200 次/分，可高达 240～290 次/分。凡心室率超过 200 次/分，血压无明显下降，且无明显器质性心脏病者，多为阵发性室上性心动过速。

（4）前者心室率常不规整，后者多绝对规整，但可有例外。

（5）前者心尖区第一心音响度常强弱不等（由于心房、心室在收缩时间上不协调，因而在心室收缩时，二、三瓣的位置差别很大），而后者心尖区第一心音响度均匀一致，但偶尔交接性心动过速伴有房室分离时，心尖区第一心音响度亦可强弱不等。

（6）进行颈动脉窦按压或其他刺激迷走神经的方法，如压迫眼球、深吸气后憋气等，有时可使后者发作突然终止，但无效时对鉴别并无帮助。

（7）前者 QRS 波群畸形，QRS 波群时间≥0.12s；后者（除伴有束支阻滞或室内差异性传导外，此两种情况鉴别见下段）QRS 波群形态与一般窦性心律 QRS 波群相似，时间<0.11s。

2）阵发性室性心动过速与室上性心动过速伴束支阻滞的鉴别：除前述各点以外，可参考以下几点。

（1）后者心动过速发作前后的心电图也有同样的束支阻滞图形或短阵发作的阵发性室上性心动过速，其窦性心律的 QRS 波群形态即有束支阻滞。

（2）后者用特殊方法描记 P 波时，将发现其 P 波与 QRS 波群数目一致，且互相有关（交接性心动过速伴有房室脱节例外），而前者 P 波数目远较 QRS 波群数目为少，且互相无关。

（3）具有下列情况之一者，可证明其为阵发性室性心动过速：①出现心室夺获时，QRS 波群形态正常或其时间较其他 QRS 波群为短，而室上性心动过速伴有束支阻滞出现心室夺获时，其 QRS 波群形态及时间均不变；②有室性融合波；③QRS 波群畸形呈多源性；④心动过速发作前后存在与心动过速发作时 QRS 波群形态相同的室性期前收缩。

3）阵发性室性心动过速与室上性心动过速伴室内差异性传导的鉴别：除参考以上各点外，后者 QRS 波群形态多数具有右束支阻滞图形。其他鉴别同上述 2）项（2）、（3）两点。

4）多源性室性心动过速应与连续的插入性室性期前收缩引起其后窦性心搏伴室内差异性传导相鉴别：后者畸形的 QRS 波群之前总有相关的 P 波，室内差异性传导的 QRS 波群形态易变性较大。

（三）加速性室性心律（非阵发性室性心动过速）

多见于窦房结及交接区起搏点高度受抑制，而心室异性起搏点自律性增高所发生的心动过速。

1. 静态心电图特点与诊断

（1）心电图上出现 3 次或 3 次以上的室性 QRS 波群。

（2）QRS 波群形态宽大畸形，时间≥0.12s，ST 段及 T 波与 QRS 波群方向相反。

（3）心室率：介于室性逸搏心律（频率<40 次/分）和室性心动过速（100 次/分以上）之间，为 60～100

次/分，多在70～80次/分之间。

(4)心室夺获和融合波：比阵发性室性心动过速更为多见。由于室性心动过速的频率与窦性心率相近，干扰性房室脱节较为常见。

(5)发作特点：多数发作为一过性，持续数秒、数分或数小时。

2. 临床意义 临床上常见于急性心肌梗死，特别是急性心肌梗死再灌注治疗后24h内，但多发生于前几个小时内。加速性室性心律也可见于其他心脏疾病，如原发性心肌病、高血压、风心病和先天性心脏病；还可见于洋地黄中毒；偶也见于无心脏疾病证据者。

(四)室性并行心律

室性并行心律比房性或交接性并行心律更为多见，约占并行心律的56%。

1. 静态心电图特点与诊断

(1)QRS波群：为室性，宽大畸形，同导联形态相同，呈单源性，多在舒张中、晚期出现，易呈插入性，但多源性室性并行心律时QRS波群形态不同。

(2)具有并行心律的三大特征：①联律间期不等，差别>0.08s(或0.06s)；②异位搏动间存在整倍数关系，或所有的异位搏动之间的间期有一个公约数，其中最短的异位搏动之间的间期或最大公约数，即为并行心律的异位周期；③易发生室性融合波，QRS波群图形的变化依赖于两个冲动激动心室的比例。

(3)频率：室性异位搏动的频率在30～40次/分之间。室性并行心律的频率<20次/分，称为过缓性室性并行心律。在20～40次/分之间，称为室性并行心律。在40～100次/分之间，称为加速性室性并行心律。>100次/分为并行心律性室性心动过速。

(4)并行心律性室性心动过速特点：由一系列(3次以上)符合并行心律四大特征的室性期前收缩所组成的室性心律，其频率多在100～140次/分之间，少数可快至140～220次/分。每阵室性心动过速的持续时间的久暂以及是否规整，视传出阻滞的程度和类型(二度Ⅰ型或二度Ⅱ型)以及外出绝对干扰的多少而异。主要有下列几种表现：①无传出阻滞，频率快速且节律规则或基本规则，持续时间较久，即很少或较少有间歇，乃1:1外出传导，此时期前收缩之间的间期大致即为室性心动过速本身的周期；②在散在的短阵发作时，期前收缩之间的间期长短不一，但彼此有整倍数关系，则为伴有二度Ⅱ型或高度传出阻滞；③散在的短阵发作时，期前收缩之间的间期呈“渐短突长”之规律，则为二度Ⅰ型(文氏型)传出阻滞，此型并不少见。

2. 静态心电图的鉴别诊断

(1)室性并行心律与多源性室性期前收缩的鉴别：两者联律间期不等，但室性并行心律除出现室性融合波外，其余心室内异位搏动的QRS波群形态一致，各室性异位搏动之间的间期有一定的规律；而多源性室性期前收缩的QRS波群形态不一致，室性异位搏动之间的间期无一定的规律。

(2)室性并行心律与伴不完全性房室脱节的加速性室性心律的鉴别：见表2-4。

另外，以上讨论除室性融合波的情况外，其他各原则也适用于房性并行心律与伴不完全性房室脱节的加速性交接性心律鉴别。

表2-4 室性并行心律与伴不完全性房室脱节的加速性室性心律的鉴别

	室性并行心律	加速性室性心律
长与短间期的倍数关系	有	无
联律间期	明显不等	无明显不等，多与窦性或室性周期相近
出现形式	多为期前收缩的形式	多非期前收缩的形式
窦性频率	比室性频率快，窦性为60～100次/分，室性为30～40次/分，<60次/分	与室性频率相近，为60～100次/分，窦性频率稍快或稍慢
室性融合波	较少，多在舒张晚期出现	较多，可呈多种不同程度的融合，特别在窦性心律与室性节律竞争过程中易于出现

3. 临床意义

(1)室性并行心律多见于器质性心脏病，青年人的预后比老年人好。

(2)并行心律性室性心动过速多见于器质性心脏病，尤其是冠心病心肌梗死型，可能导致猝死，但如发生在无器质性心脏病的青年人中，预后良好。

（五）室性逸搏与逸搏心律

当室上性激动频率慢于室性异位激动的频率时，室性逸搏便会发生。多数室性逸搏伴有房室结水平的缓慢性心律失常。当房室交接区自律性受损或希氏束远端阻滞时，室性逸搏就会发生。室性逸搏连续出现3次或3次以上者，称为室性逸搏心律。

1. 静态心电图特点与诊断

1）室性逸搏：延迟出现的室性搏动，逸搏间期在1.5～3.0s之间。

（1）QRS-T波群：延迟出现的1次或连续出现的2次QRS波群，其形态宽大畸形，QRS波群时间≥0.12s，起搏点在希氏束分叉以上，则QRS-T波群形态接近正常，其前无相关的P波，如有窦性P波，P-R间期<0.10s，提示室性逸搏伴房室干扰。QRS波群之后偶可见逆行P波。

（2）室性融合波：有时室上性冲动（窦性或房性）可下传与室性逸搏冲动在心室内互相干扰，形成室性融合波。

（3）逸搏间期：变化较大，在1.5～3.0s之间，频率20～40次/分，如频率<20次/分，称为过缓性室性逸搏。

（4）基本心律：是在窦性停搏、窦房阻滞、房性心动过速、心房扑动、心房颤动合并二度以上房室阻滞时出现。室性逸搏还可出现于期前收缩、心动过速终止以后的代偿间期内。

2）心室自主心律（室性逸搏心律）：室性逸搏连续出现3次或3次以上者。

（1）连续3个以上的室性逸搏，P波与QRS波群无关。

（2）心率缓慢，可稍有不规整。起搏点位置在希氏束分叉以下者，心室率常在30～40次/分或更慢。起搏点在希氏束分叉以上心室率可稍快，达40～50次/分。如心室率<20次/分，称为过缓性心室自主心律。

（3）QRS波群形态宽大畸形，时间≥0.12s。起搏点在希氏束分叉以上则QRS-T波群形态接近正常。

（4）室性QRS波群形态相同者，为单源性逸搏心律；室性QRS波群形态呈两种以上固定图形，且心室率不规整者，为多源性心室自主心律。

（5）窦性、房性、交接性心律与室性逸搏心律并存时，可形成室性融合波或心室内脱节。此外，两个室性异位起搏点有时在心室内竞争控制心室，亦可形成室性融合波。

2. 静态心电图的鉴别诊断

（1）交接性逸搏伴室内差异性传导时与室性逸搏的鉴别：交接性逸搏伴室内差异性传导时，其室率多超过40次/分，QRS波群仅有轻度畸形，且多呈右束支阻滞图形，QRS波群时间多在正常范围内。而室性逸搏心室率多在40次/分以下，QRS波群明显畸形，且多呈单相或双相。QRS波群时间大于0.12s。前者多无室性融合波，后者可有室性融合波。

（2）交接性心律合并束支阻滞时与心室自主心律的鉴别：交接性心律合并束支阻滞时，心率相对较快，所描记的窦性心律图形也伴有束支阻滞图形。而心室自主心律则没有，且心率相对较慢。如出现心室夺获，前者夺获的QRS波群仍呈同一束支阻滞图形，后者夺获的QRS波群形态与之不同。

3. 临床意义 室性逸搏及心室自主心律常见于严重心脏病患者，如冠心病，尤其是急性心肌梗死、心肌炎的患者。但最常见的原因还是双侧束支阻滞所造成的高度和三度房室阻滞的患者。

心室自主心律与交接性心律比较，其自律性极不稳定，易发生停搏，导致心室停搏，应及时安装人工心脏起搏器。

（六）室性停搏

室性停搏指室性起搏点在一定时间内不能形成并发出激动。此时室性起搏点丧失自律性，或其自律性强度属0级。

1. 静态心电图特点与诊断

（1）三度房室阻滞中，原有的心室自主心律消失。

（2）室内三支阻滞中，原有的心室自主心律消失。

（3）窦性心律的频率低于20次/分，或其他异位心律的频率低于20次/分时，不伴有心室自主心律，提示室性停搏。

(4)诊断要点：大于3.0s以上的心室长间歇不见室性逸搏或心室自主心律突然消失者，可明确室性停搏的诊断。

2. 临床意义 室性停搏的预后比交接性停搏更严重，是心脏逸搏功能接近完全衰竭的表现。完全性左加右束支阻滞或完全性三支阻滞并发室性停搏对循环的影响基本上与心室停搏和全心停搏相同。

(七)心室停搏

心室停搏指交接性停搏合并室性停搏引起的心室电活动丧失，此时心室的机械性收缩停止，血液循环中断。

1. 静态心电图特点与诊断 心电图上有心房电活动，可为窦性心律、房性心律，不见任何逸搏心律。

(1)窦性心律伴三度房室阻滞或高度房室阻滞时，不见任何逸搏心律，仅见一系列窦性P波，不见任何交接性和室性QRS波群。

(2)房性心律伴三度房室阻滞或高度房室阻滞时，不见任何逸搏心律，仅见一系列房波(如P′、F和f波)，不见任何交接性和室性QRS波群。

(3)出现>3.0s的心室长间歇。

2. 临床意义 短暂性心室停搏可仅有头晕、黑蒙等症状，持续时间较长的心室停搏可引起阿-斯综合征发作。较久性心室停搏导致患者死亡。

(八)全心停搏

全心停搏指心脏全部起搏点同时丧失自律性(四类停搏窦性、房性、交接性和室性停搏同时存在)，心房和心室无电活动，又无机械性舒缩运动。

1. 静态心电图特点与诊断

(1)短暂性全心停搏，心脏电活动消失持续3.0s以上。

(2)较久性全心停搏引起的后果与心室停搏一样，导致阿-斯综合征发作或死亡，是引起心脏性猝死的重要原因之一。

2. 静态心电图的鉴别诊断 全心停搏须与心室肌电麻痹相鉴别：前者指心脏全部起搏点同时丧失自律性，心房和心室无电活动，又无机械性舒缩运动，后者是指心室肌兴奋性丧失。

3. 临床意义 心室停搏与全心停搏比较，有下列差别：前者发生在高度或三度房室阻滞的基础上，后者多是病态窦房结综合征的后果；前者心电图上有房性波(P、P′、F和f)，后者则无；前者有心房收缩，后者则无。但是具有生命攸关的重要意义的却是两者的共同点：心室既无电活动(无任何QRS波群)，也无机械收缩，导致血液循环终止。全心停搏预后恶劣，多为濒死的表现，临床应予以积极救治。

八、扑动与颤动

扑动与颤动是临床上常见的心律失常，都是频率比阵发性心动过速更快的主动性异位心律，发生在心房的异位心律称为心房扑动、心房颤动；发生在心室的异位心律称为心室扑动、心室颤动。

(一)心房扑动

心房扑动(atrial flutter, AF)是指连续、快速、规则的心房电活动。心房激动表现为形态、方向、振幅完全相同的、近似锯齿或波浪样的扑动波，称F波，F波频率通常在220~450次/分之间。心房扑动多为阵发性，少数呈持续发作。发生率约是心房颤动的10%，男性多于女性。常见于肺心病，二尖瓣、三尖瓣病变和任何原因引起的心房肥大，尤其是右房肥大，以及心脏外科术后。

1. 分类与分型 根据体表心电图，将心房扑动分为两型：即典型心房扑动和非典型心房扑动。

(1)典型心房扑动：又称为Ⅰ型心房扑动，F波频率在240~350次/分之间，各导联F波形态固定，频率规整，根据Ⅱ、Ⅲ、aVF导联F波形态又分为两型。其中较常见的一种心电图表现为Ⅱ、Ⅲ、aVF导联F波呈负向，称为常见型；另一种心电图表现为Ⅱ、Ⅲ、aVF导联F波呈正向，称为少见型。典型心房扑动经快速心房刺激可以转复为窦性心律。

(2)非典型心房扑动：又称为Ⅱ型心房扑动，F波频率在350~450次/分之间，形态没有明显规律。非典型心房扑动经快速心房刺激不能转复为窦性心律。

2. 静态心电图特点与诊断

（1）P 波消失，代之以各波形相同、波幅及时距相等、波间无等电位线、呈锯齿状或波浪状的 F 波，F 波频率范围为 240～450 次/分，典型心房扑动在 240～350 次/分之间，超过 350 次/分多为非典型心房扑动。这个范围并不是绝对的，经心内电生理检查证实，心房扑动与房性心动过速的心房率有一定重叠现象，一些心房扑动的心房率低于 240 次/分，尤其是长时间应用减慢心率药物的心房扑动患者，心房率甚至可以低至 200 次/分。

（2）一般情况下，在Ⅱ、Ⅲ、aVF 导联 F 波最宽、最清晰、等电位线消失；在Ⅰ和 V_1 等导联上的 F 波相对较窄，可以存在等电位线。F 波两支可不对称，有的前支长而后支短，有的后支长而前支短，但多数是对称的。

（3）F 波振幅通常较 f 波大，多为 0.2～0.4mV，F 波时间在 0.20s 左右。

（4）FR 代表房室传导时间，通常情况下，FR 应固定不变。但当房室交接区发生隐匿性传导，或出现不同程度阻滞，或心房扑动同时伴有房室交接区心动过速造成房室脱节时，FR 可长短不等。

（5）房室传导比例常为 2∶1，可呈不规则比例传导。如房室传导比例固定，心室率一般规律匀齐，如房室传导比例不固定，或存在不同程度的隐匿性传导，心室率可以不规则。当传导比例 >4∶1，应考虑到心房扑动合并二度房室阻滞的可能；当心室率缓慢而规则，一般低于 60 次/分，FR 不固定，则应高度怀疑心房扑动合并完全性房室阻滞。

（6）如果本身不伴有室内阻滞，心房扑动时 QRS 波群形态正常，可有差异性传导。

3. 静态心电图的鉴别诊断

（1）与阵发性房性心动过速的鉴别：当心房扑动时，F 波频率慢至 200 次/分左右，或频率在 300 次/分左右伴 2∶1 房室传导时，F 波重叠于 QRS 波群或 T 波之中难以辨认，可酷似房性心动过速。两者的鉴别点为：①心房波，前者为 F 波，通常宽大异常，后者为 P′波，相对较小；②心房率，前者快而匀齐，为 250～350 次/分，后者为 150～250 次/分；③等电位线，前者多无等电位线，后者有等电位线；④房室传导比例，前者多在2∶1 以上，后者多为 1∶1；⑤前者可通过刺激迷走神经使心室率减慢，显示 F 波，后者可终止发作或无效；⑥食管心电图可清楚分辨 F 波或 P′波。

（2）与阵发性室性心动过速的鉴别：当心房扑动伴室内差异性传导时，可出现快速、连续呈宽大畸形的 QRS-T 波群。酷似阵发性室性心动过速。两者的鉴别点为：①F 波，前者有，后者无；②QRS 波群图形，前者起始向量与室上性相同，多呈 3 相性右束支阻滞型，后者起始向量与室上性不同，为宽大畸形的 QRS 波群；③刺激迷走神经，前者减慢且可显示 F 波，后者无效；④融合波或心室夺获，前者无，后者有，有助于诊断。

4. 临床意义 心房扑动是一种常见的心律失常，虽不如心房颤动多见，但二者可以互相转化。心房扑动可表现为阵发性或短暂过程，历时数秒、数分钟或数小时，也可持续数周、数月甚至数年，持续性心房扑动尚没有准确的时间定义，一般认为持续 72h 以上的心房扑动很少能够自行恢复窦性心律，心房扑动持续半年以上者可以称为慢性心房扑动，多数最终转变为慢性心房颤动。临床上阵发性心房扑动比持续性心房扑动多见。

（1）发生原因：心房扑动多发生于器质性心脏病患者，如冠心病、风湿性心脏病、先天性心脏病及修补术后、肺心病和心肌病等。心房颤动药物转复过程中和预激综合征患者也会出现心房扑动。心房扑动也可与某些中毒或代谢异常有关，如酒精中毒或甲状腺功能亢进症也可出现短暂性心房扑动。

（2）临床表现：心房扑动的临床表现取决于心室率的快慢及原发心脏疾病的严重程度。心室率快可引起心悸、胸闷、呼吸困难、头晕等症状，有时可致心前区疼痛，原有器质性心脏病患者易诱发心力衰竭。

（3）预后：由于心房扑动时控制心室率相对于心房颤动比较困难，而且心室率往往在 150 次/分左右，对于有心功能不全者，很容易导致血流动力学的恶化，如果不能恢复窦性心律，预后较差。心房扑动患者发生血栓栓塞比例低于心房颤动的病人。

（二）心房颤动

心房颤动（atrial fibrillation，af）为心房不规则、紊乱的电活动，是临床上最常见的心律失常之一，成人发病率0.3%～0.5%，随着年龄的增加，发生率成倍增加。绝大多数由器质性心脏病引起，如风湿性心脏病、冠心病、高血压性心脏病、甲状腺功能亢进、预激综合征患者等，也可发生于心脏结构正常者。部分心房颤动发作与交感或迷走神经张力增高密切相关，交感神经张力增高诱发的心房颤动称为交感神经介导的心房颤动，迷走神经张力增高诱发的心房颤动称为迷走神经介导的心房颤动。大约8%～20%的心房颤动患者没有器质性心脏病和其他导致心房颤动的因素，称为迟发性或孤立性心房颤动。

1. **分型** 心房颤动的分型众多，常用的分型如下。

(1)按速率分型：①慢速型，心室率≤60次/分；②快速型，心室率≥100次/分；③极速型，心室率>180次/分。

(2)按波幅分型：①细颤型，f波的振幅<0.1mV；②粗颤型，f波的振幅>0.1mV。

(3)按时间分型：①阵发性，突然发作，自行终止，可持续数秒至数天；②持续性，不能自行终止，一般持续1周以上，可经药物或电转复恢复窦性心律；③永久性，用各种治疗均不能终止的心房颤动。

2. **静态心电图特点与诊断**

(1)P波消失，代之以大小不一、形态迥异、方向不同、间距不等的f波，f波频率350～600次/分。多数情况下，f波在Ⅱ、Ⅲ、aVF及V_1导联较清楚。某些心房颤动f波细微而快速，体表心电图难以辨认，在食管导联方能探测到，往往只能根据不规则的心室律和P波消失作出心房颤动的诊断；而某些心房颤动f波粗大，甚至可达0.4～0.5mV。f波振幅的大小与病因、心房颤动持续的时间、心房的大小以及用药等因素有关。风湿性心脏病粗颤型多，冠心病细颤型多，心房颤动持续时间越长f波越细，心房明显增大者往往为粗颤，用洋地黄后f波变细，用Ⅰ类和Ⅲ类抗心律失常药物f波变粗。

(2)f波下传的R-R间期绝对不规则。在心房颤动的基础上，间断或连续出现规则的R-R间期，则应考虑：①房室分离，心房为颤动节律，心室律为房室交接性或室性心动过速，两者在房室交接区发生干扰性脱节；②心房颤动伴高度和完全性房室阻滞，此时心室率缓慢，低于60次/分，QRS波群可呈室上性，亦可宽大畸形，为房室交接性或室性逸搏心律。

(3)QRS波群呈室上性，若伴有室内差异性传导，多呈3相性右束支阻滞型。

(4)不纯性心房颤动，以f波为主，其间夹杂着短暂F波；如果以F波为主，其间出现短暂的f波，为不纯性心房扑动；若F波与f波互相转变，称为心房扑动－颤动。

3. **静态心电图的鉴别诊断**

(1)与心房扑动的鉴别：当心房扑动伴不固定比例的房室传导，特别是锯齿波不清晰时，容易与房颤相混淆，但至少在某一导联上可以分辨出规律的扑动波，而且相同比例传导时的R-R间期相同，F-R间期亦相同。

(2)多源性或紊乱性房性心动过速：由于心房内的异位起搏点不断改变，使P′波形态以及P′-P′、P′-R、R-R间期不规则，心室率也不规则，易与心房颤动相混淆。两者的鉴别要点为：前者可在一定导联上寻找出P′波，QRS波群前可分辨出对应的P′波，尽管前者P′-R间期不等，但都>0.12s；后者则无P′波。

(3)心房颤动伴差异性传导与心房颤动伴预激综合征及心房颤动伴室性期前收缩和室性心动过速的鉴别：三者均出现宽大畸形的QRS-T波群，但它们的鉴别诊断具有重要临床意义。三者的鉴别要点如下：①心房颤动伴差异性传导时宽大畸形的QRS波与f波下传呈室上性的QRS波群起始向量一致，在V_1导联QRS波群多呈3相性右束支阻滞型，由于差异程度不同，QRS波群畸形程度不一，多发生于心室率快时，出现于长R-R间期后的短联律间期；②心房颤动伴预激综合征因预激程度不同，QRS波群宽窄不等，在同一导联的起始向量一致，可见δ波；③心房颤动伴室性期前收缩和室性心动过速时，宽大畸形的QRS波群起始向量与室上性不同；V_1导联QRS波群多呈单相或双相(qR、QR、Rs形)，多发生于心室率较慢时，联律间期短而固定，其后有代偿间歇。

4. **临床意义** 心房颤动多发生于有器质性心脏病的病人，其主要危害是心室率不规则和快心室率造成的血流动力学障碍，加重心肌缺血、充血性心力衰竭以及血栓脱落等。流行病学研究表明，心房颤动患者的死亡率和致残率明显增高，其中死亡率为一般人群的2倍，主要与基础心脏病的加重、动脉栓塞及脑卒中有关。由于心房颤动时心房肌失去正常舒缩，影响心脏排血功能，故易形成附壁血栓，脑栓塞的发生率为无心房颤动者的5倍。正常心房收缩的排血量约占心室充盈量的35%，心房颤动时心室充盈量及每搏量明显减少，使血压或脉压降低，在心室率增快时冠状动脉血流量可减少40%以上。心房颤动的临床表现取决于心室率的快慢及基础心脏病的情况，慢性心房颤动心室率不快时，患者可无症状，阵发性心房颤动或心室率快的心房颤动患者常有心悸、胸闷、气短、不安、头晕，严重者可表现为休克、心力衰竭、心绞痛或晕厥等。

（三）心室扑动

心室扑动是介于室性心动过速与心室颤动之间的紊乱心律，时间短暂，易转化为心室颤动，是一种恶性心律失常。

1. 静态心电图特点与诊断

（1）P波消失，QRS波群与T波相连，难以区分。

（2）心室波群呈现有规律的、连续的、振幅相等的扑动波，类似“正弦曲线”的波形。每个扑动波由圆钝的上升段和下降段两部分组成，振幅可大可小，在严重的心肌损害状态下，扑动波可以很小。

（3）心室率为200～250次/分。

不纯性心室扑动是一种介于室性心动过速与心室颤动之间的快速型心律失常，主要表现为心室扑动，或从心室扑动转变为心室颤动不久又转为心室扑动。出现时间短暂或恢复原有心律，更多的是恶化迅速转化为心室颤动。

2. 静态心电图的鉴别诊断

（1）与阵发性室性心动过速的鉴别：阵发性室性心动过速心室率也常达到甚或超过200次/分，但QRS波群清楚，波间有等电位线，QRS波群与T波之间可以分清，通常QRS波群时限室扑比室速长。

（2）与心室颤动的鉴别：心室扑动波是连续而规则的畸形波，心室颤动波则为系列波形，振幅及时距均不相等的不规则波形。

3. 临床意义 心室扑动是一种极端严重的心律失常，一般在发作前无前驱症状，一旦发生，血液循环几乎停止，且易在短时间内转化为心室颤动，因此，必须争分夺秒地进行抢救。

（四）心室颤动

心室颤动是最严重的恶性心律，是导致心脏性猝死的主要原因，是临终濒死心律最常见的表现。

1. 分型

1）根据病因不同将心室颤动分为以下三种。

（1）原发性心室颤动：是由于心室存在具体的电生理异常所致，而且发作前不伴有严重的血液动力学紊乱，冠状动脉粥样硬化性心脏病是最常见的病因。

（2）继发性心室颤动：是由于心肌的严重损害导致充血性心力衰竭而引起的心室颤动。

（3）特发性心室颤动：是指经过临床详尽检查都未能发现心脏结构异常的自发性心室颤动。

2）根据心室颤动波振幅的大小将心室颤动分为以下两种。

（1）粗颤型：心室颤动波振幅>0.5mV，除颤易获成功。

（2）细颤型：心室颤动波振幅<0.5mV，除颤不易成功。

2. 静态心电图特点与诊断

（1）QRS-T波群完全消失，代之以大小不一、形态不同，极不匀齐的连续的颤动波。

（2）频率为150～500次/分，多>250次/分。

（3）心室颤动波振幅在初期较大，以后振幅逐渐减小，频率逐渐减慢，以至于出现心室停搏。

3. 静态心电图的鉴别诊断

（1）与心室扑动的鉴别：见心室扑动的静态心电图鉴别诊断。

（2）与尖端扭转性室型心动过速的鉴别：尖端扭转性室型心动过速频率快，QRS波群宽大畸形，形态多变，R-R间期极不规则，易与粗颤型心室颤动相混淆，前者每隔3～20个心搏，QRS波群尖端围绕基线逐渐地转至相反的方向，每次发作可自行终止，持续时间很少超过10s；而心室颤动却不具有此特点。

4. 临床意义 心室颤动发作时心室不再有组织地收缩与舒张，血液循环处于停滞状态，病人很快意识丧失，随之呼吸停止，甚至死亡。心室颤动持续4～6min，即可引起不可逆的大脑损害。因此，必须争分夺秒地进行抢救，非同步直流电复律是首选，最好是抢在心室扑动和粗颤型心室颤动时进行电复律，因此时更容易除颤成功。

九、房室阻滞

房室阻滞（atrio-ventricula block）是临床上较为常见的一种心律失常，指激动从心房至心室传导过程中出现传导延迟、部分中断或全部中断的一种心电异常现象。

1. 分类

（1）按其阻滞程度分类：可分为一度房室阻滞、二度房室阻滞、高度房室阻滞、几乎完全性房室阻滞和三度房室阻滞。这种经典的分类方法过于简单，且存在一定缺陷，因为度不能反映阻滞部位，而阻滞部位具有更重要的临床意义。

（2）按其阻滞部位分类：可分为心房内阻滞、房室结阻滞、希氏束阻滞、双束支及分支阻滞，通常把发生在希氏束以上的阻滞称为高位阻滞，发生于希氏束及以下的阻滞称为低位阻滞。阻滞部位越低，提示病情越严重，预后越差。阻滞可以是单一部位的，亦可是多层次的联合阻滞。

2. 阻滞程度与阻滞部位的关系 虽然房室阻滞的确切阻滞部位须经希氏束电图才能确定，但体表心电图亦能粗略判断阻滞的部位。

（1）一度房室阻滞时，当P波增宽且伴有切迹，可提示心房内阻滞的存在。

（2）一度房室阻滞合并束支阻滞，可能为房室结传导延迟合并一侧束支阻滞，也可能为双侧束支一度阻滞，后者更为常见。

（3）如果出现交替性左、右束支阻滞或右束支阻滞合并交替性左前分支阻滞和左后分支阻滞，不论出现一度、二度房室阻滞，则高度提示其为双侧束支阻滞。

（4）当一度、二度房室阻滞P-R间期随R-P间期变化（即短R-P间期后有一长的P-R间期，而长R-P间期后有一短的P-R间期）时，反映阻滞位于房室结；如P-R间期与R-P间期无关，则反映阻滞位于希氏束以下，二度Ⅰ型房室阻滞在QRS波脱漏之前，存在R-P间期逐渐缩短，P-R间期逐渐延长时，反映阻滞部位位于房室结。

（5）二度Ⅱ型房室阻滞在QRS波脱漏之前，尽管R-P间期有变化，P-R间期恒定不变，反映传导阻滞位于希氏束以下。

（6）而高度房室阻滞，其阻滞的部位几乎都在希氏束以下。

（7）完全性房室阻滞时，若心室逸搏频率大于40次/分，QRS波群形态正常，或有时宽大畸形，说明阻滞部位在希氏束及以上可能性大；相反，若心室逸搏频率小于40次/分，QRS波群全部宽大畸形，说明阻滞部位在希氏束以下可能性大，频率越慢说明阻滞部位越低。

3. 静态心电图特点与诊断

1）一度房室阻滞：房室传导系统相对不应期病理性延长占据整个心动周期时，室上性激动下传心室时即可发生P-R间期阻滞性延长（正常P-R间期在0.12～0.20s之间），称为一度房室阻滞。

一度房室阻滞可发生于房室传导系统的任何部位。在生理情况下，房室传导时间随心率变化而不同，在一定范围内（心率为130次/分），P-R间期随心率增加而缩短，但当心率为130～150次/分，P-R间期则随心率增加而延长，直至出现心室脱落；在病理情况下，由于心房至心室传导过程中某部分出现异常延缓，导致P-R间期不能随心率增加而缩短，甚至反而延长。一度房室阻滞可呈间歇性或持续性发作。心率增快时，P-R间期延长，心率减慢后，P-R间期恢复正常，称为快频率依赖型一度房室阻滞，此类阻滞认为与房室交接区动作电位3相复极异常延长有关；相反，若房室传导系统存在4相阻滞则出现慢频率依赖型一度房室阻滞。一度房室阻滞亦可表现为间歇的与心率无关的P-R间期延长。部分一度房室阻滞与迷走神经张力增高有关，表现为夜间睡眠时出现一度房室阻滞，白天活动时P-R间期正常。根据P-R间期延长的形式不同，一度房室阻滞可分为典型一度房室阻滞（一度Ⅱ型）和非典型一度房室阻滞（一度Ⅰ型和一度Ⅲ型）。一度房室阻滞具有以下特点。

（1）窦性心律时P-R间期≥0.21s（成人）或0.18s（儿童）。这并不是一个固定的数值，当心率为130～

150 次/分时出现的 P-R 间期延长不具有病理意义，老年人及心动过缓者，P-R 间期超过 0.20s 小于 0.22s 亦属正常。①一度Ⅰ型房室阻滞表现为 P-R 间期逐渐延长，无 QRS 波群漏搏。②一度Ⅱ型房室阻滞表现为 P-R 间期固定延长，为最常见的一度房室阻滞。③一度Ⅲ型房室阻滞表现为 P-R 间期长短不一。

(2)发生于前一心动周期 T 波结束后的房性期前收缩、房性逸搏心律、加速性房性逸搏心律的 P′-R 间期 >0.21s。

(3)P-R 间期 > 相应心率 P-R 间期的最高值，见表 2-5。

表 2-5　正常 P-R 间期最高限度表

心率(次/分) \ 年龄	>18 岁	17～14 岁	13～7 岁	6～1 岁	<1 岁
≤70	0.20	0.19	0.18	0.17	0.16
71～90	0.19	0.18	0.17	0.16	0.15
91～110	0.18	0.17	0.16	0.15	0.14
111～130	0.17	0.16	0.15	0.145	0.135

(引自陈新主编《临床心律失常学》2000 年)

(4)相邻 P-R 间期变化大于 0.04s，即或 P-R 间期仍在正常范围内，亦被认为是一度房室阻滞。

2)二度房室阻滞：二度房室阻滞是指一个或多个心房激动不能下传到心室。当房室传导系统相对不应期及绝对不应期均延长时，出现二度房室阻滞。根据其不应期的延长程度可分为二度Ⅰ型和二度Ⅱ型房室阻滞。若房室传导系统存在 3 相、4 相阻滞则可出现相应的快频率、慢频率依赖型二度房室阻滞。

(1)二度Ⅰ型房室阻滞，即莫氏Ⅰ型阻滞：又称文氏型阻滞，是由房室传导系统相对不应期异常延长所致，绝大多数发生在房室结内，少数也可发生在希氏束以下水平，常是良性的。其特点为 P-R 间期逐渐延长直至出现一次 QRS 波群脱落，根据 P-R 间期增量的不同，又将其分为典型二度Ⅰ型房室阻滞和非典型二度Ⅰ型房室阻滞。

A. 典型二度Ⅰ型房室阻滞

a. 第一个 P-R 间期最短，第二个 P-R 间期增量最大，此后增幅逐渐减小，R-R 间期逐渐缩短，以致脱落一次 QRS 波群，结束一次文氏周期，以后又重复上述现象，脱落前 R-R 间期小于脱漏后的第一个 R-R 间期。

b. QRS 波群脱漏所致的长 R-R 间期 < 任何两个短 R-R 间期之和。

c. 典型二度Ⅰ型房室阻滞可因存在 3 相、4 相阻滞表现为频率依赖型，也可因迷走神经张力过高而表现为体位性二度Ⅰ型房室阻滞。

B. 非典型二度Ⅰ型房室阻滞

a. P-R 间期增量先逐搏缩短，漏搏前增量反而增加，可表现为变异型文氏型房室阻滞，即 R-R 间期呈"渐短渐长再突长"的规律，漏搏后的第一个 R-R 间期短于漏搏前的最后一个 R-R 间期。

b. P-R 间期增量逐渐增加，R-R 间期逐渐延长，以致脱落一次 QRS 波群，漏搏长间歇短于两个窦性心动周期。

c. P-R 间期增量固定，R-R 间期相等而固定，直至 P 波不能下传引起 QRS 波群脱漏。

d. 漏搏前 P-R 间期增量为负值，表现为漏搏前的 P-R 间期短于其他下传的 P-R 间期。

(2)二度Ⅱ型房室阻滞，即莫氏Ⅱ型阻滞：是由房室传导系统绝对不应期病理性延长所致。延长的绝对不应期间歇性延伸，当超过一个心房的心动周期时，引起一次 P 波受阻，漏搏一次 QRS 波群。二度Ⅱ型房室阻滞的部位几乎都在房室结以下，因无相对不应期延长，所以其下传的 P-R 间期多正常恒定。其特点如下。

A. P-R 间期固定，部分心房波因传导阻滞不能下传心室产生 QRS 波群。

B. 房室传导比例可固定也可不固定(2∶1～10∶9 不等)。

C. 下传的 QRS 波群形态正常或伴束支、分支阻滞图形。

D. 3 相二度Ⅱ型房室阻滞表现为心率增快到一定限度即出现 P-R 间期固定加 QRS 波群漏搏，心率减慢时传导阻滞消失。4 相阻滞为心率减慢至一定限度时出现，心率增快时阻滞消失。

3)高度房室阻滞：在合适的心房率(一般≤135 次/分)时，连续 2 次或 2 次以上 P 波因阻滞未下传心室，称高度房室阻滞。其阻滞的部位几乎都在希氏束以下，发生机制认为与房室传导系统的绝对不应期异常延长大于两个或两个以上心动周期，或与房室交接区隐匿性传导有关，其特点如下：

(1)散在发生的连续2个或2个以上P波因阻滞未下传心室；

(2)房室传导比例大于2∶1的房室阻滞；

(3)发生于心动周期反应期内半数以上P波未下传；

(4)可伴有交接性、室性逸搏及逸搏心律。

4)几乎完全性房室阻滞：房室传导系统绝对不应期异常延长，或房室传导系统存在多平面阻滞，造成阻滞性房室脱节，偶有室上性激动避开房室传导系统各平面的不应期，得以下传心室，称为几乎完全性房室阻滞，其特点如下：

(1)传导阻滞造成的房室脱节为主；

(2)偶有室上性激动夺获心室。

5)三度(完全性)房室阻滞：房室传导系统不应期异常延长占据整个心动周期时，全部室上性激动均不能下传心室，形成不伴有心室夺获的阻滞性房室脱节，即三度房室阻滞。其特点如下；

(1)心房波与心室波之间完全无关系，一般情况下心房率>心室率；

(2)心房节律可为窦性、房性或交接性心律。心室节律可为交接性心律、室性心律。心室率缓慢而匀齐，多<60次/分。

4. 静态心电图的鉴别诊断

(1)一度房室阻滞与干扰性一度房室阻滞的鉴别：心房率在180次/分以上时，P-P间期明显短于房室结生理性不应期，室上性激动必然落于房室结生理性相对不应期内，出现干扰性P-R间期延长。但在Q-T间期正常的情况下，发生于T波降支或T波、U波之后的室上性激动，若出现P-R间期延长，提示房室结相对不应期病理性延长。

(2)房室结双径路慢径路传导与一度房室阻滞的鉴别：房室结双径路快径路阻滞伴慢径路蝉联时，可表现为P-R间期持续延长，如果心电图能够记录到P-R间期跳跃性延长≥0.07s，可与一度房室阻滞鉴别。

(3)房室阻滞与隐匿性交接性期前收缩致伪性房室阻滞的鉴别：连续插入型交接性期前收缩，可出现干扰性P-R间期逐搏延长后心室漏搏，酷似二度Ⅰ型房室阻滞。可做加长导联观察交接性期前收缩的分布特点，推测出隐匿性交接性期前收缩的存在。

隐匿性交接性期前收缩引起个别P波未下传，酷似二度Ⅱ型房室阻滞。隐匿性交接性期前收缩多见于健康人，二度Ⅱ型房室阻滞多见于器质性心脏病患者。希氏束电图可资鉴别。

(4)2∶1房室阻滞与窦性心动过缓的鉴别：2∶1房室阻滞未下传的P波藏于T波中，酷似窦性心动过缓，可根据其T波形态的改变，与窦性心动过缓鉴别；食道电图可以清楚地记录到埋藏在T波中的P波；还可通过活动或刺激迷走神经，阿托品试验增加窦性频率及改变房室传导与窦性心动过缓鉴别。

(5)2∶1房室阻滞伴干扰性房室脱节与三度房室阻滞的鉴别：在2∶1房室阻滞时，当心房率减慢至小于1/2心室率时，在房室交接区上部，房性激动以2∶1下传，在房室交接区下部，因逸搏心律快于下传的心房激动而形成干扰性房室脱节，在心电图上表现为P波与QRS波群完全无关，酷似三度房室阻滞。两者的鉴别点为：①前者被干扰的P波始终在QRS波群前、中、后游走，且R-R间期≤2倍P-P间期，后者则无此特点；②通过活动等方法增加心房率，当心房率>2倍逸搏频率时，前者即表现为2∶1房室阻滞，而后者仍然表现为完全性房室脱节。

5. 临床意义

(1)一度房室阻滞可见于正常人，尤其是在60岁以上的老年人中，一度房室阻滞较常见，但多数情况下见于病理状态。生理性的一度房室阻滞P-R间期轻度延长，一般不超过0.28s，没有任何症状，心脏各种检查正常；病理性的可见于各种心脏病或药物中毒；除原发病外，一度房室阻滞本身没有症状，也无需特殊治疗，但急性的一度房室阻滞应予处理，否则很快发展成二度甚至高度房室阻滞。单纯的一度房室阻滞其部位常在房室结，预后良好。发生在束支部位的一度房室阻滞预后较差。

(2)二度Ⅰ型房室阻滞可以见于正常人，尤其是年轻人，常发生于夜间睡眠时，心率增快时可消失，可能与迷走神经的张力有关。病理性的二度Ⅰ型房室阻滞见于很多情况，如心肌炎、急性下壁心肌梗死等，很多药物也可以引起，发生在房室结的这种文氏型阻滞常常是一过性的，很少发展成为完全性房室阻滞，预后相对良好。二度Ⅱ型房室阻滞的发生部位在房室结以下的希氏束、束支或浦肯野氏系统，均见于各种病理状态，预后较差，而且易发展成为三度房室阻滞，确切的二度Ⅱ型房室阻滞是安装人工心脏起搏器的一个明确指征。

(3)三度房室阻滞均见于器质性心脏病，较多见于冠心病心肌梗死、重症心肌炎、药物影响、电解质紊乱、心脏手术等，亦可见先天性的三度房室阻滞。三度房室阻滞的症状较明显，其造成血流动力学的影响取决于心室逸搏频率的快慢，阻滞部位越高，逸搏频率越快，且心室的除极越接近正常，故而对血液动力学的影响越小，病人多不至于发生晕厥。相反，阻滞部位越低，逸搏频率越慢，且心室收缩的协调性差，所以对血液动力学的影响显著，病人易发生晕厥。经药物治疗不能恢复的三度房室阻滞患者须安装永久性人工心脏起搏器；但存活下来的先天性的三度房室阻滞患者，因次级起搏点的代偿功能一般较好，较少有明显的临床症状，且进展缓慢，常不需特殊治疗。

十、房内与室内阻滞

(一)房内阻滞

正常窦房结发出的激动沿结间束传至房室结，同时沿房间束从右房传至左房。当结间束与房间束的传导功能发生障碍，冲动在心房内传导延缓或中断时，称为房内阻滞。按其阻滞程度分为不完全性阻滞和完全性阻滞两种。

1. **不完全性房内阻滞** 激动在右房与左房之间传导延缓时，可出现不完全性房内阻滞。

1)静态心电图特点与诊断

(1)P 波时间：延长大于 0.11s。

(2)P 波形态：有切迹、挫折，也可呈双峰，峰间距大于 0.04s，一般 P 波振幅无明显改变。

(3)P-R 间期：由于冲动在房内传导延迟，可有 P-R 间期延长。

2)静态心电图的鉴别诊断。与左房肥大的鉴别：不完全性房内传导阻滞其 P 波特征与左房肥大所致的 P 波特征大致相同，但前者主要见于冠心病、心肌梗死等患者。

2. **完全性房内阻滞** 指心房肌局限性区域与心房其余部分之间发生的完全性阻滞。

(1)产生机制。由于某些器质性心脏病使心房内存在由不同节律点控制的两个区域：心房肌局限性区域及心房的其余部分，前者受心房异位起搏点控制，后者受窦房结控制，心房肌局限性区域周围存在着双向传导阻滞区，由于存在传入阻滞，窦房结激动不能进入该区域，因而心房异位起搏点按自己的频率发放激动，产生异位房性 P 波；又由于存在传出阻滞，异位的房性激动也不能传出该区域，因而不能干扰窦房结的频率，窦性 P 波按窦性节律出现，也不能使该区域外心房肌除极产生融合波，更不能下传心室产生 QRS 波群。

(2)静态心电图特点与诊断。P 波有两种形态，均按其各自的规律出现，互不干扰。一种为窦性 P 波，与正常窦性 P 波形态一样，P-R 间期正常，与 QRS 波群有固定关系；另一种为局限性区域的异位 P 波，小而尖，与正常窦性 P 波形态不同，也按其固有频率出现，但与 QRS 波群无固定关系。

(3)静态心电图的鉴别诊断。与房性并行心律的鉴别：房性并行心律的异位心房激动可传入心室，引起 QRS 波群，亦可见房性融合波。

(4)临床意义。完全性房内阻滞是一种较少见的心律失常，常出现在心肌梗死或其他危重、临终患者的心电图中。

(二)室内阻滞

室内阻滞，是指希氏束以下的室内传导系统或心室肌发生传导障碍，亦即在左、右束支，左束支分支(左前分支和左后分支)，浦肯野纤维及心室肌，发生的前向传导延缓或中断。因心室周期长度改变而出现的暂时性或较久性室内传导异常，其发生机制与常见的室内阻滞发生机制不同。1972 年有人发现，有一组纤维起自左束支或前、后分支，分布于室间隔中部，这组纤维被称为中隔支。右束支实际上是希氏束的延续，较为纤细，沿室间隔右侧内膜下走行，分布到右心室。根据心电图特点将室内阻滞分为束支阻滞、不定型室内阻滞和末梢纤维型阻滞。前者按其阻滞部位可分为单支阻滞和多分支阻滞。心室内单支阻滞包括左束支阻滞、右束支阻滞、左前分支阻滞、左后分支传导阻滞、中隔支阻滞，室内多分支阻滞包括室内双分支阻滞和室内多分支阻滞；按其阻滞程度可分为不完全性和完全性束支阻滞。

1. 完全性右束支阻滞

1)静态心电图特点与诊断

(1)QRS 波群时间：QRS 波群时间延长到≥0.12s。

(2)QRS 波群形态：V_1、V_2 导联常呈 rsR′型或 R 型，R 波宽大而有切迹，偶可呈 M 型，Ⅰ、aVL、V_5、V_6 导联 S 波增宽，aVR 导联常有终末粗钝的 r 波。

(3)电轴：可有右偏。

(4)ST-T 继发性改变：V_1、V_2 导联 ST 段常有下移，T 波倒置；在 V_5、V_6 导联 ST 段上移，T 波直立。

(5)不完全性右束支阻滞：若 QRS 时间 <0.12s，而具备上述其他特点者为不完全性右束支阻滞。

(6)频率依赖性右束支阻滞：系指心率增快或减慢时出现不完全性或完全性右束支阻滞图形，分别称为快频率依赖性和慢频率依赖性不完全和完全性右束支阻滞。

2)静态心电图的鉴别诊断

(1)与心肌梗死的鉴别：通常完全性右束支阻滞影响心肌梗死的诊断，尤其是前壁、前间壁。主要影响正后壁心肌梗死的心电图图形，下壁心肌梗死图形受到轻微影响，增加假阳性率约 3%。肺心病伴完全性右束支阻滞者，右胸导联和下壁导联可出现 Q 波，可能与右室大有关，并非心肌梗死所致。

(2)与左室肥大的鉴别：完全性右束支阻滞时左室肥大的电压标准敏感性非常低。

3)临床意义。右束支阻滞多见于右心负荷过重的病变，如风湿性心脏病、肺源性心脏病和某些先心病，也可见于急性心肌梗死、心脏手术，尚可见于少数健康人。右束支阻滞远较左束支阻滞常见。

2. 完全性左束支阻滞

1)静态心电图特点与诊断

(1)QRS 波群时间：QRS 波群时间延长≥0.12s。

(2)QRS 波群形态：左侧导联(Ⅰ、aVL、V_5、V_6)出现宽而有切迹的 R 波；V_1 ~ V_3 导联常呈 QS 型或 rS 型。

(3)左侧导联(aVL 导联除外)无 q 波。

(4)心电轴：常有左偏，但一般不超过 -30°。

(5)ST-T 继发性改变：V_1、V_2 导联 ST 段上移，T 波直立；V_5、V_6 导联 ST 段下移，T 波倒置。

(6)不完全性左束支阻滞：若 QRS 波群时间 <0.12s，而具备上述其他特点者为不完全性左束支阻滞。

(7)频率依赖性左束支阻滞：当心率增快或减慢时出现不完全性和完全性左束支图形，分别称为快频率依赖性和慢频率依赖性不完全性和完全性左束支阻滞。

2)静态心电图的鉴别诊断

(1)与心肌梗死的鉴别：多数学者认为，在单纯的完全性左束支阻滞时，由于初始除极方向指向左前方，因而 V_5、V_6 导联绝不出现 q 波，如果出现则高度提示合并前间壁心肌梗死。同样，由于终末除极方向仍指向左方，故 V_5、V_6 导联也不会出现 S 波，一旦出现则高度提示合并前壁心肌梗死或右室肥大。

(2)与 B 型预激综合征的鉴别：左束支阻滞 P-R 间期正常，无 δ 波，QRS 波群有切迹，P-J 时间延长，无阵发性心动过速病史；B 型预激综合征 P-R 间期短，有 δ 波，P-J 时间正常，QRS 波群无切迹，常有阵发性心动过速病史。

(3)与左室肥大的鉴别：在左室肥大时，也可有 QRS 波群时间延长及左胸导联的 ST-T 改变，但左室肥大时 QRS 波群时间一般不超过 0.11s，V_5、V_6 导联多有 q 波；V_5、V_6 导联 R 波以增高为主，而不是以粗钝、切迹为主。

3)临床意义

(1)病因：完全性左束支阻滞最常见于高血压和冠心病，其次为心肌病、心肌炎、瓣膜性心脏病(尤其是主动脉瓣病变)，罕见于高钾血症、细菌性心内膜炎、洋地黄中毒等。老年人可能与左侧心脏纤维支架硬化或钙化有关,部分婴儿则为传导系统先天畸形。单纯性完全性左束支阻滞,有些与传导系统原发退行性病变有关。

(2)静态心电图显示完全性左束支阻滞时,其病变可发生在不同水平,可以在希氏束、左束支主干,也可以在左束支双分支、浦肯野纤维与心肌连接处等,即不同类型、不同部位的阻滞可以出现相同的心电图图形,同一心电图改变亦可能系传导系统多种或弥漫性病变共存的结果。

(3)急性心肌梗死时新出现完全性左束支阻滞,时间在12h内,是静脉溶栓的心电图指征。急性心肌梗死时完全性左束支阻滞是非依赖于左室功能和冠状动脉病变的独立危险因子。

(4)预后:左束支阻滞的预后与基础心脏病有关。老年人新出现左束支阻滞,应仔细检查和追踪,很可能在近期内出现了新的心血管异常。

临床上不完全性左束支阻滞者多伴有左室肥大,是此种传导障碍与左室肥大共存,还是此心电图改变继发于单纯的左室肥大目前尚无定论。

不完全性左束支阻滞是发展为完全性左束支阻滞的过渡阶段,不完全性左束支阻滞伴发的心血管异常与完全性左束支阻滞相同,其预后与基础心脏病及其程度有关。

3. 左前分支阻滞

1)静态心电图特点与诊断

(1)QRS 波群时间:如不合并心室肥大和束支阻滞,QRS 波群时间 $<0.11s$。

(2)QRS 波群形态:Ⅰ、aVL 导联呈 qR 型,Ⅱ、Ⅲ、aVF 导联呈 rS 型,$S_{Ⅲ}>S_{Ⅱ}$。

(3)电轴:左偏 $-30°\sim-90°$,一般以 $>-45°$ 者诊断的可靠性大。

2)静态心电图的鉴别诊断。左前分支阻滞应与肥胖、横位心、肺气肿及预激综合征等所致的 QRS 波群心电轴左偏相鉴别,根据病史,仔细观察心电图特点,可以鉴别。

3)临床意义。左前分支阻滞相当多见,多见于器质性心脏病患者。由于左前分支比较细小,仅有一条冠状动脉供血,易被损伤。

4. 左后分支阻滞

1)静态心电图特点与诊断

(1)QRS 波群时间:如不合并右束支阻滞,QRS 波群时间 $<0.11s$。

(2)QRS 波群形态:Ⅰ、aVL 导联呈 rS 型,Ⅱ、Ⅲ、aVF 导联呈 qR 型,$R_{Ⅲ}>R_{Ⅱ}$。

(3)电轴:右偏 $+90°\sim-90°$。

2)静态心电图的鉴别诊断。左后分支阻滞应与右室肥大、垂位心、肺气肿、前侧壁心肌梗死等所致的 QRS 波群电轴右偏相鉴别。

(1)与前侧壁心肌梗死的鉴别:左后分支阻滞和前侧壁心肌梗死均有心电轴右偏。前者有 Q 波,但 $<0.03s$,Ⅱ、Ⅲ、aVF 导联 R 波较高;后者有病理性 Q 波,Ⅱ、Ⅲ、aVF 导联 R 波很低,Q 波较深。

(2)与右室肥大的鉴别:左后分支阻滞与右室肥大均有心电轴右偏,前者右胸导联无右室肥大表现,Ⅲ导联呈 qR 型;后者有右室肥大表现,Ⅲ导联呈 RS 型。

3)临床意义。左后分支阻滞临床上较少见,主要是由于左后分支的纤维短而粗,且血供比较丰富,不易受损,一旦出现则提示有较广泛及严重的病变。

5. 左间隔分支阻滞

1)静态心电图特点与诊断

(1)QRS 波群时间 $\geq 0.10s$。

(2)QRS 波群形态:$V_1\sim V_3$ 导联 R 波增高,V_2 导联 $R/S>1$,或 $R_{V_2}>R_{V_6}$,Ⅰ、V_5 和 V_6 导联无 q 波或 $<0.01s$。

(3)QRS 电轴:多数正常。

(4)ST-T 波段在正常范围。

2)静态心电图鉴别诊断。左间隔分支阻滞非常罕见,诊断左间隔分支阻滞时,应结合病史,仔细观察心电图,排除右室肥大、右束支阻滞、A 型预激综合征及正后壁心肌梗死后方能诊断。

6. **双分支阻滞** 双分支阻滞有以下两种类型

(1)完全性右束支阻滞伴左前分支阻滞:①QRS 波群心电轴左偏 -30°~ -90°;②QRS 波群胸导联呈完全性右束支阻滞型,肢导联呈左前分支阻滞型,且Ⅰ导联等同时伴有终末粗钝;③QRS 波群时间≥0.12s;④ST-T 波段呈完全性右束支阻滞样改变。

(2)完全性右束支阻滞伴左后分支阻滞:① QRS 波群心电轴明显右偏 +110°~ +180°;②QRS 波群形态胸导联呈完全性右束支阻滞图形,肢导联呈左后分支阻滞图形,且Ⅰ导联等同时伴有增宽的 S 波;③QRS 波群时间≥0.12s;④ST-T 波段呈完全性右束支阻滞样改变。

7. **三分支阻滞** 常指右束支、左前分支及左后分支同时发生阻滞。

(1)完全性三支阻滞:表现为希氏束分叉以下阻滞型三度房室阻滞,且有双分支阻滞病史。

(2)不完全性三分支阻滞:常有双分支阻滞病史,其特点为:①右束支阻滞、左前分支阻滞伴 P-R 间期延长或部分心室漏搏;②右束支阻滞、左后分支阻滞伴 P-R 间期延长或部分心室漏搏;③左前分支阻滞、左后分支阻滞伴 P-R 间期延长或部分心室漏搏;④交替或间歇出现右束支阻滞、左前分支阻滞和左后分支阻滞。

8. **四分支阻滞** 常指右束支、左前分支、左后分支和左间隔分支均有不同程度的阻滞,但其诊断标准尚未统一。

9. **双侧束支阻滞**

1)完全性双侧束支阻滞:表现为:①希氏束分叉以下阻滞型三度房室阻滞,QRS 波群宽大畸形,QRS 波群时间 >0.12s;②有不完全性双侧束支阻滞或单侧束支阻滞的病史。

2)不完全性双侧束支阻滞:常见有以下五种类型。

(1)双侧束支同时发生一度阻滞,且双侧束支传导减慢程度相等,显示 P-R 间期延长,QRS 波群形态正常,同时有单侧束支阻滞的病史。

(2)双侧束支同时发生二度Ⅱ型阻滞,且为同步同比例阻滞(如均为同步 2∶1 或 3∶1 阻滞),显示周期性 P 波不能下传心室,发生心室漏搏,但下传心搏的 P-R 间期相等,QRS 波群形态正常,且有单侧束支阻滞的病史。

(3)一侧束支阻滞图形伴 P-R 间期延长,可由以下两种情况引起:①双侧束支同时发生一度阻滞,但一侧束支传导速度慢于对侧束支 0.04s 以上;②一侧束支发生一度阻滞,但对侧束支发生三度阻滞,且均有单侧束支阻滞的病史。

(4)一侧束支阻滞图形伴有固定比例的心室漏搏,可由以下两种情况引起:①双侧束支均发生二度阻滞,且为同步同比例阻滞,且下传心搏一侧束支传导速度慢于对侧束支 0.04s 以上;②一侧束支发生二度阻滞,但对侧束支发生三度阻滞,且均有单侧束支阻滞病史。

(5)交替出现左、右束支阻滞图形,可由以下两种情况引起:①双侧束支均发生不同步的二度阻滞,且下传心搏一侧束支速度慢于对侧束支 0.04s 以上;②一侧束支发生一度阻滞,而对侧束支发生二度阻滞,且后者下传心搏之 P-R 间期正常。在日常临床工作中,如该患者病史不详,又未作希氏束电图等电生理检查,只有此型心电图表现方能作出明确的双侧束支阻滞的诊断。

10. **不定型室内阻滞** 静态心电图表现为窦性 P 波下传之 QRS 波群宽大畸形,QRS 波群时间≥0.12s,但 QRS 波群形态不符合典型束支阻滞、分支阻滞、束支伴分支阻滞或预激综合征等,亦有作者称其为非特异性室内阻滞或伪装性束支阻滞。

十一、预激综合征

预激综合征是指房室间解剖上存在异常旁路,窦房结发出的激动在经正常房室传导系统下传的同时,也可经传导速度快的旁路以短道方式传导,使心房激动提前激动一部分或全部心室肌而导致的一种特殊心电学改变,并且伴有阵发性室上性心动过速的一种综合征。

(一)静态心电图特点与诊断

1. **典型预激综合征** 典型预激综合征又称 Kent 束型预激综合征。其特点如下。

1)P-R 间期:P-R 间期(实质为 P-Q 间期)缩短,<0.12s。

2)QRS 波群形态:起始部粗钝,即所谓预激波或 δ 波。

3)QRS 波群时间:延长达 0.11s 以上。

4)继发性 ST-T 改变。

5)有房室折返性心动过速发作史。

6)分型:1945 年 Rosebaum 等把 Kent 束型预激分为三型。

(1)A 型:旁路位于左室或右室侧壁,V_1 ~ V_6 导联预激波和 QRS 波群主波方向均向上。

(2)B 型:旁路位于右室前壁或侧壁,接近房室沟处,V_1、V_2 导联预激波及 QRS 波群主波方向均向下,V_4 ~ V_6 导联预激波及 QRS 波群主波方向均向上。

(3)C 型:旁路位于左室前侧壁,V_1、V_2 导联预激波和 QRS 波群主波方向均向上,V_5、V_6 导联预激波及 QRS 波群主波方向均向下。

典型预激综合征以 A 型最多见,B 型次之,C 型少见。

2. 非典型预激综合征 非典型预激综合征又称变异性预激综合征。

(1)James 型预激综合征:是由 James 束引起的预激综合征,又称 L-G-L 综合征、短 P-R 综合征。其特点为:①P-R 间期 <0.12s;②无 δ 波;③QRS 波群时间正常;④P-J 间期缩短。

(2)Mahaim 型预激综合征:是由 Mahaim 纤维引起的预激综合征,其特点为:①P-R 间期正常或延长;②QRS 波群时间正常或稍增宽,呈左束支阻滞型;③有 δ 波。

(3)完全性预激综合征:QRS 波群的宽度取决于预激的程度。在不完全预激时,预激波只参与 QRS 波群的初始部分,QRS 波群增宽常在 0.10 ~ 0.12s。由于 QRS 波群中、后段无异常,ST-T 可无明显改变。在完全性预激时,大部分、甚至全部心室均由经旁路下传的激动所除极,其特点为:①P-R 间期小于 0.12s,有 δ 波;②QRS 波群不仅初始部分明显模糊、钝挫,而且终末部分也表现为明显模糊、钝挫;③QRS 波群时间明显延长,可达 0.14s,甚至可长达 0.20s;④P-J 时间亦延长;⑤伴有显著的继发性 ST-T 改变。此种完全性预激图形常出现在心房颤动和心房扑动时,且易与心房颤动并束支阻滞相混淆。

3. 间歇性预激综合征 间歇性预激是指旁路在窦性心律时呈间歇性正向传导。其特点如下。

(1)具有典型预激综合征图形,但呈间歇性、阵发性、一过性。

(2)δ 波可以逐渐明显或消失,对应于 P-R 间期从短到长,称为手风琴效应。其发生机制是因为从房室正道和房室旁道下传的激动所占比例逐渐变化所致。

(3)采用运动试验或增强迷走神经张力的方法,可使预激图形出现。

4. 潜在性预激综合征 房室旁路有前传功能,但静态心电图无预激表现,QRS 波群形态常与房室折返性心动过速发作时相同,仅有心电图难以与隐匿性预激综合征鉴别。无创诊断可用食管心房调搏诱发 δ 波,显示旁路“全或无”的传导特征。

5. 隐匿性预激综合征 不具有前向传导功能的房室旁路称为隐匿性旁路或隐匿性预激。其特点如下。

1)静态心电图或动态心电图不表现预激图形。

2)诊断线索

(1)频繁发作的心动过速终止后,静态心电图正常。

(2)窦性或房性频率加速可引起自发的折返性心动过速,而其前无房性期前收缩或 P-R 间期延长。

(3)心动过速发作时,可在 QRS 波群后出现 P^- 波,而 R-P^- 间期 < P-R 间期,R-P^- 间期 > 70ms(一般 127ms ± 16ms)。常无房室阻滞。

(4)如伴有旁路同侧功能性束支阻滞时,心率减慢,R-R 间期延长。

预激综合征常合并心律失常,如阵发性室上性心动过速、心房扑动、心房颤动、束支阻滞、房室阻滞等。

6. 交替性预激综合征 正常 QRS 波群与预激波交替出现,称为交替性预激综合征。旁道发生间歇性前传阻滞是产生间歇性或交替性预激综合征的原因。

7. 预激综合征相关性心律失常 可分为旁道传导性心律失常、旁道自律性心律失常和旁道触发性心律失常等。

1)旁道传导性心律失常:主要包括房室折返性心动过速(AVRT)、快室率心房颤动伴旁道显性下传和持续性交接区反复性心动过速等。

(1)AVRT包括房室结正道顺传型AVRT(O-AVRT)、房室结正道逆传型AVRT(A-AVRT)和房室结正道旁观型AVRT,以前者多见(约占95%),后者罕见(发生于多旁道患者,AVRT时经其中一条旁道顺传,又经另外一条旁道逆传)。AVRT的心电图表现为:①QRS频率150~250次/分,节律规则;②QRS波群形态与时限正常时,为房室正道顺传型AVRT,QRS波群宽大畸形和有预激波时,为房室正道逆传型AVRT或房室结正道旁观型AVRT;③可见逆行P^-波,R-P^-间期一般>110ms;④心脏电生理检查时,心动过速能被期前刺激诱发和终止,R-P^-间期常>110ms。

(2)快室率心房颤动伴旁道显性下传,其心电图表现为:①心房颤动多呈反复阵发性发作;②QRS频率多>200次/分,节律绝对不规则;③QRS波群宽大畸形,预激波宽窄不一;④ST-T波段呈继发性改变,其方向与QRS主波方向相反。

(3)持续性交接区反复性心动过速(permanent junctional reciprocating tachycardia,PJRT),又称无休止性房室交接区反复性心动过速,是一种由具有递减传导功能的隐性(潜在性)房室慢旁道参与的房室折返性心动过速。常见于儿童和青少年,可诱发心动过速性心肌病。其心电图表现为:①在窦性心律时,P波形态、时限、P-R间期和QRS-T波群均正常,无预激波;②在心动过速发作时,QRS波群正常,频率约130~260次/分,R-P^-间期约220~400ms,R-P^-间期>P^--R间期;③心动过速占时较长,在其间有几次窦性心搏后反复发作。Ticho等报道,应用动态心电图检查,证实PJRT占时可达50%~95%。

2)旁道自律性心律失常。多数Kent氏束等旁道显性下传不应期短(<0.35s),称为快旁路,具有全或无传导特性,无自律性,多由普通心房肌细胞组成。而少数Kent氏束等旁道显性下传不应期较长(约0.60~3.0s),称为慢旁路,具有自律性,多由浦肯野纤维等组成。后者可引起旁道性期前收缩、心动过速、并行心律和逸搏等心律失常。其心电图表现为:①QRS波群宽大畸形,起始部粗钝为预激波,QRS时限≥0.12s;②ST-T波段呈继发性改变,其方向与QRS主波方向相反;③QRS波群前无相关P波、P′波、F波、f波或A波等心房激动(除极)波;④预激性QRS波群的联律间期、代偿间歇、频率、节律等特点符合期前收缩、心动过速、并行心律和逸搏等心律失常心电图表现。

3)旁道触发性心律失常。系指由旁道引发的心律失常,但并非旁道依赖性心律失常,该种心律失常亦可由其他机制引发。其心电图表现为:①心房颤动、心房扑动或房性心动过速等房性心律失常,可经旁道前传或逆传,故QRS波群可宽大畸形(有预激波)或正常,其发生机制可能与经旁道前传引起心室预激时所致的心房压力升高或经旁道逆传时恰遇心房易损期等相关;②心室颤动或心室扑动,多发生于伴极快室率心房颤动(心室率>200次/分,最短R-R间期≤220ms)或多旁道的器质性心脏损害患者。其发生机制可能与极快室率心房颤动导致的心搏出量减少、血压下降、心肌缺血有关,或与多旁道同时下传心室导致心室肌多点激动而引起复极离散度增加、心室颤动阈降低等有关,最终引发心室颤动等恶性心律失常。

(二)静态心电图的鉴别诊断

1. 与束支阻滞的鉴别 A型预激综合征可误诊为右束支阻滞,B型预激综合征又像左束支阻滞图形,尤其是P-R间期正常更应注意。其鉴别要点为:①前者P-R间期<0.12s,后者>0.12s;②前者有δ波,后者无;③前者QRS波群时间多数>0.10s,异常宽大者较少,后者≥0.12s,异常宽大者较多;④前者P-J间期<0.27s,后者>0.27s;⑤前者往往伴有室上性心动过速或心房颤动,后者多无此并发症。

2. 与室性心动过速的鉴别 预激综合征合并心房颤动,若心室率很快,QRS波群也宽大畸形,应注意与室性心动过速的区别。其鉴别要点为:前者有δ波,而后者无。QRS波群前者形态多变,后者形态较稳定,其形态与原发性室性期前收缩相似;R-R间期前者不规整,而后者相对规整。心室率前者多偏快,后者偏慢。前者无房室脱节,而后者可见到。

3. 与心肌梗死的鉴别 预激综合征有时可产生类似心肌梗死的某些心电图改变,有时又可掩盖心肌梗死心电图的改变,如有时向下的预激波酷似心肌梗死的Q波;如QRS波群的额面电轴在-10~+75°时,则aVF导联出现类似下壁心肌梗死的Q波,但无ST-T改变,可资鉴别;当预激向量与梗死的初始0.04s相对时,可使异常Q波缩小或消失,若有ST-T演变过程应考虑可能患有急性心肌梗死。

4. 与右室肥大的鉴别 A型预激综合征须与其鉴别。①前者P-R间期缩短,后者无;②前者有δ波,后者无，且前者无电轴偏向，后者有；③前者无 V_5、V_6 导联 S 波深度改变，后者有。

5. 与交替性束支阻滞的鉴别 交替性束支阻滞时 P-R 间期正常或延长。而交替性预激综合征的 P-R 间期缩短。

6. 合并室上性心动过速与室性心动过速的鉴别 预激综合征常易发生房室折返性心动过速，但 QRS 波群的时间及形态多属正常。如伴室内差异性传导，QRS 波群可宽大畸形，类似室性心动过速。其鉴别要点为：①合并室上性心动过速时，发作前后有典型的预激波，而室性心动过速时，发作前后无预激波；②合并室上性心动过速时，R-R 间期规整，而室性心动过速时，R-R 间期可稍不规整。常可见到心室夺获、室性融合波和房室脱节。

7. 合并心房颤动与室性心动过速的鉴别 ①前者心室率绝对不规整，而后者相对规整；②前者有 δ 波，而后者无 δ 波，可见心室夺获；③前者常发生于无心脏病患者，常有心动过速发作史，而后者多发生于心脏病患者。

8. 间歇性预激综合征与室性融合波的鉴别 前者有 δ 波，P-P、P-R 及 P-J 间期多恒定，按时出现；后者 P-P 间期按时出现，而 R 波提前出现，P-R 间期、P-J 间期常变化，QRS 波群形态介于正常窦性与异位两者之间。

（三）临床意义

预激综合征的发生率约为 1‰～1.5‰，其临床意义在于：①易被误诊为心肌梗死；②旁道参与折返形成房室反复性心动过速；③有诱发心室颤动的倾向。

十二、反复搏动、反复心律和反复心律性心动过速

反复搏动、反复心律和反复心律性心动过速（reciprocal beat, reciprocal rhythm & reciprocating tachycardia）是当心脏冲动引起某一部位（心房或心室）心肌激动后，在传导至另一部位（心室或心房）心肌的同时，通过反复通道（常指房室交接区）又返回首次激动的部位，再次引起该部位心肌发生的重复激动，称为反复搏动或回波（echo wave）。连续 3 次或 3 次以上的反复搏动为反复心律，快速的反复心律为反复心律性心动过速。

（一）分型

1. 按心脏冲动分型 ①窦性反复心律；②房性反复心律；③房室交接性反复心律；④室性反复心律；⑤心脏起搏源性反复心律等。

2. 按反复的次数和频率分型 ①反复搏动（心搏）；②反复心律；③反复心律性心动过速等。

3. 按是否伴有另一部位（心房或心室）心肌发生激动分型 ①完全性反复搏动（心律）；②不完全性反复搏动（心律）等。

（二）心电图表现

1. 窦性反复搏动 ①窦性 P-QRS 波群后出现逆行 P^- 波；②P-R 间期可大于或小于 R-P^- 间期；③出现窦性 QRS 波群者为完全性窦性反复搏动，未出现窦性 QRS 波群者为不完全性窦性反复搏动。

2. 房性反复搏动 ①房性 P′-QRS 波群后出现逆行 P^- 波；②P′-R 间期可大于或小于 R-P^- 间期；③出现房性 QRS 波群者为完全性房性反复搏动，未出现房性 QRS 波群者为不完全性房性反复搏动。

3. 房室交接性反复搏动 ①房室交接性 QRS 波群——逆行 P^- 波 QRS 波群后出现室上性 QRS 波群；②房室交接性 R′- P^- 间期可大于或小于 P^--R 间期；③R′-R 间期常≤0.50s；④出现逆行 P^- 波者为完全性房室交接性反复搏动，未出现逆行 P^- 波者为不完全性房室交接性反复搏动。

4. 室性反复搏动 ①室性 QRS 波群——逆行 P^- 波后出现室上性 QRS 波群；②室性 R′-P^- 间期可大于或小于 P^--R 间期；③R′-R 间期常≤0.50s；④出现逆行 P^- 波者为完全性室性反复搏动，未出现逆行 P^- 波者为不完全性室性反复搏动。

5. 心脏起搏源性反复搏动

（1）心房起搏性反复搏动。①心房起搏性 P′-QRS 波群后出现逆行 P^- 波；②心房起搏性 P′-R 间期可大于或小于 R-P^- 间期；③出现心房起搏性 P′波下传之 QRS 波群者为完全性心房起搏性反复搏动，未出现心房

起搏性 P′波下传之 QRS 波群者为不完全性心房起搏性反复搏动。

(2)心室起搏性反复搏动。①心室起搏性 QRS 波群——逆行 P^- 波后出现室上性 QRS 波群；②心室起搏性 $R'-P^-$ 间期可大于或小于 P^--R 间期；③出现逆行 P^- 波者为完全性心室起搏性反复搏动，未出现逆行 P^- 波者为不完全性心室起搏性反复搏动。

6. 反复心律性心动过速 ①具有反复搏动和反复心律心电图特点；②QRS 波群频率约 120～260 次/分；③按心脏冲动起源可分为窦性、房性、房室交接性、室性和心脏起搏源性反复心律性心动过速等。但是，近年来有作者对是否存在反复心律性心动过速提出质疑。

十三、并行心律和并行心律性心动过速

并行心律(parasystole rhythm)系指心脏内有两个或两个以上的起搏点，并行地发出冲动而互相竞争地激动心肌所形成的双重或多重心律失常。其中一个或多个起搏点周围有保护性阻滞区，而基本心律起搏点周围无保护性阻滞区。当并行心律起搏点快速、连续地发出冲动激动心肌时，发生并行心律性心动过速(parasystolic tachycardia)。

(一)分类型

1. 典型并行心律 ①窦性并行心律和并行心律性心动过速；②房性并行心律和并行心律性心动过速；③房室交接性并行心律和并行心律性心动过速；④室性并行心律和并行心律性心动过速；⑤旁道并行心律和并行心律性心动过速等。

2. 不典型并行心律 ①间歇性并行心律；②多源或多重性并行心律；③联律间期相等型、递增型、递减型并行心律；④文氏型传出阻滞性并行心律；⑤双径路或多径路传出型并行心律；⑥伴显性或隐匿性折返型并行心律；⑦电紧张调频性并行心律等。

(二)心电图表现

典型并行心律的心电图具有以下共同特点：①并行收缩(搏动)的联律间期不相等；②并行收缩之间的时距互呈倍数关系或有一最大公约数(≥0.40s)，相互差异应 <0.12s，差异值越小，诊断越可靠；③易出现房性或室性融合波；④基本心律的起搏点(常为窦房结)可被并行心律起搏点发放的冲动侵入，而引起节律重整。较常见并行心律的心电图表现简述如下。

1. 窦性并行心律 ①窦性搏动有其固有和不变的节律，常伴有窦性心动过缓或窦房阻滞；②同时伴有的房性、房室交接性或室性搏动不能使窦房结发生节律重整；③窦性搏动之间的时距互呈倍数关系或有一最大公约数；④具有典型并行心律的其他心电图特点。

2. 房性并行心律 ①房性 P′波规则地出现，其联律间期不等，P′-R 间期≥0.12s；②房性 P′-P′波之间的时距互呈倍数关系或有一最大公约数；③常有房性融合波；④具有典型并行心律的其他心电图特点。

3. 房室交接性并行心律 ①房室交接性 QRS 波群和(或)逆行 P^- 波规律地出现，其联律间期不等，P^--R 间期 <0.12s 或 $R-P^-$ 间期 <0.20s；②房室交接性 R-R 间期和(或)P^--P^- 间距互呈倍数关系或有一最大公约数；③常有房性或室性融合波；④具有典型并行心律的其他心电图特点。

4. 室性并行心律 ①宽大畸形的室性 QRS 波群规则地出现，其联律间期不等；②室性 R-R 间期互呈倍数关系或有一最大公约数；③常有室性融合波；④具有典型并行心律的其他心电图特点。

5. 并行心律性心动过速 ①具有相应并行心律的心电图表现；②并行心律性搏动快速和连续地出现，当窦性并行心律频率 >100 次/分、房性并行心律频率 >90 次/分、房室交接性并行心律频率 >70 次/分和室性并行心律频率 >60 次/分时，可分别诊断为窦性、房性、房室交接性和室性并行心律性心动过速。

十四、异位心律(心搏)伴传出阻滞

异位心律(心搏)伴传出阻滞(ectopic rhythm or beat with exit block)系指异位起搏点冲动传至周围心肌组织的传导阻滞。其可由异位冲动频率过快、过慢或周围心肌组织的相对不应期或有效不应期延长所致。传出阻滞程度按理论上可分为一、二和三度阻滞，但事实上静态心电图只能对二度传出阻滞作出诊断。其常

见类型和心电图表现简述如下。

1. **异位并行心律传出阻滞** 表现为异位并行心律按其节律在周围心肌组织应激期(等电位线)未出现显性并行收缩图形。

2. **异位心律或心动过速传出阻滞** 表现为异位心律或心动过速规律出现时,突然出现一长间歇,而此长间歇与异位心律或心动过速的基本周期成倍数关系。

3. **异位心律文氏型传出阻滞** 表现为异位心搏间期呈逐次缩短、继之出现一长间歇且周而复始的文氏现象。多个文氏周期之间能推导出共同的异位心律频率。

4. **异位期前收缩折返径路内的传出阻滞** 表现为频发折返型异位期前收缩时,出现隐匿性二联律、三联律等。隐匿性二联律时,异位期前收缩之间的窦性搏动数符合 2n+1 规律,隐匿性三联律时,异位期前收缩之间的窦性搏动数符合 3n+1 规律,其中 n 为自然数。

十五、电解质紊乱

(一)血钾改变

钾是人体内最重要的电解质之一,对维持心肌细胞的生理性起着重要作用。血清钾浓度的变化,可直接影响心肌细胞的自律性、兴奋性和传导性。正常血清钾浓度为 3.5~5.5mmol/L。当血清钾浓度过高或低时,心电图即可出现相应改变。

1. **低钾血症** 当血钾低于 3.5mmol/L 时,所引起的一系列临床综合征称为低钾血症。

1)静态心电图特点与诊断

(1)ST-T 变化:血钾轻度降低时,T 波由直立变为低平,随着血钾浓度进一步降低,T 波可变为倒置,ST 段也相应下移。

(2)U 波增高:U 波振幅高达 0.1mV 以上,甚至可超过同导联 T 波振幅,以 V_3 导联尤为明显,U 波可与 T 波融合成驼峰状。

(3)Q-T 间期延长:T 波与 U 波融合时,两者难以区分,使 Q-T 间期显著延长,实际上是 Q-U 间期。

(4)P 波振幅可增高,P-R 间期可轻度延长,QRS 波群时间略增宽。

(5)出现各种心律失常:严重低钾时,可出现房性和室性期前收缩、房性和室性心动过速、心室扑动、心室颤动等严重心律失常。

2)静态心电图的鉴别诊断。低血钾时心电图改变以 ST-T 及 U 波的改变为主要特征。但这些特征并非低血钾患者所特有。如冠状动脉供血不足、药物影响、束支阻滞等均可引起 ST-T 改变;健康人和高血压患者等可出现明显 U 波,因此心电图分析时应密切结合临床资料。同样,在已有 ST-T 改变的心电图上往往可以掩盖低血钾的改变,此时可根据显著的 Q-T 间期延长提示有无低血钾的可能。

3)临床意义

(1)低血钾是心脏疾患中最常见的并发症之一。临床上引起低血钾的原因很多,如食欲减退、术后禁食等各种原因引起的钾摄入减少;肾功能不全多尿期、长期呕吐、腹泻、使用排钾利尿剂等引起钾丢失过多;代谢性碱中毒、周期性麻痹等引起的钾离子向细胞内转移。

(2)低血钾时可引起心肌细胞自律性增高,出现各种异位心律,如期前收缩、心动过速,严重低血钾时可出现心室扑动、心室颤动等。

(3)当低血钾患者又服用洋地黄类药物时,极易发生心律失常,因为低血钾和洋地黄药物有协同作用,两者相互加重对心肌的影响,而纠正低血钾可使洋地黄类药物的毒性消失,因此,在应用洋地黄类药物和利尿剂的同时,应严密监测血钾浓度。

2. **高钾血症** 当血钾浓度高于 5.5mmol/L 时,所引起的一系列临床综合征称为高钾血症。

1)静态心电图特点与诊断

(1)T 波高尖,双支对称,基底变窄,呈"帐篷状"T 波,以胸前导联最为明显。当血钾浓度 >5.5mmol/L 时可,出现上述改变。

(2)QRS 波群振幅降低,时间增宽,S 波增深,Q-T 间期也相应延长,见于血钾浓度大于 6.5mmol/L 时。

(3) P 波振幅减小，时间可轻度增宽，P-R 间期相应延长，见于血钾浓度大于 7.0mmol/L 时。

(4) P 波消失，形成窦－室传导。当血钾浓度超过 8.0mmol/L 时，由于心房肌受抑制，窦房结发出的冲动不能激动心房，通过三条结间束传至房室交接区，从而激动心室，其心电图表现为：①心房波（P 波或 f 波）消失，心电图呈 QRS-T 波群的序列，心室率多数缓慢，少数心室率也可增快；②QRS-T 波群呈典型高钾血症心电图的表现，QRS 波群宽大畸形，T 波高尖对称。

(5) 出现各种心律失常，当血钾浓度高于 10.0mmol/L 时，可出现窦性心动过缓、窦性心律不齐、窦性停搏、传导阻滞、室性期前收缩、室性心动过速、心室扑动、心室颤动，甚至心室停搏。

2) 静态心电图的鉴别诊断

(1) 高血钾时高尖的 T 波与左心室负荷过重、心内膜下心肌缺血等原因引起的高尖 T 波鉴别：要点是可通过测量 Q-T 间期予以鉴别，高血钾时 Q-T 间期缩短，其他情况则延长；高血钾伴低血钙时，Q-T 间期也延长，但其 Q-T 间期延长主要是由于低血钙时引起的 ST 段延长所致。

(2) 高血钾时宽大畸形的 QRS 波群与束支阻滞或预激综合征的鉴别：要点是特征性的 QRS 波群，预激综合征的 QRS 波群起始部粗钝；左束支阻滞时，V_5、V_6 导联无深而宽的 S 波；右束支阻滞时，V_5、V_6 导联无宽大的 S 波；而高血钾时 QRS 波群呈均匀增宽。

3) 临床意义。引起高钾血症最常见的原因是急慢性肾功能不全少尿期，其他可见于大量输入库存血、大面积烧伤、急性胰腺炎、代谢性酸中毒等，高血钾一旦发生，预后较为严重，甚至可危及生命，临床上应警惕高血钾的发生，积极采取救治措施。

（二）血钙改变

成人体内约有钙 700～1 500g，占体重的 1.5%～2.2%，其中 99% 的钙存在于骨骼和牙齿中，血液中钙的含量虽然甚少，但却有重要的生理功能，为多种酶的激活剂和抑制剂，钙参与血液的凝固过程，钙与骨骼肌、心肌与胃肠道平滑肌的收缩，腺体细胞的分泌功能，维持细胞膜及线粒体的通透性及神经递质的释放等都有密切关系。人体正常的血浆钙浓度为 2.25～2.75mmol/L，细胞外钙离子浓度主要影响动作电位，对静息电位无明显影响。钙离子在心肌细胞上对钠离子内流有竞争性抑制作用，亦称膜屏障作用。

1. 高钙血症 血清钙浓度 >2.75mmol/L，为高钙血症。

1) 静态心电图特点与诊断

(1) Q-T 间期缩短，缩短的 Q-T 间期系由 ST 段缩短所致。

(2) ST 段下垂、T 波倒置。

(3) 出现心律失常：常见的有窦性心动过速、窦性停搏、心动过缓、房室阻滞、期前收缩、室性心动过速、心室颤动等。

(4) 偶可见 P 波及 T 波均平坦。

2) 临床意义

(1) 发生原因：①原发性甲状旁腺功能亢进；②某些恶性肿瘤，如转移性骨癌、肺癌、肾癌、多发性骨髓瘤、急性白血病、卵巢癌、结肠癌等；③维生素 D 中毒；④其他，如类肉瘤病、甲状腺功能亢进、肾上腺皮质功能不全、使用噻嗪类利尿剂、急性肾功能衰竭多尿期、废用性骨萎缩等。

(2) 高钙血症和洋地黄类药物，均可使细胞内钙离子浓度增高并产生延迟后除极，故血钙增高可触发或加重洋地黄中毒性心律失常。

(3) 治疗：高钙血症所致心律失常的治疗主要针对病因，静脉注射速尿加强排钙，补充生理盐水维持正常血容量，保持每日尿量在 6L 左右。心室颤动时，应立即电复律。

2. 低钙血症 血清钙浓度 <2.25 mmol/L，为低钙血症。

细胞外钙离子浓度降低对心肌电生理特性的影响和高钙离子的影响相反，表现为兴奋性增高、传导性增强。快反应自律组织的自律性增高，慢反应自律组织的自律性降低。

1) 静态心电图特点与诊断。ST 段延长，Q-T 间期延长，在 Q-T 间期延长的病例中，T 波时间并无明显延长，主要是 ST 段延长造成的。严重低钙血症时，ST 段延长更明显，T 波可出现倒置，伴发各种类型的期前收缩。如伴有低钾血症时，U 波明显增大。如伴有高钾血症时，T 波高尖。低钙血症被纠正后，心电图上延长的 ST 段逐渐恢复正常。

2)临床意义

(1)发生原因:①维生素 D 缺乏;②甲状旁腺功能减退症;③急性重症胰腺炎;④肾功能衰竭的高磷血症;⑤镁缺乏;⑥肾上腺皮质激素过多;⑦某些肿瘤,如甲状腺髓样癌、肺癌、乳腺癌、前列腺癌等;⑧肾小管酸中毒;⑨某些药物,如依地酸钠、光辉霉素等;⑩低蛋白血症,以及快速输入大量含枸橼酸钠的血液。

(2)低钙血症时,细胞内和细胞间的传导加快和有效不应期延长,均有利于阻断兴奋折返而制止各种折返性心律失常。低钙血症时,虽然复极时间或 Q-T 间期显著延长,但因其延长是均匀的,故很少发生心律失常。低钙血症可减弱洋地黄对心房颤动的疗效。

(3)治疗:纠正原发病和对症治疗,适当补给钙剂,用 10% 的葡萄糖酸钙 20mL 或 5% 的氯化钙 10mL 静脉注射。

十六、起搏器静态心电图

起搏器全称为人工心脏起搏系统,包括脉冲发生器、电池和电路,以及导线连接系统。其基本功能是起搏和感知。起搏功能是脉冲发生器按预置的频率、电压(或电流)、脉宽发放电脉冲,刺激心房或心室肌,产生相应的 P 波或 QRS 波群。

(一)起搏心电图基础

1. 起搏脉冲信号 起搏脉冲信号又称起搏刺激信号,用 S 表示。由脉冲发生器发出,经导线连接系统传至心肌组织,刺激心肌收缩,在心电图上表现为一极短线状波的信号称为起搏器脉冲信号。

1)心电图特点:起搏器脉冲刺激信号,在体表心电图上的特点是规律出现,占时极短(呈线状),与心电图等电位线(基线)垂直,且在各导联上振幅有差异,呈直上直下的线状标志,也称钉样标志。起搏脉冲发生器按预置的频率,规律地发出电脉冲。标准状态的起搏脉冲宽度为 0.5ms(心电图纸速为 25mm/s),刺激脉冲信号为一极短的线状电信号,或称线状波,命名为 S 信号或 S 波。

S 波是识别起搏心电图的重要依据,根据 S 波出现的频率确定起搏频率,根据其刺激部位确定起搏心腔,根据 S 波后有无应激的心房或(和)心室波而判定是否为有效起搏。

2)刺激信号的大小:在心电图上影响 S 波大小的因素有三。

(1)体表导联的探测方向和脉冲发生器与单极电极尖端,或双极电极的 2 个电极之间刺激电流方向之间的关系:凡体表导联的轴线与该电流平行者,其刺激信号最大,垂直者刺激信号最小(为零)。

(2)单极起搏时,刺激信号大,因为单极起搏时起搏电极尖端和起搏器外壳的阳极之间形成电流回路,电流范围大,与各探测电极之间角度也大。

(3)双极起搏时,刺激信号小,因为双极电极的正负极之间距离短,且均位于右室心腔内,电流范围小,故在体表测到的电信号小。

3)刺激信号方向:决定于探测电极方向。

2. 起搏频率与起搏间期 起搏频率指每分钟的起搏次数(次/分);起搏间期指两个起搏刺激信号之间的间隔时间,用毫秒(ms)表示。

3. 起搏阈值和输出能量 起搏阈值指的是能引起心肌组织应激的最小刺激能量。正常心室和心房肌组织的起搏阈值通常分别 $<$1.0V 和 1.5V,平均 0.7V 和 1.0V 左右(当电阻为 500Ω、脉宽为 0.5ms 时)。起搏器的输出能量一般应相当于起搏阈值的 2 倍左右,以保证有效而安全地起搏。埋藏式起搏器的标准输出能量为电压 5V(如阻抗为 500Ω 电流为 10mA),脉宽 0.5ms。

4. 感知阈值和感知功能 起搏器电路能感知经导线传入的心内电图的最小 P 波或 QRS 波群电信号的振幅(以 mV 为单位),称感知阈值。起搏器对心电信号的感知能力称为起搏器感知灵敏度。起搏器的感知功能指当病人有正常的和提早出现的 P 波或 QRS 波群时,心腔内的电极将此心内电信号传入起搏器电路,起搏器作出相应的抑制(如 VVI 或 AAI)或触发(如 VVT 和 AAT)的反应。亦即有自身心搏时,起搏器就会自动地停止或无效发放其起搏电脉冲,故称按需型起搏。

5. 逸搏间期和滞后 起搏心电图的逸搏间期,指的是按需起搏器如 VVI,当有自身心搏时起搏电脉冲被抑制后从自身心搏的 R 波至下一次起搏电脉冲之间的间期,称为逸搏间期。通常逸搏间期略长于起搏间期。

滞后,或称频率滞后,是指起搏器感加自身心搏(R 波)后,停滞一短时间后再按起搏间期发放下一次的电脉冲。故滞后时间 + 起搏间期 = 逸搏间期。滞后功能的作用是当有自身心搏时,其逸搏间期比起搏间期适当延长,以利于尽可能多地发挥自身心律的主动作用。

6. **反拗期** 或称不应期,指脉冲发生器在发放一次电脉冲后或在感知一次自身心电 R 波后,感知放大器关闭,不感知任何心电信号的间期,通常为 300 ~400ms。

(二)起搏器代码

1987 年北美起搏和电生理协会(NASPE)和英国起搏电生理学会(BPEG)正式建议用下列 5 位代码,称 NBG 起搏器代码(见下表)。

表 2-6 NBG 5 位起搏器代码

Ⅰ起搏心腔	Ⅱ感知心腔	Ⅲ反应心腔	Ⅳ可程控功能	Ⅴ抗心动过速功能
A = 心房 V = 心室	A = 心房 V = 心室	Ⅰ = 抑制型 T = 触发型	P = 可程控心率和(或)输出	P = 抗快速心律失常功能:又分
			M = 多功能可程控	B = 猝发快速起搏
D = 心房和心室	D = 心房和心室	D = 触发和抑制型	C = 遥测功能	N = 正常频率竞争
	O = 无		R = 频率自适应	E = 期前收缩
		O = 无	O = 无	S = 电击
S = 单腔	S = 单腔	O = 无		

(三)常用起搏方式的静态心电图

1. **单腔起搏器** 常用的单腔起搏器的起搏方式有 AOO/VOO、VVI/VVT 和 AAI/AAT。目前应用最为普遍的是 VVI 起搏器,因此,下面重点介绍 VVI 起搏器。

(1)AOO 和 VOO。AOO 和 VOO 也称单腔非同步起搏,为心房(A)或心室(V)固定频率,无感知功能的一种起搏方式。由于无感知功能,因此可与自身心搏产生竞争心律,目前已停止应用。

(2)AAI/AAT 起搏器。AAI/AAT 又称心房按需起搏,是常用的一种简单有效的生理性起搏方式。也可以是双腔起搏器的心房按需起搏方式。AAI 起搏可在心电图中记录到心房起搏脉冲及其后产生的心房除极波(起搏 P 波)。如房室传导正常,每一个起搏 P 波经房室传导系统下传心室,产生相应的心室除极的正常 QRS 波群。当有自身心房波时,心房电极应能正确感知自身的心房波而暂停发放心房起搏脉冲。

(3)VVI/VVT 起搏,又称心室按需起搏,是临床上应用最多、简单易行的一种常用非生理性起搏方式。起搏电极植入在右心室心尖部,适用于完全性房室阻滞或经济条件不允许安装 DDD 生理性起搏器的病人。VVI/VVT 起搏都在心室起搏或心室感知。感知功能是通过心室电极将心内自身激动的 QRS 波电讯号传入脉冲发生器的感知电路的,并抑制或触发其发放电脉冲,防止了竞争心律。起搏器在感知自身心搏后抑制其发放电脉冲,并重新安排下一次脉冲周期者,称抑制型(VVI)。而触发型(VVT)是感知自身心搏的 QRS 电讯号后立即发放脉冲,使脉冲讯号融于 QRS 波群之中,并重新安排下一次脉冲,故该刺激脉冲在 QRS 波群之中的绝对不应期,不引起心室激动,是一次无效的电刺激。

VVI 起搏的心电图特征是:自身心搏慢时,起搏器脉冲刺激讯号(S)按起搏间期规律地发放,刺激讯号后伴应激的心室激动波(即 QRS 波群),由于心室激动顺序异常,在右室心尖部起搏产生类似左束支阻滞的畸形 QRS 波群,故 VVI 的有效起搏图形为 S-QRS-T 型。当自身心搏增快时,出现自身心搏的 R 波,按需起搏器通过心内电极将 R 波电讯号传入感知电路,并立即抑制(I)发放该电脉冲。感知并抑制了电脉冲的自身心搏 R 波后,如无频率较快的自身心搏,则从感知 R 波后计算逸搏间期。如无滞后则应等于起搏间期,如有滞后则大于起搏间期。

为了防止 VVI/VVT 起搏器误感知 T 波,在起搏器发放电脉冲和感知 R 波后,设计有一段不应期。不应期内起搏器对任何讯号不感知,通常不应期为 300 ~400ms(平均 350ms)。

2. **双腔起搏器** 以其发展过程而言,最早是 VAT,以后发展为 VDD、DVI 和 DDI,目前临床使用的几乎均为全自动双腔起搏器,即 DDD 起搏器。因此,重点介绍 DDD 起搏器的起搏心电图。

1)DDD 起搏器的起搏方式。DDD 起搏器可程控为 AAI/AOO、VVI/VOO、VAT、VDD、DVI 和 DDD 多种

起搏类型,故称万能起搏。DDD 起搏器具有以下 4 种典型起搏心电图表现。

(1)心房起搏—心室起搏(AP/VP):相当于 AAI + VVI。当窦性心率 < 起搏频率,且房室传导时间 > 起搏器的 A-V 延迟时间时,即出现 AP/VP 起搏方式。

(2)心房感知—心室起搏(AS/VP):相当于 VAT 或 VDD 双腔起搏。常见于伴房室阻滞或房室时间 > 起搏器的 A-V 延迟时间的病人。当窦性心率 > 起搏频率,故心房电路感知 P 波而抑制心房脉冲,并触发心室脉冲,起搏心室。

(3)心房起搏—心室感知(AP/AS):相当于 DVI、DDI。常见于窦性心动过缓而房室传导功能正常者。当窦性心率慢于起搏频率,且房室传导正常(即 P-R 间期 < A-V 间期)时,心房起搏后在 A-V 间期内出现了下传的 R 波,并被感知后抑制心室脉冲的发放。

(4)心房感知—心室感知(AS/VS):心房和心室全被抑制,呈正常窦性心律。见于窦性心率 > 起搏频率,且房室传导功能正常时(即 P-R 间期 < A-V 间期)。

2)DDD 起搏器的特殊术语

(1)低限频率:也称基础频率。可通过程控仪根据情况设定,例如 60 次/分。

(2)上限频率:也称最高频率。DDD 起搏器具有感知心房激动的功能。因此当心房率过快时,或感知外界电讯号时,通过起搏器发放电脉冲激动心室,引起心动过速,且药物治疗无效。为此 DDD 起搏器设计有上限频率,当快速心房率以 1∶1 下传心室,超过上限频率时,起搏器便出现文氏传导或 2∶1 传导,使心室率保持在这个极限水平以下。

(3)房室延迟(A-V 间期):房室延迟反映心脏房室顺序收缩的生理特性,通常 140 ~ 200ms 时房室顺序收缩的协调功能和血液动力学效应最好。其数值可调节,须根据病人心房率、房室传导功能和起搏方式而具体选用。

(4)心室后心房不应期:简称 PVARP,指在心室起搏或感知后心房对任何信号不感知的一段时间,可以程控调节。其功能是防止误感知由心室逆传至心房的 P′而引起的心动过速。

(5)心室不应期:是在感知或起搏的心室事件后的一段时间,在这个间期内不发生心室感知。

3)DDD 起搏心电图的特殊现象

(1)DDD 起搏器介导的心动过速:DDD 起搏器的心房电极感知心室激动的逆传 P′波,经 AV 间期再次发放电脉冲激动心室,再次逆传 P′,再次被感知并经 AV 下传,如此反复,形成起搏器介导性心动过速。

新的 DDD 起搏器具有 PVARP 的程控功能,因此将 PVARP 间期延长至大于 VP′间期,起搏器不感知该 P′波,也就不会发生起搏器介入性心动过速。

(2)交叉感知:指心室电极误感知心房电极发放的电脉冲,并抑制了心房的电脉冲,形成了短暂的停搏。

(3)心室空白区和安全心室起搏:为防止交叉感知,在 DDD 起搏器电路设计了心室空白区,即在心房电极放电后的一极短时间内心室电极不感知,该不感知时间称心室空白区。有的 DDD 起搏器同时有心室安全起搏功能。即一旦心室电极感知心房脉冲后,在 110ms 内起搏器发放心室电脉冲。

3. 频率应答起搏器　频率应答型起搏器,又称频率自适应起搏器,是近年来广泛应用的一类生理性起搏器。其中单腔频率应答起搏器可植入心房或心室,称 AAIR 或 VVIR;而双腔频率应答起搏器则称为 DDDR。

正常人剧烈活动时,心排血量的增加主要通过心率增加来实现。心率增加可增加心排血量的 100% ~300%,而每搏量的增加只能增加心排血量的 30% ~50%,所以国际上推崇临床应用频率自适应起搏器。频率应答起搏器除具有普通单腔、双腔起搏器的功能外,还可根据病人体力和代谢的需要而自动调节起搏频率。

4. 抗心动过速和 AICD 起搏器心电图　抗心动过速起搏可以是临时起搏,如食管调搏,高位右心房起搏或右心室起搏终止心动过速,也可以是植入抗心动过速起搏器终止和治疗心动过速。前者用于治疗阵发性室上性心动过速、心房扑动和室性心动过速,后者主要用于治疗顽固性折返性室上性心动过速。这种起搏器对心动过速的判断标准是快速心率(可程控范围为 96 ~ 226 次/分),以及快速心率的突然性、持续性和稳定性 4 个指标。当起搏器判定和诊断为阵发性心动过速后,即发放期前或短阵快速刺激终止心动过速。在射频消融术广泛应用的今天,抗心动过速起搏已不作首选对策。

自 1980 年在美国首次应用 AICD 以来，AICD 的发展先后经历了 3 代，目前 AICD 起搏器既可放电复律室性心动过速、室颤，同时又有起搏功能而治疗缓慢心律失常。

（四）磁频试验

各种起搏器均设计有磁铁试验功能，即在距起搏器一定距离内（通常为 5cm）放置一特制的磁铁或程控仪的磁头时，起搏器即自动转为 AOO 或 VOO 起搏方式，多数起搏器的起搏频率自动转为 90 次/分或 100 次/分，当磁铁移开时，起搏器又自动恢复到原预置频率。磁铁试验的应用指征和价值是：①测定磁铁频率，每个起搏器设计线路都有标准频率和磁铁频率两个参数，并都有电池耗竭时这一参数下降百分比的指标，电池耗竭的指标是这两个频率下降 10%；②观察起搏功能，当起搏器的起搏频率低于病人自身频率时，按需起搏器的起搏信号被抑制，此时如需观察起搏功能，则可用磁铁试验观察。

（五）起搏/感知异常及故障心电图

1. 感知异常心电图 因起搏器感知灵敏度设置不当或感知故障及患者自身的肌电干扰或外界的电磁干扰等因素，起搏器可发生感知不足或感知过度（误感知）等感知异常。

（1）感知不足：起搏器不能感知患者自身的心房或心室电活动，在自身心房或心室激动后仍然发放起搏脉冲，与自身心律相竞争。

（2）感知过度或误感知：起搏器可过度感知或误感知患者自身的心电（交叉感知、T 波误感知等）或肌电活动及外界的电磁干扰信号，而在过度感知或误感知后抑制心房或心室起搏脉冲的发放。过度感知或误感知的心电图主要表现为心房或心室脉冲不规则出现，其间期明显长于所设置的起搏器逸搏及起搏间期，有时甚至因连续过度感知或误感知而长时间没有心房或心室脉冲发放。长时间的起搏缺失可使患者发生黑蒙甚至晕厥。

2. 起搏异常及故障心电图

（1）起搏脉冲发放异常：起搏器不能正常发放起搏脉冲时，心电图中可见起搏脉冲间断出现或缺失，应对心电图中延长的起搏脉冲间期内各导联心电图仔细检测，排除因误感知所致的心房或心室起搏脉冲发放的抑制。

（2）起搏不良：在心电图中可连续或间歇出现仅有心房或心室起搏脉冲信号，而其后无相应的心房或心室起搏激动，是完全性或间歇性起搏不良。

（3）起搏频率异常改变：起搏器电子元件或电路发生故障或电池耗竭时，可发生起搏频率的异常改变，在心电图中出现起搏频率较预设频率减慢、增快或不规则，甚至可能发生起搏频率异常增快至 100 ~ 800 次/分的“起搏奔放”，如连续快速起搏心室可产生起搏所致的室性心动过速，甚至心室颤动。

3. 感知功能障碍性心律失常 感知功能障碍可由电极接触部位心肌病变、电极导管脱位、抗心律失常药物与电解质紊乱等原因所致。其心电图表现如下。

（1）竞争心律。在应用 AAI、VVI 等方式起搏器感知功能降低时，起搏电极不能感知自身 QRS 波群或 P 波，因而在不同时期仍发生脉冲信号，与自身心律发生心房性或心室性竞争心律。然而，在心肌缺血、炎症或药物作用等因素影响下，若起搏脉冲落入易损期，可引发房性或室性快速性心律失常。

（2）感知过度性心动过缓或心动过速。VVI、AAI 等方式起搏器感知功能过度时，心室电极或心房电极可不适当感知自身 T 波、P 波、F 波、肌电位或家用电器等电磁信号，使起搏脉冲不能按时发出，由此引发间歇性心脏停搏等长间歇。而 DDD 等方式起搏器感知功能过度时，心房电极可不适当感知自身发出的 F 波、f 波、肌电位或家用电器等电磁信号，在连续过度感知时可出现快速的心室跟踪 QRS 波群，类似于快速性房性心律失常。

4. 起搏性反复心搏、反复心律和反复性心动过速 VVI、AAI 等方式起搏器发生室房逆传时，可产生心房起搏性反复搏动或心室起搏性反复搏动（心电图表现前已述），连续 3 次或 3 次以上的起搏性反复搏动为起搏性反复心律，快速的起搏性反复心律为起搏性反复性心动过速。

5. 起搏器介导性心动过速（pacemaker mediated tachycardia，PMT） DDD、VDD 等方式双腔起搏器发生室房逆传时，逆行 P^- 波被心房电极感知后又触发心室起搏，可引发阵发性或持续性 PMT。心电图表现为心房跟踪方式的连续快速心室起搏（VAT 起搏方式），即起搏性 QRS 波群—逆行 P^- 波—起搏性 QRS 波群—逆行 P^- 波……序列，频率约 150 次/分左右。多由室性期前收缩诱发，且与起搏器设置的心房不应期较短有关。

（张开滋　钟杭美　鲁　端　罗昭林　刘春燕　刘世军　李　丽）

参考文献

[1] 陈新．临床心律失常学．北京:人民卫生出版社,2000. 519 ~ 527.

[2] 黄宛．临床心电图学．第5版．北京:人民卫生出版社,1998. 265 ~ 456.

[3] 张开滋,吾柏铭,唐其柱,等．临床心律失常．长沙:湖南科学技术出版社,2001. 39 ~ 124.

[4] 黄元伟,戚文航．临床心血管病学．天津:天津科学技术出版社,1998. 122 ~ 136.

[5] 鲁端,黄元铸主编．实用临床心律失常诊断和治疗指南．上海:复旦大学出版社,2003. 55 ~ 79.

[6] 郭继鸿．反复搏动的现代观点．临床心电学杂志,2006,15:371 ~ 381.

[7] 鲁端．恶性室性心律失常的现代诊治概念．心电学杂志,2006,25:184 ~ 187.

[8] 江洪,吴书林,黄从新,等．房性心动过速:目前认识和治疗建议．中华心律失常学杂志,2001,5:261 ~ 274.

[9] 黄从新,马长生,杨延宗,等．心房颤动:目前的认识和治疗建议(二)(指南)．中华心律失常学杂志,2006,10:167 ~ 197.

[10] 王吉耀．普通高等教育“十五”国家级规划教材,内科学．北京:人民卫生出版社,2005. 206 ~ 229.

[11] 刘晓健．起搏器所致心律失常的表现形式．心电学杂志,2005,24:231 ~ 236.

[12] 吴祥．病理性窦性心动过速．心电学杂志,2001,20:59 ~ 63.

[13] 鲁端．异常窦性P波．心电学杂志,1997,16:44 ~ 46.

[14] Kastor J A, eds. Arrhythmias. 2nd. ed. Philadelphia: Sanders Company, 2000.

[15] Bayés de Luna A, eds. Clinical Electrocardiography: A textbook. Ed. Mount Kisco: Futura Publishing Company, 1993; 319 ~ 436.

[16] Awtry E H, Loscalso J. Cardiac arrhythmias. In Andreoli TE, eds. Cecil essentials of medicine. 15th ed. Philadelphia: W. B. Saunders Company, 2001. 100 ~ 126.

[17] Ikeda T. Type and classification of arrhythmias. Nippon Naika Gakkai Zasshi, 2006, 95: 196 ~ 202.

[18] Saoudi N, Casio F, Waldo A, et al. A classification of atrial flutter and regular atrial tachycardia according to electrophysiological mechanisms and anatomic bases. Eur Heart J, 2001, 22: 1162 ~ 1182.

[19] Rogers R L, Mitarai M, Mattu A. Intraventricular conduction abnormalities. Emerg Med Clin North Am, 2006, 24: 41 ~ 51.

[20] Tenczer J, Tomcsanyi J. Classification of atrial fibrillation. Eur Heart J, 2006, 27: 621 ~ 622.

第三章 心律失常的血流动力学改变

第一节 概 述

心律失常对人体的影响个体差异较大,有的患者可无明显症状,但有的患者可导致严重的心脑血管事件,如急性心肌梗死、心源性休克、心脏性猝死、阿－斯综合征、脑血管意外等。心律失常引起明显临床症状的主要机制是引起心脏功能障碍,继之导致血流动力学改变。

血流动力学系指心脏的泵功能和赖以推动的血液在心脏和全身的流动情况。近年研究发现,心电活动是通过电－机械反馈机制影响心脏的功能和血流动力学。心肌细胞除极和复极时,在动作电位 0 位相的去极化期打开了心肌纤维 T 小管的 L 型钙通道,启动了兴奋－收缩耦联;而在 2 位相平台期末又激活了肌浆网的钙－腺苷三磷酸酶等,促使钙离子进入肌浆网,使心肌舒张。在窦性心律时,正常程序的心电活动通过电－机械反馈机制引发了心房和心室协调的舒缩活动。但在各种心律失常时,由于心电活动的紊乱而导致心房和心室舒缩活动的不协调,严重者可引发血流动力学异常和严重的心脑血管事件。反之,心房和心室的舒缩活动又可通过机械－电反馈机制影响心电活动。两者的平衡或失调还受到神经、内分泌、代谢等多种因素的调控。

第二节 心律失常对血流动力学的影响因素

一、血流动力学的影响因素和判断指标

血流动力学受全身和心脏局部的影响,全身的健康状况对心脏的功能有着举足轻重的作用,而心脏又是血流动力学的枢纽。影响血流动力学状况的心脏因素主要有:①心脏收缩力;②心肌长度－张力关系(Starling 机制);③心脏舒张期负荷(前负荷);④心脏收缩期负荷(后负荷);⑤心室舒张期的顺应性;⑥自主神经系统与神经体液等对心脏的调节机制等。这 6 个因素的综合作用,决定了血流动力学的状态,因此,临床上也常用反映心功能的指标来表示血流动力学的状态。习用的判断血流动力学的指标如下。

1. **动脉血压(blood pressure,BP)** 血压是血液对血管壁的侧压力,其高低取决于循环血量与血管容量的比值和心脏输血力量的大小。特别是收缩压,可以反映心排血量的水平,即心脏泵功能。我国健康成人安静时的肱动脉收缩压为 90～130mmHg(12.0～17.3kPa),舒张压为 60～89mmHg(8.0～11.9kPa)。

2. **心输出量(cardiac output,CO)** 心输出量是指左心室射入主动脉的血量,又称心排出量,其高低取决于心脏的射血能力和外周循环因素(静脉回流量等),是判断心脏功能中最重要的指标。健康成人安静时的心输出量约为 5～6L/min,最大可达 13～15L/min,而剧烈运动时甚至可达 25～35L/min,可见心脏有巨大的储备能力。

3. **心排血指数(cardiac index,CI)** 心排血指数(心脏指数)是指空腹和安静时每单位体表面积的心排血量,其高低取决于心排血量、年龄、性别、体型、生理状态等因素。一般在 10 岁左右时,静息心脏指数最高,

可≥4L/(min·m^2),以后每增长1岁约平均下降24.4mL/(min·m^2),直至80岁时约降至2.0 L/(min·m^2);女性较男性低;运动、发热、饱餐和怀孕等时心排血量和心脏指数均增加。一般健康成人安静时的心脏指数约为3.0~3.5L/(min·m^2)。

4. **每搏量**(stroke volume,SV) 每搏量是指每次心脏收缩输至主动脉或肺动脉的血量,其高低取决于心排血量、心率等因素。一般健康成人安静时的每搏量约为60~70mL。

5. **中心静脉压**(central venous pressure,CVP) 中心静脉压是指右心房及上、下腔静脉胸腔段的压力,反映右心充盈压的变化。其高低取决于血容量、右心室的功能、静脉回流量、静脉张力、胸腔压力、心包腔压力等因素。一般健康成人安静时的中心静脉压为6~12cmH_2O(0.59~1.18kPa)。

6. **肺毛细血管锲嵌压**(pulmonary capillary wedge pressure,PCWP) 肺毛细血管锲嵌压是指心导管顶端嵌入肺小动脉时所测得的肺毛细血管压力曲线,反映左心房压力的变化。其高低取决于左心室的功能等因素。一般健康成人安静时的肺毛细血管锲嵌压为6~12mmHg(0.8~1.6kPa),>12mmHg(1.6kPa)时提示左心功能不全,18~20mmHg(2.4~2.7kPa)时提示轻度肺淤血,21~25mmHg(2.8~3.3kPa)时提示中度肺淤血,26~30mmHg(3.5~4.0kPa)时提示重度肺淤血,>30mmHg(4.0kPa)时提示发生急性肺水肿。

7. **左室射血分数**(left ventricular ejection fraction,LVEF) 左室射血分数是应用超声心动图检测左室每搏输出量所占左室舒张末期容量的比率,反映左室的排血效率,较每搏输出量等更能判断左室的收缩功能。其高低取决于左心室的收缩功能等因素,不受心率等影响。一般健康成人安静时的左室射血分数为55%~70%,若50%~55%为轻度降低,35%~49%为中度降低,<35%为重度降低。根据循证医学,左室射血分数<40%者易发生心血管事件,应予以重视。

8. **其他判断血流动力学的指标** 尚有肺动脉压[PAP,正常参考范围为12~30/4~13mmHg(1.6~4.0/0.5~1.73kPa)]、肺血管阻力(PVR,正常参考范围为37~250dynes·s/cm^5)、体循环血管阻力(PVR,正常参考范围为770~1 500dynes·s/cm^5)等。

检测血流动力学指标的方法有Swan-Ganz漂浮导管法、温度稀释法、染料稀释法、阻抗法、超声心动图法、放射性核素检查法等,其中以导管法最为准确,以超声心动图法最为实用。

二、心律失常影响血流动力学的因素

心律失常对血流动力学的影响与下列因素相关。

1. **心律失常的病因和诱因** 心律失常发生于器质性心脏病患者,对血流动力学影响大;发生于心脏病伴心功能不全患者,则对血流动力学影响更大;若发生于健康人,对血流动力学影响小。

2. **心律失常冲动异常的部位** 即异位起搏点的部位,室上性心律失常多数能使心房与心室按正常顺序收缩,或至少能使左右心室同步收缩,对血流动力学影响较小;而室性心律失常(特别是恶性室性心律失常)时,房室收缩分离和多数左右心室非同步收缩,对血流动力学影响较大,即心律失常冲动异常的部位越低,对血流动力学影响越大。

3. **心律失常冲动传导异常的部位** 传导阻滞对血流动力学影响的大小,一般依次为房室阻滞>窦房阻滞>左束支阻滞>右束支阻滞>分支阻滞。房室阻滞直接影响到房室的顺序收缩和舒张期的心室充盈量,而室内阻滞仅轻微地影响左右心室的同步收缩。

4. **心律失常的心室率** 心律失常时心室率能维持在60~100次/分左右,对血流动力学影响较小;如心室率过快(如>180次/分)或过慢(如<40次/分)时,则对血流动力学影响较大。心动过缓时,即使每搏输出量正常,但心输出量和心脏指数仍会降低。而心动过速时,舒张期心室充盈量减少和收缩期心肌收缩力降低,使每搏输出量、心排血量和心脏指数均会降低。在临床实践中,心律失常的心室率与病人的状态和心功能有着更密切的关系。若心室率稍快或稍慢时,对于安静状态下心功能尚可的患者一般不会产生明显的症状。而患者在活动时,若心室率不能相应增快,使心排血量不能满足机体的需要,患者会出现乏力、头晕,甚至晕厥等症状。而对于心功能较差的患者,即使在休息时,心室率的增快或减慢均会引发严重的症状。

5. **心律失常的持续时间和发作频度** 心律失常持续时间越长,发作次数越多,对血流动力学影响越大;反之对血流动力学影响越小。

第三节　快速性心律失常对血流动力学的影响

一、期前收缩对血流动力学的影响

期前收缩(早搏)对血流动力学的影响与早搏的起源及频度有较大的关系。各型早搏均使左心室舒张期缩短和充盈不足,因此收缩期射入主动脉内的血流减少,心排血量减少。其主要影响如下。

1. **偶发早搏**　对血流动力学无明显影响,患者常无症状。

2. **频发房性早搏和频发室性早搏**　可使脑血流量分别减少8%和10%;使冠脉血流量分别减少10%和25%;使肾血流量分别减少8%和10%左右。对心功能正常患者一般不引起明显症状,部分病人的症状与其敏感程度相关。

3. **室性期前收缩对血流动力学的影响**　早搏中以室性早搏对血流动力学的影响最大,此因除左心室舒张期缩短和充盈不足外,心室的非程序性收缩更加重了心排血量减少,且与提早程度和期前收缩次数呈正相关。一般性室性期前收缩时的心排血量只有窦性搏动的70%左右(如联律间期在0.36~0.38s时,心输出量接近于零),其代偿间歇后的窦性搏动心排血量较一般窦性输出量增加18%左右,故总的心输出量仍减少。多源室性期前收缩和室性期前收缩二联律时,可使心排血量、平均动脉压和左室做功的相关指标降低,故较易引起相应症状,特别是器质性心脏病患者。

二、阵发性室上性心动过速对血流动力学的影响

阵发性室上性心动过速(PSVT)发作时,由于心室率过快使心室舒张期缩短和充盈不足。同时,室房逆行传导又使房室非顺序性收缩和舒张,房室几乎同时收缩进一步加重了心室的充盈不足和心房的压力增高,使心排血量明显减少。PSVT对血流动力学的主要影响如下。

1. **PSVT发作时对重要内脏供血的影响**　PSVT发作时可使脑、冠脉、肾血流量分别减少14%~23%、35%和12%~18%。

2. **PSVT发作时对血流动力学影响的机制**　PSVT发作时,由于房室收缩时间过短或顺序丧失以及心室率过快等原因,使心房血液不能及时进入心室,心室充盈量减少和心排血量降低,可导致内脏血流量明显受损。特别是心室率>180次/分和(或)原有心脏病的患者,易于引起血压下降(约30%),甚至晕厥或休克。对于无器质性心脏病的患者,PSVT发作时每搏输出量的下降可被心率增快而部分抵消,血压下降可通过神经内分泌等调节使周围血管阻力增加而部分纠正,故能使安静时心排血量不受明显影响。只有在心室率过快和持续时间过长时,才导致血流动力学明显改变。

3. **PSVT发作时的血流动力学监测**　PSVT发作时,可见心排血量、心脏指数(约下降37.5%)、每搏输出量、左室射血分数、肺动脉平均压和血压(约下降30%)等下降,而左右心房压上升。上述改变易于发生在心室率过快和心脏病患者。

4. **预激综合征引起的PSVT(AVRT)对血流动力学的影响**　AVRT发作时,对血流动力学的影响较房室结折返性心动过速(AVNRT)为大,其原因为:①心室率较快,易于>180次/分;②逆传型房室折返性心动过速(经房室旁道顺传)时,左右心室不同步收缩;③经旁道传导的快速冲动易遇到心肌易损(颤)期,从而在旁道逆向传导有效不应期<240ms和前向传导有效不应期<270ms时,易诱发极快速型心房颤动或心室颤动,导致严重血流动力学障碍,甚至死亡。

三、室性心动过速对血流动力学的影响

室性心动过速(室速)发作时,除相似于室上性心动过速的影响外,由于房室分离更加重了心室的充盈不足和心排血量的减少。其对血流动力学的主要影响如下。

1. 室速发作时对重要内脏供血的影响 室速发作时,可使脑、冠脉、肾血流量分别下降 40% ~75% 、60% 和 60% 左右。

2. 室速对血流动力学影响的机制 室速常发生于器质性心脏病患者,发作时房室收缩顺序异常、心室收缩不同步(多形性室速更著)和心室率过快,故易导致血流动力学异常而诱发晕厥、心功能不全或心绞痛等。而无明显器质性心脏疾患的特发性室速等发作时,对血流动力学影响较小。Corday 等研究报道,室速的异位灶部位对血流动力学会产生不同的影响,来自左室心尖部的异位搏动产生“沙漏样”收缩方式;而来自左室基底部的异位波搏动产生“泪滴样”收缩方式。前者的主动压和射血分数要优于后者。故不同患者或不同部位异位灶引起的室速的血流动力学改变会有较大的差异。

3. 室速发作时的血流动力学监测 室速发作时,可见心排血量、每搏输出量和左室射血分数等下降。据 Stenbach 等和 Saksena 等研究报道,室速诱发晕厥的患者血压可降至 36mmHg ± 8mmHg(4.8kPa ± 1.07kPa),而无晕厥患者血压可从窦性心律时的 123mmHg ± 19mmHg(16.4kPa ± 2.5kPa)降至 61mmHg ± 24mmHg(8.13kPa ± 3.2kPa)。可见室速对血流动力学的危害较大。

四、心房扑动和心房颤动对血流动力学的影响

心房扑动(房扑)和心房颤动(房颤)发作时,对心脏功能的影响主要取决于心室率和心房对心室充盈的作用,由于心房泵功能的部分或全部丧失,可使心排血量等明显降低。其对血流动力学的主要影响如下。

1. 快室率房扑和房颤发作对重要内脏供血的影响 快室率房扑和房颤发作时,可使脑、冠脉、肾血流量分别下降 23% ~40% 、22% ~40% 和 20% 左右。

2. 房扑和房颤对血流动力学影响的机制 心房作为心脏的辅助泵,在舒张晚期可使左室充盈量增加 25% ~30% 。这种辅助泵作用在房扑时部分丧失,在房颤时完全丧失。当心室率过快(>100 次/分,房扑 1:1 房室传导)和心室律不规则(房扑伴不规则房室传导和房颤时)时,心室的收缩和舒张功能均明显降低。以上作用可使血流动力学明显障碍,在器质性心脏病患者和心室率过快者易于诱发晕厥、心力衰竭和心绞痛等,甚至导致室颤而危及生命。在快室率房颤伴预激旁道前传时,亦易发生心血管事件,须尽快转复心律。相反,在基础心功能较好的慢性房扑和房颤患者,如心室率在 60 ~ 100 次/分,则患者能较好耐受,也可无明显血流动力学障碍。但此类患者易形成左房或心耳血栓,脱落时常发生动脉栓塞,尤以脑栓塞的发生率、致残率和致死率最高,应尽早采用防治血栓栓塞的措施。

3. 房扑和房颤发作时的血流动力学监测 房扑和房颤发作时,可见心排血量(下降 20% ~40%)、心脏指数、每搏输出量和左室射血分数等下降,而二尖瓣和三尖瓣返流增加。当房扑和房颤转复为窦性心律时,心排血量可增加 11% ~40% ,右房平均压、左右室舒张末期压力和肺动脉压等均明显降低。但血流动力学的改善因人而异,与患者的基础心功能明显正相关。

五、心室扑动、心室颤动对血流动力学的影响

心室扑动(室扑)和心室颤动(室颤)是致命性心律失常,与临终前的电 - 机械分离一样,心脏处于一种无效的电活动状态,产生与心室停搏一样的致命性血流动力学改变。室扑和室颤发生时,随之脉波很快消失,平均动脉压在开始 5.0s 很快下降[收缩压降至 60mmHg(8.0kPa)],以后逐渐向 0mmHg(0kPa)偏移,有效循环和脑、冠脉、肾等重要内脏血流停止。根据实验资料,循环停止后引起内脏不可逆损伤的时限为:大脑 4 ~6min,小脑 0 ~ 15min,延髓 20 ~ 30min,脊髓 45min,交感神经节 60min,心肌和肾小管细胞 30min,肝细胞 1 ~2h 等。

室扑和室颤发生后 15.0s 时电复律成功者,血压可在 10.0s 左右恢复到室扑和室颤发生前水平。室扑、室颤持续越长,则复律成功机会越少,复律后内脏功能恢复时限越长。因而,此时争分夺秒有效地进行心肺脑复苏术是抢救患者的关键。

第四节　缓慢性心律失常对血流动力学的影响

缓慢性心律失常对血流动力学的影响主要取决于患者的基础心功能和心室率水平。同时，也取决于患者在活动时心率能否相应增快，以满足机体的需要。若活动时心率仍处于较慢水平，常会出现相关症状，反之亦然。

一、窦性心动过缓

轻度窦性心动过缓(50～59 次/分)时，在安静状态下多无明显症状。但严重窦性心动过缓(＜50 次/分)或活动时心率仍处于心动过缓水平，使心排血量不能满足机体的需要，可出现乏力、头晕，甚至晕厥等症状。在心力衰竭患者，受顽固性窦性心动过缓的影响较大，在安静状态下即可出现症状，在活动时症状进一步加重。

二、窦房阻滞或心脏停搏

窦房阻滞或各种心脏停搏(窦性、房性、房室交接性、室性)时，即可出现长间歇。一般人群(运动员、体力劳动者等除外)在日间清醒状态时，如心室率＜40 次/分或出现 2.0～3.0s 长间歇，即可引起心排血量等指标降低，患者可有乏力、头晕和记忆力下降等症状。若基础心功能较差，则症状更明显。如心室率更慢或出现 5.0～10.0s 长间歇，血流动力学更恶化，可出现黑蒙、晕厥等症状。如出现 15.0s 长间歇，则血流动力学严重障碍，可出现休克、阿－斯综合征、昏迷或猝死等。如心脏停搏 30.0s，则可导致死亡状态。如心脏停搏＞3min，则心肺脑复苏术成功率很低。

三、房室阻滞

1. **一度房室阻滞**　对血流动力学影响较小，患者多无明显症状。

2. **二度房室阻滞**　对血流动力学的影响取决于房室传导比例，如＞3∶2 房室传导，则心排血量仅轻度降低，患者症状多较轻。而＜3∶1 房室传导，则心排血量明显降低，患者症状多较严重，尤其是在活动时房室传导比例不能相应增加者、老年患者或原有心功能不全者，可引发血压下降、晕厥、阿－斯综合征等严重症状。

3. **三度房室阻滞**　由于房室舒缩顺序异常，使心排血量降低，其逸搏心律的冲动发出部位和频率对心排血量的进一步降低起重要作用。一般房室交界性逸搏频率较快，心室舒缩同步性较好，对心排血量降低影响较小；而室性逸搏频率较慢，心室舒缩同步性较差，对心输出量降低影响较大。根据 Benchimol 等对三度房室阻滞的研究证实，单腔心室起搏(VVI 型)时，心排血量的高峰一般在起搏心率 80～105 次/分，而双腔起搏(DDD 型)时，心排血量的高峰一般在起搏心率 50～80 次/分。此外，现代双腔起搏器有多项程控功能，更能适应患者不同生理状态的需要。由此证明了房室顺序舒缩和逸搏心律的冲动发出部位和频率对心排血量的重要性。

四、室内阻滞

1. **单分支或单束支阻滞**　心脏功能正常的患者，单分支或单束支阻滞对血流动力学不会产生明显的影响和症状。而对于已有心功能不全的患者，单分支或单束支阻滞对血流动力学会产生不同程度的影响和使原有症状加重。其中束支阻滞的影响较分支阻滞大，左束支阻滞的影响较右束支阻滞大，完全性束支阻滞的影响较不完全性束支阻滞大，此中又以完全性左束支阻滞对血流动力学的影响最大。近年研究证明，分支或束支阻滞、心肌病变等均可引起心室同步性舒缩功能受损或丧失，使室壁呈节段性收缩和舒张，导致相当部分的血液滞留于心室，房室瓣反流增加，使左室射血分数降低，心排血量减少，是顽固性心衰的主要原因之一。因而,近年开展的心室再同步治疗(cardiac resynchronization therapy,CRT)已使约 88% 的顽固性心衰伴 QRS 波群增宽(>130ms)患者从中受益。

2. 三分支或双束支阻滞 三分支或双束支传导阻滞会产生与二度以上房室阻滞时相似的长间歇,如心室率 <40 次/分或出现 >2.0s 的长间歇,即可引起心排血量等指标降低,脑、冠脉、肾血流量下降,产生相应症状,其症状的严重程度与长间歇的长短成正比。

(鲁　端)

参考文献

[1] 鲁端,黄元铸. 实用临床心律失常诊断和治疗指南. 上海:复旦大学出版社,2003:189-194.

[2] 张开滋,吾柏铭,唐其柱,等. 临床心律失常. 长沙:湖南科学技术出版社,2000:30-88.

[3] 孔宪明,高海青. 心血管疾病诊疗技术. 北京:人民卫生出版社,2001:573-598.

[4] 卢才义主编. 临床心律失常学. 北京:中国医药科技出版社,1993:57-66.

[5] 高天祥,高天礼译. 心脏生理学从细胞到循环. 北京:科学出版社,2001:121-139.

[6] 王方正,张澍,黄德嘉,等. 心脏再同步治疗慢性心力衰竭的建议. 中华心律失常学杂志,2006,10:90-102.

[7] Campen CM,Cock CC,Kamp O,et al. Difference in pacing from the atrial appendage and the lateral atrial free wall on left ventricular filling and haemodynamics during DDD pacing. Europace,2001,3:52-55.

[8] Domanovits H,Paulis M,Nikfardjam M,et al. Sustained ventricular tachycardia in the emergency department. Resuscitation,1999,42:19-25.

[9] Hardman SM,Noble MI,Biggs T,et al. Evidence for an influence of mechanical restitution on beat-to-beat variations in haemodynamics during chronic atrial fibrillation in patients. Cardiovasc Research,1998,40:609.

[10] Pozzoli M,Cioffi G,Traversi E,et al. Predictors of primary atrial fibrillation and concomitant clinical and hemodynamic changes in patients with chronic heart failure:a prospective study in 344 patients with baseline sinus rhythm. J Am Coll Cardiol,1998,32:197-204.

[11] Alboni P,Fuca G,Paparella,et al. Effects of intravenous propranolol on cardiovascular hemodynamics during supraventricular tachycardia. Am J Cardiol,1996,78:347-350.

[12] Park WM, Amirhamzch mm, Jia CX, et al. Systolic arterial pressure recovery after ventricular fibrillation/flutter in humans. Pacing Clin Electrophysiol,1994,17:1100-1106.

[13] Kastor JA. eds. Arrhythmias. 2nd. ed. Philadelphia:Sanders Company,2000. 509-592.

[14] Swedberg K,Cleland J,Dargie H,et al. Guidelines for the diagnosis and treatment of chronic heart failure. Eur heart J,2005,26:1115-1140.

[15] Wysokinski A,Zapolski T. The effects of QRS duration and pacing sites on the acute hemodynamic changes during right ventricular pacing. Korean J Intern Med. 2005,20:15-20.

第二篇　心律失常的表现

第四章 心律失常的相关心电信息现象

心电信息现象是心电信息学在发展过程中不断产生和涌现出的一些现象，在静态心电图和动态心电图上表现为扑朔迷离的图形，也正因为如此，使心电信息学的内容更加丰富多彩，令人寻踪探秘。只有洞悉其发生机制，才能了解它、认识它、掌握它，才会揭示出错综复杂的心电图图形的真面目。这也是心电学工作者必备的基本功，唯此才能提高静态心电图和动态心电图的阅图、识图能力，才能作出正确的诊断。本章着重介绍文氏现象、韦金斯基现象、二联律法则与长短周期现象、蝉联现象、裂隙现象、钩拢现象、不确定区电轴、阿什曼现象、电张调整性T波与心脏记忆现象、折返现象、钟氏(Chung)现象。

第一节 文氏现象

文氏现象(Wenehebach phenomenon)，亦称“二度Ⅰ型房室阻滞”。1899年Wenckebach首次报道二度房室阻滞。1924年Mobitz将房室阻滞分为二度Ⅰ型和二度Ⅱ型。前者又称文氏型房室阻滞。临床上典型的文氏现象并不少见，然而非典型文氏现象更为常见。大多数文氏现象预后较好，只有少数文氏型阻滞为时较长，且预后较差。对文氏型阻滞的预后判断，除了紧密结合临床外，还要注意其发生的部位、程度以及是否存在特殊形式的文氏型阻滞。

一、文氏现象的发生机制

文氏现象的发生机制一般认为是由于相对不应期异常地延长所致。随着每次心搏的发生，传导速度逐渐减慢，激动逐渐落于相对不应期的更早期。最后，激动落于有效不应期而发生阻滞，这样就结束了一个周期。之后，传导系统又恢复了传导能力，重新开始了新的周期。文氏现象的电生理基础很可能是递减性传导。

文氏现象的另一机制可能与双径路传导有关，开始激动沿快径路传导，受阻于慢径路，在以后的心搏中，激动沿慢径路传导，传导时间逐渐延长，最终激动受阻于快－慢径路，结束一次文氏周期。以后又可开始新的周期性变化。

隐匿性传导也可产生文氏现象。束支内的文氏现象与双束支不应期不一致性有关。

文氏现象分为阻滞性与干扰性两大类,但区分两种不同类型的文氏现象有时是困难的。一般说来,频率在180次/分以下时出现的文氏现象,多因不应期有不同程度的病理性延长所致。而当心率超过200次/分以上发生文氏现象时,多考虑生理性不应期逐渐延长所致,这是由于过快频率的激动使传导系统得不到足够的时间恢复所致。

二、文氏现象发生的部位

文氏现象可以发生于心脏的任何部位,其中最多见的是发生在房室交接区的二度Ⅰ型房室阻滞,即文氏型房室阻滞。其他较常见的文氏现象可以发生在窦房结与心房之间,即二度Ⅰ型窦房阻滞;左右束支主干及左束支的分支也可以发生文氏型阻滞;在某些引起异位心律失常的折返激动的折返途径内,偶可见到文氏型阻滞,从而形成期前收缩中联律间期的某种规律性变化;目前还发现一些异位起搏点的传出过程中也存在文氏型阻滞。除了顺向传导过程中可存在文氏现象,在某些异位激动的逆向传导中也可以存在文氏现象。双向性文氏型传导阻滞发生率很低,最多见于房室交接区内。在更复杂的个体中,文氏现象既可以在多部位中出现,也可以表现为多方向、多种不同程度的同时存在。

三、文氏现象的静态和动态心电图特点

(一)房室交接区的文氏现象

指发生在房室交接区的文氏现象。约占文氏现象发生率的82%。可分为下行性房室交接区的文氏现象与逆行性房室交接区的文氏现象两种。

1. 下行性房室交接区的文氏现象 指室上性激动通过房室交接区下行传导时所产生的文氏现象。可发生于窦性心律或房性、交接性心律的基础上,亦可发生于心房扑动和颤动时。若文氏现象出现于窦性心律,常提示房室交接区存在着病理性改变;若出现于快速的室上性心律失常(如房扑、房颤)时,则可能属于生理性传导障碍。

1)典型房室传导的文氏现象。亦称"P-R递增量递减型文氏现象",由周而复始的文氏周期所构成,如图4-1。每个文氏周期具备下列6个静态和动态心电图特征:

(1)P-R间期逐次递增后继以一次心室漏搏;

(2)P-R间期递增量逐次递减,这是典型文氏现象的特征性改变;

(3)每个文氏周期中的第二个P-R间期递增量最大;

(4)R-R间期逐渐缩短后继以突然明显延长,即具有"渐短突长"的特征表现;

(5)包含漏搏的长R-R间期(简称漏搏间期)小于漏搏前短R-R间期的两倍;

(6)漏搏间歇后的第一个R-R间期长于该漏搏间歇前的最后一个R-R间期。

2)不典型房室传导的文氏现象

(1)文氏周期中第一个心搏的P-R间期不缩短,文氏周期以两个P波连续受阻而结束一个文氏周期。这是由于前一个文氏周期中最后一个P波未能下传心室,产生隐匿性传导使交接区产生了新的不应期,致使下一个文氏周期中第一个心房激动在交接区中的传导延迟,因而出现了P-R间期延长,两个P波连续不能下传心室。

(2)P-R间期递增量不是逐渐减少,而是逐次增大,从而打破了R-R间期逐搏缩短的规律。文氏周期表现为R-R间期"渐长突长"改变。P-R间期不典型改变有以下几种表现:①第一次P-R间期递增量并不是最大的;②P-R间期至少有一次重复不变;③P-R间期至少有一次较前缩短;④最后一次P-R间期增量加大或最后一次P-R间期增量最大。

上述P-R间期无规律的变化,可能与自主神经功能紊乱有关,多见于窦性心律不齐的患者。此外,交接性逸搏、合并有一度房室阻滞、房室结双径路、隐匿性房室传导、房室结折返及超常期传导等,都可影响到文氏现象的典型性。

3)交替性文氏现象。交替性文氏现象(alternating Wenckebach phenomenon)指在2∶1房室传导时,下传

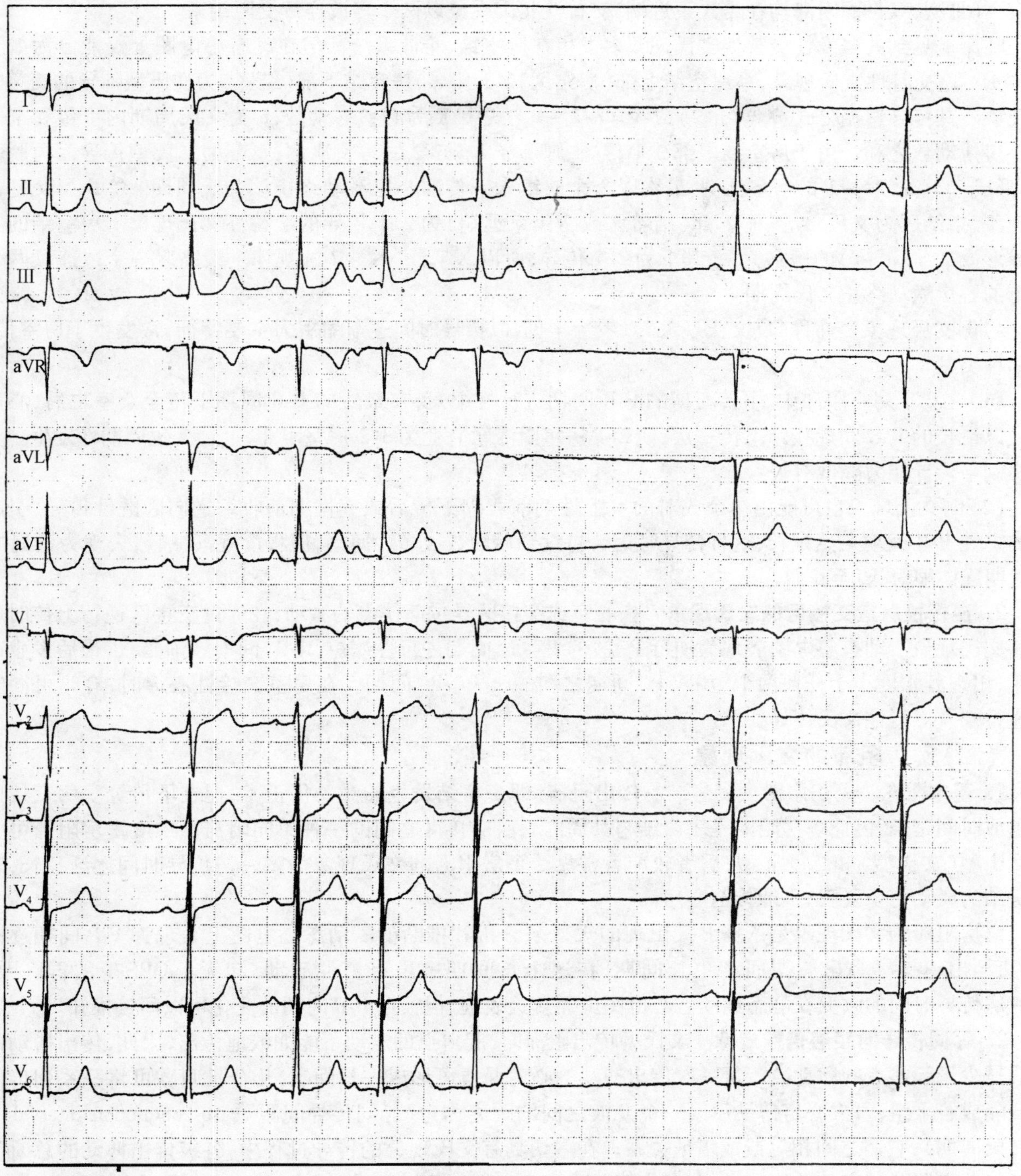

图 4-1　二度Ⅰ型房室阻滞实时动态心电图

男，76 岁，临床诊断冠心病。图示窦性心律，$P'_{3\sim6}$ 为房性期前收缩诱发的短阵房速，其下传的 P′波，P′-R 间期逐渐延长，R-R 间期逐渐缩短，第 6 个 P′波后，QRS 波群脱漏，为短阵房速伴二度Ⅰ型房室阻滞。

12 导联 AECG 诊断：窦性心律，短阵房速伴二度Ⅰ型房室阻滞

心搏的 P-R 间期逐渐延长，最后脱漏，造成以 2 ~ 3 个 P 波连续下传受阻而结束一个文氏周期的现象。

交替性文氏现象可发生在交接区、希浦系统，也可发生在心房内和心室内。它是文氏周期中一种少见的特殊类型。其临床意义主要取决于出现此现象的基础病变和并存的心律失常。交替性文氏现象由交接区分层阻滞和隐匿性传导所引起，其发生可能与在房室交接区内存在两个功能与水平不同的阻滞区有关。

交替性文氏现象可见于心房扑动、伴有房室阻滞的房性心动过速、传导系统原发性疾患及下壁心肌梗死等情况中。交替性文氏现象可分为三型：①Ⅰ型，2∶1 阻滞发生在希氏束远端，文氏周期在近端，交替性文氏现象以两个房波连续受阻结束；②Ⅱ型，双平面阻滞均在希氏束远端，交替性文氏现象以 3 个房波连续受阻

结束；③Ⅲ型，双平面阻滞均在希氏束近端，交替性文氏现象以两个房波连续受阻结束。

临床上见到的自发性交替性文氏现象多发生在房室结、希浦系统。但在动态心电图上仅能分为如下两型。①A型交替性文氏现象，系房室结上部（房结区）2∶1传导，房室结下部（结区）为文氏型传导的交替性文氏现象。其传导遵循公式：X=（n∶2）或X=n/2－1。式中X为心室搏动数，n为文氏周期内下传和未下传的心房搏动数之和。由于房室结上部2∶1传导，则形成X=n∶2的房室比例，下部为文氏型传导而再脱落一次，形成X=（n∶2）－1的房室比例，最终以3个连续未下传的心房激动终止该文氏周期。②B型交替性文氏现象，指结区为文氏传导，而下部（结希区或希氏束远端）为2∶1传导的交替性文氏现象。房室结的文氏传导形成X=（n－1）的房室关系，其下为2∶1传导，所以X=（n·1）∶2的规律。最终以一个或连续两个未下传的心房激动终止文氏周期。

4）倒文氏现象。亦称"反文氏现象"。较为罕见，以传导时间逐渐缩短为主要特征，常发生于房室传导。分两种类型。

（1）在2∶1房室阻滞中，下传心搏的P-R间期进行性缩短，在最短的P-R间期下传至心室之后，心房激动又以最长的P-R间期接踵下传一次，使2∶1房室阻滞暂时变为3∶2房室阻滞，上述变化周期性发生。其发生机制与传导能力降低有关。

（2）倒文氏现象也可能由单个成对的室上性期前收缩下传后或室性期前收缩逆向隐匿性传导，引起其后的窦性P-R间期突然延长，这种传导延迟会持续到后面数次窦性搏动，但程度逐渐减轻，表现为延迟的P-R间期逐搏缩短，直至正常。

2. 逆行性房室交接区的文氏现象　指心室或交接区异位起搏点的激动，在通过交接区逆行上传时所出现的文氏现象。动态心电图表现为逆行P^-波的P^--P^-间期进行性缩短，R-P^-间期逐渐延长，最后发生心房漏搏，出现其长度小于任何两个短P^--P^-间期之和的长P^--P^-间期。在房室交接性心律时，有时可同时出现逆行性及下行性文氏传导。

（二）窦房阻滞的文氏现象

1. 基本概念　窦房阻滞为窦房结的传出阻滞，即窦房结发生的激动仍正常，但在下传经窦房交接区时受阻或时间延长，因此窦房阻滞是窦房结与其周围心肌交接区之间的一种单向阻滞。二度窦房阻滞可分为二度Ⅰ型（文氏型）和二度Ⅱ型，后者较前者常见。窦房阻滞的文氏现象为窦－房传导时间逐渐延长，最后窦房结的激动完全受阻，不能传至心房。

窦房阻滞的文氏现象是依据P波出现的规律来分析和推断的。动态心电图上表现为P-P间期逐渐缩短，直至出现一次心房漏搏而产生长间期，在这个长间期中虽有窦性激动，却无P-QRS-T波群。因此，窦－房传导时间的改变在静态和动态心电图虽无直接表现，但根据P-P间期的变化可以间接推知。

2. 等同传导间距整倍数规律　文氏型传出阻滞时，起搏点的激动不能如数地传出，因此，传出搏动的总数总是少于起搏点的激动数。每一次传出搏动的心房漏搏可形成一长间歇，几个长间歇可将一系列传出搏动分隔成若干组，每次心房搏动后第一个P波之间的距离称为"等同传导间距"（iso-conduction interval）（也即文氏周期），它们之间相等或成倍数关系。在一切具有文氏现象的传导过程中，各级传出搏动的总时间是该组起搏点周期长度的整倍数，故命名为等同传导间距整倍数规律。它的产生是由于传导延迟逐渐加重，以致终于出现漏搏。漏搏后，传导组织得到充分休息，传导能力得以恢复，这样就使漏搏后第一个激动都能按相同的传导时间顺利地传出。一般的讲，窦房阻滞文氏现象的诊断，至少要有两个完整的等同传导间距，记录和测量的愈多，诊断愈可靠。

在动态心电图中，当遇到起搏点激动（P或F）不清楚，目测难以诊断传导障碍时，可借助于等同传导间距整倍数规律，求得起搏点周期长度，从而确定心律失常类型。

3. 窦房阻滞文氏现象的静态和动态心电图表现

（1）典型的文氏窦房阻滞。①窦性P-P间期进行性缩短，继而突然出现长P-P间期，该长P-P间期包含有窦房结的激动，但不能下传入心房以引起P-QRS-T波群，即心房漏搏，此长P-P间期之前的P-P间期为周期为最短者；②长P-P间期小于其前两个最短P-P间期之和；③长P-P间期之后的第一个P-P间期长于长间期前任何一个P-P间期；④各相邻两长间期后的第一个P波之间距相等或成倍数关系，见图4-2。

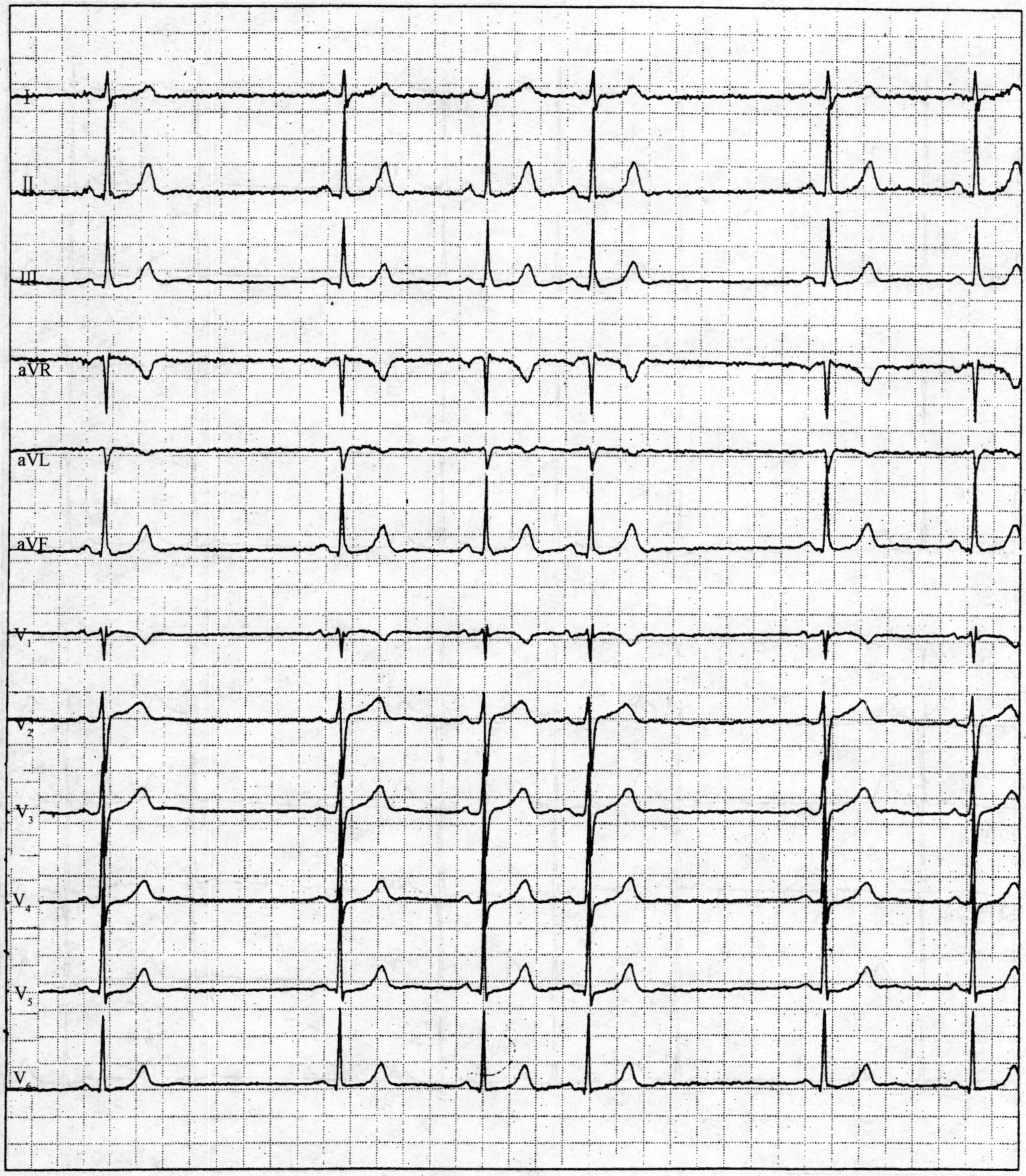

图 4-2　二度Ⅰ型窦房阻滞实时动态心电图

男，76 岁，临床诊断冠心病。图示窦性心律，平均心率 43 次/分，P-P 间期互差 >0.12s，为窦性心动过缓伴不齐，P_1-P_2 1 790ms，P_2-P_3 1 080ms，P_3-P_4 1 790ms，P_4-P_5 1 740ms，P_5-P_6 1 110ms，长 P-P 间期 >2 倍最短的 P-P 间期，为二度Ⅰ型窦房阻滞。

12 导联 AECG 诊断：窦性心动过缓伴不齐，二度Ⅰ型窦房阻滞

(2)不典型文氏型窦房阻滞。窦房文氏现象在窦律匀齐的情况下可出现上述典型的动态心电图表现，但在合并窦性心律不齐时则可出现下列几种不典型静态和动态心电图表现，见图 4-3。①心房漏搏前的 P-P 间期并不是文氏周期中最短的；②P-P 间期不呈进行性缩短；③P-P 间期缩短之后再延长或 P-P 间期连续重复不变。

此外，文氏型窦房阻滞亦可合并房室阻滞或其他心律失常，而易被漏诊。

4. 窦性周期的计算　窦性周期是诊断文氏型窦房阻滞的一个重要方面，因窦性周期呈“渐短突长”形，

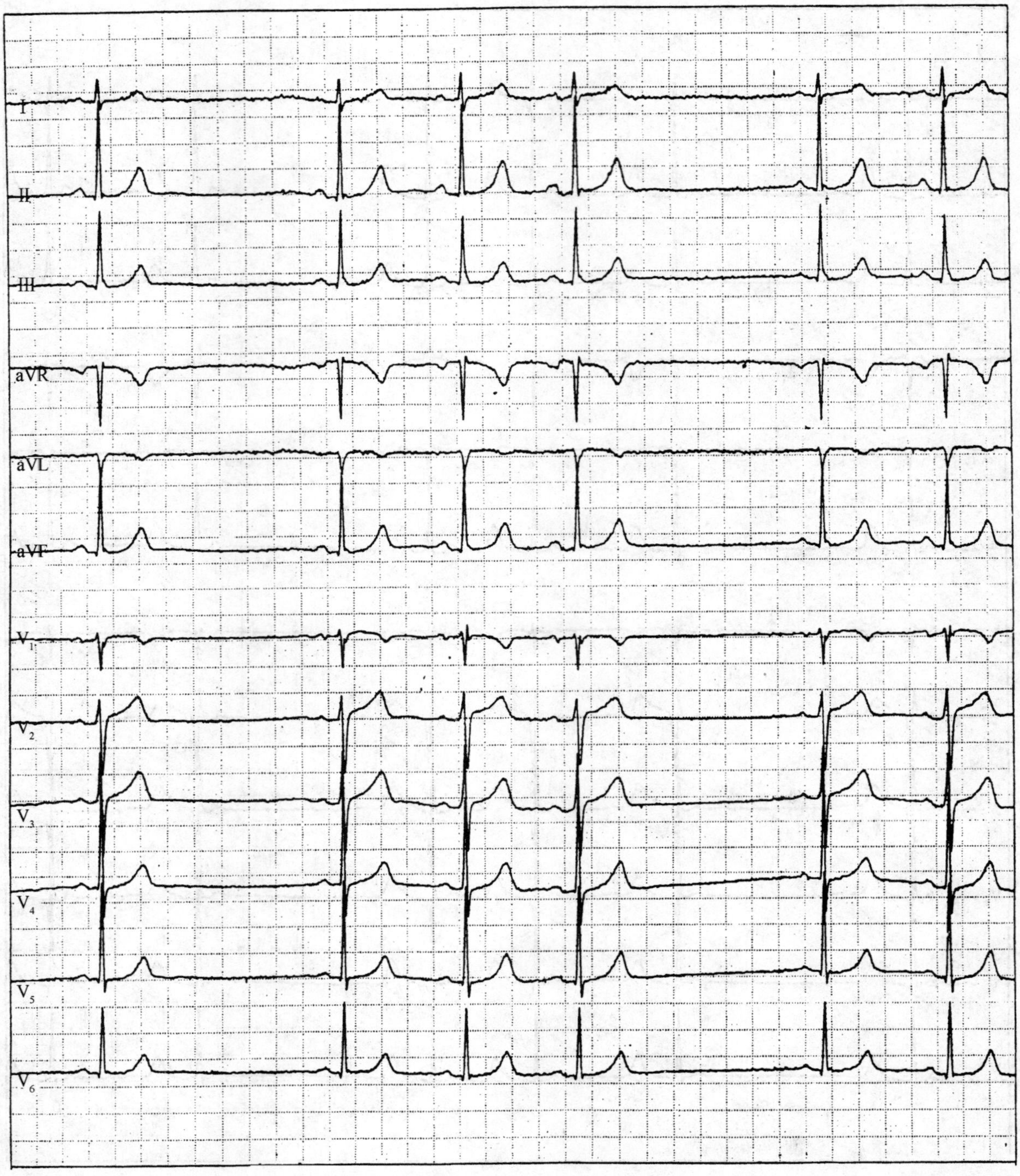

图 4-3　窦房阻滞实时动态心电图

男，76 岁，临床诊断冠心病。图示窦性心律，平均心室率 44 次/分，P-P 间期不规则。P_1-P_2 1 810ms，P_2-P_3 940ms，P_3-P_4 840ms，P_4-P_5 1 850ms，P_5-P_6 960ms，呈递减突长趋势，P_1-P_2、P_4-P_5 间期均≥2 倍短 P-P 间期，为不典型二度Ⅰ型窦房阻滞。

12 导联 AECG 诊断：窦性心律，非典型二度Ⅰ型窦房阻滞

常提示文氏型窦房阻滞。分析文氏型窦房阻滞时，应尽可能计算出窦房结激动的次数及窦房结激动的周期。不典型文氏型窦房阻滞与窦性心律不齐很难鉴别，若能计算出窦性周期和窦性搏动的次数，则有助于鉴别诊断。此外，从等同传导间距的每个 P-P 间隔中减去求得的窦性周期长度，可得出每次窦－房传导的增量，这对于判断文氏型窦房阻滞是十分重要的。根据一个文氏周期中的窦性 P-P 间期可以计算出窦性激动周期（S-S 时间），并通过梯形图解来证实文氏型窦房阻滞的存在。计算公式如下。

（1）若等同传导间距的长 P-P 间歇中只有一次心房脱漏时，则：

$$窦性周期 = \frac{等同传导间距(一个文氏周期中\ P\text{-}P\ 时间之和)}{等同传导间距的\ S\text{-}S\ 数(该等同间距的\ P\text{-}P\ 间期数+1)} \cdots\cdots (1)$$

(2)如果发生两次或多次心房脱漏，此时P-P间期很长，则不能用公式(1)。因为此时心房脱漏前一个P-P间期虽然是最短的，但它仍有增值，故其真正的窦性周期比这最短的P-P间期为短，应改用下列公式，先求出等同传导间距有多少个窦性周期数(若其结果非整数，则应向大值矫正到整数)，再进一步求出窦性周期。

$$实性周期数 = \frac{等同传导间距}{最短\ P\text{-}P\ 间期} \cdots\cdots (2)$$

$$窦性周期 = \frac{等同传导间距}{窦性周期数}$$

再将所求得的窦性周期数及窦性周期，在各段动态心电图中进行核实，如均能相符时，则证明推算无误。

(三)折返径路的文氏现象

折返性期前收缩的折返径路，可以是心房或心室之间的大折返，也可用微折返来解释。折返性期前收缩的文氏现象表现为联律间期逐渐延长，折返中断，折返性期前收缩消失。折返径路内的文氏现象可以发生在心房、交接区及心室，以心室最为常见，可以表现为典型的文氏现象，也可表现为交替性文氏现象。

1. **心房内折返的文氏现象** 指在窦性心律出现频发性房性期前收缩时，其联律间期逐渐延长，以致期前收缩暂时消失，此种现象呈周期性改变。

2. **心室内折返的文氏现象** 指在窦性心律出现频发性室性期前收缩时，其联律间期呈文氏现象。静态和动态心电图表现为室性期前收缩的联律间期逐渐延长，以致室性期前收缩暂时消失，并呈周期性改变。

(四)异位起搏点传出阻滞的文氏现象

指心房、交接区或心室异位起搏点的激动向周围心肌传出时出现的文氏型传出阻滞。因动态心电图上无P波或QRS波群的直接表现，故可以根据P′-R间期或R-R间期呈进行性缩短的周期性变化进行推断。

1. **异位-心房节律传出阻滞的文氏现象** 指阵发性房性心动过速性心房扑动等异位房性起搏点与周围心房肌之间的文氏型传出阻滞。动态心电图表现为P′-P′周期逐渐缩短而突然延长，出现长P′-P′间期，长的P′-P′间期小于两个短P′-P′间期之和，并周而复始地出现。当房性异位P′波呈现不典型(P′-P′间期呈“逐渐延长继而突然延长”)或变异型(P′-P′间期呈“渐短—渐长—最长”)文氏现象时，则较难与房性心律不齐相鉴别。在确立的过程中，可应用下列公式推算出的激动周期来绘制图形，见图4-4。

$$推算出的房性激动周期(E\text{-}E\ 时间) = \frac{一个文氏周期中\ X\ 个\ P'\text{-}P\ 间期之和}{X+1}(s)$$

2. **异位－交接区传出阻滞的文氏现象** 亦称“交接性心律传出阻滞的文氏现象”，指交接区起搏点与周围组织之间的文氏型传出阻滞。可见于交接区心动过速与交接性逸搏心律。常见于洋地黄过量，特别是心房颤动时应用洋地黄过量者。异位－交接区传出阻滞的文氏现象可分为前向性与逆向性两类。

(1)前向性交接区传出阻滞的文氏现象。动态心电图表现为R-R间期逐渐缩短之后继以长R-R间期，该长R-R间期小于两个短R-R间期之和，交接区与心室的传导比例常为3∶2、4∶3。心房颤动合并交接性心动过速及文氏型前向传出阻滞时，可引起非阵发性交接性心动过速伴干扰性房室分离，交接区起搏点的激动向周围交接区组织传导时可出现文氏现象，动态心电图可表现为R-R间期“渐短突长”，并呈周期性改变。此种动态心电图表现粗看之下很像房颤本身引起的室律不齐，易造成误诊。

(2)逆向性交接区传出阻滞的文氏现象。即交接区性心律的逆向性P⁻波呈文氏周期。动态心电图表现为长的P′-P间期之间出现P′-P′间期逐渐缩短，同时伴有R-P′间期逐渐延长，室房传导比例常为5∶4、4∶3等。

3. **异位－心室节律传出阻滞的文氏现象** 动态心电图表现在室性心动过速或室性逸搏心律中，一系列宽大畸形的QRS波群形成典型的文氏周期。在长的R′-R′间期之前出现的R′-R′间期逐渐缩短，长的R′-R′间期小于两个短R′-R′间期之和，即R′-R′间期呈“渐短突长”型周期性改变。

(五)束支阻滞的文氏现象

束支阻滞的文氏现象亦称“文氏型束支阻滞”，指在束支内发生的二度Ⅰ型阻滞，即束支传导逐渐减慢，

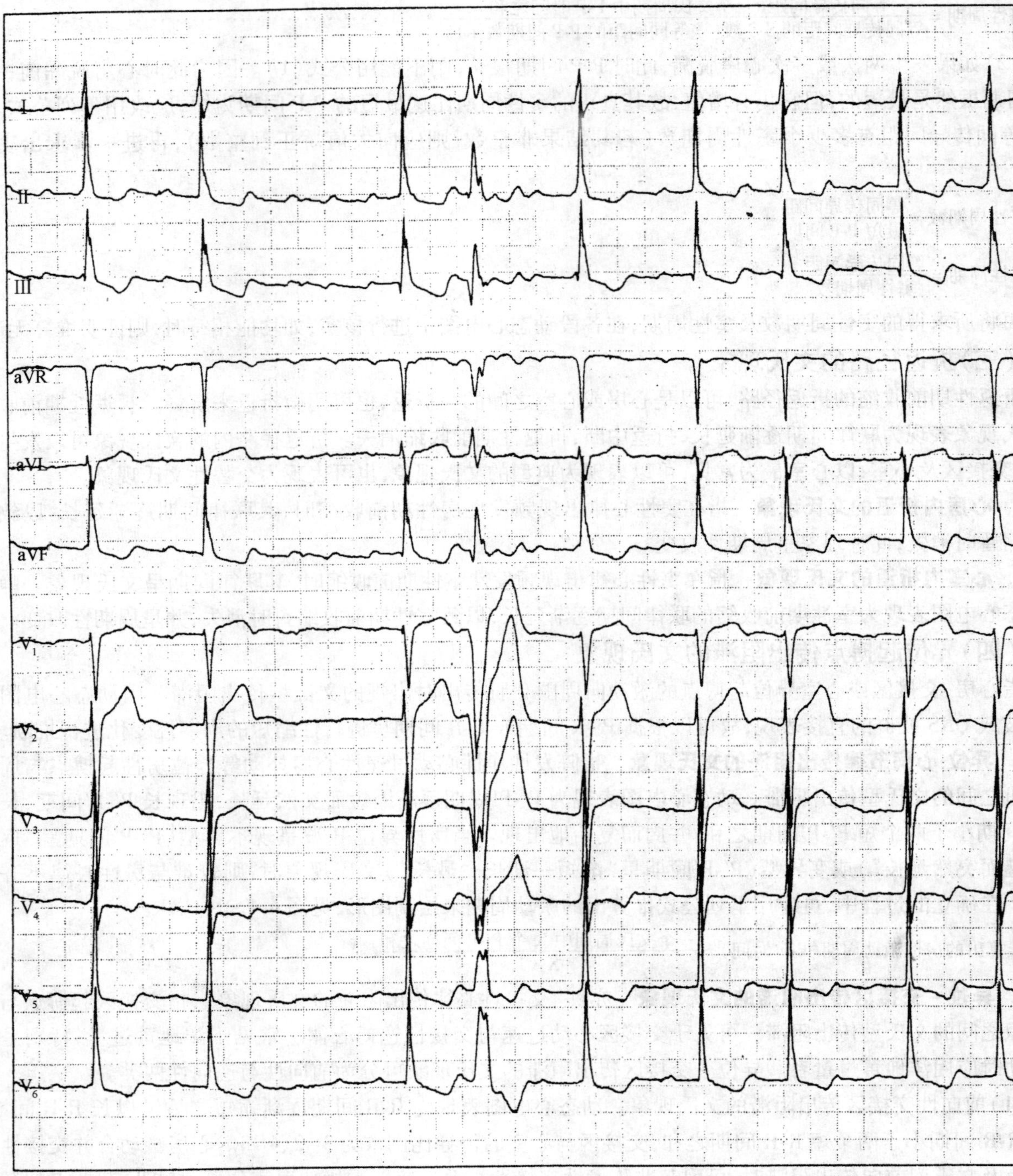

图 4-4　心房扑动文氏现象、室性期前收缩实时动态心电图

男，39 岁，临床诊断病毒性心肌炎。图示未见 P 波，代之以规则的 F 波，F 波频率为 280 次/分，FR 呈 2∶1～5∶1 传导，F-R 间期呈递增性延长，最后以增加 1～2 个 F 波下传受阻结束文氏周期；第 4 个宽大畸形的 QRS-T 提前发生，其前无 P 波，T 波与主波方向相反，QRS 波群呈左束支阻滞型，为来自右束支的室性期前收缩；F 波在Ⅱ、Ⅲ、aVF 导联直立，为Ⅰ型心房扑动；Ⅱ、Ⅲ、aVF、V_5、V_6 导联 ST 段呈下斜型压低 >0.1mV，T 波倒置，为原发性 ST-T 改变。

12 导联 AECG 诊断：心房扑动伴文氏现象，室性期前收缩

最后出现传导中止的现象。动态心电图特征是在规则的 P-P 间期的 P-R 间期固定的前提下，可见 QRS 波群逐渐由窄到宽的周期性改变。如同其他文氏型阻滞一样，其发生系由受损侧束支传导功能部分减退引起的，可能与递减性传导有关。

束支阻滞的文氏现象大致可分为如下三种类型。

1. 直接显示性束支内文氏现象　激动通过受损一侧束支时，传导逐搏延缓，直至完全受阻，之后又恢复

新的周期。束支阻滞的程度取决于左、右两侧束支激动到达心室的时间差，如果差值 <0.06s，则呈现 QRS 波群正常或不完全性束支阻滞图形；如果差值 >0.04s，即出现完全性束支阻滞图形。以直接显示性束支内文氏现象（3∶2）阻滞为例，文氏周期的第一个心搏，其左、右束支传导时间相差 <0.025s，表现为 QRS 波群形态、时间正常；第二个心搏，其差值介于 0.025 ~0.04s 之间，表现为不完全性束支阻滞；第二个心搏是受损侧束支文氏周期的结尾心搏，其差值 >0.04s，是一次真正的完全性束支阻滞，见图 4-5。由于这几个 QRS 波群的时间逐渐增宽的现象可以从动态心电图上直接显现出来，故称直接显示性束支内文氏现象。

动态心电图上能出现直接显示性束支内文氏现象必须具备以下两个条件：

（1）文氏周期开始的两个心搏，其左右束支传导时间相差必须 <0.06s，否则开始的两个心搏可呈现完全性束支阻滞图形；

（2）文氏周期中最后一个激动必须不逆传至受损束支，这样受阻的束支才能恢复其应激性，开始新的周期性变化。

2. 不完全隐匿性束支内文氏现象 在文氏周期中，第一个心搏其左、右束支传导时间差 <0.04s，QRS 波群表现为正常形态，或呈不完全性束支阻滞图形；从第二个心搏开始，左、右束支的传导时间差 >0.04s，QRS 波群显示出完全性束支阻滞图形。第二个心搏以后，激动在受阻束支的传导时间虽逐次增加，但 QRS 波群时间、形态却不再发生变化，均呈完全性束支阻滞图形，直至下一次文氏周期开始，重复上述表现。

诊断不完全隐匿性束支内文氏现象时应注意下列几点。

（1）5∶1 左束支阻滞，实际上是一侧 5∶4 不完全隐匿性右束支内文氏型阻滞。因在周期内第一个心搏，其左、右束支传导时间差 <0.06s，第二个心搏以后的时间差 >0.04s，所以从第二个心搏后表现为完全性左束支阻滞图形。

（2）3∶1、4∶1 的右束支阻滞，部分系束支内 4∶3 或 3∶2 不完全性隐匿性文氏现象。在任何类型的二度阻滞中，4∶3 或 3∶2 的传导远比 4∶1 或 3∶1 多见。要确定束支传导的不完全隐匿性文氏现象，须在同一份动态心电图内同时出现直接显示性文氏现象。

3. 完全隐匿性束支内文氏现象 在文氏型束支阻滞（以 3∶2 阻滞为例）中，文氏周期开始的第一个心搏，其左、右束支传导时间相差即超过 0.04s，动态心电图表现为完全性束支阻滞图形，随后的第二、三个心搏受损束支的传导延迟程度虽仍在逐次增加，但 QRS 波群的时间和形态却不再发生变化。由于动态心电图从一开始便看不出受损传导时间的逐次延长，故称完全隐匿性束支内文氏现象。该种类型的文氏型束支阻滞很难与真正的完全性束支阻滞相鉴别，除非出现心率减慢到足以形成直接显示性或不完全隐匿性束支内文氏现象，才能诊断为完全隐匿性束支内文氏现象。

束支阻滞的文氏现象在动态心电图上能作出诊断，多属直接显示性或不完全隐匿性，而完全隐匿性束支内文氏现象在动态心电图上无法判断。

（六）分支阻滞的文氏现象

系指左前分支或左后分支发生二度阻滞时呈现的文氏现象，多见于左前分支阻滞。其发生机制与束支内文氏现象大致相同。动态心电图的主要特征是出现周期性电轴偏移程度的逐渐加重，而不是畸形 QRS 波群的时间增宽，也即 QRS 波群电轴由正常逐渐变为典型的左前分支阻滞图形。分支阻滞的文氏现象也分为直接显示性、不完全隐匿性及完全隐匿性，但动态心电图上仅能诊断出直接显示型和不完全隐匿型分支阻滞。

动态心电图上识别直接显示性分支内文氏现象必须具备下列条件。

（1）文氏周期中的第一个心搏的电轴相对正常，之后肢体导联电轴进行性偏移并呈周期性变化。

（2）文氏周期中开始的两个心搏，病侧分支传导与对侧分支传导的时间差不超过 0.03s（左前分支与左后分支的传导时间差为 0.02s），否则室上性激动将先通过对侧分支而传至心肌使其除极，使该分支内的文氏现象呈完全隐匿性。

（3）文氏周期的第二个心搏，病侧分支与对侧分支传导时间差不能超过 0.02s，若超过 0.02s，则分支内的文氏现象呈不完全隐匿性。

（4）文氏周期的最后一个心搏，其病侧分支不应被逆向传导所激动，否则文氏现象即被终止而仍继续产

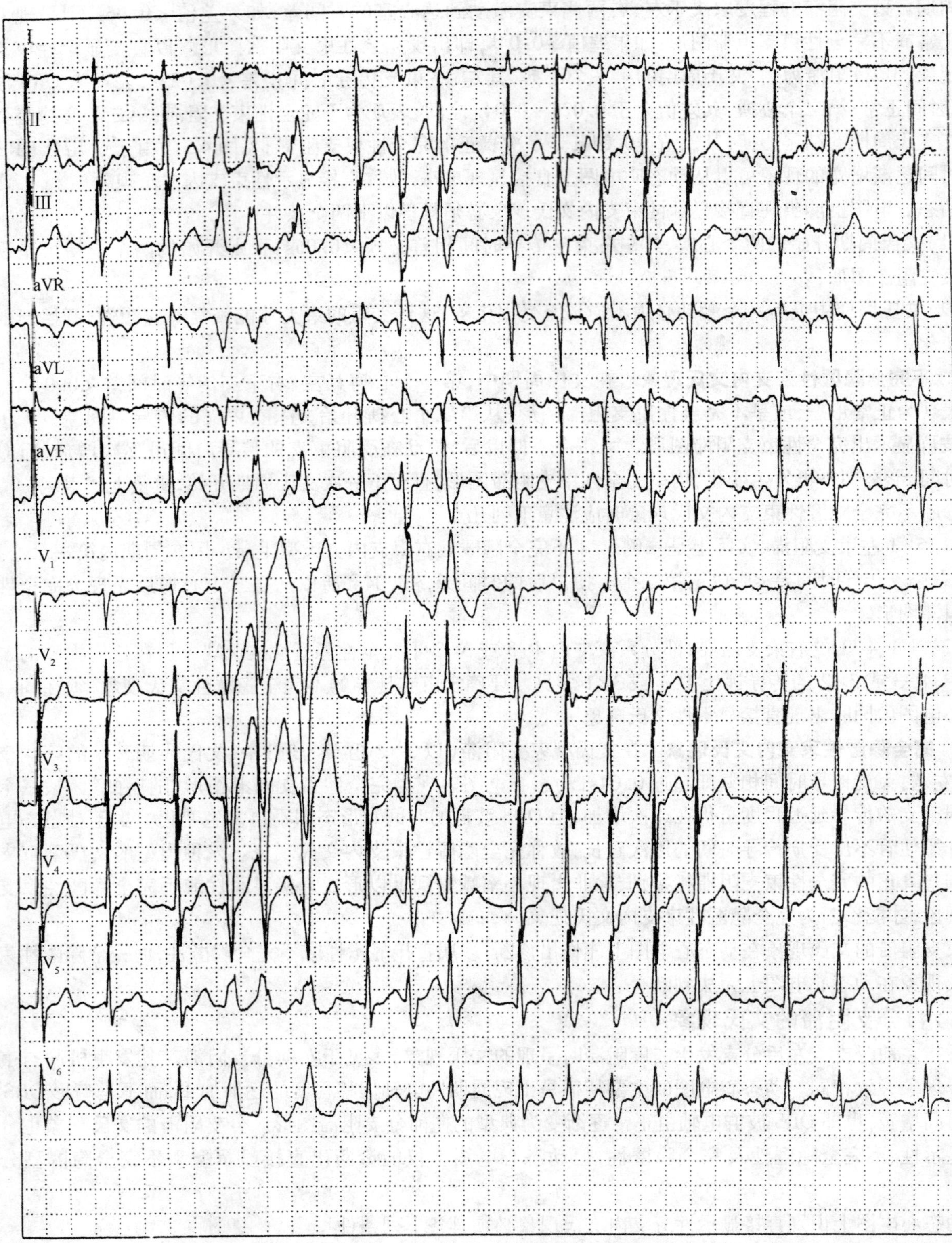

图 4-5　快速性心房颤动伴双束支蝉联及束支文氏现象实时动态心电图

男,76 岁,临床诊断心力衰竭。图示 P 波消失,代之以大小不等、形态各异的 f 波,R-R 间期不相等,平均心室率 135 次/分,为快速性心房颤动。第 4 ~6 个 QRS 波群宽大畸形,呈左束支阻滞型,为右束支下传型蝉联现象,但 QRS 波群呈渐宽型改变,为右束支内文氏现象。第 8、9、11、12 个心搏呈右束支阻滞型,宽度和振幅亦有改变,为左束支下传型蝉联并文氏现象。

12 导联 AECG 诊断:快速性心房颤动,左、右束支蝉联并文氏现象

生完全性分支阻滞图形。

(5)P-P 间期与 P-R 间期要求恒定,这样才能排除时相性室内差异性传导和间歇性预激所引起的 QRS

波群的形态改变。

（七）临床意义

文氏现象多发生于房室交接区。常见于急性心肌炎、洋地黄中毒、急性心肌梗死。见于正常人时，与迷走神经张力增高有关，多为一过性，在病因控制后大多可完全恢复。若发生于希浦系统，多为病理性，预后较差，可发展为完全性房室阻滞及引起阿－斯综合征，应予以高度重视。

窦房阻滞的文氏现象大多伴有器质性心脏病，如冠心病、高血压性心脏病、心肌病、心肌炎，此外亦可能与应用洋地黄有关。见于正常人时，多因迷走神经张力增高所致。其预后与原发病及心率减慢的程度有关。

束支内的文氏现象若仅发生于右束支，多见于风湿性心脏病、冠心病、先天性心脏病，少数亦可见于正常人，其预后较佳。如累及左束支，多为冠心病、风心病、心肌病等，预后较差。

第二节　韦金斯基现象

1886～1903 年 Wedensky 在进行动物实验后发现并命名了韦金斯基效应（Wedensky effect）和韦金斯基易化作用（Wedensky facilitation），统称为韦金斯基现象（Wedensky phenomenon）。Schamroth 和 Friedberg 于 1969 年首次报道了韦金斯基现象的临床病例。

韦金斯基现象是心脏在传导性和自律性受到抑制的状态下得以暂时改善的一种保护性反应。

一、定义

韦金斯基现象包括韦金斯基易化作用和韦金斯基效应两方面。韦金斯基易化作用（亦称“韦金斯基促进作用”）是指某一阻滞区的一侧受到一次强烈刺激作用后，该刺激未通过阻滞区，却降低了阻滞区的应激阈值，使来自另一侧原先不起反应的阈下刺激得以通过，因此可称为对侧促进传导。韦金斯基效应是指某一阻滞区受到一端来的强刺激后，阻滞区的激阈值暂时降低，使一端接踵而来的原先不能引起反应的阈下刺激能够引起兴奋并通过阻滞区，被称为区侧促进传导。

二、发生机制

韦金斯基现象的机制被解释为“强”刺激或阈下刺激可以使阈电位降低，使原来的阈下刺激变成阈上刺激。

韦金斯基现象是超常传导现象的一种特殊表现形式，静态和动态心电图中的韦金斯基现象可以根据改善的是应激性还是传导性，分为应激性韦金斯基现象及传导性韦金斯基现象。根据现象发生的部位，应激性的韦金斯基现象分为心房应激的韦金斯基现象及心室应激的韦金斯基现象。落在心搏早期的阈下刺激成为阈上刺激，是因为该心搏作为一个强刺激，使心搏早期某对时相的兴奋阈降低，而稍晚到来的原阈下刺激便能引起心肌激动，称为韦金斯基易化作用。一次心肌被激动作用，同样强度的阈下刺激可以连续多次激动心肌，此即韦金斯基效应。

三、静态心电图和动态心电图表现

韦金斯基传导现象有窦房传导、房室传导及束支传导的韦金斯现象，见图 4-6。韦金斯基效应及易化作用，两者经常同时存在。

四、临床意义

韦金斯基现象可以发生在交接区与束支内，常见的韦金斯基现象主要出现在高度或完全性房室阻滞病例。上述传导阻滞时心脏传导功能的暂时恢复，系由韦金斯基易化作用开始，而由韦金斯基效应维持。这对于维持有效心搏量，改善心肌缺血，避免因发生高度房室阻滞而引起的心室过久停搏，具有重要的临床意义。

韦金斯基现象的发生，取决于房室交接区组织接受逸搏刺激强度及其后窦性 P 波出现的时间。Pick 等认为：在高度房室阻滞时，逸搏之所以能够改善逸搏后的房室传导功能，是由于逸搏激动逆行传入交接区产生超常期传导所致。因此，有人认为广义的超常期传导包括韦金斯基现象在内。此外，韦金斯基现象还被认为是产生期前收缩的原因之一。

近年有人认为，韦金斯基现象不能说服人，用剥皮（peeling）现象解释较为合理。剥皮现象又称不应期退缩（paling back refactoriness）。有人认为韦金斯基效应必须比活体中兴奋阈值强 7 ~ 15 倍的强刺激方能引发，这在机体中是不可能发生的。韦金斯基现象有一部分属于剥皮现象，即室性异位心搏，提前激动了交接区，使其不应期提早开始，不应期也就提前结束，即整个不应期前移，使得原来应受阻的室上激动可以获得下传。

剥皮现象由 Moe 等于 1968 年提出，首次用以解释房性期前收缩可促进房室传导或室性期前收缩可促进房室传导的机制。以后，剥皮现象的概念得到进一步充实、扩大，包括室性异位激动在房室交接区与室上性激动相互碰撞而产生的综合作用。上述机制近年来经一系列基础和临床电生理研究得到进一步证实。

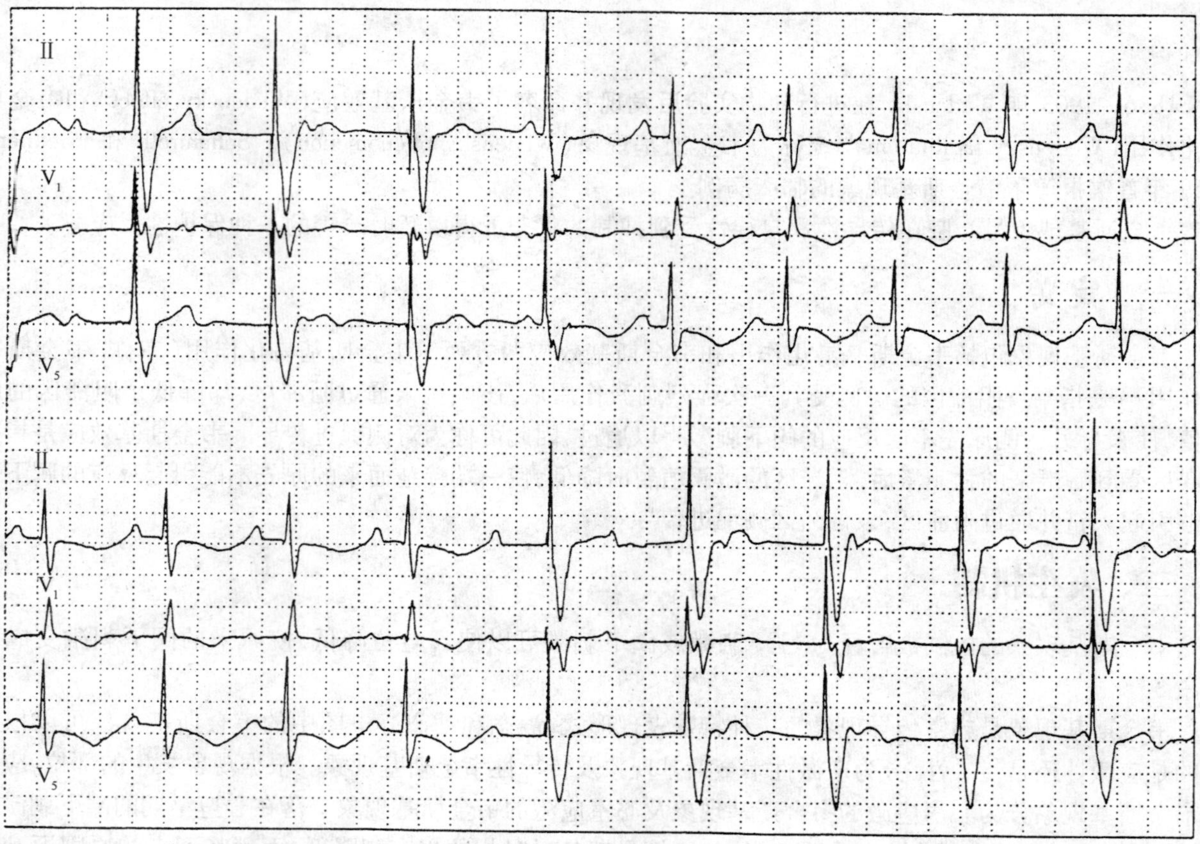

图 4-6A　高度房室阻滞，VVI 起搏器节律，韦金斯基现象实时动态心电图

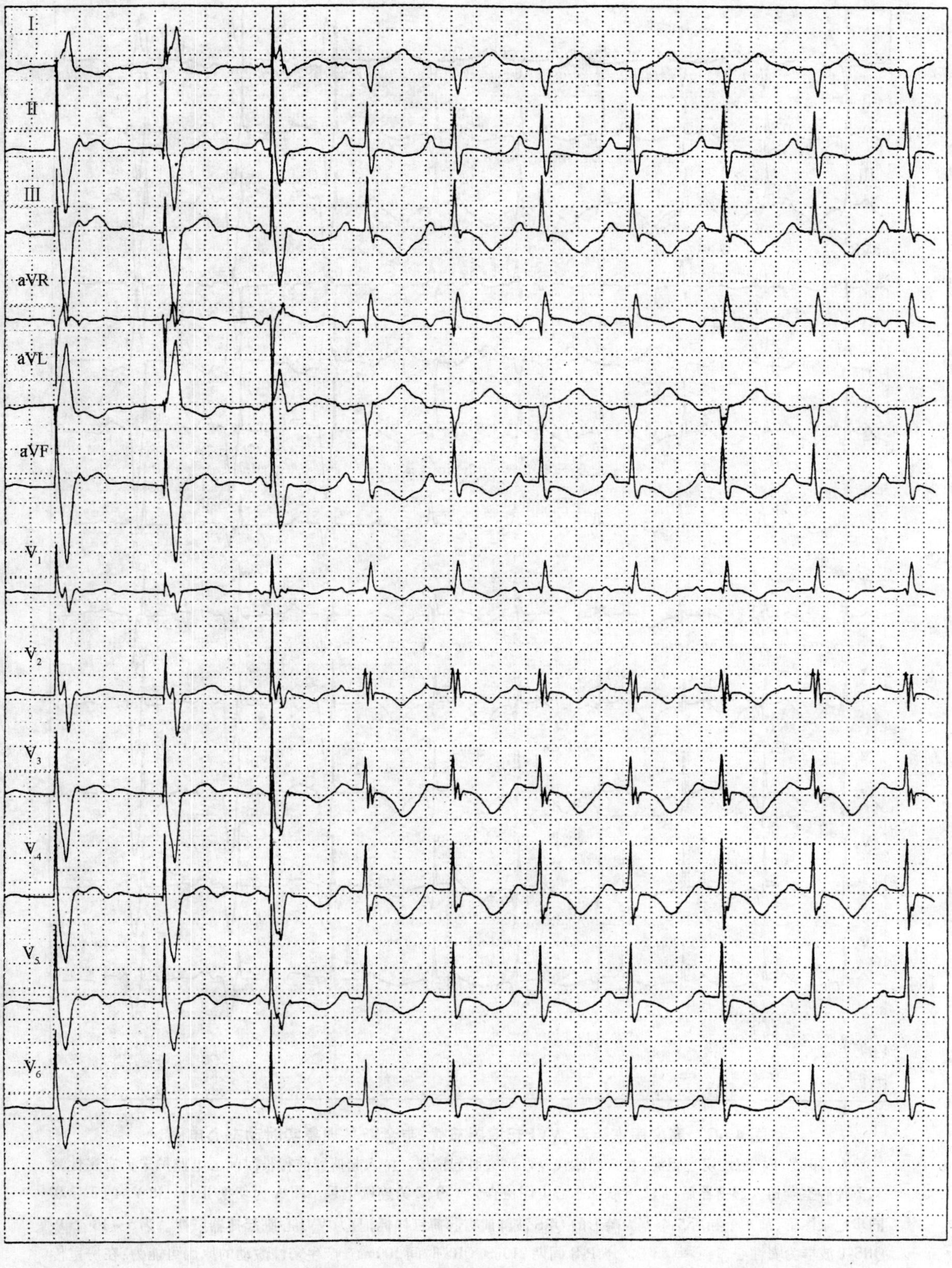

图 4-6B　高度房室阻滞，VVI 起搏器节律，韦金斯基现象实时动态心电图

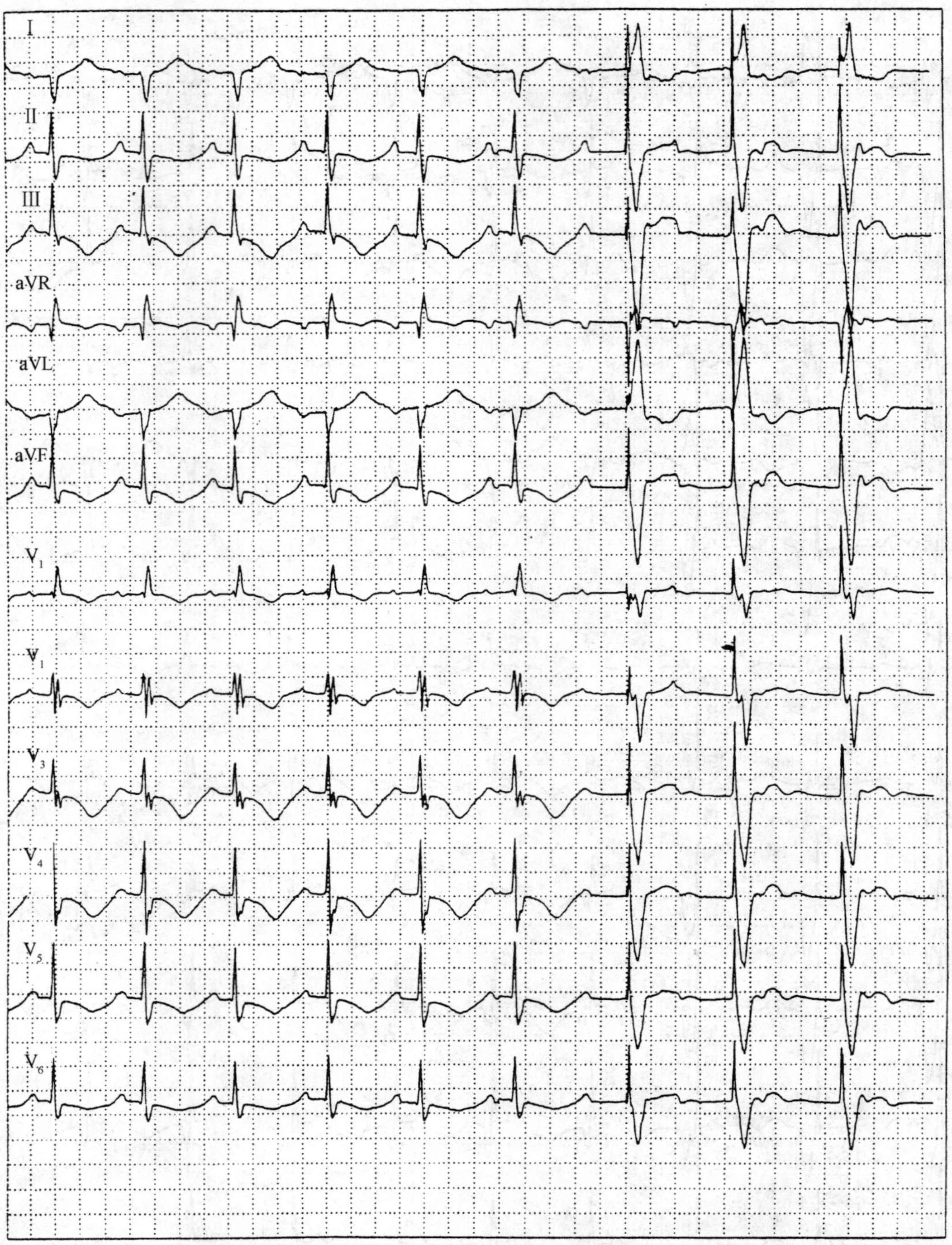

图 4-6C　高度房室阻滞，VVI 起搏器节律，韦金斯基现象实时动态心电图

女，70 岁，因"三度房室阻滞"植入埋藏式 VVI 型心脏起搏器。植入起搏器前行长时间心电监护未见有窦性激动下传心室。植入起搏器后行 12 导联动态心电图检查。A、B、C 为连续记录。图 A 为切换Ⅱ、V_1 和 V_5 的 3 导联同步记录图形，前 4 个和后 5 个宽大畸形的 QRS 波群前有起搏钉样标记，为 VVI 心脏起搏器节律。第 5～13 个 P-QRS-T 波群为窦性心律，心率 83 次/分，P-R 间期 210ms，QRS 时间 100ms。产生窦性激动的原因可能为：在房室传导阻滞区远端，来自右室心尖部起搏的强脉冲刺激逆行经过阻滞区，暂时改变了阻滞区的应激性，使阈值降低，因而随后在适当时间到达的窦性激动得以意外地下传心室，心脏传导得到一段时间的改善。在高度房室阻滞时产生连续多个窦性激动意外地下传心室的这种现象，称为韦金斯基现象。图 B、C 为韦金斯基现象发生前、中、后的 12 导联动态心电图。韦金斯基现象发生时，还可见窦性激动伴有一定房室阻滞和不完全性右束支阻滞图形。图 B 第 3 个 QRS 波群的形态稍不同于其他 VVI 起搏波形，考虑为韦金斯基现象发生之初，起搏搏动和窦性激动形成的室性融合波。

12 导联 AECG 诊断：窦性心律，起搏器节律，一度、高度房室阻滞，不完全性右束支阻滞，韦金斯基现象

第三节　二联律法则与长短周期现象

在静态心电图和动态心电图中可以发现室性或房性期前收缩经常出现在长的心动周期之后，而期前收缩后形成的代偿间歇又有利于一个期前收缩的出现，周而复始形成期前收缩二联律。而且一些恶性室性心律失常或快速性房性心律失常也易发生于较长的间期之后。人们通过对这些现象总结提出了二联律法则和长短周期现象的概念。

一、二联律法则

1. 二联律法则的定义　二联律法则(role of bigerniny)亦称双联律定律。由 Langendorf、Pick 及 Winternitz 于 1955 年首先描述，指某些类型的室性期前收缩多在较久的心动周期后出现。无论其基本节律规则与否，一旦室性期前收缩出现，则期前收缩后的长 R′-R 间期可促生另一个室性期前收缩。如此反复，可使室性期前收缩常能自身持续下去形成联律间期固定的室性期前收缩二联律。凡有可能发生较长心动周期的心律变化，都有可能出现上述现象，例如心房颤动时长周期之后发生的室性期前收缩二联律，二度窦房阻滞的长间期之后发生的室性期前收缩二联律，房室阻滞的长周期后发生的室性期前收缩二联律等。Langendorf 注意到房颤患者间歇性室性期前收缩的出现与室性期前收缩的心动周期密切相关，室性期前收缩仅出现在超过 600ms 的心动周期之后。

2. 二联律法则的机制

(1)二联律法则可应用 4 相阻滞概念来解释。浦肯野纤维的某些部分有自发的舒张期除极，在较长的周期后，膜电位降低到不能产生传导的临界点，而出现单向阻滞及传导延缓，形成室内折返环。由于阻滞部位固定，所以联律间期固定。一旦开始，可使室性期前收缩二联律趋于持续不断的存在。因此可以认为，二联律法则实质上是一种慢频率依赖性期前收缩。

(2)局部电流学说。Han 等证明，在较长的心动周期后，细胞与细胞之间的动作电位时限和不应期差异增大。如果相邻的组织之间动作电位时限显著不同，复极末期会产生明显的电位差，产生局部电流，使较早复极的组织再兴奋，从而发生期前收缩。

(3)超速抑制学说也被认为是二联律法则的机制之一，在正常情况下，主导主律点和自律性高于潜在的节律点的自律性，并能抑制其出现，此即超速抑制。主导节律点自律性下降时，超速抑制作用下降，低位节律点的电活动显现，形成期前收缩。

(4)有人认为，心动周期的突然延长，增加了心肌各部分不定期的离散度，使某一区域的双向阻滞暂时变为单向阻滞，而有利于折返的发生。

(5)长间期异位节律点的自发舒张期除极使膜电位下降到“保护阈”，可阻止长间期末的窦性冲动进入异位节律点。异位节律点就可继续自动除极，产生一个期前收缩，其联律间期往往不等。这个理论不能解释临床所见到的多数联律间期基本相等的情况。

上述学说都有其理论和实验依据，某些病例属于一种机制，而某些可能属于另一种机制。

3. 动态心电图表现　二联律法则包括了室性、房性、房室交接性期前收缩。二联律形成的条件是必须存在长心动周期。造成长心动周期的原因很多，包括显著的窦性心律不齐、心房颤动的长 R-R 间期、窦房阻滞、房室阻滞、原发性期前收缩引起的代偿间歇等。见图 4-7,8。

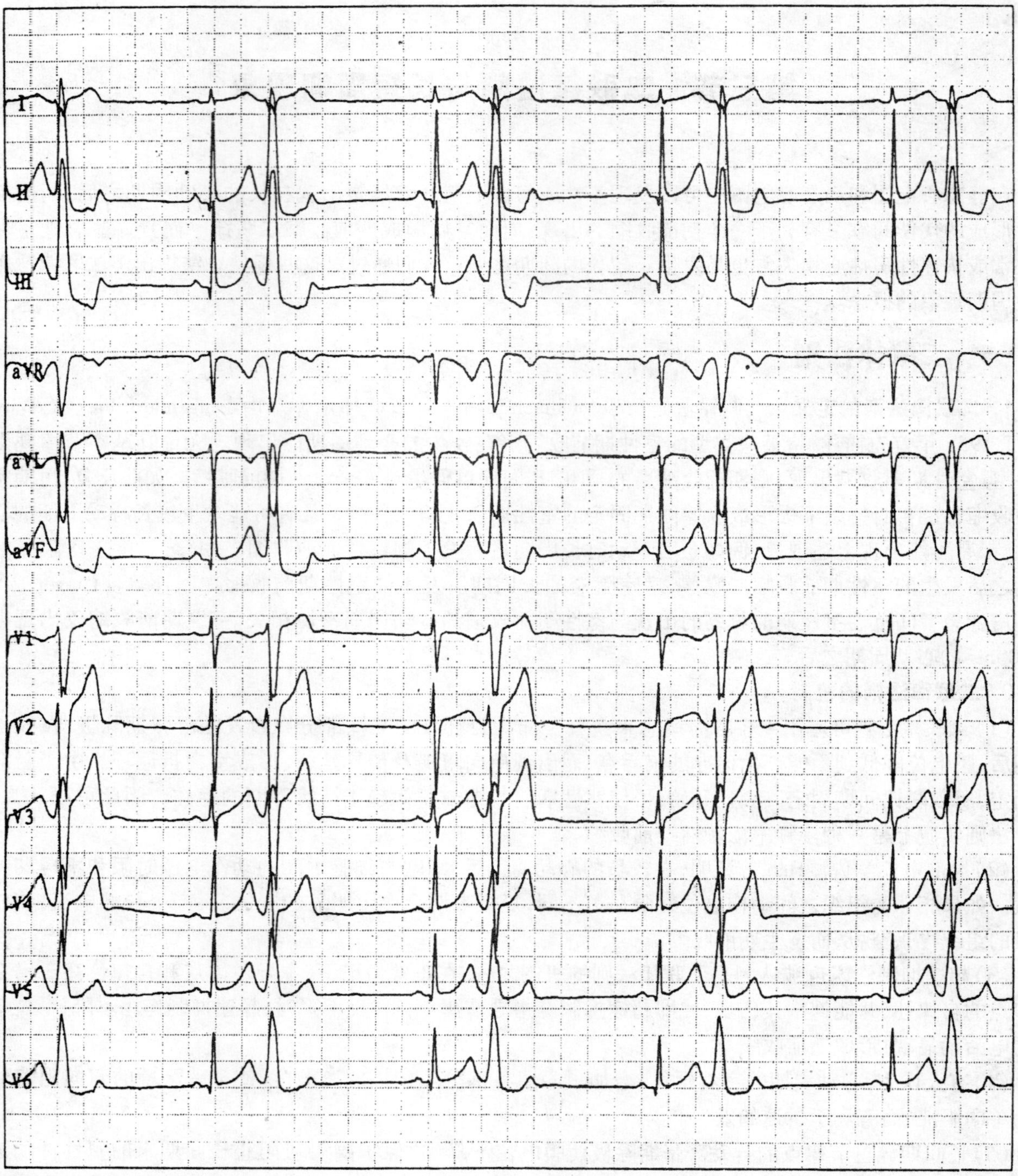

图 4-7　室性期前收缩二联律窦性 P 波被干扰实时动态心电图

女，31 岁，临床诊断病毒性心肌炎。图示第 1、3、5、7、9 个宽大畸形的 QRS-T 波群提前发生，其前无 P 波，T 与主波方向相反，联律间期相等，QRS 波群呈左束支阻滞型，为来自右束支的室性期前收缩，其余心搏为窦性心律，心率 75 次/分，与室性期前收缩形成的二联律。每个室性心搏的 ST 段上都有 1 个窦性 P 波被干扰，在肢体导联上显露得很清楚。

12 导联 AECG 诊断：窦性心律，室性期前收缩二联律，窦性 P 波被干扰

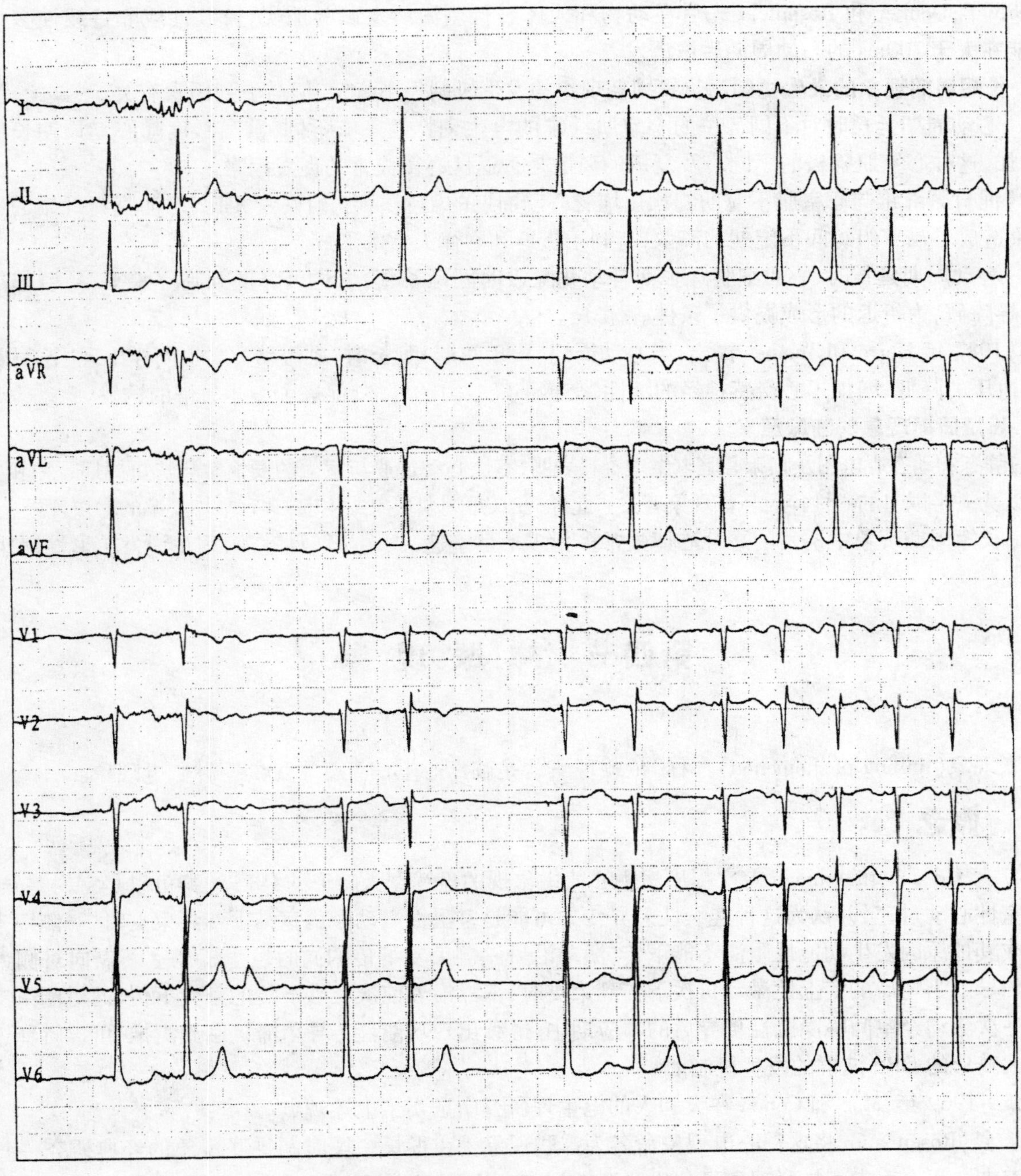

图 4-8　长短周期现象引发阵发性心房颤动实时动态心电图

女,77 岁,临床诊断高血压病。图示第 1、3、5 个心搏为窦性心律。第 2、4 个 P′-QRS-T 波群为提前发生,P′-R 间期 0.12s,QRS 波群呈室上性,为房性期前收缩。代偿间歇后的第 6 个 QRS 波群更加提前发生,并引发短阵心房颤动。

12 导联 AECG 诊断:窦性心律,房性期前收缩,长短周期现象引发阵发性心房颤动

4. **临床意义**　应当指出,并非所有的期前收缩都遵守二联律法则。其中遵守二联律法则的期前收缩称“继发性期前收缩”。不遵守二联律法则的期前收缩称“原发性期前收缩”。一般来讲,原发性期前收缩通常是不规则地单独出现,并因此引发出继发性期前收缩而形成二联律。原发性期前收缩通常以隐匿性二联律或三联律出现。继发性期前收缩很少单独引发出二联律或无规则地单独出现,它们通常都在原发性期前收缩出现后产生二联律。近年来临床与电生理资料发现并证明,某些恶性室性心律失常的发生也与二联律法则密切相关,并称之为长短周期现象。

二、长短周期现象

长短周期现象(long-cycle-short-cycle phenomenon)与二联律法则密切相关。

1985 年,Denker 和 Rosenfeld 先后在动物和人体进行刺激诱发试验证实,持续性或非持续性多形性室速,只能在大于 700ms 的心动周期后被诱发。

1. 长短周期现象的发生机制 长短周期现象的发生机制仍不肯定,但与下列因素有关。

(1)心动周期延长时对不同部位的心室肌纤维的电生理特性影响不同,其离散度随心动周期长度的增加而增加,这种心室肌除极的不同步及复极的离散是折返性心律失常的促发因素。

(2)浦肯野纤维与心室肌不应期的长短均受心动周期的明显影响,但两者相比,对浦肯野纤维的影响更大,结果造成了局部组织间不定期的离散,有利于折返和心律失常的形成。

(3)心动周期延长时,心肌细胞舒张期自动化除极时间延长,膜电位可降低到临界水平,易引起单向阻滞和传导障碍,为折返的形成提供了条件。

(4)1987 年 Herre 和 Thames 提出,当心动周期(R-R 间期)延长时,血流动力学也同样出现“长间歇”,引起动脉血压的降低,增加了心交感神经的活性,交感神经张力的增加,促进了心律失常的诱发。

2. 长短周期现象的临床意义

(1)静态和动态心电图及临床心脏电生理资料表明,室性心动过速与室颤的发生常与长短周期现象相关。进而有人认为一半以上的心性猝死与该现象有关。此外,在长短周期现象发生前,常有平均心率的增快现象。

(2)长短周期现象中诱发的恶性心律失常多为多形性室速、尖端扭转型室速,很少诱发单形性室速。

第四节 蝉联现象

蝉联现象(linking phenomenon)亦称“依赖现象”,是临床心电信息学常见的一种心电现象。

一、概念

1947 年 Gouaux 和 Ashman 首次提出房颤心律中出现的连续宽大畸形的 QRS 波群可以是室内差异传导,而不是室性心动过速,并认为这种连续性差异传导可能是室上性激动经房室结下传到束支时,一侧束支因不应期长或其他原因发生功能性阻滞不能下传,激动沿另一侧束支下传的同时发生了经室间隔向对侧束支的隐匿性传导。当随后的室上性激动再次下传到束支时,依然沿着前次能够下传的束支下传,而对侧束支此时处于前一次激动经室间隔隐匿性传导后的不应期中,继续出现功能性传导阻滞。由此类推,可以解释连续出现的宽大畸形的 QRS 波群的发生机制。

1965～1969 年,Moe 和 Cohen 在犬和人的电生理研究中证实了上述观点。

1972 年,Rosenbaum 将这种心电现象命名为蝉联现象。在很长一段时间蝉联现象的经典研究一直局限在左右束支之间。束支间蝉联现象可分成两型:①左束支下传型,蝉联发生时 QRS 波群呈右束支阻滞型;②右束支下传型,蝉联发生时 QRS 波群呈左束支阻滞型。两型中左束支下传型多见,约占 70%,右束支下传型少见,约占 30%。

目前认为,蝉联现象的发生总与前一次激动有关,这是由于反复隐匿性传导产生功能性阻滞。只要在激动传导的方向上出现两条传导径路都可以发生蝉联现象,传导径路可以是解剖学的或功能性的。蝉联现象一旦形成,如果条件不变,则可长期存在。蝉联现象常见于左右束支之间、房室结慢快径路之间、预激旁道与希浦系统之间及心房和心室内。不同部位发生的蝉联现象机制相同,即激动前传时,一条径路处于不应期而发生功能性阻滞,激动沿另一条径路下传,激动下传的同时向阻滞的径路产生隐匿性传导,引起该径路在下次激动到达时再一次发生功能性阻滞,当静态心电图和动态心电图出现这种一侧传导径路下传并向对侧径路连续隐匿性传导,使之发生持续功能性阻滞时,蝉联现象的诊断由此可确立。

二、发生机制

(1)激动传导方向上存在传导速度与不应期不均衡的两条径路。

（2）基础心率在原来基础上常突然增快或发生期前收缩。

（3）基础心率增快或期前收缩发生时，若两条径路的不应期与传导速度相差 40ms 以上，静态心电图和动态心电图可出现一侧径路功能性阻滞的表现。

（4）室上性激动沿不应期短的径路下传时，同时还存在向对侧径路发生的隐匿性传导。不同部位、不同类型的蝉联现象都须具备以上基本条件时才可能发生。

关于蝉联现象的发生机制目前仍处于假说阶段。推测与交替性隐匿性传导、交替落在逆向传导的有效不应期，与逆向激动相互碰撞、双侧通路传导速度不一致有关。

三、不同部位的蝉联现象

1. **束支内的蝉联现象** Rosenbsum 把经室间隔隐匿性逆传到对侧束支的静态和动态心电图表现称为束支内蝉联现象。

（1）室上性心动过速发作时的连续性室内差异性传导：多见于顺向型房室折返性心动过速发作后的早期，连续出现的 QRS 波群增宽，部分病例持续数秒后自动恢复为窄 QRS 波群，表明束支阻滞为功能性的，此时可作为同室性心动过速的鉴别点。其次是房性心动过速和心房颤动时连续出现的室内差异性传导。但有人认为心房颤动时连续性差异性传导为前向隐匿性传导所致。房室结内折返性心动过速较少发生这种连续性室内差异性传导，原因不清。室上性激动是否引起功能性束支阻滞，除了与频率的快慢有关外，还取决于第一个激动与前一个窦性心搏的联律间期，通常第一个激动与前一个窦性心搏的联律间期越短，越易引起连续的功能性束支阻滞。有时，这种蝉联现象一旦形成，如果条件不变，可长期存在。图 4-9，10。

（2）房性期前收缩二联律引起的交替性单侧束支阻滞程度改变：这种特殊心电图和动态心电图表现亦可用蝉联现象解释。在窦性频率和房性期前收缩联律间期不变的情况下，这种现象可持续存在。有时也会出现房性期前收缩后的交替性左右束支阻滞，亦属于这种蝉联现象。

2. **预激综合征的蝉联现象**（linking phenomenon of preexcitation syndrome） 指预激综合征中的旁道蝉联现象。

（1）房室传导系下传型。此型中旁道的不应期比房室结的不应期长，较快的窦性或房性激动下传时旁道处于不应期不能下传，发生旁道功能性阻滞，激动沿希浦系统下传，原来旁道下传的室性融合波消失，正常时限的 QRS 波群取而代之。激动沿房室结下传心室的同时，又向旁道产生逆向隐匿性传导，这种连续的隐匿性传导，可产生旁道持续的功能性传导阻滞。

（2）旁道下传型。此型中希浦系统的不应期长，旁道的不应期短，当较快的心房激动下传时，遇到希浦系统的不应期，出现希浦系统功能性阻滞，激动沿旁道下传，并产生宽大畸形的完全性预激的 QRS 波，同时向希浦系统产生逆向隐匿性传导，引起持续性希浦系统功能性传导阻滞。此型蝉联现象发生时，原来就已宽大畸形的 QRS 波群突然增宽并持续，这是室性融合波变为完全性预激而引起的。由于静态和动态心电图很难判定 QRS 波是两条传导径路共同下传引起的室性融合波，还是仅由旁道下传引起的完全性预激图形，因此这型蝉联现象只能经心内电图得以证实。

（3）旁道参与的逆向传导的蝉联现象。正常室房逆传通路和房室旁路逆传不应期不一致时，理论上可发生逆向蝉联现象，但临床上很少出现旁路逆传的蝉联现象。

应当指出，隐匿性预激综合征的旁道无正向传导功能，仅有逆传功能，因此不存在旁道与房室传导系之间的蝉联现象。

3. **房室结双径路的蝉联现象** 房室结双径路是指房室结内存在两条传导速度及不应期截然不同的两条传导径路。房室结双径路存在时，心房激动经房室结下传时容易发生慢快径路间的蝉联现象。房室结径路间的蝉联现象也分成两型。

（1）慢径路下传型。此型中快径路速度快而不应期长，易先进入不应期，慢径传导速度慢但不应期短。适时的心房激动常可遇到快径路不应期发生功能性阻滞，激动沿慢径路下传，使动态心电图 P-R 间期跳跃式延长，慢径路下传的同时还向快径路产生连续的隐匿性传导，使之出现持续的功能性阻滞。

（2）快径路下传型。此型中慢径路传导速度慢，不应期长，快径路传导速度快，不应期短。因此，适时的心房激动首先遇到慢径路不应期，激动沿快径路下传，同时向慢径路产生隐匿性传导而引起蝉联现象。但是由于慢径路未进入不应期时，心房激动沿快、慢径路同时下传，但快径路为优势传导径路而下传，慢径路传导的情况被掩盖，当慢径路进入不应期发生蝉联现象后，激动仍然沿快径路下传，与慢径路未进入不应期前的心电图表现无区别，因此动态心电图不能诊断此型蝉联现象。

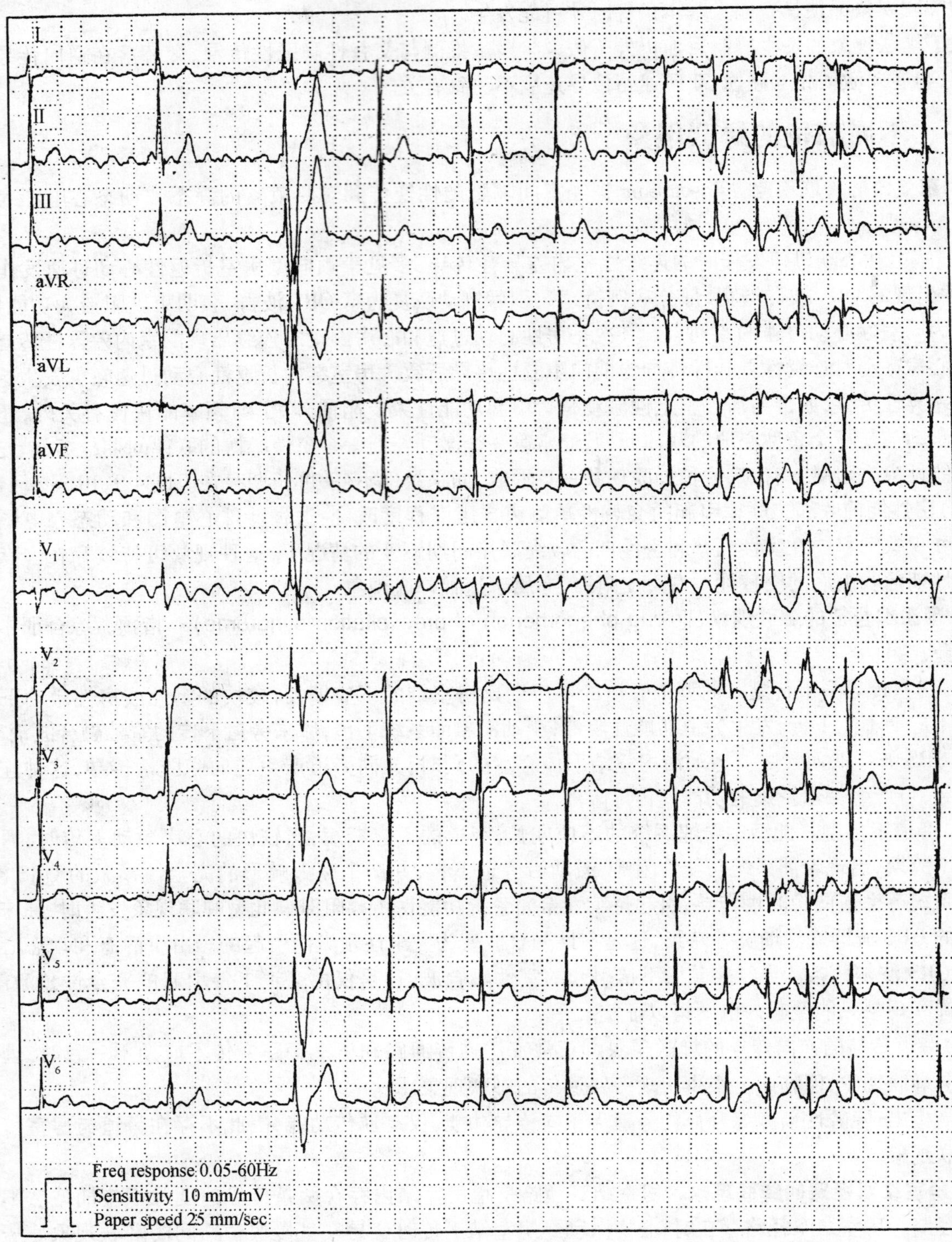

图 4-9　心房颤动，左束支蝉联现象实时动态心电图

男，70 岁，临床诊断冠心病。图示 P 波消失，代之以规整的 f 波，心房率 333 次/分，房室传导比例呈 3：1～8：1，为心房颤动。第 3 个宽大畸形的 QRS-T 波群呈束支加左前分支阻滞型，为来自左后分支的室性期前收缩。第 8～10 个 QRS 波群呈右束支阻滞型，为室内差异传导伴左束支下传型蝉联现象。

12 导联 AECG 诊断：心房颤动，室性期前收缩，室内差异传导伴左束支蝉联现象

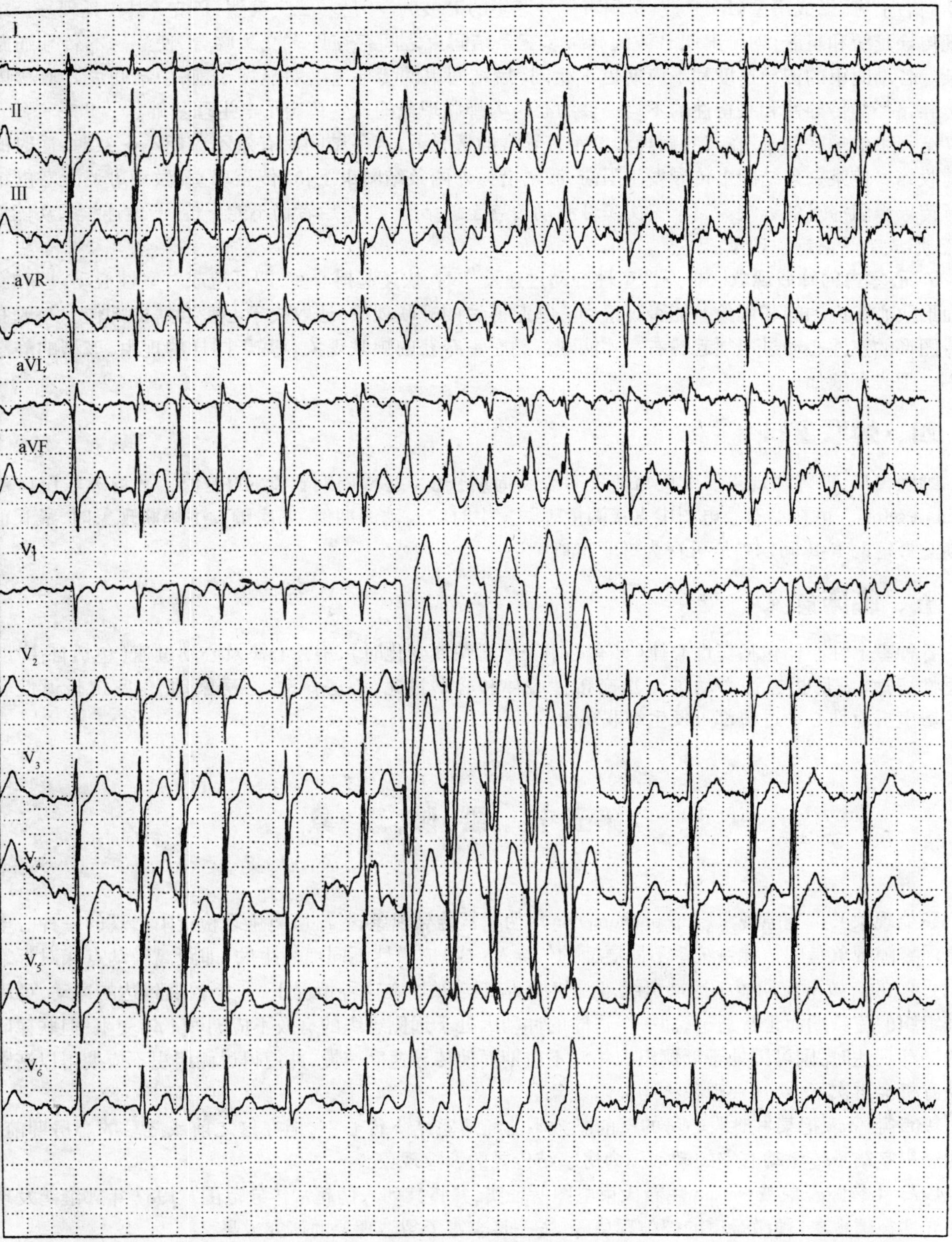

图 4-10　快速性心房颤动伴右束支蝉联现象实时动态心电图

男,76 岁,临床诊断心力衰竭。图示 P 波消失,代之以大小不等,形态各异的 f 波,R-R 间期不相等,心室率 136 次/分,为快速性心房颤动。7～11 宽大畸形的 QRS 波群连续出现,呈完全性左束支阻滞型,其后无代偿间期,为室内差异传导伴右束支下传型蝉联现象。

12 导联 AECG 诊断:快速性心房颤动,室内差异性传导伴右束支蝉联现象

4. 心房内的蝉联现象　窦性激动沿前、中、后三条结间束顺序下传至房室结,三个方向的综合向量投影在导联轴上便是 P 波。单独后结间束形成的 P 波为右房型(肺型)P 波,前、中结间束的心房除极自房间隔

开始向右上方，形成房型(P')P 波，房间束传导产生的 P 波为左房型(二尖瓣型)P 波。其中任何一条结间束出现传导延缓和阻滞，均可出现 P 波的异常。三条结间束之间存在许多交叉吻合，使心房的传导通路更加复杂。各结间束的传导速度和不应期也不相同(后结间束的传导速度明显慢于前、中结间束)，心房内复杂的传导路径与传导性和兴奋性的不均一性为心房内蝉联现象的发生奠定了电生理基础。

结间束的蝉联现象：在某些病理和电生理异常的情况下，当各结间束有效不应期不一致时，适时的房性期前收缩可使某一条结间束传导发生阻滞，激动沿另外两条结间束下传，传至房室；激动可经阻滞的结间束逆行传导至阻滞点的远端。当下一次窦性激动传导至该结间束时，后者仍不能下传，产生连续的功能性传导阻滞，形成结间束蝉联现象。

5. **心室内的蝉联现象** 折返性室性心动过速发作时，快速起搏心室，即可造成对室性心动过速的夺获，从而形成心室内的蝉联现象。能否观察到心室起搏后的蝉联现象，还取决于心室起搏的部位。一般右束支阻滞图形的室性心动过速须起搏右室才能观察到心室夺获的蝉联现象。基于同样的理由，该型的静态和动态心电图表现缺如。

四、蝉联窗口

蝉联窗口，即蝉联现象的出现与消失时心动周期长度(起搏周期长度)的差值。平均蝉联窗口范围为185ms ±68ms。可在动态心电图中直接测量蝉联发生时的心动周期值，如房颤发生蝉联现象时，最长的 R-R 间期与最短的 R-R 间期差值可视为蝉联窗口。

五、临床意义

各种室上性心律包括窦性心律(伴有心率突然增快或变化时)、房性心律及心动过速(包括自律性房速、折返性房速、窦房折返性心动过速)、交接性心律和心动过速、心房扑动、心房颤动、房室内折返性心动过速 + 房室折返性心动过速都可发生蝉联现象。

第五节 裂 隙 现 象

裂隙现象又称空隙现象(gap phenomenon)、伪超常传导现象，是心脏电生理检查中出现的一种心电信息现象。裂隙现象是因传导系统中不同层面的传导及(或)应激性不同而发生的，即距离激动点相对近端组织(或区域)的有效不应期短于远端组织，且相对不应期较长。在这种情况下，一个较晚到达的冲动，可因处于两处组织的应激期而正常通过；而一个适时的冲动因处于远侧组织的有效不应期而下传受阻；但联律间期更短的冲动到达时，则可因处于近侧组织相对不应期而使传导速度减慢，并使得远侧组织不应期得以恢复而使冲动有机会再次下传，这一现象称为裂隙现象。

1965 年 Moe 把某一时段心房的期前刺激不能经房室结下传心室，但在这之前或之后的心房期前刺激，却能经房室结下传激动心室的激动称为房室结传导的裂隙现象。

1973 年裂隙现象被 Narula 用希氏束电图所证实，并将其列入伪超常传导范围。1987 年郭继鸿发现并提出变异性裂隙现象、预激旁道的裂隙现象等，进一步丰富了裂隙现象的研究成果。

一、定义

在激动或兴奋传导的方向上(正向或逆向)，心脏特殊传导系统中存在着不应期及传导性显著不同的区域，当远侧端水平面有效不应期长，而近侧端水平面相对不应期较长时，激动传导就可能出现一种伪超常传导的现象，称为裂隙现象。裂隙现象是一种异常的心电现象，在动态心电图和电生理检查中均可被发现。

二、基本条件

(1)心脏特殊传导系统中沿激动传导的方向存在不应期或传导性显著不均匀的两个阻滞区,且两个阻滞区中远端有效不应期长于近端,而近端相对不应期长于远端;两者的差别必须达到一定程度。

(2)当房性激动联律间期的缩短,其在近端阻滞区的延迟程度,必须大于联律间期缩短的程度。裂隙现象形成的基本条件能够解释其发生的机制。

三、机制

裂隙现象的表现是:心肌处在兴奋期内时,其传导正常,处在相对不应期内则其传导延缓,处在有效不应期内,则传导中断。其发生机制 Moe 认为有 4 种:

(1)房室间各水平细胞的不应期各不相同,影响纵行传导;

(2)房室传导系统内,有双重传导途径;

(3)交接区内可以发生错综复杂的电干扰现象;

(4)迷走神经周期性发放神经电兴奋,可产生不均一性抑制现象。

四、分型

1976 年 Damato 提出了裂隙现象的分类法,依据两个阻滞区所在部位的不同而分为 6 种前向性房室传导裂隙现象和两种逆向性房室传导的裂隙现象,静态和动态心电图鉴别比较困难。裂隙现象分类见表 4-1。

表 4-1　裂隙现象分类

类型	远端阻滞部位	近端传导延迟部位
房室传导		
1	希浦系统	房室结
2	希浦系统(远端)	希浦系统(近端)
3	希浦系统	希氏束
4	希浦系统或房室结	心房
5	房室结远端	房室结近端
6	希浦系统	(真正超常传导)
室房传导		
1	房室结	希浦系统
2	希浦系统(近端)	希浦系统(远端)

五、诊断要点

静态和动态心电图以及电生理检查作出裂隙现象诊断时有几点须注意。

(1)动态心电图中心脏特殊传导系统的某一部分在某一条件时出现了传导中断,而在这种大致相同的条件时,该处传导阻滞出现了意外的改善,传导阻滞消失而再次传导时,应注意有无裂隙现象。

(2)凡下传的心搏其 R-P 与 P-R 间期,始终呈现反比关系(在相对不应期范围内),这有别于超常传导(后者不成反比关系)之处。

(3)注意和假性裂隙现象区别。见图 4-11。

六、临床意义

(1)裂隙现象是一种少见而不罕见的异常的心电现象,裂隙现象的概念提出后,使过去大部分心电图超常传导现象都归于裂隙现象的范畴中,应用裂隙现象理论足以使某些动态心电图和电生理检查结果得到更好的解释和诊断。

(2)裂隙现象受多种因素的影响:心动周期长则易发生裂隙现象,短时则不易发生。药物也可影响裂隙现象的发生,服用洋地黄、β-受体阻滞剂可促进裂隙现象发生,阿托品可使裂隙现象不易发生。神经体液因素也是影响因素之一。

总之，裂隙现象是一种异常心电现象，受到多种因素的影响，裂隙现象可时而出现，时而消失。

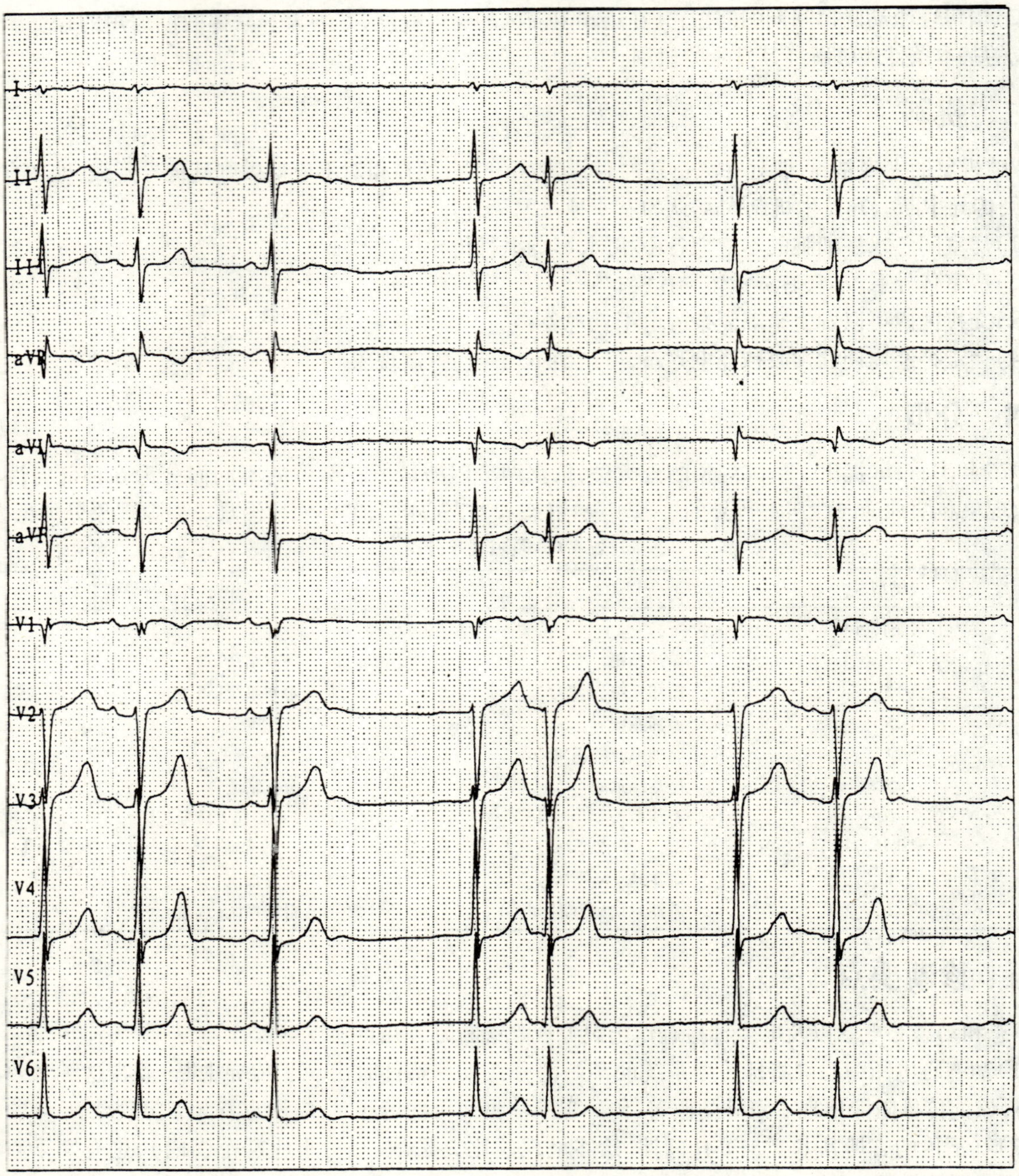

图 4-11　裂隙现象实时动态心电图

男，56 岁，临床诊断病态窦房结综合征。图示第 2、5、7 个心搏为房性期前收缩，联律间期分别为 700ms、560ms、730ms，第 3、7 个心搏的 T 波之后各见一个房性 P 波未下传心室，其联律间期分别为 620ms、590ms，而高于、低于此联律间期的房性心搏都下传了心室，说明存在裂隙现象。第 3 个心搏为窦性心律，第 4、6 个较晚发生的 QRS 波群前无 P 波，为交接性逸搏心律。

12 导联 AECG 诊断：窦性心律，房性期前收缩，交接性逸搏，裂隙现象

第六节 钩拢现象

钩拢现象(acchrochage phenomenon)是指频率完全相等或接近相等的双重心律相互形成的干扰性和阻滞性脱节,双重心律的心搏几乎同时或完全同时出现的现象,是一种特殊心电干扰现象,动态心电图中并不少见。钩拢现象连续发生时可引起等频心律(isorhythmic)、等频脱节、两种心律的同步现象(synchronization phenomenon)等,应当注意它们之间的联系与区别。

一、概念

钩拢现象是等频性脱节中特殊的心电现象,它的出现不仅反映了等频性脱节中双重心律的等频程度,更主要的是反映了两种心律同时出现的程度,也即钩拢的程度。鉴于频率近乎相等的现象比频率完全相等的现象多见,且钩拢程度不同可引起不同的动态心电图变化,故钩拢现象比等频现象更重要。Sehers 认为各自独立的不同的心肌或心腔彼此接触靠放在一起时,通过相互之间的机械作用、电的作用或两者共同使用,使原来各自不同频率的心电活动出现暂时的同步化水平。此即钩拢现象的概念。

心内存在两个节律点时就有可能发生干扰现象,干扰现象通常表现为暂时出现的副节律点对一直存在的主节律点的负性变时作用、负性传导作用,使主导节律点的自律性下降,传导减慢。如期前收缩后的超代偿间歇、干扰性传导阻滞等。钩拢现象与干扰现象相反,其表现为暂时出现的副节律点对主导节律点产生了正性作用的干扰,使其频率出现增快的现象,甚至在一段时间内,主导节律点的频率与副节律点的频率接近或同步化。所以说钩拢现象是一种正性变时作用的干扰现象。

二、发生机制

钩拢现象的发生机制尚未完全阐明,等频性脱节中双重心律之间发生钩拢现象并非机会性巧合,而与生理性反射性反馈控制机制(feedback control mechanism)有关。

三、静态和动态心电图中常见的钩拢现象

根据等频性脱节中双重心律的钩拢程度不同,可分为不完全性钩拢现象和完全性钩拢现象。

1. **不完全性钩拢现象** 指在干扰性或阻滞性脱节中,双重心律之间不仅频率相等,而且两者几乎同时出现(可略有先后),仿佛两种心搏大致互相钩拢在一起。静态和动态心电图主要表现为双重心律等频但钩拢较差,即 P 波与 QRS 波群时距较大。可有下列几种表现:①P 波在舒张早、中期时,由于无关的 P-R 间期固定且长,而将异位(交接性或室性)QRS 波群误认为是窦性 P 波下传者,易将异位心律误诊为窦性心律;②P 波在舒张晚期时,P-R 间期 $<0.12s$,可误诊为窦性心律伴房 - 束短路预激综合征或房肌 - 室肌短路预激综合征;③P 波在收缩期,且心室率快时,可误诊为伴有干扰性房室传导延缓的单一的窦速或房速;④P 波在收缩期,且心室率慢时,呈完全性房室脱节。

2. **安全性钩拢现象** 当互相形成干扰性或阻滞性脱节的双重心律中一系列相对应的心搏同时出现时,仿佛两种心搏互相完全钩拢在一起,也即真正的完全同步现象(既频率完全相同,又同时出现)时,又称为完全性钩拢现象。可有下列表现:①一系列波形彼此相同的房性融合波;②一系列波形彼此相同的室性融合波;③一系列波形彼此相同的 R 与 P 重叠波,即 P 波埋在 QRS 波群中。

上述三者中以 R 与 P 重叠波最为多见。完全性钩拢现象将使 QRS 波群的易变性加大,如当 P 与 QRS 波群完全钩拢时(P 波埋在 QRS 波群之中),可较未完全钩拢的 QRS(未埋有 P 波的 QRS 波群)高而宽,易将其误诊为单一的异位心律,而将脱节现象漏诊,这在缺乏窦性或异位心搏作为对照时较难确诊。

3. **干扰性几乎完全性或高度钩拢现象** 最易形成窦性竞争现象和不完全性干扰性脱节,包括:①一系列波形易变性较大的房性融合波;②不完全性房室干扰脱节;③一系列波形易变性较大的室性融合波。

上述①、②、③中，如等频和钩拢程度有较大的动态变化，则波形易变性更大。此外，如果观察到等频性房室脱节中钩拢现象的动态过程，早可发现在钩拢中窦性的频率加快（P-P间期缩短），而在钩拢中则窦性心搏的频率减慢（P-P间期突然延长）。这种钩拢现象与脱钩现象的转变过程，对于识别钩拢现象是有帮助的。根据双重性心律钩拢的持续时间，可将钩拢现象分为短暂性（持续时间 < 3s 者）、较久性（持续时间 > 3s 者），对于动态心电图中持久性钩拢现象的持续时间目前尚无统一规定（至少应 > 1min），其中短暂性者相当于暂时的同步现象（acchrochage），而持久性者即是持久的同步现象（synchronization）。诊断钩拢现象时必须注意：①不完全性钩拢现象和完全性钩拢现象是钩拢程度不完全相同（由轻到重）的钩拢现象，二者的概念不完全相同，不完全性钩拢现象不难识别，而完全性者则较难识别，此时若设法改变窦性心律的频率，可有助于鉴别；②完全性钩拢现象的双重心律必须是完全的等频心律，但完全等频的两种心律则不一定完全钩拢在一起，如窦性P波可出现在异位性QRS波群之前或之后，此时两种心律虽然是等频，但却不是钩拢，故等频现象与钩拢现象不是同义语，两者不可混淆。

四、分类

1. **三度房室阻滞时的钩拢现象** 完全性或高度房室阻滞时，心房在窦房结控制下节律较快，约70～80次/分，心室在自主节律点控制下节律较慢，约40～50次/分。但是心房、心室的两个频率不同的切律点间可发生明显的正性变时性干扰，即心室激动发出时可使窦性心律的频率暂时增加，产生窦性心律不齐，动态心电图表现为含有QRS波的P-R间期短，发生在QRS波后的P波常来得较早。过去有人将此现象称为时相性窦性心律不齐，实际这种正性变时作用属于钩拢现象。

2. **室性期前收缩时的钩拢现象** 绝大多数的室性期前收缩在房室结逆传方向上发生隐匿性传导，使随后的窦性P波下传到房室结时发生阻滞，不能下传，结果引起完全代偿期。但部分室性期前收缩对其后的窦性P波产生正性作用，使其稍提前出现，发生钩拢现象，见图4-12。作这种诊断时，一定要确定室性期前收缩后的P波是窦性P波，而不是室性期前收缩引起的逆转P^-波。因室性期前收缩后的P波常与T波有不同程度的融合，使P波极向的判断有时有困难。

3. **非阵发性房室交接性心动过速时的钩拢现象** 非阵发性房室交接性心动过速是房室交接区自律性异常升高引起的，发生时的频率常在70～130次/分。心动过速发生时，该节律点的电活动，以及下传后引起的心室机械性收缩都可能对窦房结产生正性变时作用，使窦性心律增快，甚至发生等频心律或等频脱节。

非阵发性房室交接性心动过速伴有钩拢现象在动态心电图中相对常见，诊断时应当注意：①有钩拢现象发生前的窦性心律记录（较慢），又有非阵发性房室交接性心动过速发生时的记录；②心动过速发生后，经过正性变时作用窦率变快的动态心电图变化；③心动过速发生后出现的P波是窦率变快的直立的P波，而不是交接性心律引起的逆传P^-波。

4. **其他** 钩拢现象最常见于房室双腔心律时，此时两种心率之间的影响是心电和机械两种作用的共同结果。有学者报告，单腔内的两种心律间也可以发生钩拢现象，例如房内钩拢现象、室内钩拢现象等，这些情况极为少见。

五、钩拢现象与等频心律

静态和动态心电图中的等频心律或等频现象，是指任何原因引起的窦性频率与一种或两种异位心律频率相等的情况。如在动态心电图上出现两种心律，频率又相等，则可诊断为等频心律或等频现象。等频心律间互相形成的干扰性或阻滞性脱节称为等频性脱节。

钩拢现象与等频更同，这指频率不同的两种心律之间形成的正性变时作用。钩拢现象的发生常需要几个条件：①两种共存节律的频率不同，但又需要有一定程度的相近；②两种节律所在心腔靠近在一起，其电活动和机械性牵扯可以影响心肌细胞的自律性；③当两个心腔的血压恢复到一个相对恒定的水平时，钩拢现象可以消失。

钩拢现象持续时，同时存在的两种心律有可能形成等频心律，但这并不意味着钩拢现象的发生一定会出现等频心律。钩拢现象具有重要的临床意义。

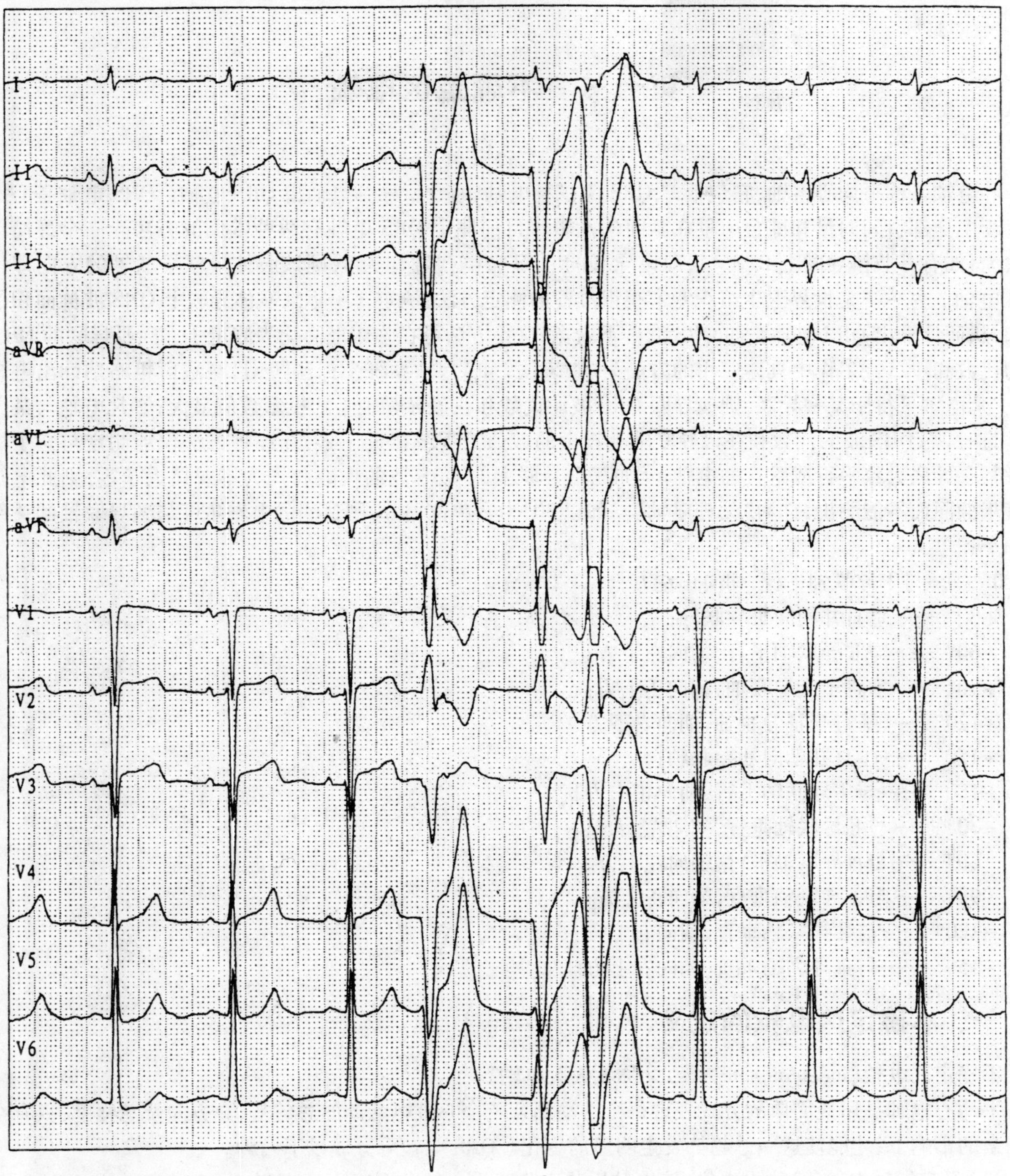

图 4-12　室性期前收缩伴差异性传导、钩拢现象实时动态心电图

男,79 岁,临床诊断冠心病。图示第 1 ~3、7 ~9 个心搏为窦性心律,心率 68 次/分。V_1、V_2、V_3 导联 QRS 波群呈 rS 型,V_3 的 r 波 < 0.3mV,为 R 波递增不良。V_5、V_6 导联的 ST 段压低 > 0.1mV,为原发性 ST-T 改变。第 4 个宽大畸形的 QRS-T 波群为提前发生,其前无 P 波,T 与主波方向相反,QRS 波群呈右束支加左前分支阻滞型,为来自左后分支的室性期前收缩。第 5 个 QRS-T 推迟发生,QRS 波群与第 4 个心搏相同,R_4-R_5 间期 0.86s,第 6 个 QRS-T 波群为同样提前发生,QRS 波群的畸形程度超过了第 4、5 个心搏,R_5 ~ R_6 间 0.42s,为第 5 个心搏的折返性室性期前收缩伴差异性传导。R_4-R_5 是 R_5-R_6 的两倍,提示伴有传出阻滞。值得注意的是,第 4、5 个 QRS 波群之后,各有一个窦性 P 波,在 V_1、V_2、V_3 导联显现得特别清楚,其频率相等,为钩拢现象。

12 导联 AECG 诊断:窦性心律,R 波递增不良综合征,左后分支室性期前收缩,短阵室性心动过速伴传出阻滞及差异性传导,钩拢现象

第七节　不确定区电轴

心电轴又称平均心电轴，它包括 P、QRS、T 三种电轴，通常所称心电轴指 QRS 电轴。QRS 电轴是心室除极过程中全部瞬间向量和综合向量在额面的投影。目前测定 QRS 电轴有两种常用的方法。一个最简单的方法为：如有一肢体导联上 R/S = 1，即该导联的 QRS 波群代数和为 0，则该肢体导联导联轴的方向即代表 QRS 电轴。另一个是世界卫生组织专家小组推荐的测定方法：测定 3 个标准肢体导联上 QRS 波群面积的代数和，从而计算出 QRS 电轴。如 QRS 波群不增宽，这一方法可在临床上简化为测定Ⅰ、Ⅱ、Ⅲ导联的 QRS 波群的代数和。日常工作中具体应用的方法为“查表法”和“六轴系统坐标法”。目测法可粗略估计出电轴度数：①凡电轴平行于某一导联，则该导联 QRS 波的代数和在该导联轴上的投影数值最大；②凡电轴与某导联轴垂直时，则 QRS 波的代数和在该导联轴上投影的数值为零或接近于零；③该种方法仅能测定与三个标准导联某一导联大致平行或垂直的电轴；④如三个导联上的 QRS 波的代数和均为零或接近于零，则此电轴为垂直于额面而不能测出，称为“无理电轴”。如以 30°为一单位划分，则目测的电轴角度与各导联轴的关系大致如下：

0° ——与Ⅰ导联轴平行，朝向正左方；

+30° ——垂直并朝向Ⅲ导联轴；

+60° ——与Ⅱ导联轴平行，朝向左下方；

+90° ——垂直于Ⅰ导联轴，朝向正下方；

+120° ——平行于Ⅲ导联轴，朝向右下方；

+150° ——垂直并朝向Ⅱ导联轴；

+180° ——与Ⅰ导联轴平行，朝向正右方；

-30° ——与Ⅱ导联轴垂直，朝向左上方；

-60° ——与Ⅲ导联轴平行，朝向左上方；

-90° ——与Ⅰ导联轴垂直，朝向正上方；

-120° ——与Ⅱ导联轴垂直，朝向右上方；

-150° ——与Ⅲ导联轴垂直，朝向右上方。

一、不确定区电轴的定义

不确定区电轴（indeterminate axis）又称无人区电轴。

平均心电轴是用最简单的方式表现每个心动周期整个心脏电活动的总趋势、总方向及总强度，只有在重大因素的影响下，才能使这一总趋势发生明显的变化。QRS 电轴可分成以下两种。

（1）心室长轴电轴，又称面电轴，该电轴反映心脏三维电活动在额面的投影。由于额面与心脏传导系统左前分支、左后分支、左右束支发生阻滞敏感，且与心室长轴平行，因而又称长轴电轴。

（2）与之相应，心室短轴电轴又称水平面电轴，该电轴反映心脏在人体水平面的投影。与左右心室的横切面平行，因此称心室短轴电轴，其对左、右心室除极向量的变化反应敏感，因此，左右心室肥大常用水平导联（V_1 ~ V_6）判断。

动态心电图和静态心电图一样，将电轴分成正常、左偏（轻、中、显著）、右偏（轻、中、显著），以确定区电轴。不确定区电轴位于 -90° ~ ±180°之间。过去称此区为重度电轴右偏区。参见图 4-13，14。

二、不确定区电轴的形成

心室除极波的平均心电轴落入 -90° ~ ±180°区域时，意味着 QRS 波群的平均方向或心室除极的总趋势与正常相反。正常时，心室除极方向从右上指向左下。而不确定区电轴的心室除极平均方向变为左下指向右上。当心电轴位于不确定区时,除极少数人可能属于正常变异外,95%以上属于病理性动态心电图表现,即这种心电轴几乎都出现在心脏有明显病理学改变的患者,如冠心病、心肌梗死、先天性心脏病、肺源性心脏病或心肌病等。整个心室的除极类似起源于心尖部的室性期前收缩或室性心动过速,使心室除极的总趋势从心尖指向心底,指向时钟9:00~12:00的区域。

三、确定QRS波电轴位于不确定区的目测方法

目测法是多种可确定平均心电轴是否位于不确定区的最实用的方法。用Ⅰ、aVF导联QRS波群的主波都向下时,则可确定该电轴位于不确定区,即-90°~±189°。不确定区电轴可分为两个亚区:A亚区(-90°~-150°),该亚区静态和动态心电图的特征为aVF、Ⅰ、Ⅱ和Ⅲ4个导联QRS波群的主波均向下(即S>R);B亚区(-150°~±180°),该亚区静态和动态心电图的特征为QRS波群的主波aVF、Ⅰ、Ⅱ导联向下,而Ⅲ导联向上。

四、不确定区电轴的临床应用价值

(1)不确定区电轴高度提示心电图异常,不确定区电轴几乎不可能出现在正常人的动态心电图中。

(2)窦性心律的QRS波群电轴位于不确定区电轴,发生原因主要有两种:①左心病变,患者常有冠心病、心肌梗死,并有临床及动态心电图的其他表现;②右心病变,常因右心室肥大、右心室内传导延缓、右心室电位优势等情况引起,主要见于肺源性心脏病及先天性心脏病。

(3)宽QRS波群心动过速如电轴位于不确定区时,可确定该心动过速为室性心动过速,而不是室上性心动过速伴差异性传导或预激综合征。约有10%~20%的室性心动过速电轴位于不确定区。

(4)心房颤动时,当偶尔出现的宽QRS波群电轴位于不确定区时,可确定其为室性期前收缩而不是心房颤动伴差异性传导。该法简单,特异性和敏感性高。

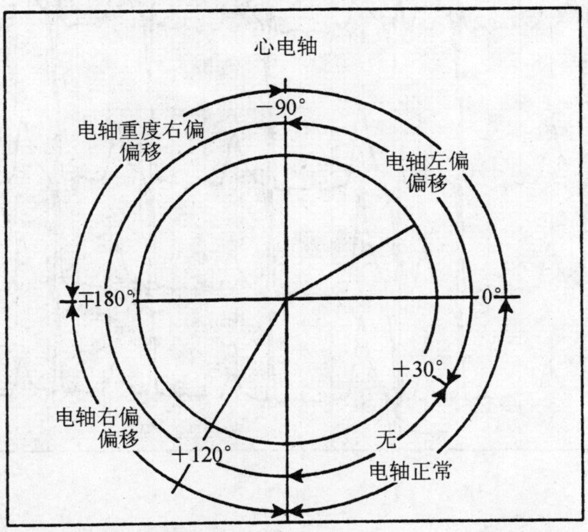

图4-13 心电轴的分类

图示电轴重度右偏偏移区,即为不确定区电轴

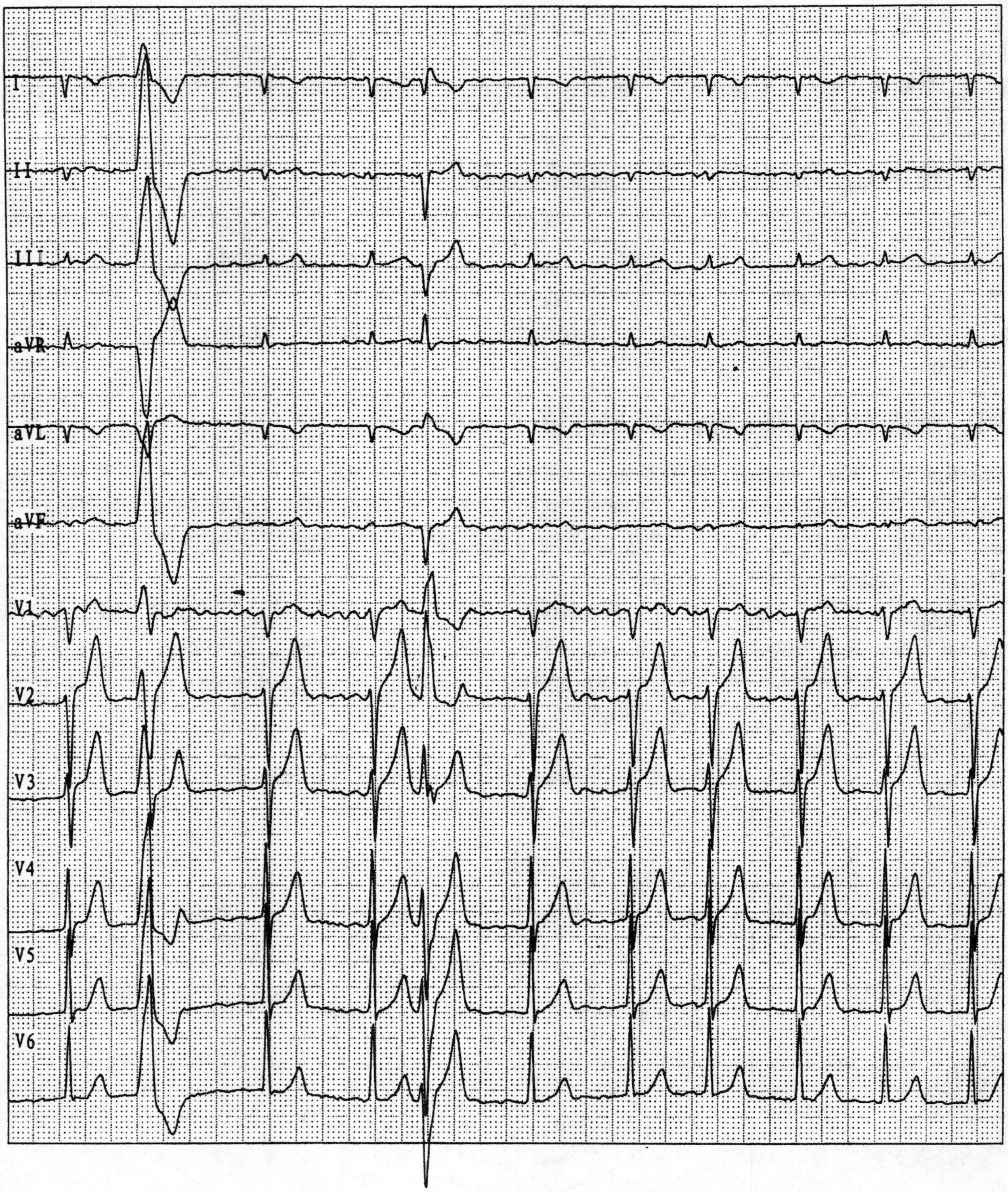

图 4-14　不确定区电轴实时动态心电图

男，57 岁，临床诊断高血压病。图示 P 波消失，代之以大小不等、形态各异的 f 波，R-R 间期绝对不等，为心房颤动。第 2 个心搏 QRS 波群宽大畸形，呈左束支阻滞型，其后有类代偿间歇，为来自右束支的室性期前收缩。第 5 个心搏的 QRS 波群呈右束支阻滞型，QRS 电轴 -99°，位于不确定区，其后有类代偿间歇为来自左前分支的室性期前收缩。最新资料表明，心房颤动出现宽大畸形的 QRS 波群的电轴位于不确定区时，只见于室性心搏而不是心房颤动伴差异性传导。

12 导联 AECG 诊断：心房颤动，不确定区电轴，室性期前收缩

第八节　阿什曼(Ashman)现象

Ashman 现象(Ashman's phenomenon)是指各种室上性心律(心房颤动、严重窦性心律不齐或房性期前收缩未下传)的前周期突然延时,使一个适时激动的传导产生延迟或阻断的现象。传导组织的不应期大小与它前面一个周期长度的大小无关。前周期长度越长其不应期也越长,前周期长度缩小则其不应期也会缩小。因为有这些调整的机制,使得心肌组织能接受快速率的激发。

一、发生机制

阿什曼现象是指心室内发生差异性传导。室内差异性传导又称“时相性室内差异性传导”。时相性室内差异性传导是生理性传导障碍的一种类型,是一种常见的室内干扰现象。当室上性激动传到心室时,如恰逢心室处于相对不应期,激动便不能按正常的传导途径在心室内传导,而只能沿已经从不应期中恢复过来的心肌中传播,因而产生一个或多个畸形的 QRS 波群。这种由于心室内相对不应期这一特定时相内所引起的室内传导障碍,称为时相性室内差异性传导。常见于室上性期前收缩、阵发性室上性心动过速、心房颤动、不完全性房室脱节的心室夺获及反复心律等。产生时相性室内差异性传导必须具备以上两个基本条件。

1. 双侧束支不应期的不一致　正常生理情况下,右束支不应期比左束支不应期长(约长 16% 左右),左前分支又比左后分支不应期长,当双束支传导时差 >0.025s 时,即可出现一侧不完全性束支阻滞图形。也就是说,只有一侧束支及(或)分支处于不应期时,才会产生时相性室内差异性传导。由于右束支的不应期较左束支为长,因此当室上性激动提前抵达心室时,很可能落到右束支的相对不应期中,因而容易使右束支发生 2 相传导阻滞而产生时相性室内差异性传导;如果时相性室内差异性传导发生在浦肯野纤维或心室肌内,则产生不定型室内阻滞图形。

2. 室上性激动适当地过早抵达心室　所谓“适当地过早”是指造成束支阻滞的激动必须在一定的临界频率范围方能产生,即当室上性激动到达时,一侧束支处于有效不应期,另一侧束支处于相对不应期(或反应期),而且双束支不应期的差异足够大,能发生室内差异性传导者,一般来说,提前激动的联律间期 <基础周期的 50% 就会出现室内差异性传导。

如果室上性激动来得过早,落入交接区的不应期中,则激动不能下传;如果适逢交接区的相对不应期,则激动可在交接区内缓慢下传,使束支有充分的时间得以恢复,因而在心室内下传正常;再晚的激动也能正常地下传。因此,差异性传导的发生需要早期的室上性激动在这两个极端之间到达,才能落入某一束支的不应期内,从而引起时相性室内差异性传导。此外,如室上性激动在一个长的心动周期后提早出现,也容易发生时相性室内差异性传导。

二、静态心电图和动态心电图特征

(1)长的 R-R 间隔之后提前出现畸形的 QRS 波群,其 QRS 波群具易变性;

(2)畸形的 QRS 波群后无代偿间歇;

(3)呈右束支阻滞图形者占 80%～85%;

(4)三相波型(rsR′、rsr′)占 70% 左右,QRS 波群的初始向量与窦性者相同;

(5)除心房扑动、心房颤动及不伴逆行 P^- 波的交接性心律外,畸形的 QRS 波群之前,多有一个与之相关的 P 波,心率过快时 P 波有时不易辨认。见图 4-15。

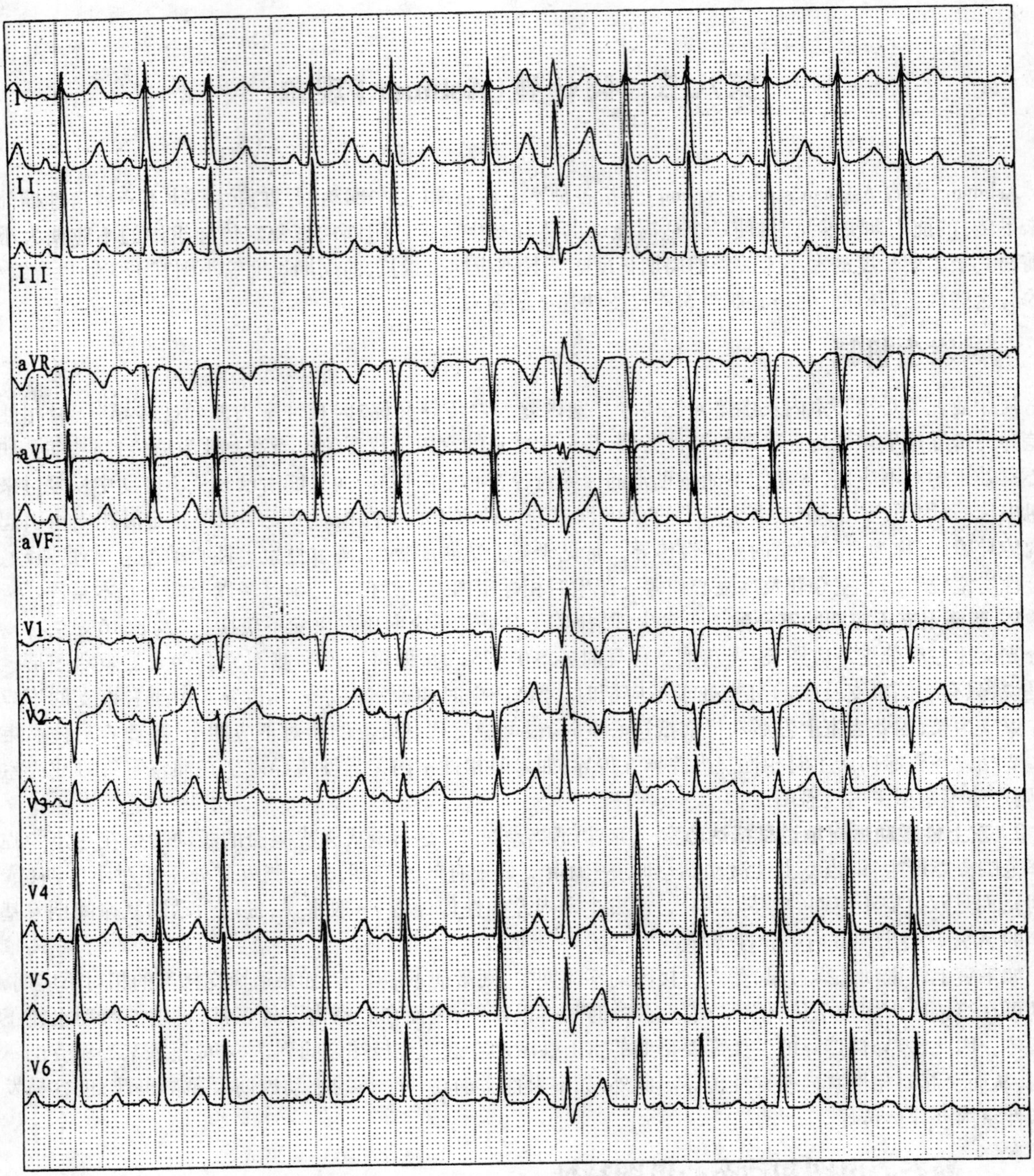

图 4-15　房性期前收缩差异性传导实时动态心电图

女,62 岁,临床诊断病毒性心肌炎。图示第 1、2、4、6、10 个心搏为窦性心律,第 3、5、7、8、9、11、12 个 P′-QRS-T 提前发生,P′重叠于前一心搏的 T 波之中,联律间期稍有差异,QRS 波群大部分呈室上性,为房性期前收缩。第 7 个 QRS 波群宽大畸形,呈右束支阻滞型,为室内差异性传导,因其前周期较长,符合 Ashman 现象。

12 导联 AECG 诊断:窦性心律,房性期前收缩,房性心动过速,室内差异性传导,Ashman 现象

三、临床诊断

1. 室内差异性传导与室期前收缩的鉴别　见表 4-2。

有时在同一份动态心电图中先后出现室内差异性传导和室性期前收缩,更须注意鉴别。通常期前收缩前无相关 P 波,差异性传导的 QRS 波群前有相关 P 波。

2. **预激综合征**　正常窦性 P 波，P-R 间期 <0.12s；QRS 时限 >0.10s，可见 δ 波；P-J 间期正常；存在继发性 ST-T 改变。

表 4-2　室内差异性传导与室性期前收缩的鉴别

项目	室内差异性传导	室性期前收缩
QRS 时限	0.09 ~ 0.14s	0.12 ~ 0.16s
配对间期	不固定，较短	单一起源者固定
初始向量	与基础心律相同	不同
代偿间歇	不完全	完全(插入性期前收缩除外)
QRS 形态	多为右束支阻滞图形，且常有变异，QRS 与以往室性期前收缩不同	依来源而定，单一来源图形不变，异常 QRS 波群与以往室性期前收缩同
心房颤动时	心室率快时易出现畸形 QRS 波群	心室率慢时易出现畸形 QRS 波群
与室上性激动的相关性	可见到相关的 P/P′/F/f 波(室性期前收缩伴室内差异性传导除外)	与室上性激动无关

四、临床意义

时相性室内差异性传导是一种生理性传导障碍，本身并无重要性。由于在动态心电图上容易与室性心搏相混淆，且两者的治疗原则和预后不同，故其鉴别诊断常有重要的临床意义。

第九节　电张调整性 T 波与心脏记忆现象

一、电张调整性 T 波

1. **电张调整性 T 波改变的定义**　电张调整性 T 波改变(electrotonic modulated T wave change)系指在间歇性完全性右束支阻滞、右室起搏、间歇性预激综合征中，随着上述心室异常除极的消除，在恢复正常节律时出现明显的 T 波变化。这种 T 波变化大多发生在Ⅱ、Ⅲ、aVF 和(或)V_1 ~ V_3 导联中，可以类似心肌缺血，原有心脏自身节律时的 T 波方向与异常除极时 QRS 波群主波方向一致。恢复正常除极一段时间后，上述 T 波变化可完全消失，Rosenbaum 称之为电张调整性 T 波改变，并认为它是介于原发性 T 波改变与继发性 T 波改变之间的第三种 T 波改变，并不具有病理性意义。见图 4-16。

2. **电张调整性 T 波变化的机制**　电张调整性 T 波变化的机制目前尚不清楚，Rosenbaum 认为可能与心肌兴奋状态时限的变化，导致心室梯度的改变有关。心肌最早除极的部位预期应首先复极，但由于受到周围除极组织的包围，故趋向于延长动作电位时间。相反，最晚除极的部位预期最终复极，由于周围均为已复极的组织，动作电位将趋于缩短。因此，除极与复极不仅在电生理机制上为相反的过程，在先后程序上也相反，其最终结果是心室梯度与除极方向趋向于一致。造成静态和动态心电图上正常 T 波与 QRS 波群同向，由于除极顺序在电张力上调整了复极顺序，故称为 T 波的电张性调整。当心室除极过程发生变化时，心室梯度也随之改变，这种改变在异常情况除极存在时被通常的继发性 T 波变化所掩盖，而只在异常除极消失后才表现出来，并持续一段时间后消失。对于上述机制的解释，也有作者提出异议，认为起搏后局部心肌的受累以及除极异常引起的心肌纤维伸展及血流动力学上的改变可能与 T 波变化有关。电张调整性 T 波改变是一种心脏记忆现象，其本身并不提示心肌存在病损，只是对电生理学及心电图学提出了一些新概念。电张调整性 T 波改变的临床意义在于必须与原发性 T 波改变相鉴别。值得指出的是：右室起搏、间歇性束支阻滞、间歇性预激综合征、室性心动过速、频发性室性期前收缩、室上性心动过速伴室内差异性传导、房室阻滞伴宽 QRS 波群等，都会引起不同程度的心室除极过程的变化，恢复正常心室除极后可有不同程度的 T 波变化出现,常被视为病理性的原发性 T 波改变,如能注意鉴别,则这些 T 波变化至少部分是由于电张调整机制所造成的。

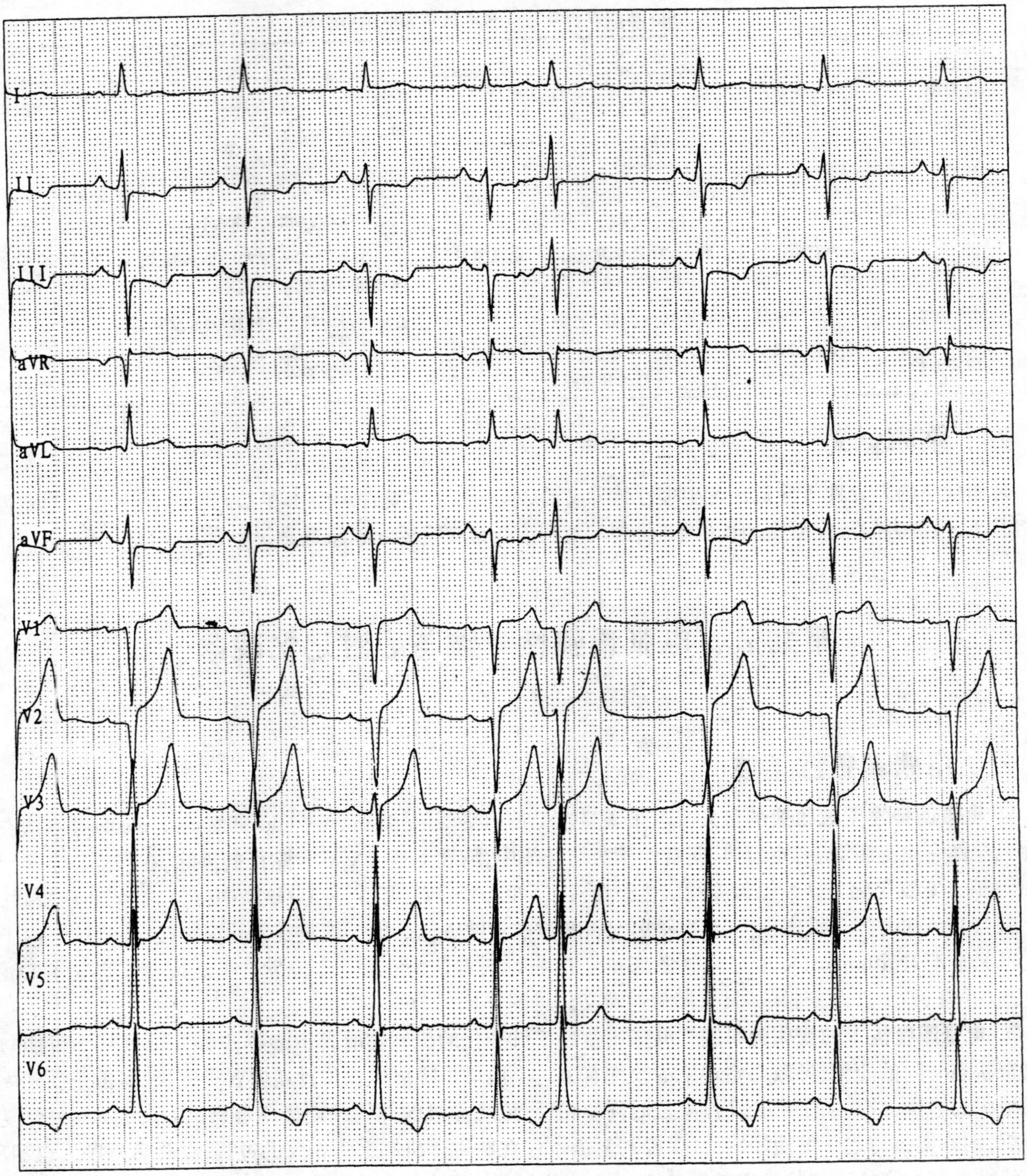

图 4-16 室性期前收缩、电张调整性 T 波改变实时动态心电图

男,75 岁,临床诊断高血压病Ⅲ期。图示Ⅰ、aVL 导联 QRS 波群呈 qR 型,Ⅱ、Ⅲ、aVF 导联呈 rS 型,$S_{Ⅲ} > S_{Ⅱ}$,QRS 电轴 -60°,为左前分支阻滞。Ⅱ、Ⅲ、aVF、V_5、V_6 导联 ST 段压低 >0.1mV,并有 T 波倒置,其中 V_5 导联的 T 波呈浅倒置,为原发性 ST-T 改变。第 5 个稍畸形的 QRS-T 波群提前发生,其前无 P 波,QRS 波群呈不完全性左束支阻滞型,为来自离分叉点很近的右束支性室性期前收缩。代偿间歇后的第 1 个波较其他窦性心搏有明显差异,Ⅱ、Ⅲ、aVF、V_5、V_6 导联的 T 波倒置更深,V_4 导联的 T 波则明显低于其他窦性心搏。为电张调性 T 波改变。

12 导联 AECG 诊断:窦性心律,左前分支阻滞,原发性 ST-T 改变,室性期前收缩,电张调整性 T 波

3. 电张调整性 T 波的临床意义

(1)本症常合并 Q-Tc 延长,如有室性期前收缩触发则易发生折返性室性心律失常或猝死,从而误认为

起搏故障。

(2)本症易误为起搏后心肌缺血加重,甚至误诊为心内膜下肌梗死。诚然,冠心病、病态窦房结综合征、冠心病并二度或高度房室阻滞起搏后,非起搏的倒置T波更明显或T波深度时深时浅,表明缺血与电张性调整并存。故起搏后基础病的治疗不能轻视。

二、心脏记忆现象

心脏记忆现象(cardiac memory phenomenon)是指在一段时间的激动顺序改变后,恢复窦性节律时所出现的持续性T波改变。有作者认为电张调整性T波改变部分与心脏记忆现象有关。心脏记忆现象的发生机理目前仍不清楚。有些作者根据实验结果得出结论:"心脏记忆"现象基于心脏的一种生理特性,与特殊的钾离子通道有关。一段时间的激动顺序改变本身可导致持久的T波改变,具有重要的临床意义。在间歇性左束支阻滞、预激综合征、心室起搏、单形室性期前收缩连发及室性心动过速的患者中,正常QRS波群后的倒置T波常被误认为是冠状动脉或心肌疾病进展的证据。研究表明,心脏记忆现象可能是一种心肌的生理调节,并非病理现象。

第十节　折 返 现 象

折返是心电图学、动态心电图学、临床电生理学的最基本概念之一,绝大多数的心电学法则都与折返相关,几乎所有的心律失常都存在着折返机制。折返现象在1887年由苏格兰生理学家Jihn Mac Willian最早提出。1915年White首次记录并发表了"心电图的折返现象"的相关文章。该心电图表现为QRS-P′-QRS图形。此后,不断出现的缺血区"8"字形折返,各向异性折返等理论不断丰富着心电图学中这一重要的概念。

一、定义和形成的基本条件

1. 折返的定义　折返激动(reentrant movement)亦称折返或折返现象,指心脏内一个传布着的激动遇到单向阻滞后,又从另一途径逆向传回原处再次激动心脏某一部分的现象。

2. 折返形成的基本条件　折返的形成必须具备下列三个条件。

(1)在解剖上或功能上具有不同的不应期而分开的环行传导的双径路。双径路可以是解剖性的,如房室旁道;也可以是功能性的,如心脏组织某一部分心电的非均一性引起其传导速度和不应期的明显不同。具体的折返通路(reentrant pathway)可以存在心脏的下列不同部位:①窦房结和房室结之间的3条房内通道;②房室结传导纤维的迷宫样结构;③房室结传导纤维进入希氏束后在结构上呈现功能性纵向分离;④希氏束分叉后的四个分支;⑤浦肯野纤维网状结构及其末梢与心室交接处;⑥房室交接区连接其附加途径。除了环形折返通路的形式以外,还有一种并列折返形式:在希氏束、希氏束内平行排列的纤维之间,两个邻近又不同的通道也可形成折返通路。

(2)传导途径的一条径路单向阻滞。单向阻滞可分先天性和获得性;先天性单向阻滞相当常见。房室结先天性仅有前传而无逆传的约为20%~32%,预激综合征中旁道先天性单向阻滞约为40%,其中前传单向阻滞占30%,逆传单向阻滞占10%。获得性单向阻滞可以是病理性的,也可以是功能性的,引起获得性单向阻滞的因素很多,诸如:高血钾、缺血、炎症、缺氧、洋地黄中毒等。

(3)传导途径的另一条径路存在缓慢传导。缓慢传导常发生在前传支,优势传导径路常常较早地进入不应期,发生功能性单向阻滞。相反,传导速度慢的径路不应期短,在快径路发生单向阻滞后,前向传导只能沿慢径路传导。另外,慢径路不仅初始的传导速度缓慢,而且传导的递减性十分明显,可使传导速度变得更为缓慢。缓慢传导的重要性在于,当激动沿包括缓慢传导区在内的折返环回传到原激动发出区时,该区才可能脱离前一次激动后的不应期,恢复了兴奋性后可再次被激动,引起折返性激动。

3. 折返的分类和部位　除可分为局部再激动和循环折返激动外,还可分为大折返和微折返。当心脏中存在着许多微折返时，可在心房或心室形成扑动和颤动，此时若折返激动规则，可形成扑动，若不规则，则可形成颤动。只要具备折返激动产生的条件，窦房结、心房内、交接区内、心室内或旁道等不同心脏部位，均可发生折返现象。

二、机制

形成折返的基本条件为：一个有效的折返环路、单向阻滞和足够缓慢的传导。显然，折返性心律失常的决定因素是传导障碍。传导障碍有下列类型。

（1）快反应动作电位转变为慢反应动作电位，产生缓慢传导和单向阻滞。

（2）激动的相加法则：1971 年 Cranefield 提出了激动相加（summation）法则。激动相加需要两支传导纤维汇集到一支纤维的解剖结构。当两支纤维内的冲动同时抵达汇合点时，则可相加形成较强的激动，通过汇合点继续前传，当两支纤维不是同时抵达时，则未能形成相加而不能通过汇合点和抑制区，形成单向阻滞。心脏内的许多部位都具有这种心肌纤维汇合的解剖结构，在一定条件下即可发生激动的相加和单向阻滞。

（3）激动的抑制（inhibition）是描述两个传播激动互相作用的另一种形式，一个本身不能通过某抑制节段的激动，首先抵达抑制区，使该节段处于不应期，而从另一个纤维束传来的原先能通过该抑制区的强激动亦受到阻滞。由于一个较弱的激动首次抵达使较强的激动受到阻滞就是激动的抑制，也是单向阻滞的一个原因。因而同样是形成折返的一个可能的机制。

（4）激动的反折（reflection）：折返的另一种形式是通过激动在传导途径中反折引起的。反折是使激动在抑制节段返回的又一种机制。反折是指在两条紧邻的抑制纤维，如一条受抑制较深，则激动在此纤维受到阻滞，而在另一条抑制较浅的纤维内缓慢传导，如传导足够缓慢则激动波峰就能扩散到较深抑制的纤维内而返回，并在深抑制区缓慢传导。如正常心肌组织已脱离了有效不应期，则激动将又一次激动正常心肌组织形成一次折返激动或折返性心动过速。反折引起的折返的特点是并不需要环形的解剖结构，即可形成激动的返回。这种反折较多见于心室内的浦肯野等纤维束中，如心肌梗死区周围心肌组织中就可能形成反折。

此外，沿心肌纤维不同走向所形成的各向异性折返、螺旋波折返、心肌梗死区瘢痕组织的“8”字形折返都属于功能性折返，也在折返激动的形成中占有重要地位。见图 4-17。

三、临床意义

在折返激动中，如果折返一次，便为折返性期前收缩；若相邻部位存在着传导延缓或可激性空隙，上述逆行折返激动有可能越过该部位组织的不应期，继续循环运动，形成折返性心动过速。折返激动在快速型异位搏动或异位心律的发生机制中占有非常重要的地位。

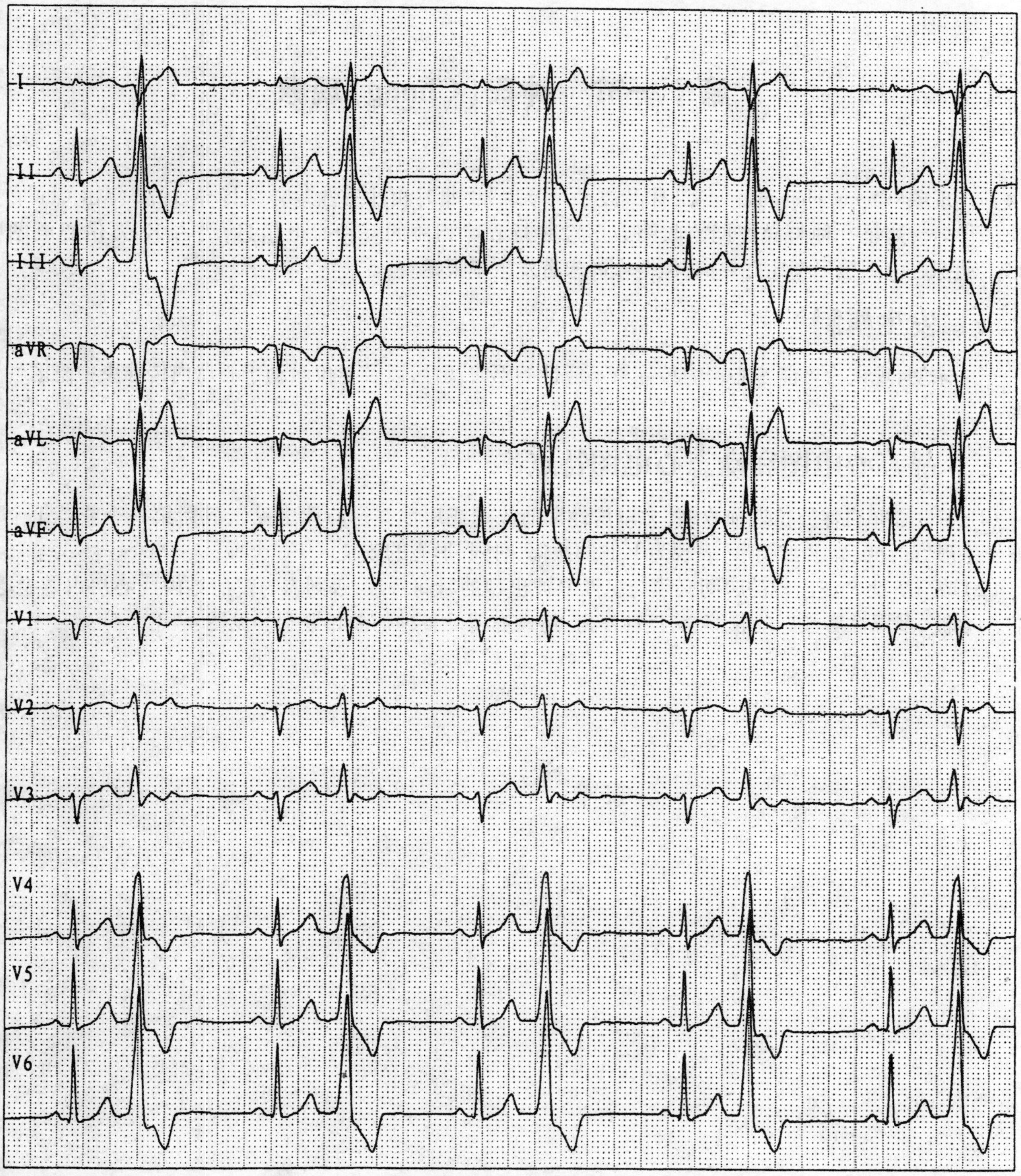

图 4-17　折返性右束支室性期前收缩实时动态心电图

女,59 岁,临床诊断心肌炎。图示第 1、3、5、7、9 个心搏为窦性心律。第 2、4、6、8、10 个宽大畸形 QRS-T 波群提前发生,其前无 P 波,T 与主波方向相反,QRS 波群时间 >0.12s,呈左束支阻滞型,联律间期相等,为来自右束支的折返性室性期前收缩。马向荣认为,产生这一折返性期前收缩的原因既有右束支主干出现纵向分离与单向阻滞或右束支主干与其细小分支所构成的解剖学基础,又有右束支不应期延长、传导速度缓慢的电生理基础。

12 导联 AECG 诊断:窦性心律,折返性右束支性室性期前收缩

第十一节　钟氏(Chung)现象

钟氏现象(Chung phenomenon)又称P波手风琴现象、非时相性房性差异性传导,1972年由Chung首先提出而得名。这是一种与异位期前收缩或房性并行心律相关的一种心电信息,约占12万份心电图中的0.1%,动态心电图检出率比此要高,但至今尚未有发生率报道。

一、发生机制

至今未明,现认为可能是心房内传导束不应性的不协调性,以及异位激动于心房内传导束中隐匿性传导所致。

二、静态心电图和动态心电图特点

(1)窦性心律时伴异位期前收缩(尤以房性期前收缩或房性并行心律多见),其后第一个或若干个窦性P波发生形态改变,即P波畸形,表现为P波的振幅、时限、形态的改变。

(2)畸形窦性P波出现的时间必须与窦性P波出现的时间一致,否则应与窦房结内或心房内游走心律、房性融合波、多源性房性期前收缩、交接性停搏、房性逸搏及各种伪差相鉴别。见图4-18。

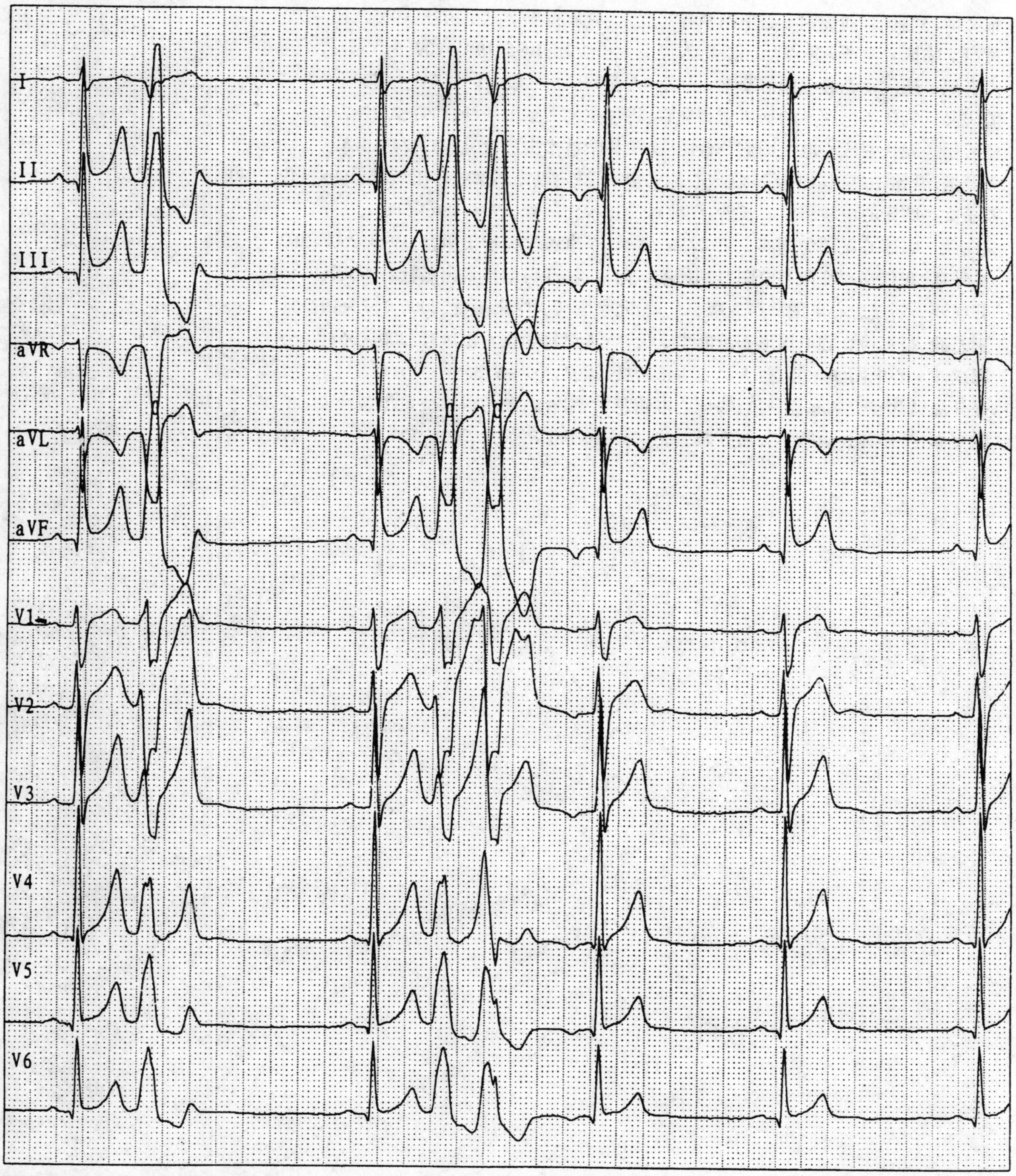

图 4-18　成对室性期前收缩钟氏现象实时动态心电图

男,29 岁,临床诊断心律失常。图示第 1、3、6、7、8 个心搏为窦性心律,心率 43 次/分,为窦性心动过缓。第 2、4、5 个宽大畸形的 QRS-T 波群提前发生,其前无 P 波,QRS 波群呈左束支阻滞型,为来自右束支的室性期前收缩,第 5 个室性心搏的 QRS 波群较第 4 个室性心搏更加畸形,第 4 ~5 个室性心搏的联律间期只有 320ms,第 5 个室性心搏反复搏动伴室内差异性传导。第 6 个窦性心搏前的 P 波发生极性改变,为钟氏现象。

12 导联 AECG 诊断:窦性心动过缓,室性期前收缩,室性反复心律伴室内差异性传导,钟氏现象

(罗道生　张开滋　邢福泰　王红宇　刘　蓉　曹化东)

参 考 文 献

[1]　郑道生,鲍含诚,谭允西. 心律失常与临床心脏电生理学. 青岛:青岛出版社,1989:155 ~ 168.

[2] 张文博,尹兆灿,刘传木．心电图精粹．北京:科学技术文献出版社,1995,210～225.
[3] 黄宛．临床心电图．第5版,北京:人民卫生出版社,1995,199～209.
[4] 卢喜烈．现代动态心电图诊断学．北京:人民军医出版社,1995,468～470.
[5] 孟庆义．临床心电图学的新概念．北京:科学技术文献出版社,1997,223～230.
[6] 杨心田．现代临床心电图图谱．合肥:安徽科学技术出版社,1998,424～425.
[7] 张开滋,吾铭柏,唐其柱,等．临床心律失常．长沙:湖南科学技术出版社,1998,149～180.
[8] 刘子文．临床心电学辞典．长沙:湖北科学技术出版社,1998,386～388.
[9] 马向荣．临床心电图学词典．第2版．北京:军事医学科学出版社,1998,260～262.
[10] 吴晔良,龚仁泰．临床心电图鉴别诊断．南京:江苏科学技术出版社,1998,260～262.
[11] 郭继鸿．新概念心电图．第2版．北京:北京医科大学出版社,2000,153～197.
[12] 王志毅,高克俭．心电图形态诊断学．天津:天津科学技术出版社,2001,361～365.
[13] 郭继鸿．心电图学．北京:人民卫生出版社,2002,957～973.
[14] 张开滋,郭继鸿,刘海祥,等．临床心电信息学．长沙:湖南科学技术出版社,2002,244～292.
[15] 陈文彬,潘祥林．诊断学．第6版．北京:人民卫生出版社,2004,506.

第五章 心律失常的相关综合征

有关医学综合征的记载,历史悠久,源远流长,新的综合征不断涌现,现已形成综合征学学科。心律失常相关综合征是其中之一,顾名思义,是以两种或两种以上心律失常为主要表现的一组综合征。我们本着正其名、明其义、重实用的原则,选择常见的心律失常相关综合征加以介绍。而长Q-T综合征、短Q-T综合征、Brugada综合征、病态窦房结综合征、预激综合征等,在第五篇危重症心血管疾病和恶性心律失常中详细论述。

第一节 早期复极综合征

早期复极综合征(early repolarization syndrome,ERS)是由部分心肌提前复极,造成复极不均匀而形成的ST段自J点处上斜型抬高,ST-T改变,运动可使ST段回降到基线为主要表现的一种心电信息综合征。

一般认为属于良性先天性心脏传导或心电信息变异,预后良好,其重要性应与急性心肌梗死、急性心包炎鉴别。近年来遗传性早期复极综合征有猝死的报道,而引起人们重新审视和评价。

一、概述

(一)同义名

过早复极综合征(premature repolarization syndrome)、提早复极综合征、复极过早综合征、复极提前综合征、正常ST-T抬高变异、良性ST段抬高变异等。

(二)溯源与发展

参见第二节遗传性早期复极综合征。

(三)发生机制

目前对早期复极综合征的发生机制尚未完全明确,有以下几种学说。

1. **心室肌复极顺序异常** 在整个心室肌除极尚未完全结束时,提前复极部分可能位于心内膜或心室前壁,使动作电位2相缩短,3相提前,产生ST-T向量向左、向前、向下,在额面投影Ⅱ、Ⅲ、aVF导联轴正侧,在横面$V_1 \sim V_4$导联轴正侧相应出现ST段上斜型抬高和形成直立高大的T波。

2. **自主神经张力异常** 迷走神经张力占优势的青壮年,尤其在睡眠时,窦性心率更为缓慢,ST段抬高亦更为明显。本综合征ST段抬高与心率密切相关,提示其发生机制与心室肌各部分复极时间不一致有关。运动、体力应激、注射肾上腺素时,心率加快,交感神经兴奋使抬高的ST段回降到正常;使用普奈洛尔后心率减慢,ST段抬高更加明显。因此,认为本征与迷走神经张力过高,交感神经张力降低而致自主神经功能失调，导致的心室肌复极不一致有关。

3. 旁路加速传导异常 有人认为早期复极综合征存在房－束旁路，始自心房绕过房室结达左前分支，属于预激综合征的一个类型，旁路的组织学尚有待证实。

4. 心外膜机械牵拉 有些学者认为早期复极综合征患者存在膈症、食管憩室或左侧膈肌顶部松弛，致使心外膜受到牵拉刺激，导致心肌早期复极。

5. 遗传因素 详见本章第二节遗传性早期复极综合征。

二、临床表现

多见于青年男性，发生率1.5%～9%。多数无任何症状，而在体检和其他疾病检查时发现。部分患者有自主神经功能紊乱表现，类似心脏神经功能症，主要为头昏、乏力、胸闷、心悸、心前区不适，少数患者出现心前区疼痛，并可向左胸部或后背部放射等，以夜间或睡眠时加重，活动时减轻为特点，各种检查均未发现心脏有器质性改变。对于无症状的Ⅰ型患者一般预后良好，一般不需特殊治疗，以免造成不必要的、对患者精神压力和医疗资源的浪费。对于有症状的Ⅱ型患者或合并心脏病者，则应积极采取相应治疗。

三、静态心电图和动态心电图特点

（一）典型型

（1）J点抬高，T波明显。①"胚胎型"T波；②明显J波（Osborn波）；③T波构成ST段起始部分，使QRS波群降支出现切迹或粗钝。以Ⅱ、Ⅲ、aVF，V_2～V_5导联明显。

（2）ST段上斜型抬高，在J点或J波后呈凹面向上，弓背向下抬高，一般不超过0.4mV，多在V_2～V_5导联，以V_3、V_4导联最明显，其次为Ⅰ、V_2、V_5导联，aVR导联一般无抬高。但V_6很少超过0.2mV（如超过，提示为病理性改变），ST段抬高不伴有相对应导联出现ST段压低。ST段凹面向上抬高，为本征的重要特点之一。ST段罕有呈凸面向上抬高。ST段抬高可在胸导联单独出现，若ST段抬高在肢体导联上，胸导联必然抬高，一般不超过0.2mV。

（3）胸导联R波升高，可误为左室高电压或肥厚，S波变浅或消失。

（4）胸导联QRS波群有快速过渡区（即胸导联从rS型突然转变为RS型），并有逆钟向转位和QRS波群电压增高，类似左心室肥厚。

（5）胸导联T波高大，双支呈对称性，常可达1.0mV，类似超急期心肌梗死的T波改变，部分呈"童稚型"T波或孤立型T波倒置。

（6）静态和动态心电图改变相对稳定，也为本征的重要特点之一，ST段抬高可持续数日、数月甚至数年、数十年不变。

（7）对运动试验的反应，大多数的患者运动后ST段可回降至等电位线，这有助于诊断。但部分病例可无改变，如早期复极综合征合并冠心病，运动后ST段仍可出现压低，本征不影响冠心病患者运动试验结果。王晓立对22例本征患者进行活动平板运动负荷试验研究，证实ST段抬高呈慢频率依赖性，所以活动平板负荷试验具有重要诊断价值。

（8）对过度换气的反应，在短促15s过度换气之后，其高大T波可转为深倒置，类似冠状T。此种改变可能与交感神经兴奋引起心肌不同部位复极不协调的缩短有关。

（9）药物作用，吸入亚硝酸异戊酯、注射异丙肾上腺素、阿托品后，其ST段可降至等电位线。

（10）有的病例可在ST段抬高的导联中出现双峰P波，有的可有P-R间期缩短，或Q-T间期延长。

值得重视的是12导联动态心电图在诊断早期复期综合征中的作用和地位。正如杨晓华等指出，文献报道该征在临床上被误诊为器质性心脏病者高达50%～64%，也因抬高的ST段有运动或心率增加时可回降至等电位线之特点，瞬间静态的心电图不一定能记录到，也是漏诊原因之一。他们对有胸闷、心悸、头晕、心前区不适等症状，静态心电图检测发现67例早期复极综合征，经对比研究证明了12导联动态心电图比静态心电图对诊断早期复极综合征优越，而且也发现了一些早期复极综合征J波及ST段的动态变化。夜间、午睡及安静时J波明显，ST段自J点处抬高0.1～0.35mV，日间上楼、散步上楼、如厕等活动时心率增快，J波消失或J波变小，ST段压低回降至等电位线或虽未回降至等电位线，但比前压低0.1～0.25mV。该征的静态心电图特点在12导联动态心电图各导联都可见到，范围大，同时除出现常见的V_2～V_6导联外，可表现为多样导联组合。由此可见该征J波及ST段特征性变化可在24h日常生活中表现出来，12导联动态心电图仪也因其导联数多，在24h日常生活的监测中，能较大范围地记录到该征的心电图改变，故能较好地反映出早期复极综合征的心电学特点，所以12导联动态心电图对该征的诊断，具有简便、易行、安全、可靠的特点。如静态心电图正常者，应进行12导联动态心电图检测。

（二）变异型

（1）最重要的变异是T波改变，部分病例T波倒置，常出现在V_3～V_5导联，倒置的T波双支不对称，可呈周期性变化，有时变浅或直立，倒置T波经口服普奈洛尔后或运动后可转为直立。

（2）ST段抬高的导联中，可见P波呈双峰型，双峰间距<40ms，P波时限≤110ms。

（3）P-R间期缩短，在100～120ms之间。

（4）Q-T间期延长。

诊断：临床表现可提示早期复极综合征，多次静态和动态心电图检查，尤其具有典型型前回点改变者，可诊断早期复极综合征。

四、分型

有的学者将早期复极综合征分为三型。

1. Ⅰ型 早期复极综合征主要特征出现在V_1～V_3导联上，一般认为是良性，无器质性心脏病表现，此型最常见。

2. Ⅱ型 早期复极综合征主要特征出现在V_4～V_6导联上，一般认为是病理性，常伴有器质性心脏病表现。

3. Ⅲ型 早期复极综合征主要特征出现在V_1～V_6导联上，一般认为是良性或病理性，可合并或不合并器质性心脏病。

上述分型并未得到普遍认可，其实用价值有待进一步证实。

五、静态心电图和动态心电图鉴别

早期复极综合征在静态和动态心电图上主要须与心肌梗死超急性损伤期、急性心包炎、变异型心绞痛鉴别。此外尚须与典型心绞痛、冠状型T波、左室舒张期负荷过重、高钾血症、右束支阻滞、左室肥大等鉴别。早期复极综合征的静态或动态心电图改变颇具特点，结合临床症状和体征，必要时追踪观察，不难鉴别。

1. 早期复极综合征与急性心肌梗死（AMI）的鉴别 见表5-1。

表5-1 早期复极综合征与急性心肌梗死的鉴别

鉴别点	早期复极综合征	急性心肌梗死
抬高的ST段特点形态	凹面向上，出现了J波，J波之后ST段抬高	凸面向上，紧接R波降支出现ST段抬高，无J波
程度	轻度抬高	明显抬高，可≥1.0mV
稳定性	相对稳定，数日、数周可无变化	变化快，1日之间可有明显变化，1周后可降至基线
对应性ST段压低	无	有
病理性Q波	无	大部分病例出现病理性Q波，在ST段尚未降至等电位线前出现
冠状T波	罕有，多在过度换气后出现	常可出现

2. 早期复极综合征与急性心包炎的鉴别 见表5-2。

表 5-2 早期复极综合征与急性心包炎的鉴别

鉴别点	早期复极综合征	急性心包炎
ST 段改变特点范围	$V_3 \sim V_5$ 导联最明显，部分肢体导联也可出现	广泛，除 aVR 和 V_1 导联外，其他导联均可出现
稳定性	ST 段抬高相对稳定	变化快，发病 1～2 周后降至等电位线
V_1 导联 ST 段压低	极少见	较多见
V_6 导联 ST 段抬高	极少见	常见
PR 段压低	少见	多见，ST 段抬高的导联多出现 PR 段压低
J 波	明显	不明显
心率	可出现窦性心动过缓	常出现窦性心动过速

3. 早期复极综合征与早期复极综合征合并变异型心绞痛的鉴别 早期复极综合征合并变异型心绞痛有以下特点与单纯早期复极综合征可资鉴别：①动态心电图上有早期复极综合征的典型表现；②合并变异型心绞痛，服用扩冠药物效果好，且有动态心电图改变；单纯早期复极综合征胸痛发作时，服用扩冠药物效果不好，且不影响动态心电图；③合并变异型心绞痛出现胸痛发作或加重，ST 段进一步抬高，QRS 波群增宽，伴室性心律失常，可出现 QRS-ST-T 心电全交替，症状缓解后，ST 段回降到等电位线，而单纯早期复极综合征则无上述表现；④合并变异型心绞痛，预后不好，如果 ST 段继续抬高，可能发展为急性心肌梗死，单纯早期复极综合征则不会引起急性心肌梗死。

六、诊断

主要依据静态心电图和动态心电图特征性表现，可确定诊断。

七、治疗

对正常变异位不需治疗，对遗传性早期复极综合征，应进行医学监督。

第二节 遗传性早期复极综合征

一、同义名

遗传性早期复极综合征（hereditary early repolarization syndrome, HERS），又称家族性早期复极综合征、先天性早期复极综合征。

二、溯源与发展

1936 年 Shiplay 等首先报道，后有 Meyer 和 Golmdman 将其命名为早期综合征（early reporization syndrome, ERS），20 世纪 80 年代对其研究和报道较多，认为是一种较常见的 ST-T 正常变异心电图。1967 年 Saloman 等报告了家族性病例，遂后有零星报告，但总例数较少。我国于 1985 年吴培然等开始报道，1989 年乔家治等用遗传性早期复极综合征（HERS）加以报道。继之国内报道逐渐增多，如高湘玲、田立华、张开滋等都分别加以报道并进行分析。有的学者认为遗传性早期复极综合征约占早期复极综合征的 1%～3%。我们截至 2000 年统计，我国已报告 49 个家系的遗传性早期复极综合征。

三、发生机制

不详，可能与基因突变有关。据遗传学系谱分析，呈 AD 遗传，有明显的种族变异性，黑种人为 4.7%，白种人仅为 0.5%。

四、临床表现

静态心电图和动态心电图特点、诊断及治疗同早期复极综合征。

值得关注的是国内外均有遗传性早期复极综合征的患者猝死报道，国内报告一家系三代 9 人其先证者及亲属具有典型早期复极综合征的心电图表现，其 J 点或 J 波明显，其中 3 例男性青年夜间猝死。其中的一代 2、三代 1 都为夜间猝死者，目前认为与特发性 J 波有关。鉴于此，我们提出对遗传性早期复极综合征的家系，若其中有猝死者，或 J 波明显者，可能属于特发性 J 波范围，预示有发生室颤等恶性心律失常的倾向，应进行遗传学监护，有无症状均应多次进行动态心电图检测，加以重视和防范，以免猝死。

第三节　$Tv_1 > Tv_5 \cdot Tv_6$ 综合征

一、同义名

$Tv_1 > Tv_5$ 综合征、$Tv_1 > Tv_6$ 综合征、$Tv_1 \cdot Tv_2 > Tv_5 \cdot Tv_6$ 综合征。

二、溯源与发展

1955 年首由 Rritz 等报告，T 波在左胸导联呈平坦或轻度倒置形，而在右胸导联直立，可能是左心室缺血的最早征象。随后，如 1965 年 Castle 等及法国、苏联、美国学者纷纷报告，在正常的静态心电图，若存在 $Tv_1 > Tv_6$ 对诊断高血压性及缺血性心肌病有重要价值。国内于 1973 年山东医学院附属医院编著《实用心电图学》已有描述，1988 年阮虹等又详加论述。

但国内外对其临床意义有部分作者提出异议。Shiel 认为，在Ⅲ和 V_1 导联出现 T 波倒置属正常变异，因为 V_1 的 T 波形态可受体位、情绪、胃胀、吸烟的影响，而发生 V_1 乃至 V_2、V_3 的 T 波倒置，可能与自主神经兴奋有关，并非是心肌病的必然表现。只有 $Tv_1 > Tv_3 > Tv_5$ 时才有诊断意义。Okamto 认为这一现象有较明显的性别差异，男性发病率高于女性。统计表明，正常人中，当 V_1 的 T 波直立时，出现 $Tv_1 > Tv_5(Tv_6)$ 的概率，男性为 21.8%，女性为 6.5%；而心肌梗死者达 63.3%；心绞痛发作时为 61.3%；高血压病者为 47.3%；其他类型的心脏病也可达 50%。某些青年人 V_1 导联 R 波振幅较高时，T 波也可能增高，而发生 $Tv_1 > Tv_5(Tv_6)$ 的现象。因此，如果单纯以 $Tv_1 > Tv_5(Tv_6)$ 作为冠状动脉供血不足的早期表现，是较片面的。但在中年以上男性出现 $Tv_1 > Tv_5(V_6)$ 时，应多考虑病理性，进行必要的检查，即使无明显的病理发现，也应定期随访。

然而，近年来有人在冠心病普查时，通过与心电向量图对比表明，此综合征患者几乎均伴有心电向量图上原发性 T 环异常，且部分患者无症状而以 $Tv_1 > Tv_6$ 作为静态心电图或动态心电图的唯一异常表现，因此 $Tv_1 > Tv_6$ 是心肌缺血表现。也有人在 40 岁以上的人群体检中对有无症状的所有 $Tv_1 > Tv_6$ 的受检者，进行踏车运动负荷试验，其结果为绝大多数人运动后出现 Q-Tc 延长或伴 ST-T 异常改变，提示此综合征为冠心病的早期征象。还有人对 $Tv_1 > Tv_6$ 受检者进行收缩间期测定，结果全部受检者心肌收缩功能明显减退，表现 $Tv_1 > Tv_5$ 综合征是一种异常现象，应予以足够重视，对诊断心肌疾病有重要价值。

总之，$Tv_1 > Tv_6$ 综合征必须结合临床和心电图其他征象进行全面分析，才能确定其临床意义。

三、发病机制

正常人 T 环位于左前下方，额面指向左下，平均为 +40°；横面指向左前，平均为 31°。正常 Tv_6 直立，Tv_1 亦多直立，也可为低平、双相或倒置，左胸导联和右胸导联 T 波直立时，$Tv_6 > Tv_1$。

心肌缺血时，其复极延缓，T 向量在额面上从左前下移向右前下，在横面随着 T 向量向右偏移，Tv_5、Tv_6 逐渐降低、低平或向下，形成原发性 T 波改变；Tv_1 则逐渐增高，当 Tv_1 和 Tv_6 均直立时，$Tv_1 > Tv_6$。左室肥厚所致继发性 T 波改变，其 T 向量改变也呈同样改变。

四、临床表现

1. 静态心电图和动态心电图特点　主要表现为窦性心律，$Tv_1 > Tv_5$ 或 $Tv_1 \cdot Tv_2 > Tv_5 \cdot Tv_6$，也可有心

肌缺血、心律失常的表现。

2. **临床意义** 依原发病不同而表现各异,其临床意义亦不相同。

(1)冠心病:对诊断具有一定参考价值,其敏感性及特异性均不高,须结合其他心电图指标,方有一定意义。

(2)高血压病:患者此时出现高血压病可视为左室负荷增重表现。

(3)扩张型心肌病、围生期心肌病患者:提示左室收缩功能减退。

(4)左室肥厚:轻度肥厚即可出现,同时伴有左室高压。

(5)正常变异:可见于青年人,尤其是女性。

五、治疗

针对不同病因引起的 $Tv_1 > Tv_5 \cdot Tv_6$ 综合征,采取相应措施。如属正常变异者,无须治疗。

第四节 $T_{Ⅲ} > T_{Ⅰ}$ 综合征

一、同义名

$T_{Ⅰ} < T_{Ⅲ}$综合征。

二、发病机制

额面导联的 QRS-T 夹角在正常人不超过 30°,也就是说,在正常人 T 波的方向与 QRS 主波方向基本一致,但也有一些例外。Ⅰ导联 T 波比较恒定,多呈直立。Ⅲ导联的 T 波变化较大,正常情况下,T 波的方向不一定与 QRS 主波方向一致。这是因为正常 QRS 电轴与 T 电轴和Ⅲ导联轴近于垂直。当 QRS 电轴与 T 电轴均位于正常范围时,假若 QRS 向量投影在Ⅲ导联的正侧,即便 QRS-T 夹角正常,T 向量也可能投影在Ⅲ导联的负侧,结果 QRS 主波向上而 T 波倒置。实践证明,正常人的Ⅰ导联 T 波几乎都是直立的,而Ⅲ导联 T 波则可能是直立、平坦、双相,甚至倒置。所以,正常情况不应 $T_{Ⅲ} > T_{Ⅰ}$。冠状动脉供血不足时,使 T 波向量与 QRS 向量夹角增大,T 向量偏离左侧,指向右下方,T 波电轴偏向Ⅲ导联正极,背离Ⅰ导联正极,即Ⅲ导联 T 波较高,Ⅰ导联 T 波电压相对较低或倒置,因而 $T_{Ⅲ}$大于 $T_{Ⅰ}$,称为 $T_{Ⅲ} > T_{Ⅰ}$综合征。

三、临床表现

1. **静态心电图和动态心电图特点** 主要表现为窦性心律,Ⅰ及Ⅲ导联的 QRS 波群主波皆向上时,Ⅲ导联的 T 波大于Ⅰ导联的 T 波,即 $T_{Ⅲ} > T_{Ⅰ}$。张文博提出此改变可见于冠脉供血不足的早期,只能提示诊断,而不能作为确诊的依据。

2. **临床意义** $T_{Ⅲ} > T_{Ⅰ}$时,应视有无冠心病的症状而提示诊断。如为冠心病患者出现 $T_{Ⅲ} > T_{Ⅰ}$心电图改变,对辅助诊断心肌缺血有一定作用。如果Ⅰ导联的 QRS 波群主波方向向下,$T_{Ⅲ} > T_{Ⅰ}$并无临床意义。

四、治疗

临床意义应结合临床及其他心电图指标综合进行判断。若与冠状动脉供血不足有关,其主要为病因治疗。

第五节 $S_{I}S_{II}S_{III}$ 综合征

一、同义名

$S_{I}S_{II}S_{III}$综合征（$S_{I}S_{II}S_{III}$ syndrome）又称 $S_1S_2S_3$ 综合征、3S 综合征、假性电轴左偏、左前分支阻滞变异型。

二、溯源与发展

$S_{I}S_{II}S_{III}$综合征是指 QRS 终末向量指向右上，额面电轴为 $-90° \sim -150°$，在三个标准导联都出现明显 S 波的一组心电图改变。在 20 世纪 50 年代就曾有过描述。1963 年 Schamroth 认为本征易发生于右室占优势情况。由于右室肥大，尤其右室漏斗部及流出道肥厚，易造成右室电优势，$S_{I}S_{II}S_{III}$综合征成为这类疾病的心电图改变之一，具有病理性意义。近有学者报道 124 例 $S_{I}S_{II}S_{III}$ 综合征，119 例为器质性心脏病（95.96%），3 例为非心血管病，2 例为健康人；Luna 等应用空间速率心电图（SV-ECG）和^{201}Tl（铊）心肌显像研究其心电图形成的电生理机制时，发现少数正常人亦可出现 $S_{I}S_{II}S_{III}$综合征，可能为正常变异，为婴儿期右室流出道生理性优势继续存在之故；还发现该综合征的形成、右室传导延缓可能较右室肌性肥大的作用更为重要，从而对本征的发生机制和临床意义有了进一步的明确。实际上这种假性电轴左偏，应属重度电轴右偏。近年有学者还提出该综合征属于左前分支阻滞的变异型。

三、发生机制

尚不确切，目前认为主要与右室优势与右室传导延缓有关。

（1）左心受累为主的器质性心脏病，右室肥厚－右室电优势－电轴右偏（重度）。

（2）左心疾病，右心受累，右室出现不同程度的结构功能异常；前壁心肌梗死（尤其是心尖部）有时伴有 QRS 终末向量指向右上方；直背综合征、胸廓畸形使心尖向后，均可使额面电轴 QRS 终末向量为 $-90° \sim -150°$，即重度右偏。

（3）非心血管病或健康人，正常变异心电图，为婴儿右室流出道生理性优势继续存在之故。

（4）右室传导延续，无论有无右室肥厚，右室传导延缓皆参与了本征之发生机制。

正由于心室 QRS 终末向量指向上方（$-90° \sim -150°$），投影在Ⅰ、Ⅱ、Ⅲ导联的负侧，故而在此三个导联均出现终末部负相波（S 波）。

四、临床表现

1. 正常变异型 少数正常人 $S_{I}S_{II}S_{III}$综合征，发生机制不明，其可能为婴儿期右室（尤其右室流出道）的心肌电生理学优势的继续，亦可能与右室传导延续有关。临床无症状也无器质性心脏病证据。

2. 病理现象

（1）右室肥厚：各种病因（肺心病、先心病、风心病等）所致的右室肥厚，特别是在右室漏斗部和右室流出道肥厚时出现右心室电优势，易出现 $S_{I}S_{II}S_{III}$综合征。左前分支阻滞合并右室肥厚以及肺气肿、极度顺钟向转位时，也可表现为 $S_{I}S_{II}S_{III}$综合征。此时主要出现原发疾病相应的临床表现。

（2）心肌梗死：前壁心肌梗死，特别是在心尖部心肌梗死，可引起 $S_{I}S_{II}S_{III}$综合征。此类患者在Ⅰ、Ⅱ、$V_5 \sim V_6$ 导联出现病理性 Q 波，并可出现 ST 段及 T 波的变化以及心肌梗死的各种临床表现。

静态心电图特点：①Ⅰ、Ⅱ、Ⅲ导联均有明显的 S 波；②应同时具有 $S > 0.3mV$，$S_{II} > S_{III}$、$S > R$；③S 波在标准导联超过正常年龄组的上限，即 Simonson 标准（表 5-3）；④胸导联上可见终末的 R 波；⑤多伴有右心病变的其他心电图改变。

表 5-3 Simonson 诊断 $S_{I}S_{II}S_{III}$ 综合征标准

年龄(岁)	S_{I}(mV)	S_{II}(mV)	S_{III}(mV)
20~29	0.4	0.5	0.5
30~39	0.4	0.4	0.8
40~59	0.3	0.4	0.8

五、诊断与鉴别诊断

具有上述典型心电图改变,结合同时伴有其他右心受累的心电图改变(右室肥大,肺型 P 波),诊断较易。而且该征的出现对右室性或右心受累的疾病有一定的诊断价值。与左前分支阻滞的主要鉴别在于 $S_{II}>S_{III}$(左前分支阻滞为 $S_{III}>S_{II}$)。

六、治疗及预后

无需直接针对本征治疗。主要应治疗原发病,预后亦决定于原发病。

第六节 户山-铃木综合征

一、同义名

户山-铃木综合征(Toyama-Suzuki syndrome),TS 综合征,室间隔肥厚。

二、溯源与发展

户山-铃木综合征是由日本学者户山(Toyama)和铃木(Suzuki)二人 1967 年首先描述的,与不典型冠心病和心肌病,尤其是肥厚型心肌病有密切关系的一组心电图改变。其特征为某些病变的静态心电图和心向量图有类似下壁心肌梗死的改变,但并无心肌梗死的临床证据。也有学者认为即是心肌病的一组心电图改变。

三、发生机制

尚不清楚。可能由于左心室后壁及室间隔肥厚(常呈不对称性即心室间隔和左心室游离壁之比≥1.3),引起传导方向异常,使心肌在室间隔后方的除极时间延长所致。亦可能与特发性肥厚型心肌病的发生有关。

四、临床表现

患者自 10 岁后均可发病,表现为心前区闷痛、心悸、气短,但无典型心绞痛及心肌梗死的临床表现。常有左室后壁及室间隔肥厚,胸片及超声心动图可有阳性发现。

五、静态心电图特点

(1)典型改变为Ⅱ、Ⅲ及 V_5 导联呈较深的 q 波,甚至在Ⅱ、Ⅲ、aVF 导联呈 QS 型或 Qr 型,酷似下壁心肌梗死图形,但 T 波向上且高而尖,QRS 波群<0.12s,电轴明显左偏,无 ST-T 改变。

(2)若 aVL 及 V_5、V_6 导联出现较深的 q 波,V_1、V_2 导联有较高的 R,此即反映心室间隔起始向量的波形增大,如排除前侧壁心肌梗死,则Ⅰ、aVL 及 V_5、V_6 导联出现 0.3mV 以上的 q 波,即有诊断价值。

五、诊断与鉴别诊断

结合临床表现与心电图特征,不难诊断,但须与下壁心肌梗死和左前分支阻滞鉴别。除应结合临床资料分析外，心向量图可资重要鉴别：无并发症的下壁心肌梗死的额面 QRS 向量环顺钟向运行，早期离心支向上，甚至向心支亦可偏向上方，但 T 波向上，或即使向下也示歪斜，不如本征之 QRS 环与 T 环上下完全对立。左前分支阻滞时 QRS 环的向心支可向上方，尤其是左上方，但离心支却在左下方，以此可作鉴别。有时其临床表现及静态心电图改变与心肌病特别是与肥厚型心肌病难以区分。

六、治疗及预后

本征无特效疗法，若有心前区疼痛，则按心绞痛处理，还可试用 β－受体阻滞剂治疗。预后与心肌病的类型及程度有关。

第七节　两点半综合征

一、同义名

两点半综合征（half-past-two syndrome）又称钟表两点半综合征、两点半钟综合征。

二、溯源与发展

1968 年首先由 Schamrooth 把额面 QRS 与 T 波电轴夹角明显增大，QRS 电轴指向 +90°（比喻为时钟的长针），T 轴指向 −30°（比喻为时钟的短针），其形态犹如钟表的两点半，形象地称为两点半综合征，而被众多学者所习用。属于心电图、心向量图出现的一种 QRS 和 T 波电轴正常变异现象。正常人额面 QRS-T 夹角一般小于 30°，超过 60°者甚为少见。但在少数情况下，正常人特别是瘦长者，额面 QRS 与 T 波可有电轴即夹角增大，心电图亦显示出特殊的改变而形成两点半综合征。亦可能与悬垂型心电位，顺钟向转位及心肌复极不协调有关。

三、临床表现

本征出现于正常人，且以瘦长者居多，无临床症状。

四、静态心电图特点

①Ⅱ、Ⅲ、aVF 导联的 QRS 波向上，T 波倒置；②Ⅰ导联的 QRS 波振幅的代数和等于零（R 与 S 相等）；③口服钾盐或运动可促使倒立的 T 波转为直立。

五、诊断与鉴别诊断

心电向量、心电图出现典型改变是诊断本征的唯一指标。Ⅱ、Ⅲ、aVF 导联可出现小 q 波，应与下壁心肌梗死相鉴别（表 5-4）。

表 5-4　两点半综合征与下壁心肌梗死的鉴别

鉴别要点	两点半综合征	下壁心肌梗死
体型、年龄	瘦长型，青年人居多	可能为肥胖型，中年以上居多
症状	无	多有心前区疼痛
心脏病证据	无	可能有冠心病史或易患因素
Ⅰ导联	R/S = 1	不定
QRS 电轴	+90°	不定
T 波形态	非对称型倒置	常见冠状 T 波
口服钾盐或运动	倒置 T 波可转为直立	不变或加重

六、治疗及预后

本征属正常的变异，并无病理意义，也无需治疗，预后良好，但应认识该综合征且应与下壁心肌梗死鉴别，以免误诊误治。

第八节 孤立性T波倒置综合征

一、同义名

孤立性T波倒置综合征（isolated diverted T wave syndrome）又称心尖现象、孤立性负T综合征。

二、溯源与发展

该征由Bartter在1963年首先描述，多见于正常瘦长型青年人，仅见V_4导联T波倒置而无任何临床症状，为T波的正常变异性变化。

三、发生机制

可能由于心尖与胸壁之间的接触或压力（特别当探查电极紧压于胸壁时），干扰了心尖局部心室肌正常复极程序，致使T波倒置。

四、静态心电图特点

①T波倒置多见于V_4导联，偶也出现于V_5导联；②右侧卧位，由于心脏与左胸壁脱离接触，倒置T波可变为直立。

五、诊断与治疗

瘦长体形的健康青年人，出现上述典型心电图改变即可诊断。无须治疗，预后良好。

第九节 Kearns-Sayre综合征

一、同义名

Kearns-Sayre综合征（Kearns-Sayre syndrome）又称Kearns综合征、Barnard-Scholz综合征、眼肌麻痹伴房室阻滞、眼外肌麻痹－色素性视网膜炎－心脏阻滞综合征、眼肌麻痹－视网膜变性综合征。

二、溯源与发展

1986年首由Bristowe描述，1958年Kearns和Sayre报道2例，并认为是具有眼外肌麻痹、视网膜色素变性和心脏阻滞的一个独立疾病。1967年Shy等认为本征是以侵犯神经、肌肉、心脏为主的一种全身性疾病。20世纪70～80年代不少学者作了病例报道，也对发病机制、遗传学、心血管损害、治疗等进行了论述。其特征为进行性眼外肌麻痹、视网膜色素变性和心脏阻滞三联症，伴有脑电图、脑脊液蛋白异常、听力障碍等改变。

三、发病机制

病因未明，多呈散发性。1977 年 Berenberg 认为胚胎期病毒感染所致的神经－肌肉缺陷可能是本病的主要发病机制。

1. **病理角度** 心肌和骨骼活检见肌纤维大小不等，空泡变性，且被结缔组织所取代，呈红色破布样纤维。电子显微镜下见线粒体增殖、肿胀、形态异常，因其堆积而肌纤维局灶性分离，脑组织检查见大脑白质、脑干和脊髓严重海绵样退行性改变。此改变在心脏的房室结及房室束－浦肯野氏纤维传导系统更为严重。

2. **遗传学角度** 1979 年 Schnitzle 和 1980 年 Lerlille 等分别报道了多个配系呈亲一子代垂直传递的病例，认为至少在某些配系中本病呈 AD 遗传。其散发性病例报告较多。

四、临床表现

男性略多，男女之比为 1.5：1，好发于儿童、青少年，75% 的病人发病在 20 岁之前。

1. **临床症状** 眼部症状有眼睑下垂，进行性眼外肌麻痹可发展至完全性麻痹，几乎 100% 有色素性视网膜炎所致的视力下降，还有视神经萎缩、近视、夜盲、青年性白内障、视野狭小、暗点扩大。神经、肌肉症状为面瘫，四肢无力，耳聋，语言障碍，小脑性运动失调，感觉缺欠，智力低下。大部分患者身材矮小、性腺发育不良，可伴糖尿病、脊柱后侧弯、甲状旁腺功能减退、多毛症等。

2. **辅助检查** 脑电图异常，脑脊液蛋白异常，血清肌酸磷酸激酶升高。

3. **心血管损害** 80% 的病例有心脏传导障碍，窦性心动过缓，窦性停搏。一度至三度房室阻滞，单束支或双束支阻滞等，以右束支阻滞伴电轴左偏最为多见。心脏的传导障碍出现在眼部病变之后，且呈进行性恶化，1979 年 Roberts 报道 17 例患者，开始时心电图正常，此后逐步进展为各种心脏阻滞，其中 9 例出现三度房室阻滞。患者有早发致命性房室阻滞的高度危险，1977 年 Berenberg 等曾报告过 35 例此类患者。

五、诊断

主要依据进行性眼外肌麻痹，色素性视网膜炎和心脏阻滞三大特征，如同时伴有中枢神经异常和身材矮小，结合辅助检查则更有利于诊断。肌肉活检有助于与其他眼肌麻痹神经萎缩性肌病相鉴别。

六、临床意义

神经系统病变进展缓慢，眼部病变虽可使视力下降，但可存活到成年，而心脏病变则是早期死亡的主要原因。据 1983 年 Rheuban 对 50 例患者的分析，20% 的病例因传导阻滞而发生猝死。本病的心脏阻滞为进展性早发致死性心律失常，危险性较高。故应密切监测及早植入起搏器。

对眼外肌麻痹等尚无特殊疗法。

第十节　P-R 间期过度延长综合征

一、同义名

过长 P-R 间期综合征、P-R 间期重度延长综合征、一度重型房室阻滞。

二、溯源与发展

本综合征是近年来提出的，属于心脏电和机械活动匹配不良或同步不良的心电与机械活动耦联紊乱性疾病，进而导致心功能不全的临床综合征。也是植入起搏器的一个新适应证，因此备受人们关注。

三、发病机制

1. **心室异常的舒张相** P-R 间期过度延长,其后果是心房收缩期距 QRS 波群较远。可造成左房内平均压下降,低于左室舒张压,可导致二尖瓣跨瓣压差反向变化,出现舒张期二尖瓣关闭不全,导致舒张期左心室血流向左房返流。后者还可造成等容收缩期延长,使左室收缩功能下降;二尖瓣提前效果不佳的关闭,可持续到整个收缩期,引起二尖瓣返流。进而因二尖瓣返流量较大,可引起心功能下降,甚至发生心力衰竭。

2. **左室充盈期显著缩短** 可使左室前负荷下降,使心功能明显受损,而引发或加重。

总之,心室的异常舒张期及有效左室充盈期显著缩短,是 P-R 间期速度延长综合征的患者,引发心功能不全的最重要机制。

四、临床表现

患者心功能不全症状,其轻重与 P-R 间期程度成正比。二尖瓣返流,并伴有异常的左室舒张相,伴有左室充盈时间的显著缩短,这与 P-P 间期速度延长综合征发生机制相似,因之称为隐匿性 P-R 间期综合征。严重扩张型心肌病患者发生左束支阻滞及心功能不全,虽无心电图上 P-R 间期过度延长,常有中、重度心电图示 P-R 间期过度延长,常 >350ms。如经房室结慢径路下传,可呈间歇性 P-R 间期延长,其症状也呈间歇性。

超声心动图示:①舒张期二尖瓣返流以及收缩期二尖瓣返流,返流程度多为中、重度;②舒张期 E、A 峰融合,融合后的 E、A 峰持续时间明显缩短,约为 200~250ms;③左房、左室扩大,超声检测有特征性明显改变。

五、临床意义

(1)静态心电图或动态心电图有固定、严重的一度房室阻滞,P-R 间期显著延长,常大于 350ms。
(2)房室结双径路的慢径路下传。
(3)扩张型心肌病患者的隐匿性 P-R 间期延长。

六、诊断

(1)具有心功能不全的症状及体征,具有二尖瓣返流的体征。
(2)心电图示 P-R 间期 >350ms。
(3)超声心动图有相应所见。
(4)不具有其他心功能不全的原因。

七、治疗

(1)一度重型房室阻滞伴心功能不全者,如药物治疗无效,应植入双腔心脏起搏器,使心功能得以改善。
(2)房室结双径路的慢径路下传者,应行射频消融以根治性治疗。
(3)隐匿性 P-R 间期延长综合征者,应进行双心室同步起搏治疗,消除异常血流动力学,改善心功能。

第十一节 巨型 R 波心电图综合征

一、同义名

巨型 R 波心电图综合征(giant R-wave syndrome)又称 R 波巨型心电图综合征。

二、溯源与发展

1960 年 Prinzmental 在变异型心绞痛中发现该现象,并加以命名,此后得到一致认可,其特征为在短暂发生的急性大面积心肌缺血(变异型心绞痛、急性心肌梗死、运动负荷试验、冠状动脉球囊扩张术中)的数秒至数分钟的极早期,出现以R波时限增宽、振幅增高,并伴有ST段抬高(也称急性损伤性阻滞)为主要表现的一组心电图改变,和巨大高耸、双支对称的T波共同作为心肌梗死超急性期心电图的特征性改变。

三、发病机制

大面积心肌缺血可造成心肌细胞的缓传导延迟,使R波的时限增宽,除极的延迟造成没有与之相抵消的向量而使R波振幅增高,这就形成巨型R波心电图综合征。但当缺血加重引起心肌细胞坏死时,可使传导能力丧失,或缺血改善可使心肌细胞的传导恢复正常,其巨型R波也随之消失。

静态心电图特点:12导联同步心电图示,面向心肌缺血区的导联R波时限增宽、振幅增高,S波消失,巨大R波的下降支与抬高的ST段融合呈单向曲线。这在缺血面积大(前侧壁)比缺血面积小(下壁)多见。这种心电图改变只出现心肌缺血的超早期,随缺血加重或改善而消失。

四、临床意义

本征是急性大面积心肌缺血极早期特征性表现。这对正确识别急性心肌梗死超急性期、变异性心绞痛、运动负荷试验时的巨型R波心电图综合征的心电图改变,对于大面积心肌缺血的早期诊断和受损血管的定位有重要价值,以及对治疗有指导意义。

第十二节　Wellens 综合征

一、同义名

Wellens 综合征(Wellens syndrome)又称心电图 Wellens 综合征、左前降支T波综合征。

二、溯源与发展

1982年 Wellens 在不稳定型心绞痛患者胸痛发作后,发现并提出胸导联可持续出现特征性T波改变及演变,提示左前降支的近端严重狭窄(>50%以上)。后人为纪念他,而命名 Wellens 综合征,又根据受损血管而得名左前降支T波综合征。

三、发生机制

目前认为左室前壁心肌严重缺血时,可引起特征性T波改变,而T波的演变则反映了缺血区心肌顿抑或冬眠心肌功能恢复情况。并随心肌缺血的改善,T波改变程度逐渐变浅、室壁运动障碍得到改善,心功能亦逐渐恢复。

四、临床表现

发生于不稳定型心绞痛患者胸痛发作后,心肌损伤标记物正常,彩超显示左室室壁运动减弱,冠造示左前降支近端狭窄>50%。

静态心电图特点:①主要出现 V_2、V_3 导联T波呈双支对称性深倒置,亦可呈T波正负双相,为其特征性T波改变;②T波演变过程为患者心绞痛再次发作,已倒置T波可能再加深,伪正常化,或因进展为急性心肌梗死而呈ST段显著抬高,如患者不再发作胸闷,则倒置T波的程度逐渐减轻,直至直立,上述演变过程可为数小时乃至数周;③胸导联呈r波递增不良现象,且无病理性Q波;④无明显ST段偏移。

五、临床意义

本综合征的出现,表明患者前降支血管严重受损,属高危不稳定型心绞痛,易进展为急性广泛心肌梗死,应禁忌作运动负荷试验等检查，应尽快进行冠脉介入治疗或外科搭桥手术，以保生命无虞。

预激综合征能引起多种心律失常，已立专章，在此就不加赘述。短 Q-T 综合征、长 Q-T 综合征、Brugada 综合征属离子通道综合征，亦称原发性心电疾病，因易发生室颤而猝死，备受重视和注目；病态窦房结综合征属缓慢性心律失常综合征，这些都在本书相关章节中详加论述，故不重述。

（张开滋　邢福泰　孟庆华　李成文　刘晓媛　李德友）

参考文献

[1] 李广镰，张开滋，Tsang O Cheng. 心血管遗传病学．北京：中国协和医科大学北京医科大学联合出版社，1994，263～265.

[2] 林丽蓉，林文涛，余满松．医学综合征大全．北京：中国科学技术出版社，1994，63.

[3] 张开滋，曲德萍，曲晓燕．实用心血管综合征学．北京：科学技术出版社，1994，440～443.

[4] 徐玲，何再明，张伯香．易误诊为器质性心脏病的早期复极综合征．临床误诊误治，2007，14：176.

[5] Fitzsimmons P. J.，Mcwhirter P. D.，Peterson D. W. et al. The natural history of Wolff-Parkinson-White syndrome in 228 military aviators：a long-term follow-up of 22 Years. Am Heart J，2001，142(3)：530～536.

[6] 田立华．早期复极综合征一家系 3 例．临床心血管病杂志，2001，17(1)：10.

[7] 王振华，陈林祥．心血管病综合征．长沙：湖南科学技术出版社，2001，325～326.

[8] 张开滋，郭继鸿，刘海祥，等．临床心电信息学．长沙：湖南科学技术出版社，2002，382～387.

[9] 郭继鸿主编．新概念心电图．第 2 版．北京：北京医科大学出版社，2002，301～304.

[10] Keating L，Morris FP，Brady WJ. Electrocardiographic features of Wolff-Parkinson-White syndrome. Emerg Med J，2003，20(5)：491～493.

[11] 杨晓华，马丽雅，盛巧等．12 导联同步动态心电图诊断早期复极综合征．临床心电学杂志，2004，13(4)：267～268.

[12] 张开滋，钟杭美，王玮．简明动态心电图图解．长沙：湖南科学技术出版社，2004.

第六章 心律失常的相关疾病

心律失常是十分常见的病症，可发生于众多的心内外科疾病和某些日常生活中。本章重点介绍引起心律失常的相关疾病、综合征等，以及产生心律失常的机制和相关的处理原则。

第一节 心脏病与心律失常

一、冠状动脉粥样硬化性心脏病与心律失常

冠状动脉粥样硬化性心脏病(coronary heart disease)，简称冠心病，系指冠状动脉粥样硬化使冠脉闭塞或功能异常，导致心肌缺血损伤和(或)坏死的心脏病，是心律失常的常见病因，而心律失常又是冠心病的重要临床表现之一，也是冠心病患者死亡(包括猝死)的主要危险因素之一。其心律失常的病理基础与心肌缺血、损伤、坏死、瘢痕形成、心肌重构(如室壁瘤等)、缺血后再灌注等相关，而不适当运动、心脏昼夜节律、伴有免疫功能异常和空气环境污染等可成为触发因素。上述病变是发生折返激动、异位自律性增高或触发活动的病理基础。其心律失常的临床特点如下。

1. 心律失常发生率高 据文献报道，急性冠脉综合征的心律失常发生率最高，急性心肌梗死患者室性期前收缩检出率为26% ~100%(其中多源室性期前收缩9.0% ~87.1%，成对型室性期前收缩3.2% ~77.4%，室性期前收缩二联律8.0% ~25.8%，室性期前收缩R-on-T现象1% ~33%)，成串室性期前收缩或非持续性室速为1% ~21%，心室扑动或心室颤动为7% ~11%等。有作者报道，心肌梗死后患者无症状性心律失常检出率可达88%。

2. 心律失常的发生与冠心病病变部位有关 冠心病可引起任何类型的快速性心律失常或缓慢性心律失常，其中快速性心律以室性期前收缩最常见，好发于左冠状动脉主干或左前降支病变及前壁心肌梗死患者；缓慢性心律失常以房室阻滞最常见，好发于右冠状动脉病变及下壁心肌梗死或老年患者。

3. 心律失常好发于心肌缺血、损伤、坏死或再灌注的急性期 早期急性心肌梗死患者心律失常发生率高，其快速性心律失常的发生率达80% ~100%，缓慢性心律失常的发生率达11% ~27%。急性心肌梗死患者约7% ~11%发生室扑、室颤，其中症状发作后4h内出现者约占60%，12h内出现者约占80%，两者均与心肌缺血和(或)再灌注损伤相关。其余室颤多出现于急性心肌梗死症状发作后1 ~6周，常伴有左心功能

不全或心源性休克等。而持续性室速的发作高峰常在 AMI 症状发作后 2 周内(约 15%),其复发率高,据报道在急性心肌梗死后 15 ~20 年仍可再发持续性室速。而陈旧性心肌梗死等慢性冠心病患者心律失常发生率低,且多发生于应激状态下。如有作者报道,无心肌梗死的慢性冠心病患者心律失常发生率为 48% ~94%,多源室性期前收缩为 10% ~34%;成对型室性期前收缩 1% ~40%,成串室性期前收缩为 2% ~21%,室性期前收缩 R-on-T 现象 2%。作运动试验时,成对室性期前收缩和非持续性室速发生率为 15% ~31%,持续性室速发生率仅为 0.12% ~0.80%,无心室扑动或心室颤动发生。

4. 心律失常的发生和预后与左心室功能等相关 冠心病的任何类型(无症状型、心绞痛型、心肌梗死型、缺血性心肌病型、猝死型)均可发生心律失常,但其与左心室功能不全互为因果,是影响冠心病预后的独立预测指标。据 Kotzur 等报道,经冠脉造影证实的 221 例慢性冠心病患者,随访 4.5 年中 21 例(10%)猝死。

二、瓣膜性心脏病与心律失常

瓣膜性心脏病(valvular heart disease)系指瓣膜及其附属结构(如瓣环、瓣叶、腱索及乳头肌等)由于后天或先天病因导致其组织和功能异常的心脏病。心律失常是瓣膜性心脏病的常见临床表现之一,其发生心律失常的病理基础与心肌肥大、炎症、瓣膜病变、房室重构、传导系统受损和(或)心功能减退等相关。瓣膜性心脏病引起心律失常的相关因素有:①病因;②瓣膜病变类型,如二尖瓣病变易引起房性心律失常,主动脉瓣病变易引起室性心律失常等;③血流动力学障碍和充血性心力衰竭;④心肌炎症、缺血、损伤等;⑤药物,如强心药、利尿剂、抗微生物药、免疫抑制剂等;⑥瓣膜置换术等。其心律失常特点如下。

1. 心律失常可发生于各种瓣膜性心脏病 易引起心律失常的瓣膜性心脏病有:①风湿性心瓣膜病;②先天性心瓣膜病;③老年退行性心瓣膜病;④感染性心瓣膜病;⑤瓣膜脱垂综合征;⑥结缔组织异常型心瓣膜病(如 Marfan 综合征、Ehlers-Danlos 综合征、系统性红斑狼疮等);⑦遗传性心瓣膜病,如 Meckel 综合征、豹皮综合征、蜘蛛指(趾)综合征等;⑧代谢性心瓣膜病,如 Wipple 氏病、Fabry 氏病等;⑨变态反应性心瓣膜病,如药物性、放射性等;⑩类癌综合征(carcinoid syndrome)等。

2. 心律失常的发生与瓣膜性心脏病的病因相关

(1)风湿性心瓣膜病(rheumatic valvular heart disease)。风湿性二尖瓣病变是最常见的瓣膜性心脏病。其并发心律失常的特点为:①以房性心律失常发生率最高,其中又以心房颤动发生率最高,阵发性房性心动过速发生率 10%,其次尚可发生房性期前收缩、心房扑动等房性心律失常;②窦性心动过速亦是较常见的心律失常,常发生于伴有心功能不全、风湿活动或低血压时;③其他常见心律失常尚有房室阻滞(与风湿活动有关)、房内阻滞、右束支阻滞(与右室负荷增加有关)和室性期前收缩等。

风湿性心脏病时主动脉瓣病变发生率约 20% ~35%,较易发生的心律失常有:①单源或多源室性期前收缩,Lombard 等报道发生率约为 9.8%;②左束支阻滞,Wood 等报道发生率约为 14%;③阵发性室性心动过速,Armbrust 等报道阵发性室性心动过速患者中,约 15% 由风湿性心瓣膜病所致,其中多数伴单纯性或复合性主动脉病变;④其他心律失常,据报道有心房颤动、房室交接性心动过速、预激综合征、心室颤动、房室阻滞、左束支分支阻滞等。

(2)二尖瓣脱垂综合征(mitral valve prolapse syndrome,MVPS)。一般认为,据动态心电图检测 MVPS 较易引起下列心律失常:①期前收缩,室性期前收缩发生率 58% ~90%,频发或复杂性室性期前收缩 30% ~50%,房性期前收缩 35% ~90%;②心动过速,阵发性和持续性室性心动过速 10% ~25%,房性心动过速 3% ~32%;③并存预激综合征发生率 7% ~68%,故有较高的房室折返性心动过速发生率;④各种缓慢性心律失常发生率 15% ~29%,其中一度房室阻滞发生率约为 10%;⑤其他心律失常,尚有心房扑动、心房颤动。

据报道 MVPS 患者 64% 伴有 Q-T 间期延长,当 Q-Tc >0.51s 时,易发生尖端扭转性室速和心室颤动,故可以引发心脏性猝死。二尖瓣脱垂伴明显二尖瓣关闭不全患者的年死亡率为 0.9% ~1.9%,是无二尖瓣关闭不全的二尖瓣脱垂患者的 50 ~100 倍。此类患者的直接致死原因多为室速和室颤,故有作者提出二尖瓣脱垂患者的猝死危险因素有:①复杂性室性心律失常;②明显的二尖瓣关闭不全;③Q-T 间期延长;④超声心动图检测脱垂的二尖瓣叶明显增厚;⑤有二尖瓣脱垂而猝死的家族史。

(3)老年退行性心瓣膜病(degenerative calcific valvular disease in the elderly)。老年退行性心瓣膜病系指

老年人心瓣膜发生老化、退行性变和钙质沉积所致的心脏疾患。其发生率约 20% ~25%，90 岁以上的老年人几乎 100% 有心瓣膜退行性变，男性易侵袭主动脉瓣，女性易侵袭二尖瓣。据报道，心律失常总发生率约 20% ~30%，常见类型有：①一度至三度房室阻滞、左束支阻滞、左前分支阻滞等缓慢性心律失常，与退行性变常侵及心脏传导系统有关；②心房颤动好发于二尖瓣退行性变患者；③伴有心功能不全者易发生复杂性室性心律失常，部分与老年人伴有的其他心脏疾患有关。

(4)先天性心瓣膜病(congenital heart disease)。先天性肺动脉瓣狭窄的相对发病率约为先天性心血管病的 7%，其可发生的心律失常为：①室上性期前收缩，发生率约 22%；②不完全性右束支阻滞，发生率约 20%；③复合型肺动脉瓣狭窄患者心律失常的发生率更高，类型亦更复杂。如法洛四联症患者约 20% ~44% 有室性期前收缩，其他心律失常尚有室上性期前收缩、非持续性室上性心动过速。又如豹皮综合征(leopard syndrome)约 50% 伴有肺动脉瓣狭窄，其常见心律失常有左前分支阻滞、期前收缩、一度至三度房室阻滞，严重者可引起心脏性猝死等。

三尖瓣 Ebstein 畸形有较高的心律失常发生率。常见类型有：①预激综合征，发生率约 5% ~25%，且几乎均为 B 型预激综合征，有较高的房室折返性心动过速发生率(28% ~43%)；②几乎每一病例均有不完全性或完全性右束支阻滞，有助于与其他右室发育不全相鉴别；③心房扑动或心房颤动，发生率约 3% ~19%；④室性期前收缩、室性心动过速，发生率约 3% ~25%；⑤其他心律失常，据报道有房室阻滞、房室交接性心律，甚至心室颤动等致命性心律失常等。

(5)其他心瓣膜病。一般有心脏肥大和(或)心功能异常者心律失常发生率高，甚至发生恶性心律失常，反之亦然。例如感染性(心内膜炎性)心瓣膜病最常见的心律失常为室性期前收缩，在并发心肌脓肿时可出现房室阻滞，在并发瓣膜穿孔或腱索断裂所致的急性左心衰竭时可引发持续性室性心动过速等恶性心律失常。

3. 心律失常的类型与累及的瓣膜相关 ①二尖瓣狭窄患者易出现不完全性房内阻滞、房性期前收缩、房性心动过速和心房颤动(Horstkotte 等报道二尖瓣狭窄患者 10% 可发生阵发性房性心动过速，20% ~50% 可发生心房颤动)；②二尖瓣关闭不全患者易出现窦性心动过速，偶尔出现房性心律失常；③主动脉瓣狭窄患者可出现房室阻滞、左束支阻滞和室性期前收缩等心律失常；④主动脉瓣关闭不全患者可出现窦性心动过速和室性期前收缩等心律失常；⑤单纯的二尖瓣病变者房性心律失常的发生率远高于单纯的或联合性主动脉瓣病变者，而单纯的主动脉瓣病变者的室性或交接性心律失常的发生率远高于单纯的或联合性二尖瓣病变者。

4. 心律失常的发生率、类型与瓣膜病变严重程度相关 如 Dowe 和 Riss 等报道，首次发现且无手术指征的二尖瓣狭窄患者的心房颤动发生率为 20%，而需要介入或手术治疗的严重二尖瓣狭窄患者的心房颤动发生率达 42% ~65%。Kligfield 等报道，无二尖瓣关闭不全的二尖瓣脱垂患者仅 3% 有频发室性期前收缩，而伴有二尖瓣关闭不全的二尖瓣脱垂患者 41% 有非常频发(>10 个/1 000 心搏)的室性期前收缩，35% 伴有非持续性室性心动过速。

5. 心律失常的发生和预后与左心室肥厚 当伴有心功能不全时，猝死率可达 40% ~50%，左心室肥厚伴舒张性心功能不全者的猝死率要高于伴收缩性心功能不全者。瓣膜性心脏病是引发充血性心力衰竭的最常见病因之一(2000 年国内调查资料居第二位)，与其他病因或诱因导致的充血性心力衰竭一样，有较高的心律失常发生率。据 Francis 等和王福军等报道，充血性心力衰竭患者室性期前收缩发生率 70% ~95%；成对和(或)多形性室性期前收缩发生率为 36% ~95%；非持续性室性心动过速发生率为 28% ~80%；室上性心律失常发生率为 48.9%；原有的心律失常恶化，甚至发生致命性心律失常。多数学者认为，心律失常与心力衰竭互为因果，心律失常是诱发和加重心力衰竭的常见诱因；反之，心力衰竭又可诱发和加重心律失常。心力衰竭患者的最常见死亡原因是心源性猝死(约 25% ~50%)，除少数与心肌收缩功能障碍不全相关外，多数由室性致命性心律失常所致。

三、心肌病(cardiomyopathies)与心律失常

心肌病系指伴有心脏功能障碍的心肌疾病。心律失常是心肌病患者的主要临床表现之一，也是心肌病

患者的主要死亡原因之一。其心律失常的病理基础与广泛的心肌病变、间质纤维化、心肌纤维排列紊乱、心室肥厚、重构和舒缩功能异常、交感神经活性增高、电解质紊乱、免疫功能异常等相关。较常见的心肌病发生心律失常的特点和临床意义如下。

1. **扩张型心肌病**(dilated cardiomyopathy,DCM)　扩张型心肌病系指以左心室或双心室扩大和收缩功能减弱为特征的一种心肌病。其心律失常的病理基础为心肌纤维肥大、非特异性退行性变、部分坏死、排列紊乱扭曲、间质纤维化、炎性细胞浸润等,使组织间不应期差异增大,为折返激动、异位自律性增高等电生理异常提供了基础。扩张型心肌病临床上有较高的心律失常发生率,其特点和临床意义为:①窦性心动过速,发生率约50%~80%,与心室收缩功能减弱等有关;②室性快速性心律失常,是扩张型心肌病最常见的心律失常,发生率达83%~100%,与广泛的心肌病变相关,其中以室性期前收缩最常见(90%左右),复杂性室性心律失常为58%~87%,短阵室速为42%~60%(与总死亡率增加有关,但与猝死危险性增高的相关性较小),持续性单形性室速约25%,其中约50%可发生猝死,绝大多数死亡的直接原因是心室颤动,多伴有严重心功能不全;③房性快速性心律失常,最常见的是房性期前收缩、房性心动过速和心房颤动,其中房颤发生率约11%;④缓慢性心律失常,扩张型心肌病患者缓慢性心律失常也十分常见,据报道约57.1%伴有一个部位以上的传导阻滞,其中一度房室阻滞为2.5%~42.0%,其次尚有二度房室阻滞、束支阻滞、双分支和三分支阻滞,少数患者可有窦房阻滞、窦性停搏、逸搏心律及病态窦房结综合征等,缓慢性心律失常的发生机制与心肌病变累及传导系统及心脏扩大有关;⑤严重的心律失常和心功能不全是影响扩张型心肌病患者预后的重要因素。Romeo等报道了104例扩张型心肌病,发现Lown Ⅳ级以上的室性心律失常是猝死的独立预测指标。

2. **肥厚型心肌病**(hypertrophic cardiomyopathy,HCM)　肥厚型心肌病系指以心肌非对称性肥厚、心室腔变小导致心脏功能异常的心肌病。肥厚型心肌病的心律失常发生率略低于扩张型心肌病,但应用动态心电图检测时,仍可高达约97%。其病理基础为心肌排列紊乱、心肌细胞肥大、细胞间结构紊乱、炎性细胞浸润,导致电生理不稳定及舒张功能异常。室上性心律失常的发生主要与左房左室容积增加、左室舒张末压增加有关;而室性心律失常的形成机制尚未完全阐明,可能与下列因素有关:①心肌组织内存在广泛的肥大心肌细胞,使心肌组织的生物电冲动的传导速度和不应期不一致;②心肌纤维方向排列异常,产生不同的激活径路,同时伴有不应期的差异,导致单向阻滞和折返激动;③广泛间质纤维化可增加心肌内传导的不均一性,亦成为折返性心律失常的基础。

其心律失常的特点和临床意义如下。

(1)较高的室性快速性心律失常发生率:根据Mckenna等和Lazzoroni等应用动态心电图检测结果,肥厚型心肌病患者的室性快速性心律失常的检出率为74%~90%,其中≥Lown氏Ⅲ级的室性心律失常检出率为23%~65%,室性心动过速的检出率为5%~32%。

(2)较高的室上性快速性心律失常发生率:根据Mckenna等和Lazzoroni等应用动态心电图检测结果,肥厚型心肌病患者的室上性快速性心律失常的检出率达54%~100%,其中室上性心动过速或心房颤动的检出率为12%~32%。Bijarnoson等报道,肥厚型心肌病患者的室上性心动过速的检出率达25%~50%,心房颤动的检出率为10%~15%,预激综合征检出率为5%~10%。室上性快速性心律失常的意义主要为促使心功能的恶化和心房血栓的形成。

(3)缓慢性心律失常的发生率:Glorncy等报道,肥厚型心肌病患者的窦房结病变和房室阻滞发生率明显高于健康人,窦房结恢复时间>1 500ms者约7%,H-V间期>55ms者为30%~80%,房内阻滞发生率约10%,左束支阻滞发生率为5%~10%,右束支阻滞发生率为2%~3%。缓慢性心律失常的发生导致房室舒缩不协调和心室舒缩不同步,促使心功能的恶化。

(4)影响肥厚型心肌病发生心律失常的因素:①性别与年龄,男性和青春期患者心律失常发生率高,可能与此期心肌肥厚进展快和饮酒等有关;②体位改变,25%的患者在卧位转为直立体位时可呈现异常的血压反应,血压不升高反而下降,可加重心肌缺血而触发心律失常;③运动,在运动过程中或运动量增加的当时心律失常发生率增高或加重,可能与此时加重了左室流出道梗阻、心室腔压力和心肌缺血相关;④房室旁道,5%~10%的伴有房室旁道患者有较高的房室折返性心动过速发生率,在心室率过快时可蜕变为室速或室颤。

(5)影响肥厚型心肌病预后的心律失常等因素:①根据多中心研究报道,肥厚型心肌病患者的年死亡率为2% ~4%,儿童约6%,猝死占死亡患者的50%左右,猝死的直接因素为室速和室颤;②动态心电图检有室速者猝死率为25%左右,而无室速者猝死率仅为3%左右,检有房颤者5年死亡率为14%左右;③其他影响预后的相关因素有猝死家族史、相关基因缺陷、心脏停搏史、反复晕厥史、心功能不全、异常的血管反应、不适当运动(40%猝死发生在运动中或运动量增加时)、缓慢性心律失常史、动脉栓塞(约5%的患者伴有房颤和左房扩大)等。

3. **限制型心肌病**(restrictive cardiomyopathy) 限制型心肌病系指一侧或双侧心室充盈受限、舒张容量降低,而收缩功能和室壁厚度正常或接近正常的心肌病。其心律失常的发生与内膜下心肌排列紊乱、变性、坏死、间质纤维化、炎性细胞浸润和血流动力学障碍等相关。常见的心律失常有右束支阻滞、房性心动过速、心房颤动、室性期前收缩、室性心动过速等。自然病程约1~4年,但亦有生存长达15年者。预后主要取决于心功能,心功能每下降1级,死亡风险增加2倍。但约9%的病人猝死于肺栓塞(多伴有房性心律失常)和心功能恶化。

4. **致心律失常性右室心肌病**(arrhythmogenic right ventricular cardiomyopathy,ARVC) ARVC系指右室心肌被纤维、脂肪组织进行性替代,导致右室源性心律失常和右心衰竭的心肌病。其心律失常的病理基础为右室局部或全部心肌被纤维或脂肪组织替代(主要累及右室流出道、心尖和膈面心肌构成的“发育不全三角”,偶可波及左室和心房),心肌细胞变性、坏死、炎症细胞浸润、心室壁呈瘤样扩张等,导致心肌细胞电生理异常。其心律失常的特点和临床意义为:①常有频发室性期前收缩(>1000次/24h)和左束支阻滞型室速,其中约80%为持续性室速,约20%为非持续性室速,约30%室速起源于右室流出道,约70%室速起源于右室心尖部或膈面,室性QRS波群电轴常在+180° ~ +360°(-90°)无人区;②少数病例可有右束支阻滞型室性期前收缩、多形性室速、病态窦房结综合征、心房扑动、心房静止等,提示病变累及左室或心房;③窦性心搏多呈不完全性右束支阻滞,QRS波群时限延长(≥110ms),约2/3的患者在V_1等右胸导联QRS波群终末部可见特征性低振幅小棘状波(Epsilon波),为部分右室病变心肌延迟除极所致;④偶有患者检有房室传导阻滞预激综合征、室上性心动过速等;⑤本病的预后主要取决于持续性室速的发作频率以及对药物和非药物的治疗反应,10年病死率为7% ~27%,其中80%为猝死,多由室速恶化成室颤所致。患有持续性室速、多形性室速、左室累及证据、反复晕厥、心功能不全者为猝死的高危人群。

5. **心动过速性心肌病**(atachycardiomyopathy,TCMP) 心动过速性心肌病系指持续性或反复发作性心动过速导致心脏扩大、心功能下降等类似心肌病样变化的临床症候群。其于1974年由Engel首次报道,于1992~1996年由Spinale、Scott和Fenelon等提出命名,近年来被更多的学者所重视,可能是一种获得性心电性心肌病。

心动过速性心肌病的发病机制和病理基础尚未完全明晰,其相关因素为:①心动过速持续或反复发作可导致心肌能量耗竭和利用障碍;②心动过速发作可使心肌组织血流量下降约50%和心内膜下心肌与心外膜下心肌血流比例异常,导致心肌血流储备降低;③心动过速发作所引起的心肌细胞膜之β-受体密度下调、腺苷酸环化酶和钙调能力下降以及Na^+-K^+-ATP酶活性降低,使心肌细胞对血流动力学、活性物质及自主神经张力等反应能力下降;④心动过速使心肌细胞和细胞间质发生重构。从而使快速性心律失常导致心脏扩大、心功能下降,后者又加剧了快速性心律失常的发作,互为因果而发生恶性循环,甚至诱发恶性心律失常和(或)顽固性心力衰竭而导致患者病亡。

其临床特点如下:①任何快速性心律失常均可诱发心动过速性心肌病;②任何年龄均可发生心动过速性心肌病,从新生儿、婴儿至老年人均有报道;③结构正常的心脏病和器质性心脏病均可因心动过速而发展为心动过速性心肌病,但前者引起心肌病的病程较长,后者引起心肌病的病程较短;④从心动过速发生至发展为心动过速性心肌病的时间有较大的差异,据报道短则几周,长则于20年以上才发生,Brugada等认为慢性心动过速发作时间超过每天总时间的10% ~15%者,即有可能发展为心动过速性心肌病;⑤心动过速性心肌病患者在心动过速终止后,心功能多有明显改善,一般在终止后1个月内恢复较快,随后恢复缓慢,约在6~8个月时达最大临床疗效。

6. **其他心肌病** 其他发生心律失常频率较高的心肌病尚有缺血性心肌病、糖尿病性心肌病、甲状腺功能亢进性心肌病、围生期心肌病、系统性红斑狼疮性心肌病以及原发性心电性心肌病等。

四、肺源性心脏病（pulmonary heart disease）与心律失常

肺源性心脏病(肺心病)可分为慢性肺心病和急性肺心病。慢性肺心病系指慢性肺、胸廓或肺血管等病变引起的肺动脉高压、右心室肥大,甚至发生右心衰竭或呼吸衰竭的心脏疾患或症候群。急性肺心病系指肺动脉总干或其分支广泛(>50%)栓塞,使肺动脉压急剧升高,导致右心室急性扩张和急性衰竭的心脏疾患或症候群。

慢性肺心病引发心律失常的诱因有:①低氧血症、高碳酸血症,甚至呼吸衰竭;②右心衰竭;③呼吸道感染;④电解质紊乱和酸碱平衡失调,其中最易发生低钾低氯性代谢性碱中毒和呼吸性酸中毒;⑤洋地黄中毒等。其引发心律失常的病理基础是心脏由于慢性缺氧造成的血容量增加而加重了心脏的前负荷,由于肺动脉压升高又对右心室造成了后负荷加重。同时,各种心律失常诱因(特别是低氧血症、高碳酸血症、二氧化碳潴留等)也直接损害了心肌。病理可见的右心室肥厚、室壁增厚、心腔扩张、心肌纤维肥大和萎缩、间质水肿、部分局灶性肌溶解坏死、纤维结缔组织瘢痕修复以及心脏传导系统也常受累等,使同一部位心肌同时存在多种病变,因而造成相邻心肌电生理特性的不一致性,易在心肌内形成折返冲动和自律性增高等,导致严重心律失常,甚至猝死。

慢性肺心病引发的心律失常具有以下临床特点:①在慢性肺心病缓解期时,心律失常总检出率约为86.6%,其中室上性心律失常约79.5%,室性心律失常约45.2%,一般不发生致命性心律失常;②慢性肺心病急性发作期时,心律失常总检出率可达96.3%,其中窦性心动过速60% ~80%,房性期前收缩30.8% ~63.0%,室性期前收缩28.2% ~40.0%,阵发性室上性心动过速3.1% ~32.0%,阵发性室性心动过速约8%,心房颤动1.5% ~52.0%,紊乱性房性心动过速约8%,房室阻滞及持续性室性心动过速较少见,但13% ~30%死于猝死;③慢性肺心病失代偿期时,主要引起低氧血症和二氧化碳潴留,当动脉血氧分压(PaO_2) <60mmHg(8.00kPa)伴或不伴动脉血二氧化碳分压($PaCO_2$) >50mmHg(6.67kPa)时,即发生呼吸衰竭。此时常见的心律失常有:A. 窦性心律失常,以窦性心动过速最常见(可 >90%),严重者特别是伴二氧化碳潴留者可发生窦性心动过缓、窦房阻滞或窦性停搏;B. 房性心律失常发生率仅次于窦性心动过速(约50% ~60%),多为房性期前收缩,严重者可出现房性心动过速、心房扑动或心房颤动;C. 室性心律失常发生率约25% ~30%,以室性期前收缩多见,严重者可发生室性心动过速、心室颤动等致命性心律失常;D. 传导阻滞常由严重低氧血症伴二氧化碳潴留引起,可发生窦房阻滞、房室阻滞或室内阻滞等。

急性肺心病发生心律失常的病理基础为:①急性肺心病时,肺动脉压力急剧升高、室间隔左移、左室前负荷减少,以致血压下降,冠脉供血不足,心肌缺血而发生电生理异常;②急性肺心病时,由于肺栓塞使肺泡死腔增加、通气受限、肺表面活性物质丧失和肺动－静脉吻合支开放等,使血 PaO_2 明显下降,导致心肌缺氧而加剧电生理异常;③急性肺心病时,右室发生急性扩张,使右室心肌细胞自律性增高、传导性下降和复极离散度增大,易于促发快速性心律失常、折返性心律失常和右束支阻滞;④肺动脉栓塞后,凝集的血小板释放组胺、5－羟色胺和纤维蛋白原降解产物等强有力的血管收缩物质以及通过神经反射可引起冠状动脉痉挛,加剧心肌缺血和电生理异常。其心律失常的临床特点是窦性心动过速,其次是室性期前收缩、房性期前收缩、心房颤动、不完全性或完全性右束支阻滞,少数可发生室性心动过速,甚至心室颤动而发生猝死。

五、高血压（hypertension）与心律失常

高血压系指以体循环动脉压升高为主要特点的临床综合征,可导致心、脑、肾和血管等靶器官损害。按病因可分为原发性高血压和继发性高血压。

1. 高血压病人发生心律失常的病理基础的因素

(1)高血压发病机制的致心律失常作用,高血压的发病机制至今尚未完全阐明,但目前公认为与以下因素有关:①交感神经张力增高和交感－儿茶酚胺兴奋性增强,使具有自律性的心肌细胞4相自动去极化速率增快,自律性增高;②心脏和血管的肾上腺素受体密度增高和由其介导的正性变力效应敏感性增强,使心肌

细胞对血液循环中的致心律失常物质(如儿茶酚胺等)的敏感性增高,继之发生致心律失常作用;③循环和组织的肾素－血管紧张素系统活性异常等有一定的致心律失常作用;④继发性高血压常由肾脏病变、血管疾患(主动脉缩窄、肾动脉狭窄等)和内分泌疾病(原发性醛固酮增多症、嗜铬细胞瘤等)等引起。上述疾病在引起血压增高的同时,常可引起血电解质紊乱、酸碱平衡失调和相关内分泌激素等异常,从而促发心律失常。

(2)高血压性靶器官损害的致心律失常作用,如长期高血压常可引起心脏肥大、心功能不全、心绞痛、心肌梗死、缺血性脑卒中、脑出血、短暂性脑缺血发作、肾功能不全、主动脉夹层等,均可直接或反射性地引起心肌细胞电生理异常,从而引发各种心律失常。

(3)降压药物的致心律失常作用,降压药使用不当或机体反应异常时,常可诱发心律失常:①长期大剂量应用噻嗪类等利尿剂易引起电解质紊乱或低血容量,并可引起反射性交感神经兴奋性增强,导致相应的心律失常;②β－受体阻滞剂易引起过缓性心律失常,α－受体阻滞剂可引起首剂反应而发生快速性心律失常;③硝苯地平类药物因迅速降压使交感神经兴奋性反射性增强,易发生快速性心律失常,维拉帕米易诱发过缓性心律失常;④血管紧张素转换酶抑制剂用于肾功能不良者可诱发高血钾性心律失常;⑤中枢交感神经抑制剂可乐定、甲基多巴等易引起过缓性心律失常,骤然停药可引起快速性心律失常;⑥血管平滑肌扩张剂肼屈嗪等可引起快速性心律失常,肾上腺素能神经末梢阻滞剂利血平等可引发过缓性心律失常等。

2. 高血压患者发生快速性心律失常的临床特点

(1)以室性心律失常最为常见,包括一般性室性期前收缩、复杂性室性期前收缩或室性心动过速(多为阵发性)等。

(2)部分患者可出现房性期前收缩、房性心动过速或心房颤动等,多在左房负荷过重时发生。

(3)少数患者可出现房内阻滞、束支阻滞或房室阻滞。

(4)心律失常的发生率和严重程度与有无左室肥大等靶器官损害密切相关,如 Siegel 等报道患高血压性左室肥大患者的室性期前收缩、阵发性室性心动过速与复合性心律失常的发生率分别是无左室肥大高血压患者的 2.7、2.3 与 1.7 倍。

六、心力衰竭(heart failure)与心律失常

心力衰竭系指心脏不能泵出足够的血液满足机体组织代谢需要的临床综合征。许多心血管疾病的晚期均可发生心力衰竭。根据 Franciosa 等报道,对心力衰竭患者随访 1～3 年,总死亡率为 22%～86%,猝死率为 4%～86%,猝死原因多为恶性心律失常。

1. 心力衰竭患者发生心律失常的病理基础 是此时心脏发生形态学改变(弥漫性内膜纤维化、肌纤维退行性变和心肌细胞肥厚等)、血流动力学障碍(机械－电反馈作用)、神经体液等异常(儿茶酚胺分泌过多、肾素－血管紧张素系统过度激活、交感神经末梢纤维受损、继发选择性 β_1 受体密度降低、缺少细胞间缝隙连接)、酸碱平衡失调和电解质紊乱、免疫功能异常以及药物毒副作用(洋地黄等正性肌力药、利尿剂、血管扩张药等)等,引发或加重心肌细胞电生理异常,导致心律失常。

2. 心力衰竭患者发生心律失常的临床特点

(1)快速性室性心律失常:心律失常发生率高,根据国内外报道,心力衰竭患者的动态心电图记录显示 36%～95% 的心衰患者有快速性室性心律失常,其中 41.3%～93.0% 有 Lown Ⅲ级以上的复杂型室性期前收缩;28%～80% 的患者有短阵非持续性室性心动过速,10%～20% 的病人有危及生命的症状性快速性室性心律失常。尽管仍有争议,但大多数研究认为,快速性室性心律失常的发生率与心衰的严重程度呈正相关,心脏性猝死的发生率与心衰的严重程度亦呈正相关。心功能Ⅱ～Ⅲ级的心衰患者,2～3 年猝死率为 8%～14%,而心功能Ⅲ～Ⅳ级的心衰患者 1 年的猝死率即达到此值。

(2)快速性室上性心律失常:48.9%～52.0% 的心衰患者有快速性室上性心律失常,其中房性心律失常以心房颤动(房颤)最为常见,约 35% 的患者有房颤。Framingham 研究表明,心衰男性患者发生房颤的危险性增加 8.5 倍,女性增加 14 倍。此外,尽管心衰并不特别增加阵发性室上速的发病率(因为它由解剖或电生理环路的异常引起,而这又为先天性因素所决定),但心力衰竭可以增加阵发性室上速的发作次数和持续时间(心衰时儿茶酚胺水平的增加和心房电生理特性的异常)。

（3）缓慢性心律失常：心衰病人除了室性心律失常（室速、室颤）引起症状甚至死亡外，其他心律失常（如心动过缓性心律失常、传导异常和电－机械分离）也会引起同样的情况。有文献报道，猝死的心衰患者中，50%为心动过缓性心律失常或电－机械分离，50%为室速、室颤，且两组的年龄、心功能、药物治疗、有无室速（非持续性和持续性）以及有无束支阻滞等的情况基本相同。

七、先天性心脏病（congenital heart disease）与心律失常

先天性心脏病系指由先天原因所致的出生时就存在的心血管结构和功能异常。

1. 先天性心脏病心律失常的病理基础

（1）心脏结构的先天性异常引发血氧饱和度异常和（或）血流动力学异常。

（2）同时存在心脏传导系统的先天性异常。

（3）先天性心脏病矫正手术对心脏造成的损害等。

2. 常见的先天性心脏病患者心律失常的特点

（1）房间隔缺损：早期可无心律失常，但长期的左向右分流，使右心负荷加重，导致右心房和右心室扩张。各种类型心律失常的发生率将逐渐增加，其中主要为房性心律失常，如房性期前收缩、房性心动过速、心房扑动和心房颤动。部分患者病变如涉及心脏传导系统，可出现窦房结功能障碍、房室阻滞和束支阻滞。房间隔缺损所致的室性心律失常较少见。据报道，房间隔缺损患者心房扑动或心房颤动发生率约10%～60%，窦性心动过缓或房室交接性心律发生率约10%～40%，房室阻滞发生率约0～10%。

（2）室间隔缺损：较小的室间隔缺损，对血流动力学影响小，可持续存在，并不威胁生命，也无心律失常发生。中型和大型的缺损持续存在，由于大量的左向右分流，心电图可见左心室和（或）右心室肥大表现，可出现房性期前收缩、室性期前收缩，部分患者有室性心动过速。心房颤动在室间隔缺损患者中较为少见。据报道，室间隔缺损患者房性期前收缩和室性期前收缩发生率约10%～40%，室性心动过速或猝死发生率可达10%。

（3）动脉导管未闭：由于主动脉压力高，无论在收缩期或舒张期均有左向右分流，从而导致肺循环血量增加，左心房和左心室扩大以容纳增加的肺静脉回流。长期和大量的左向右分流可导致肺动脉高压，进而右心室容量负荷加重，右心房和右心室扩大和肥厚。因此，轻型病例或疾病早期心电图可无异常发现，分流量大者心电图上为左心室肥大，偶有左心房肥大，若合并肺动脉高压则出现右心室肥大的心电图表现，或呈双心室肥大。少数患者可有阵发性或持续性心房颤动等心律失常。据报道，动脉导管未闭塞者心房扑动或心房颤动发生率均约0～90%，室上性心动过速和室性期前收缩发生率约10%。

（4）先天性主动脉狭窄：可包括主动脉瓣下狭窄和主动脉瓣上狭窄，心电图上可见左心室肥大和（或）劳损，如果增高的左心室、左心房舒张压引起肺动脉高压使右心室容量负荷增加，也可在心电图上表现为右心室肥大。可能出现的心律失常有室性心律失常、房性心律失常（房性期前收缩、心房扑动、心房颤动）和房室阻滞等。据报道，先天性主动脉狭窄患者室性期前收缩和室上性心动过速发生率均约10%～40%，房性期前收缩发生率约10%。

（5）法洛四联症：由室间隔缺损、右心室流出道狭窄、主动脉骑跨和右心室肥大组成，因此，心电图常显示右心室肥大，少数患者也有右心房肥大表现。心律失常在婴儿和儿童法洛四联症中相对少见，易发生于成年人先天性心脏病。据报道，法洛四联症患者心房扑动或心房颤动、室性心动过速或猝死发生率均约0～60%，且随年龄增长而增加，室上性心动过速发生率约10%。

（6）三尖瓣Ebstein畸形：表现为三尖瓣瓣叶附着点异常，使三尖瓣下移至右心室，由于三尖瓣瓣口移位，部分右心室位于房室环和瓣口之间，与右心房连续。近端心室"心房化"，远端是功能上缩小的心室腔，并常伴有隐匿性旁道。心电图异常有右心房肥大、右束支阻滞和预激综合征，后者存在的重要意义在于增加了阵发性室上性心动过速的危险性。此外，随着患者年龄的增长，可出现室性心律失常。据报道，三尖瓣Ebstein畸形患者预激综合征、室上性心动过速和心房扑动或心房颤动发生率均约10%～40%。

（7）Eisenmenger综合征：狭义的Eisenmenger综合征由室间隔缺损、主动脉右跨、右心室肥大、正常或扩大的肺动脉构成。广义的Eisenmenger综合征包括室间隔缺损、动脉导管未闭或房间隔缺损等左向右分流型

先天性心脏病伴显著肺动脉高压,产生双向分流或右向左分流出现紫绀者。心电图可显示右心室肥大,有时右心房增大。常见心律失常有室性期前收缩、室性心动过速等。据报道,Eisenmenger 综合征患者室性期前收缩发生率约 60% ~90%,室性心动过速或猝死发生率约 10% ~40%。

八、家族遗传性心血管病与心律失常

家族遗传性心血管病已达百余种。其中心律失常发生率较高的有以下 4 类疾病:①家族性心律失常(familial arrhythmias);②家族遗传性先天性心脏异常伴心律失常;③家族遗传性心外疾病伴心律失常;④家族遗传相关性心血管病等。

(鲁 端)

九、心内结构失常与心律失常

心内结构异常主要有心肌桥和左心室条束等,这里重点介绍左心室条束与心律失常。

1893 年 Turner 首先发现并作了报道;1906 年以后各学者对此结构曾给予不同名称加以描述,如迷离左心室腱索,异常左心室外腱索、胶腱、假索、肌肉束、肌肉条纹、调节带、异常左心室带等。1981 年 Nisbimura 等使用二维超声心动图加以诊断,引起了医学界的广泛注意;1984 年由 Gerlis 统称为左心室条束(left ventricalarbemds,VLB),现已认识到左心室条束十分常见,属于一种先天性解剖变异,仍可视为正常心脏结构的一部分,多数学者认为它的存在与临床某些表现如心律失常、杂音等有一定关联。

(一)发生机制

1. 左心室条束的组织解剖 正常腱索起源于乳头肌而插入二尖瓣叶,左心室乳头肌分为前外侧和后内侧两组乳头肌,各有 12 条腱索,每条腱索最后分成 5 支与瓣叶相连,因而乳头肌通过 120 根分支与瓣叶相连接。Perry 等认为在胚胎发育过程中,左心室条束由原始心脏内肌肉层发展而来,组织学检查证实左心室条束含有传导组织。张朝佑等对左心室条束进行了亚显微研究,认为左室条束内含有浦肯野细胞,另外在浦肯野细胞中,肌原纤维的 Z 带常缩窄或消失,故 Z 带向 A 带靠近,肌节较短,细胞膜和基膜于 Z 线处向内深陷,而出现明显的缩窄,这说明左心室条束除有兴奋、传导功能外,也可能有收缩作用。

2. 左心室条束的方式

(1)左心室条束一般为单条,亦可多条呈条索样,少数可呈小的多股纤维样网状结构,厚度≥2mm。其连接方式有以下几种:①自乳头肌至室间隔,最多见,约占 50% ~60%;②自左室壁至室间隔,次常见,约占 30% ~40%;③自乳头肌至乳头肌;④自乳头肌至左心室壁;⑤自左室壁至左至壁。

(2)Suwa 等按条束走向形态将其分为两型:①纵型,自室间隔基底到后壁的心尖部,并按条束的长短又分为两个亚型,长纵型与短纵型;②横型,自室间隔中部到左室侧壁。

(二)临床表现

1. 心脏杂音 多数学者认为左心室条束的存在和心脏杂音的产生有一定关系。Malouf 等报告,存有左心室条束之 114 例中有 66 例(58%)有杂音,肖竹影、李为民报告 59 例中有 31 例(52.5%)有杂音,与我们统计的 49.2% 近似。Galalro 等进行对比研究的结论为左心室条束与杂音的关系是肯定的。

(1)杂音特征。多位于胸骨左缘下部及心尖部,为非全收缩期杂音,强度 1 ~3 级,性质为喷射性或乐性或振动性,但也有相反报道。因此,现多数学者认为左心室条束是否产生杂音,以及杂音出现的时期、性质、强度、部位、传导方向等和其附着部位、直径、紧张度、跨越室腔的程度等因素有关。

(2)杂音发生机制。左心室条束引起收缩期杂音,因不产生血流动力学改变,是属于无害性(innocent)Still 杂音。Onishchenko 等研究心脏条束装置与无害性杂音形成关系时发现:无害性杂音组有 31% 出现腱索振动现象,而造成所谓 Still 杂音,左心室条束震颤频率与杂音的频率相同。当左心室条束与收缩期血流方向成 90°角时,左心室条束较紧张,震颤增强,杂音出现。在心衰时,Roberts 指出,左心室腔扩大,左心室条束被拉紧,产生收缩期杂音,当心衰缓解后,左心室条束松弛,杂音又消失。

综上所述,只有在左心室条束较紧张且与血流垂直的情况下,才能引起杂音。但确切机制,尚待研究。

2. **心律失常** 左心室条束可无心律失常，但也可以引起室性期前收缩、连接甚至室性心动过速。但心律失常的发生率各家报道不一。静态心电图观察结果常有局限性，动态心电图连续记录得到的资料较为可靠。李敬东等用动态心电图对50例左心室条束的健康人和无左心室条束的健康人进行连续记录，观察结果表明：左心室条束的室性期前收缩检出率为76.0%，与无左心室条束者有显著差异，来源于右室的室性期前收缩两组无显著差异。并提示左心室条束是健康人引起期前收缩的原因，可视为功能性室性期前收缩。

（三）发生机制

（1）组织学亚显微结构证明，左心室条束内存在浦肯野细胞，这种特殊的传导细胞具有自律性、兴奋性、传导性，在特定条件下可形成折返环，不仅能产生室性期前收缩，而且能引起室速。

（2）左心室条束附着处心肌，因心室舒张受到牵拉，增加局部左室壁及左心室条束的张力，诱发室性期前收缩产生。也有的学者认为这种牵拉能产生触发活动，从而引起室性心律失常。

（四）心律失常的特点

（1）室性期前收缩多见于青年人，查不到器质性心脏病。

（2）运动后心率增快时室性期前收缩消失。运动时心率增加，降低了心室舒张末期内径，减轻了左心室条束及局部心室壁的张力，故室性期前收缩可以消失。

（3）Perry 等报告有左心室条束者比无心室条束者的室性期前收缩容易受到运动试验的抑制，说明左心室条束并发室性期前收缩，具有心率依赖性。无左心室条束者的室性期前收缩较有左心室条束者的室性期前收缩更容易受到药物的控制。

（4）室性期前收缩起源于左心室，呈右束支阻滞图形。

（5）白天比夜间室性期前收缩少。Suwa 认为，心率白天比夜间快，左室腔舒张不完全，左心室内径缩小，左心室条束对左室壁牵拉较轻。反之则心率慢，左室舒张延长，左心室腔内径相对增大，左心室条束对左室壁牵拉力较大。

（6）属于 Lown 分级的Ⅰ级（偶发室性期前收缩）、Ⅱ级（频发室性期前收缩）。

（7）呈单源室性期前收缩或多源室性期前收缩（此因附着点部位触发活动所致），个别能引起室性期前收缩连搏、室速，甚至室颤。

（8）室性期前收缩的发生与左心室条束附着部位无明显差异。

（五）左心室条束的诊断

首先对无可解释的心脏杂音及室性期前收缩，应想到左心室条束的可能性。超声心动图是确诊左心室条束的可靠方法，然而其检出率各家报道不一，在0.2%～76%之间，这可能和仪器灵敏度、操作者技术水平及注意程度等有关。B 型超声下至少要在两个切面上发现连于左心室游离壁、室间隔、乳头肌的条索状回声，各条索长短不一，位置不同，厚薄不匀，可分为纵型或横型。二维超声心动图四腔心切面见悬于左心腔索条样回声，并随心室收缩和舒张而稍有上下移动。

在超声影像上，左心室条束主要须和附壁血栓鉴别，后者附着部位室壁活动异常，呈活动减弱或反常活动，且血栓与心内膜之间有明显的分界线。还须与连接室间隔至前乳头肌根部的节制带、心室壁内层的肉梁层中肌小梁相区别。左心室条束从室间隔走向室腔，不与二尖瓣相连，可随心室舒缩而在心腔内漂动的强光声光束，尤其是光束收缩期远离室间隔，舒张期靠近室间隔但与室间隔之间仍有一回声暗区等特点，可与后两者鉴别。

（六）治疗及预后

左心室条束的发现可以解释一些原因不明的室性心律失常和心脏杂音，尤其是对于健康者及来源于左室的室性期前收缩，应常规二维超声心动图检查，寻找有无左心室条束，对判定室性期前收缩病因、治疗及预后上有一定意义。

左心室条束因其无血流动力学明显异常，而且不引起或加重器质性心脏病，故一般不需治疗；器质性心脏病合并左心室条束，并发室性心律失常，比单有器质性心脏病并发室性心律失常，纠正较为困难。如引起频发室性期前收缩、室性期前收缩连搏、室速，有血流动力学改变，须采取相应措施治疗。

对少数症状严重者可采用手术治疗,1989 年 Suwa 等对 1 例左心室条束用药物难以控制的室速患者,给予手术切除心室条束,并对其附着之左室游离部组织作冷冻处理而治愈。

总之,是否须要治疗以及如何治疗左心室条束,目前主张个体化治疗,并无定论。

(张开滋　邢福泰　曹化东　孟庆华)

第二节　心外疾病与心律失常

一、吸烟与心律失常

吸烟对健康的危害为人们所公认,尤其是对呼吸系统及循环系统的危害更为突出。吸烟也是心律失常的原因和诱因,可引起多种心律失常,戒烟是唯一有效的防治措施。

(一)临床表现

1. 吸烟的临床表现　开始吸烟者可能会出现咽干、咽痛、头昏、头胀、心慌、胸闷等临床表现。长期吸烟者便对尼古丁产生依赖性而成瘾,不吸烟反而会心烦意乱、烦躁不安。当引起并发症时,可有咳嗽、咯痰、气喘等原发疾病表现。吸烟过多或短时间大量吸烟者,可引起各种心律失常,以窦性心动过速和室性期前收缩最为多见,少数可诱发室性心动过速(室速)和心室颤动(室颤)。

2. 吸烟与相关疾病　吸烟是冠心病、慢性支气管炎、肺癌、脑卒中、动脉硬化、胃和十二指肠溃疡的重要危险因素,上述疾病又可使心律失常增多。吸烟诱发冠状动脉痉挛和冠状动脉硬化,也可诱发心律失常。

3. 静态心电图特点

(1)窦性心动过速:这是吸烟者,尤其在初吸烟和短时间内大量吸烟者最易出现,心率较不吸烟时增加10% ~50%。

(2)期前收缩:吸烟者可出现各种期前收缩,以室性期前收缩为最多见,约占 20% ~30%。

(3)室性心动过速:短时间内吸烟过多,可诱发室性心动过速。有报道连续吸烟一包可致猝死,其死亡原因可能为室性心律失常,尤其与诱发室颤有关。

(4)各种传导阻滞:各种传导阻滞的出现多不是吸烟的即时反应,常为长期吸烟者引起的心血管病变所致。

(二)诊断

1. 定义

(1)吸烟者:指一生中连续或累计吸烟 6 个月或以上者。

(2)常吸烟者:符合吸烟者条件,并且每天至少吸 1 支烟者。

(3)重型吸烟者:每天吸 20 或 20 支以上香烟的吸烟者。

(4)被动吸烟:吸入吸烟者呼出的烟雾,每天 5min 以上或每周 1 天以上者。

(5)戒烟成功者:曾为吸烟者,但已经连续两年不吸烟者。

(6)复吸者:曾经两年不吸烟,之后又吸烟者。

(7)总吸烟率:吸烟者在总人数中的百分比。

(8)现在吸烟率:现在吸烟者在总人群中的百分比。

(9)平均吸烟量:现在吸烟者,平均每天吸烟支数。

(10)开始吸烟年龄:吸烟者开始吸第一支烟的年龄。

2. 诊断标准

(1)为吸烟者,尤其是现在重型吸烟者。

(2)吸烟前无心律失常,吸烟时或吸烟后出现心律失常。

(3)原有心律失常,吸烟时或吸烟后增加,室性期前收缩每小时超过 4 倍基础值,成对室性期前收缩或室速心动数量较基础增加10倍。

(三)治疗

1. **心理治疗** 运用认知疗法,帮助吸烟者改变对吸烟的错误态度和行为情绪模式,从而强化戒烟动机,强化戒烟决心和毅力。运动松弛疗法对抗戒烟所致的烦躁不安、焦虑或缓解在戒烟过程中遇到的负性情绪。

2. **行为治疗** 多采用厌恶疗法来打破吸烟的条件反射,使吸烟成为厌恶刺激。也可用刺激控制法来定时、定量吸烟,逐步减少吸烟直至完全戒除。

3. **药物治疗** 可用可乐宁、安定等药物缓解戒烟过程中戒断症状的出现。临床应用表明可乐宁戒烟效果较好。也可用尼古丁橡皮糖来治疗戒断反应。

4. **吸烟引起的非严重的心律失常** 一般不需药物治疗,停止吸烟可自行缓解,但引起严重心律失常则需抗心律失常治疗,以防造成严重后果。吸烟诱发的心律失常,戒烟是唯一有效的治疗措施。戒烟的关键在于对吸烟危害的认识和决心,要达到这个目的,还须要做好以下几个方面:

(1)政府须进一步采取行动戒烟,建立一些法律、法规和政策,并督促执行;

(2)禁止烟草广告,加强吸烟有害健康的宣传,禁止向未成年人售烟;

(3)进一步提高人们对吸烟危害性的认识,使他们知道吸烟者易患多种疾病;

(4)消除人们认为吸烟可以解除疲劳,吸烟使男性更成熟、女性更时髦的错误认识;

(5)老师、医务工作者以及家长应带头戒烟,起表率作用;

(6)进一步提高对被动吸烟及其危害性的认识;

(7)加强对戒烟行为的引导和督促,戒烟是一种社会行为,须要得到社会、同事和家庭的共同关心;

(8)提高孕妇吸烟对胎儿危害性的认识,并减少其被动吸烟。吸烟孕妇妊娠并发症增多,新生儿体重、身长、头围都小,死亡率也高。

(四)预后

长期重型吸烟者,慢性支气管炎、肺癌、肺气肿、肺心病、冠心病、高血压病等都会明显增加,如果戒烟,可收到立竿见影的效果。研究显示,戒烟24h就可使心率下降;48h可使血压平稳;72h可使咳嗽减轻;1周可使慢性支气管炎症状改善;1个月可使心绞痛减少;半年消化道症状改善;1年可使脑血管病发生率下降,接近非吸烟者;2年可使肺气肿症状减轻;3年冠心病发生率减少;5年肺癌发生率下降;8年冠心病发生率与不吸烟相等;10年肺癌发生率与非吸烟者相等;15年死亡率与不吸烟者相同。所以,戒烟可收到明显效果。

(慈书平 王福军 张开滋 李德友 鲁 端)

二、乙醇中毒与心律失常

乙醇中毒又称酒精中毒。急性乙醇中毒,俗称醉酒。慢性乙醇中毒与长期嗜酒有关。乙醇中毒近年来有增多趋势,这与生活水平提高、社会交往增加、业余休闲时间增多有关,部分与工作、家庭矛盾、精神压力过大有关。过量饮酒或饮用假酒更易引起中毒反应,表现为欣快、语言模糊不清、好斗、昏睡、呕吐、心律失常、昏迷甚至死亡。乙醇中毒是完全可以预防的,及时有效治疗可减少其并发症的发生。

(一)临床表现

1. **临床分期** 乙醇中毒分急性和慢性,急性中毒是一次过量酗酒引起的急性并发症。慢性中毒是长期过量饮酒引起的损害。临床表现可分为三期。

(1)兴奋期:表现为欣快、多语、毫无顾忌、心动过速、血压偏高。

(2)共济失调期:动作笨拙、步态蹒跚、身体平衡失调、语无伦次、含糊不清,可出现各种期前收缩、血压偏低。

(3)昏睡期:昏睡、颜面苍白、皮肤湿冷、口唇微绀、瞳孔散大或正常、心率减慢或增快、传导阻滞和室性心律失常,严重者昏迷、呼吸麻痹而死亡。

2. **酒精中毒有关的内科疾病** 见表6-1。

表 6-1　与酒精有关的内科疾病

受害的器官或系统	疾　病
营养	缺乏(叶酸盐,硫酸,吡哆醇,烟酸及核黄素,镁,锌,钙,蛋白质)
脑	肝性脑病,韦尼克-科尔萨科夫综合征(Wernicke-Korsakoff syndrome),大脑萎缩,弱视,中部桥脑髓磷脂溶断,马奇亚法-比格那病(Marchiafava-Bignami disease)
神经	神经病
肌肉	肌肉病
肝脏	脂肪肝,肝炎,肝硬变,肝癌
心脏	高血压,心肌病,心律不齐
血液	贫血,白细胞减少,血小板减少,巨红细胞症
胃肠	食管和胃炎,胰腺炎
代谢物与电解质	低血糖症,高脂血症,高尿酸血症,酮症酸中毒,低镁血症,低磷酸盐血症
内分泌	假库欣综合征,睾丸萎缩,闭经
骨	骨质稀少

3. **静态心电图特点**　急性乙醇中毒的心律失常心电图无特异性,常见的心律失常类型如下。

(1)窦性心动过速,常在饮酒早期。

(2)各种类型期前收缩,以房性期前收缩多见。

(3)心房颤动,占入院病例的25%~35%,晚期为酒精性心肌病表现。

(4)房性心动过速或交接性心动过速。

(5)各种传导阻滞,重度中毒的晚期可见。

(6)室性心动过速、心室颤动,常见于严重中毒的濒死期。

(7)ST-T 缺血性改变。

慢性乙醇中毒可诱发各种快速性和缓慢性心律失常。

(二)诊断

(1)有长期饮酒史或突然酗酒过多。

(2)饮酒前无心律失常,饮酒时或饮酒后出现心律失常。

(3)饮酒前虽有心律失常,饮酒时或饮酒后心律失常发作次数增加,每分钟发作次数超过饮酒前的4倍。

(4)出现新的心律失常。

(5)可出现酒精性心肌病,并排除其他因素所致。

(6)血液乙醇浓度测定。

(三)治疗

首要措施是戒酒,这需要医师、家庭成员、朋友及同事的积极参与。急性酒精中毒时,应采取以下措施:

(1)对昏睡者应洗胃,吸空胃内容物,以1%的碳酸氢钠溶液、盐水或清水洗胃;

(2)补液,静脉注射50%的葡萄糖液50~100mL,静脉滴注10%的葡萄糖液500~1 000mL加胰岛素12~24U,同时加维生素C和维生素B_6;

(3)昏睡或昏迷者可静脉推注纳洛酮0.4~0.8mg,继以0.8~1.6mg静脉滴注;

(4)烦躁不安、过度兴奋者可肌注氯丙嗪12.5~25mg,有脑水肿者应脱水、利尿,严重者可进行血液透析治疗;

(5)呼吸缓慢时,可肌注尼可刹米0.375g等呼吸兴奋剂治疗;

(6)心电监护,有严重心律失常时应给予抗心律失常治疗。

(四)预后

乙醇中毒通过积极治疗,一般24~48h可恢复。如果原有心、肺、肝、肾疾病,同时与巴比妥盐类或吗啡口服,或昏迷达10h以上,血液中乙醇浓度>4/L时,其危险性增大,有少数严重传导阻滞和室性心律失常的患者可导致死亡。

三、休克与心律失常

休克(shock)是各种原因(感染、创伤、出血、心源性及过敏等)导致的全身性微循环功能障碍,使脏器的血流灌注不足,产生以缺血缺氧、代谢障碍及脏器损害为特征的病理生理状态。可分为感染性休克、低血容量性休克、心源性休克、过敏性休克、神经源性休克等类型。

(一)临床表现

休克的特征性临床表现取决于原发病因和休克的类型而有所不同,但共同的表现如下。

1. **缺血期表现** 此期血压往往无明显的改变,但患者可有烦躁不安、焦虑、知觉迟钝、定向力差、脉搏增快、四肢湿冷、出冷汗、面色苍白、甲床可灰白或青紫、少尿。

2. **淤血期表现** 此期血压下降、定向力差、意识模糊、脉搏细弱、皮肤紫绀或有花纹、少尿或无尿。

3. **凝血期表现** 症状进一步加重,可出现昏迷、紫绀、其他出血症状和并发系统器官功能障碍的临床表现。

(二)静态心电图特点

休克者心电图变化与休克的不同时期、严重程度、休克类型和心脏基础病变以及并发症有关。一般有以下特点。

1. **早期表现** 为心动过速、期前收缩等。休克早期,因交感神经兴奋,心脏的代偿反应可出现窦性心动过速,各种类型的期前收缩,甚至发生房性心动过速、房颤等快速性心律失常。

2. **中期表现** 心动过速仍存在,心肌缺血加重,ST-T 缺血性改变,可出现室性心动过速和各种类型期前收缩增多。

3. **晚期表现** 以缓慢性心律失常为主,表现为窦性心动过缓,窦性停搏,窦房阻滞,心房、房室交接性和心室阻滞,部分可发生室颤、室扑或心脏停搏,心脏电－机械分离等。严重的心律失常可能是造成死亡的原因之一。

有报道,50 例休克患者作心电图检查,结果有 89.3% 发生各种心律失常,其中窦性心动过速占 57.9%,室上性心动过速占 7.6%,房性期前收缩占 7.6%,交接性期前收缩占 1.8%,室性期前收缩占 8.9%,室颤占 1.8%,传导阻滞占 7.6%。另有报道,42 例感染性休克患者,发生心律失常 26 例,其中窦性心动过速 14 例,窦性心动过缓 2 例,左束支阻滞合并二度房室阻滞 1 例,左前分支阻滞 1 例,室颤 1 例,室速 2 例,室性期前收缩 1 例,交接性期前收缩 1 例,房性期前收缩 2 例。另外,42 例患者中有 10 例心电图上出现 Q-T 间期延长。

(三)诊断标准

休克的诊断技术和标准都有了不同的发展。根据 1982 全国急性“三衰”会议制定的休克诊断标准为:①有诱发休克的病因;②意识异常;③脉细数 >100 次/分;④四肢湿冷,皮肤出现花纹,黏膜苍白或发绀,尿量 <30mL/h;⑤收缩压 <10.7kPa(80mmHg);⑥脉压 <2.7kPa(20mmHg);⑦原有高血压者收缩压较原水平下降 30% 以上。凡符合上述①及②、③、④项中的两项和⑤、⑥、⑦项中的一项者,可诊断为休克。

(四)治疗

休克的治疗本章不作详细叙述。休克并发心律失常的治疗关键是对休克病因的治疗和积极的抗休克措施,休克纠正了,心律失常多能改善。

休克合并心律失常的治疗,主要是应积极地采取有力的抗休克措施,阻止休克病情的发展。对无严重后果的心律失常如期前收缩、窦性心动过速等,可严密观察,不必采用抗心律失常药物治疗;对有严重后果的心律失常如室速、室颤等,应按常规及时给予抗心律失常治疗。

四、经前期紧张症与心律失常

经前期紧张症多指在月经前 1 周内出现的各种不同症状,如烦躁、易怒、恐惧、忧虑、失眠、乏力、头痛、思维不集中、乳房胀痛、消化不良、心悸、胸闷、心动过速,甚至有各种心律失常、眼睑及踝部水肿等。月经过后多很快消失,周而复始。通过有效施治,可减轻或消失,预后良好。

(一)临床表现

1. 临床特点

(1)于月经前7~14日出现症状且逐日加重,到经期达高峰,行经后顿即好转或消失,周而复始。

(2)神经系统症状:烦躁易怒、恐惧、忧虑、懒惰、疲乏、嗜睡、孤僻、头痛、失眠、思维不集中等。

(3)内分泌系统表现:乳房胀痛及触痛,下腹胀,眼睑、踝部,甚至手部有不同程度的水肿,口渴少尿,体重增加1~3kg。月经期尿量转多,水肿消失,有低血糖倾向等。

(4)心血管系统症状:心悸、胸闷、血压偏高、心动过速,甚至出现各种心律失常。

(5)消化道症状:恶心、呕吐、腹痛、消化不良,部分有贪食等。

(6)其他表现:关节疼痛、腰酸、荨麻疹、痤疮、低热。

2. 静态心电图特点 心电图多以窦性心动过速、各种期前收缩为多,少数可出现房室阻滞、心房颤动、室性心动过速等。部分患者可出现ST-T缺血性改变。

(二)诊断

(1)经前期出现症状,月经后消失,周而复始。

(2)心律失常发生在经前期,而月经后消失或正常。

(3)根据临床表现。

(三)治疗与预后

1. 心理疏导 提高认识,消除紧张情绪,了解月经为女性的一种正常生理现象。

2. 药物治疗

(1)激素治疗:①甲基睾丸素,于月经第10天开始,每日5~10mg,共服10天,对乳胀有较好效果;②孕酮(黄体酮),于月经周期第16天开始,隔日肌内注射10mg。

(2)谷维素10~40mg,3次/天。

(3)有水肿者可用双氢克尿塞25mg,1~2次/天。安体舒通20mg,1~2次/天。

(4)心律失常处理,轻度心律失常不作处理,严重心律失常可根据类型作相应治疗。

(5)中医中药:肝郁气滞者,可用理气化瘀法:柴胡、当归、白芍、王不留行、青皮、蜂房、夏枯草、郁金、川楝子各10g,有乳块加昆布、海藻各15g,有热证加丹皮、炒山栀、黄芩各10g,其他类型须辨证施治。

五、更年期综合征与心律失常

更年期综合征是指妇女在闭经前后或手术切除或放射治疗等原因而丧失卵巢功能后出现的内分泌、心血管和自主神经等多系统症状的一组综合征,在更年期女性又称绝经期综合征。但近年来研究在55~60岁之间男性也可发生更年期综合征。因而,更年期综合征不能单指更年期妇女了。更年期综合征只要及时给予诊断和适当治疗,是完全可以控制的,预后较好。

(一)临床表现

约75%的更年期妇女都有症状,严重者仅占20%左右。其临床表现与遗传、文化背景、神经精神类型、经济、环境及卵巢功能减退的速度有关。常见的临床表现如下。

1. 月经变化 月经周期紊乱,经期缩短,经量减少,直至完全停止。部分妇女月经周期延长,经量增多或血崩,继而逐渐停止,也有少数妇女月经突然停止。

2. 心血管功能紊乱 可有心悸、胸闷、心前区痛、血压升高、心动过速或心动过缓及各种心律失常等。可出现血脂增高或促发冠心病。

3. 神经精神系统功能紊乱

(1)自主神经功能紊乱:突发性心悸、胸闷,阵发性面部潮红、发热、烧灼感、多汗,在情绪激动和餐后尤为明显,持续数秒或数分钟,有时肢体寒冷如浸冰水,有眩晕、耳鸣、头痛等。

(2)精神症状:情绪不安,烦躁易怒,健忘、失眠、乏力、抑郁、记忆力减退。

(3)感觉障碍:皮肤刺痒、麻木感和蚁走等感觉异常。

4. **运动系统症状** 腰痛、肩酸、关节痛、肌痛和骨质疏松、身体萎缩、驼背等。

5. **消化系统症状** 恶心、呕吐、食欲不振、腹胀、便秘、腹痛等。

6. **泌尿生殖系统症状** 尿频、尿急、排尿困难、尿失禁、性欲减退、阴道干燥、萎缩,易发生阴道炎。

7. **代谢功能紊乱** 脂肪代谢失常。糖代谢紊乱,可出现血糖升高或隐性糖尿病。钙、磷代谢和水、盐代谢等失调。

(二)诊断

(1)女性多发生于闭经前后,46~50岁间,最早可见于40岁,最晚可见于60岁。男性较女性迟5~8年。

(2)根据临床表现。

(3)内分泌检查,妇女可作阴道涂片,显示角化细胞减少,多数为基底或中层以下的细胞。血液、激素测定,女性雌激素减少,卵泡刺激素明显增高,超过正常标准2倍以上。男性睾丸酮水平降低。

(4)可出现各种心律失常,以快速性心律失常多见,可出现ST-T缺血性改变。通过治疗更年期综合征后,心律失常可随之减少或消失。

(5)排除其他疾病所致。

(三)治疗

1. **精神疗法**

(1)加强更年期保健知识的教育,使其认识到这是人类的自然过程,从而在思想上有所准备。

(2)心理治疗,保持情绪稳定,消除思想负担。

(3)加强体育锻炼,做到劳逸结合。

2. **药物治疗** 采用中西药物,加以调整。

3. **心律失常治疗** 更年期综合征引起的心律失常,重点在治疗更年期综合征,心律失常随本征控制后而缓解或消失。一般不需抗心律失常治疗。较轻者可用谷维素30~60mg,3次/天口服,常可起到较好疗效。如果出现频发和较重的心律失常,可根据其类型给予相应的抗心律失常药。

(慈书平 王福军)

六、脑血管病与心律失常

目前在我国脑血管病患病总人数约600万,成为城镇居民的首位死因。脑血管病发病后,由于血循环障碍,常损害自主神经中枢,引起神经体液调节功能紊乱,可导致内脏器官形态和功能的改变,如脑水肿、颅内压增高、脑疝、脑-心综合征,主要表现为心律失常和癫痫等。这些并发症,如不能及时处理可使病情恶化以至死亡。临床上急性脑血管病患者病情恶化和死亡的原因,往往不是脑血管病本身,而是由并发症所致,因此,积极预防和及时处理这些并发症对脑血管病患者的预后及恢复有重要意义。下面重点介绍脑-心综合征。

(一)临床表现

急性脑血管病时常不表现出心脏症状,但心电图改变却很明显,心电图异常出现率为23.5%~98%。陈林等报告349例脑血管病患者中,脑-心综合征44例,其中蛛网膜下隙出血心电图异常率为34.8%,脑出血心电图异常率为24.2%,脑梗死3.0%;孙惠芳报道急性脑血管病407例中,心电图异常占81.82%,251例缺血性脑血管患者,心电图异常占70.68%,出血性脑血管病142例,心电图异常占84.51%。

心电图改变是同心圆关系(内囊>基底节区>桥脑>额叶>顶叶)。脑出血破入脑室者心电图异常率>未破入脑室者。老年患者明显多于非老年患者。岛叶皮质在控制心律失常中起重要作用,并有不同侧效应。电极复极改变多见于左侧大脑半球,右侧大脑半球卒中并发症以室上性心律失常多见,左侧以室性心律失常多见。心电图异常发生率:混合性卒中>出血>缺血。室速发生率:出血>缺血。异常Q波:缺血>

出血性卒中。心律失常发生率:窦性 > 房性 > 交接性 > 室性,传导异常以左前束支阻滞最多。

(二)静态心电图特点

心律失常特点:①心律失常与病变类型相关,急性出血性脑卒中患者的心律失常发生率较缺血性脑卒中患者高,且较严重,其中尤以蛛网膜下隙出血患者最高;②心律失常与病变部位相关,右侧大脑卒中时易发生室上性心律失常,左侧大脑卒中时易发生室性心律失常;③心律失常与发病时间相关,心律失常多发生在疾病发作时,但亦在发病后 1 ~ 2 周出现;④心律失常类型以窦性心律失常最为多见,其次为异位快速性心律失常和传导阻滞,在颅内高压时多出现窦性心动过缓、房室阻滞等缓慢性心律失常。

脑血管病所致心律失常的心电图主要表现:①传导障碍,P-R 间期延长、房室分离;②心律失常,窦性心动过缓,窦性心动过速,室性期前收缩,房性期前收缩;③P 波明显改变;④S-T 段延长。心电图变化与脑血管病变关系见表 6-2。

表 6-2　脑血管病与心电图变化的关系

心电图变化	出血性脑血管病	缺血性脑血管病
Q-T 间期延长	占 93%	占 53.9%
P 波	增高	–
S-T 段	延长及移位	–
U 波	明显	–
T 波	变平或倒置	–
室性心动过速	占 42%	占 25.2%
期前收缩	–	有
心房颤动	–	有

(三)治疗

1. **病因治疗**　首先应积极治疗原发病,心律失常可随原发病好转而逐渐恢复正常。

2. **保护心脏功能**　对有心肌梗死或心功能不全者,应尽量少用或不用脱水剂,如甘露醇,以减轻心脏损害,避免发生心力衰竭。可适当选用利尿剂。心肌有缺血性损害时,其治疗与脑梗死相似。

3. **药物治疗**　临床观察发现大多数治疗心律失常的药物对脑 – 心综合征的心律失常无效,但在无禁忌情况下,可用普萘洛尔 10 ~ 40mg,4 次/天,口服。普萘洛尔禁用于严重心力衰竭、心动过缓、二度或三度房室阻滞、支气管哮喘、慢性阻塞性肺气肿及糖尿病等。

(四)预后

脑 – 心综合征的预后,其原因主要在于严重的脑部病变,但有些与心律失常亦密切相关,如心律失常继发心肌梗死、心力衰竭等。频发室性期前收缩、室性心动过速、心室扑动和心室颤动均可导致患者猝死。

(慈书平　王福军　韩泽蓉　鲁　端)

七、自主神经功能紊乱与心律失常

自主神经主要指交感神经和迷走神经,心脏自主神经功能紊乱可引起各种心律失常。它包括可见于器质性心脏病者,也可见于无器质性心脏病者。心脏受交感神经和迷走神经双重支配。交感神经节后纤维主要分布整个心房和心室,迷走神经除分布心房和心室外,还分布于窦房结和房室结。交感神经纤维和迷走神经纤维走行于心外膜下和心内膜下,并深入肌层。

(一)静态心电图特点

1. **迷走神经功能紊乱时的心律失常**　迷走神经过度兴奋可出现窦性心动过缓、窦房阻滞,甚至因窦性停搏而猝死,也可出现房性期前收缩、房内阻滞、阵发性心房颤动、房室阻滞、交接性逸搏和室性逸搏、室性期前收缩或快速型室性心律失常等。有报道,在鼻导管给氧,插管 8 ~ 9cm 时患者突感胸闷,心电监护为窦性停搏、交接性逸搏,拔管后又恢复窦性心律,再次插管又出现类似情况。这是因为鼻的感觉神经来自三叉神经的上颚支，当受刺激后，反射性使传入心脏的迷走神经过度兴奋，而引起上述改变，称鼻心反射。

2. 交感神经功能紊乱时的心律失常 交感神经过度兴奋，可引起窦性心动过速、阵发性心房颤动或扑动、各种异位期前收缩、Q-T间期延长、心室颤动等。如一位冠心病患者，因与儿子争吵，强烈的精神刺激，诱发心室颤动而死亡。

3. 自主神经功能不"平衡"与心脏性猝死 过度强烈刺激交感或迷走神经，均可引起心电的不稳定而猝死。交感神经过度兴奋多以快速型心律失常而猝死，而迷走神经过度兴奋多以缓慢型心律失常而猝死。

（二）治疗

防治心脏自主神经功能紊乱引起的心律失常主要采取以下措施。

1. 避免或减轻人为的强烈刺激心脏自主神经的机械性操作 国内外均有报道，在作肛门指诊时引起阿－斯综合征和心室颤动。尤其是对有器质性心脏病的老年患者作肛门指诊时动作应轻柔，切忌用力过大，必要时在心电监护下进行。

2. 保护情绪的稳定性 以增强抗自主神经过度兴奋的能力。

3. 调节自主神经功能紊乱的药物

（1）如交感神经易过度兴奋者可用β－受体阻滞剂、镇静剂。

（2）如迷走神经易过度兴奋者，可用抗胆碱药物，如阿托品、山莨菪碱（654-2）、普鲁本辛等。

（3）谷维素50～100mg，3次/天，可适当调节自主神经功能平衡。

（4）中医中药（逍遥丸、加味益母膏、八珍肾气丸等）。

4. 自主神经的阻滞疗法 如对严重Q-T间期延长综合征伴反复晕厥，药物治疗效果不好时，用麻醉剂或硬化剂，阻断左侧星状神经节，必要时可手术切除左侧星状神经节。

（三）预后

自主神经功能紊乱一般预后良好，但如果得不到及时的诊断和治疗，可严重影响患者的工作和生活质量，甚至使原有疾病加重、恶化。

（慈书平　王福军　刘　蓉　曹化东）

八、精神应激与心律失常

精神应激是指因外界或内在因素对患者情绪上、心理上、行为上的一种过度刺激，使其正常功能发生障碍、紊乱而导致的各种表现，可诱发各种心律失常。通过心理行为治疗、生物反馈治疗及适当的行为训练，可减少或控制心律的失常。

（一）临床表现

1. A型行为的特征 个性强、固执、急躁、激动、发怒、紧张、时间紧迫感、好争辩、好冲动、竞争性过强、大声说话和富含敌意等。在面临挫折和工作压力时，易出现焦虑、抑郁等情绪障碍。

2. 心理应激有关表现 人际冲突，当众受辱，害怕离婚、丧偶、事业失败、失业，心理应激一般为6组：①无；②轻；③中度；④重；⑤极重；⑥灾难性。

（二）静态心电图特点

1. 室性期前收缩 有作者对150例由情绪激发的期前收缩者，其中室性期前收缩102例（68%），房性期前收缩35例（23.3%），交接性期前收缩13例（8.7%）。其中A型行为者104例（69.3%），非A型行为者46例（30.7%）。

Stamler等对20名实习医师用Holter动态监测，观察在不应生活和工作应激下期前收缩的发生率，发现在值班时由于紧张和劳累，95%的房性期前收缩增加，60%的室性期前收缩增加，其中3人出现多源性室性期前收缩，2人出现成对室性期前收缩。

2. 室性心动过速 Lown应激试验显示，应激期7/19（36.8%）出现阵发性室性心动过速。Vavra等对136例急性心肌梗死者在出院之前进行心理应激试验和运动试验，结果心理应激49.4%，运动试验34.5%

的患者诱发出室性心律失常。而20例健康对照组,两种试验室性心律失常发生率明显低于心肌梗死组。显示心脏病变者较正常健康者更易诱发心律失常。

3. 心室颤动 Reich指出,室颤和室速的情绪应激基础不同,室速因愤怒与恐惧而迅速促发,室颤多数发生于较长期的应激状态之后,他对25例致命性心律失常发作前24h的心理应激情况分析,其中17例为愤怒,其余为沮丧、恐惧、悲痛、事业失败以及噩梦等。

4. 猝死 Bracrett等对102例心肌梗死存活者随访4.5年,发现猝死的患者与社会经济地位、受教育水平和A型行为有关。并认为猝死者A型行为相关的机制可能是A型行为个体对环境应激具有较强烈的交感反应。Green等对26名雇员猝死回顾性调查,13名猝死者在死前数周或数月曾有抑郁,多在一次剧烈应激中发生猝死。

(三)治疗

1. 生物反馈治疗 应激性心律失常的治疗,应在消除引起应激的因素。国内杨菊贤教授用生物反馈治疗应激性心律失常144例,不伴应激因素的心律失常者59例,结果显示,生物反馈治疗对应激性心律失常,显著优于不伴应激的心律失常组。

2. 心理治疗 如心理咨询,在心理医师、护士的关心下,使患者能倾诉自己的烦恼,避免心理压抑。Mclauchlan等在反复发作性室性心动过速的冠心病病人的研究显示,焦虑与反复发作密切相关,采用基础生活支持训练,使患者焦虑消除,心情松弛,室速的反复发作也得到控制。

3. 行为因素干预 冠心病行为危险因素干预,健康行为如戒烟酒、多运动和生活的规律性、合理饮食、控制血脂增高、及时用药治疗。

心理治疗的基本方法以内容形式来分有:精神分析疗法、催眠暗示疗法、行为疗法、生物反馈疗法、患者为中心疗法、认知疗法、支持疗法、文娱疗法、体育疗法、放松疗法等。行为疗法,包括系统脱敏法、厌恶疗法、行为塑造法、代币疗法、暴露疗法、松弛疗法等。

音乐疗法有:音乐感受疗法、音乐色光疗法、音乐气息疗法、音乐电流疗法等。

(慈书平　王福军)

九、运动与心律失常

运动分为有氧代谢运动和无氧代谢运动两大类。有氧代谢运动主要包括:跑步、步行、打球、骑自行车、游泳、健身舞、扭秧歌、滑雪和大部分体育活动项目。在进行这些运动时,运动者多能耐受,故也为耐力性运动。无氧代谢运动主要指百米赛跑、举重、需要爆发力的体育项目。这些强度大的剧烈运动,使人难以耐受,接近或已达到人体力量和速度的极限,特别是不经常锻炼者,偶然进行这种无氧代谢,这种超负荷运动对人体健康不利,可造成人体的损害,甚至引起严重危及生命的心律失常。

(一)静态心电图特点

虽然运动对身体有诸多益处,但不适当的运动,尤其是无氧代谢运动过度可对人体造成损害,可引起各种心律失常。

1. 窦性心律失常 不经常运动者在进行运动时,心率增快较经常运动者明显,但在经常运动者安静情况下易出现窦性心动过缓。经常运动和很少运动,心率变化见表6-3。

表6-3　坚持运动锻炼的人与一般人心率及心排血量的比较

项目	一般人		坚持运动锻炼的人	
	安静时	活动时	安静时	活动时
每分钟心跳次数(次)	61	150	56	86
每搏输出量(mL)	69.0	71.0	87.0	127.5
每分钟输出量(L)	4.2	10.7	4.9	11.0

2. 传导阻滞 运动诱发的传导阻滞,多见于有心脏病的患者,由于运动时,心肌耗氧量增加,心率增加,

心排量代偿性增加，外周循环增加，使心脏负荷加重，心肌相对缺血缺氧，引起传导系统功能减退，可发生房室和束支阻滞。这种情况多见于初次负荷过重的运动。经常运动的人，静息时由于心率减慢，可出现窦房阻滞和一度或二度Ⅰ型房室阻滞。运动时又消失，这与休息时迷走神经张力过高有关。也可出现房性、交接性逸搏。

3. 各种期前收缩 运动中可出现各种期前收缩，尤其是在高度紧张兴奋或大强度无氧代谢运动中时易出现，可为房性、交接性或室性期前收缩，在不常锻炼者较经常锻炼者发生率高。主要与儿茶酚胺类物质分泌增加，异位兴奋点自律性增强有关，休息后可消失。

4. 室上性或室性心动过速 缺氧代谢运动可诱发心房颤动和扑动、房性心动过速、交接性心动过速或室性心动过速（VT）等。这类与运动有关的心动过速有作者称为儿茶酚胺依赖性心动过速。

5. 运动员心脏综合征 长期高强度运动，或职业性运动员特别是无氧代谢项目的运动者，可出现心室肥厚、心脏轻度扩大、心电图有 ST-T 缺血性改变，而其他检查无异常，亦无其他心脏病史。停止运动后，上述心脏改变可减轻或消失。因此，有作者将此改变称为运动员心脏综合征。这是大强度运动引起心脏的生理性改变，也系运动过量的标志。

6. 运动与猝死 由运动引起死亡已屡见不鲜，多数发生于运动中或运动后，如美国排球运动员海曼是突然死于观看排球比赛之中。我们曾遇到一例平时健康体检正常的女中学生，在校举行的 100m 比赛时，跑至终点后突然面色苍白，瘫倒在地，立即检查已无脉搏、心跳，虽经医生积极心肺复苏，终因无效而死亡。运动引起猝死，多数与心律失常有关。如原发性心室颤动、心脏骤停等，急性循环改变，心搏出量急剧减少也能发生猝死。有作者对体育运动所致猝死 226 例分析，其中男性 188 例，女性 38 例，年龄从 6 岁到 74 岁，以 10 到 20 岁为多。在体育运动类别方面，以马拉松和短距离赛跑猝死发生率最高，其次是球类运动。在运动中发生猝死的时间，在赛跑时以到达终点后即刻发生者为最多，其次是将要达到终点之前，而有心脏病史者，猝死几乎都发生在跑步的开始。有人对 15 年中猝死进行了分析，其中运动时猝死 929 例，安静时猝死 800 例。在年龄方面，安静时猝死平均为（61.3 ±11.2）岁，运动时猝死为（53.6 ±17.5）岁。其中在体育运动时猝死的平均年龄为（23.3 ±12.9）岁。年龄较大者多为冠心病，急性心功能不全或原因不明者多为年轻人，部分有心肌肥厚，可能是心律失常和急性心功能不全的原因之一。

7. 心室颤动和骤停 我们曾遇见一位 59 岁男性，平时无明确心脏病史，一天上班时间迟了，就使劲用力骑自行车，中途突然眼发黑，短时意识不清约 10s，从车上跌倒，爬起再猛骑，到厂时再次昏倒，急送医院。途中几次反复，就诊时似乎正常，在作心电图时又发作，心电图显示为室颤（阵发性），虽经积极抢救，终因发作越来越频繁，时间持续越来越长而死亡。这是由于激烈运动和高度紧张，交感神经过度兴奋，儿茶酚胺增高，使室颤阈降低，浦氏纤维自主性增加，复极速度的不一致性使折返激动形成而造成猝死。

（二）预防和治疗

运动引起心律失常处理原则是：①减少运动量或从低运动量开始循序渐进，心律失常多能缓解和消失；②较剧烈运动前应先做适应性活动，避免突然心脏负荷过重；③作运动负荷试验前应备好急救药品和除颤器；④当有频发室性期前收缩或室性心动过速时，须积极用抗心律失常药物。

1. 运动前进行全面体检以了解目前健康状况 初次进行体育运动时，有条件的应作一次全面体检，包括运动心电图试验，以了解健康状况，然后制订训练计划。

2. 运动应循序渐进，不能操之过急 有氧代谢运动对人体的有益作用是慢慢发生的，不锻炼引起体质下降也是逐渐发生的，切不可一想到锻炼，即可一步登天，而猛烈运动，体力耗尽，精疲力竭，并且易半途而废，发生心律失常及意外。

3. 持之以恒，连续不断 制订运动计划。

4. 选择合适的运动项目 如步行、跑步、游泳、骑自行车、做操、打球等。

5. 运动前的适应性训练和运动心电图检查

6. 运动自我监测 心率监测，确定运动时的有效心率范围。男性最高心率 = 205 - 年龄/2，女性最高心率 = 220 - 年龄。最高心率的 60% ~85% 为合适有效的运动心率范围。运动心率测定法，有两种方法：一是仪器测量，可通过心电遥控监测或自动脉搏记录器；二是自我测定，运动刚结束立即数脉 15s，再乘以 4，再加

10%，即为你运动时每分钟心率。

7. **运动中出现胸闷、心悸等应即时检查** 如无心脏病，应减少运动量。

8. **运动引起心律失常的处理** 窦性心动过速通过休息即可缓解，运动静息时的窦性心动过缓，无明显症状者可不作处理。运动诱发的传导阻滞、各种期前收缩，可按心律失常常规处理。运动诱发的室上性心动过速，处理上同一般室上性心动过速，运动试验诱发的室性心动过缓，则有其特殊性。为儿茶酚胺依赖性室性心动过速。诱发率可在15%～30%。Weiffel 报道诱发率可达79%（11/14）。从运动试验进行临床药物筛选显示，维拉帕米疗效最为突出，为首选药，可用5mg＋25%葡萄糖20mL静脉注射；或40～80mg，3次/天，口服。对心脏程序刺激不能诱发的VT，可用β－受体阻滞剂有效。普萘洛尔10～20mg，3次/天，口服。阿替洛尔12.5～25mg，3次/天，口服。药物无效者可电击复律。

9. **运动试验时发生的心室颤动** 对运动试验时所发生的心室颤动，应立即行电除颤。

10. **反复发作的室速或室颤** 药物治疗效果不佳者，应植入自动起搏－除颤器。

（王福军 慈书平）

十、一氧化碳中毒与心律失常

一氧化碳为无色无臭的气体，中毒事件中以煤气中毒最多，其次也有矿井采掘爆破、用煤炼焦、烧窑、内燃机和汽车排出的废气等的中毒。

（一）临床表现

急性一氧化碳中毒的严重程度与接触一氧化碳的浓度和时间、血液中碳氧血红蛋白含量密切相关，同时也与个体健康状况、环境情况等有关。

1. **轻度中毒** 血液碳氧血红蛋白约在10%～20%，可有头痛、眩晕、心悸、恶心呕吐、心动过速、四肢无力，甚至短暂的昏厥，脱离有毒环境，吸入新鲜空气后症状可迅速消失。

2. **中度中毒** 血液中碳氧血红蛋白约在30%～40%，在轻度中毒的基础上，可出现昏迷或虚脱，皮肤和黏膜呈樱桃红色，尤以口唇、面颊为明显，出现心律失常、心动过速或过缓，及时抢救，数日内可恢复而不留后遗症。

3. **重度中毒** 血液中碳氧血红蛋白约在50%以上，可昏迷数日，常并发脑水肿、肺水肿、心肌损害、心脏传导阻滞和各种类型的心律失常。皮肤、黏膜可为苍白或青紫，如不及时抢救可导致死亡。

（二）静态心电图特点

1. **窦性心律失常** 窦性心动过速发生率较高，约为40%。窦性心动过缓发生率约为5%，偶可见出现窦性停搏、病态窦房结综合征等。

2. **各类期前收缩** 发生率约20%。

3. **快速性心律失常** 除窦性心动过速外，可有阵发性房颤、房性心动过速，少数可出现室性心动过速、室颤。

4. **传导阻滞** 发生率约为10%，可表现为窦房阻滞、房内阻滞、房室阻滞、束支阻滞、室内阻滞等。

5. **ST-T 改变** 主要为T波降低或倒置，发生率约为25%，ST段压低或抬高约7%，个别可发生心肌梗死。

6. **低电压** 发生率约为5%。

（三）诊断

（1）一氧化碳接触史。

（2）临床表现：口唇、面颊等处皮肤和黏膜呈樱桃红色。

（3）血液碳氧血红蛋白测定阳性。

（四）治疗

（1）急性中毒时应立即将病人移至空气新鲜处，吸高浓度氧，有条件的可在高压氧舱内进行治疗。

（2）细胞色素C 15～30mg，每次静脉注射或静脉滴注，8～12h可重复一次，用药前先作过敏试验。

(3)激素可用氢化可的松200～400mg或地塞米松10～30mg,分次静脉滴注或静脉注射。

(4)脱水,20%的甘露醇125～250mL快速静脉滴入,可8～12h 1次。

(5)输血或换血,对严重中毒者可输血或换血,以迅速改善组织缺氧状态。

(6)对高热抽搐者可采用亚冬眠疗法、低温疗法。5%的葡萄糖250mL中加入氯丙嗪25mg或再加入氢化麦角碱0.3mg静脉滴入,保持体温在35℃。深昏迷者可用冬眠疗法,如5%的葡萄糖盐水250～500mL中加入氯丙嗪50mg、异丙嗪50mg、杜冷丁100mg,在1h内静脉滴注,必要时12h后再给半量,一般用4～5d。如心率快者可用氢化麦角碱0.6～0.9mg或乙酰普吗嗪20mg代替氯丙嗪,维持体温在34℃。

(7)综合治疗,补充大剂量维生素C、能量合剂等。

(8)有心律失常者,须加强心电监护,严重心律失常须根据其类型给予相应抗心律失常处理。

(9)迟发性病变的治疗,陈亚生等用鞘内注入胞二磷胆碱治疗,一氧化碳中毒后,迟发性脑病取得了较好疗效。黎发本等用紫外线照射和充氧自血回输治疗一氧化碳中毒迟发性脑病。对昏迷者可用纳洛酮。

(五)预后

一氧化碳中毒,轻、中度中毒者只要及时发现积极抢救,多数预后良好,可不留后遗症。但重度或中度者因抢救不及时,可留下不同程度的后遗症。

(1)神经衰弱。

(2)精神异视,幻视、幻听、妄想、抑郁、烦躁不安、激动、木僵等。

(3)痴呆,记忆力减退,思维能力、行为能力、情感能力反应异常。

(4)锥体外系症状,震颤麻痹或手足多动症或舞蹈病。

(5)其他脑部症状,如单瘫、偏瘫、截瘫、四肢瘫、发音和吞咽困难、失语、偏盲、失眠、惊厥等。

(6)周围神经炎。

(邢福泰　李德友　韩泽蓉　汤亚明)

参考文献

[1] 鲁端,黄元铸.实用临床心律失常诊断和治疗指南.上海:复旦大学出版社,2003.208～290.

[2] 慈书平,王福军,张理义,等.心律失常与相关疾病.南京:江苏科学技术出版社,2000.65～87.

[3] 陈新主编.临床心律失常学.北京:人民卫生出版社,2000.1011～1078.

[4] 郭航远编著.心肌病学.第2版.杭州:浙江科学技术出版社,2005.9～179.

[5] 鲁端.恶性室性心律失常的现代诊治概念.心电学杂志,2006,25:184～190.

[6] Kastor JA, eds. Arrhythmias. 2nd ed. Philadelphia: Sanders company, 2000.

[7] Awtry EH, Loscalzo. Cardiac arrythmias. In Andreoli TE, eds. Cecil essentials of medicine. 15th ed. Philadelphia: Saunders company, 2001, 100～126.

[8] Bekbosynova MS, Pichugin AV, Novikova DS, et al. Immune status of patients with cardiac arrhythmias: idiopathic and in primary heart disease. Ter Arkh, 2006, 78:52～60.

[9] Beeger A, Zareba W, Scheneider A, et al. Runs of ventricular and supraventricular tachycardia triggered by air pollution in patients with coronary heart disease. J Occup Environ Med, 2006, 48:1149～1158.

[10] Brembilla-Perrot B, Marcon O, Chometon F, et al. Supraventricular tachycardia as a cause of sudden cardiac arrest. J Interv Card Electrophysiol, 2006, 16:97～104.

[11] 杨菊贤,王福军.实用心律失常学.成都:成都科学技术出版社,1995,319.

[12] 叶雪倩.更年期综合征发病机理的临床诊断.中华妇产科杂志,1990(2):92.

[13] 项普生.植物神经与心律失常.心血管学进展,1990,11(3):1.

[14] 宋有城.运动员心脏综合征.中国循环杂志,1989,4(4):368.

[15] 张开滋,孟庆华.左心室条束的进展,医学综述,1995,4(4):6.

第三篇　心律失常的诊断方法

第七章　静态心电图

数字化12导联心电图机同步放大、采样、分析、诊断、贮存、传输与打印心电图报告，称为12导联同步心电图（12-lead simultaneous clcctrocardiogram）。

12导联同步心电图具有显著的优越性，对心律失常起源部位的标测、复杂心律失常的诊断与鉴别诊断、捕捉一过性心肌缺血等，均优于顺序描记的单导联、3导联及6导联心电图。12导联同步心电图的普及与发展，是心电学史上的重大进展。12导联同步心电图是最完善的记录格式，只有实现12导联同步心电图描记标准化，才能进行网络化管理，最终与国际接轨。

第一节　检 测 方 法

一、溯源与发展

1887年法国的生理学家A. D. Waller在英国伦敦医学专科学校和圣玛丽学校任教期间，用Lippman毛细管静电计第一次描记出人体心电图波群，尽管这种描记方法很不理想，但是开创了心电图记录的先河。

开拓性的创建者是1901年荷兰莱顿大学的生理学家Witllem Einthoven，它潜心改进C. Ader，于1897年发明的弦线式电流计（stringgavanometer），终于在1903年描记出满意的心电图波群，并将曲线的位点，分别称为P、Q、R、S、T波，其名称一直沿用到现在。1913年Einthoven又提出了心电图计算基础的“等边三角形理论学说”，并确立了标准双极肢体导联（Ⅰ、Ⅱ、Ⅲ）系统。

1912年Waller将心电图记录的心电活动曲线和图形命名为Elctrocardiogram（ECG），德文为Elektrokardogramm（EKG）。

心电图学已经历了120个春秋（1887～2007年），心电图学乃至心电学的历史，就是新导联和新学说发展史，1933年Wilson创立了单极肢体导联和胸前导联VR、VL、VF及V_1～V_6，加上Ⅰ、Ⅱ、Ⅲ双极肢体导联，使心电图记录导联增加到12个，从而能自额面，也能从横面更加全面地观察心脏的电活动（图7-1）。1942年Godberger改良了中心电端，设计了单极加压肢体导联aVR、aVL、aVF，使VR、VL、VF图形不变，波幅增大50%，因而在临床上更加实用，由此形成的Einthoven-Wilson导联体系（简称Wilson导联体系），成为临床上心电图的主体。1954年美国心脏学会修订意见倡用aVR、aVL、aVF代替VR、VL、VF，后被国际心电学会加以推广。这 12 导联心电图已成为国际上公认的基础心电图而在世界各国通用，因历史悠久，而得名为“12 导联心电图”，亦称“传统心电图”“普通心电图”等。因其制定的测量方法、分析技术和标准已被公认是常规的准绳，并作为常规检查方法故称为“常规心电图”。在 12 导联心电图基础上又定义了右胸导联 V_{3R} ~ V_{5R} 和左胸导联 V_7 ~ V_9，这就是现今的 18 导联心电图。在心电图发展史上曾出现只描记 Ⅰ、Ⅱ、Ⅲ、aVR、aVL、aVF、V_1、V_3、V_5 的 9 导联心电图，因造成遗漏大量心电信息，现已被废弃。而 12 导联心电图一直沿用至今，长盛不衰，并与化验、X 光并称三大常规检查方法。

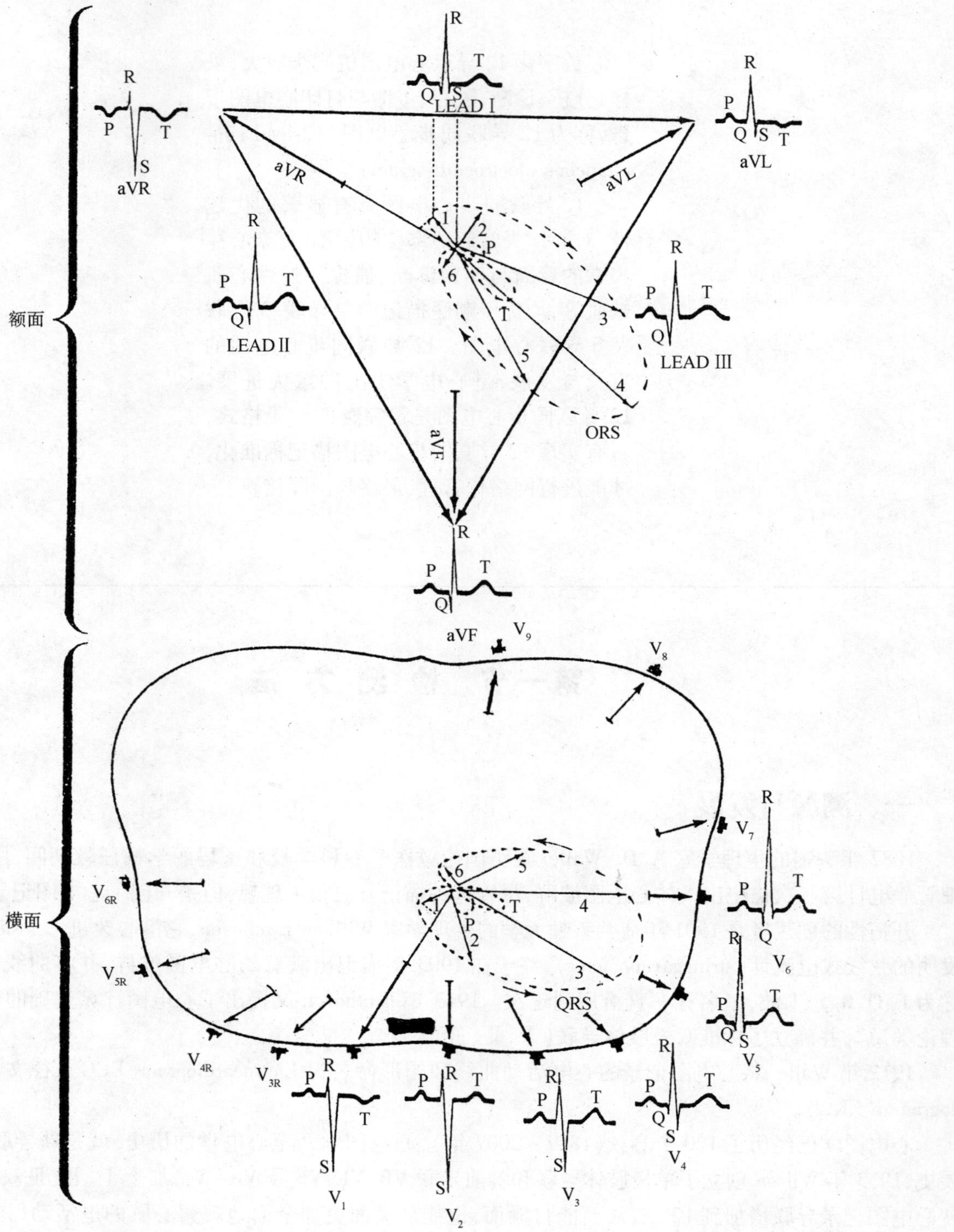

图 7-1　额面及横面导联

二、静态心电图的命名

在心电图的发展中，心电图的名称繁多，不少于20种，如此混乱情况有必要进行统一规范，以推动心电学标准化工作。限于篇幅对按部位、器械及附加导联描记心电图就不加讨论了。仅对常用的“经典心电图”“标准心电图”“常规心电图”等加以讨论，谈谈我们的看法。从上述的心电图发展史上可以看出，上述名称有的有特定内涵，有的含义不清，显然不能相互通用。把12导联心电图叫做“经典心电图”“传统心电图”“普通心电图”“标准心电图”，只说明历史久远；称为常规心电图，是因为心电图在临床上已成为常规检测项目，被广大医生采用、广大患者接受，这只是一个约定俗成的常用语；而体表心电图的含义广泛，广义地讲除心腔内电图以外的心电图均指体表心电图，显然对一种心电图而言，是针对性不强；“静止心电图”是指心电波形在荧屏上冻结而记录的心电图；“静息心电图”如从字面理解为安静休息状态的心电图尚可，若从心电活动而言，是指心电的静息位，电位差为零，在心电描记上应无曲线和图形，呈直线状，故此名称不够确切亦易于和心电图的静息电位概念混淆，值得商榷。我们于1966年从规范化角度出发，倡导将“心电图”称为“静态心电图”(static electrocartiogram，SECG 通称 ECG)，表示是在安静状态下进行检测的，并可与“动态心电图”的提法相对应，我们认为这个术语较科学、规范，值得推广应用。现已得到了广大学者的认可，并在临床和医疗器械行业中得到广泛应中。

三、数字化12导联同步心电图

随着心电仪器的进步，已从单导联心电图、3导联心电图、6导联心电图顺序描记，改为进行12导联心电信号同时采集、放大、分析并同步描记，这就是世界卫生组织(WHO)、国际心脏联盟协会(ISFC)、欧共体心电图标准化工作小组(CSE)等共同推荐的使用数字化的12导联同步心电图。

数字化12导联同步心电图在1986年由美国Marquette公司首先推出，1987年由中国人民解放军总医院率先引进的数字化12导联同步心电图机。经过10多年的发展，欧美等国家已经实现了12导联同步心电图分析报告与网络化管理，我国12导联同步心电图机也已经普及到了大中城市的医院，在临床医疗、教学、科研和保健工作中发挥着巨大的作用。

(1)可在同一心动周期上测量12导联数据，便于参数测量的标准化并与国际接轨。

(2)记录心电图波形清晰不失真，最能表达各波、段、间期和客观数据，将心电波形的测量数据精确到千分之一，能最大限度地满足临床医疗、教学和科研工作的需要。

(3)可对期前收缩、心动过速、预激综合征、束支阻滞和分支阻滞等进行定位诊断与鉴别诊断，准确性明显优于单导联记录的心电图。

(4)可大大提高工作效率，从单导联心电图顺序记录到3、6导联心电图同步记录，是心电学上的重大发展，再从3导联心电图同步记录到数字化12导联心电图同步记录，这是现代心电图发展史上的里程碑。

(5)进行网络化管理，与国际心电图接轨，实现心电信息远程传输与会诊，信息与资料共享，心电图标准化及建立数据库。

(张开滋　刘晓媛　刘　蓉　汤亚明)

第二节　记录技术

一、心电图机的分类

1. 按记录仪分类　①热笔式：多用于在单导联心电图机。②电子管放大式：多用于单导联心电图机。③热笔直描式：多用于单导联心电图机。④喷墨式：因喷射头细小，易堵塞，目前基本不用。⑤数字化式：最常用于12导联同步心电图机。

2. **按机型分类** ①便携式。②手提式。③台式。

3. **按功能分类** ①普通单一功能心电图机。②计算机自动测试、分析报告、存储多功能机。

二、12导联同步心电图仪及功能

心电图仪是一种现代医学研究和临床诊断中使用非常广泛的医疗设备，近百年来，心电图仪的发展经历了弦线式、电子管放大式、热笔直描式、喷墨式和数字化式等多个不同阶段。随着科技的飞速发展，全新概念的12导联同步心电图仪将成为心电图仪发展的必然趋势，它将在临床医疗、教学、科研和国际国内学术交流中显示出它巨大的优势。

1. **数字化12导联同步心电图仪的基本构成** 一般12导联同步心电图仪主要由主机、显示器、记录装置、储存装置、心电数模转换器及导联线等组成。有些心电图仪因其功能不同，结构和组成部分也有区别，但它们描记心电图波形的原理是相同的。从人体体表获得心电信息经电极与导联线传输到心电图仪放大部分，经放大信号、去噪声处理，记录器记录并分析，将心电信号转化为可视的心电图，打印或存储于存储器当中(图7-2)。

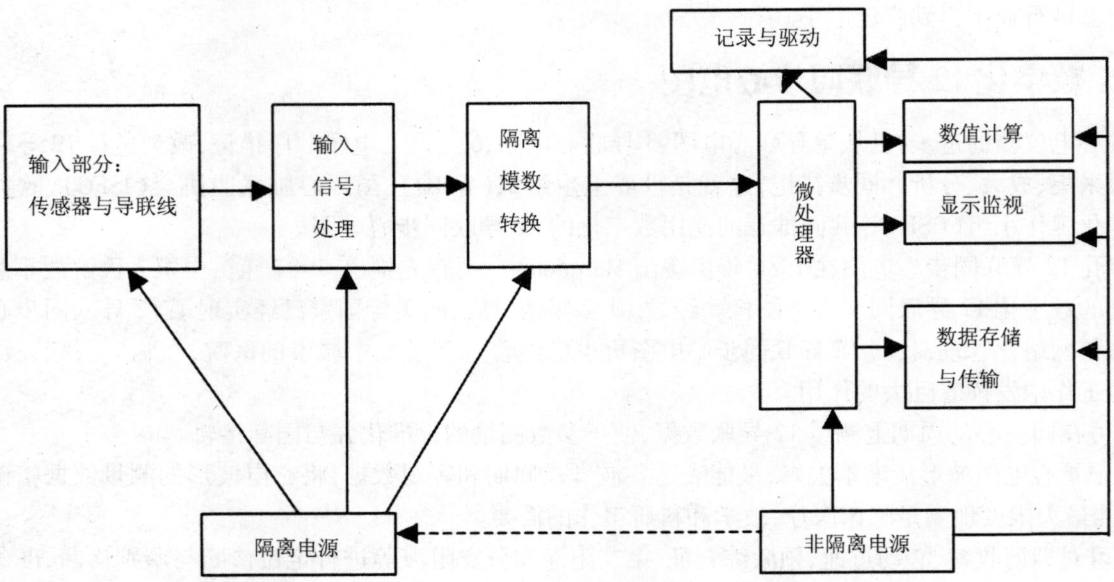

图7-2 心电图仪工作原理

现在临床上广泛使用的12导联同步心电图仪往往使用超大屏幕高分辨率液晶显示替代传统的电子管显示器，全中文菜单式操作便于医技和医护人员的方便使用，数字滤波和心电分析软件提供高质量的图像和精确的测量数据，方便灵活的显示模式和四种打印格式，独特的病历存储、回放与通讯功能。多数仪器制造精巧，呈便携式，可交直流两用。

12导联同步心电图仪有两种类型：热敏纸打印的热阵式心电图仪和激光打印的微机式心电图仪。

(1)热敏纸打印的热阵式心电图仪优点：①反应速度快，描记一份12导联同步心电图的时间为1min；②整体性能好，虽然仪器类型不同，但是现在多数仪器有自动分析功能，准确率达70%左右；③可连续描记12导联同步心律失常心电图，为临床分析心律失常带来方便。

缺点为：①热敏纸记录的心电信息随时间可能脱色，不便于保存；②需要专门的管理系统，价格昂贵；③仪器整体价格昂贵；④专用纸张成本费用较高，约需1元；⑤描笔易于损坏。

(2)激光打印的微机式心电图仪优点：①激光打印心电图，成图效果好，随时间脱色可能性小，便于保存；②可显示12导联同步心电图；③可连续描记12导联同步心电图；④仪器整体价格较低；⑤成本费用较低，约需0.5元。

缺点：反应速度慢，描记一份12导联同步心电图的时间为1.5min。

由于计算机硬件和软件技术的突飞猛进，给心电图仪赋予了前所未有的强大的分析统计功能，比如有公司最新开发的心电图仪和相应的软件配合，可以分析检测12导联同步心电图、Q-T离散度、起搏心电图、心率震荡，12导联冠心病定位诊断；“色谱图”分析Q-T离散度；上传心电数据至“心电网络信息系统”，实现网络共享；三维向量图分析功能，以动画的方式回放向量环，为医生诊断心肌梗死定位以及疑难心律失常分析提供依据；同一患者多次检查结果对比功能，动态观察患者病情。这些功能的实现，极大地方便了临床工作。

2. 12导联心电图仪的主要技术指标 虽然市场上有多种型号不同、功能各异的12导联心电图仪，但总体而言其主要性能指标涉及如下几个方面。

(1)完成12导联心电数据同步采集、同步显示、同步分析、同步记录。

(2)采样频率AHA/CSE推荐采用500Hz采样率，以保证高保真记录心电变化的波形。

(3)频率响应，0.05～150Hz(-3db)。

(4)数字滤波，50Hz工频干扰、基线抑制、肌电干扰(40Hz，75Hz，150Hz)。

(5)显示器：①高分辨率点阵式液晶显示屏，观察角度任意调节；②显示模式为3通道、6通道、12通道任选，波形可冻结；③中文/英文人机对话式菜单操作。

(6)记录器：①高分辨率高灵敏度热阵式记录；②走纸速度为12.5mm/s、25mm/s、50mm/s；③自动记录，12×1、6×2、3×4，三种格式任选；见图7-3～图7-6；除上述主要的记录格式外，还有竖幅6×2格式，加长Ⅱ导联6×12格式，加长V_1、Ⅱ、V_5导联6×2格式等；④手动记录，任意长度、无时间限制。

(7)放大器：①输入回路，标准12导联浮地式输入；②增益选择，5mm/mV、10mm/mV、20mm/mV；③时间常数，≥3.2s；④共模抑制比，不小于90db；⑤抗极化电压大于300mV。

(8)病历数据记录：①12导联ECG心电波形(10s)，日期、时间及ID号等其他信息；②心电图ECG测量结果。

(9)病历存储：一定数量的心电信息存储，任意回放、任意拷贝。

(10)与PC机通讯：标准开口。

(11)异常事件报警：①报警项目，导联脱落、打印缺纸、电池欠压、联机失败，操作错误；②报警指示，报警符号闪动及声音、文字提示。

(12)安全等级：必须达到国家要求的安全等级。

(13)电池性能：内置镍氢电池，可反复充放电，对环境污染小。

(14)体积、重量：体积小，重量轻，方便携带和移动。

3. 心电图仪的使用要求 正确、安全地使用心电图仪是正确诊断的基础和前提。

(1)心电图仪周围不应有高压电缆，X线射线机，超声仪器及电疗机等。

(2)心电图仪周围应具有合适的温度和湿度，温度过高或过低对被检测人的心电图正确记录均有影响，湿度过高或过低会对仪器产生不良影响，本机正常工作时要求相对湿度10%～95%，温度17～28℃，并尽量减少搬动。

(3)心电图仪应安置有良好的接地线。既可保证安全，又能显著降低交流干扰和其他电磁波干扰。

(4)使用标准化的12导联同步心电图仪，才能描记出高质量的心电图。

(5)开机预热5min，使仪器进入稳定状态，如果使用直流电心电图仪开机就可记录心电图。

(6)输入名字、性别、年龄、住院号、临床诊断等，便于进行统计学处理和资源管理应用。

(7)一份满意的心电图是12导联同步采集、分析、诊断、打印的心电图报告，12导联是Ⅰ、Ⅱ、Ⅲ、aVR、aVL、aVF、V_1～V_6，必要时加做其他导联。基线平稳，无干扰伪差，波形清晰，如有心律失常可手控延长记录时间，直到满意时为止。用于研究的12导联同步心电图包括射频消融预激旁道、室性期前收缩、室性心动过速、测量P波与Q-T间期离散度等，应用25mm/s及50mm/s两种速度，必要时加做100mm/s速度记录12导联同步心电图。

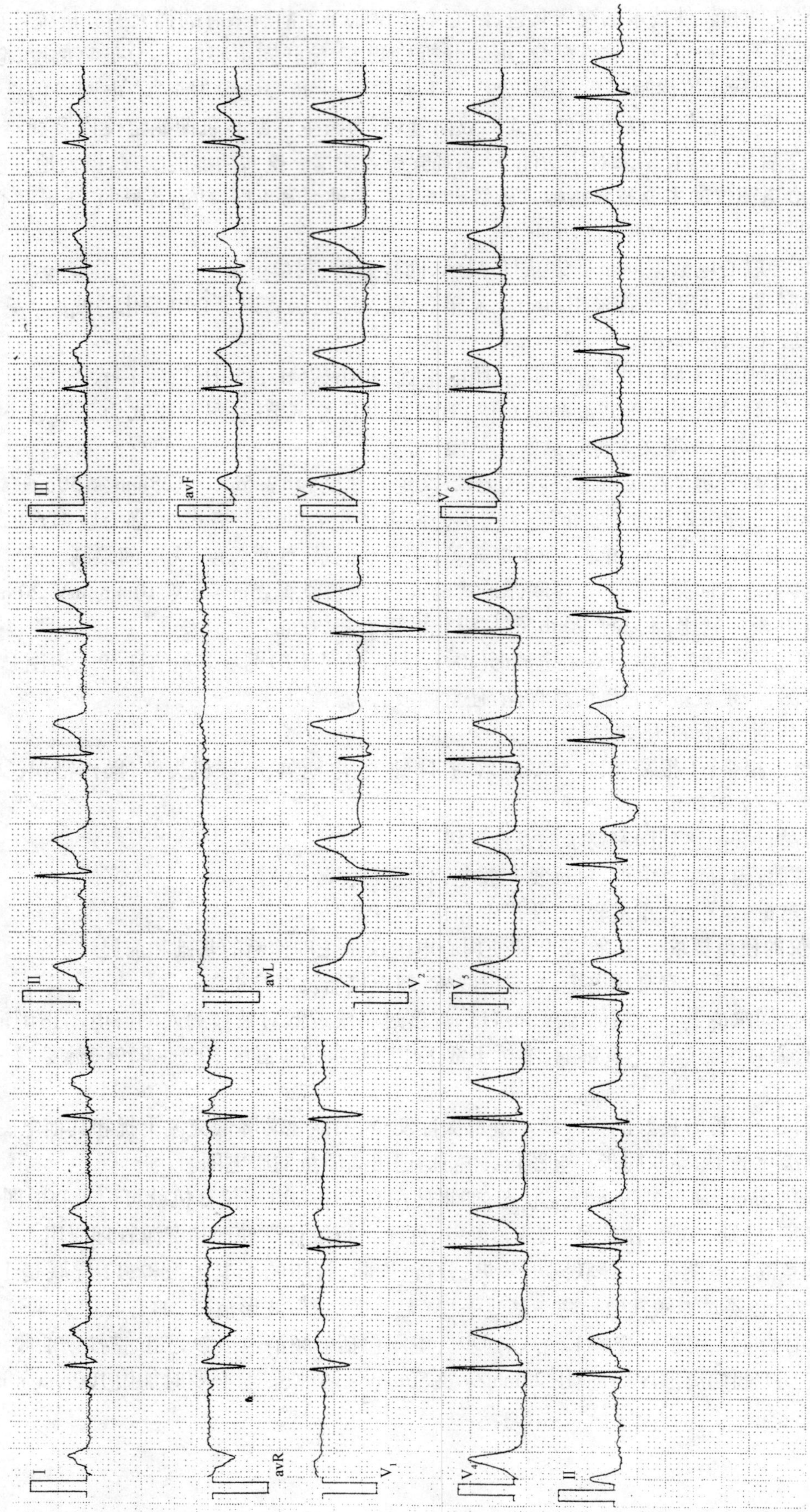

图 7-3　12 导联同步心电图 3×4 格式

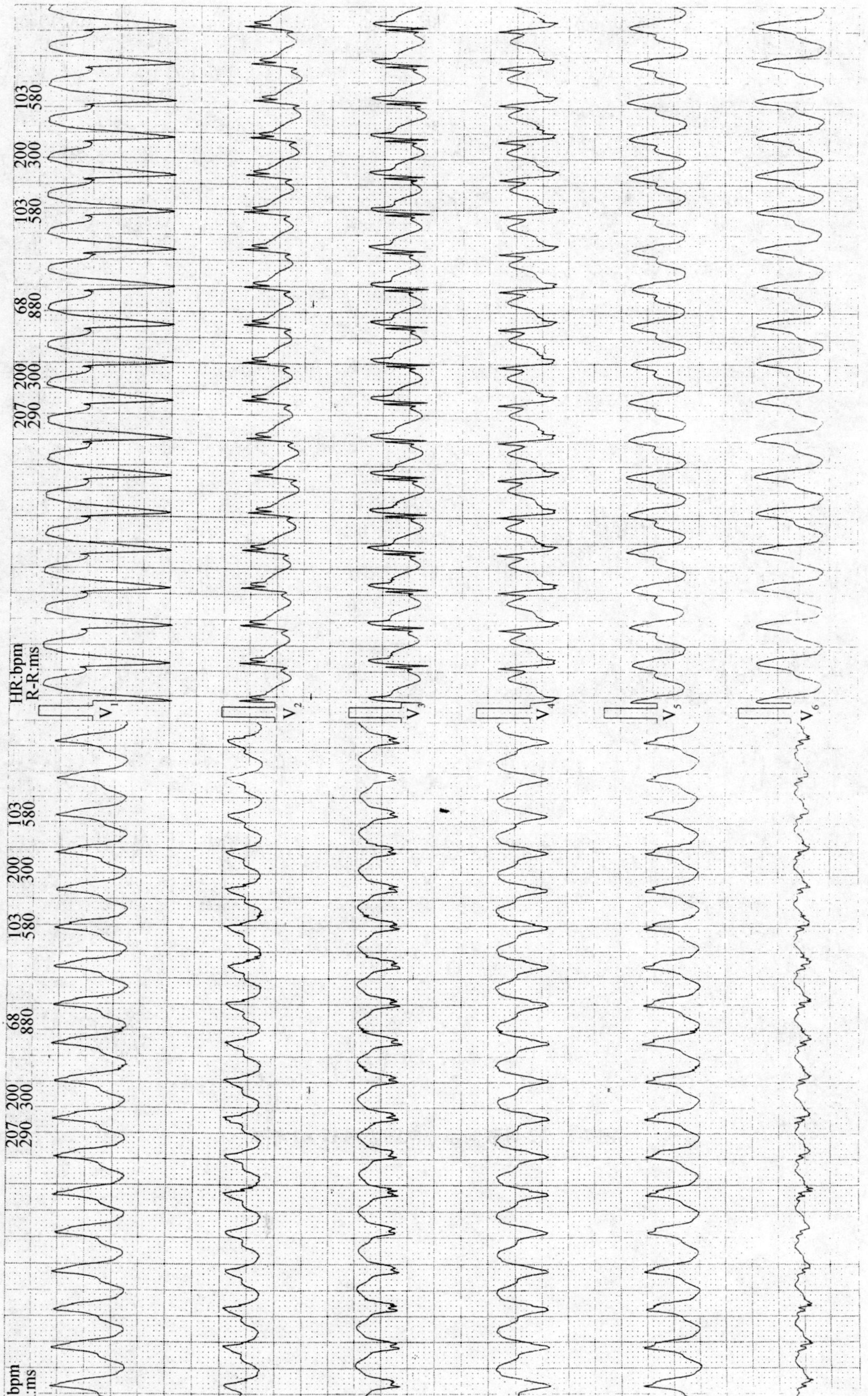

图 7-4　12 导联同步心电图横幅 6×2 格式

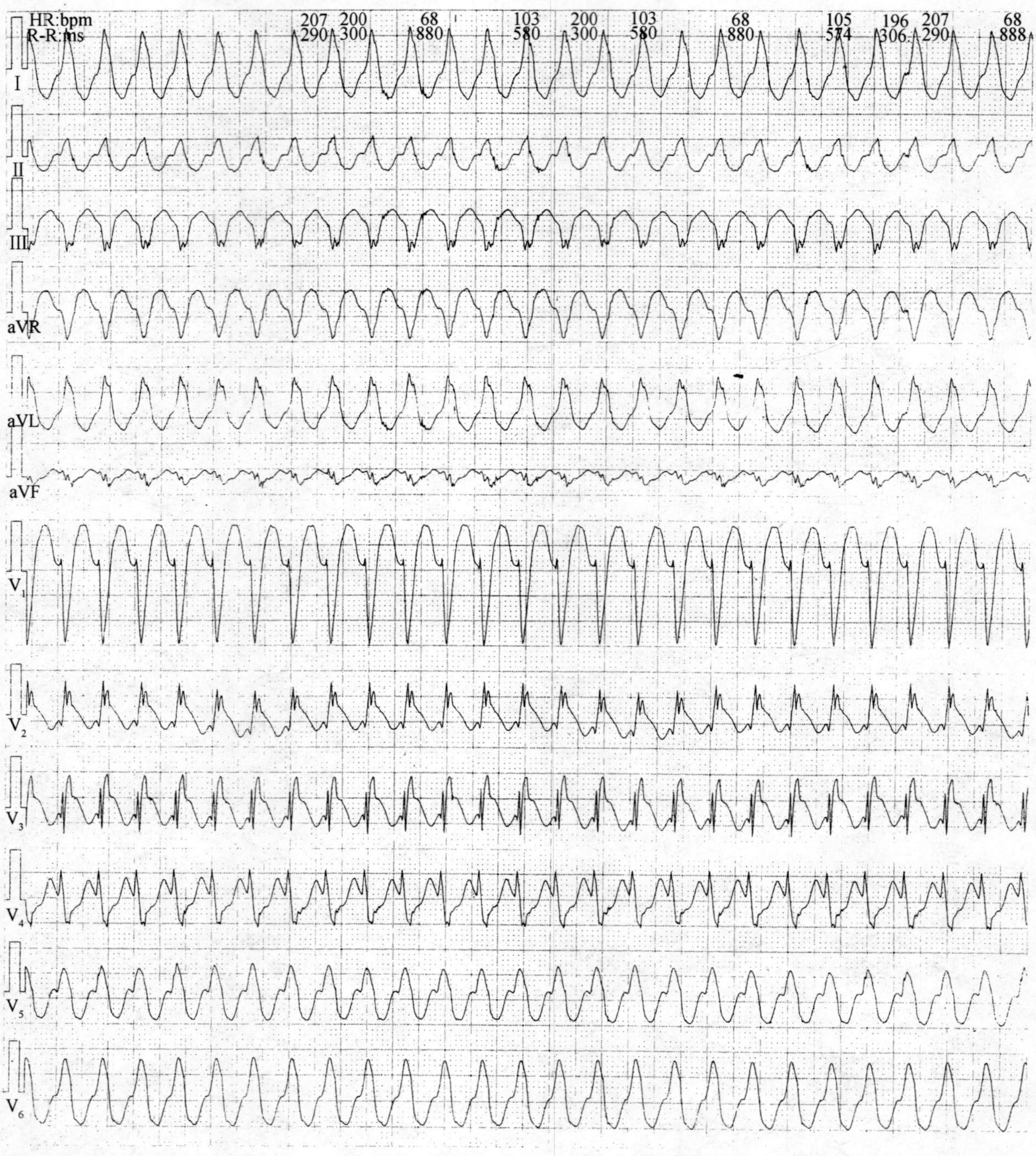

图 7-5　12 导联同步心电图竖幅 12×1 格式

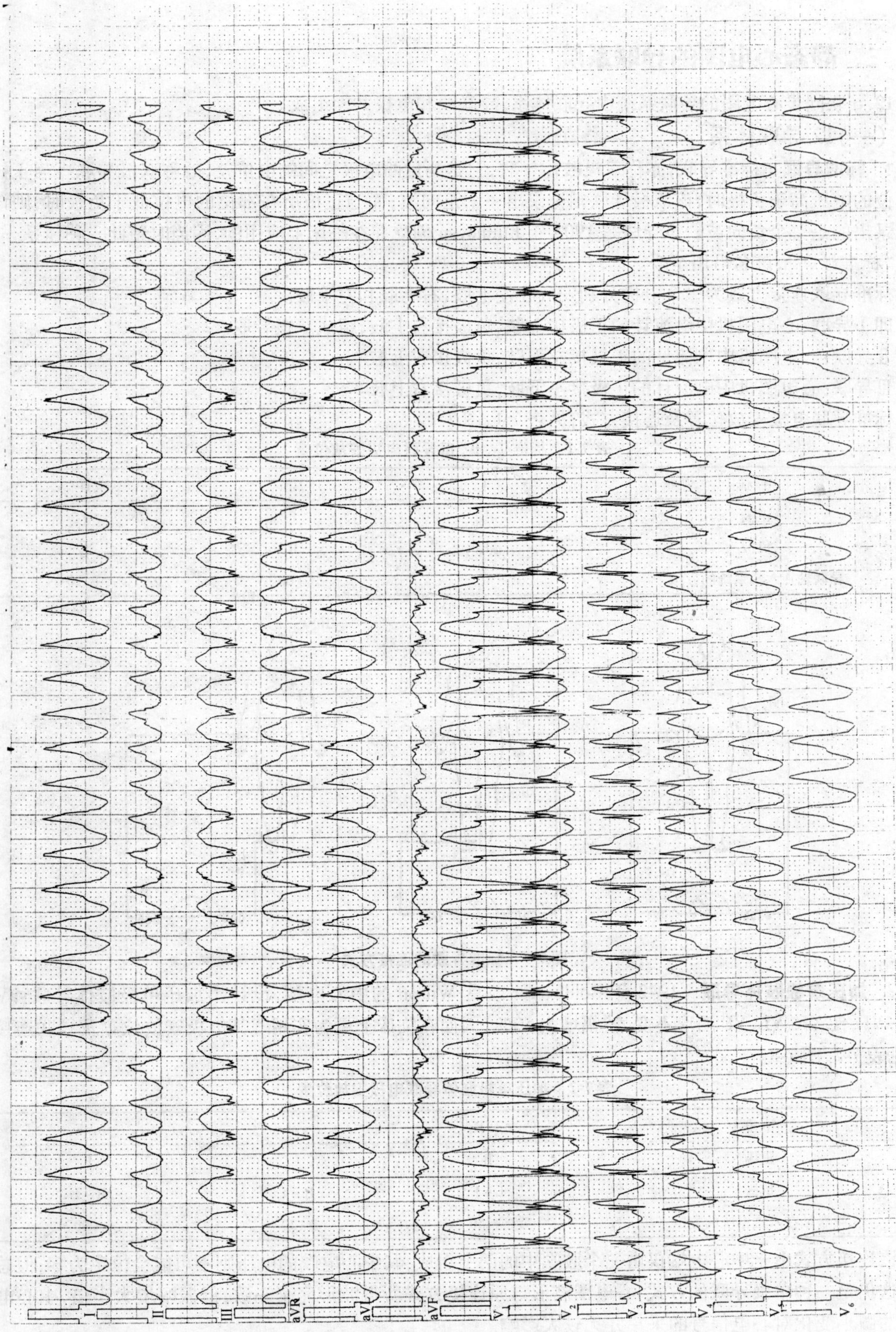

图 7-6　12 导联同步心电图横幅 12×1 格式

三、静态心电图的导联系统

12 导联同步心电图的导联系统由导联体系、导联线和电极共同组成。

（一）12 导联体系

1. **标准导联** 标准导联，亦称双极肢体导联，它是测量两电极之间的电位差，故称双极导联。当正极所在部位的电压高于负极时，该双极导联则记录出一个正向波；而当正极所在部位的电位低于负极时，则该导联记录出的是一个负向波。该导联是 1903 年 Einthoven 创立并在临床上应用的，因当时独此一种体系，故被称为“标准导联”，该名沿用至今。

标准导联连接方式为三个电极分别安放在左上肢、右上肢和左下肢。

即Ⅰ导联：心电图机中电流计的正极接上肢，负极接右上肢，组成双极导联。

Ⅱ导联：心电图机中电流计的正极接左下肢，负极接右上肢。

Ⅲ导联：心电图机中电流计的正极接左下肢，负极接右上肢。

标准导联电极安放位置及连接方式，见表 7-1、图 7-7。

表 7-1 标准Ⅰ、Ⅱ、Ⅲ导联电极安放位置

导 联	Ⅰ	Ⅱ	Ⅲ
正极	L	F	F
负极	R	R	L
导联轴在六轴系统的方位	0	+60	+120

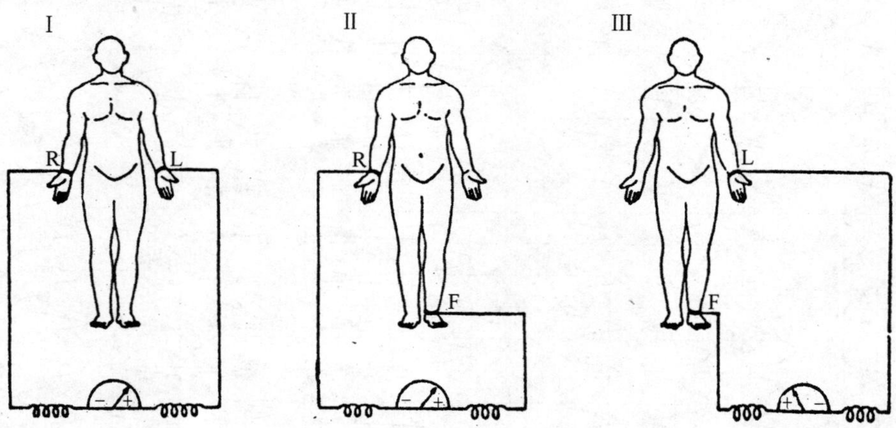

图7-7 标准导联的连接方式

2. **加压单极肢体导联** 1942 年 Goldberger 改良 Wilson 的中心电端，设计出加压单极肢体导联：aVR、aVL、aVF，使 VR、VL、VF 图形不变，波幅增大 50%，因而在临床上更为实用。其电极安放位置及导联连接方式，见表 7-2、图 7-8。

表 7-2 加压单极肢体导联电极安放位置

导 联	aVR	aVL	aVF
正极	R	L	F
负极	L + F	R + F	R + L
导联轴在六轴系统的方位	-150	-30	+90

该连接方式由于中心电端仅由三个肢端中的两个组成，其中心电端的电压则不可能会恒定为零，但总体上看这仍是一种单极导联的方式，心电图波形与原连接方式所得波形完全一致，但振幅增大半倍，中心电端电压的微小变化对心电信号的采集并无较大影响。

3. **胸导联** 心前导联的电极连接方式由 Wilson 建立，成为心电图学业史上的又一个里程碑。

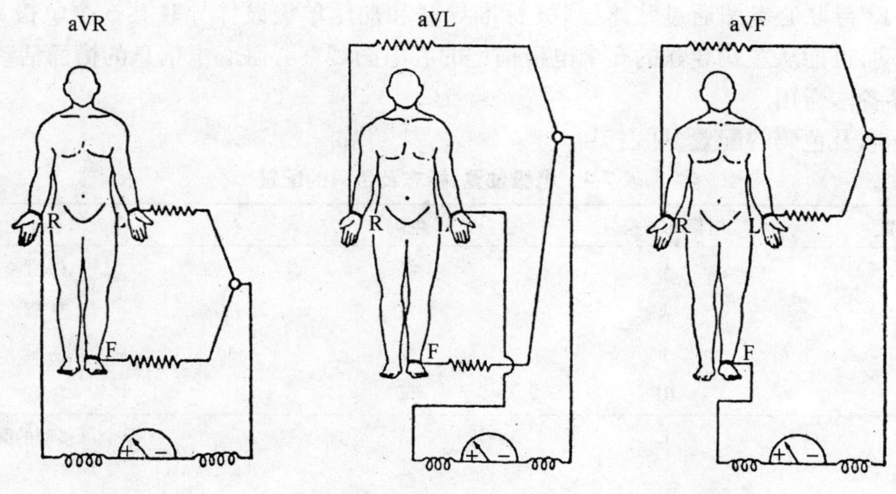

图 7-8　加压单极肢体导联的连接方式

将导联的探查电极放置在左胸前壁及左胸侧壁的不同部位，连接于心电图仪的电流计的正极端，负极端与中心电端相连，即为单极心前导联，现已改称为胸壁或胸导联，见图 7-9。

采用这种导联方式使探查电极与心脏非常接近，只隔着一层胸壁，因此，单极胸导联的图形振幅较大，有利于临床观察。其胸导联探查电极的位置与作用见表 7-3、图 7-10。

表 7-3　胸导联电极的位置与作用

导联	正极位置	负极位置	主要作用
V_1	胸骨右缘第四肋间	无干电极	反映右心室壁改变
V_2	胸骨左缘第四肋间	无干电极	反映右心室壁改变
V_3	V_2 与 V_4 连接线的中点	无干电极	反映左右心室之间移动变化
V_4	左锁骨中线与第五肋间相交处	无干电极	反映左右心室之间移动变化
V_5	左腋前线 V_4 水平处	无干电极	反映左心室壁改变
V_6	左腋中线 V_4 水平处	无干电极	反映左心室壁改变

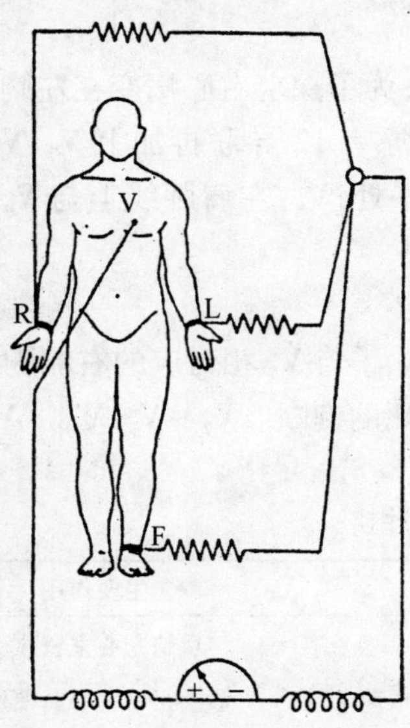

图 7-9　胸导联的连接方式

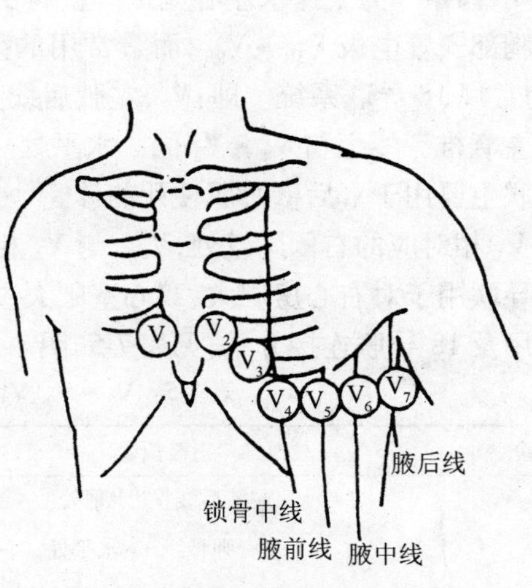

图 7-10　12 导联胸探查电极的位置

12 导联体系描记的心电图，尽管尚存在波幅偏低、图形多变、方位死角不足之外，目前虽有 150 余种导联，尚无法与 12 导联体系相媲美。

由此形成的 Einthoven-Wilson 导联体系（简称 Wilson 导联体系），双极肢体导联Ⅰ、Ⅱ、Ⅲ，加压单极肢体导联 aVR、aVL、aVF 和 6 个单极胸导联 $V_1 \sim V_6$ 组合成 12 导联，成为检测心电图导联的主体，被国际心电学会加以推广。这12导联心电图通过肢体导联(标准导联和加压单极肢体导联共6个电极),既能观察心脏心电活动额面活动,也能从左胸导联的6个电极描记的心电图观察心脏心电信息的横面活动,已得到国际上的认可,而在世界各国通用。

电极位置、标志及色码的配置,见表7-4。

表7-4 电极位置、标志及色码的配置

导联电极位置	电极标志符号	色码	在人体表面的位置
肢体	R	红	右臂
	L	黄	左臂
	F	绿	左腿
	RF	黑	右腿
胸部	C	白	单个可移动的胸电极
(按Wilson法)	C_A	白	
	C_B	白	3个可移动的胸电极
	C_C	白	
	C_1	白/红	胸骨右缘第四肋间
	C_2	白/黄	胸骨右缘第五肋间
	C_3	白/绿	C_1 和 C_4 中间第五肋上
	C_4	白/棕	胸骨右缘第五肋间
	C_5	白/黑	左腋前线上与 C_4 同一水平
	C_6	白/紫	左腋中线上与 C_4 同一水平

12导联心电图电极安置顺序:右臂(红)→左臂(黄)→左腿(绿)→右腿(黑),安置胸导联电极 V_1→V_2→V_3→V_4→V_5→V_6。

经过60余年的实践活动,已积累了丰富的临床资料,其所制定的测量方法、分析技术和标准已被人们认为是“常规”的准绳,成为心电图学的宝贵财富。

数字化12导联心电图机同步采样,把描记的12导联心电信息进行分析、诊断、储存、传输与打印,称为12导联同步心电图。

4. 18导联体系 为了探求左心室正后壁病变加做 V_7、V_8、V_9 导联;为了探求右心病变在左胸部 V_3 ~ V_9 处对应的右胸部安置电极 V_{3R} ~ V_{9R},而最常用的是 V_{3R} ~ V_{5R} 导联。把原有12导联再加上 V_7、V_8、V_9、V_{3R}、V_{4R}、V_{5R} 称为常规18导联系统。即:V_7,左腋后线上与 V_4 ~ V_6 同一水平处;V_8,左肩胛线上与 V_4 ~ V_7 同一水平处;V_9,左脊椎旁线上与 V_4 ~ V_8 同一水平处。

以上导联主要用于真后壁心肌梗死的诊断。

V_{3R},与 V_3 相对应的右侧胸壁处;V_{4R},与 V_4 相对应的右侧胸壁处;V_{5R},与 V_5 相对应的右侧胸壁处。

这三个导联用于对右心房肥大、双心室肥大、右束支阻滞或右室梗死的判断。V_7 ~ V_9、V_{3R} ~ V_{9R},电极安放位置与作用及18导联连接方式,见表7-5、图7-11。

表7-5 V_7 ~ V_9、V_{3R} ~ V_{9R},电极安放位置与作用

导联	正极位置	负极位置	主要作用
V_7	左腋后线 V_4 水平处	无干电极	反映左心室壁改变
V_8	左肩胛骨线 V_4 水平处	无干电极	诊断正后壁心肌梗死用
V_9	左脊旁线 V_4 水平处	无干电极	诊断正后壁心肌梗死用
V_{3R} ~ V_{9R}	右胸部与 V_3 ~ V_9 对称处	无干电极	诊断右室心肌梗死用

由于 V_7 ~ V_9、V_{3R} ~ V_{9R},都不在“心前”,不宜称之“心前导联”,现已称之胸导联(chest lead)。

关于废除9导联心电图的缘由:描记Ⅰ、Ⅱ、Ⅲ、aVR、aVL、aVF、V_1、V_3、V_5 共9个导联心电图(又称9导联记录法)应当废除。9导联记录法因省略 V_2、V_4、V_6 导联而遗漏了大量心电信息:①V_2 导联Q-T间期最接

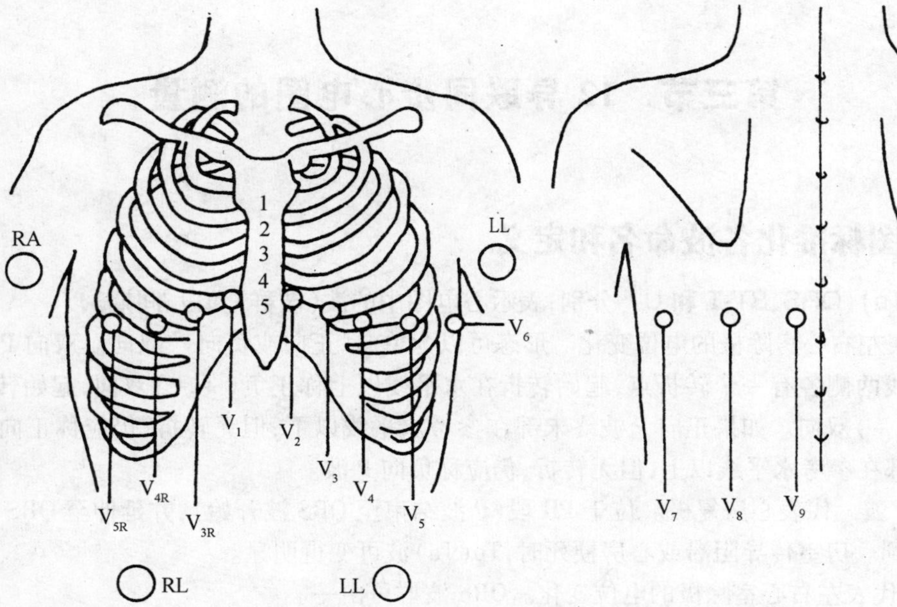

图 7-11　18 导联胸探查电极的位置

近 12 导联同步测量的 Q-T 间期；②低钾血症，V_2 导联 U 波明显增高；③逆钟向转位，V_2 导联 R 波增高最明显；④中隔支阻滞，$R_{V_2} > R_{V_5}$、R_{V_6}；⑤左室肥厚的向量指向左后方，S_{V_2} 导联常增深；⑥左束支阻滞时，V_1、V_2 可出现 QS 波；⑦少数左前分支阻滞，V_1、V_2 呈 qrS 型，酷似前间壁心肌梗死；⑧前间壁心肌梗死 V_1、V_2 呈 QS 型；⑨B 型预激综合征，V_1、V_2、V_3 导联预激波和 QRS 主波向下，旁道在右前，V_2 以左各导联向上，旁道在右后；⑩法洛四联症，V_1 呈 R 型，V_2 以左各导联呈 rS 型；⑪部分右房肥大的 P 波在 V_2 导联增高最明显；⑫正常人 V_4 导联 QRS 振幅最大；⑬V_4 是反映心肌缺血、损伤，最敏感的导联，$R_{V_1} > R_{V_2}$或 $R_{V_3} > R_{V_4}$，为 R 波递增不良，常见于非穿壁性陈旧性前壁心肌梗死、心肌病；⑭V_4 呈 qRS、Qrs 型，见于前壁心肌梗死；⑮V_4 导联 T 波低平、双相或切迹均属于异常表现；⑯V_4 导联 U 波倒置，提示前降支病变或高血压等；⑰$R_{V_6} > R_{V_5}$，是左室肥厚的特征性改变；⑱右束支阻滞者，V_6 呈 qR 或 Rs 型，提示合并心肌梗死；⑲V_6 呈 qRS 或 QS，提示前侧壁心肌梗死。

（二）导联线

12 导联同步心电图的导联线，为外裹软质塑料，内为金属制成的屏蔽导线，其上端与记录仪连接，前端有专用的金属扣与电极相连，构成 12 导联同步心电图仪采集心电信息的传输通道，用以记录 12 导联同步心电图。

具体要求导联线质地和性能良好，电阻小，导电性能好，耐腐蚀、抗老化、不变硬、纤细柔韧、经久耐用、佩戴舒适，并有国际标准的彩色标识。

（三）电极

电极的质量、粘贴的位置、方法是 12 导联同步心电图机的采集、记录心电信息质量的关键问题之一。

电极应是（AA）强碱性，由能粘贴于体表皮肤的医用被衬（无纺垫或泡沫垫）、位于被衬中央的“Ag-Aget 电极”及其周围的高性能导电膏构成。

电极的采用必须符合 ANIS/AAMIEC12-1991 规定，导电性能好，黏附力强，透气性好，具有透气性，对皮肤无刺激，可防交叉感染，记录心电波形不失真的高性能，一次性粘贴电极。

（张开滋　李成文　曹化东　李德友）

第三节　12 导联同步心电图的测量

一、心电图标准化各波命名和定义

1. P、Tp(或 Ta)、QRS、ST-T 和 U　分别,表示心电图中的波(波群)和段、间期。

2. P 波　代表左右心房除极的电位变化。形态可以为单向(正向或负向)、双向。双向 P 波是指波的描迹线在参考水平线两侧各有一个转折点,起始转折在水平线以上称正负(+-)双向,起始转折在参考水平线以下称负正(-+)双向。如果正向 P 波终末部在参考水平线以下,但无转折,仍应称正向 P 波;同样,如果负向 P 波终末部在参考水平线以上,但无转折,仍应称负向 P 波。

3. Tp(或 Ta)波　代表心房复极。位于 PR 段(P 波结束至 QRS 波开始),并延伸至 QRS 波中。通常 Tp(Ta)波不易观察到。房室传导阻滞或心房梗死时,Tp(Ta)波可变得明显。

4. QRS 波　代表左右心室除极的电位变化。QRS 波群可由一个或多个成分组成。确定 QRS 波成分时,应以 QRS 波起始部作为参考水平线。第一个在参考水平线以上的 QRS 波成分称为 R 波;R 波之前向下的波称为 Q 波;S 波是继 R 波之后第一个向下的波;R′波是继 S 波之后向上的波;如 R′波后又发生一个向下的波称为 S′波;依此类推 R″波、S″波等。如 QRS 波群只有向下的波,则称为 QS 波。QRS 波结束点称为 J 点或"ST 连接点"。当 J 点偏离参考水平线时,QRS 波终末成分的定义见图 7-12。

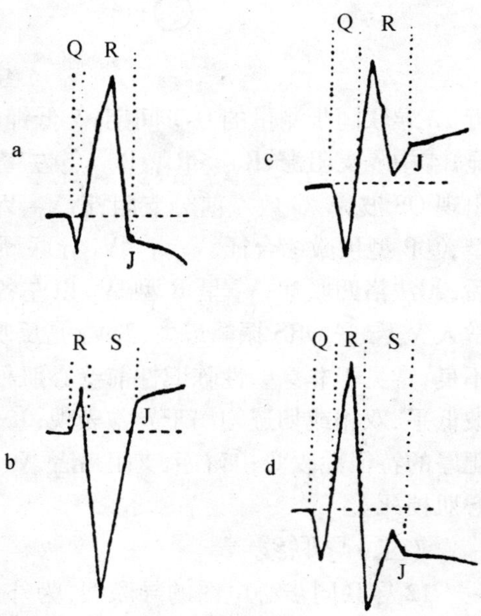

图 7-12　J 点偏离参考水平线时 QRS 波终末成分的定义

a、b. 显示 QRS 终末部描迹线虽越过参考水平线,但未发生转折;c、d. 显示 QRS 终末部描迹线虽再次转折,但未越过参考水平线;因此均未形成 QRS 成分。QRS 各成分的分界由 QRS 起始部参考水平延长线与描迹线的交点决定

如果在参考水平线同侧 1 个波的描迹线可见 2 个或 2 个以上转折点则称为切迹。波的上行、下降支或顶部突然明显的斜率变化,造成描迹线局部增粗称为粗钝。如果 QRS 波中最大的波小于 0.5mV,并显示 3 个以上的成分或多个切迹和粗钝可称为"错综小波"。

特指某导联 QRS 波各成分时,可在波名后加上导联下标,如 R_{V_5}、S_{V_1} 等。可用小写的 q、r 和 s 符号表示振幅相对较小的 QRS 波各成分。

使用 12 导联同步心电图仪记录时,各导联 QRS 波并非同时出现和同时终止。进行同步测量时,某些特定导联 QRS 波前或后可见等电位段,分别用字符 I 和 K 表示,见图 7-13。

5. ST-T　ST 段是指 J 点与 T 波起点之间的一段。ST 段和 T 波代表左右心室复极过程。ST 段常呈水平或平缓倾斜,并逐渐过渡为 T 波,因此大多数情况,不可能将 ST 段与 T 波截然分开。T 波形态可以为单向(正向或负向)、双向(正负双向或负正双向),其定义同 P 波。

6. U 波　位于 T 波之后的小波,其产生机制尚不清楚。正常 U 波极性常与 T 波相同,以 V_2、V_3、V_4 导联 U 波较显著。

二、心电图各波的测量

1. 测量参数　基本测量参数包括心率、P 波时限、P-R(P-Q)间期、QRS 时限、Q-T(Q-Tc)间期、平均心电轴等。除特殊要求外,建议振幅测量单位统一用毫伏(mV)表示;时间测量单位用毫秒(ms)或者秒(s)表示,见图 7-14。

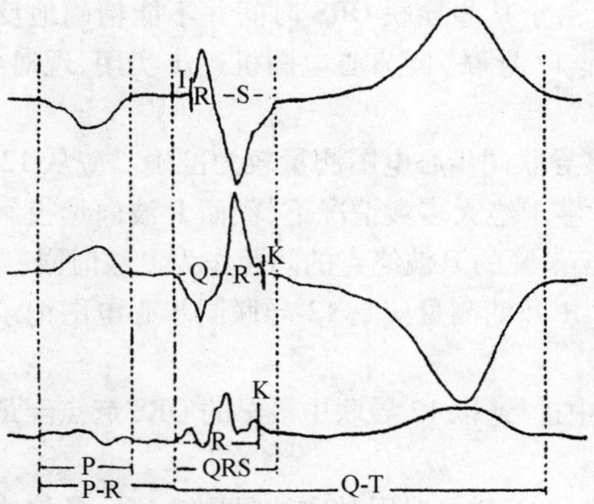

图 7-13　多导联同步心电图 P、PR、QRS、Q-T 时限以及特定导联 Q、R、S 时限的测量方法

I 和 K 分别为特定导联 QRS 波群前及后的等电位段。注意:测量特定导联的 Q、R、S 波时限应排除等电位段

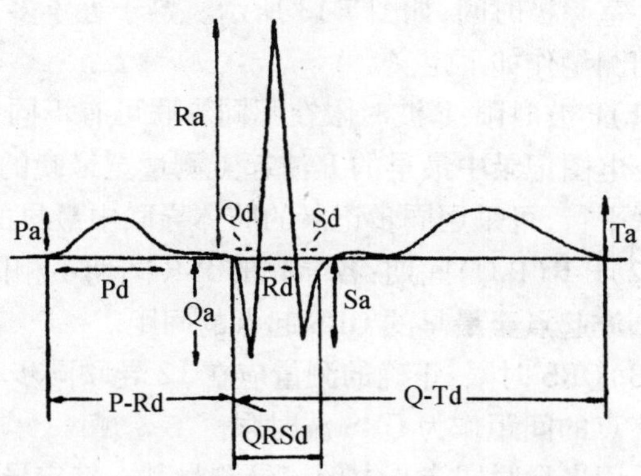

图 7-14　心电图的波形和测量定义示意图

a:振幅;d:时限,此处 QRS 起始部为 QRS 波群、J 点、ST 段和 T 波振幅测量的参考水平

由于受呼吸、干扰等因素影响,各心动周期的心电波形存在某些差异,应选择心电图记录中最具代表性的心搏,通常选择基线平稳、干扰最小的 P-QRS-T 波群测量。如果多导联同步心电图机能同时描记出各导联平均后的心搏,建议在这个平均后的心搏上测量。一般不使用滤波装置,以避免引起心电波形失真。

2. 振幅测量

(1)P 波振幅测量:P 波振幅测量的参考水平以 P 波起始前的水平线为准。正向振幅自 P 波起始水平线上缘垂直地测量到波的顶端,负向振幅自 P 波起始水平线下缘垂直地测量到波的底端。

(2)$PtfV_1$ 测量:$PtfV_1$ 表示 V_1 导联的 P 波终末电势,是指 V_1 导联 P 波后部负向波的宽度(S)和深度(mm)的乘积。测量时,自 P 波起始水平线下缘作水平延长线与 P 波下降支相交,此交点与 P 波终点之间的水平间距为 P 的负向波的宽度,水平线与负向波底端的垂直距离为波的深度,见图 7-15。由于是负向波,应在乘积前加负号,单位为 mm/s。如 P 波终点偏离参考水平线,测量方法见图 7-15b、c 所示。$PtfV_1$ 异常时,其绝对值增大,但因是负值,应以"＜正常负值"表示。

(3)QRS、ST-T 测量:测量 QRS 波群、J 点、ST 段、T 波和 U 波振幅统一采用 QRS 起始部水平线作为参考水平。如果 QRS 起始部为一斜段(例如受心房复极影响,预激综合征等情况),应以 QRS 波起点作为测量参考点。

向上的 QRS 波成分(R、P等)自 QRS 起始部上缘垂直地测量到波的顶端,向下的波(Q、S 等)自 QRS 起始部下缘垂直地测量到波的底端。

ST 段偏移的测量点目前尚无统一标准。ST 段呈水平型压低时,测量 ST 段水平部与 QRS 起始部的垂直距离。ST 段呈非水平型压低时,ST 段偏移在 J 点后 60ms 或 80ms 处测量。建议在报告 ST 段测量结果时,应说明 ST 段测量点及 ST 段移位类型(水平型、下斜型、上斜型)。测量应在 QRS 起始部与 ST 段描迹同一缘(上缘或下缘)之间进行。

(4)T 波振幅测量:除应以 QRS 起始部作为参考水平外,其测量方法与 P 波相同。

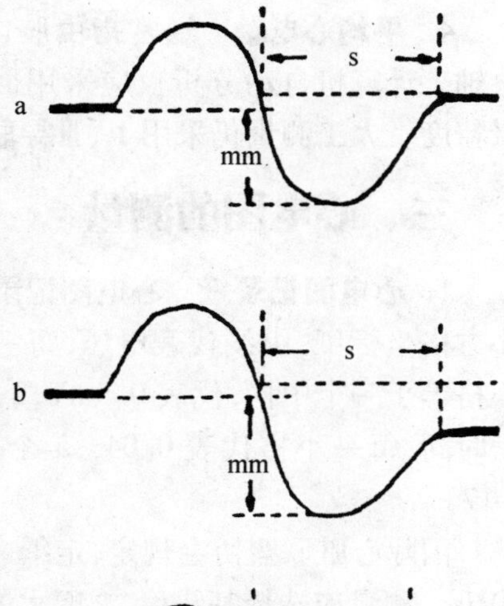

图 7-15　$PtfV_1$ 的测量方法

a. P 波起始部与 PR 段在同一水平时的测量法;b、c. 分别为 PR 段下移与上移时的测量法

3. **时间测量** 使用多导联同步心电图仪记录可以发现，由于某些导联QRS时间并不能精确地反映真实的心室除极时间，如图7-13所示。鉴于近年多导联（特别是12导联）同步心电图机逐步实用，现对各波、段时间测量作如下定义。

（1）P波时限：P波时限在不同导联可有不同，推荐采用多导联同步心电图测量较为准确。应从12导联同步心电图记录中最早的P波起点测量至最晚的P波终点。鉴于绝大多数情况下，额面P波向量投影与肢体导联平行，可采用同步记录的肢体导联中最早的P波起点至最晚的P波终点的间距作为P波时限。

（2）P-R（P-Q）间期：各导联的P-R间期不相同，正确的P-R间期测量应是12导联同步心电图记录中最早的P波起点至最早的QRS起点的间距。

（3）QRS时限：正确的测量应在12导联同步心电图记录中进行，以12导联中最早的QRS起点至最晚的QRS终点的间距作为QRS波时限。

采用多导联同步心电图记录测量某一特定导联QRS波成分Q、R、S时限的方法见图7-14。各波成分的分界由QRS起始部参考水平延长线与描迹的交点决定。测量特定导联Q、R、S波时限应排除等电位时间。

（4）Q-T间期：指12导联同步心电图记录中最早的QRS起点至最晚的T波终点的间距。在临床实践中为了降低测量的变异性，建议测量V_1、V_2或V_3导联，取其中最长的间距为Q-T间期。测量Q-T间期应排除U波。

（5）R峰时间（R peak time）：旧称类本位曲折时间或室壁激动时间，建议采用术语R峰时间更为确切。正确的测量应是12导联同步心电图记录中最早的QRS起点至特定导联R波顶端垂直线的间距。如使用单导联心电图记录，则直接从各导联QRS起点测量至R峰。如有R峰则测量至R峰，如R波呈切迹，应测量至切迹第二个峰，一般测量V_1、V_2与V_5、V_6导联。图7-16为测量各种R峰时间的方法。

4. **平均心电轴** 通常指由肢体导联测得的额面QRS平均电轴。计算机自动分析仪应采用面积法计算，以获得较高的测量精度。人工测量仍采用Ⅰ、Ⅲ导联QRS波振幅代数和法。

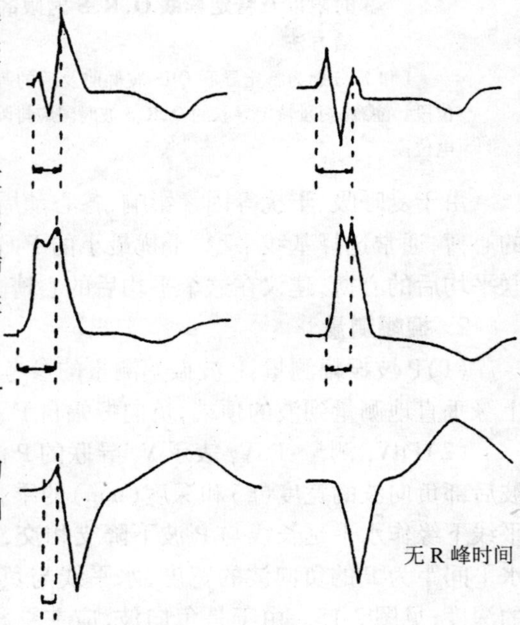

图7-16 各种波形的R峰时间测量方法

各导联的R峰时间应从12导联中最早的QRS波群起点开始测量，最好采用多导心电图记录

三、心电图的测量

1. **心电图记录纸** 心电图记录纸是由纵横线组成的浅色大小方格坐标纸，纵线代表电压，每一小格1mm代表0.1mV，5个小格等于一个中格，代表0.5mV，2个中格，代表1.0mV；横线代表时间，每一小格代表0.04s，5个小格组成一个中格，代表0.2s，5个中格，组成一个大格，代表1.0s（图7-17）。

国际心脏联盟协会规定，走纸速度25mm/s，定标电压为10个小格，即100mm为1.0mV，频率为0.05～60Hz。测量应选择基线稳、波幅大的导联。

有了这些统一规定，就可计算出各波、段、间期的时间及幅度，心率，心电轴等。

2. **心电图的波、段、间期名称** 心电图依其发生先后顺序称为P波、QRS波群、J波、T波和U波；各波的宽距构成间期。

波形的记录原则，大波用英文大写正体字母，小波用英文小写正体字母，唯U波无论波形大小，一律用英文大写字母。

（1）心电图的波：P波、QRS波群、J波、T波、U波。

（2）心电图的段：PR段、ST段。

（3）心电图的间期：P-R间期、QRS、波群间期（QRS波群时间）、Q-T间期。

心电图波、段、间期图，见图7-18。

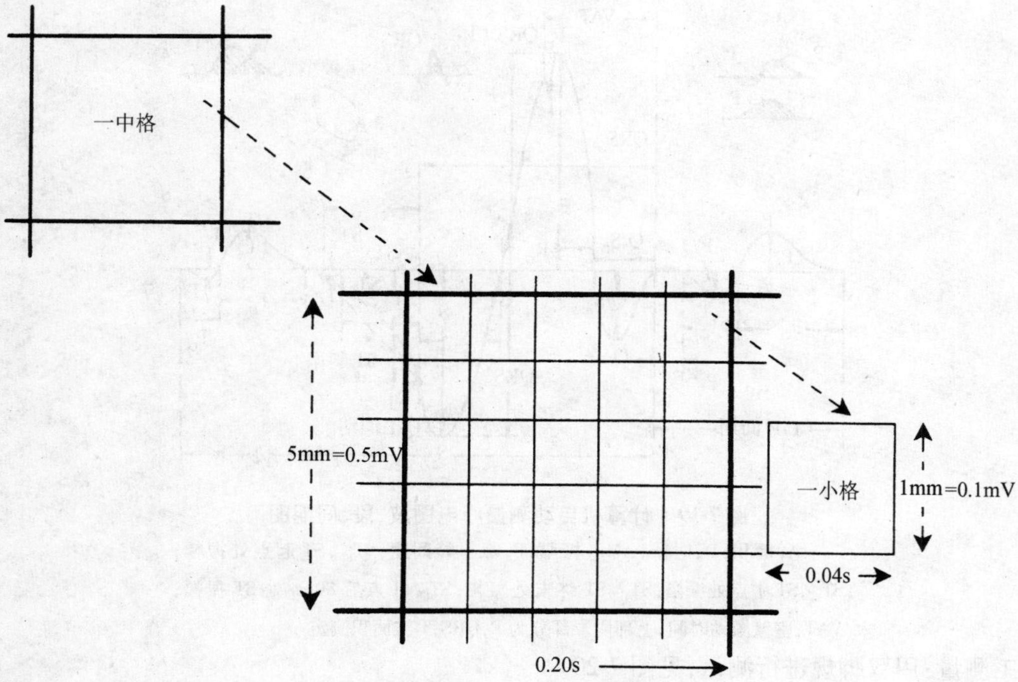

图 7-17　心电图纸上方格的含义

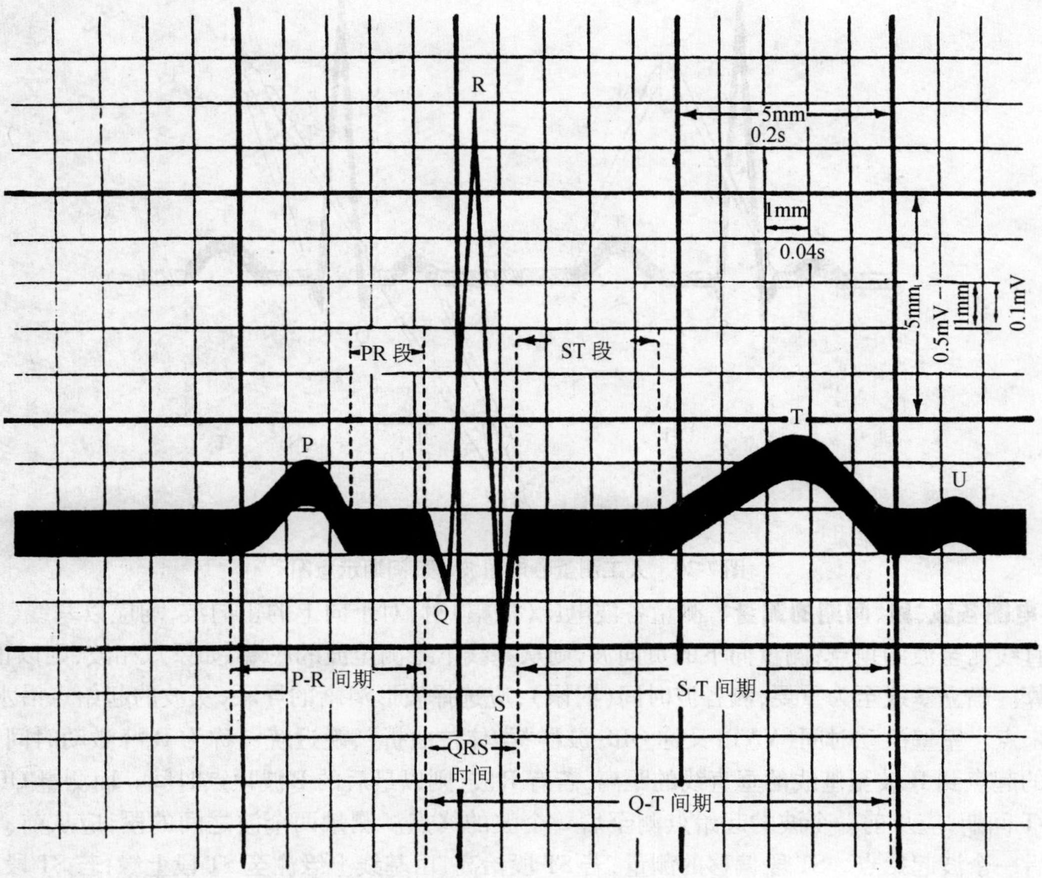

图 7-18　心电图波、段、间期图

3. 测量方法

(1) 自动测量：监测仪自动打印出来，但需医务人员复核后确定，见图 7-19。

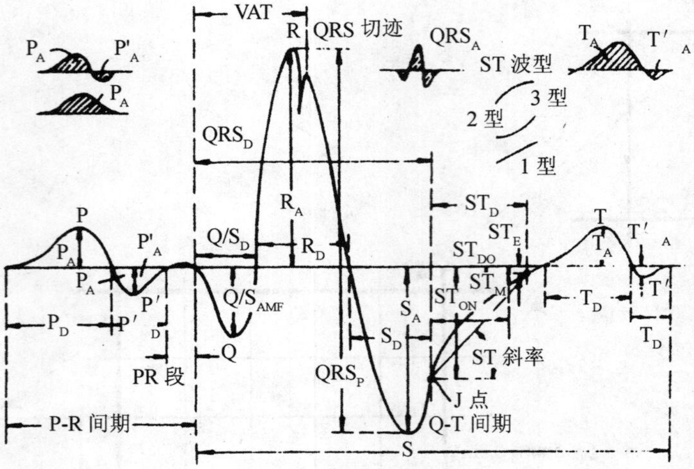

图 7-19　计算机自动测量心电图波、段、间期图

A，面积；D，时限；AMP，振幅；P，峰－峰间距；ST_{on}，ST 起点处振幅；ST_m，ST 中点处振幅；ST_E，ST 终末处振幅；ST_{80}，J 点后 **80**ms 处 ST 振幅；VAT，室壁激动时间；上部阴影部分为 P，QRS，T 波面积测定

（2）人工测量：用双脚规进行测量，见图 7-20。

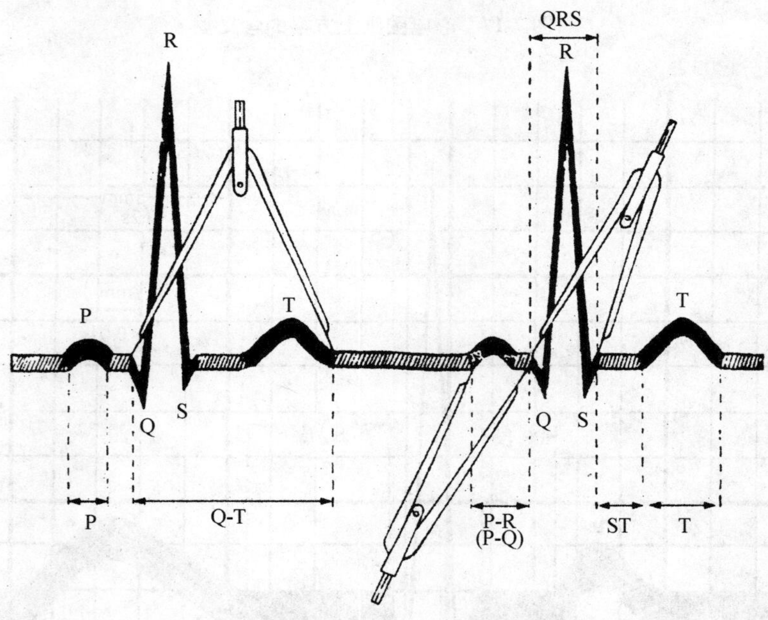

图 7-20　人工测量心电图波、段、间期示意图

4. 心电图各波、段、间期的测量　测量各波电压（振幅）时，对于向上的正向波，均应以基线（等电位线）上缘沿垂直线测至波的顶点；测量向下的负向波，则从基线下缘测至波的底端，如系双相波，则以正负相加的代数和计算。确立基线至为重要，测各波时间（时限），应选择波形清晰的导联，从波的起始点沿水平线测至全波的终末点。室壁激动时间（VAT）又称 QRS 波群“类体位曲折”，晚近统一称为 R 峰激动时间，其测量从 QRS 波群的起点到 R 波至基线的垂直线的距离，若有 R波，则以最后的 R波顶点时间。而测量 QRS 时间、P-R 间期、Q-T 间期，应从前一个波的起始点测至后一个波的终点。测量两个波之间的段，应从前一个波的终末点测到后一个波起始点。ST 段偏移的测量，若 ST 段抬高，由基线上缘测至 ST 段上缘；若 ST 段压低，由基线下缘测至 ST 段的上缘。通常以 TP 段为基线。有时因心率快，TP 段认不清，PR 段也因心率影响而下斜，可采用两个心动的 Q 波起点的连线为基线，用以测定 J 点或 ST 段的压低程度。见图 7-21。

近年国际心电学会建议，无论心率快慢统一采用 PR 段作为基线，正常心率一般应在 J 点后 80ms 测量 ST 段，如心率增加至 120 次/分以上，自动转点在 J 点后 60ms（或 50ms）测量 ST 段偏移。

5. **心率的计算** 为实现快速心率的测量,常用的心率计算方法如下。

(1)分式法:若为窦性心律,P-P 间期 = R-R 间期,代表一个心动间期的时间,以秒(s)表示,下列分式计算。

$$每分钟心率(次/分) = \frac{60}{\text{P-P 间期或 R-R 间期}}$$

若心率不规则,则须连测 4 ~5 个 P-P 间期线或 R-R 间期的平均值(s),再按上述分式计算出每分钟平均心率;若为心房颤动,则应连续测量 10 个 f-f 间期或 R-R 间期,取其平均值,分别计算出心房率和心室率。

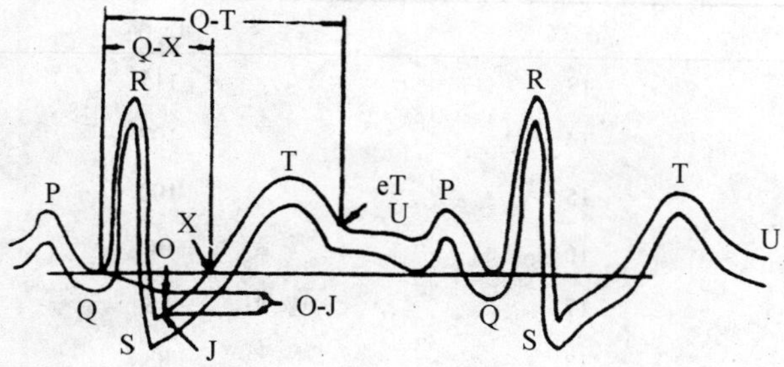

图 7-21 ST 段偏移测量法

(2)数格法:选一帧心电图,从竖线上的 P 波或 R 波向右数 10 个大格,即 0.2×10 =2.0s,再乘以 30 即为 1min 的心房率或心室率(次/分)。

亦可采用记数两个 R 波之间的大方格方式,如 R-R 之间相距 1 个大格为 300 次/分,相距 2 个大格为 150 次/分,相距 3 个大格为 100 次/分,相距 4 个大格为 75 次/分,相距 5 个大格为 60 次/分,相距 6 个大格为 50 次/分,相距 7 个大格为 43 次/分等。

(3)查表法:有两种,见表 7-6、表 7-7。

表 7-6 R-R 间期推算心率表

1	2	1	2	1	2	1	2	1	2	1	2
77.5	77.5	67	89.5	56	107	45	133	34	176	23	261
77	78	66	91	55	109	44	136	33	182	22	273
76	79	65	82.5	54	111	43	139	32	187	21	286
75	80	64	94	53	113	42	143	31	193	20	300
74	81	63	95	52	115	41	146	30	200	19	316
73	82	62	97	51	117.5	40	150	29	207	18	333
72	83	61	98.5	50	120	39	154	28	214	17	353
71	84.5	60	100	49	122.5	38	158	27	222	16	375
70	86	59	101.5	48	125	37	162	26	230	15	400
69	87	58	103	47	127.5	36	166.5	25	240	14	428
68	88	57	105	46	130	35	171.5	24	250	13	461

注:①表中 R-R 间期均为小数点以下的秒数(平均值),如 R-R 间期为 0.75s,则心率就为 80 次/分,R-R 间期为 0.15s,心率为 400 次/分;若 R-R 间期为 1.5s,则心率为 40 次/分;②表中 1、2 两项可以互用,进行分别查出。

表 7-7 R-R 间期的格数推算心率表(格数为每一小格)

格 数	心 率	格 数	心 率
3	500	20	75
4	375	21	71
5	300	22	68
6	250	23	65
7	241	24	63
8	188	25	60
9	167	26	58
10	150	27	56
11	136	28	54
12	125	29	52

格数	心率	格数	心率
13	115	30	50
14	107	31	48
15	100	32	47
16	94	33	46
17	88	34	44
18	83	35	43
19	79	36	42

如果心率过快，则应考虑：①心动过速，包括窦性、房性、交接性、室性心动过速；②快速性逸搏心律；③心房扑动；④心房颤动；⑤心室扑动；⑥心室颤动。

如果心率过快，则应考虑：①窦性心动过缓；②心房或心室逸搏心律；③窦房传导阻滞；④三度房室传导阻滞；⑤心房或心室停搏。

6. **平均心电轴** 心电轴是心室除极在额面的 QRS 波群综合向量与Ⅰ导联正极所组成的角度，简称平均心电轴。

平均心电轴测量方法有多种：目测法、查表法、三轴系统坐标图法、六轴系统坐标图法、量尺法等。根据简便及实用原则，最常使用的是目测法、查表法，介绍如下。

（1）目测法：根据Ⅰ、Ⅲ导联 QRS 波群的主波方向，进行粗略估计。其口诀是：主波向上，电轴不偏；主波相反，电轴左偏；主波相对，电轴右偏；主波向上，极度右偏，见图 7-22。

	A	B	C ·	D
Ⅰ	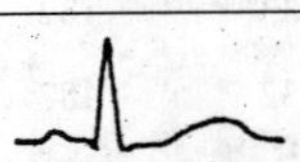	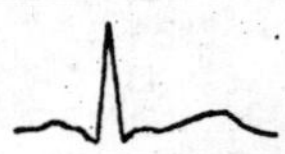	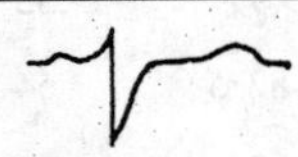	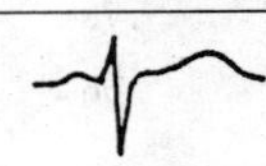
Ⅲ	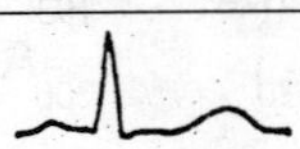	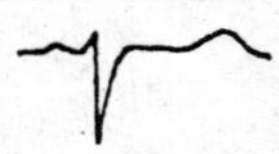	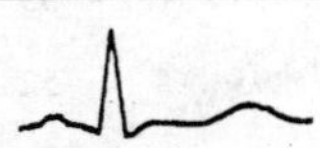	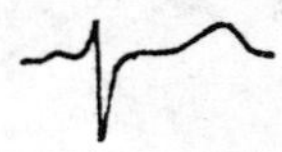
方向	相同，主波向上	相反	相对	相同，主波向下
心电轴	正常	左偏	右偏	极度右偏

图 7-22 额面及横面导联

此法根据Ⅰ、Ⅲ导联 QRS 波群主波方向来测定心电轴的偏转角度。

A 图为Ⅰ、Ⅲ导联 QRS 波方向相同，主波向上，为正常心电轴，在 0 ~ +90°之间。

B 图为Ⅰ、Ⅲ导联 QRS 波方向上相反，即Ⅰ导联主波向上，Ⅲ导联主波向下，心电轴左偏，在 0 ~ +90°之间。

C 图为Ⅰ、Ⅲ导联 QRS 波方向相对，即Ⅰ导联主波向下，Ⅲ导联主波向上，心电轴右偏，在 +90 ~ +180°之间。

D 图为Ⅰ、Ⅲ导联 QRS 波方向相同，主波向下，为心电轴极度右偏，在 +180 ~ -90°间。

此法仅能大体上估计心电轴正常或不正常，不能精确地测出心电轴偏转角度。

（2）查表法：从理论上讲，任选两个肢体导联 QRS 波群振幅代数和（即振幅正负相消之数），就可求出心电轴，临床上常用Ⅰ与Ⅲ导联进行测量，见表 7-8。

表 7-8 标准肢体导联心电轴表

Ⅲ \ Ⅰ	-10	-9	-8	-7	-6	-5	-4	-3	-2	-1	0	1	2	3	4	5	6	7	8	9	10
-10	240	242	244	246	248	251	254	257	261	265	-90	-84	-78	-72	-66	-60	-53	-47	-41	-35	-30
-9	238	240	242	244	247	249	252	256	260	264	-90	-83	-77	-70	-63	-56	-49	-42	-36	-30	-25
-8	236	238	240	242	245	247	251	256	259	263	-90	-82	-75	-68	-59	-51	-43	-37	-30	-24	-19
-7	234	236	238	240	243	245	249	253	257	262	-90	-81	-73	-64	-55	-54	-37	-30	-23	-18	-13

Ⅲ＼Ⅰ	−10	−9	−8	−7	−6	−5	−4	−3	−2	−1	0	1	2	3	4	5	6	7	8	9	10
−6	232	234	235	237	240	243	246	251	256	261	−90	−80	−70	−60	−49	−39	−30	−22	−16	−11	−7
−5	229	230	231	235	237	240	244	248	254	260	−90	−77	−65	−53	−41	−30	−19	−14	−9	−4	0
−4	226	228	230	234	235	236	240	244	251	258	−90	−74	−58	−43	−30	−19	11	−5	−1	3	6
−3	223	225	226	230	231	232	235	240	246	255	−90	−68	−50	−30	−15	−7	−1	4	8	11	13
−2	220	221	222	223	224	227	230	234	240	250	−90	−54	−30	−10	−1	6	11	13	16	18	19
−1	215	216	217	218	219	220	222	225	230	240	−90	−30	−2	8	14	18	20	21	22	23	24
0	210	210	210	210	210	210	210	210	210	210	0	30	30	30	30	30	30	30	30	30	30
1	206	206	203	201	200	198	194	187	178	150	90	60	50	44	42	40	39	38	37	36	35
2	199	197	195	193	190	185	179	168	150	124	90	70	60	52	50	47	45	43	42	41	40
3	192	190	188	184	180	173	163	150	132	112	90	75	66	60	56	52	50	48	46	44	43
4	186	184	179	175	169	157	150	137	130	106	90	78	70	65	60	56	54	52	50	48	47
5	180	176	172	166	159	150	139	127	114	103	90	80	74	68	64	60	51	55	53	51	49
6	173	169	164	158	150	147	130	120	114	100	90	82	76	71	67	63	60	58	56	54	52
7	167	162	157	150	143	134	125	116	110	90	90	83	77	73	69	66	63	60	58	56	54
8	161	152	150	144	136	129	120	112	107	98	90	83	79	75	71	68	65	62	60	58	56
9	155	150	145	138	131	125	116	110	105	97	90	84	80	76	73	70	67	64	62	60	58
10	150	145	140	135	127	120	114	108	107	96	90	85	81	77	74	71	68	66	64	62	60

心电轴的分类标准。①常用标准（见图 7－23）：+30°～+90°电轴无偏移，+30°～0°电轴轻度左偏，0°～－30°电轴轻中度左偏，－30°～－90°电轴重度（显著）左偏，+90°～+120°电轴轻度右偏，+120°～+180°电轴中度右偏，+180°～－90°电轴重度（显著）右偏。②世界卫生组织推荐的标准：+30°～+90°电轴无偏移，+30°～+90°电轴左偏，+90°～+180°电轴右偏，－90°～+180°电轴不确定。

心电轴偏移的临床意义：正常额面 QRS 心电轴在 0°～+90°之间，少数正常人可有轻度左偏，但一般不超过－30°。故可认为 QRS 心电轴在－30°～+90°为大致正常。

电轴右偏见于：①垂位心及 6 个月以下的婴儿；②心脏左移；③右心室肥大；④右束支阻滞；⑤左后分支阻滞；⑥左心室肌萎缩或梗死等。

电轴左偏见于：①横位心或横膈高位；②心脏左移；③左心室肥大；④左束支阻滞；⑤左前分支阻滞；⑥右心室肌萎缩或梗死等。

另外，心脏的钟向转位常有电轴偏移；预激综合征亦可引起电轴偏移。电轴不能确定者见于严重的右心室肥大，$S_{Ⅰ}S_{Ⅱ}S_{Ⅲ}$综合征，右心室肥大并束支阻滞等。心电轴的不同表现，可用以解释Ⅰ、Ⅱ、Ⅲ导联及 aVR、aVL、aVF 导联中波形变化的原因。

7. P 波 正常 P 波代表心房肌受窦房结激动除极过程的电位及时间变化，P 波时间为 0.06～0.10s；P 波幅度在胸导联为 0.05～0.20s。

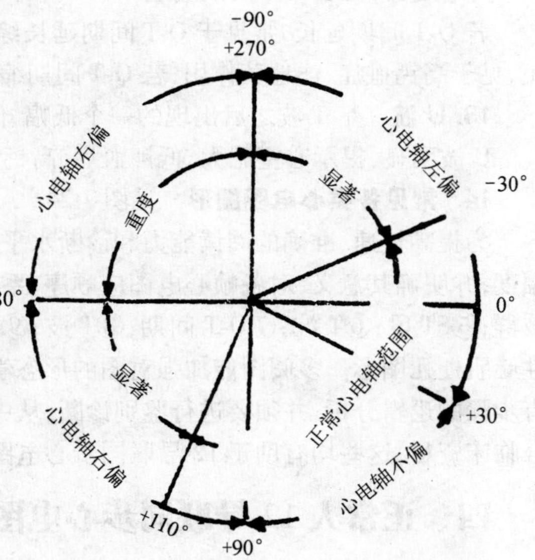

图 7-23A 心电轴分类的常用标准

如有 P 波为窦性心律，没有 P 波提示交接性或室性逸搏心律、心房扑动、心房颤动；多个 P 波提示房性期前收缩未下传、室上性心动过速伴房室传导阻滞、部分或完全性房室传导阻滞；P 波增宽伴切迹，提示二尖瓣 P 波、心房内传导阻滞、房内差异性传导；P 波高尖提示肺性 P 波，为右房肥大。

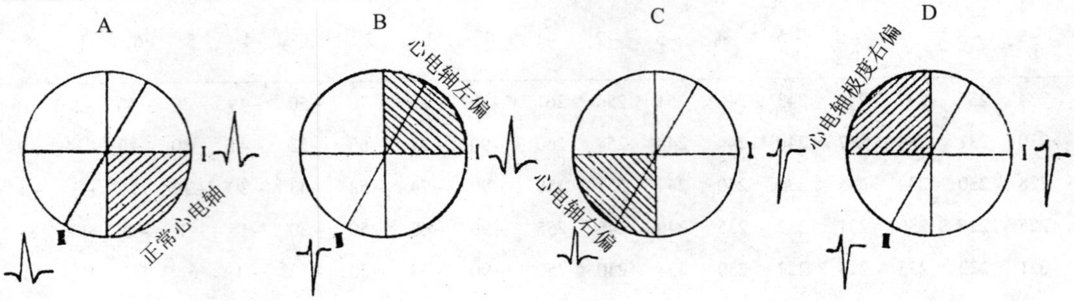

图 7-23B　心电轴分类

8. P-R 间期　是激动从窦房结通过心房、房室交接区到心室肌开始除极的时间。P-R 间期正常范围为 0.12～0.20s。

P-R 间期<0.11s 见于短 P-R 间期综合征、预激综合征、交接性期前收缩或心律；P-R 间期>0.21s 见于一度房室传导阻滞、P-R 间期过度延长综合征。

9. QRS 波群　代表左、右心室及室间隔除极的波群，正常时 QRS 波群时限在 0.06～0.10s。

若 QRS 波群时限>0.11s，见于心室肥大、束支传导阻滞、预激综合征、差异性传导、高钾血症；如出现异常 Q 波应高度重视；常见为心肌梗死、心肌病等。

10. ST 段　代表心室肌除极终点至复极开始时间无极性变化状态。正常时应在等电位线上。

若 ST 段抬高，见于急性心肌梗死、变异型心绞痛、心包炎、心室壁瘤、早期复极综合征、高钾血症；若 ST 段压低，常见于心肌缺血、心肌病、束支传导阻滞、室性期前收缩等。

11. T 波　代表心室肌复极的电势。若 T 波高尖，提示急性心肌梗死的超急期、高钾血症；若 T 波倒置，提示心肌缺血、心内膜下心肌梗死、心包炎、低钙血症。

12. Q-T 间期　代表心室肌除极到复极过程的总时间，正常 Q-T 间期为 0.36±0.04s。Q-T 间期随心率的改变而变化，心率加快则 Q-T 间期缩短，随心率减慢而延长，为了校正心率对 Q-T 间期的影响，应计算校正后的 Q-T 间期。

心电图快速判定 Q-T 间期长短，若大于一个心动周期（R-R 间期）的 1/2 则为延长；若 ST 段水平延长则 Q-T 间期延长，反之 Q-T 间期缩短。

若 Q-T 间期延长，常见于 Q-T 间期延长综合征、缺血性心肌病、低血钾、低血钙、低血镁；若 Q-T 间期缩短，见于高钙血症、洋地黄作用，若 Q-T 间期缩短，见于短 Q-T 间期综合征。

13. U 波　是 T 波之后出现的一个低幅、低频的波，正常时 U 波<0.1mV，时间为 0.16～0.25s。

U 波明显，提示心室肥大、低钾血症、高钙血症；U 波倒置，提示缺血性心脏病、高钾血症。

14. 常见各类心电图图形　见图 7-24。

为提高快速、准确的阅读能力和诊断水平，必须强调理论方面的学习，强化牢记各波、段、间期的时间和幅度，并明确其意义，对各帧心电图应顺序、系统地分析：①心率及其规律性；②P 波形态；③P-R 间期；④QRS 波群；⑤ST 段；⑥T 波；⑦Q-T 间期；⑧T 波；⑨U 波；⑩节律。应多阅图，尤其是掌握一些恶性心律失常和急性心肌梗死图形。多阅图能加强对图的形态学记忆，一旦遇到就会立即予以反应；对复杂的心律失常除进行有步骤的逻辑分析，并须要进行鉴别诊断，从中选择出最合理的解释和结论，从而确立主导心律。还必须结合临床资料，这些均有助于 12 导联同步心电图的诊断。

四、正常人 12 导联同步心电图的测量

（一）公认的心电图标准测量（见图 7-19）

应用计算机测量和诊断，还必须采用统一的计算机心电图仪标准。为此，WHO/ISFC（世界卫生组织专家小组）、AHA（美国心脏协会）、CSE（欧洲共同体心电图标准化工作小组）等近年来推荐，所有计算机心电图应采用 12 导联同步记录，并符合以下标准：其采样率应≥500Hz，A/D 转换分辨率≥5μV；频率响应范围为 0.05～100Hz。

(二)正常人12导联同步心电图

1. P 波(P wave) 正常P波代表心房肌受窦房结激动除极过程的电位及时间变化,P波的前半部代表右房激动,中间部分代表右房、左房共同的激动,P波的后半部代表左房激动。在不同导联上可呈直立、低平、切迹、正负双向、负正双向或倒置等。因P波电轴平行于Ⅱ导联P波最清楚,应选择Ⅱ导联进行测量。

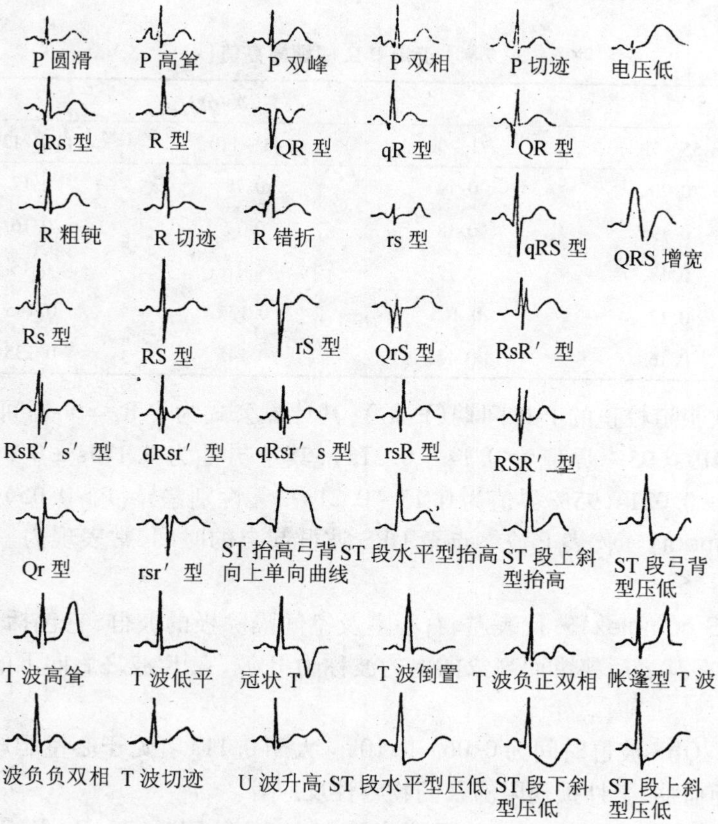

图7-24 常见各类心电图波形

(1)P波时间:正常范围为0.06~0.10s。P波出现切迹或双峰时,双峰时距<0.04s。

(2)P波方向:$P_{Ⅰ、Ⅱ、Ⅲ、V_1\sim V_6}$直立,P_{aVR}倒置,$P_{Ⅲ、V_1、V_2}$可直立、双相或倒置。

(3)P波电轴:正常为0°~+75°,大多为+45°~+60°。

(4)P波幅度:在肢体导联多为0.05~0.15mV(0.1mV=1mm),在胸导联为0.05~0.20s。

V_1导联终末电势($PtfV_1$):当V_1的P波呈双相时,$PtfV_1$无论大小,均为负值,正常值≤-0.03mm·s,大于-0.04mm·s为异常,提示左房负荷过重。计算公式为V_1的P波负性振幅(mm)×时间(s),单位是mm·s(图7-25)。

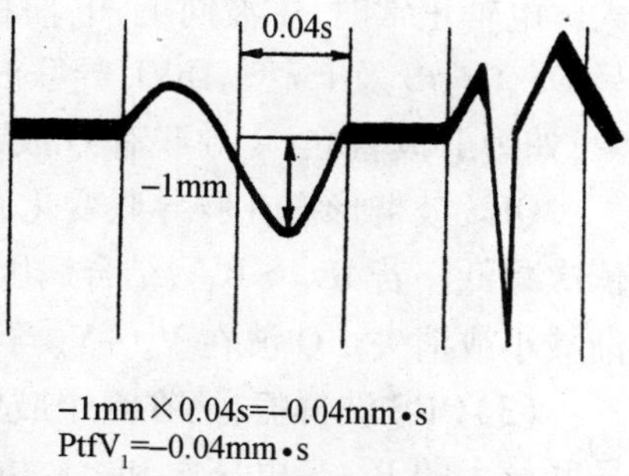

图7-25 $PtfV_1$的测量和计算

2. Ta 波(T atrium wave) 代表心房复极波,a为心房(atrium)的缩写,Ta原意为心房的"T"波,故又称PT波。心房的Pta段相当于心室的ST段。由于Ta波较小,其方向与P波相反,而多数被掩盖在PR段或QRS波群中,不易确认。方向多与P波相反,振幅约为0.05~0.10mV,时间约为0.22~0.26s。但在出现二度或三度房室传导阻滞中,可在P波高大导联上观察到与P波方向相反的Ta波。正常人作负荷运动试验时,其亦可显露(图7-26)。

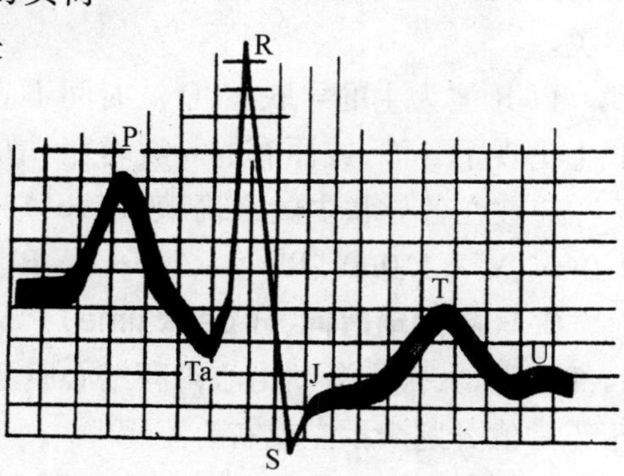

图7-26 Ta波示意图

3. **P-R 间期**(P-R interval)　代表激动从窦房结通过心房、交接区到心室肌开始除极的时间，是保证房室顺序收缩的重要时间差，P-R 间期正常范围为 0.12～0.20s，少数为 0.11～0.21s。通常以有最宽 P 波及有 q 波的导联所测值为准。P-R 间期因受年龄、心率、迷走神经张力的影响而发生变化，正常 P-R 间期最高值见表 7-9。P-R 间期缩短(<0.11s)多见于预激综合征、短 P-R 间期综合征；P-R 间期延长(>0.12s)多见于一度房室传导阻滞。

表 7-9　正常 P-R 间期最高值(s)

年龄	心率(次/分)				
	55～70	71～90	91～110	111～130	>130
成人	0.20	0.19	0.18	0.17	0.16
14～70 岁	0.19	0.18	0.17	0.16	0.15
7～13 岁	0.18	0.17	0.16	0.15	0.14
1.6～6 岁	0.17	0.165	0.155	0.145	0.135
0～1.5 岁	0.16	0.15	0.145	0.135	0.125

2000 年鲁端等首次报道校正的 P-R 间期($P\text{-}R_c$)，其计算公式为 $P\text{-}R_C = P\text{-}R$ 间期$/\sqrt{P\text{-}R \text{间期}}$。成人正常范围为：0.174s±0.019s(95% 界值为 0.14～0.21s)，其中男性为 0.175s±0.019s(95% 界值为 0.14～0.21s)，女性为 0.173s±0.021s(95% 界值为 0.13～0.21s)，无性别差异($P>0.05$)。

4. **PR 段**(PR segment)　代表 P 波终点至 QRS 波群起点的时间，常表现为一水平线。正常时 P 波时间/PR 段时间为 1.0～1.6。

5. **QRS 波群**(QRS complex)　代表左、右心室及室间隔除极的波群，它包括 3 个紧密相连的波，第一个向下的波称为 Q 波，在其之后狭窄而高耸向上的波称为 R 波，在 R 波之后向下的波称为 S 波。QRS 波群简称 QRS 波。

(1)QRS 波群时间：QRS 波群时间为 0.06～0.10s。大于 0.11s 者见于心室肥厚、束支传导阻滞、预激综合征、差异性传导、高钾血症、急性损伤阻滞及药物毒性反应等。

(2)QRS 波群形态：Ⅰ、Ⅱ、aVF、V_4～V_6 导联主波向上，可呈 qR、qRS、Rs 及 R 型。Ⅲ导联波形变化较大。电轴正常时，主波向上，电轴右偏时，$R_{Ⅲ}>R_{Ⅱ}$；电轴左偏时，主波向下，$R_{Ⅲ}>R_{Ⅰ}$。aVR 导联主波向下，可呈 QS、Qr、rS 及 rSr型。aVL 导联波形变化较大，多为主波向下：如为 QS、Qr 型，同导联 P 波倒置是非正常现象；如为 P 波直立，Ⅰ导联有 Q 波，就应注意高侧壁心肌梗死。

QRS 波群形态在胸导联变化有一定规律性。V_1、V_2 导联呈 rS 型，V_3 导联呈 RS 型，V_4～V_6 导联 R 波又依次减低。若 $Rv_6>R_{V_2}$，结合病因及超声心动图资料提示左室肥大。通常是 Sv_2 最深，V_2～V_6 导联 S 波逐渐减小或消失。Q 波在 V_4～V_6 导联逐渐增深，但时间增宽不明显。

(3)QRS 波群振幅：在 6 个肢体导联中，每个导联的 R+S 振幅之和均<0.5mV 者，称为肢导低电压。胸导联最大的 R+S 电压之和<1.0mV 者，称为胸导低电压。有时肢体导联和胸导联同时出现 QRS 波群低电压，称为全导低电压。低电压的发生率随年龄增加而增高。偶见于正常人，与 QRS 波群电轴垂直于额面有关。

以 R 波为主的导联上，Q 波时间不应≥0.04s，深度不应大于后继 R 波的 1/4。在不应该出现 q 波的导联上出现了 q 波，或原有的 q 波增宽、增深同时出现 ST-T 深变规律，往往是心肌梗死的表现。

R 波在各导联中的最高值：$R_{Ⅰ}<1.5mV$、$R_{Ⅱ}<2.5mV$、$R_{Ⅲ}<0.5mV$、$R_{aVR}<0.5mV$、$R_{aVL}<1.0mV$、$R_{aVL}<2.0mV$、$V_1<1.0mV$、$R_{V_5,V_6}<2.5mV$。$R_{v_1}+R_{v_5}$综合电压$<1.2mV$，$R_{v_5}+S_{v_1}<4.0mV$(女性 3.5mV)。

6. **R 峰激动时间**(R peak time)　又称室壁激动时间(VAT)，是从 QRS 波群起点至 R 波或 R 波顶端垂直线的间期，代表激动由心内膜经心肌至心外膜的时间。正常值 $V_1<0.03s$，$V_5<0.05s$(女性<0.04s)。大于正常值分别表示左或右心室肥厚。

7. **J 点**(J unctionpoint)　为 QRS 波群终点与 ST 段的结合点或称交点。它是心室除极 QRS 波群终末突然变化为 ST 段的转折点，标志着心室除极结束，复极开始。一般 J 点位于基线上，J 点可随 ST 段移位而发生上下偏移，一般不大于0.1mV。

8. J 波(J wave) 当J点从基线明显偏移后，形成一定幅度，持续一定时间，并呈圆顶状或驼峰状的波。当出现特发性J波时，可伴有原因不明的室性心动过速、心室颤动甚至猝死。

9. ST 段(ST esgment) 代表QRS波群的终点(J点)至T波起点的时间，它反映心室肌除极终点至复极开始时的无极性变化状态，或是心室肌除极已毕和复极起始的重叠和抵消状态。

(1)ST段时间：一般为0.05～0.15s。ST段的形态(呈水平型、下斜型、弓背型)及时间改变(缩短或延长)都有病理意义。

(2)ST段幅度：一般位于等电位线上，但可能较等电位线略低或稍高，任一导联ST段压低都不应低于0.05mV，Ⅲ导联偶可达0.1mV，ST段抬高稍常见，在肢体导联与胸导联 V_4～V_5 不应大于0.1mV，V_1、V_2 不大于0.3mV，V_3 不大于0.5mV。

10. T 波(T ware) 代表心室肌复极的电势。在不同导联呈直立、倒置、双相或低平等多种形态。

(1)T波时间：为0.05～0.25s。一般而言，T波振幅愈大，T波时间愈长，反之亦然。

(2)T波方向：正常T波的方向与QRS波群主波方向一致，且振幅大小亦与后者呈平行关系。但 V_1 向上，则 V_2～V_4 不应向下。一般成人Ⅰ、Ⅱ、V_4～V_6 导联直立、双相、平均或倒置；但 V_3、V_4 导联以左不应有T波低平、切迹或倒置，V_4 是反映T波改变最敏感的导联。若 T_{v_4} 倒置时，$T\,v_1$、$T\,v_2$ 不应有直立的T波；Tv_1、$v_2 > Tv_5$、v_6综合征为不正常现象。

(3)T波幅度：正常T波振幅应大于同导联的1/10R和(或)0.1mV，肢体导联直立T波平均值为0.2～0.4mV；倒置T波不应大于0.25mV，T_{aVR} 可深达0.6mV；胸导联 V_1、V_2 直立，T波平均值为0.5～0.7mV，V_5、V_6 的T波各为1.4mV、1.6mV，倒置的T波不大于0.4mV。

11. Q-T 间期(Q-T interval) 代表心室肌除极到复极过程的总时间。V_2、V_3 导联是测量Q-T间期最佳的导联，从QRS波群的起点测量至T波终点，亦称心室的电收缩时间。Q-T间期与心率有关，随心率的增快而缩短，随心率变慢而延长，因此，心律不齐时则应测3～4个心动周期的Q-T间期平均值；并有随年龄的增加而延长的趋势。

Q-T间期的变化如表7-10、表7-11所示。

表7-10 根据心率换算Q-T间期(s)表

心率	Q-T间期	心率	Q-T间期	心率	Q-T间期
35	0.46～0.475	58	0.332～0.453	85	0.285～0.38
36	0.445～0.48	59	0.33～0.449	90	0.28～0.371
37	0.46～0.482	60	0.329～0.444	95	0.27～0.36
38	0.44～0.49	61	0.328～0.442	100	0.269～0.352
39	0.435～0.49	62	0.325～0.44	105	0.265～0.35
40	0.418～0.489	63	0.320～0.44	110	0.26～0.339
41	0.410～0.501	64	0.32～0.438	115	0.225～0.33
42	0.395～0.505	65	0.316～0.43	120	0.25～0.32
43	0.389～0.506	66	0.314～0.425	125	0.245～0.315
44	0.38～0.506	67	0.313～0.423	130	0.24～0.30
45	0.375～0.506	68	0.311～0.421	135	0.24～0.295
46	0.37～0.504	69	0.31～0.42	140	0.235～0.29
47	0.37～0.501	70	0.309～0.412	145	0.23～0.28
48	0.369～0.50	71	0.307～0.410	150	0.229～0.275
49	0.363～0.495	72	0.305～0.408	155	0.225～0.272
50	0.360～0.49	73	0.302～0.405	160	0.222～0.27
51	0.358～0.489	74	0.30～0.403	165	0.22～0.263

心率	Q-T 间期	心率	Q-T 间期	心率	Q-T 间期
52	0.35 ~ 0.481	75	0.30 ~ 0.402	170	0.22 ~ 0.26
53	0.49 ~ 0.478	76	0.298 ~ 0.40	175	0.22 ~ 0.25
54	0.345 ~ 0.47	77	0.296 ~ 0.399	180	0.22 ~ 0.2455
55	0.343 ~ 0.47	78	0.294 ~ 0.397	185	0.225 ~ 0.24
56	0.342 ~ 0.468	79	0.292 ~ 0.394	190	<0.24
57	0.227 ~ 0.456	80	0.29 ~ 0.39		

表 7-11　不同年龄儿童心率与 Q-T 间期变化(s)

	心率(次/分)					
	70	71 ~ 90	91 ~ 110	111 ~ 130	131 ~ 150	150
出生 ~ 1 天		0.29	0.23 ~ 0.39	0.26 ~ 0.34	0.24 ~ 0.28	0.21 ~ 0.24
1 ~ 7 天			0.26 ~ 0.30	0.24 ~ 0.30	0.23 ~ 0.34	0.24 ~ 0.26
8 ~ 30 天			0.28	0.23 ~ 0.27	0.22 ~ 0.28	0.21 ~ 0.24
1 ~ 3 个月				0.26 ~ 0.30	0.23 ~ 0.30	0.24 ~ 0.28
4 ~ 6 个月			0.27 ~ 0.34	0.25 ~ 0.32	0.22 ~ 0.36	0.24 ~ 0.27
7 ~ 12 个月		0.26	0.34	0.24 ~ 0.31	0.23 ~ 0.28	0.21
1 ~ 3 岁		0.28 ~ 0.33	0.26 ~ 0.32	0.24 ~ 0.30		0.22
4 ~ 5 岁		0628 ~ 0.36	06280.34	0.27 ~ 0.32		
6 ~ 8 岁	0.34	0.30 ~ 0.38	0.29 ~ 0.36	0.29 ~ 0.30		
9 ~ 12 岁	0.37 ~ 0.38	0.30 ~ 0.36	0.30 ~ 0.36	0.30 ~ 0.32		
13 ~ 16 岁	0.34 ~ 0.40	0.32 ~ 0.40	0.31 ~ 0.35			

为了校正心率对 Q-T 间期的影响，临床上有很多的计算方法测定 Q-T 的正常值，如 Q-T = 2.474 ·（R-R 0.64）等。但临床上常用校正后的 Q-T 间期（Q-Tc，C 系 corrected 的简称，意为校正之意），最常用的是 Bazett 公式：

$$Q\text{-}T = K \cdot \sqrt{R\text{-}R}$$

式中的 K 为一常数，K 为 0.39。Q-Tc 就是 R-R 间期，为 1.0s（心率 60 次/分）时的 Q-T 间期，即把 Q-T 间期折合成心率 60 次/分的长度。

Q-Tc 正常男性为 0.37 ~ 0.42s，女性不应大于 0.43s；但许多研究都将 Q-Tc > 0.44s 视为异常。也可把 0.40s 作为心率 70 次/分时 Q-T 间期正常值的上限，心率每增减 10 次，则 0.40s 相应减少或增加 0.02s。Q-T 间期缩短多见于洋地黄效应、高钙血症；Q-T 间期延长多见于低钙血症、低钾血症、心肌缺血、Q-T 间期延长综合征、束支阻滞。

12. U 波（U wave）　是出现在 T 波 0.02 ~ 0.04s 之后的一个低幅、低频的波，在 V_2、V_3 导联中易见，一般低于 0.2mV。除 aVR 外，在肢体导联和胸导联都呈直立，其幅度是 T 波的 25%。U 波的上升支较陡，降支较平缓，与 T 波相反，当心率慢时明显，心率快时难以辨认。U 波振幅无论大小，均应写成 U。U 波增高多见于低钾血症，倒置多见于高钾血症、冠心病和心肌梗死等。

（张开滋　孟庆华　刘　蓉　李德友）

第四节 临 床 应 用

一、应用范围

静态心电图主要反映心脏电活动,在无创伤性心电信息检测技术中,应用范围最广、最具有临床应用价值,其主要临床应用范围如下。

(1)健康查体与体检。

(2)能鉴别胸痛的原因,诊断心绞痛。

(3)能确诊急性心肌梗死,并能定位诊断。

(4)能诊断和鉴别各种心律失常。

(5)能鉴别晕厥原因,排除或诊断心源性晕厥。

(6)能诊断多种心脏疾病,如风心病、冠心病、高心病、肺心病、心肌炎、心包炎等。

(7)能协助提供先心病诊断的佐证。

(8)对冠心病患者随访复查心电图,了解心肌供血情况,经皮冠状动脉介入治疗(PCI 术),冠状动脉搭桥术前、术后了解治疗效果。

(9)对植入人工心脏起搏器的患者定期复查心电图,了解起搏器的功能情况。

(10)能协助诊断电解质紊乱(高钾、低钾、低钙血症)。

(11)能观察药物的疗效以及对心肌的影响(如洋地黄、乙胺碘肤酮、美多洛尔)。

(12)内科、妇科、儿科住院患者进行常规的静态心电图检查。

(13)外科住院患者术前患者进行常规的静态心电图检查。

(14)对神经系统、内分泌系统疾病及肾脏疾病监测静态心电图变化。

总之,静态心电图操作方便、快捷便当、重复性好、结果可靠、实用性强,已成为临床诊断心律失常的最常用检测方法。并与化验、X 检查并列为三大常规检查方法之一,广泛应用在体验、各种疾病、治疗前后、入出院中。

二、静态心电图对心律失常诊断的优势与不足

(一)静态心电图对心律失常诊断的优势

1. 静态心电图对心律失常具有确诊价值

(1)正常窦性心律及窦性心律失常

(2)房性心律失常

(3)交接性心律失常

(4)室性心律失常

2. 静态心电图对心律失常具有提示诊断价值

(1)室上性心动过速

(2)宽 QRS 波群心动过速

(3)传导阻滞

(4)并行心律和并行心动过速

(5)隐匿性传导、超常传导、房性结双径路、裂隙现象等

(6)Mahain 型预激综合征、Brugada 综合征等

(二)静态心电图对心律失常诊断的不足

静态心电图如同其他检查一样,既有很多优势之处,也有美中不足之处,其缺点为振幅偏低、图形多变、方位死角等,这在某些方面影响了对心电图的波形判断,对诊断有一定影响,就不加赘述。重点谈静态心电

图对某些心律失常，既无法表现特征性图形，也就无法诊断。

1. 静态心电图对心律失常无诊断价值 如偶发性期前收缩、短阵性心动过速、阵发性房颤、间歇性预激综合征等，因呈阵发性或一过性、间歇性，持续时间短，静态心电图因是瞬间描记1至几分钟，不一定能捕捉到，而动态心电图可能发现其存在。

另外，有一些心律失常相关的心电图改变，如δ波、Brugada波，长Q-T间期延长的Q-T间期延长，可能呈间歇改变，描记1～2次静态心电图无改变也不能否定诊断，须加作"激发试验"，以促其出现，有助于诊断。

2. 隐匿性旁路 隐匿性旁路不同于潜在性旁路，不具备前向传导能力，只能逆向传导，成为环行心动过速的逆传支。隐匿性旁路的发生率高于显性旁路，其静态心电图无法诊断，当其参与形成房室折返性心动过速（AVRT）时，可以P′波或P^-波的形态推测隐匿性旁路的位置，当不参与形成AVRT或形成AVRT时P′波或P－波无法辨认，静态心电图当然也无法肯定它的存在。

3. 一度和三度传出阻滞 传出阻滞是指起搏点与周围心肌交接区发生阻滞，可发生窦－房交接区、异位－心房交接区（心房异位起搏点与周围心房肌交接）、异位－心室交接区（心室异位起搏点与周围心室肌交接）和异位－交接区（交接异位起搏点与周围交接组织）。任何一个异位起搏点与周围心肌发生一度阻滞（传导延迟）和三度阻滞（完全性阻滞），静态心电图无法作出判断。交接区异位起搏点与周围交接组织之间发生阻滞，既不能逆传至心房产生P^-波，也不能下传至心室产生QRS波群。不仅一度和三度传出阻滞静态心电图无法诊断，即使为二度阻滞心电图也无法直接表现，只能从其对后继心搏的影响推测它的存在，即所谓交接区隐匿性传导。

（摘改自张文博、范宝华，常规12导联心电图评定心律失常的价值。见吴祥主编．心律失常梯形图解法，浙江大学出版社，2006，605～617）

（张开滋　刘　蓉　孟庆华　钟杭美　罗昭林）

第五节　图 例 分 析

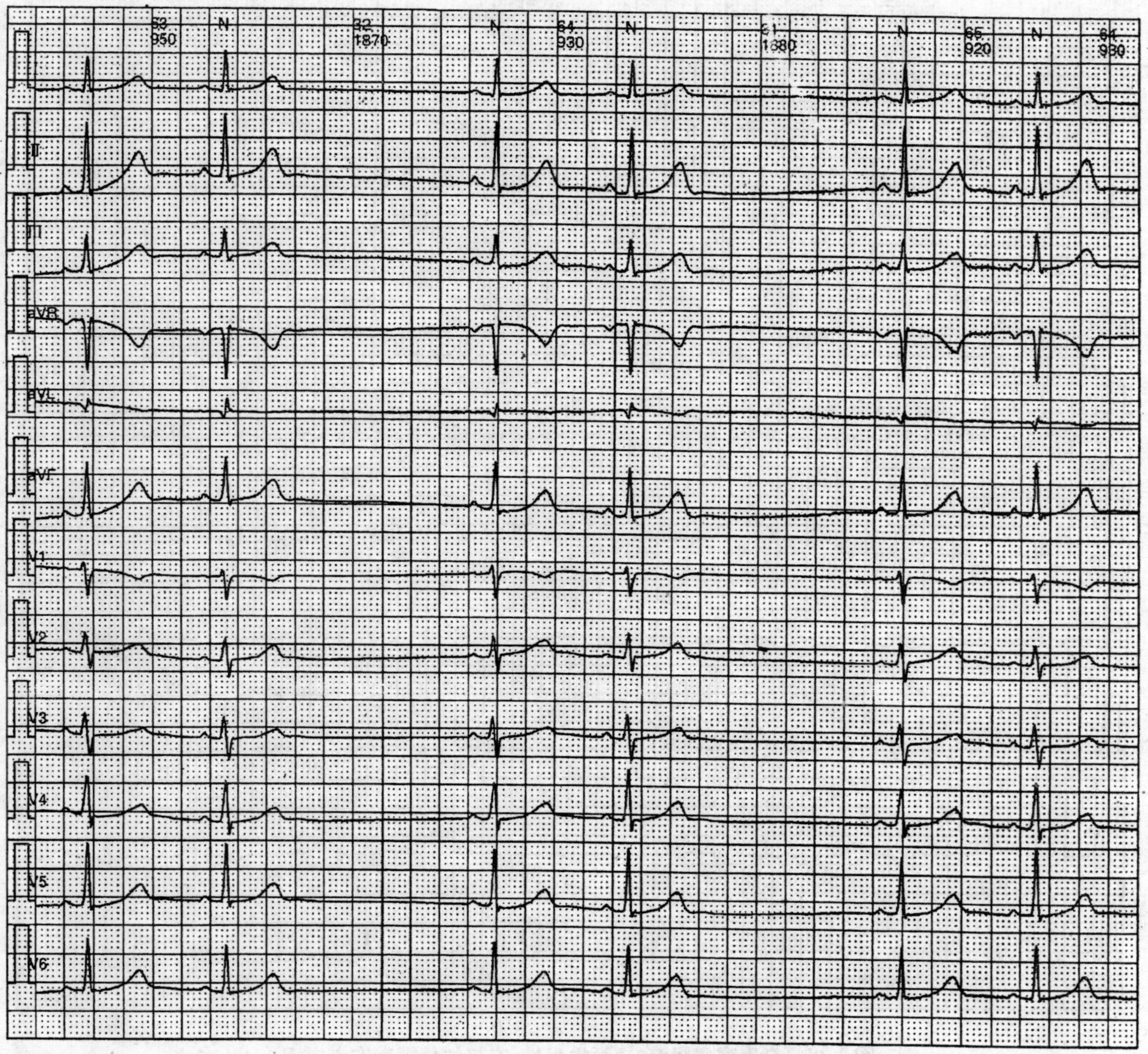

图 7-27　二度Ⅱ型窦房阻滞静态心电图

女,74 岁。胸闷、气促 1 个月。临床诊断:冠心病,病态窦房结综合征。窦性心律,P-R 间期 0. 16s,QRS 波群形态、时间、振幅均正常,P-P 间期明显不规则,第 1 ~ 2、3 ~ 4、5 ~ 6 个心搏的 P-P 间期均为 0. 93s,为基本窦性周期,心率 65 次/分,第 2、4 个心搏后突然出现一长达 1. 86s 的 P-P 间期,长 P-P 间期等于短 P-P 间期的 2 倍,为二度Ⅱ型窦房阻滞。

静态心电图诊断:窦性心律,二度Ⅱ型窦房阻滞

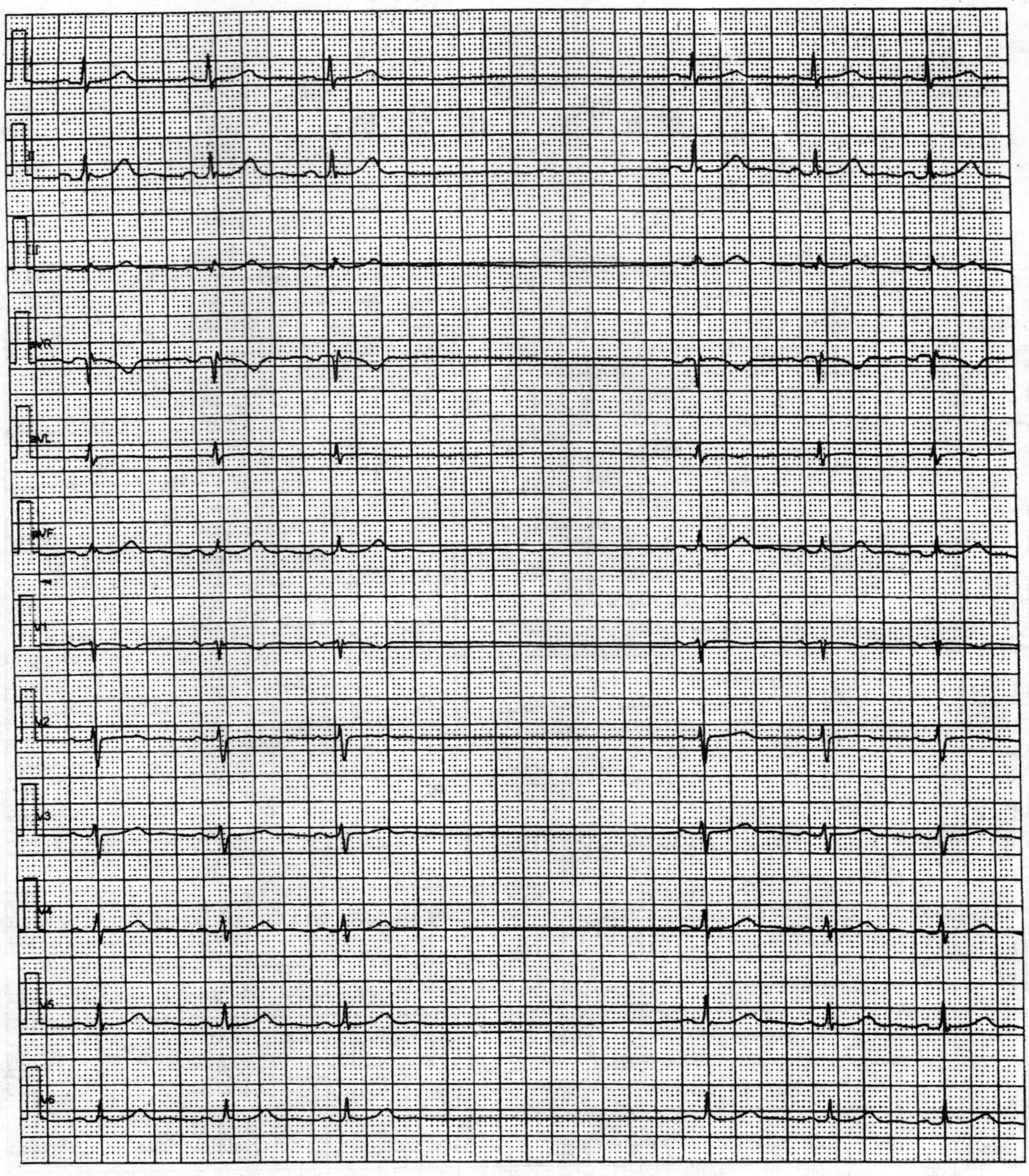

图 7-28　高度窦房阻滞，短暂性房性、交接性停搏静态心电图

女，78岁。发现高血压40年，阵发性胸闷、心悸20年，加重伴心累15天。临床诊断：高血压病，冠心病。心脏彩超示：左房增大，室间隔增厚。窦性心律，第1～3、4～6个心搏的P-P间期基本规则，多为0.92s，为基本窦性周期，心率65次/分，第3个心搏后突然出现2.76s的长P-P间歇，长间歇中未见P波及QRS-T波群，长P-P间期等于基本窦性周期的3倍，为高度窦房阻滞，短暂性房性、交接性停搏。

静态心电图诊断：窦性心律，高度窦房阻滞，短暂性房性、交接性停搏

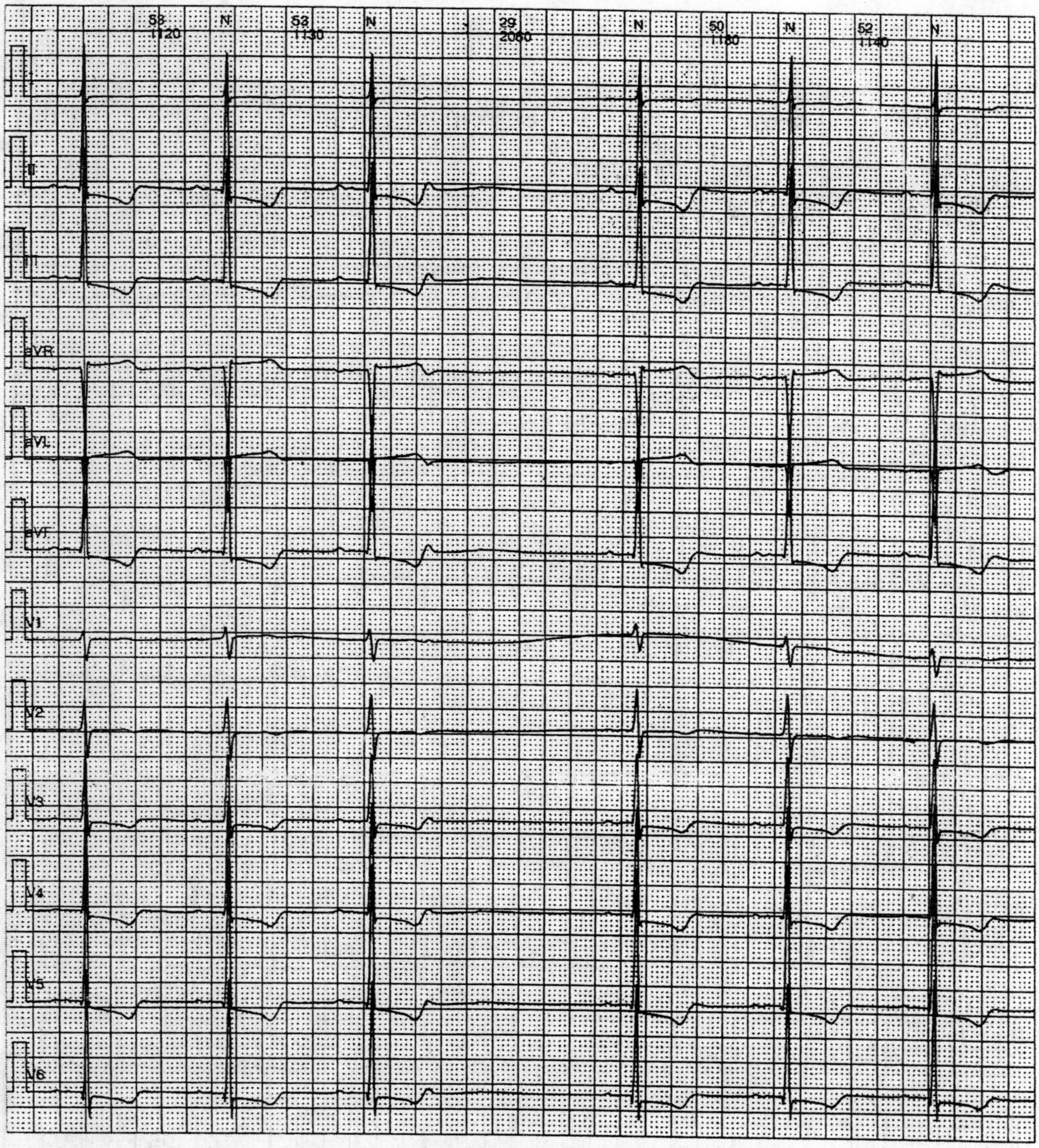

图 7-29　未下传房性期前收缩静态心电图

女，79 岁。临床诊断：高血压 3 级，冠心病。心脏彩超示：左房大，左室稍大。窦性心律，心率 51 次/分，P-R 间期 0.22s，为一度房室阻滞。P 波形态在多导联增宽呈双峰，时间 0.12s，为左房肥大。QRS 波群时间正常，$R_{V_5}=2.8mV$，$S_{V_1}=0.4mV$，为左室肥大。ST 段在Ⅱ、Ⅲ、aVF、$V_3\sim V_6$ 导联呈下斜型压低 0.05～0.125mV，多导联 T 波低平及负正双相。第 3 个心搏的 T 波上有一提前出现的 P波，其后无继 QRS-T 波群，考虑为未下传的房性期前收缩。

静态心电图诊断：窦性心动过缓，左房、左室肥大，一度房室阻滞，未下传房性期前收缩，ST-T 改变

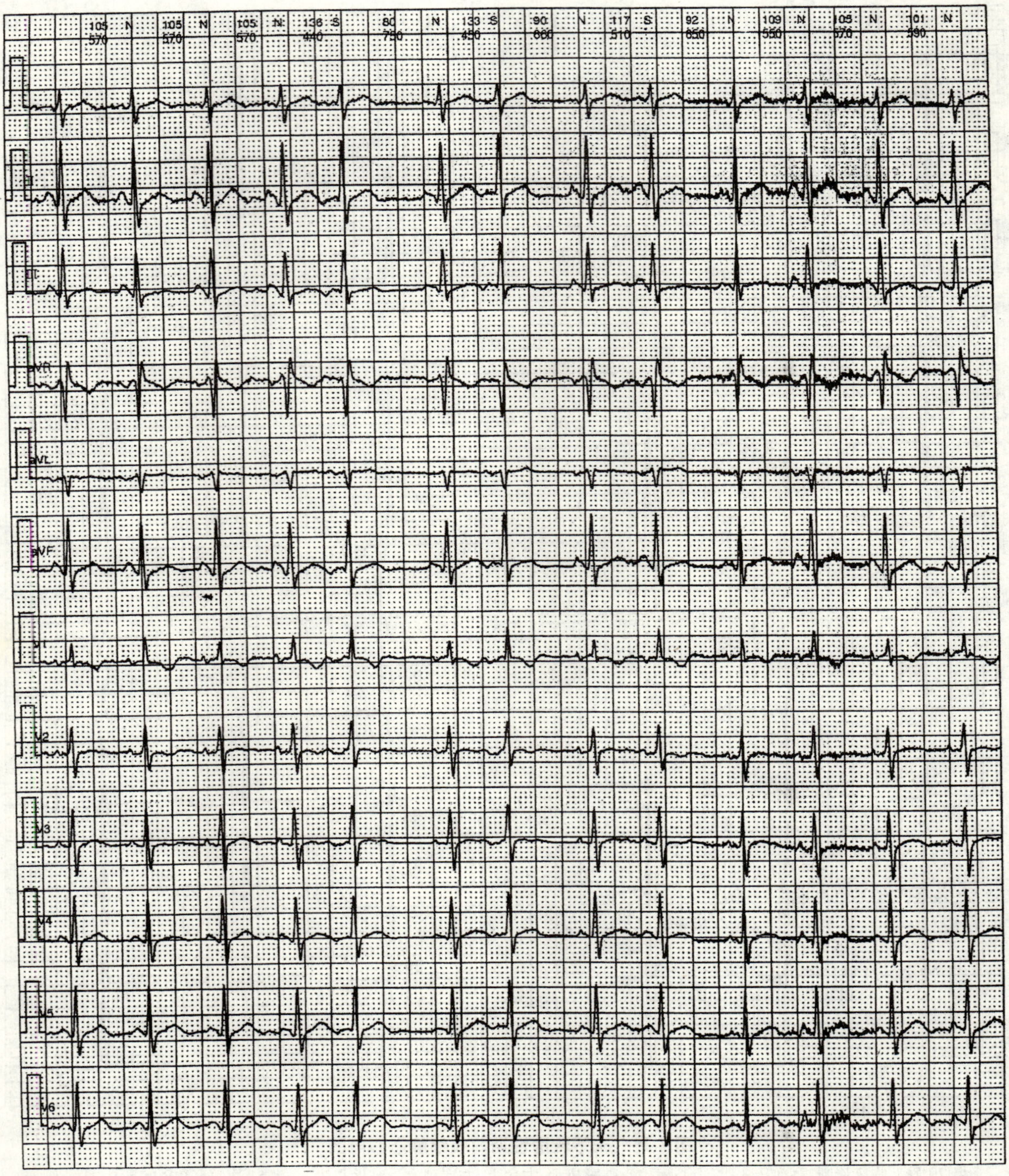

图 7-30　多源性房性期前收缩静态心电图

女,74 岁。临床诊断:冠心病。第 1～4、6、8、10～13 个心搏为窦性心律,心率 105 次/分,P-R 间期 0.14s,QRS 波群形态、时间正常,ST-T 正常。第 5、7、9 个心搏提前出现,P 波在同导联形态、振幅、时间和方向均不相同,QRS 波群形态与窦性相同,考虑为多源性房性期前收缩。

静态心电图诊断:窦性心动过速,多源性房性期前收缩

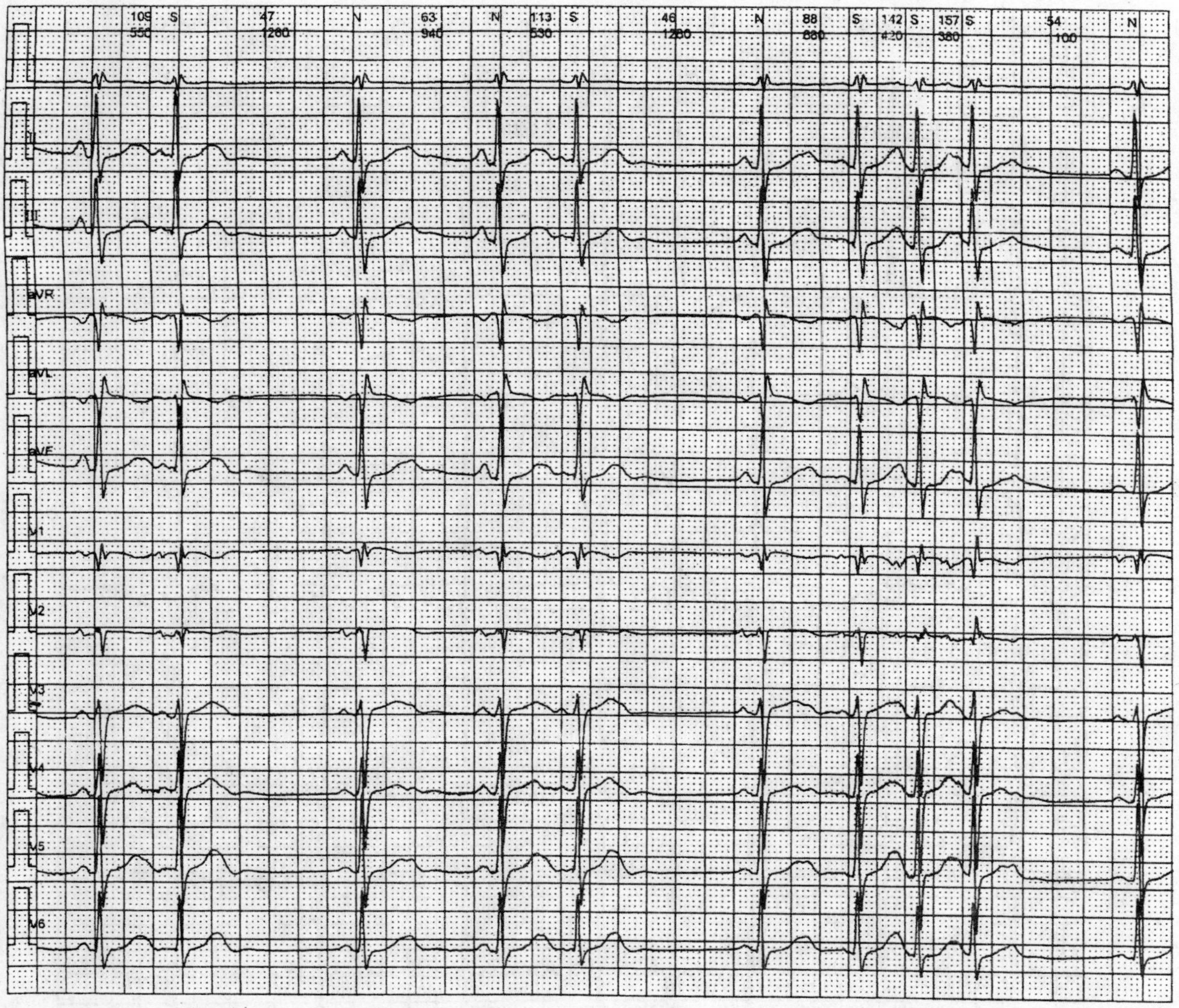

图 7-31 房性并行心律伴并行心律性房性心动过速静态心电图

男，74 岁。反复发作性心前区不适，心悸，心累 5 个月，加重 10 天。临床诊断：冠心病，心功能Ⅱ级，慢性支气管炎。基本心律为窦性心律，心率 64 次/分，P-R 间期 0.14s，QRS 波群形态、时间正常。第 2、5、7～9 个 P波提前出现，心房率 166 次/分，P波与窦性明显不同，QRS 波群形态与窦性相同，联律间期不等，分别为 0.54s、0.52s、0.64s，但房性异位搏动之间的长短间期成倍数关系，最大公约数为 0.39s，考虑为房性并行心律伴并行心律性房性心动过速。

静态心电图诊断：窦性心律，房性并行心律伴并行心律性房性心动过速

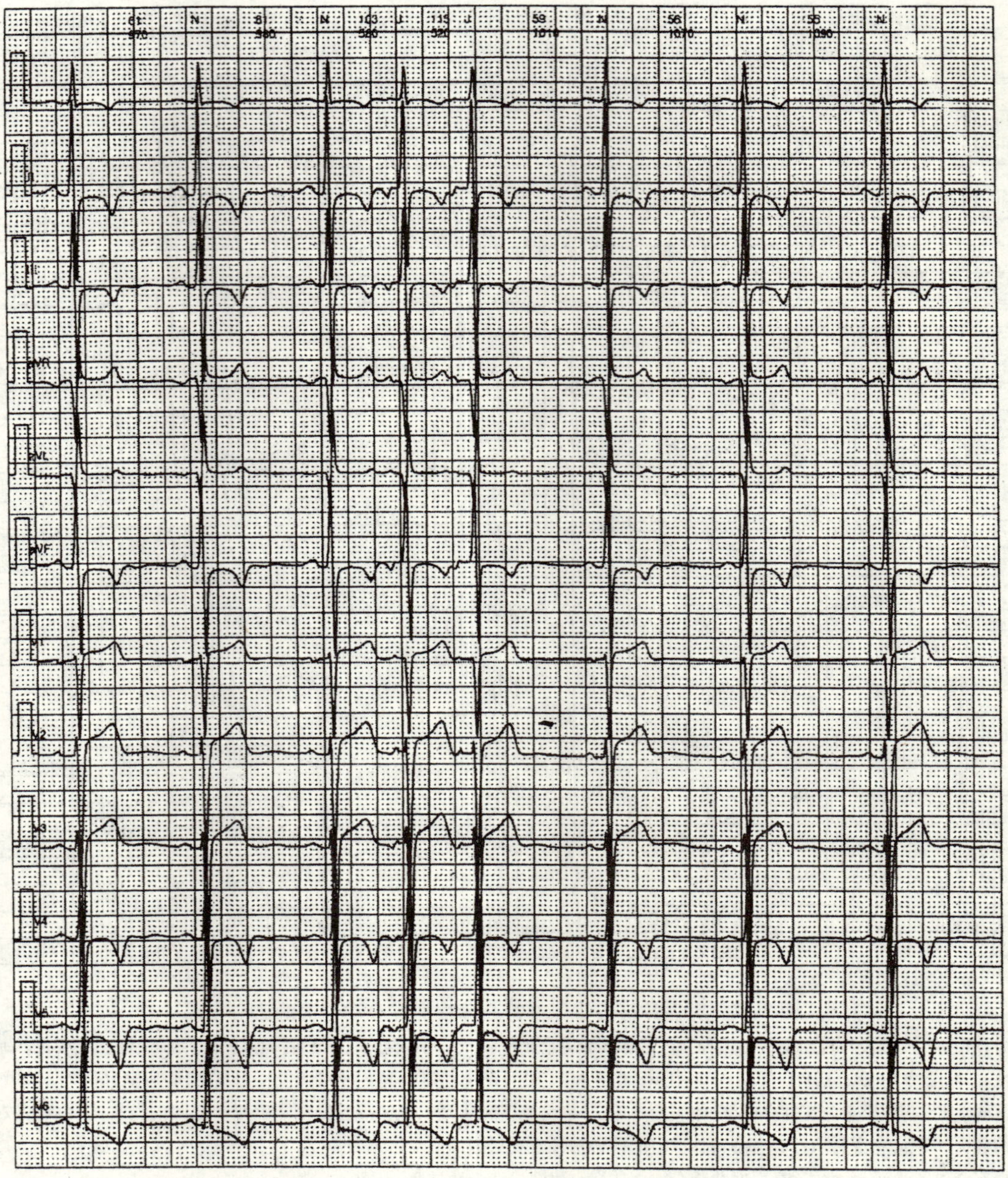

图 7-32　成对交接性期前收缩静态心电图

男,70 岁。临床诊断:高血压 3 级,冠心病。第 1 ~ 3、6 ~ 8 个心搏为窦性心律,P-R 间期 0. 16s,心率 56 次/分,QRS 波群时间正常,$R_{V_5}+S_{V_1}>4.0mV$,为左室肥大。ST 段在Ⅱ、Ⅲ、aVF、V_5、V_6 导联呈水平及下斜型压低 0. 05 ~ 0. 10mV,多导联 T 波倒置。第 4、5 个心搏提前出现,其前均可见 P^- 波,P^--R 间期 0. 11s,QRS 波群形态与窦性相同,考虑为成对交接性期前收缩。

静态心电图诊断:窦性心动过缓,成对交接性期前收缩,ST-T 改变

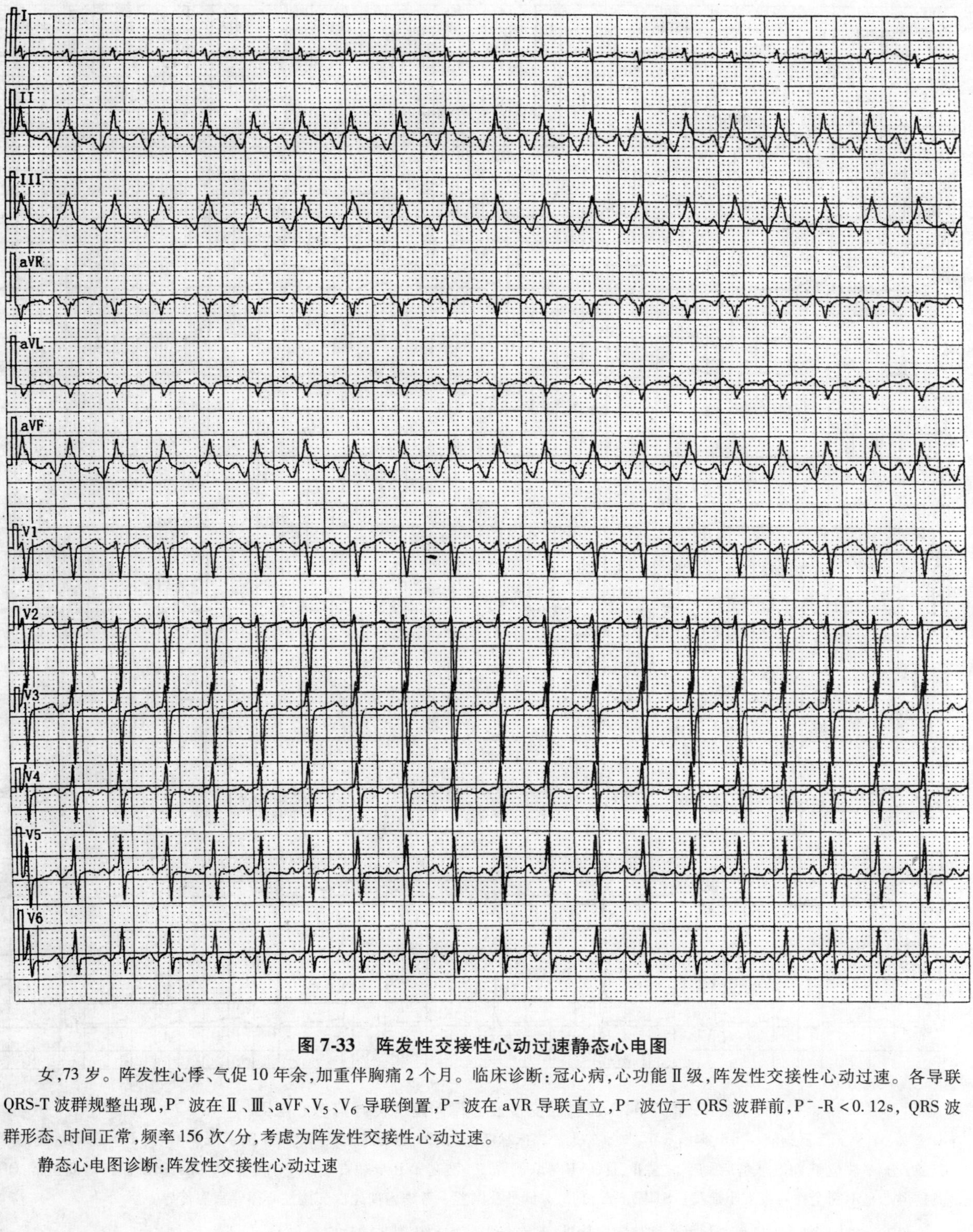

图 7-33 阵发性交接性心动过速静态心电图

女,73 岁。阵发性心悸、气促 10 年余,加重伴胸痛 2 个月。临床诊断:冠心病,心功能Ⅱ级,阵发性交接性心动过速。各导联 QRS-T 波群规整出现,P^- 波在Ⅱ、Ⅲ、aVF、V_5、V_6 导联倒置,P^- 波在 aVR 导联直立,P^- 波位于 QRS 波群前,P^--R < 0.12s,QRS 波群形态、时间正常,频率 156 次/分,考虑为阵发性交接性心动过速。

静态心电图诊断:阵发性交接性心动过速

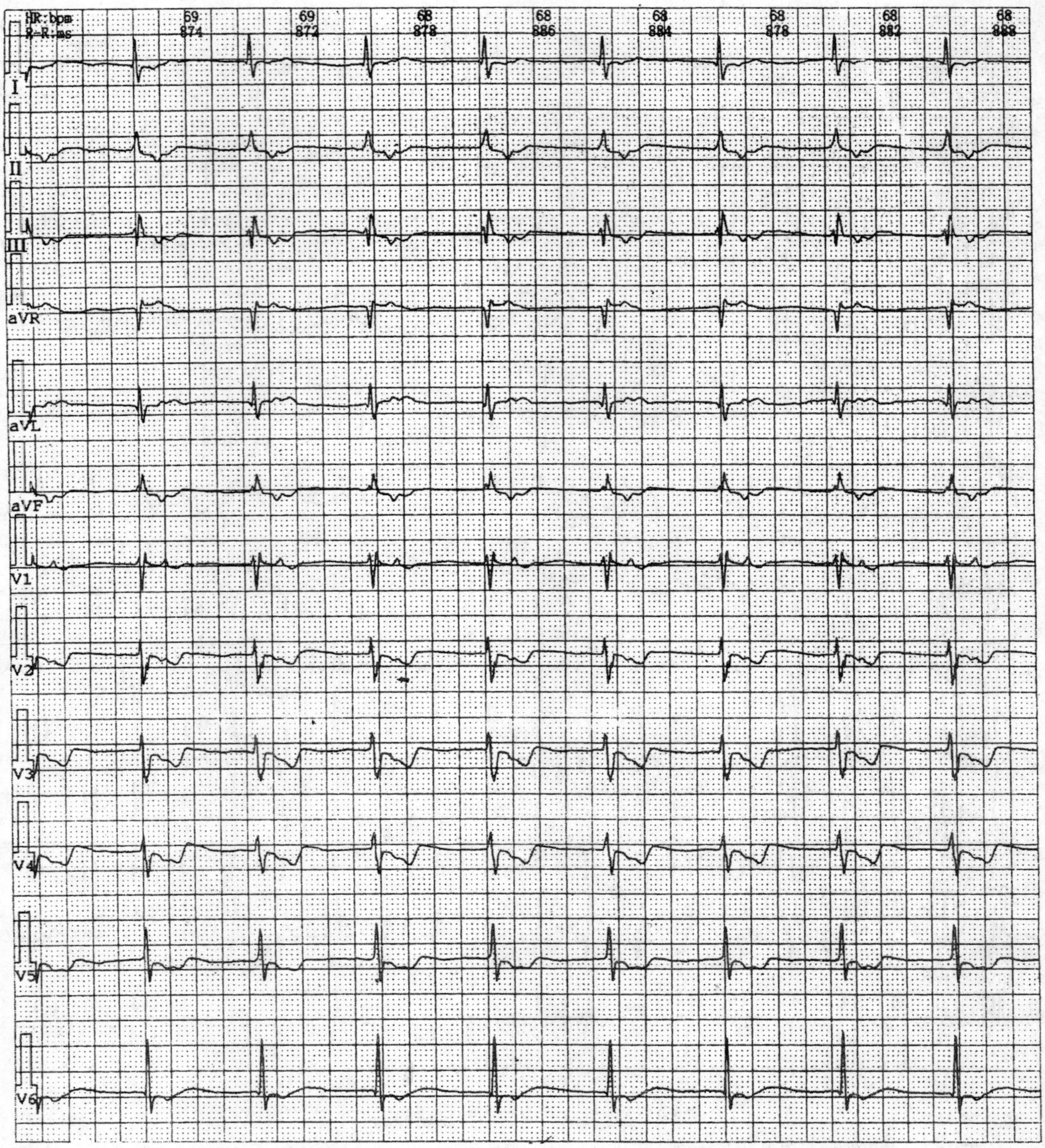

图 7-34　加速性交接性心律伴室房传导静态心电图

女,51 岁。反复胸闷、心悸、胸痛 6 年,加重 3 天。临床诊断:冠心病,心功能Ⅱ级。QRS-T 波群规律出现, R-R 间期规整,频率 68 次/分,P 波位于 QRS 波群后, P^- 波在Ⅱ、Ⅲ、aVF 导联倒置,P^- 波在 aVR 导联直立,R-P^- 间期 <0. 20s,QRS 波群时间正常,QRS 波群形态呈不完全性右束支阻滞型。ST 段正常,$T_{V_1\sim V_6}$低平及倒置。考虑为加速性交接性心律伴室房传导。

静态心电图诊断:加速性交接性心律伴室房传导,不完全性右束支阻滞,T 波改变

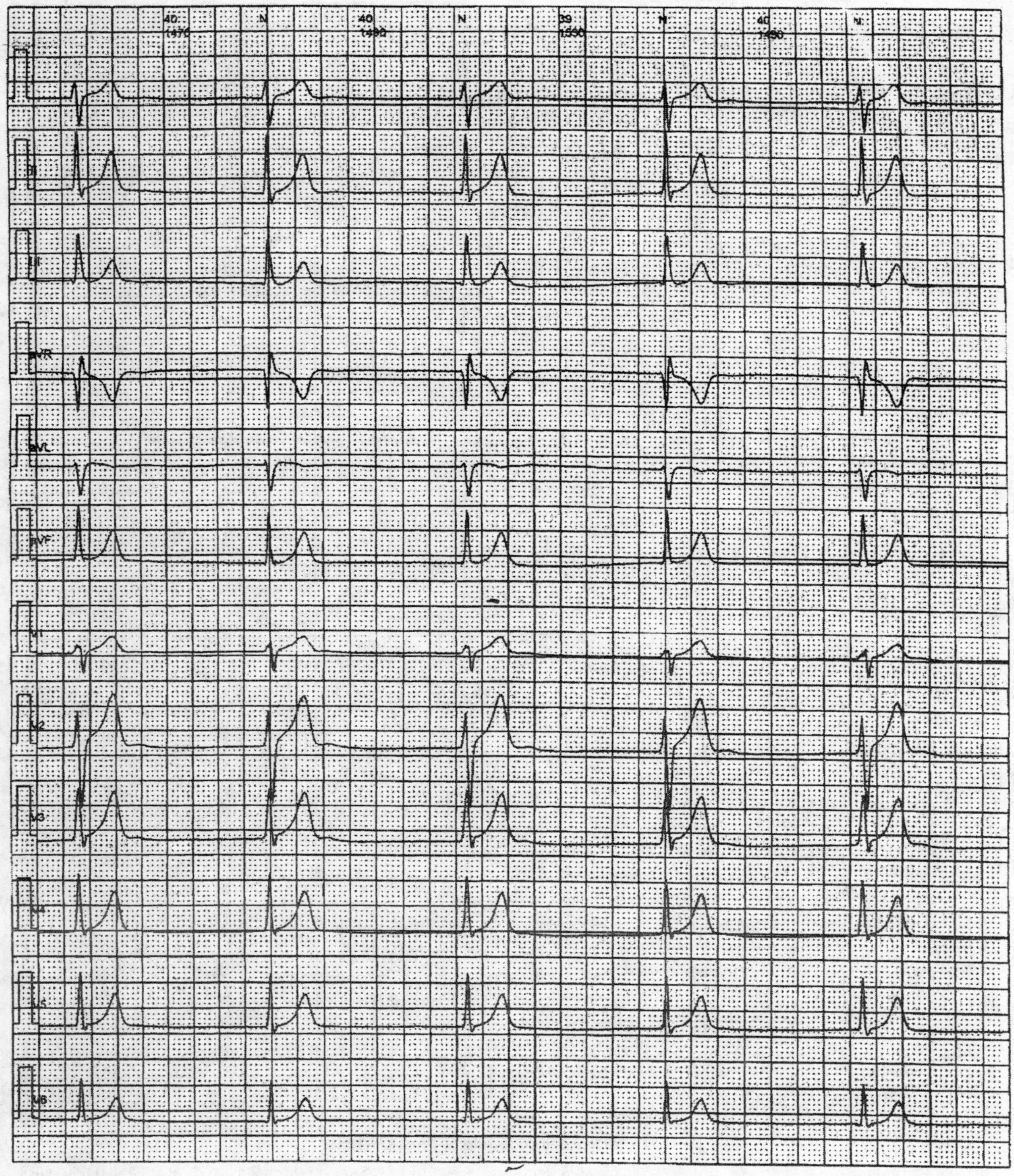

图 7-35　交接性心律静态心电图

男，71 岁。胸闷，气促，伴头晕、乏力 3 年，加重半年。临床诊断：病态窦房结综合征，交接性心律。所有心搏的 QRS 波群形态呈室上性型，R-R 间期规整，心室率 41 次/分，考虑为交接性心律；仔细观察 QRS 波群其前后未见窦性 P 波或异位 P′、P⁻ 波，考虑为窦性、房性停搏。该患者几天后行动态心电图检查，结果为阵发性心房扑动，频发窦性停搏及短暂性全心停搏，频发交接性心律。

静态心电图诊断：交接性心律，窦性、房性停搏

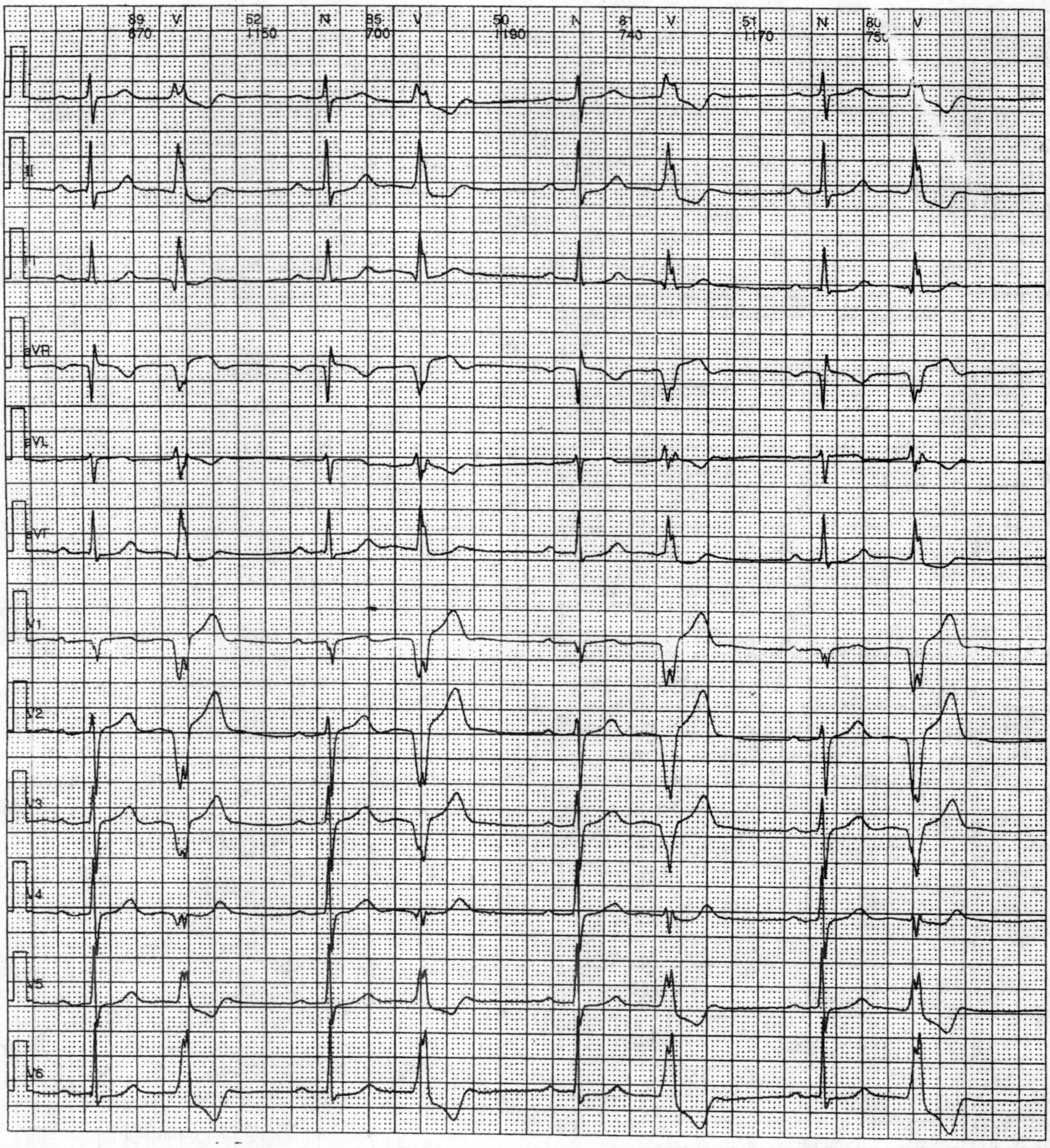

图 7-36　室性期前收缩二联律静态心电图

男,68 岁。临床诊断:高血压 3 级,冠心病。冠状动脉造影示 3 支病变。第 1、3、5、7 个心搏为窦性心律,P-R 间期 0.22s,QRS 波群形态、时间、振幅均正常, ST-T 正常。第 2、4、6、8 个提前出现宽大畸形的 QRS-T 波群,其前无 P 波,T 波与主波方向相反。为室性期前收缩二联律。

静态心电图诊断:窦性心律,一度房室阻滞,室性期前收缩二联律

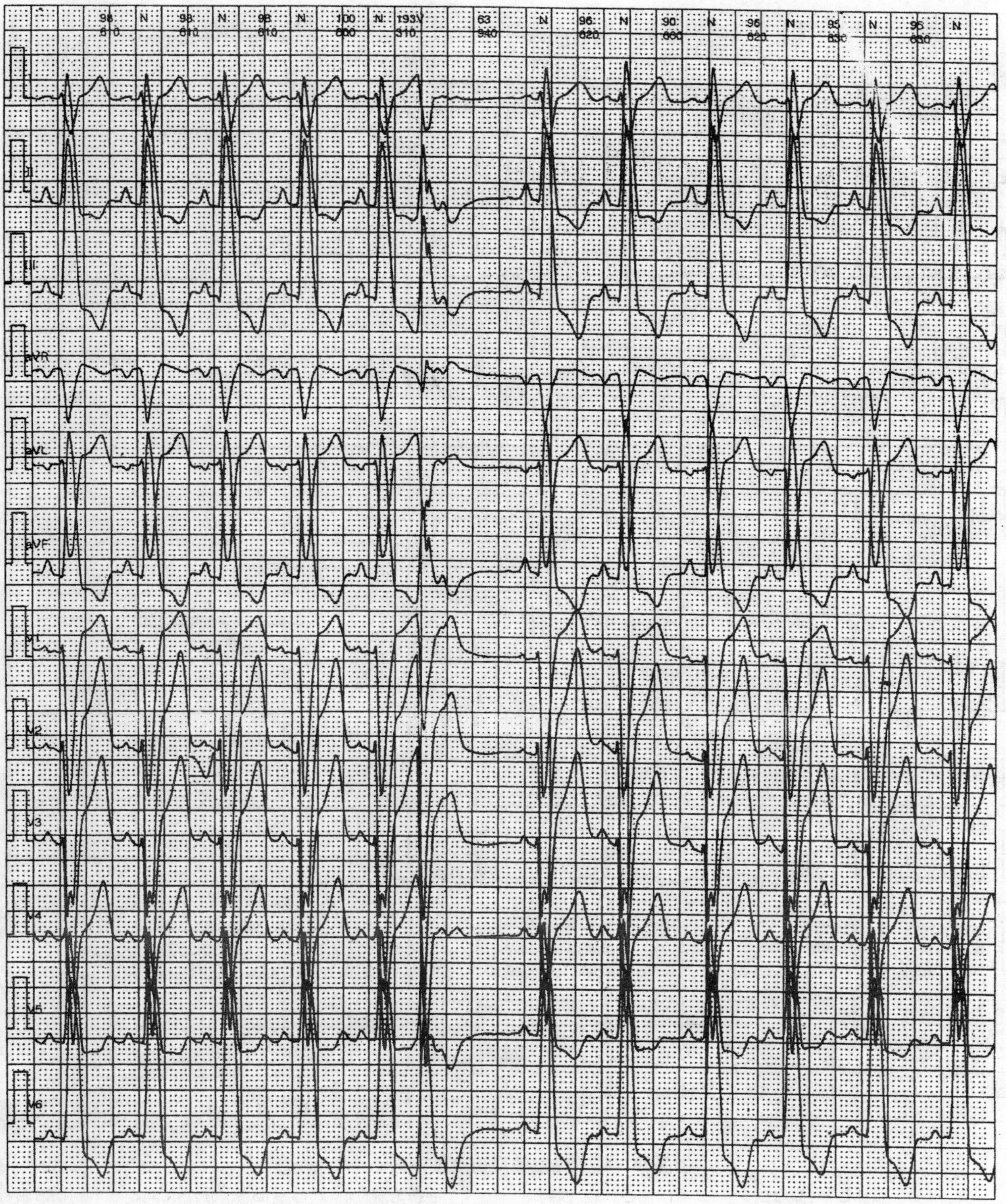

图 7-37　R-on-T 室性期前收缩静态心电图

女，64 岁。临床诊断：扩张性心肌病。第 1～5、7～12 个心搏为窦性心律，QRS 波群形态呈完全性左束支阻滞型，心率 98 次/分，ST 段在Ⅱ、Ⅲ、aVF、V_5、V_6 导联呈水平及下斜型压低 0.10～0.30mV，伴 T 波低平、倒置。第 6 个提前出现的宽大畸形 QRS-T 波群其起始部在第 5 个 T 波顶端上，形成 R-on-T 型室性期前收缩，代偿间歇完全。

静态心电图诊断：窦性心律，R-on-T 室性期前收缩，完全性左束支阻滞

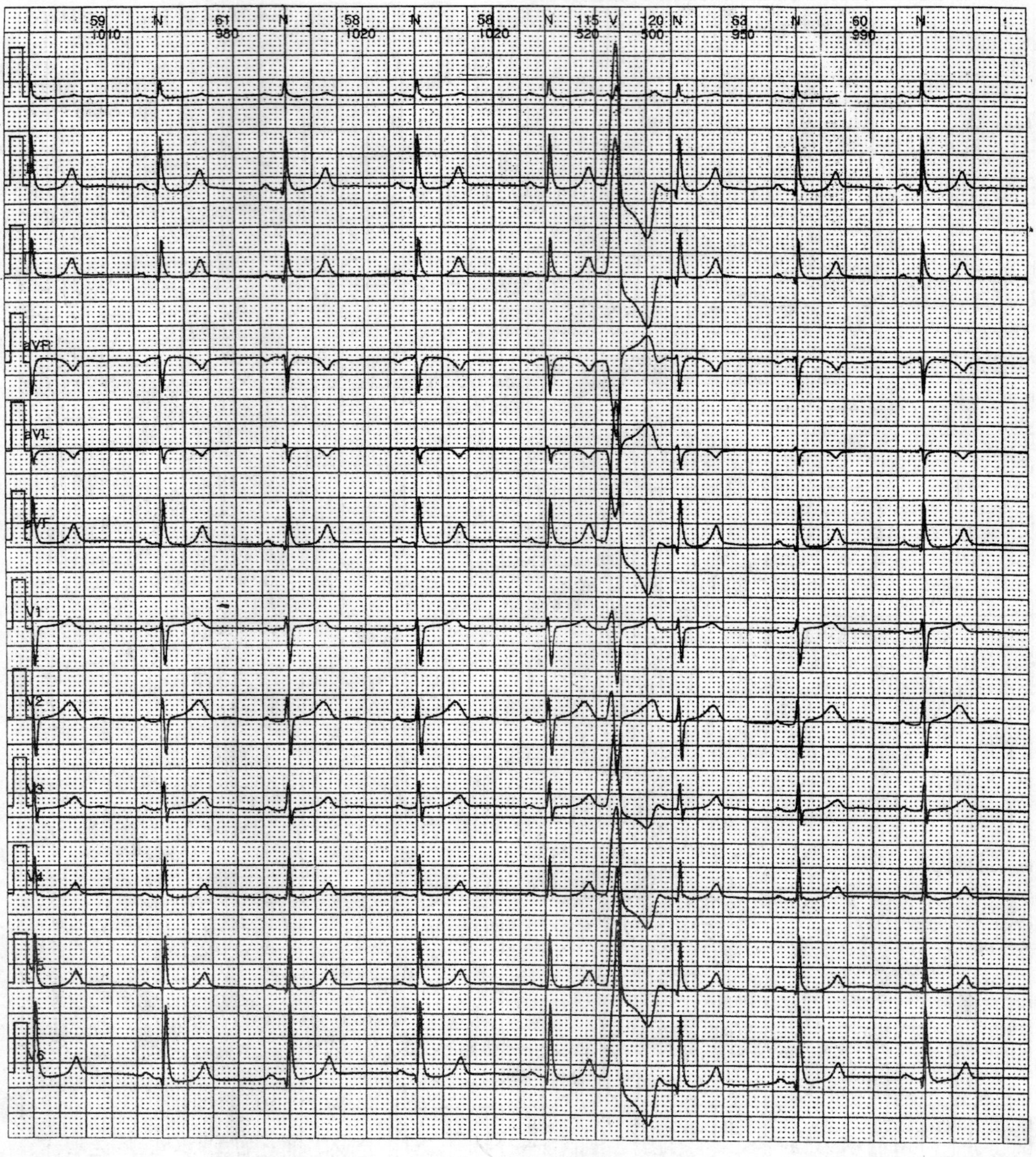

图 7-38　插入性室性期前收缩静态心电图

女,38 岁。临床诊断:高血压 3 级,高血压性心脏病。第 1～5、7～9 个心搏为窦性心律,心率 63 次/分,P-R 间期 0.14s,QRS 波群形态、时间、振幅均正常,ST-T 正常。第 6 个心搏提前出现,QRS-T 波群形态呈宽大畸形并插入两个窦性心搏之间,后无代偿间歇,考虑为插入性室性期前收缩。

静态心电图诊断:窦性心律,插入性室性期前收缩

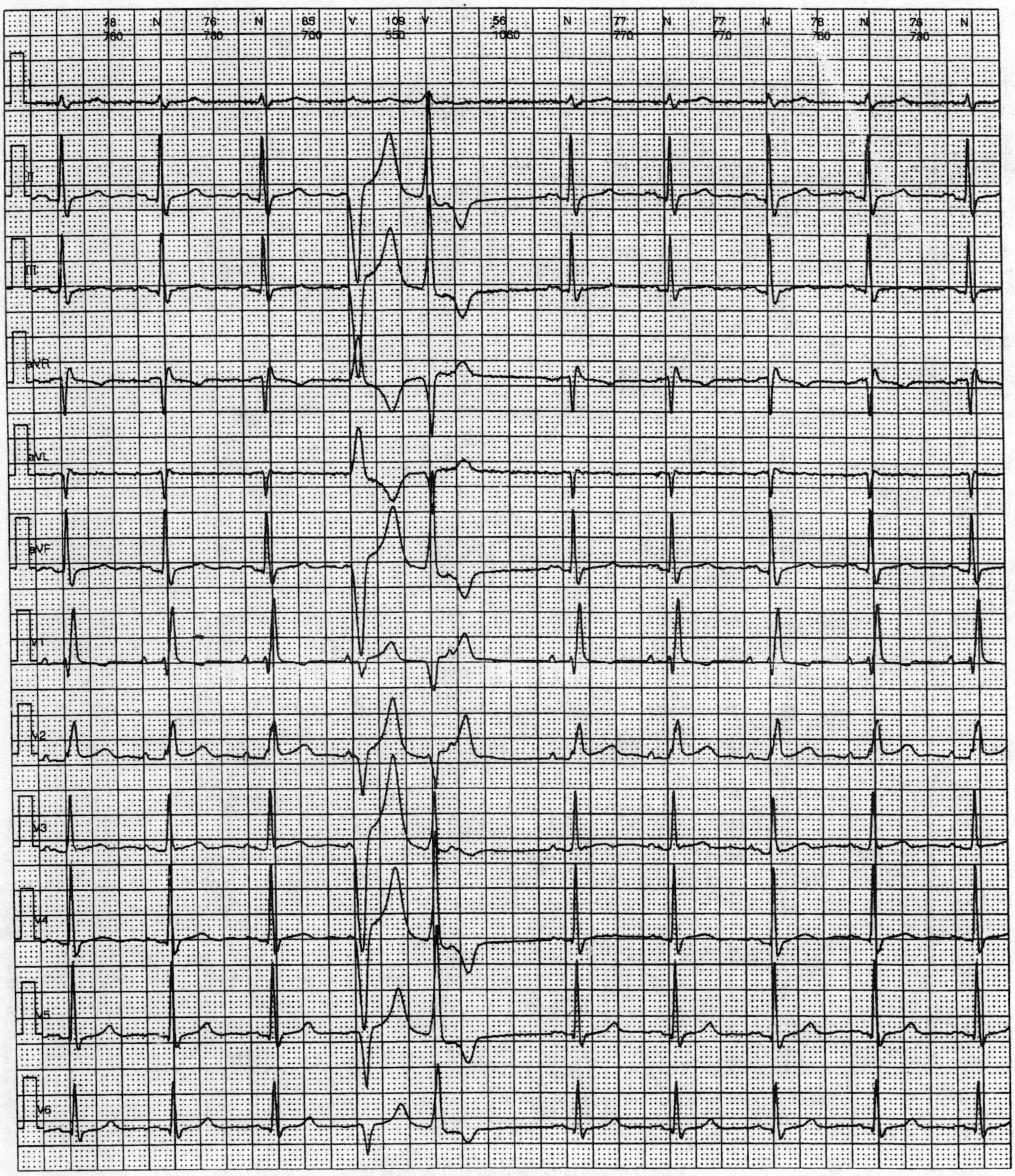

图 7-39 双源性成对室性期前收缩静态心电图

男,90 岁。临床诊断:冠心病。第 1～3、6～10 个心搏为窦性心律,心率 77 次/分,P-R 间期 0. 16s,QRS 波群时间 0. 12s,QRS 波群形态呈完全性右束支阻滞型。第 4、5 个心搏连续提前出现,其前无相关 P 波,QRS 波群形态呈宽大畸形且形态、方向、时间均不相同,考虑为双源性成对室性期前收缩。

静态心电图诊断:窦性心律,完全性右束支阻滞,双源性成对室性期前收缩

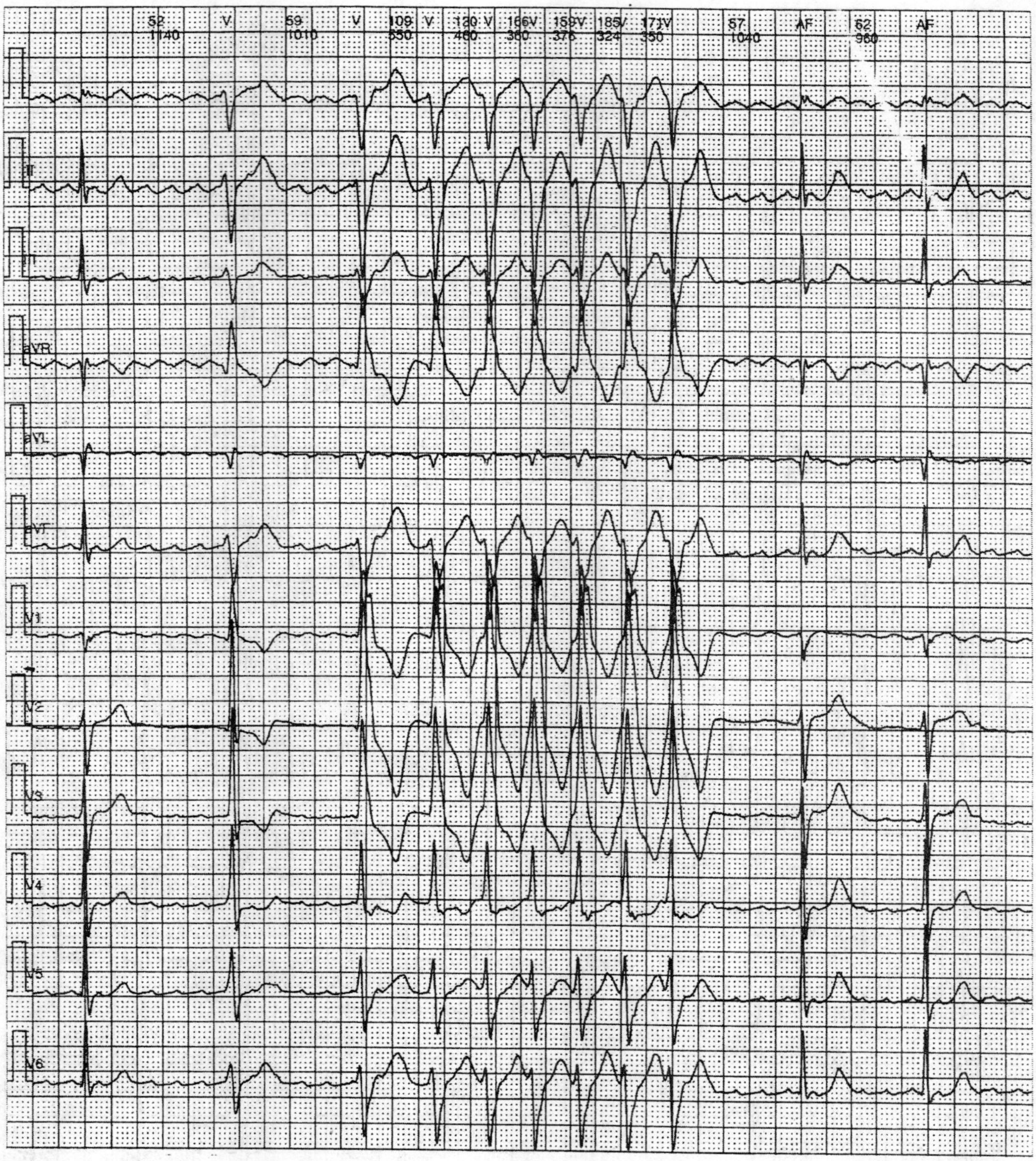

图 7-40　心房扑动，短阵性单形性室性心动过速静态心电图

男，40 岁。临床诊断：冠心病，肾功能衰竭。基本心律为心房扑动，心房率 300 次/分。QRS 波群形态呈室上性。第 2～9 个心搏提前连续出现，QRS 波群时间 >0.12s，QRS-T 波群形态呈完全性右束支阻滞型，为起源于左束支的单形性室性心动过速。第 2 个心搏的 QRS 波群形态介于室上性与室性异位搏动之间，为室性融合波。

静态心电图诊断：心房扑动，单形性室性心动过速

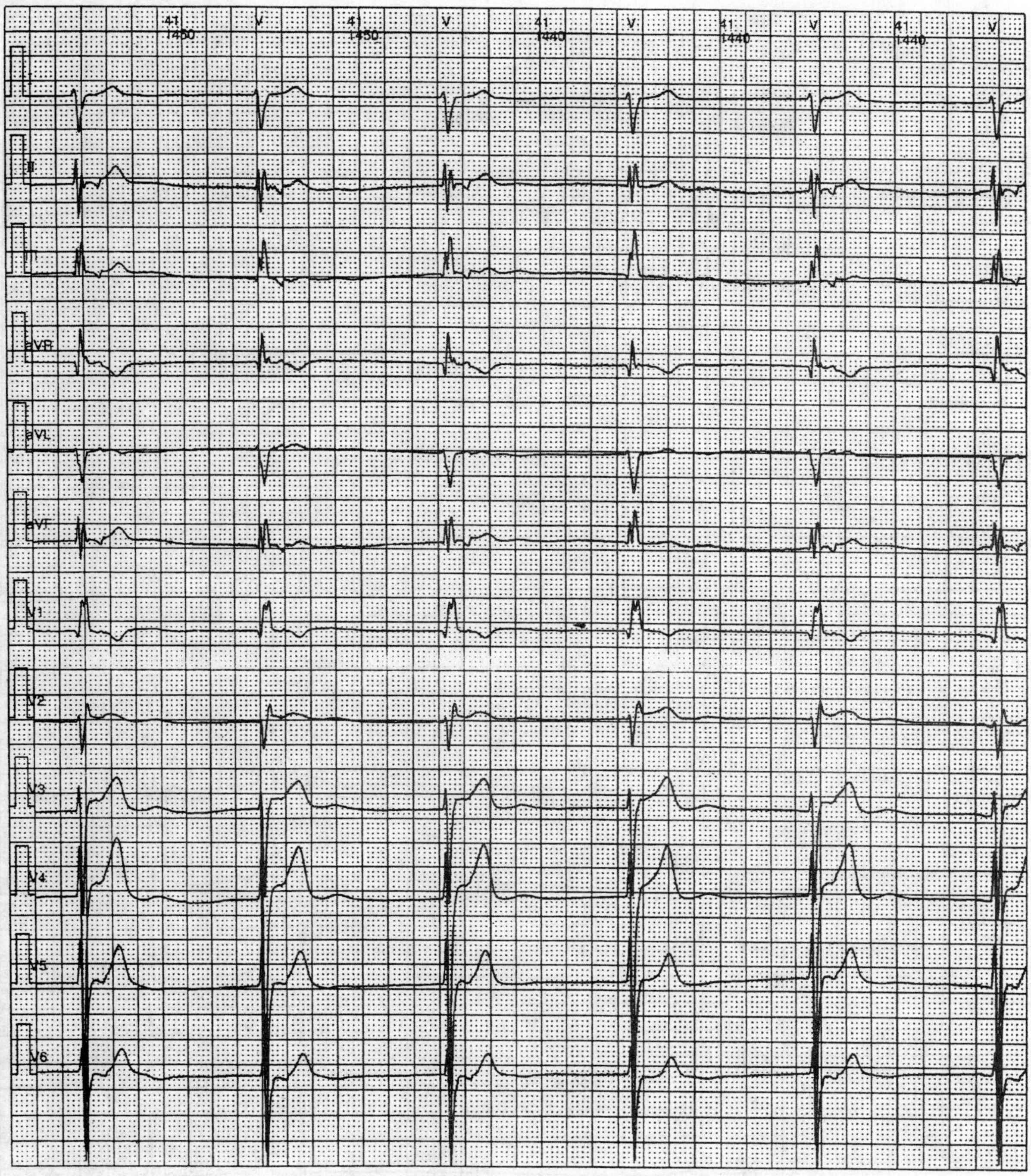

图 7-41　心室自主心律伴室房传导静态心电图

女，78 岁。反复头昏 5 年，加重伴心悸 1 年，晕厥 1 次。临床诊断：梗阻型肥厚型心肌病。心脏彩超示：①左房、左室增大；②室间隔、左室后壁增厚，左室流出道狭窄。所有心搏规律出现，R-R 间期缓慢而规整，心室率 42 次/分，QRS 波群形态呈宽大畸形，第 1～3、5、6 个心搏后可见逆行 P 波，R-P⁻ 间期固定为 0.16s，为心室自主心律伴室房传导。本图中未见窦性 P 波，有三种可能：可能性较大的一种为窦性停搏，另一种可能是存在高度或三度窦房阻滞，还有一种可能是显著窦性心动过缓，频率 <42 次/分，由于室房传导干扰了窦性 P 波夺获心房。患者于次日行动态心电图检查，主要诊断为：窦性心律，阵发性心房颤动，高度窦房阻滞，窦性停搏，频发交接性逸搏及心室自主心律。

静态心电图诊断：心室自主心律伴室房传导，提示窦性停搏

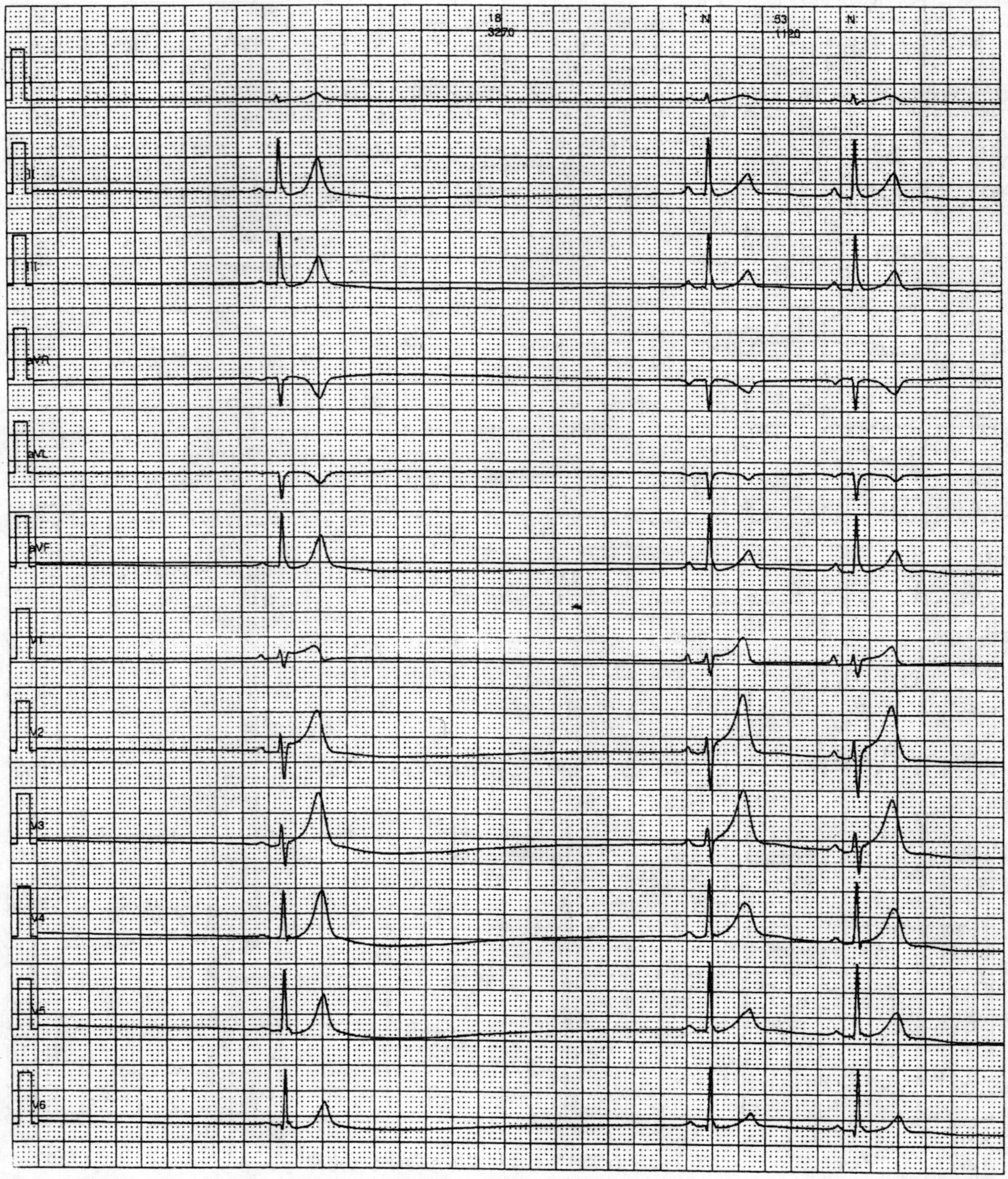

图 7-42　短暂性全心停搏，房性逸搏静态心电图

男，73 岁。心悸、头晕 1 个月。临床诊断：病态窦房结综合征，高血压病。第 2、3 个心搏的 P 波形态一致，心率 54 次/分，P-R 间期 0.16s，QRS 波群形态、时间正常，为窦性心搏。第 1 个心搏出现于长间歇后，其 P 形态与窦性不同，QRS 形态与窦性相同，P-R 间期 0.14s，考虑为房性逸搏，第 1 个与第 2 个心搏的 P-P 间期及 R-R 间期分别长达 3.28s 与 3.26s，考虑为短暂性全心停搏。

静态心电图诊断：窦性心动过缓，短暂性全心停搏，过缓性房性逸搏

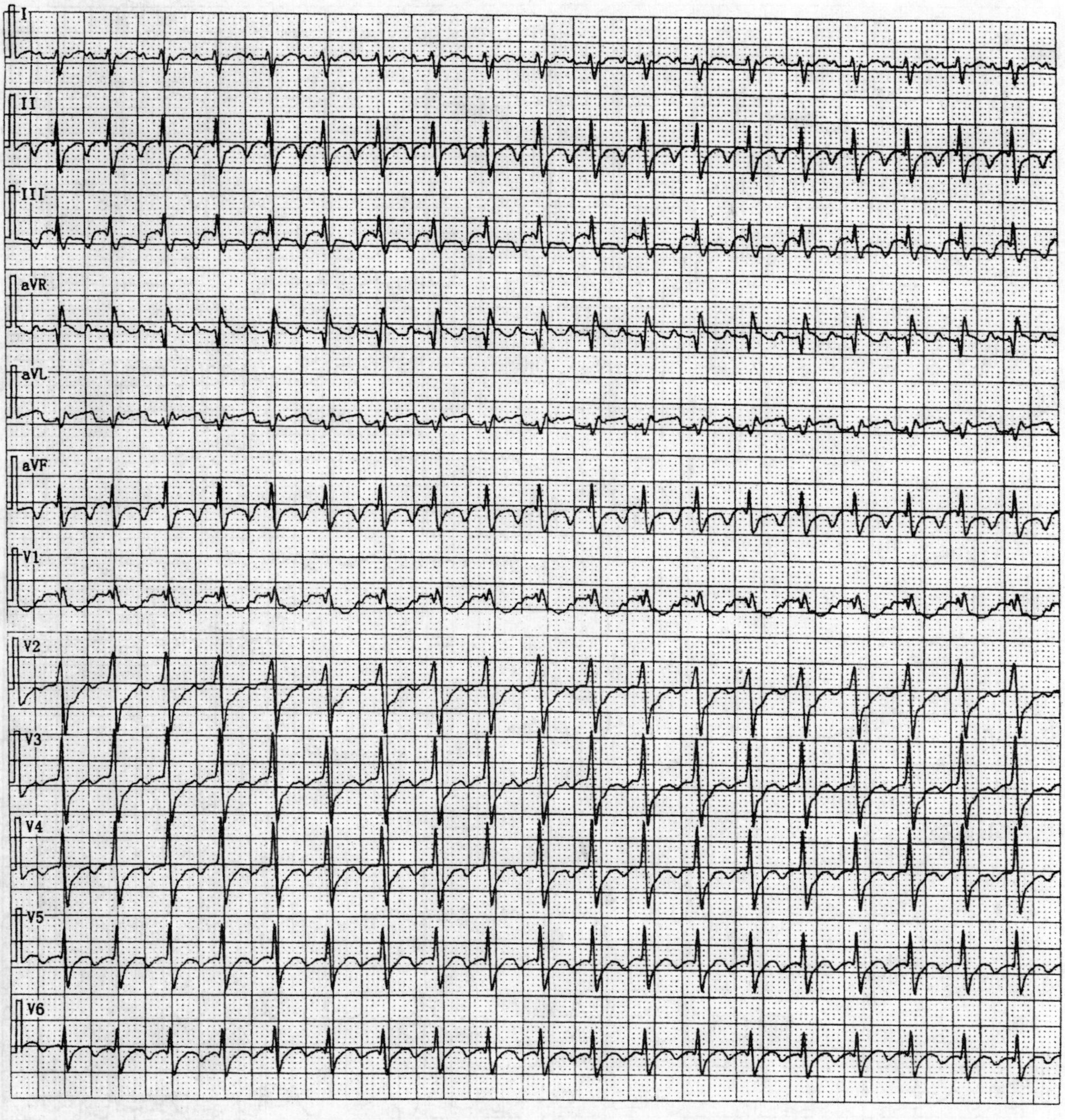

图 7-43　常见型典型心房扑动静态心电图

女,51 岁。风湿性心脏病,二尖瓣狭窄。心脏彩超示:①左房明显增大;②二尖瓣增厚、中重度狭窄;③三尖瓣轻度返流。P 波消失,代之以大小、形态相同,规整出现的 F 波,F 波在Ⅱ、Ⅲ、aVF 导联呈负相,心房率 300 次/分,为常见型典型心房扑动。电轴右偏,QRS 波群时间正常,QRS 波群形态在 V_1 导联呈 rsr′型,r′> r,多导联 S 波稍增宽,R-R 间期规整,心室率 150 次/分,房室传导比例呈 2: 1。

静态心电图诊断:典型心房扑动(常见型),电轴右偏,不完全性右束支阻滞

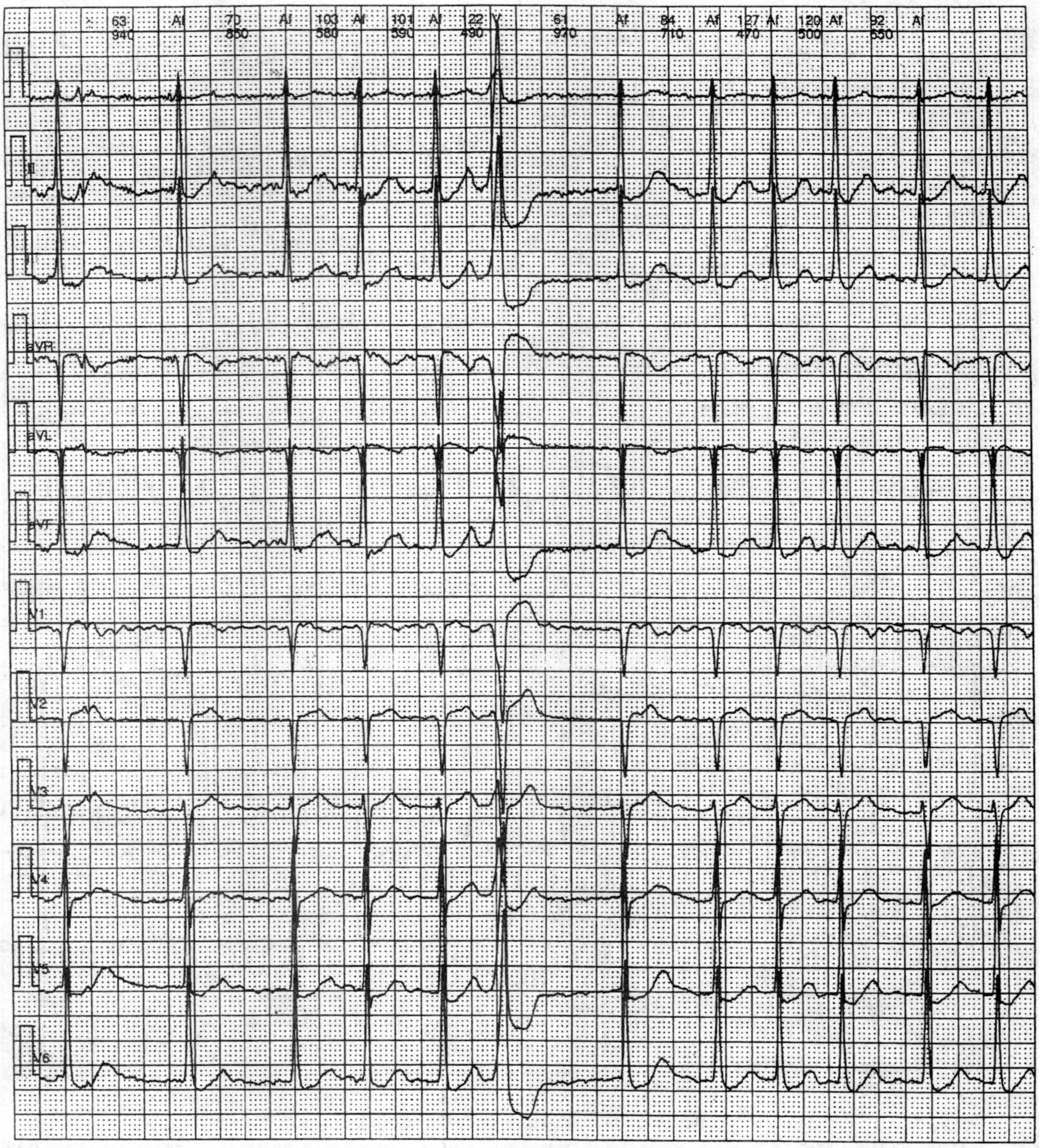

图 7-44　心房颤动，室性期前收缩静态心电图

男，80 岁。病态窦房结综合征。P 波消失，代之以大小不等、形态各异的 f 波，R-R 间期不规整，平均心室率 85 次/分，为心房颤动。第 6 个心搏在较短的前周期后提前出现，QRS 波群形态呈宽大畸形，T 波与主波方向相反，呈完全性左束支阻滞型，其后有类代偿间歇，为起源于右束支的室性期前收缩，其余心搏 QRS 波群形态呈室上性，有 ST 段改变。

静态心电图诊断：心房颤动，室性期前收缩，ST 段改变

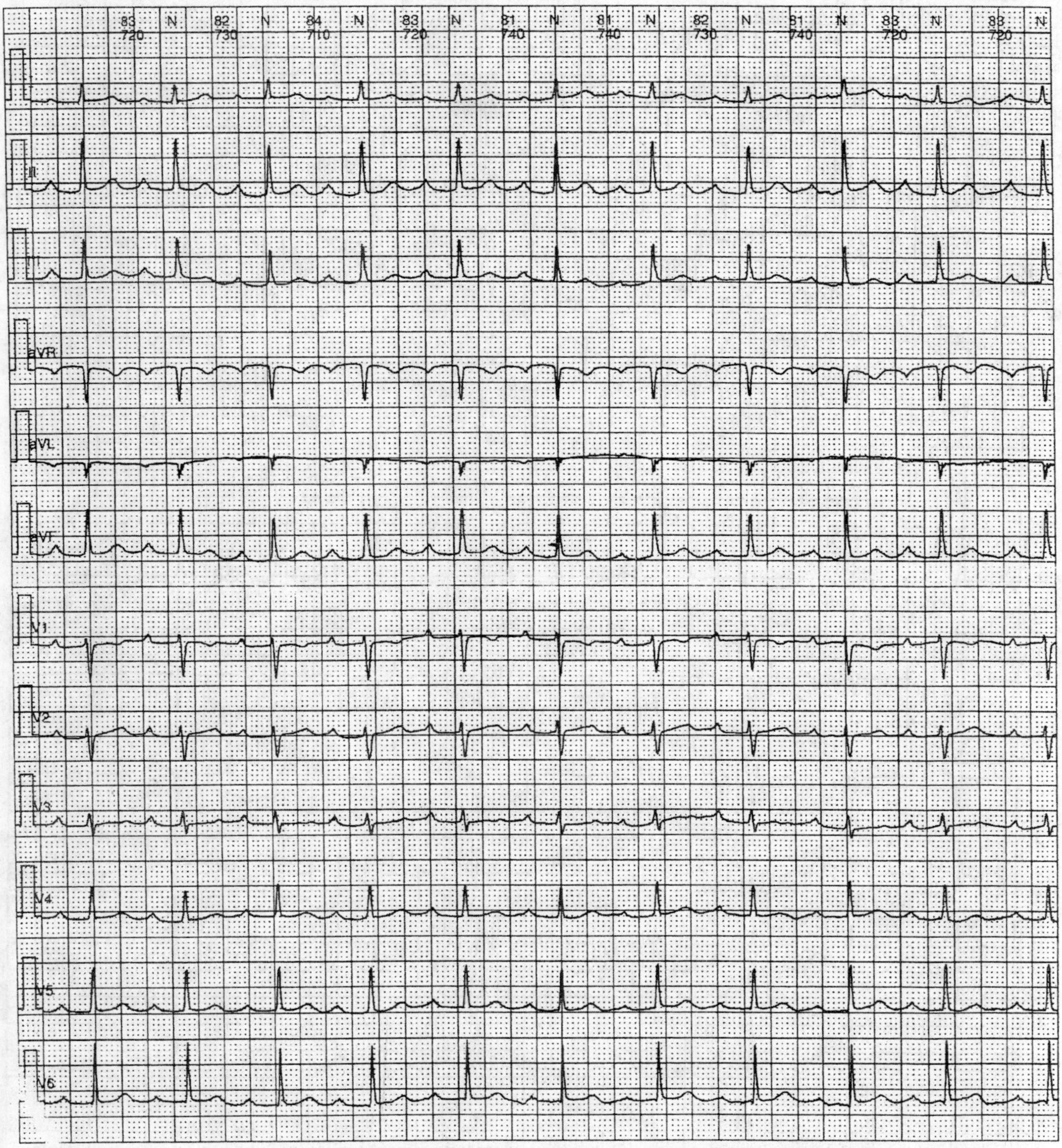

图 7-45　典型一度房室阻滞静态心电图

女,38 岁。病毒性心肌炎。窦性心律,心率 82 次/分,P-P 间期规整,P-R 间期延长且固定为 0.29s,QRS 波群形态、时间正常,为一度房室阻滞。

静态心电图诊断:窦性心律,典型一度房室阻滞

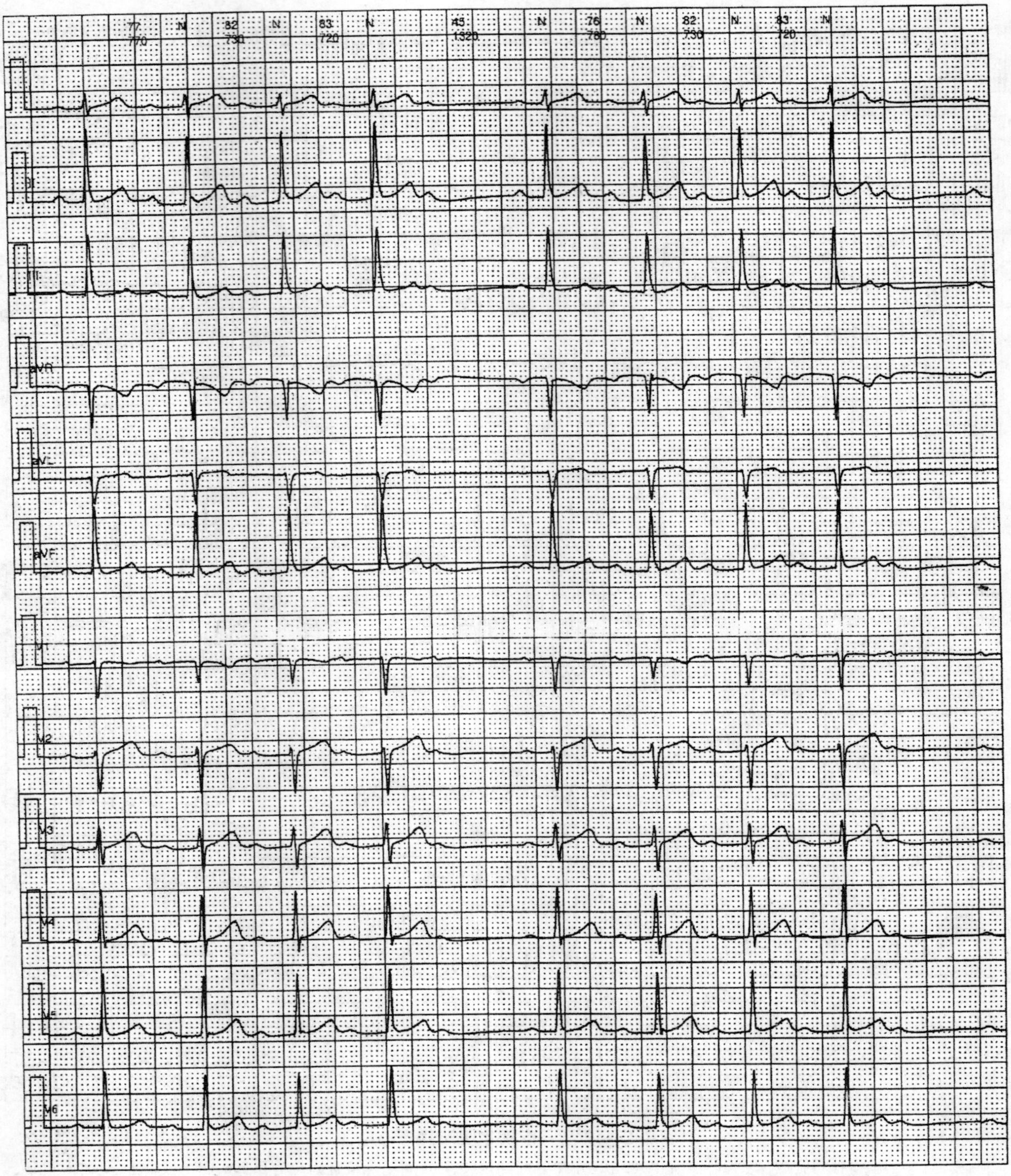

图 7-46 典型二度Ⅰ型房室阻滞静态心电图

男,62 岁。冠心病,高血压病。窦性心律,P 波规律出现,P-P 间期规整,心房率 85 次/分,第 1 ~4 个心搏 P-R 间期逐渐延长,P-R 间期分别为 0.22s、0.28s、0.31s、0.33s,每次递增量在递减,分别为 0.28s－0.22s＝0.06s、0.31s－0.28s＝0.03s、0.33s－0.31s ＝0.02s,R-R 间期逐渐缩短,第 5 个 P 波后 QRS-T 波群脱落,终止一次文氏周期,脱落所引起的长 R-R 间期短于任何两个短 R-R 间期之和,第 6 ~9 个窦性 P 波又重复前一周期规律,为典型二度Ⅰ型房室阻滞。

静态心电图诊断:窦性心律,典型二度Ⅰ型房室阻滞

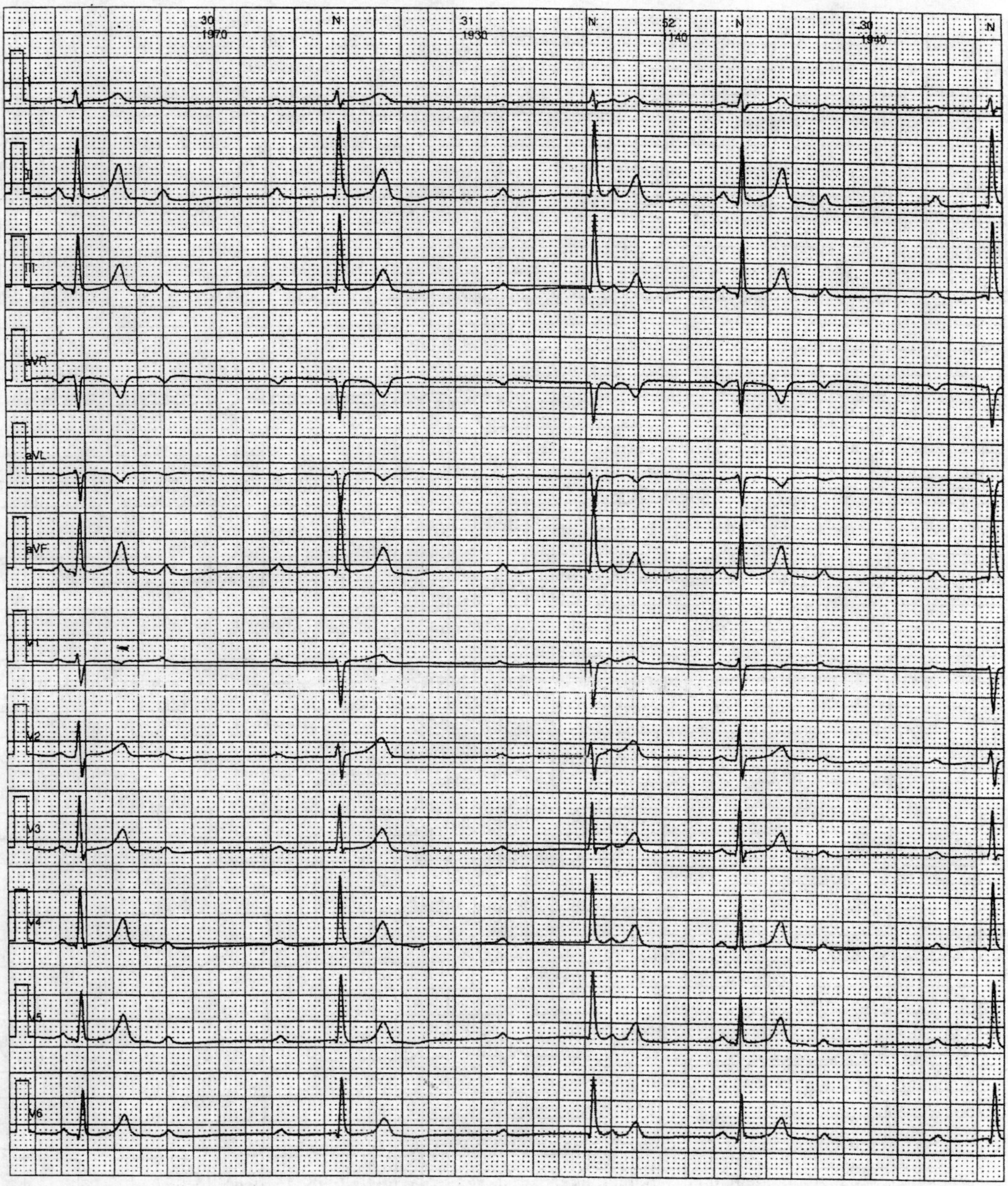

图 7-47　高度房室阻滞静态心电图

女,56 岁。发现血压高 5 年,间歇性晕厥 1 年。临床诊断:高血压 3 级。窦性心律,第 1、7 个 P 波下传心室继以相关的 QRS-T 波群,P-R 间期固定为 0. 17s,QRS 波群形态、时间正常,第 2 ~ 6、8、9 个 P 波后 QRS-T 波群脱落,为高度房室阻滞。第 2、3、5 个 QRS-T 波群延迟出现,与其前 P 波无传导关系,QRS 波群形态与窦性下传的 QRS 波群相似,仅 QRS 波群振幅略增高,R_1-R_2、R_2-R_3、R_4-R_5 间期相等,频率 34 次/分,为过缓性交接性逸搏伴非时相性室内差异性传导。

静态心电图诊断:窦性心律,高度房室阻滞,过缓性交接性逸搏伴非时相性室内差异性传导

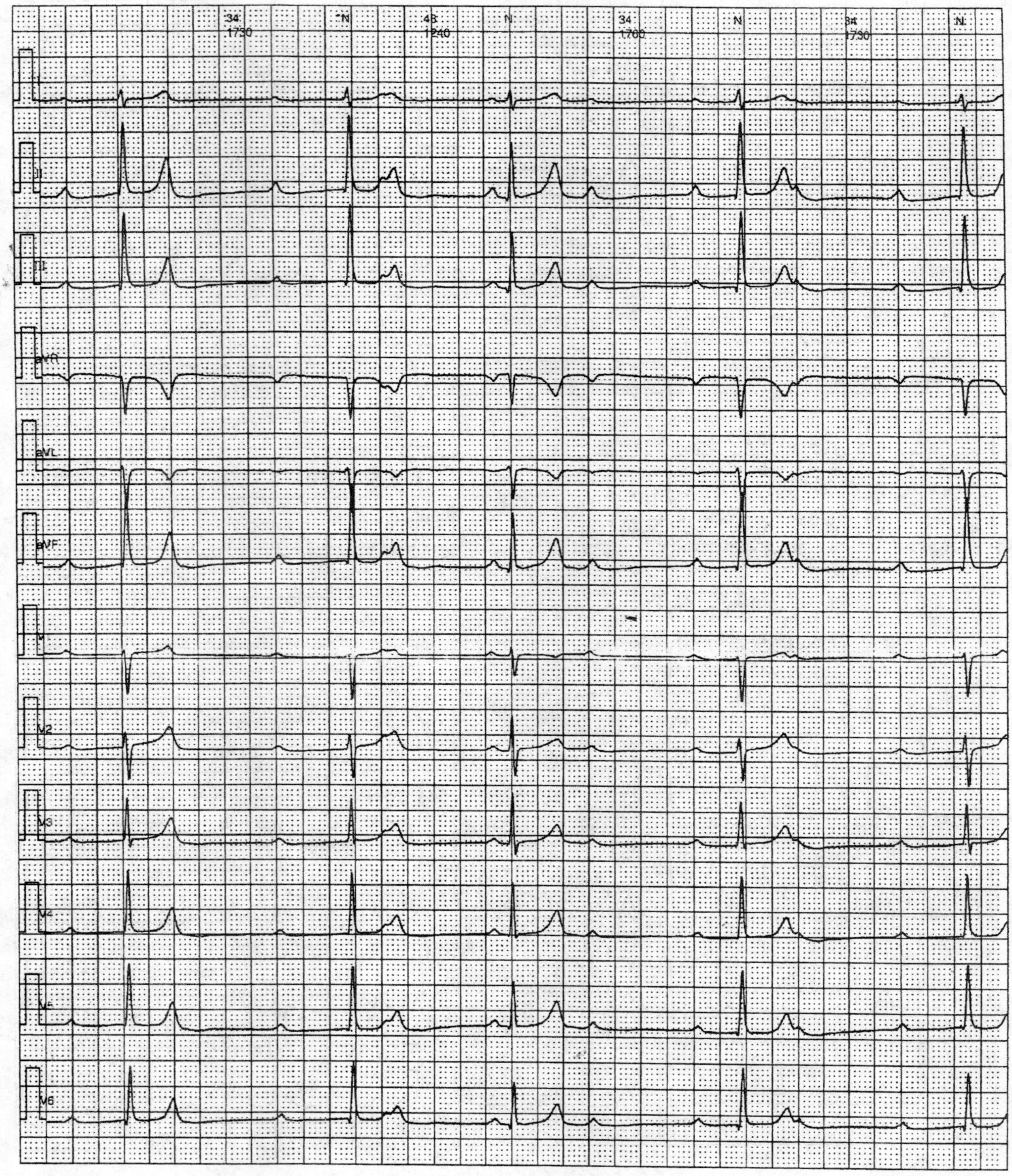

图 7-48　几乎完全性房室阻滞静态心电图

本图与图 7-47 为同一例患者，记录于图 7-47 后几分钟，其心电图特征与图 7-47 相似，但本图中仅第 5 个 P 波下传心室，其余 P 波后均无相关的 QRS-T 波群，为几乎完全性房室阻滞。

静态心电图诊断：窦性心律，几乎完全性房室阻滞，过缓性交接性逸搏伴非时相性室内差异性传导。患者于检查后 3 日行人工心脏起搏器（VVI 型）植入术

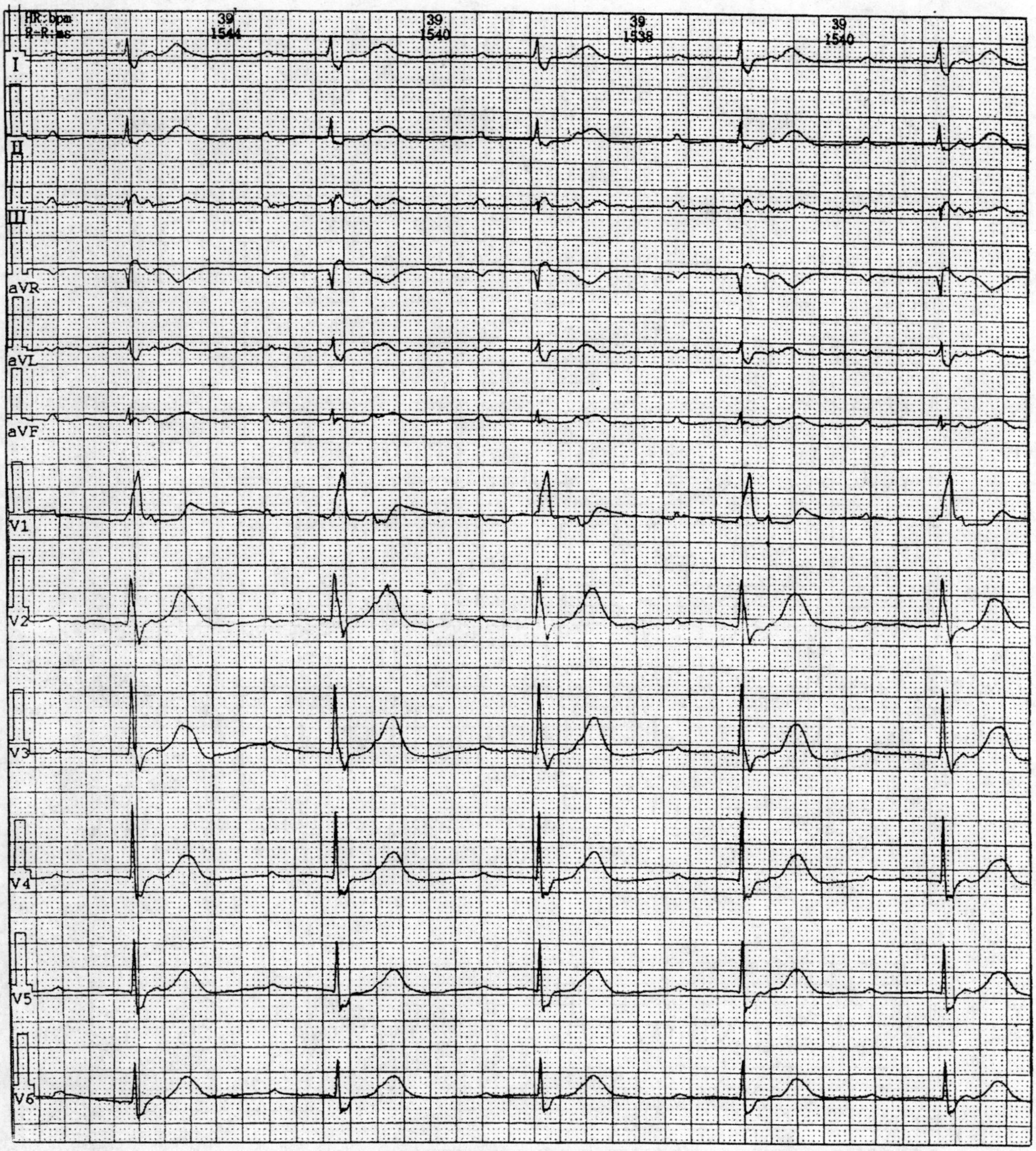

图 7-49　三度房室阻滞，心室自主心律静态心电图

男，79 岁。高血压病。窦性心律，P 波规律出现，心房率 80 次/分，P-R 间期不固定，P 波与 QRS 波群无传导关系，为三度房室阻滞。所有 QRS-T 波群延迟出现，QRS-T 波群形态宽大畸形，呈完全性右束支阻滞型，R-R 间期规整，心室率 39 次/分，为心室自主心律。

静态心电图诊断：窦性心律，三度房室阻滞，心室自主心律

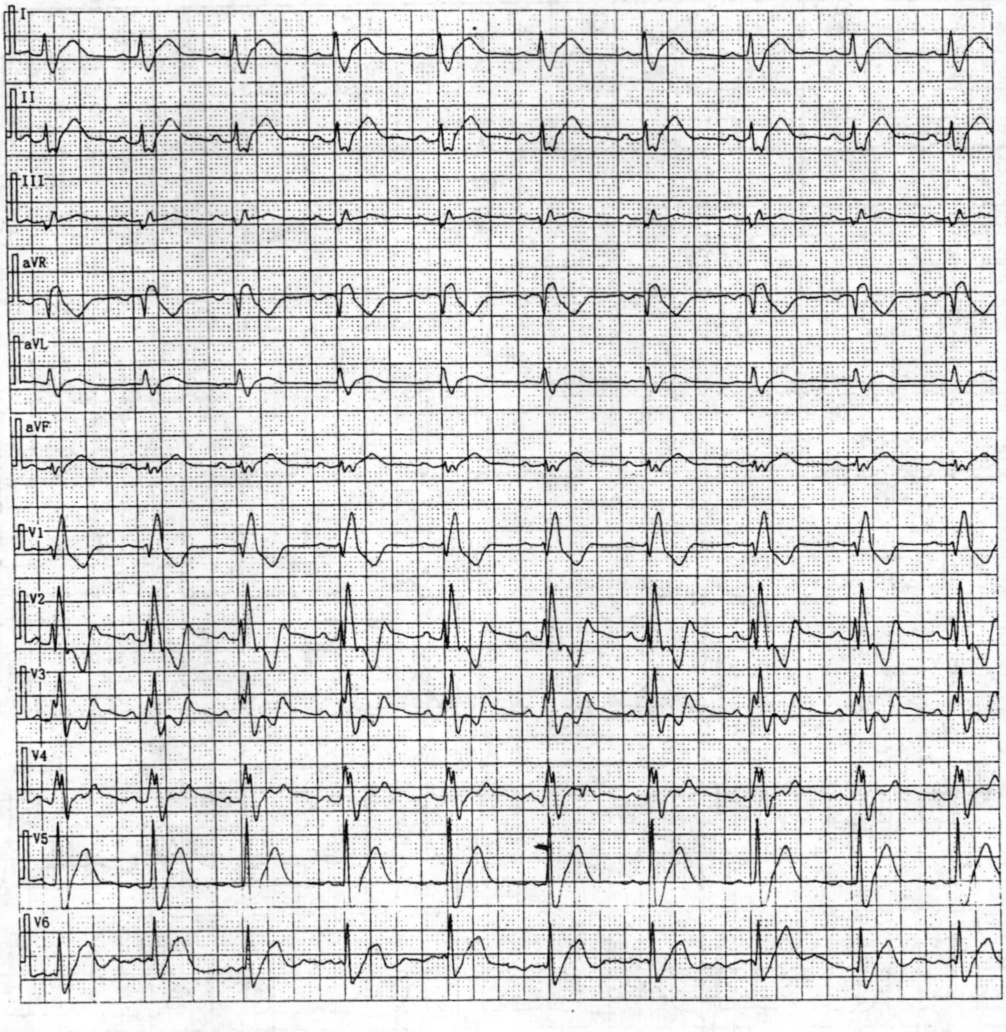

A

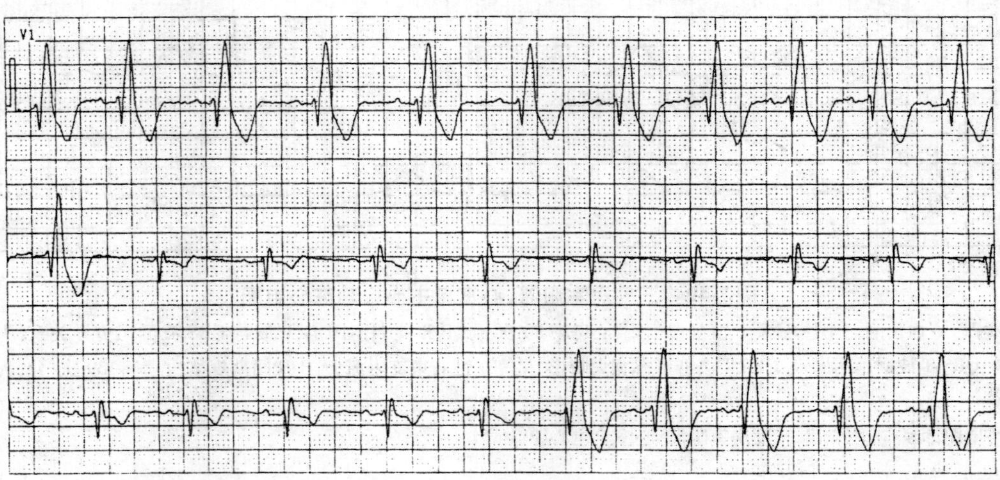

B

图 7-50　快频率依赖型完全性右束支阻滞静态心电图

男,33 岁。阵发性胸闷 2 个月余,晕厥 1 次。临床诊断:病毒性心肌炎,心功能Ⅱ级。心脏彩超示:①右房、右室增大;②房间隔缺损,左向右分流。图 7-50A 为窦性心律,心率 70 次/分,P-R 间期 0. 15s,QRS 波群时间 0. 15s,QRS 波形态在 V_1 导联呈 rsR′型,在Ⅰ、Ⅱ、aVL、aVF、V_5、V_6 导联 S 波增宽伴切迹,考虑为完全性右束支阻滞。图 7-50B 为加长 V_1 导联,记录于图 7-50A 后几分钟。窦性心律,P-R 间期固定为 0. 15s,QRS 波群形态呈两种,当心率增快至 75 次/分时,QRS 波群形态由 rsr′型转为 rsR′型,时间由 0. 08s 增宽至 0. 15s,考虑为快频率依赖型完全性右束支阻滞。

静态心电图诊断:窦性心律,不完全性右束支阻滞,快频率依赖型完全性右束支阻滞

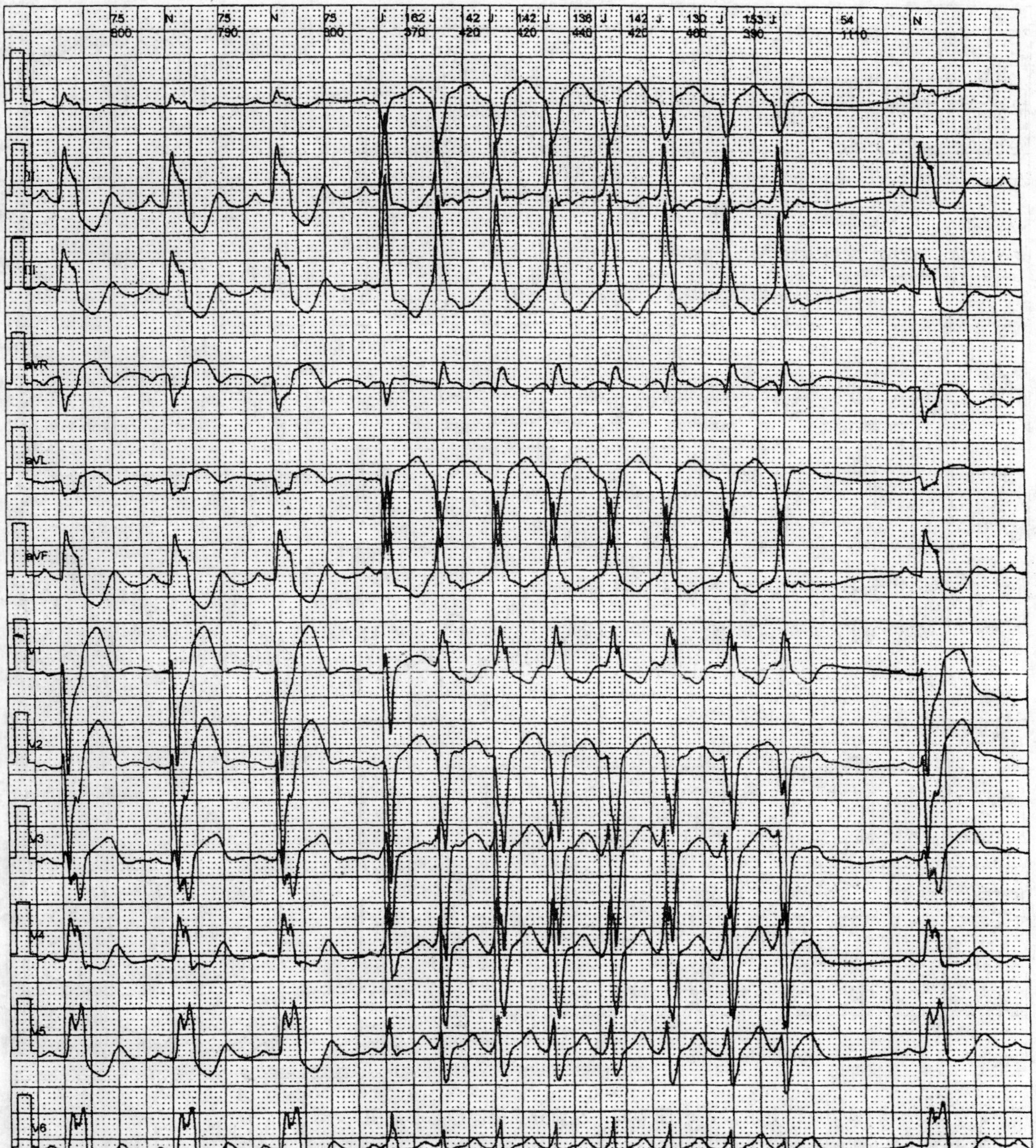

图 7-51　完全性左束支阻滞,短阵性室性心动过速静态心电图

男,52 岁。反复头晕 4 年,加重伴心累、气促 6 个月。临床诊断:扩张型心肌病,完全性左束支传导阻滞,心功能Ⅱ级。心脏彩超示:①左房、左室增大;②室壁运动普遍降低,收缩功能明显降低。第 1 ~ 3、12 个心搏为窦性心律,心率 75 次/分,P-R 间期 0.13s,QRS 波群呈完全性左束支阻滞型,ST 段在Ⅱ、Ⅲ、aVF、V_4 ~ V_6 导联呈水平及下斜型压低 0.05 ~ 0.30mV,T 波多呈负正双相。第 4 ~ 11 个心搏提前连续出现,QRS-T 波群形态呈完全性右束支阻滞型,为起源于左束支的室性心动过速。第 4 个心搏前有相关的窦性 P 波,QRS 波群形态介于窦性心律与室性心搏之间,考虑为室性融合波。

静态心电图诊断:窦性心律,完全性左束支阻滞,短阵性室性心动过速,室性融合波,ST-T 改变

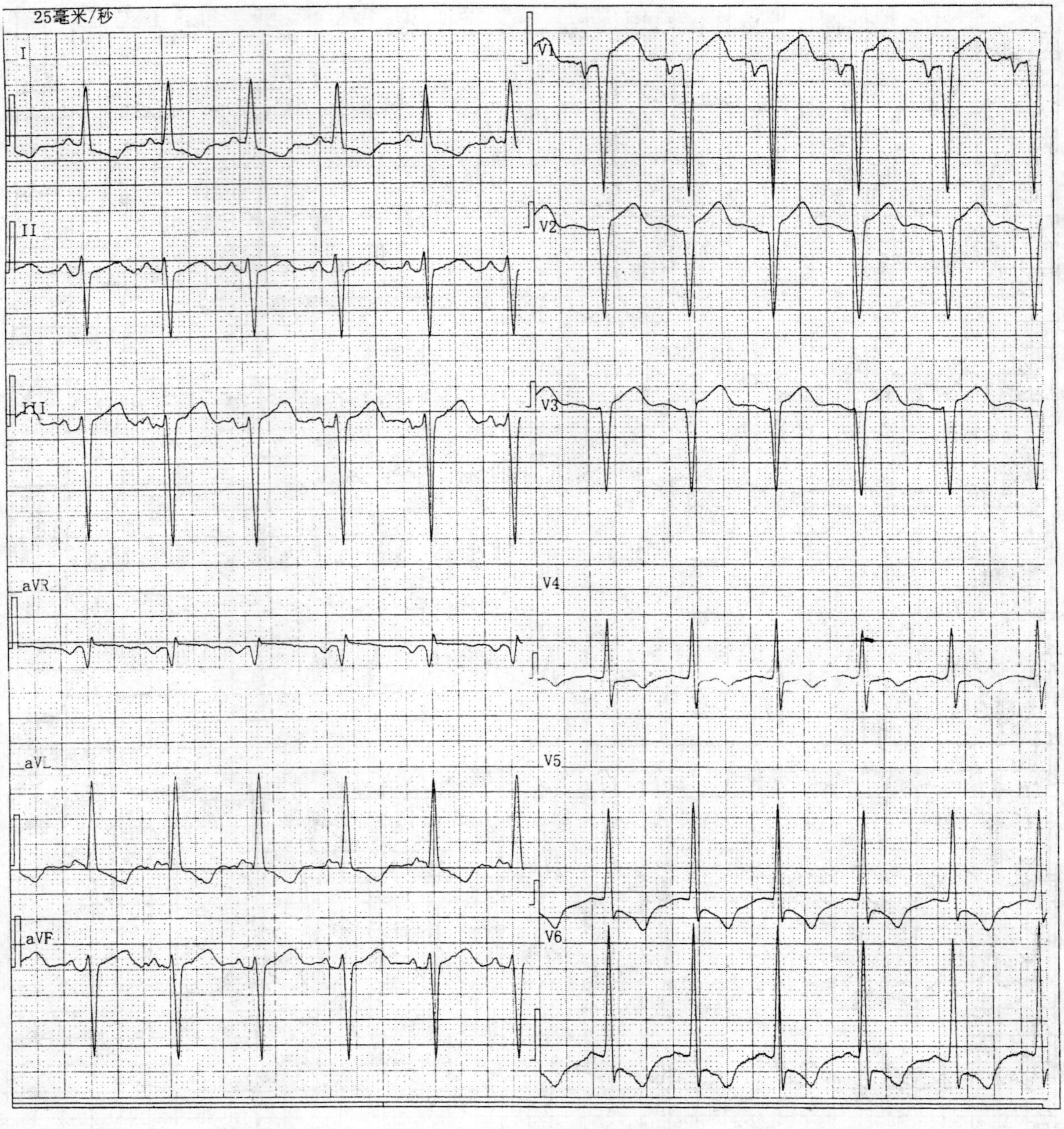

图 7-52　左前分支阻滞静态心电图

男，85岁。劳力性心悸，气促，胸闷伴血压高3年余。临床诊断：冠心病，不稳定型心绞痛，心功能3级，高血压病3级，高血压性心脏病，慢性支气管炎，慢性阻塞性肺气肿。心脏彩超示：①左房、左室增大；②室间隔、左室后壁增厚；③左室壁活动度普遍降低，左室收缩及舒张功能减退。窦性心律，心率92次/分，P-R间期0.14s，P波时间在Ⅱ、Ⅲ、aVF导联为0.12s，P波形态在Ⅲ、aVL导联呈双峰，两峰间距≥0.04s，$Ptfv_1=-0.06mm\cdot s$。电轴显著左偏为-54°，QRS波群时间0.09s，QRS波群形态在Ⅰ、aVL导联呈qR型，$R_{aVL}>R_{I}$，在Ⅱ、Ⅲ、aVF导联呈rS型，$S_{III}>S_{II}$，为左前分支阻滞；V_1导联呈QS型（与患者肺气肿有关），振幅为2.5mV，在V_5导联呈Rs型，$R_{V_5}=3.7mV$，ST段在Ⅰ、aVL、V_5、V_6导联呈下斜型压低0.10~0.40mV，T波在Ⅰ、aVL、V_4~V_6导联倒置。

静态心电图诊断：窦性心律，电轴左偏，左前分支阻滞，左房肥大，左室肥大，ST-T改变

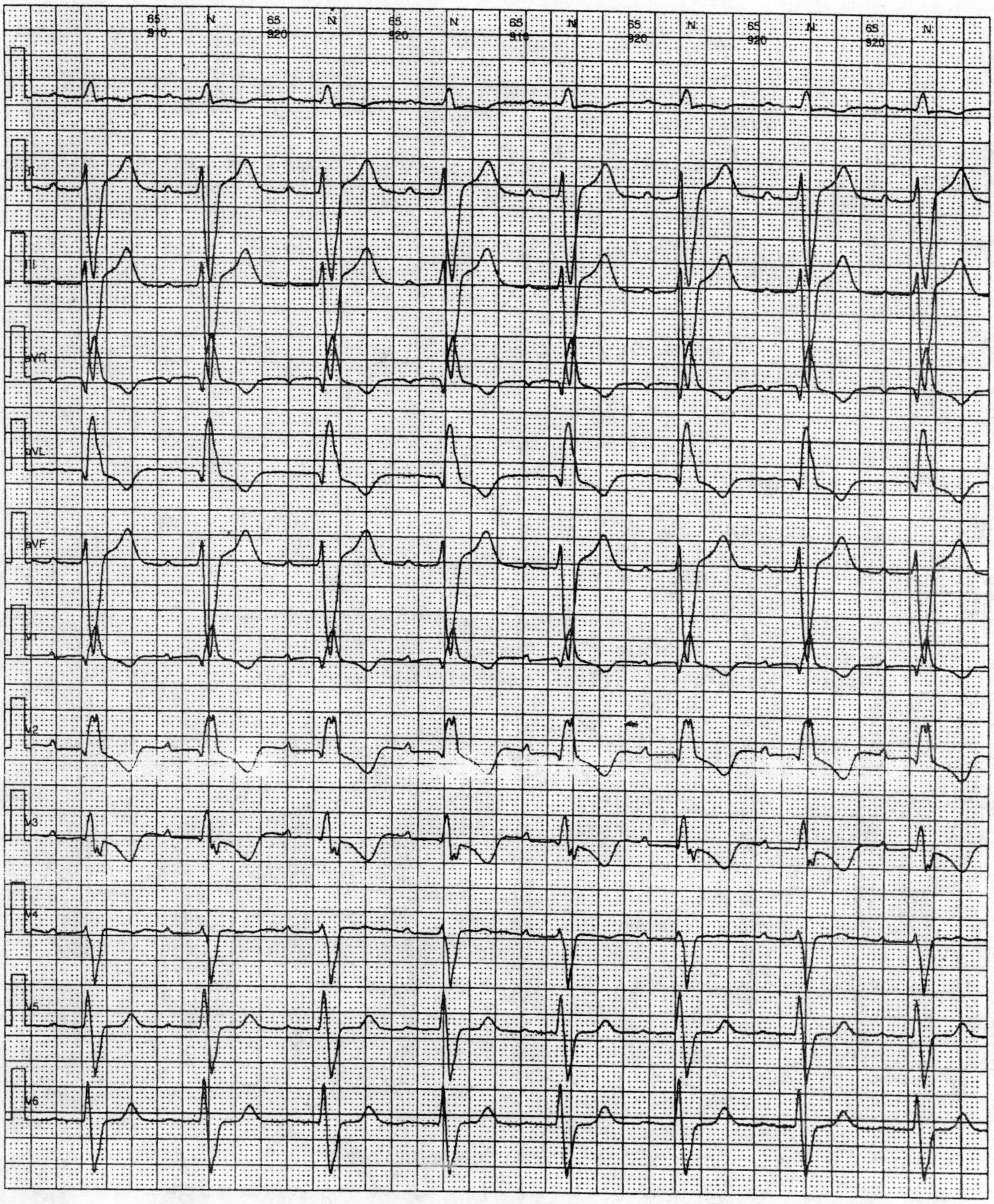

图 7-53　三分支阻滞静态心电图

男，65 岁。活动后心累、气促 2 年，加重伴双下肢浮肿 1 个月。临床诊断：扩张型心肌病，频发多源室早，全心衰竭，心功能Ⅳ级。心脏彩超示：①全心扩大，主动脉窦部增宽，肺动脉增高；②室壁活动度降低，左室收缩功能降低；③左室舒张功能减退。窦性心律，心率 66 次/分，P 波时间在多导联宽达 0.12s，P 波形态在Ⅰ、Ⅱ、Ⅲ、aVF、V_4 ~ V_6 导联呈双峰，两峰间距≥0.04s，P-R 间期 0.26s，电轴左偏 −79°，QRS 波群形态在Ⅰ导联呈 Rs 型，aVL 导联呈 qR 型，$R_{aVL} > R_{Ⅰ}$，Ⅱ、Ⅲ、aVF 导联呈 rS 型，$S_{Ⅲ} > S_{Ⅱ}$，为左前分支阻滞，V_1、V_2 导联呈 qR 型，R 波增宽，aVR 导联 R 波粗钝，Ⅱ、Ⅲ、aVF、V_4 ~ V_6 导联 S 波增宽，为完全性右束支阻滞，P-R 间期延长，考虑为三分支阻滞可能性大。

静态心电图诊断：窦性心律，电轴左偏，一度房室阻滞，完全性右束支阻滞合并左前分支阻滞（可能为三分支阻滞：即完全性右束支阻滞伴左前分支阻滞合并一度左后分支阻滞），异常 Q 波（可能与扩张型心肌病全心扩大有关）

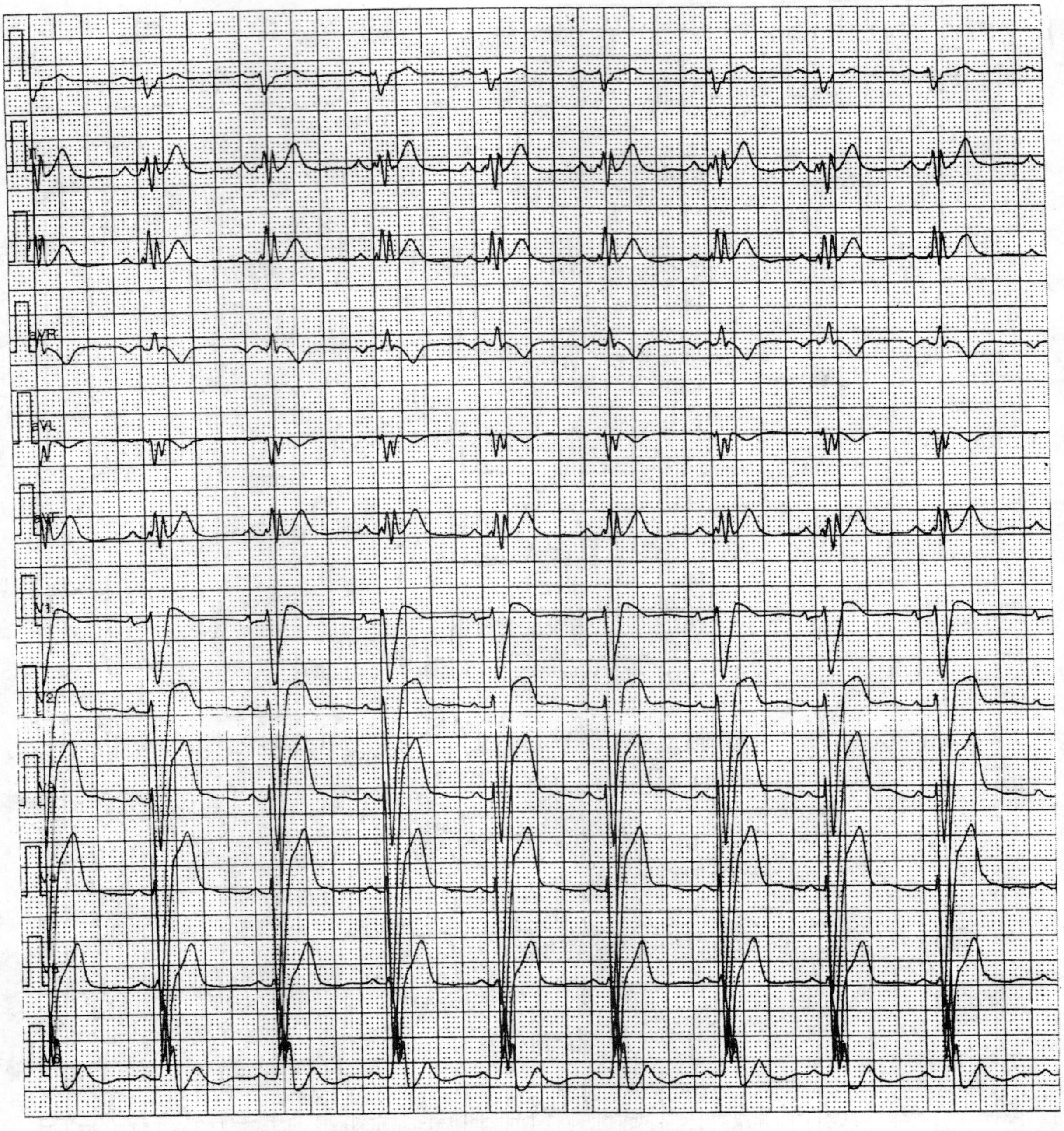

图 7-54　不定型室内阻滞静态心电图

女,61 岁。心累、气促 4 年余,胸闷、胸痛 3 年,加重伴双下肢水肿。临床诊断:冠心病,不稳定性心绞痛,心功能Ⅲ级,缺血型心肌病。心脏彩超示:①左室明显扩大,左房扩大;②左心室壁变薄,动度普遍降低,左室收缩功能明显减退。窦性心律,心率 70 次/分, P-R 间期 0. 15s,电轴右偏 +102°,QRS 波群时间 0. 16s,QRS 波群形态在 Ⅰ 、aVL、V_1 ~ V_5 导联均呈 rS 型,S 波增宽明显,V_6 导联呈 R 型,R 波顶端伴切迹,考虑为不定型室内阻滞。

静态心电图诊断:窦性心律,电轴右偏,不定型室内阻滞

（钟杭美　罗昭林　张开滋　刘春燕　刘世军　王永　李丽）

参 考 文 献

[1]　张开滋. 病态窦房结综合征. 中国现代医药,2003,1(1):68 ~ 74.

[2]　lena B,Sgarboss,Yochai B,et al. Electrocardiographic diagnosis of acute myocardial infarction:Current concepts for clinician. Am Heart J,2001,141:507 ~ 17.

[3]　Jacqueline S,Cheryl D,Anthony F,et al. Value of ST elevateon in lead Ⅲ greater than lead Ⅱ in inferior wall acute myocardial infarction for predicting in hocpital mortality and diagnosing right ventricular infarction. Am J Cardiol,2001,87:448 ~ 50.

[4] 王燕武,朱艳丽. 急性前壁心肌梗死 T 波形态与 ST 段抬高预测心尖部心室壁瘤的对比研究. 临床心电学杂志,2003,12:12.
[5] 龙丽萍,尹晓臻. 心肌梗死心电图的研究进展. 心电学杂志,2005,24(2):123~125.
[6] 郭继鸿,洪江. 周氏实用心电图学. 第1版. 北京:北京大学医学出版社,2004. 23,177.
[7] 陈清启,杨庭树. 心电图学. 第1版. 济南:山东科学技术出版社,2002.
[8] 张开滋,钟杭美,王玮. 简明动态心电图图解. 第1版. 长沙:湖南科学技术出版社,2002,146、165~202、283~287.
[9] 张开滋,郭继鸿,刘海祥,等. 临床心电信息学. 第1版. 长沙:湖南科学技术出版社,第1版,2002,701~706、929~961.
[10] 郭继鸿. 心电图学. 第1版. 北京:人民卫生出版社,2002,402~437、509~542,595~606、617~642.
[11] 卢喜烈. 多导同步心电图分析大全. 第1版. 北京:科学技术文献出版社,1999,3:732~742,1263~1267.
[12] 程树槃,林琦,陈运真. 心律失常的心电图与电生理. 第1版. 成都:四川科学技术出版社,1979,147~162.
[13] 郭继鸿. 短联律间期尖端扭转性室性心动过速. 临床心电学杂志,2005,14(4):289~297.
[14] 唐闽,姚焰,张澍. 心房颤动与心房扑动的关系. 中华心律失常学杂志,2005,9:208~210.
[15] 吴祥. 房室阻滞心电图热点. 临床心电学杂志,2005,14(2):79~80.
[16] 张开滋,胡大一,王红宇,等. 临床动态心电图学. 北京:中国医药科技出版社,2005:501-515.
[17] 陈新主编. 临床心律失常学. 第1版. 北京:人民卫生出版社,2000,638~670.
[18] 刘仁光. 预激综合征临床心电图诊断有关问题. 临床心电学杂志,2003,12(1):43~48.
[19] 冯燕光,刘万合. 心电图与临床. 第1版. 石家庄:河北科学技术出版社,2001,137~146.
[20] 慈书平,王福军,张理义,等. 心律失常与相关疾病. 第1版. 南京,江苏科学技术出版社,2000,38~39.
[21] 纪承寅,黄新国,虞万良. 老年人心律失常的诊断与防治. 第1版. 北京,科学技术文献出版社,2004,275~277.
[22] 陈新,孙瑞龙,王方正. 临床心电生理学和心脏起搏. 北京:人民卫生出版社,1997:860~1091.
[23] 张开滋,钟杭美,王玮. 简明动态心电图解. 第1版. 长沙:湖南科学技术出版社,2004,564~608.
[24] 吴祥. 心律失常梯形图解法. 第1版. 杭州:浙江大学出版社,2006,605~617.
[25] 张开滋,罗道生,王红宇,等. 简明 12 导联同步心电图图解. 第1版. 长沙:湖南科学技术出版社,2007,1~17.

第八章　动态心电图

动态心电图系采用 Holter 技术，患者佩戴记录仪进行多导联、同步、连续、长时间(24~72h)记录动态变化心电全信息的心电图。

动态心电图是在静态心电图的基础上衍化、拓展起来的，它比静态心电图的信息量多几万乃至几十万倍，对深层次揭示心血管病奥秘，特别是对各种心律失常、无症状心肌缺血等的诊断，具有实用、高效、无创、可重复性强的特点，因此对提高心血管病的诊断治疗水平，改善预后都起到巨大作用。

第一节　溯源与发展

1975 年美国物理学博士 Norman. J. Holter 首创连续记录生物电技术(Holter 技术)，开发出第一代动态心电图。1961 年推出了具有临床实用性的动态心电图，当时只有 1 个导联；20 世纪 60 ~ 70 年代导联增加到 2 个，描记出 2 导联动态心电图；1987 年导联增加到 3 个，描记出 3 导联动态心电图；1997 年美国 Mortora 设备公司制造出第一台 12 导联动态心电图，继之各国医疗仪器公司相继研制成性能各异的 12 导联动态心电图仪，近年来 18 导联动态心电图也面世。记录器存储设备，已从 2、3 导联动态心电图的磁带，发展到 12 导联动态心电图的电子介质存储器(内存卡、电子硬盘、电子优盘)；记录时间已从 6h、12h 到 24 ~ 72h；分析功能已从单纯心率、心律分析，增加到 ST 段、Q-T 间期、心率变异性、晚电位、起搏通道分析；动态心电图比静态心电图信息量扩增 2 000 倍以上，诊断功能比静态心电图提高了 10 倍。动态心电图的问世和临床应用是心电信息学的巨大飞跃，一次划时代的创举，一座高高耸立的丰碑，为临床、教学、科研作出了巨大贡献。

动态心电图的发展史，是经历了半个世纪诞生、发展、趋于完善的历史，集中在两个方面，一是导联和记录系统逐渐完善和发展，二是动态心电图的现代诊断功能层出不穷、推陈出新。

动态心电图就我国而言，在临床应用方面，1973 年国际著名的心脏病专家、诺贝尔奖获得者 Bemhard Lown 教授随美国医生代表团访问中国时，与北京友谊医院顾复生教授合作为 1 例室速患者进行的动态心电图的记录。1978 年由远见卓识的著名心血管病专家、解放军总医院黄大显教授率先将动态心电图仪引进，进行研究与临床就用，开创了我国动态心电图事业；同年浙江医院引进，翌年河北省医院、北京阜外心血管医院等先后引进，当时使用的是 2 导联动态心电图仪。从 1980 年后各地医院陆续更新为 3 导联动态心电图仪，后者虽还在应用，但从 2000 年始 12 导联动态心电图仪蓬勃兴起，现已遍地开花，已成为主导仪器。为顺应工作需要，1997 年中华医学会心电生理和起搏分会心电学组制定“动态心电图工作指南”，这是一个纲领性文件，对指导临床工作和动态心电图健康发展起到了推动性作用。

值得大书特书的是我国一些学者在繁忙的医、教、研工作中，挥笔疾书立论，谢正伦等主编《动态心电图》(1986 年)；李天德主编《临床动态心电图图谱》(1993 年)；卢喜烈编著《现代动态心电图诊断学》(1995 年)；吴学勤主编《动态心电图技术与应用》(1997 年)，因受历史条件限制，这 4 本书都是 2 导联心电图。郭继鸿、张萍主编《动态心电图》(176 万字，2003 年)，这是一部集技术学、方法学、功能学、临床应用之大成的综述结集；张开滋、钟杭美、王玮主编《简明动态心电图图解》(2004 年)，这是一本以 12 导联为主、3 导联为辅的 500 余幅图的图解式书；卢喜烈主编《动态心电图》(50 余万字，2004 年)，基本上是以 12 导联动态心电图为主的专著；张开滋、胡大一、王红宇、肖传实主编《临床动态心电图学》(243 余万字，2005 年)，这是目前内容最全面、图解最详尽的一部 12 导联动态心电图为主的专著；郭继鸿、张海澄主编《动态心电图最新进展》(68 余万字，2005 年)，该书反映了当今动态心电图国内外最新进展，这 7 本书比起心电图洋洋大观的 300 余部书是微不足道，明显滞后，但它们是动态心电图的宝贵资料，在指导临床工作和研究中都发挥着无法替代的作用。

2003 年和 2005 年在卫生部大礼堂，先后召开"第一、第二届全国动态心电图临床研讨会"，老、中、青三代学者齐聚一堂，讨论研商，承古创新，继往开业，推动了我国动态心电图学事业的健康发展，谱写了光辉灿烂的篇章。

第二节　检 查 方 法

一、动态心电图的仪器

是由记录仪、分析系统等组成。

(一)记录仪

它是患者随身佩戴用来记录存储心电信息的设备，由存储器及外盒构成，按介质存储不同，基本上可分为两类。

1. **磁介质存储器**　以磁带作为存储设备来记录心电信息，磁带虽然记录心电信息可靠性好，图形保真率高，但存储容量小，回放速度慢，易产生机械故障，因磁带走速不匀，易出现伪差，消磁不彻底，易引起波形、节律改变，造成错诊，还有磁带老化等问题，只适合 2、3 导联动态心电图仪使用，而不能用在 12 导联动态心电图仪上。

2. **电子介质存储器**　是以电子芯片为核心的存储设备及其读写装置。分为闪存卡、电子硬盘、电子优盘，其特点是存储心电信息容量大，安全性能高，读写速度快，抗恶劣能力强，使用寿命长，适用于 12 导联动态心电图仪(图 8-1)。

(二)回放分析系统

包括计算机显示器、鼠标、键盘及打印机等。

1. **计算机**　由性能优异的主机、中央处理器、光驱、兼容的行口、快速回放装置以及各种性能软件模板等组成，具有高性能、容量大、计算速度快等特点，有多种兼容功能、显示准确、智能化强，进行多平台操作，完成多项功能，能快速提高编辑质量和分析功能，进行快速诊断。

2. **显示器**　由显示器及荧光屏组成。目前均采用超平或纯平大屏幕的彩色荧光屏，图像清晰、层次分明。在此屏幕进行编辑、执行命令、修改报告，可享受到舒适美好的现代办公感觉，令人心旷神怡，工作效率高。

3. **鼠标与键盘**　通过鼠标或键盘完成菜单搜索、执行命令、人机对话、打印报告、存储资料等。

4. **打印机**　由打印机把记录器采集的动态心电图的数据，通过点击鼠标或键盘，由计算机的人机对话和程序编辑，在荧光屏上进行修改和校对，由打印机打印出各种心电数据和图表。目前多使用激光打印机打

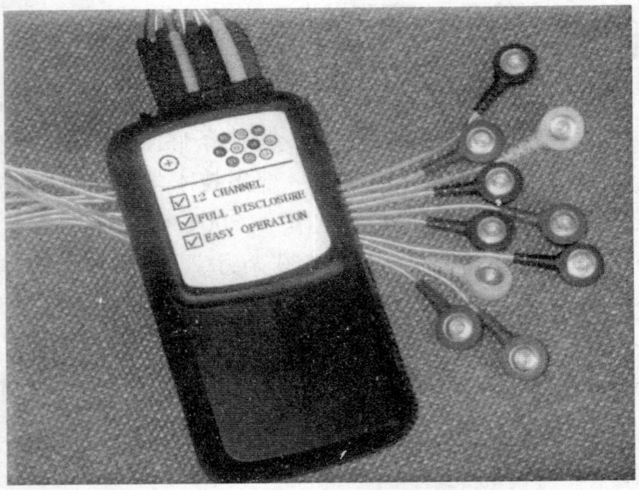

图 8-1　12 导联动态心电图记录仪

印数据、图表，美观清晰，图像逼真，具有印刷般质感，打印速度快，又便于长期保存（图 8-2）。

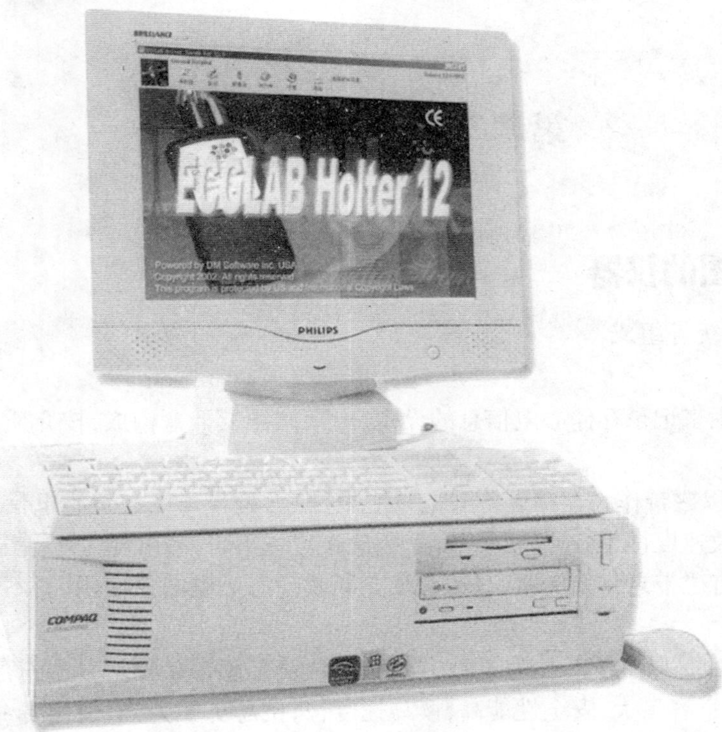

图 8-2　12 导联动态心电图仪回放分析系统

二、导联系统

导联系统由电极、导联线、导联体系组成。

（一）电极

电极的好坏、粘贴的位置对否，关系到动态心电图仪对心电信息的采集、记录的质量问题。

1. **电极的选用**　应采用符合 ANIS/AAMI EC12-1991 规定的导电性能好、黏附力强、透气性好、具有吸汗性、对皮肤无刺激、防交叉感染、记录心电信息不失真的一次性电极。

电极应是 AA（碱性），它能粘贴于人体的体表皮肤上。由位于被垫中央的“Ag-Agcl 电极”，及其周围高性能导电膏组成。

2. **电极安放位置要点**　按选用导联体系规定，在体表相应位置安放；对皮肤选用脱脂剂或纱布擦拭或剃毛,待脱脂剂挥发,达到清洁消毒及去脂,降低皮肤肌电干扰后,再安放黏附电极。再严格按国际规定的导联线颜色标识编码,逐一对准粘贴体表电极(电极极性 +/-),以保证记录准确无误。对电极安放位置后的检查是十分重要的,也是医护人员易忽视的问题,最简便的方法是使用动态心电图仪附带的波形检测功能,开通电源,观察显示的图形是否正常或失真,并可轻拉导联线,观察基线(等电位线)的漂移程度,来评估电极安放的质量是否合格,合格后即可开始记录心电信息。

(二)导联线

导联线为外裹软质塑料,内为金属制成的屏蔽导线,其上端与记录器接口连接,下端导联线金属扣与电极相通,构成动态心电图仪采集心电信息的传输通道,以记录动态心电图。

1. **质量要求** 导联线的质量优劣,关系到记录心电信息的质量;又因导联线属易耗物品,故对质量要求有一定标准:要求导联线质地和性能良好,电阻小,导电性能好,耐腐蚀,抗老化,不变硬,纤细柔韧,经久耐用,佩戴舒适,结构合理,并有国际规定的颜色标识编码。

2. **专用导联线**

(1)Mortara设备公司依据人体工程学原理,采用高科技手段,使用具有拉力20kg以上强度并具柔韧性防弹衣材料——“卡扶拉”与优质屏蔽线制成的呈树枝状“藤蔓式”导联线,这种独具特色的导联线,结构合理、定向布局、安放方便、佩戴舒适,可避免各导联线的相互缠绕而造成干扰失真,从而保证动态心电图的清晰、完整、准确(图8-3)。

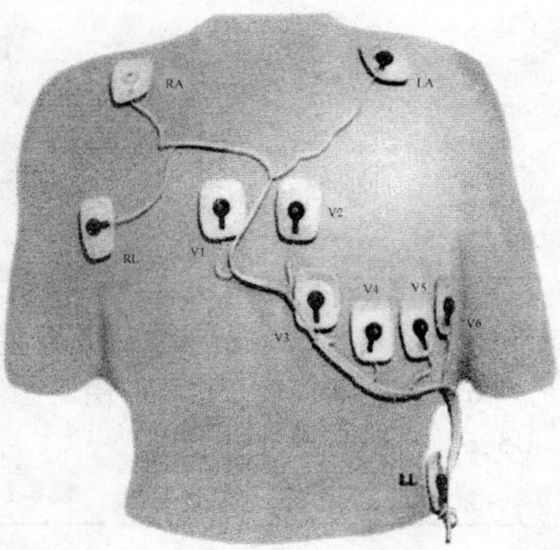

图8-3 Mortara公司的藤蔓式导联线

(2)长春时代数码公司,采用经久耐用的美国杜邦特制的导联线。

(3)目前国际标准的Holter导联线已问世,使用寿命长,安放亦方便,惜尚未通用。

(三)导联体系

导联(lead)在电子学的原意是导线,是指在电路中连接两点的电线。在生物电记录中就转意成一个特有的专用名词“导联”。

心肌在除极和复极过程中产生的电力,可使身体表面各处具有不同的电位分布。若将电极安置于人体表面上不同的两点,并用导联线连接至心电图机电流计的两端即可构成电路而描记出这两点的电位差,从而记录出一系列的心电图波形,这种安置电极的方法和电极与心电图机的连接方式称为导联,导联又称为导程。众所周知,心电信号通常是通过体表的某两个点采集到的,从这两点所在部位出发,即可构成一个导联,这两点的连线代表这一具体导联的导联轴。

在此仅重点论述3导联和12导联动态心电图常用体系。

1. **双极导联体系**

1)5根导线的三通道双极导联

(1)CM_5+CM_1导联。CM_5模拟V_5导联,其(+)极红色电极置于相当于V_5导联的位置,(-)极白色电极安置在胸骨右缘第二肋间。该导联是国内外心电图工作者首选的分析通道,其优点是:QRS波群的主波向上,波幅较高,波形较稳定,电极容易固定,对心肌缺血阳性检出率较高,但是在前侧壁心肌梗死患者中不宜作为首选通道。

(2)CM_1导联。CM_1模拟V_1导联,其(+)极橙色电极置于相当于V_1导联的位置,(-)极蓝色电极安置在胸骨左缘第二肋间。该导联记录出来的心电图波形与V_1导联基本相似。其P波较为清晰,对于室上性期前收缩伴差异性传导与室性期前收缩的鉴别诊断,间歇性左、右束支阻滞的定位诊断非常有用。

(3)CM_F导联。CM_F模拟aVF导联,其(+)极棕色电极置于左下腹部,(-)极黑色电极安置于胸骨柄上端。该导联记录出来的波形与aVF导联大致相同,适应于监测下壁心肌缺血、损伤、坏死及左前分支阻滞等。该导联的P波也较清晰,对各种期前收缩的鉴别诊断也很有价值。

(4)CM_3导联。CM_3模拟V_3导联,其(+)极橙色电极置于V_3导联的位置,(-)极蓝色电极安置于胸骨上端。该导联记录出来的心电图波形与V_3导联基本相似。可以反映前间壁、前壁心肌的供血情况。

常用的导联组合，见图 8-4。

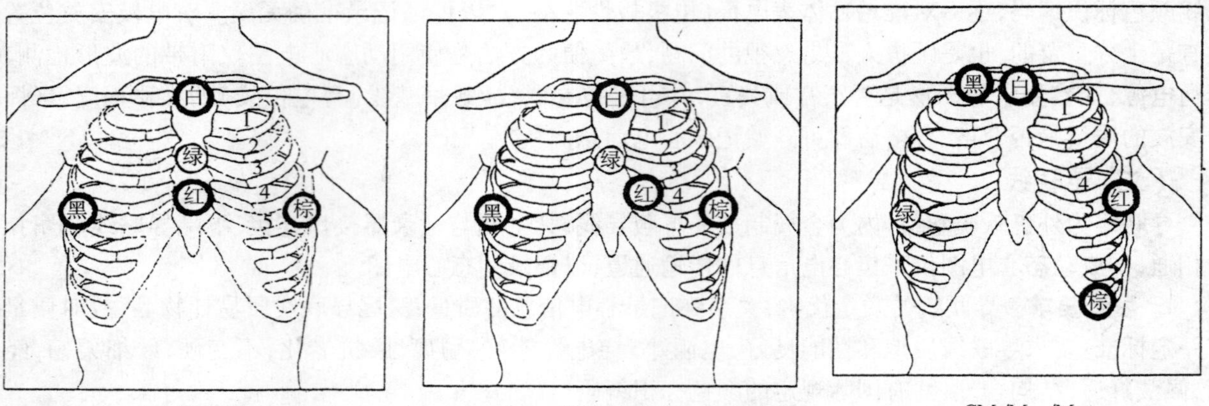

$CM_1/CM_5/CC_5$ A　　$CM_2/CM_5/CC_5$ B　　$CM_5/M_{aVF}/M_{II}$ C

图 8-4　5 根导联双极导联的常用导联组合

图示 A. CM_1（模拟 V_1）红（+）胸骨下端四肋间水平→白（−）胸骨柄；CM_5（模拟 V_5）棕（+）V_5 位置→白（−）胸骨柄；CC_5 棕（+）V_5 位置→黑（−）V_{5R} 位置。

B. CM_2（模拟 V_2）红（+）V_2 位置→白（−）胸骨柄；CM_5、CC_5 同 A 图

C. M_{aVF}（模拟 aVF）棕（+）左腋中线九～十肋间→黑（−）左锁骨下窝 1/3 处；M_{II}：棕（+）左腋中线九～十肋间→白（−）胸骨柄；CM_5 同 A 图

2）4 根导线三通道双极导联。2001 年度 Del Mar 公司推出最新心电分析产品 Impresario 及数字化记录盒 Aria。该 Holter 记录盒采用 4 根导线记录 3 通道 24h 心电信息，只需 1 节 AA 电池。见表 8-1，2 及图 8-5，6。

表 8-1　3 导联动态心电图电极安放位置、颜色及极性

通道	颜色/极性	电极安放位置
共 用	白色/负极	胸骨柄中央
通道一：CM-V_5	红色/正极	左腋前线第六肋间
通道二：CM-V_1	棕色/正极	剑突右侧 2cm 处
通道三：CM-V_3	橙色/正极	左锁骨中线第六肋间

表 8-2　3 导联动态心电图电极安放位置
（供按起搏器患者记录用）

通道	颜色/极性	电极安放位置
共用	白色/负极	胸骨柄中央
通道一：CM-V_5	红色/正极	左腋前线第六肋间
通道二：CM-V_3	橙色/正极	左锁骨中线第六肋间
通道三：CM-V_1	棕色/正极	剑突右侧 2cm 处

3）7 根导联的三通道双极导联

（1）常用的导联记录方式：①$CM_5+CM_3+CM_1$ 导联，该 3 个导联模拟的是 V_5、V_3 和 V_1 导联的心电图图形；②$CM_5+CM_3+CM_F$ 导联，该 3 个导联模拟的是 V_5、V_3 和 aVF 导联的心电图图形。

（2）电极的颜色编码。国际三通道动态心电图电极颜色的编码见表 8-3。常用的导联组合见图 8-7，8。

表 8-3　3 导联动态心电图电极颜色编码

通道	正极（+）	负极（−）	无干电极
通道一	红色	白色	绿色
通道二	棕色	黑色	绿色
通道三	橙色	蓝色	绿色

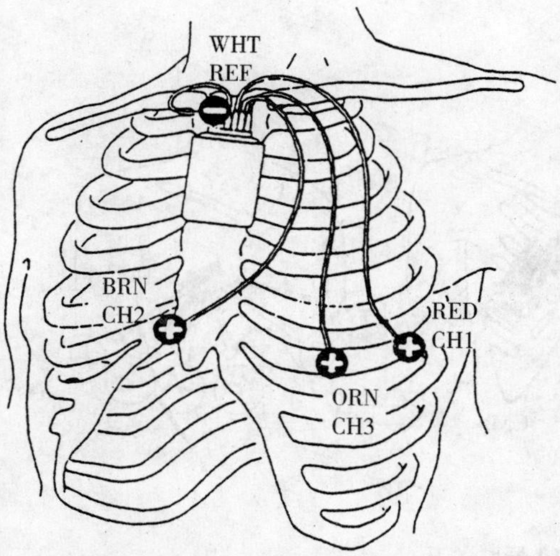

图 8-5　4 根导联线的三通道电极安放图

图示 CH_1:通道一　WHT:白色　ORN:橙色

CH_2:通道二　RED:红色　REF:参考电极

CH_3:通道三　BRN:棕色

(一般来说,无干电极置于右锁骨中线第六肋。)

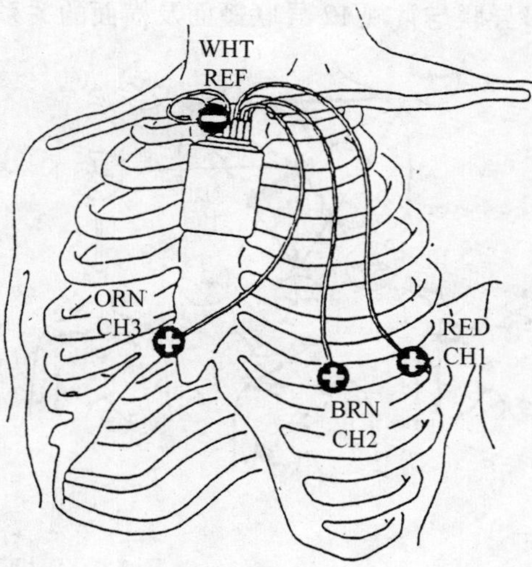

图 8-6　4 根导联线的三通道电极安放图

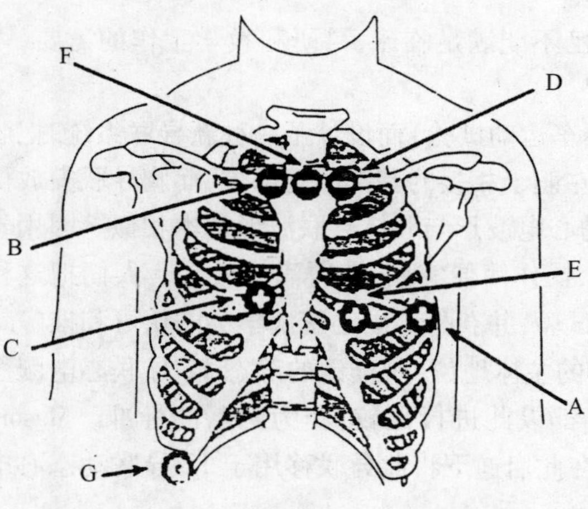

图 8-7　主要反映左心室前壁的导联位置图

图示　CM_5 导联:A(正极)红色→B(负极)白色

CM_1 导联:C(正极)棕色→D(负极)黑色

CM_3 导联:E(正极)橙色→F(负极)蓝色

参考电极:G(地线)绿色

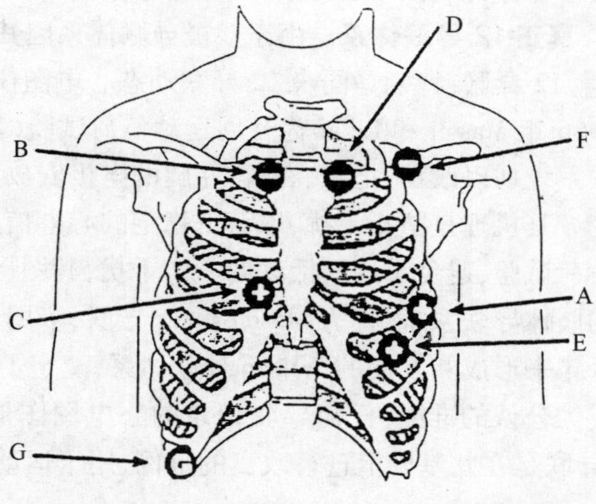

图 8-8　主要反映左心室前壁和下壁的导联位置图

图示　CM_5 导联:A(正极)红色→B(负极)白色

CM_1 导联:C(正极)棕色→D(负极)黑色

CM_F 导联:E(正极)橙色→F(负极)蓝色

参考电极:G(地线)绿色

4)双极导联与常规12导联额面及横面的关系,见图8-9。

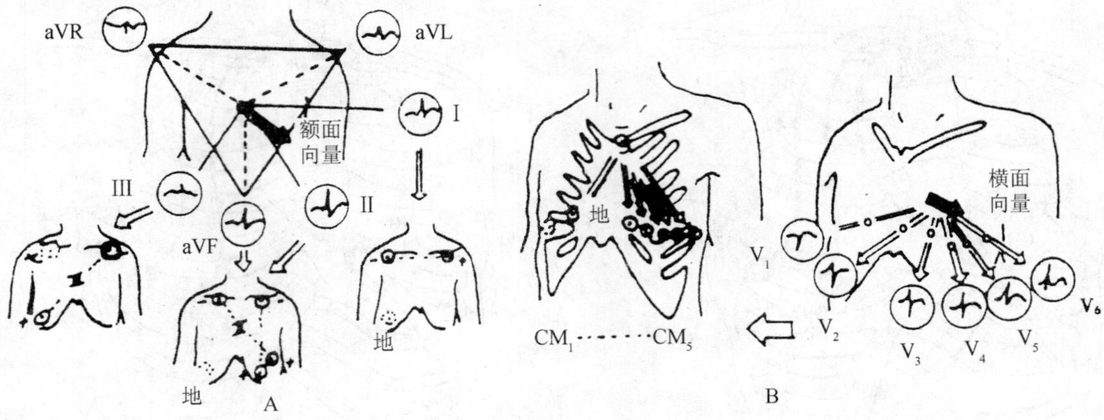

图8-9 双极导联与常规12导联关系

A. 双极导联与12导联额面及横面的关系;B. 双极导联与12导联横面关系

5)评价

(1)优点:导联数少,安置方便,患者较舒适,基本上能达到临床要求。

(2)缺点:①由于导联数少,记录的心电信息量少,只能用于3导联动态心电图仪上。②由于受到导联数的局限,对临床深入、细致和定位诊断心律失常、心肌损伤、心肌缺血和梗死带来了不少问题,它不能全面和整体地反映患者心电信息的改变,在某些情况下甚至不完全可靠,例如:Sharp在对心绞痛患者同时进行12导联和3导联动态心电图的监测比较发现,在静态心电图有ST段压低的患者,在3导联心电图记录中仅有37.1%的人显现。③由于记录的心电图图形,或多或少地与12导联动态心电图有差别,因而有人恰当地将双极导联称为模拟导联(simulate lead),此种导联甚至有漏检。

2. 真正12导联体系 由于双极导联体系因其导联数少,已不能满足临床、科研和教学工作的需要,因此,诞生12导联,特别是同步12导联动态心电图仪是必然趋势。

1966年Mason和Likar为开展运动负荷试验(活动平板、踏车运动试验)而设计了一种新导联系统,把肢体导联系统加以改良,把左、右臂,左腿的电极安放在各肢体与左躯干相接的基部凸起部位,而胸导联安放位置不变。其机理是防止干扰,以获得稳定的心电信息,记录出的心电波形与肢体导联波形基本相似。因用于运动负荷试验,避免了四肢活动的心电干扰,其图形清晰、逼真,操作简便实用,获得满意效果。人们把这种改良的肢体导联系统,称为Mason-Likar导联,多用于运动负荷试验,并获得美国心脏病学会的认可和推广。

百年来形成和发展的Wilson导联体系,奠定了静态心电图的主体地位,所描记的静态12导联心电图图形已成为公认的准绳,任何导联记录的心电图图形正确与否,都以此进行比较,作为判断的标准。Mason-Likar导联是在此基础上进行改良的范例,用于运动负荷试验,在此启迪下将此导联移用于12导联动态心电图上。

真正12导联,亦称真实12导联、改良肢体12导联、改良12导联等,其特点都是10根导联线与12导联相同,胸导联安放位置不变,只是肢体导联(标准Ⅰ、Ⅱ、Ⅲ导联和加压单极肢体导联)安放位置改变,又根据后者安放位置的不同,有以下3种方式。

(1)移植Mason-Likar导联。完全同Mason-Likar导联,用于12导联动态心电图。其不方便之处:左腿(LL)电极安放在左下腹部,右腿(RL)无干电极安放在右下腹部(图8-10)。

(2)真正12导联(true 12 lead)。共10根导联线,将Ⅰ、Ⅱ、Ⅲ标准导联及单极加压肢体导联aVR、aVL和aVF,依次改良安放在右肩上部(RA)、左肩上部(LA)、左下胸部(LL)、右下胸部(RL),构成所谓真正的Ⅰ、Ⅱ、Ⅲ、aVR、aVL和aVF导联,反映的是额面心电活动;V_1~V_6导联的电极安放的位置同常规静态心电图的胸导联,反映的是横面心电活动。真正12导联电极安放顺序:RA(红)→LA(黄)→RL(黑)→LL(绿)→V_1(红)→V_2(黄)→V_3(绿)→V4(棕)→V_5(黑)→V_6(紫)。上述电极颜色,是国际规定12导联动态心电图电极颜色的编码(图8-11)。

目前国内外厂家生产的 12 导联动态心电图仪，大多采用该导联体系。

（3）Mortara 导联。Mortara 设备公司，从人体的工程学原理，制成独具特色的高性能导联线，按人体骨骼解剖示意图，在胸腹部位安放“藤蔓式”导联线电极位置，见图 8-12。

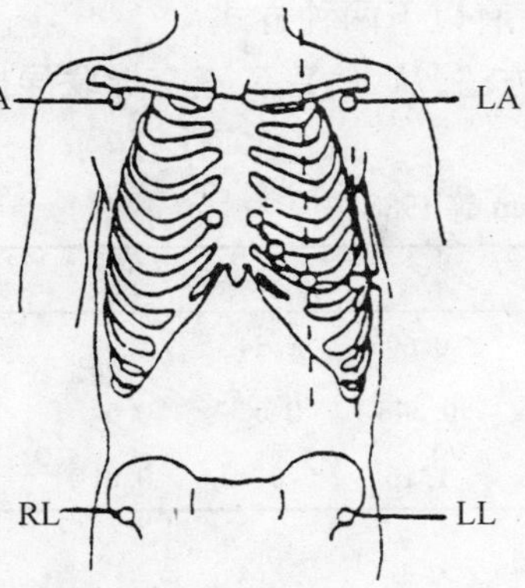

图 8-10　Mason-Likar 导联电极安放位置图

虚线为左锁中线及腋前线

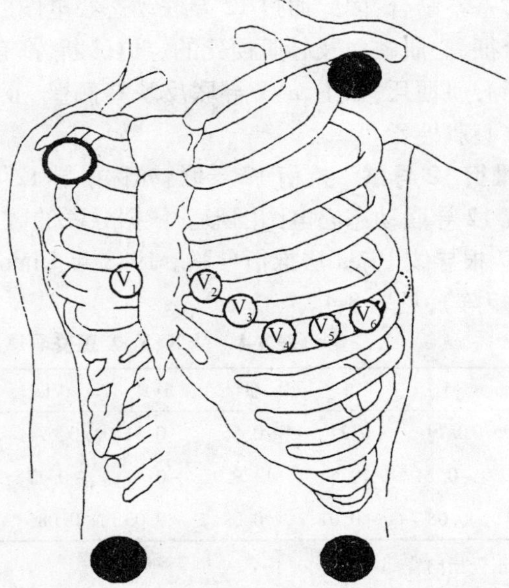

图 8-11　真正 12 导联电极安放位置图

图示 RA. 位于右锁骨中线第二肋； LA. 位于左锁骨中线第二肋；LL. 位于左锁骨中线第七肋骨；RL. 位于右锁骨中线第七肋间。V_1 ~ V_6 电极位置同常规胸导联。

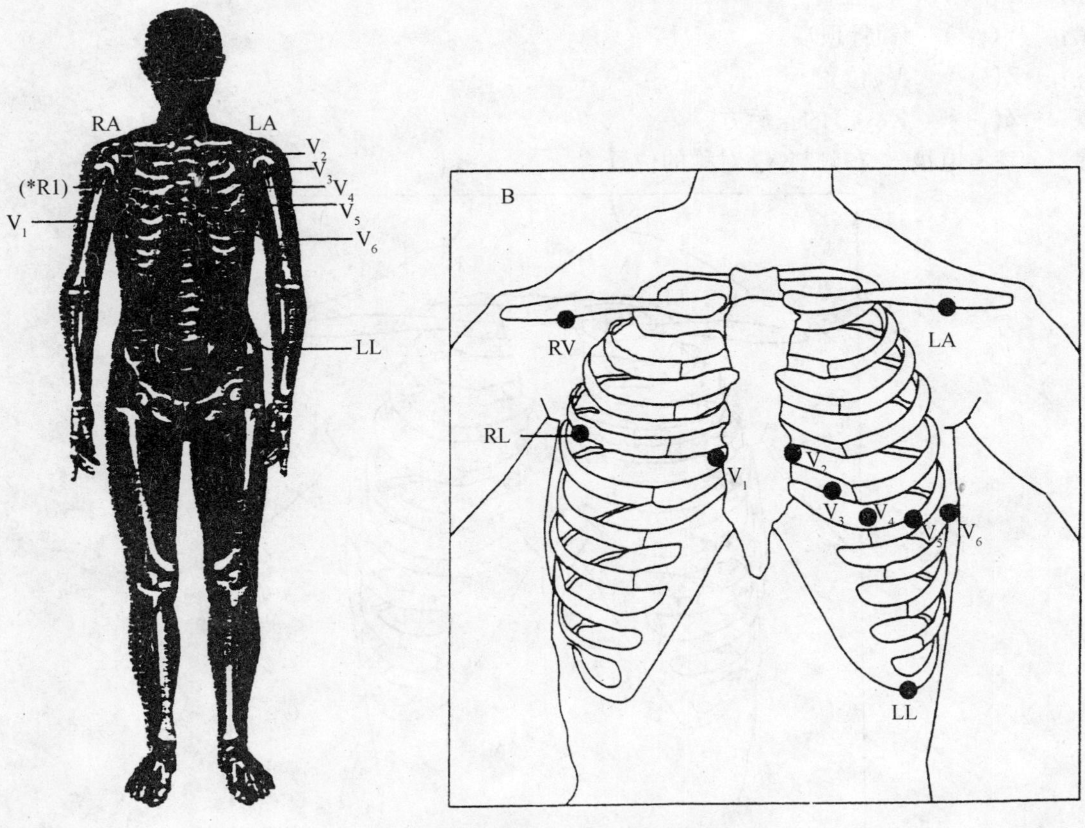

图 8-12　Mortar 导联电极安放位置图

图示 A. 人体骨骼解剖图；B. 在胸部安放位置

Mortara 导联，把 RL 上提安置在右上胸部，LL 安置在左下胸部，即所有导联都在胸部，专用于 Mortara 设备公司生产的 12 导联动态心电图仪，佩戴舒适，描记图形稳定。

真正 12 导联动态心电图仪所记录的各导联波形与 12 导联心电图机所记录的 12 导联同步心电图的各导联波形基本吻合，因此通过 12 导联动态心电图的分析、判断，可对各种心律失常作出诊断和鉴别诊断，对预激综合征、心肌缺血及心肌梗死的定位诊断，都有巨大作用，因各相关导联可反映相关部位的心肌缺血，能定位诊断心肌梗死，如Ⅰ、aVL 导联反映高侧壁，Ⅱ、Ⅲ、aVF 导联反映下壁，V_1 ~ V_6 导联反映前间壁、前壁、广泛前壁心肌梗死。

3. 推衍 12 导联 推衍 12 导联，亦称推导 12 导联、换算 12 导联等。其特点都是从 X、Y、X 正交导联推导换算成 12 导联动态心电图图形。依据导联的数目及推导方法的不同，有以下两种方式。

(1)7 根导线 Uijen 法推衍导联。1988 年 Uijen 及同事，运用统计学方法，从 X、Y、X 正交导联导出 12 导联系数(矩阵)，见表 8-4。

表 8-4 从 X、Y、X 正交导联导出 12 导联系数(据 Uijen 等 1988)

	Ⅰ	Ⅱ	Ⅲ	aVR	aVL	aVF	V_1	V_2	V_3	V_4	V_5	V_6
X	0.79	0.24	-0.56	-0.51	0.67	-0.16	-0.52	-0.15	0.69	1.34	1.09	0.65
Y	-0.24	10.5	1.29	-0.41	-0.77	1.17	-0.06	-0.35	0.348	0.68	0.64	0.52
Z	0.08	-0.01	-0.09	-0.03	0.08	-0.05	-1.04	-1.76	1.16	-0.49	0.01	0.23

Z 导联正极指向背部

这样就可从 X、Y、X 正交导联，推导成Ⅰ、Ⅱ、Ⅲ、aVR、aVL、aVF、V_1、V_2、V_3、V_4、V_5、V_6 心电图图形。7 根电极安放顺序：

①红： X(+) 左腋中线第四肋间

②白： C(-) 右腋中线第四肋间

⑤棕： Y(+) V_3 位置

④黑： Y(-) 锁骨顶端

⑦橙： Z(+) V_2 位置

⑥蓝： Z(-) Z(+)的正后方

③绿： 参考电极 右侧与 V_5 对称的位置

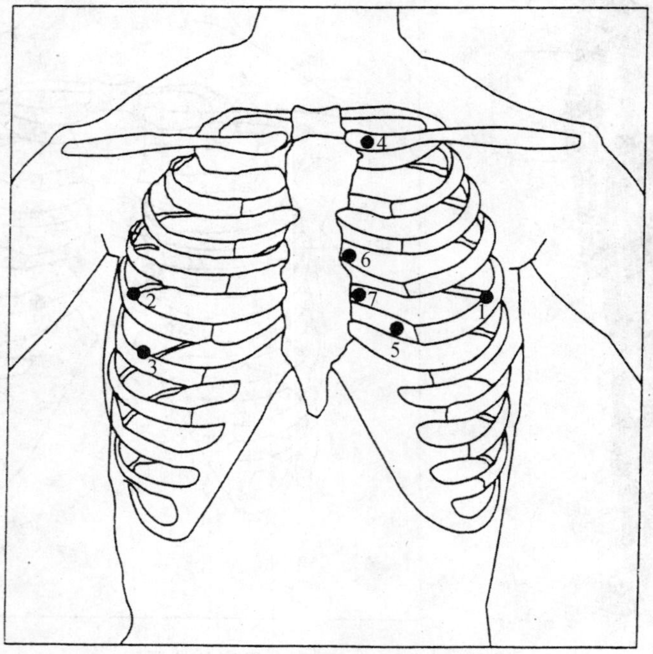

图 8-13 7 根线的 X、Y、X 正交导联电极安放位置图

这已在美高仪公司生产的 MGY-H 型 12 导联动态心电图仪中应用。现在已被美高仪公司的升级换代产品 top 版本代替。

(2)EASI 导联。1998 年 Dower 依据 Frank 导联的原理,用 5 根导线电极组成 EASI 正交导联,5 个电极中的两个电极放在胸骨上端(S)和胸骨下端(E),左、右腋中线第五肋水平分别放置一个 A 电极和 I 电极,并与 E 电极在同一水平线上。第 5 个是 N 电极,是无干电极,安置在左胸上部,亦可安置在任何部位,见图 8-14。

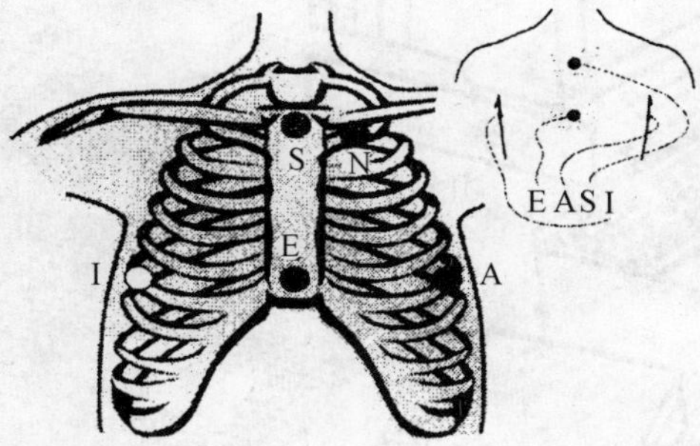

利用 Frank 定义的 E、A、I 三个电极,一个附加的位于胸骨上缘的 S 电极,再加上一个参考电极,得到立体心电向量图,从而导出 12 导联 ECG(d-ECG)

3VCG 导联的采集
通道 1:S(-)至 E(+)
通道 2:S(-)至 A(+)
通道 3:I(-)至 A(+)

图 8-14　EASI 5 个电极安放的位置图

三个 EASI 向量的组成:
导联 ES:S(-)→E(+)构成 Y 轴。
导联 AS:A(-)→E(+)构成 Z 轴。
导联 AI:I(-)→A(+)构成 Y 轴。

利用优化的,固定的系数由对此三个导联矢量进行线性变换而推导出 12 导联心电图。

(3)EASI 12 导联体系的评价。优点有四。①根据多年来临床应用情况来看。EASI 12 导联体系其心电电极安置的部位很容易确定。E、S 电极的部位在胸骨的两端,另外 3 个电极不靠近关节。因此,身体运动造成的干扰较少;电极数量和改良后的导联相比,电极数少了一半,患者会感觉舒适,特别是在胸前多毛的男性和乳房下垂的女性减少了粘贴电极时的麻烦;由于电极数减少一半,患者保留了左心前部位广大的空间,这样可保证患者在医院内诊疗程序正常进行,如心脏听诊、X 线检查、超声心动的检查甚至除颤等。②该 12 导联心电图记录的心律失常和 ST 段的改变可为医生对其定位诊断提供精确的心电信息。③由于只有 5 个电极,安放位置容易定位,这不仅节省了时间与电极的费用,更主要的是使患者主观感觉良好,一般活动量时心电图图形也不易发生漂移或干扰。④心电信息通道少,要获取 12 导联全息心电图只需三个通道,而静态或真正 12 导联动态心电图则至少需要八个通道,这样可减少动态心电图仪的记录盒内存,无须压缩即可记录全部 24h 心电信息。

由导联系统、记录器及回放分析系统组成动态心电图工作流程,见图 8-15。

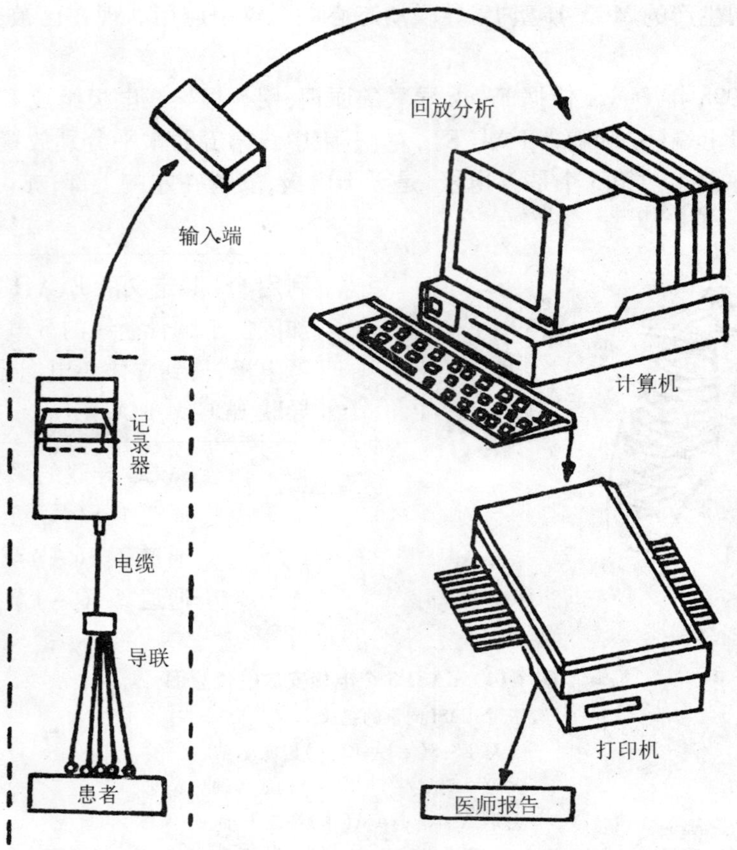

图 8-15　动态心电图工作系统示意图

第三节　优 势 与 不 足

动态心电图在临床上应用最多的是用于诊断心律失常、心肌缺血。其优势在于同步、长时间、连续记录心电图。在捕捉间歇性、阵发性心电信息有其独到之处,在诊断心律失常、心肌缺血具有重要作用,对了解某一时段心电信息异常总的发作情况、发作时间和规律具有特殊的诊断价值。本章的重点是阐述动态心电图对心律失常的诊断价值,而对动态心电图功能的评价与展望,在此不加赘述,详见《临床动态心电图学》。

一、正常人的动态心电图情况

自动态心电图(AECG)应用于临床以来,许多学者作 AECG 正常值的研究探讨,但由于各自选择的正常人标准不同,检测对象在性别、年龄、职业、记录时间及活动情况等方面有很大不同,AECG 易受活动、情绪等因素的影响,检测结果不尽相同。因此,分析动态心电图时必须结合其他临床检查结果,综合分析,作出判断。

1. **心率变化**　正常成人 24h 窦性心律变化很大,具有明显的昼夜规律,即白天快、夜间慢,且活动时快、安静时慢。根据目前国内外提供的 AECG 的统计资料,成年人 24h 平均心率范围为 59 ~ 80 次/分;活动时特别是剧烈活动时,最高心率可达 190 次/分左右。一般而言,窦性心率随年龄增长而降低,尤以白天最高心率更为明显,老年人最高心率一般不超过 130 次/分;新生儿童最高心率 250 次/分,最低心率 85 次/分;10 ~ 13 岁者最高心率醒时 100 ~ 200 次/分,最低心率醒时 45 ~ 80 次/分;运动员睡眠最低心率可低至 35 次/分;女性心率一般略高于男性 5 ~ 10 次/分。

2. **心律变化**

(1)窦性心律不齐。可见于各年龄层的正常人，表现为同一时间内在同一状态下，卧床、走路、睡眠等，在相邻的窦性 P-P 间期中差别 >0.12s 以上（但也有作者定为 0.16s 以上）。在正常年轻人的 AECG 中几乎都可见到窦性心律不齐，一般在心律缓慢时容易出现，最大的 RR 时差可达 100% 或更多。正常老年人窦性心律不齐较少见。

(2)窦性心动过缓。正常人中较多见，且多发生在睡眠中，最低窦性心率常在夜间睡眠末期出现，通常以清晨 4～6 时窦性心率最慢，但 <40 次/分较少见，运动员相对较多见，其原因为迷走神经张力增高所致。AECG 中表现为：①某一时间内窦性 P 波频率 <60 次/分；②24h 全部窦性心搏数 <80 000 次（持续性）；③常伴窦性心律不齐，P 波振幅减小可出现交接性逸搏或室性逸搏。

(3)窦性心动过速。大多数为一过性表现，多由于运动、情绪激动或精神刺激所致，持续时间与诱发因素有关。但也有少数可持续存在达数月、数年，甚至有长达 10 年者。AECG 中表现为：①某一时间内窦性 P 波频率 >100 次/分（一过性）；②24h 全部窦性心搏数 >144 000 次（连续性）。

(4)窦性停搏。在正常人各年龄组均可看到，年龄越小越多见，尤其多见于睡眠中迷走神经张力增高时。窦性停搏时间一般为 1.2～2.0s。仅在不到 1% 的正常人中可以出现 >2.0s 的停搏，此种情况常见于运动员。如频繁窦性停搏 >2.0s 以上，应视为异常。

(5)室上性心律失常。正常人中的 50%～70% 可监测到室上性心律失常，并且随增龄而增加。孤立的无症状的室上性搏动的发生率为 67.7%，范围是 0～110 次/24h，90% 的老人出现房性期前收缩，次数 <100 次/24h；短阵性房性心动过速发生率为 30%，多见于老人，而新生儿和少儿很少见。上述心律失常可无明显症状。

(6)室性心律失常。正常人室性期前收缩的发生率为 33.6%，范围是 0～150 次/24h，80 岁高龄的健康者 100% 有室性期前收缩，但严重的室性心律失常则少见。

(7)传导阻滞。2%～8% 的正常人可出现短暂性一度或二度Ⅰ型房室阻滞，是在夜间睡眠时出现，可能与迷走神经张力增高有关。但很少出现二度以上房室阻滞、窦房阻滞。

(8)房扑和房颤。正常人很少出现房扑；房颤的发生率在 0.25%～1%，并随增龄而增加。多呈短暂性、特发性，自行终止。

(9)逸搏与逸搏心律。正常人可偶在窦性心动过缓、期前收缩之后出现，为房性或交接性逸搏，偶有逸搏心律。

总之，正常人群在 24h AECG 可出现各种心律失常，但频度不高，亦绝无恶性心律失常出现。尽管目前我国尚无正常人的标准，令人欣喜的已露出良好端倪，目前已有中国医药信息监测中心开展大协作，对不同年龄、性别、种族、体型、身高和体重的国人正常和正常变异范围进行动态心电图的研究。只有建立可靠的心率、心律正常范围，确立国人的正常值和正常变异值，才能有章可循，才能作出准确无误的诊断，才能避免一见到心律失常，不管是否属于正常变异范围，就盲目地诊断心律失常，使误诊错诊率增加。反之，正常变异范围扩大就会漏诊。所以目前除抓紧确立正常和正常变异值外，应遵循上述(1)～(9)点，密切结合临床资料，作出恰如其分的诊断。

二、动态心电图在诊断心律失常中的价值

(一)明确症状与心律失常的关系

1. 心悸 心悸、气短、胸闷等症状常由心律失常引起，尤其是期前收缩、心动过速、心房颤动、心室停搏等。受检者是在日常生活和工作情况下进行的，由于连续、同步、长时间、全信息、动态的记录 AECG，对照"生活日志"加以分析，获得动态的 AECG 资料，确保了与记录内容的相关关系，完整、真实的变化为诊断提供了翔实依据，对捕捉一过性心律失常有独到之处。

AECG 的诊断价值不仅是发现与症状相关的心律失常约为 10%～64%；还在于有症状但 AECG 未记录到心律失常，这有助于鉴别诊断，这些心悸症状者不是由心律失常引起。

AECG 除对快速心律失常诊断外，对慢率性心律失常也可明确诊断，冠心病的少数患者房室阻滞表现的易变性，AECG 可记录其演变过程，这是它的独特之处。

2. 晕厥 晕厥是临床上的严重事件，占内科住院总数的1% ~6%，其中心脏性晕厥占全部晕厥的9% ~34%。心律失常是诱发晕厥的常见原因之一，引起晕厥的心律失常包括心动过缓（心率<次/分）、心动过速（心率>150次/分）、心脏停搏<5.0s。晕厥是严重的临床表现，可造成患者的明显症状、心流动力学改变，心力衰竭加重，还可引起阿－斯综合征，甚至猝死。及时发现、明确诊断、积极治疗是至关重要的。

AECG记录时程长，获得信息量大，对确定晕厥是否由心律失常引起，其作用是很重要的，可使2% ~10%的晕厥患者得到诊断。直立倾斜试验是一个很好的诊断手段，除此之外，更多的方法是启用AECG的家庭成员——植入式Holter(ILR)（详见《临床动态心电图》第二十四章植入式Holter），它可连续进行心电监测14个月以上，使晕厥的诊断率提高到65% ~88%。

3. 预激综合征 预缴综合征的静态心电图和动态心电图除可分为典型（A、B、C型）、变异型（短P-R间期型）和Mahaim型外，还有呈阵发性、一过性的间歇型预缴综合征，AECG对捕捉这无规律可循的间歇型预激综合征有其独到的优势，诊断率大为提高；并对不呈预激图形的隐匿型预激综合征，也能提供诊断线索：①频繁发作的心动过速终止后，AECG正常；②窦性或房性期前收缩或P-R间期延长；③心动过速发作时，可在QRS波群后出现P⁻波，而R-P⁻ <P⁻-R间期，R-P⁻间期>70ms(127ms ±16ms)，常无房室阻滞；④如伴有旁道同侧功能性束支阻滞，心率减慢，R-R间期延长。

AECG是诊断预激综合征的有力手段，还对其合并的各种心律失常，如阵发性心动过速、心房扑动、心房颤动、窦性阻滞、束支阻滞、房室阻滞，都能诊断，且可提供可靠的证据。

4. 窦房结功能不全 按发病机制窦房结功能不全分功能性和器质性两类。前者指窦房结本身并无器质性病变，而是由于药物、电解质紊乱、迷走神经张力增高或急性感染、急性缺血等引起窦房结的功能性改变；器质性窦房结功能不全即病窦综合征，仅指窦房结有固有病变，且伴有起搏和传导功能障碍及由此而引起的心律改变和临床症状。功能性和器质性窦房结功能不全的临床重要性并无多大区别，同样可以引起晕厥、阿－斯综合征，甚至造成猝死。只是功能性者多数预后较好，经治疗可望完全恢复。正常窦房结功能除取决于窦房结固有冲动的形式传入心房电生理特性外，还受窦房结以外的各种因素的影响。在这些因素的影响下，窦房结进行着精细而复杂的平衡活动，从而维持生理频率和节律。有病变的窦房结仅在一定条件下才出现功能不全所致的心律变化和临床症状。病窦综合征之所以常有间歇性、反复性发作及易变、多变等特性，即源于此。

病态窦房结综合征(SSS)是由于窦房结伴或不伴心房病变而产生心律失常并引起心脑供血不足的一系临床表现的综合征（详见第二十七章第七节病态窦房结综合征）。

AECG研究发现，SSS的心率改变具有以下特点：①约有2/3的病例，其24h总心率、24h平均窦性心率均低于正常对照组，且有明显差异，夜间心率及心律变化，两组间差异更显著；②心律失常的检出率，AECG显著高于静态心电图，心律变化多呈短阵性发作或仅出现在夜间睡眠中；③心律失常以窦性心动过缓合并窦房阻滞、窦性静止或心房颤动、房性心动过速为常见，少数伴有房室或室内阻滞等双结病变所致的心律失常；④心律失常发作与临床症状出现时间一致。

有学者认为SSS患者常有下列AECG改变：①24h全部心搏数<80 000次；②最高窦性心率<90次/分；③最低窦性心率<40次/分；④平均窦性心率40 ~50次/分；⑤出现频发的窦性停搏或窦房阻滞，如伴有房室阻滞或交接性逸搏与前一窦P间距>2.0s者，提示双结病变；⑥慢－快综合征；⑦传导全系统障碍。

另外，Alboni P.等认为，昼夜节律变异性的消失与窦房结功能障碍成比率，有明显的窦房结功能障碍患者的昼夜节律的消失可能与窦房结固有节律和（或）自主神经系统功能障碍相关。

SSS患者的AECG研究结果显示：AECG间歇时间与窦房结恢复时间存在明显正相关。说明，如果AECG能记录到窦性停搏或窦房传导阻滞的间歇时间，则可为评价窦房结恢复时间提供可靠的依据。有症状者24h的AECG平均间歇时间，显著长于无症状者，与窦房结恢复时间存在明显正相关。一般认为，AECG的间歇时间≥3.0s者可确定SSS的诊断。AECG还可评价SSS的严重程度，对患者是否安置起搏器提供有用的资料，但是显著的心动过缓不一定产生晕厥，因此应结合临床和其他检查，或辅以窦房结功能测定和心脏电生理检查，以利明确诊断。

值得注意，并非每个SSS都出现上述心电学改变，不能仅凭一次AECG或临床表现诊断或排除SSS诊断，而应多次行 AECG 检查以明确诊断，还应结合临床资料进行综合诊断。

5. 猝死 猝死亦称急死，其定义是：貌似健康或症状不明显或病情稳定的人，由于体内潜在的器质性病变或机能突然改变，所引起意料不到的、突然发生的自然死亡。猝死可分为心脏性和非心脏性猝死两大类，心脏性猝死占 50%。全世界每年死于心血管病的患者达 1 200 万人，其中心脏性猝死占该死亡人数的 10% ~30%，居猝死患者的首位，又以心律失常性猝死最常见。

从心搏骤停到以死亡为终结的猝死，有一时间过程，《心脏猝死防治建议》中明确指出："猝死发生瞬间心电图记录极少见。在心肺复苏过程中的心电图记录又很少有价值，例如，在复苏阶段记录到的室颤可能是由缓慢性心律失常所致。同样记录到心搏骤停，也不能排除之前出现室颤的可能性。在心律失常发生之前，缺血性 ST 段改变并不常见，仅为 12.6%，但这并不能真实地反应发生率，缓慢性心律失常作为心脏性猝死的发生机制之一，其发生率和重要性很难分析。"尽管有埋藏或心脏复律除颤器（ICD）的记忆记录，但 ICD 通常在心脏停搏时发挥作用，这样，就掩盖了缓慢性心律失常的表现，故其记录价值有限。至今人们对猝死过程中的心电学变化仍然是茫然无知，只知生命终结方式为：心室颤动、心电 - 机械分离、心脏停搏三种表现，这只是始末和终结，而非过程，显然对猝死要防治于未然，了解心律失常事件是多么重要。

AECG 记录到了一些心脏性猝死患者的心电过程，提供了直接死因证据。在猝死前以室颤为最多见，这为猝死的复苏抢救在没有记录心电图情况下，进行盲目除颤提供了切实可行的证据。

（二）心律失常的定位、定性和定量

1. 心律失常的定位 急性心肌梗死可出现多种心律失常，一般下壁心肌梗死多为缓慢性心律失常；前壁、广泛前壁、前侧壁心肌梗死多为快速性心律失常；溶栓治疗可出现灌注性心律失常，动态心电图监测可定性这些心律失常，为有效治疗提供有力的证据。

预激综合征可合并多种心律失常，尤以持续性室上性心律失常、快速的宽 QRS 波群心房颤动为恶性心律失常。TonKin 提出 δ 波在 QRS 波群起始向量为起点 40ms 的极性分类标准的十类旁道诊断法；Milstein 对预激综合征定位流程图和方案；Zipes 对预激综合征定位流程图和旁道定位方案；Chiang 对预激综合征定位流程图和旁道定位方案；Lindsay 定位标准；Lwa 旁道定位方案；Gallagher 的旁道定位方案；前间隔旁道定位方案；间隔中的旁道定位方案；Epstein 中间隔旁道定位方案；根据 P 波对旁道定位方案。根据预激综合征的分型，酌情选择两种或两种以上旁道定位方案，其准确性在 96.6% 左右，这为导管消融治疗提供了准确靶点，治疗的可靠性和准确性大为提高。

房性期前收缩、交接性期前收缩尤其是室性期前收缩可诱发室性心动过速，甚至心室颤动，AECG 可对室性期前收缩进行定位，这对治疗提供了有效治疗的证据，以防室性心动过速、心室颤动的发生。

2. 心律失常的定性 AECG 不仅可确定心律失常有无，而且可明确心律失常的种类，即何种心律失常，是良性还是恶性心律失常，还可确定心律失常的起始时间、发作特点以及与症状的关系。

3. 心律失常的定量 AECG 还可确定心律失常的数量，数量多往往是质变的一个重要标志。上述也表明室性期前收缩 >100 次/小时者死亡率高。又如室性期前收缩 <100 次/24 小时临床意义不大，>100 次/小时则有临床意义，可能是疾病的表现。AECG 确立的一些数量标准，都有临床价值，而且在不同时段的出现，其意义也各有不同，如在心肌梗死高峰时段发生，则死亡率高。

（三）心律失常的危险分层

1. 认识和掌握心律失常的严重程度，进行危险分层是十分重要的课题 目前公认快速心房颤动、持续性室速、多形性室速、尖端扭转型室速、心室颤动等常可导致血流动力学改变，属于恶性心律失常。

2. 室性期前收缩与心律失常事件之间的伴随关系 经大量 AECG 监测结果表明，通过定性和定量分析，可对其进行危险分层，评定标准为室性期前收缩 >100 次/24 小时或 >30 次/小时为心电活动异常。室性期前收缩的形态学分为：①特宽型，QRS 时间 ≥0.16s；②特矮型，QRS 振幅 ≤1.0mV；③特早型，R-on-T，联律间期 <0.40s；④特晚型，R-on-P，联律间期 >0.80s；⑤特短型，联律间期 <0.28s；⑥特平型，QRS 波群顶峰呈水平或挫折；⑦预警型，多形、多源、多种类型（同时合并房性、交接性）、连发、短阵室速；⑧后续性，室性期前收缩后第 1 ~2 个窦性心搏的 P、P-R 间期、ST 段、T 或 U 波有改变；⑨双相型，QRS 波群呈双相型改变；⑩冠状 T 型，T 波双支对称；⑪梗死型，为早期心肌梗死的特有表现，此时室性期前收缩出现梗死型 Q 波。上述

11 种表现被认为是警告性期前收缩,有诱发室速或室颤的可能。

判定室性期前收缩的指数如下。

(1)室性期前收缩指数=(R-R′)/Q-T,比值<0.85 时,易引起室速或室颤。R-R′为期前收缩联律间期,Q-T 为前一个心搏的 Q-T 间期。

(2)易颤指数=(R-R′)×Q-T 间期/R-R′=1.1~1.4,易发生短阵性室性心动过速;>1.4 时易发生室颤。

室性期前收缩的分级标准是 Lown 等于 1971 年提出的 0~V 级,见表 8-5。

表 8-5 Lown 分级标准

分级	AECG 特点
0	无室性期前收缩
1	偶发、单形室性期前收缩<30 次/小时
2	频发、单形室性期前收缩>30 次/小时
3	频发、多形室性期前收缩>30 次/小时
4A	连续成对的室性期前收缩>30 次/小时
4B	连续≥成对的室性期前收缩,短阵室速
5	R-on-T 室性期前收缩

目前认为,Lown 分级标准最适用于急性心肌梗死;3 级或 3 级以上是警告性室性期前收缩,有病理意义;一段时间内对 R-on-T 型室性期前收缩过分强调了其重要性,其实它只在心肌缺血时,才可能有诱发室速或室颤危险性,但发生率很低,其实际意义有限;该分级标准的制定还没有考虑到不同的电生理机制所产生的期前收缩,其预后也是不同的;还没有考虑到室性期前收缩的起源部位、形态以及心脏基础情况等。尽管存在着各种不足,不够尽善尽美,但 Lown 分级标准中的高级别的室性期前收缩对急性心肌梗死有一定的预测作用,这也是在众多的室性期前收缩评定分级中脱颖而出、独居鳌头的缘由。

三、评估抗心律失常药物疗法

1. AECG 是筛选和评估抗心律失常药物的"金标准" 从 1985 年开始的"ESVEM"trail(14 个研究中心)对 486 例高危室性心律失常患者,随机分别应用 AECG 和电生理程序诱发试验进行药物筛选,AECG 判定有效标准为:室性期前收缩减小≥70%,成对室性期前收缩≥80%,3~5 次短室速消失≥90%,15 次以上室速 100%消失,运动时≥5 次室速消失,符合上述条件的抗心律失常药物判定为有效;心脏电生理程序刺激试验判定有效标准为:2 个期前收缩刺激不能诱发>15 次的室速,以往认为 AECG 和心脏电生理程序刺激均符合有效标准才认为该药物抗心律失常有效。经过 4~6 年的随访观察,证明两组结果有效率没有差别,有力证明 AECG 是筛选药物和指导高危室性心律失常治疗的有力手段。1995 年 Reiler 等也明确提出单用 AECG 或心脏电生理检查,与两种合用其疗效及预后的评估相同,即 AECG 有效性等同电生理程序刺激。尽管电生理程序刺激诱发抑制试验筛选抗心律失常药物是一种有效方法,但毕竟受仪器设备和技术条件限制,且为有创性并有一定危险性,目前筛选抗心律失常药物及评估有效性,都采用 AECG。

2. AECG 指导心律失常治疗

(1)致命性心律失常:如极速型心房颤动、持续性室速、扭转型室速、心室扑动、心室颤动、三度房室阻滞、心室停搏、全心停搏等,必须及时有效地进行抢救,应用电复律、心脏起搏和静注抗心律失常药物等措施,终止致命性心律失常,使患者转危为安。

(2)有效控制恶性心律失常:80%~90%快速室性心律失常,10%~20%重度缓慢性心律失常都会成为心脏性猝死的启动因子,必须有效进行防治方能预防心脏性猝死的发生。

(3)器质性心律失常:发生于器质性疾病、严重电解质紊乱、重度感染、重度药物中毒等疾病,除出现致命性和恶性心律失常外,包括 Lown 分级高级别室性期前收缩、快室率心房颤动、心房扑动(室率>100 次/分)、严重窦性心动过缓(≤40 次/分)、二度Ⅱ型窦房阻滞和房室阻滞、双束支阻滞、三分支或四分支阻滞、持续性室上性心动过速、宽 QRS 心动过速、Q-T 间期延长伴心律失常、短 Q-T 间期伴心律失常等都须积极治疗。

(4)防治心律失常的反复持续发作,以预防对心脏的进一步损害。

(5)良性或无害性心律失常:①无器质性心内外疾病;②不伴有血流动力学障碍;③左室射血分数、心率变异性正常、晚电位阴性;④心律失常类型轻度,窦性心律不齐,Lown 分级法中的低级别室性期前收缩,偶发房性和交接性期前收缩,能自动终止的阵发性室上性心动过速、孤立性房扑或房颤、轻度窦性心动过缓、非频率依赖性一度及二度Ⅰ型窦房或(和)房室阻滞、分支阻滞、单纯右束支或左束支阻滞,这些心律失常无须治疗,可进行 AECG 监测,若出现或转化为严重心律失常则采取相应措施进行治疗。

3. AECG 诊断抗心律失常药物的致心律失常作用 在应用抗心律失常药物时,使原有心律失常恶化或出现新的心律失常,即抗心律失常可能治疗心律失常,同时又能引起新的心律失常,称为抗心律失常药物致心律失常作用(proarrhythmia)。这种作用于 1785 年首由 Witherin 报道洋地黄致心律失常作用;1922 年 Kerr 报道奎尼丁诱发致命性心律失常,亦未引起足够重视;直到 1989 年心律失常抑制试验(CAST)结果公布:服用某些抗心律失常药物反使病死率较高,才受到医学界的格外注目。

抗心律失常药物致心律失常作用,多发生于药物应用初期、剂量加大时或长期用药中,致心律失常作用的诊断标准尚未统一。Velebit 等根据 AECG 监测提出标准:①用药后平均每小时室性期前收缩频率较用药前基础值增加 4 倍;②用药后平均每小时成对室性期前收缩或非持续性室速的发作次数增加 10 倍;③用药后首次出现持续时间≥60s 的持续性室速或室颤;④室性心律失常的加剧必须出现在用药后 1h;⑤心律失常的加重至少持续 60min;⑥心律失常的严重程度必须超过用药前 48h 的 AECG 监测及极量或次极量运动负荷试验所发生者。

1987 年 Morganroth 提出简单实用的诊断标准:①用药前室性期前收缩次数 >100 次/小时,用药后增加 3 倍以上;②用药前室性期前收缩次数 <100 次/小时,用药后增加 3 倍以上。此标准的假阳性率仅为 1%。

国内学者鲁端结合 Velebit、Morganroth 等提出的标准,又参照 Rae 和 Poser 等提出的标准,综合如下。

(1)致心律失常作用发生时间:用药后 1h 出现新的快速性室性心律失常或原有的室性心律失常恶化,且持续时间 >1h。而停用抗心律失常药物后,所出现新的心律失常或心律失常恶化现象消失。

(2)致心律失常时室性期前收缩频率恶化指标:用药前平均室性期前收缩数为 1 ~ 50 次/小时、51 ~ 100 次/小时、101 ~ 300 次/小时者,用药后增加倍数分别为 10、5、4、3 倍。

(3)致心律失常时室性心动过速恶化指标(用药后):①室性心动过速频率显著增快;②非持续性室性心动过速转变为持续性室性心动过速;③持续性室性心动过速转变为尖端扭转型等多形性室性心动过速、心室扑动、心室颤动。

(4)致心律失常时房性心律失常恶化指标(用药后):①洋地黄诱发房性心动过速伴房室阻滞;②心房扑动时新出现 1∶1 房室传导;③阵发性心房颤动转变为持续性心房颤动;④反复出现频率较慢(<130 次/分)的阵发性室上性心动过速;⑤出现新型室上性心动过速。

(5)致心律失常时心脏电生理检查诊断标准(用药后):①程序电刺激诱发出用药前不能诊出的新的快速性室性心律失常;②程序电刺激较用药前较易(较少电刺激)诱发出快速性室性心律失常;③用药前仅能诱发非持续性室性心动过速,用药后能诱发持续性室性心动过速、尖端扭转型等多形性室性心动过速、心室扑动或心室颤动。

关于抗心律失常药物治疗窦性、交接性快速性心律失常或缓慢心律失常时,产生致心律失常作用具体诊断标准尚未确立,一般认为使原有心律失常恶化或出现新的心律失常即为致心律失常作用。

四、心脏起搏器功能评价

植入起搏器后,需要了解起搏器工作状态,其功能是否正常,起搏器的设置是否能满足患者的生理和治疗需要,尤其是虽已植入起搏器而临床症状未改善或出现新的症状的患者,对起搏器功能评价、发现故障和为处理提供重要依据。因此,1999 年美国心脏病学会再次发表的动态心电图指南中明确指出:目前,AECG 仍然是评价心脏起搏器及 ICD 功能的一个非常有用的方法。

1. 起搏和感知功能障碍 AECG具有长时间监测，标记起搏通道和自动分析功能，因此能发现植入患者身上的起搏器的功能，尤其是间歇性的起搏器功能障碍。

2. 发现无症状的起搏功能障碍 在单纯的心房感知低下、心室感知低下时虽起搏器功能障碍，但不会引起明显症状，而静态心电图则因记录时间短也不能反映出来，而AECG则反映出其优越性，成为对起搏器功能最佳的监测方法。

3. 复杂的起搏器功能评估 现代的心脏起搏器种类繁多，功能各异，而且越来越复杂，如滞后频率起搏、频率应答起搏、模式转换起搏、终止PMT功能等。AECG能真实、全信息、客观地记录心脏起搏的各种情况及起搏异常事件，为起搏器的检测及分析提供丰富、重要的心电信息，是评估复杂的起搏器功能的有力检测手段。

五、动态心电图在射频消融中的应用

射频消融术目前广泛用于治疗各种快速心律失常，在其过程中，AECG可用于术前诊断、指导治疗及术后效果评定。

1. 检测各种心律失常的射频消融 射频消融是治疗快速性房性心律失常：各种房性心动过速、室上性心动过速、房扑和房颤等的主要的非药物治疗方式，在治疗过程中具有指导治疗和评价疗效的价值。

射频消融也是治疗特发性室速、特发性室颤的有力措施，这为避免心搏骤停而导致的猝死，具有里程碑式的作用。AECG可检测射频消融的治疗效果，为免除复发提供保证。

2. AECG应用范围扩大 以往治疗心律失常是以药物为主的一统天下，从20世纪80年代末和90年代初兴起的射频消融治疗，开创了治疗心律失常的新天地，具创伤小、恢复快、疗效好、根治性强，从而确立了在心律失常治疗中的主导地位。AECG功能日益丰富、发展，其应用范围也不断拓宽，对心律失常患者射频消融治疗的选择，其术后的疗效评定，都起着重要作用。

六、动态心电图在诊断心律失常方面的不足

AECG尽管能长时间、全信息记录心电信息，并能对心律失常作出准确的定性和定量分析，它不仅可确定心律失常的有无、种类、数量，而且可确定心律失常的起止时间以及与日常生活及自觉症状时间的关系，还可了解不同心脏病心律失常发作的不同特点，并能对某些静态心电图无法诊断的心律失常作出明确诊断和鉴别，尤其是对不同机制引起的心动过速更有价值。如折返性心动过速表现为心动过速整齐呈突然发作、突然终止的特点；而异位起搏点、自律性增高引起的心动过速表现为心动过速发作时心律不甚整齐，发作时心率呈逐渐增快的温醒现象，终止时有逐渐减慢的冷却现象，这对及早明确诊断和积极治疗疾病、判断预后有着重要的临床价值。

但是AECG监测也不是十全十美，万无一失的，如同其他检查方法一样也有美中不足之处，如：胸部电极导联线长期(24~48h)佩戴，难免电极脱落，或导线受到牵扯拉，易出现基线漂移，心电波形失真，这可能导致对心律失常的误判、误诊。再者P波振幅偏低，不利于窦性心律或房性心律的诊断。对一度或三度窦房阻滞诊断困难，隐匿性传导诊断也困难。3导联AECG有专用起搏通道，12导联AECG目前还没有完善而专用的起搏通道，这对植入起搏器的患者造成监测的困难。最主要的问题AECG不是及时监测，而是回顾性分析，即在全部监测时间完成后(24~48h)，经回放分析才能得出诊断，这种诊断是“滞后”的，对于心律失常性事件起不到应有的提示作用，这对AECG来说的是最大缺憾。目前虽有的记录器有明视窗装置，可及时监测，标志着“黑匣子”时代的结束，但这只是“万里长征”的起步阶段。AECG监测发现的一些疑难心律失常“现象”，还需静态心电图印证，AECG不能替代静态心电图，它是后者的延续、拓宽和发展。同样AECG与运动负荷试验心电图相比，对心律失常检出情况阳性率高，无风险；后者阳性率低、有风险，在此就不加赘述。总之，AECG若与静态心电图、运动负荷试验心电图结合，则会大大提高对心律失常的检出率和准确性。

第四节 临 床 应 用

一、应用范围

AECG 的应用范围很广泛，正在不断地拓宽中，除第三节中论及的各种心律失常、对起搏器功能的评估、治疗措施的选择是否恰当、射频消融的疗效判定等外，还有对很多涉及有心律失常的疾患的应用。

1. 缺血性心脏病 缺血性心脏病是产生心律失常的病因，后者又有前者常见的临床表现，两者的关系十分密切。

心肌梗死的各期、急性心肌缺血、不稳定型心绞痛都会出现多种多样的心律失常。

2. 高血压 高血压发病机制的致心律失常作用，靶器官损害的致心律失常作用，降压药物致心律失常的作用都会使高血压患者发生心律失常，其中：①以室性心律失常最常见；②部分患者可出现房性心律失常；③少数患者可发生房内传导阻滞、束支阻滞或房室阻滞。

3. 先天性心脏病 先心病发生心律失常，其原因为：①心脏结构异常、血氧饱和度异常或血流动力学改变异常；②先天性传导系统异常；③术后可能发生与手术有关的心律失常。所以先天性心脏病可发生心律失常。

4. 肺心病 肺心病诱发的心律失常诱因：①低氧血症、高碳酸血症，甚至呼吸衰竭；②呼吸道感染；③电解质紊乱和酸碱平衡失调；④右心衰竭；⑤洋地黄中毒。经 AECG 监测肺心病急性期，心律失常检出率为 96.3%，慢性期检出率为 86.6%。

5. 原发性心电疾病 详见第二十七章。

6. 致心律失常性心肌病 详见第二十八章。

各种心内疾病及心外疾病，以及中毒、精神应激等都可引起心律失常，详见第六章。

AECG 的心率变异性、Q-T 间期离散度、晚电位、T 波电交替、心律振荡对心律失常的作用，限于篇幅为避免重叠，可参见本书第十二～十六章。

二、评价与展望

AECG 的诞生和发展已经历了半个世纪，12 导联 AECG 问世也有十余年，显示出骄人的业绩，具有保真全心电信息、记录时间长、获取信息量大等诸多特点，对心律失常性质的判定既能定性、定位，又能定量分析，尤其是对一过性心律失常有独到之处；对一过性心肌缺血，特别是日常活动的无痛性心肌缺血能进行定性和定量分析，独具特色；对筛选和评定抗心律失常药物的疗效，对起搏器功能的判定和对射频治疗的效果等方面都具有巨大的实用价值，目前已成为无损伤性心电信息学重要的检测技术之一。

12 导联 AECG 有着无与伦比的优越性，随着科学技术的进步，必然促进 AECG 仪的发展。

(1)具有起搏专用通道的研制开发，将会问世，会更完善地评价起搏器的功能。

(2)记录盒明视窗装置，不仅能显示三通道心电图形，还能显示 12 导联心电图形；也能自动报警并自动打印心电图形。若发生心律失常事件时，即时和实时显示诊断结果，使医护人员及时处理，可使部分患者化验为夷，转危为安，以避免心脏性猝死。

(3)随着微电子技术、数字化技术、自动分析技术的进步，12 导联 AECG 正朝着长时间、大容量、高精度、准确性、多功能(HRV、VDL、Q-Td、心电监护、动态电压同步检测等)、小型化和低成本方面推进。会在不久将来出现 12 导联 AECG 与全监护功能(心电、呼吸、血压、血氧饱和度等)集多功能融为一体的新仪器，以便及时发现恶性心律失常，能即时和实时分析，进行有效预测和合理治疗，防患于未然，这在未来的心电信息检测中占重要地位。

有充分理由相信，AECG 的发展是以最大满足临床和科研的需要为目标，今天存在的问题，正是明天发展的契机。经久耐用的新一代 12 导联 AECG 仪,将成为心电信息检测中的核心角色,不仅用于医疗部门、科研机构,还可能进入千家万户,成为“家庭保健”中心电检测中的领军仪器,应用前景更为广阔。

第五节 图 例 分 析

动态心电图的分析原则一定要有实时 AECG 作为文字诊断的依据,实时系指最有价值的片断全览图中的 AECG;又经结合 AECG 监测时间(24 ~72h)中实际总心律、每小时心率、最高心率、最低心率、平均心率、ST 段偏移、心律失常情况——数量和形态,综合后给出一个符合实际的诊断。

本节重点介绍最常见的心律失常:窦性心律失常、停搏、期前收缩、心动过速、扑动与颤动、传导阻滞、逸搏与逸搏心律的实时动态心电图分析。

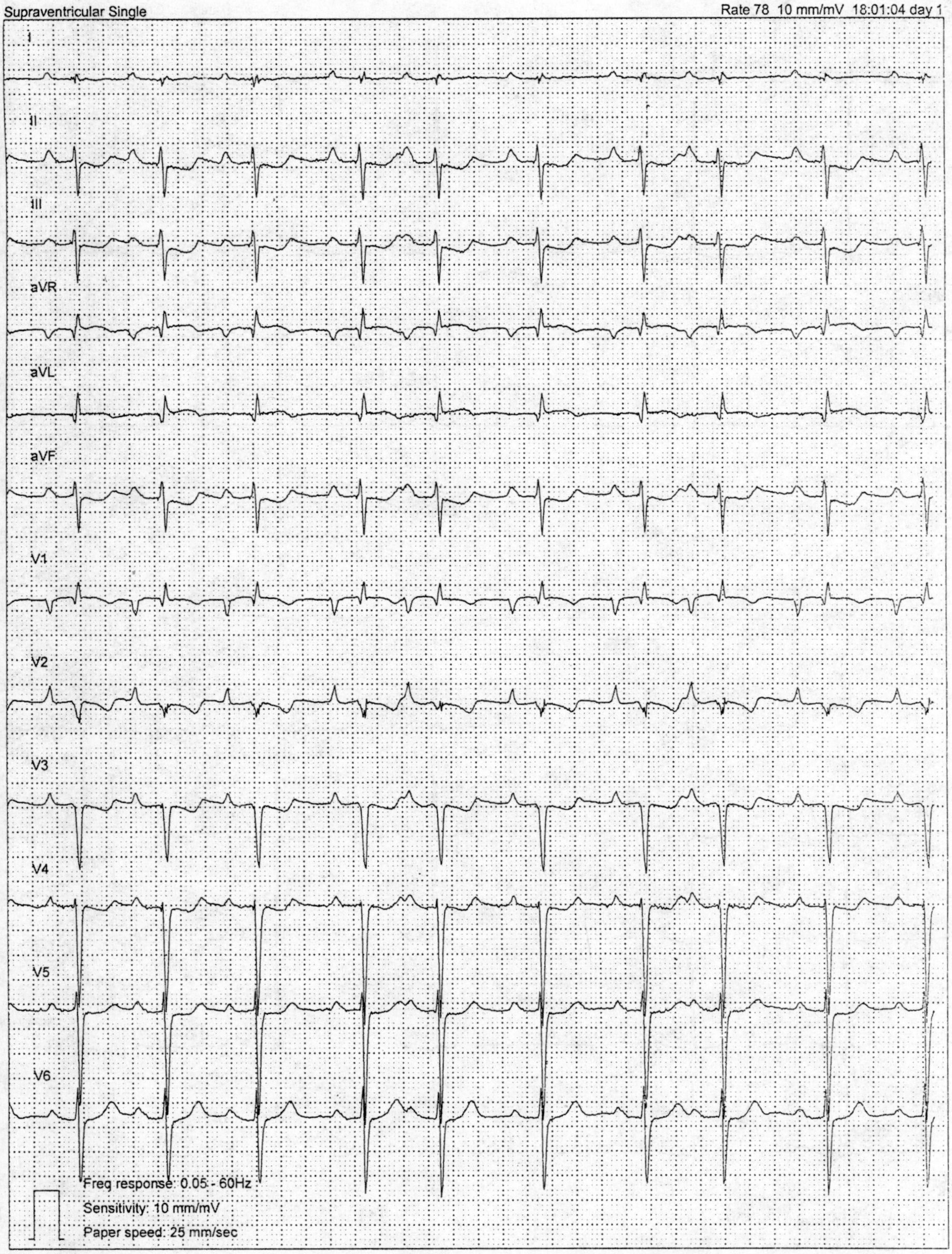

图 8-16　窦性期前收缩和窦房交接性期前收缩实时动态心电图

男,74 岁,肺心病。图示第 1、2、3、4、6、7、9 和 10 个 P-QRS-T 波群为窦性心律,呈窦性心律不齐和窦房结内游走性心律。第 5 个 P 波与窦性 P 波的形态、振幅、时间和方向均一致,为提前发生,其后出现的代偿间歇(P_5-P_6)与窦性周长(P_6-P_7)相等,提示第 5 个 P-QRS-T 波群为窦性期前收缩。因为期前收缩的起搏点接近窦性起搏点,所以窦性期前收缩侵入窦性起搏点使其重组窦性周期,形成这种特征性的不完全代偿间歇,即 P_5-P_6 等于 P_6-P_7,但 P_4-P_6 小于 2 倍的 P_6-P_7。第 8 个 P′波形态稍不同于窦性 P 波,但大致特征相同,为提前发生,其后出现的代偿间歇(P_8-P_9)略大于窦性周长(P_9-P_{10}),提示第 8 个 P′-QRS-T 波群为窦性交接性期前收缩。因为期前收缩激动传至心房的出口与窦性激动不同,致使 P′波形态稍不同于窦性 P 波。其他特征为:左房终末电势增大($PtfV_1$ 绝对值 > −0.03mm·s);右心室肥大(aVR 导联 R 波 > q 波,V_1 导联呈 qR 型,$Rv_1 + Sv_5$ > 1.2mV,极度顺钟向转位等)。

12 导联 AECG 诊断:窦性心律,窦性心律不齐和窦房结内游走心律,窦性期前收缩,窦房交接性期前收缩

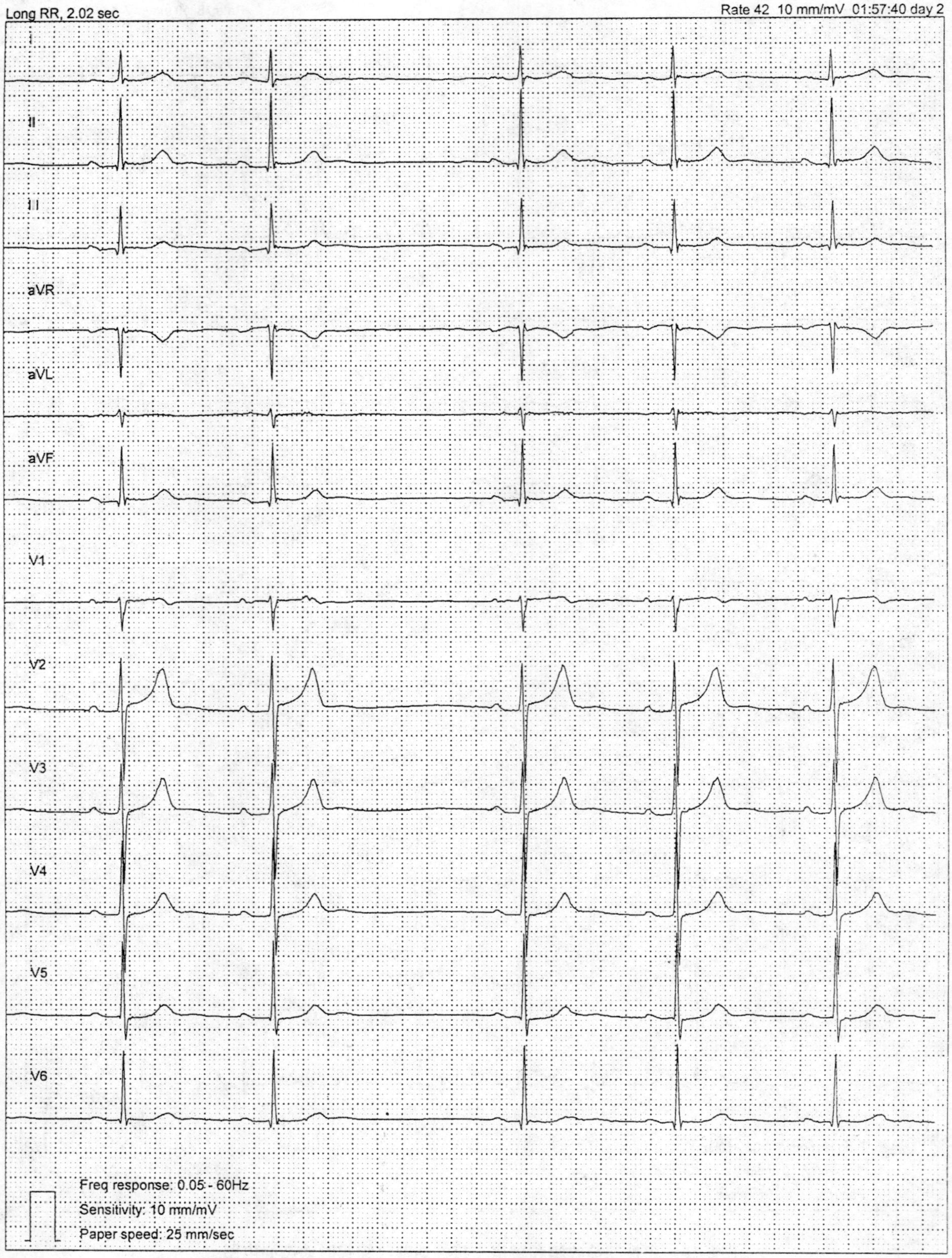

图 8-17　未下传房性期前收缩实时动态心电图

男，65 岁。图示窦性心动过缓，心率 42 次/分，P-R 间期 230ms，QRS 波群时间 80ms，Q-T 间期 470ms。最清楚的是 V_1 导联的第 2 个 T 波上有一个提前出现而未下传的 P′波，其后未见引起 QRS 波群，提示为房性期前收缩未下传心室。此图易漏诊，应加以识别。

12 导联 AECG 诊断：窦性心律过缓，未下传的房性期前收缩

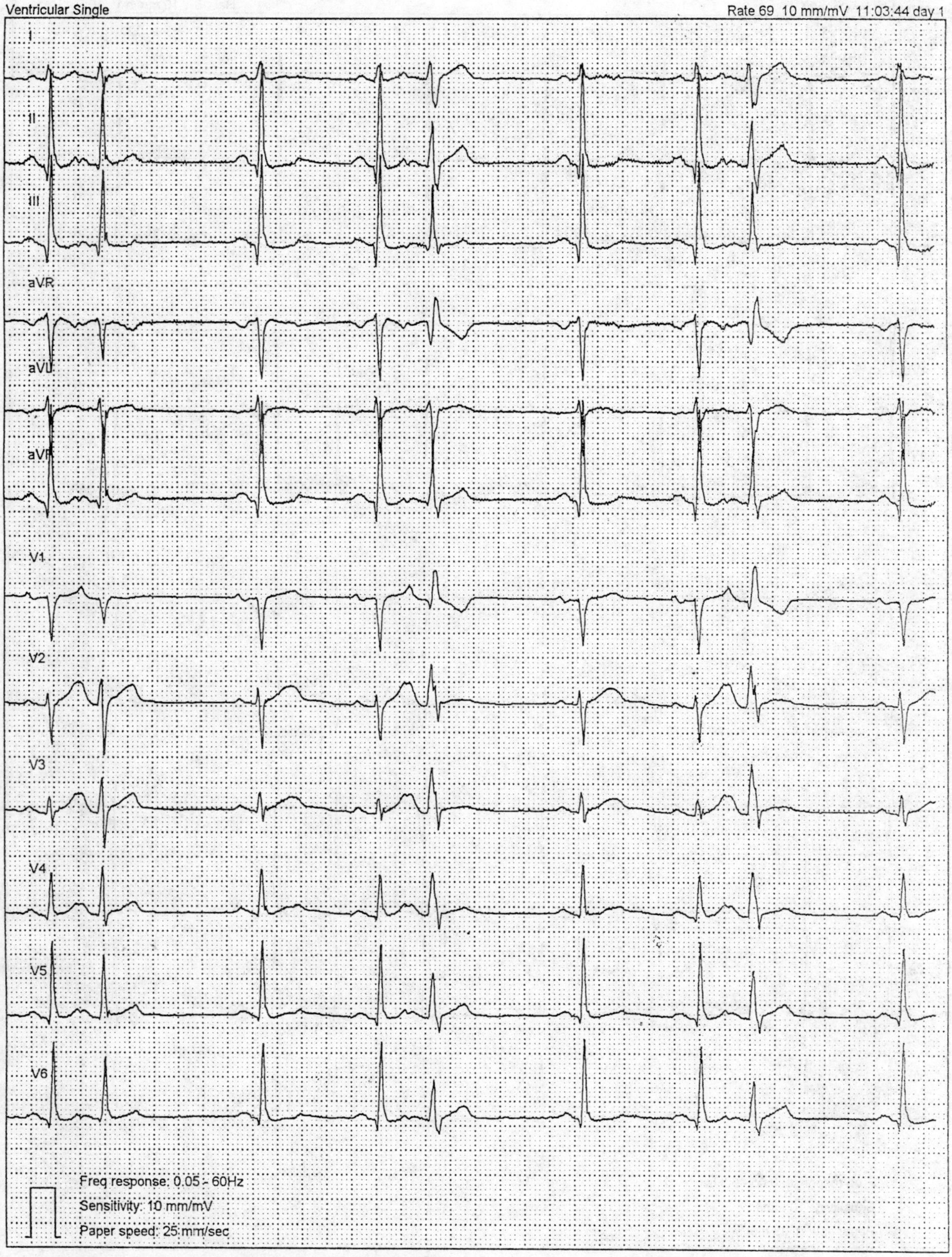

图 8-18　双源性房性期前收缩，房性期前收缩伴室内差异性传导形成三联律实时动态心电图

男，69 岁，冠心病。图示第 1、3、4、6、7 和 9 个 P-QRS-T 波群为窦性搏动，心率 69 次/分。第 2 个 P′波提前出现，且重叠于第 1 个 T 波上，耦联间期 0.40s，其 QRS 波群为室上性，代偿间歇不完全，为房性期前收缩。第 5、8 个 P′波提前出现，且重叠于前一个 T 波上，耦联间期 0.48s，相应的 QRS-T 波群呈右束支阻滞图形，为房性期前收缩伴室内差异性传导，代偿间歇不完全，分别与第 3、4 窦性搏动，第 6、7 窦性搏动形成房性期前收缩三联律。

12 导联 AECG 诊断：窦性心律，双源性房性期前收缩，房性期前收缩伴室内差异性传导形成三联律

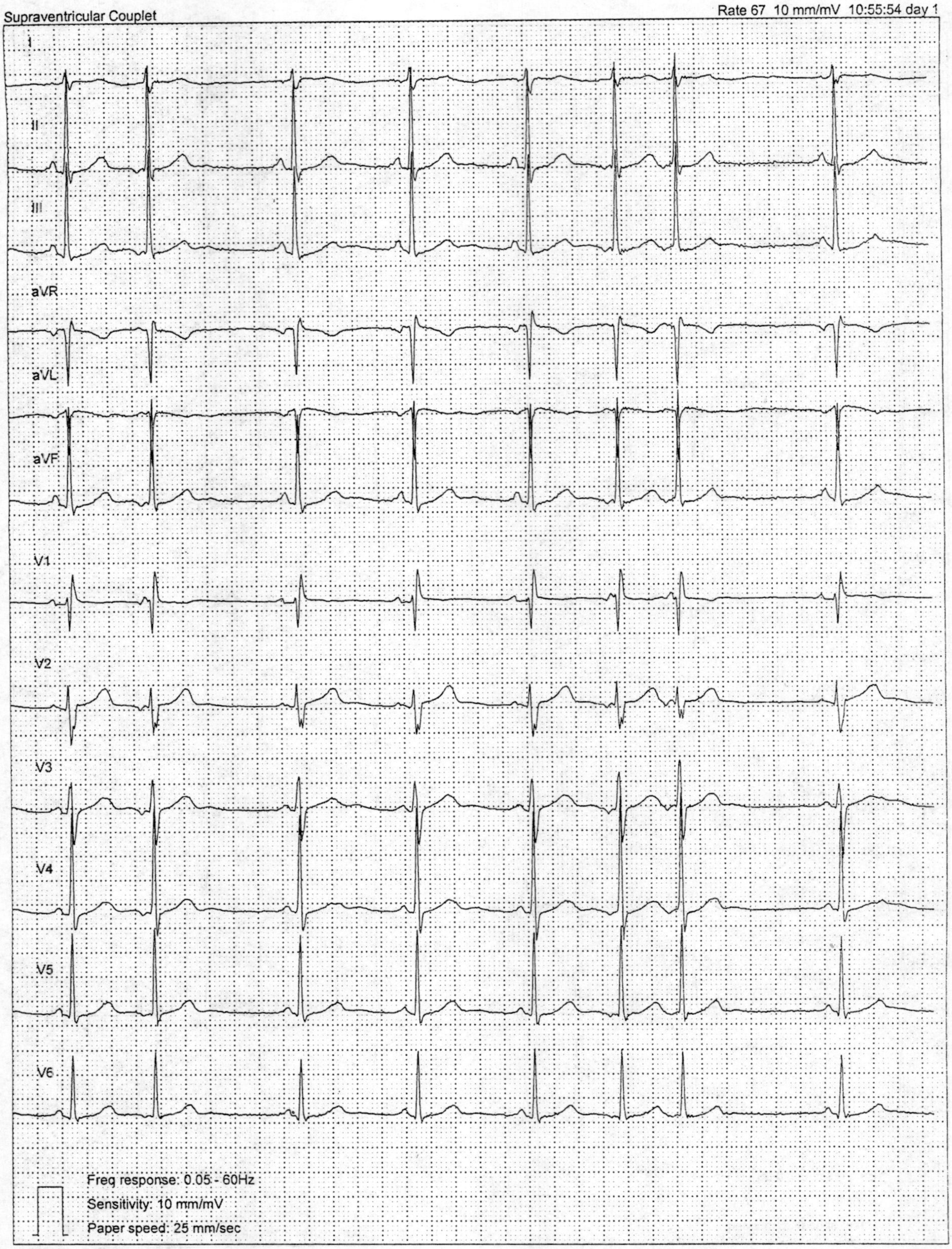

图 8-19　成对的交接性期前收缩实时动态心电图

女,65 岁。图示第 1、3、4、5 和 8 个 P-QRS-T 波群为窦性心律,心率 63 次/分,P-R 间期 140ms,QRS 波群时间 90ms,Q-T 间期 420ms。第 2 个 QRS 波群提前发生,其前有逆行 P^- 波,P^--R 间期为 90ms,有完全性代偿间歇,提示为交接性期前收缩。第 6、7 个 QRS 波群成对提前发生,两者前均可见逆行的 P^- 波,P^--R 间期均小于 120ms,提示为成对发生的交接性期前收缩。

12 导联 AECG 诊断:窦性心律,成对的交接性期前收缩

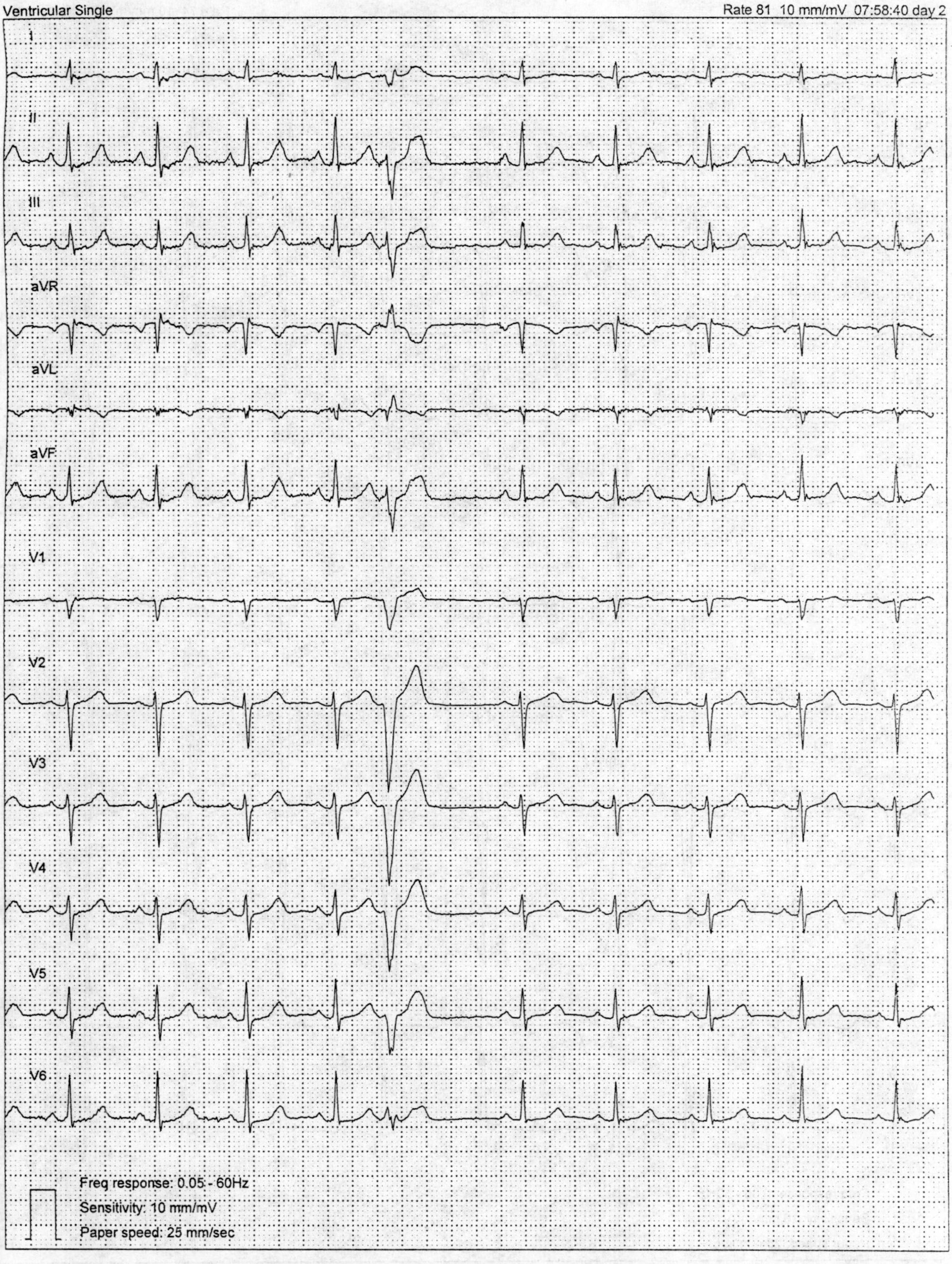

图 8-20　起源于心尖部的室性期前收缩实时动态心电图

女，72 岁。图示第 5 个提前出现宽大畸形的 QRS-T 波群，时间 130ms，其前无相关的 P 波和 P′波，T 波与主波方向相反，代偿间歇完全，为室性期前收缩。QRS 波群主波在Ⅱ、Ⅲ、aVF 导联向上，在 aVR、aVL 导联向下，定位于心尖部。

12 导联 AECG 诊断：窦性心律，心尖部室性期前收缩

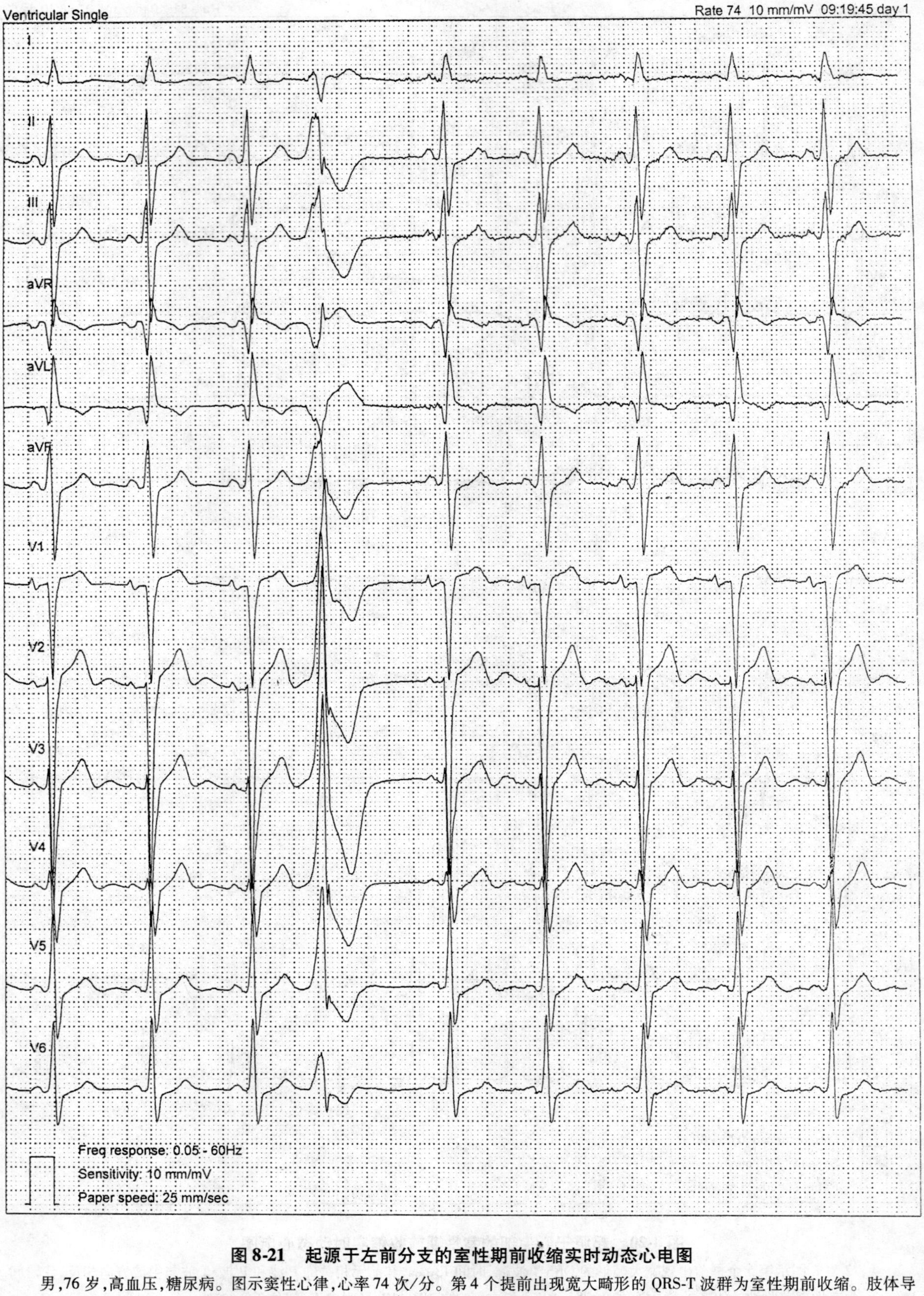

图 8-21 起源于左前分支的室性期前收缩实时动态心电图

男,76 岁,高血压,糖尿病。图示窦性心律,心率 74 次/分。第 4 个提前出现宽大畸形的 QRS-T 波群为室性期前收缩。肢体导联呈左后分支阻滞图形,胸导联呈完全性右束支阻滞图形,起源于左后分支处。在Ⅱ、Ⅲ、aVF、V_1 ~ V_5 导联有巨宽倒置 T 波。

12 导联 AECG 诊断:窦性心律,左后分支处室性期前收缩,巨宽倒置 T 波

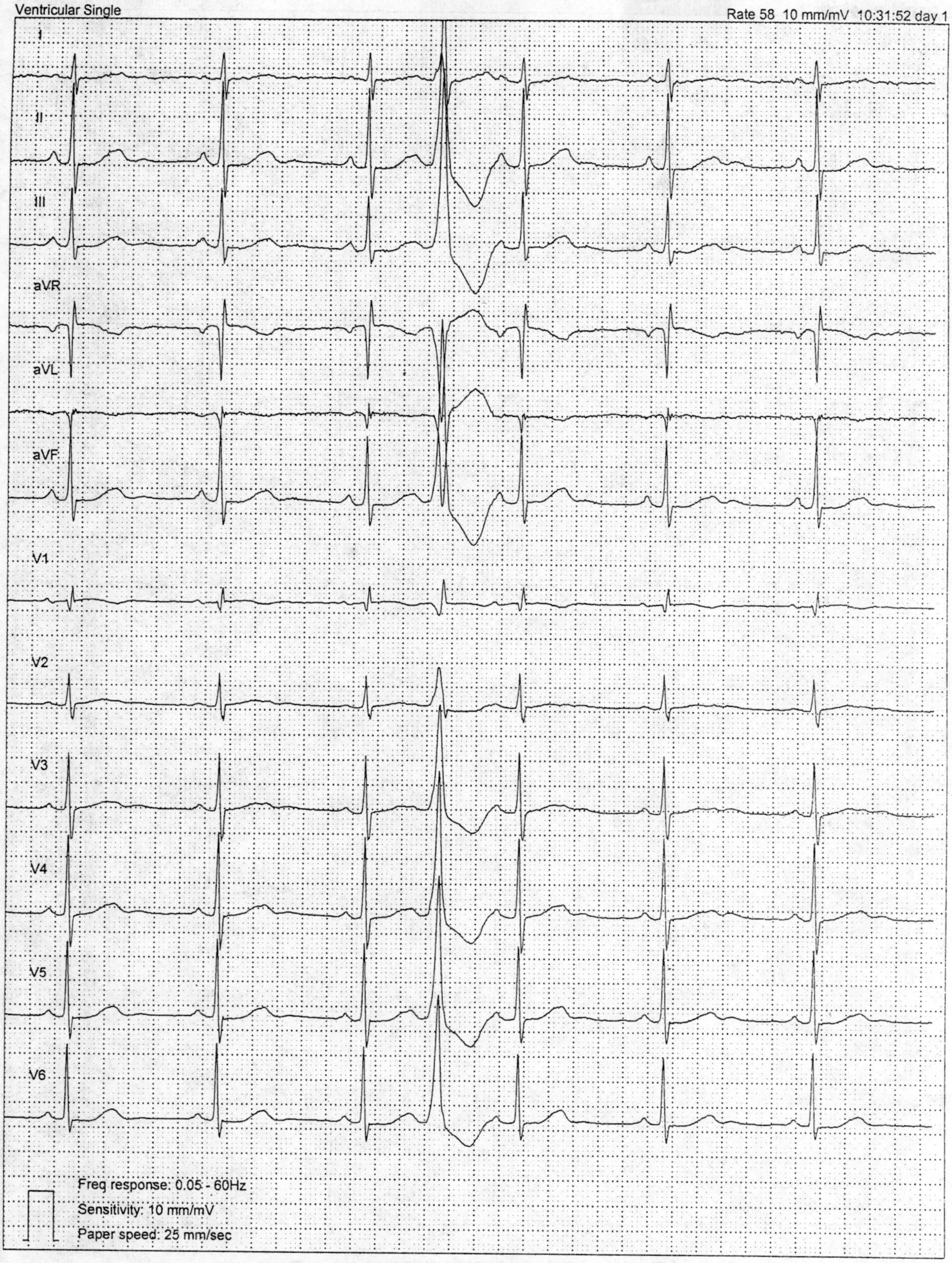

图 8-22　间位性室性期前收缩伴干扰性 P-R 间期延长实时动态心电图

女，75 岁，高血压。图示窦性心动过缓，心率 49 次/分，P-R 间期 180ms。第 4 个提前出现宽大畸形的 QRS-T 波群为室性期前收缩，无代偿间歇，属于间位性室性期前收缩，其后第 1 个窦性激动的 P-R 间期延长（P-R 间期 200ms），这是由于室性期前收缩激动逆行向上侵入交接区，引起交接区隐匿性传导，此时窦性激动下传适逢交接区处于相对不应期，从而产生干扰性 P-R 间期延长现象。

12 导联 AECG 诊断：间位性室性期前收缩，伴干扰 P-R 间期延长

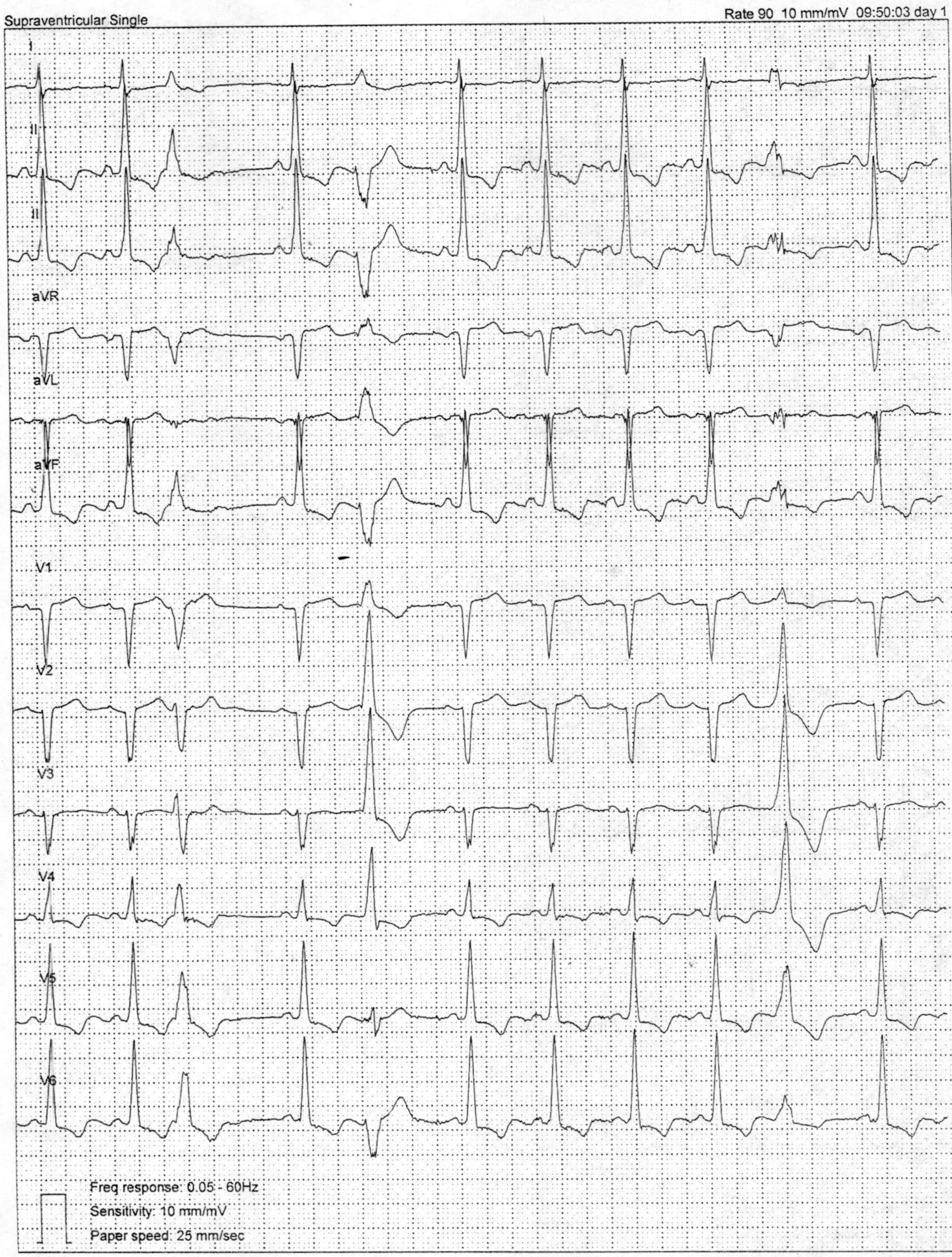

图 8-23　多源性室性期前收缩实时动态心电图

女,68 岁,冠心病。图示第 1、2、4、6、7、8、9 和 11 个 P-QRS-T 波群为窦性心律。第 3、5 和 10 个提前出现宽大畸形的 QRS-T 波群,3 种形态各异,联律间期各不相同,均具有完全性代偿间歇,为多源性室性期前收缩。另外,窦性激动时,Ⅱ、Ⅲ、aVF、V_4 ~ V_6 导联 ST 段呈下斜型下移(0.05 ~ 0.20mV)伴 T 波倒置。

12 导联 AECG 诊断:窦性心律,ST-T 改变,多源性室性期前收缩

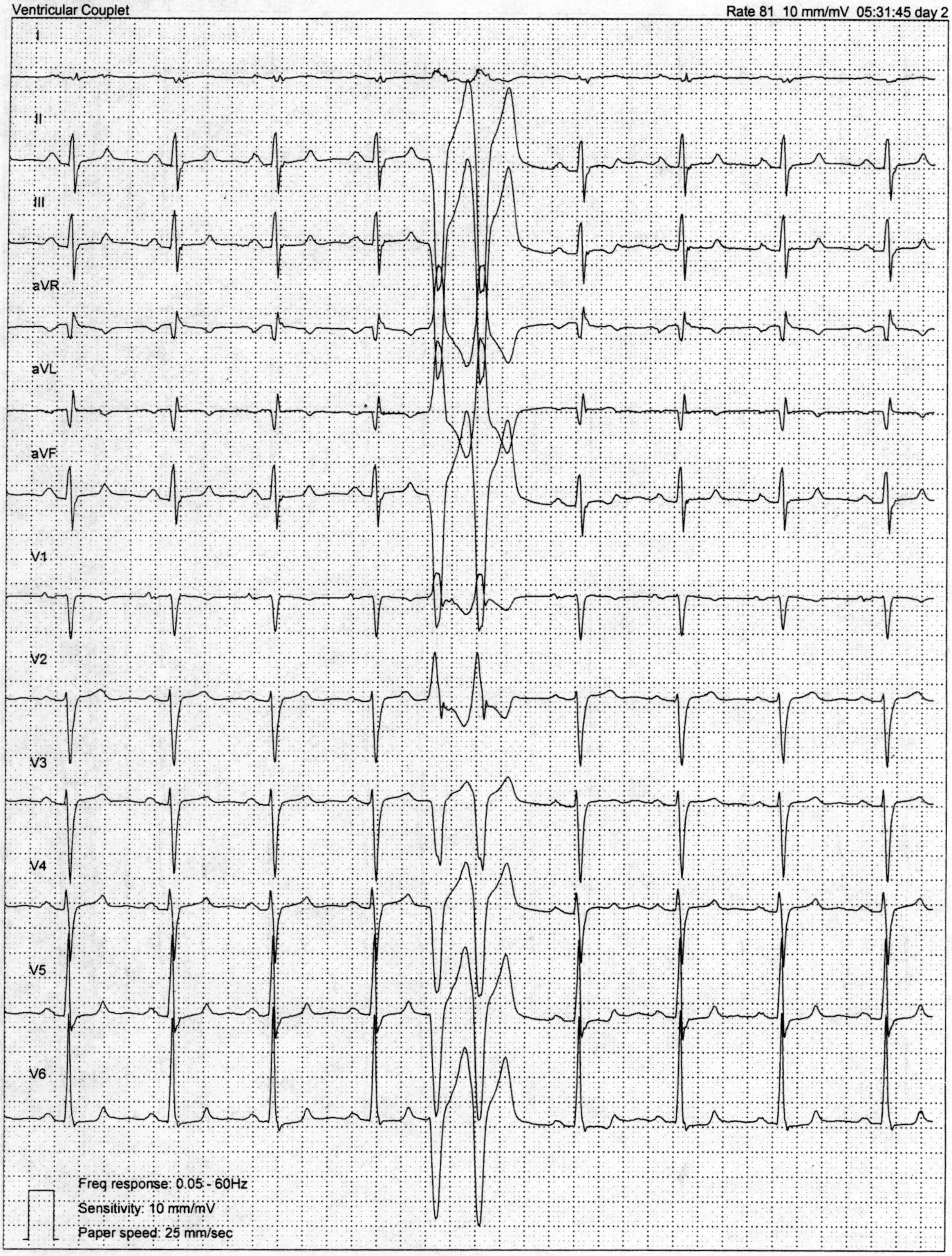

图 8-24　成对的室性期前收缩实时动态心电图

女,75 岁,高血压。图示窦性心律,心率 73 次/分。第 5 个和第 6 个提前出现宽大畸形的 QRS-T 波群连续发生,其形态、方向、时间均相等,为同源性成对室性期前收缩。

12 导联 AECG 诊断:窦性心律,同源性成对室性期前收缩

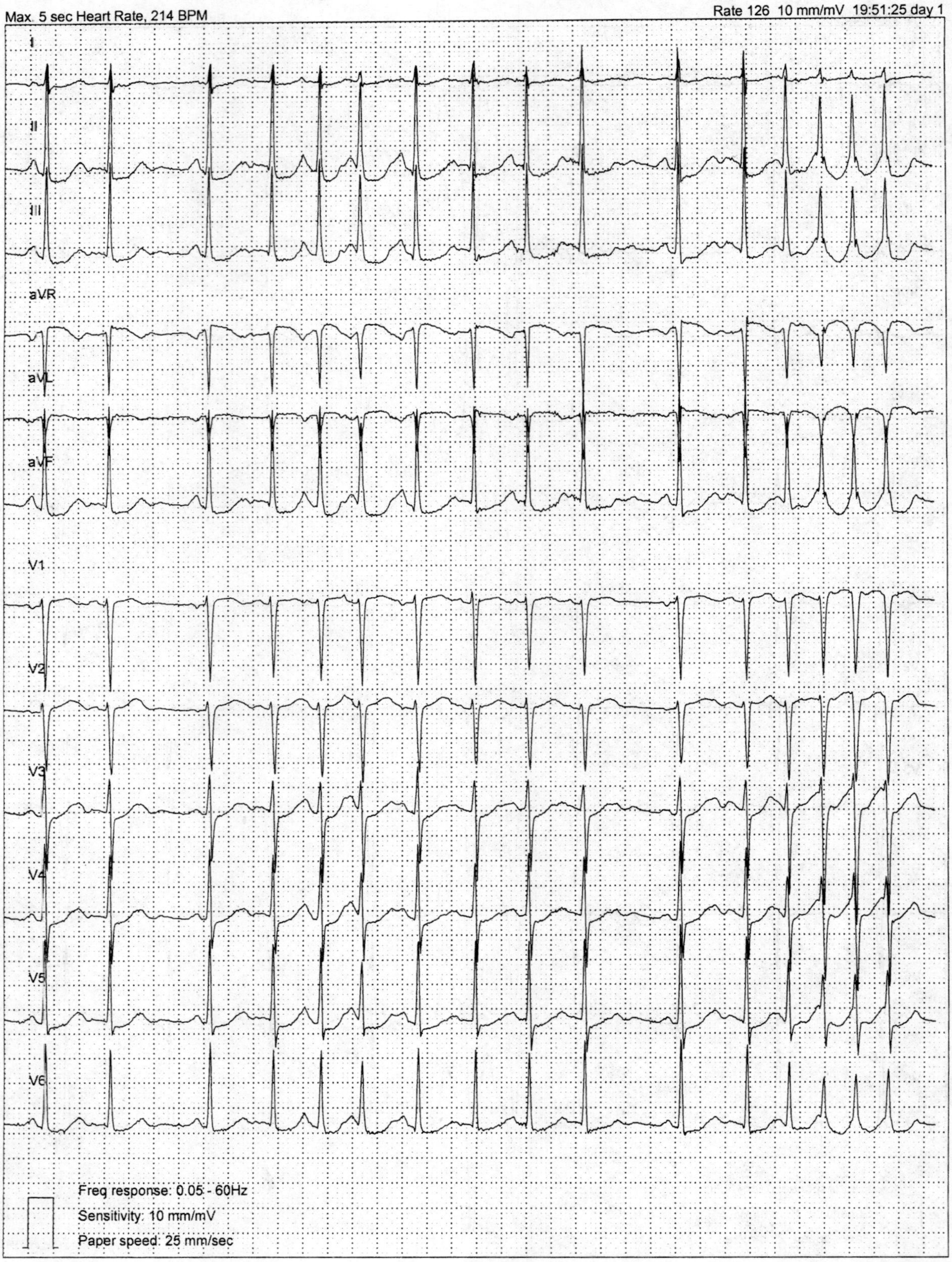

图 8-25 二阵次不同频率的房性心动过速实时动态心电图

女,82 岁,冠心病。图示第 1、3、11 个 P-QRS-T 波群为窦性心律。第 4 个提前出现的 P′波与前 1 个心搏的 T 波部分重叠,其下传的 QRS 波群属室上性,为房性期前收缩,而诱发 7 个心搏形成的房性心动过速突然终止,前 3 个房速的 QRS 振幅逐渐降低、频率加快,呈温醒现象,平均频率 139 次/分。第 12 个房性期前收缩发生后,又诱发频率更快的由 5 个心搏形成的房性心动过速,频率为 214 次/分。第 2 个 P′-QRS-T 波群为房性期前收缩,未引起房性心动过速。

12 导联 AECG 诊断:窦性心律,由房性期前收缩诱发的二阵次不同频率的房性心动过速

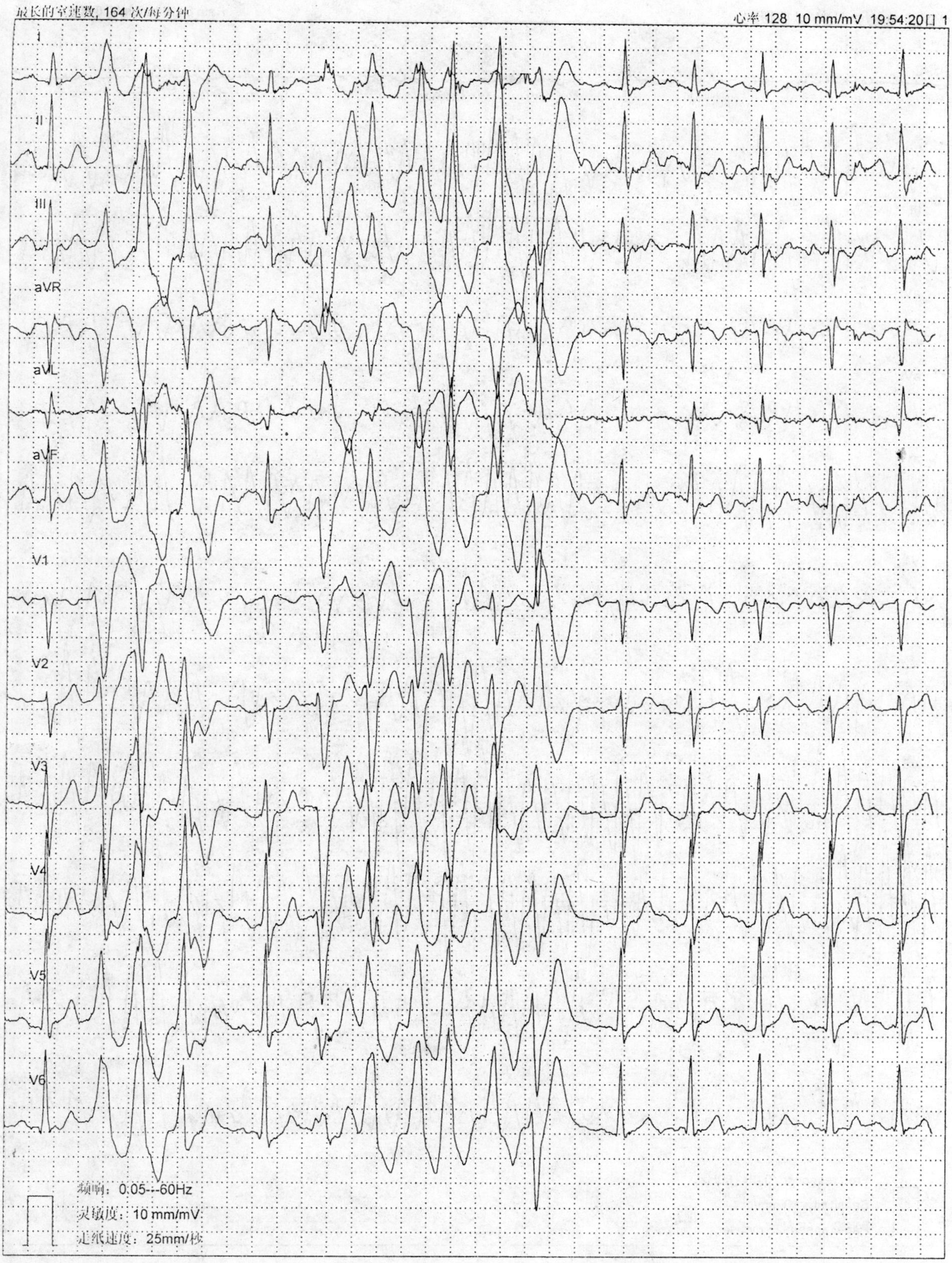

图 8-26　心室夺获终止的多源性室性心动过速实时动态心电图

男，67 岁，冠心病。图示第 1、5 个 P-QRS-T 波群为窦性心搏，心率 107 次/分。第 2、3、4 个提前出现宽大畸形的 QRS-T 波群，紧接出现第 6、7、8、9、10、11 个 P-QRS-T 波群，为多源性室性期前收缩，由 6 个心搏形成多源性室性心动过速。心室率 187 次/分。第 12 个 P-QRS-T 波群出现，P-R 间期 0. 20s，QRS 时间不宽，为心室夺获终止的室性心动过速。其后出现 6 个窦性心律。

12 导联 AECG 诊断：窦性心动过速，多源性室性期前收缩，组成多形性室性心动过速

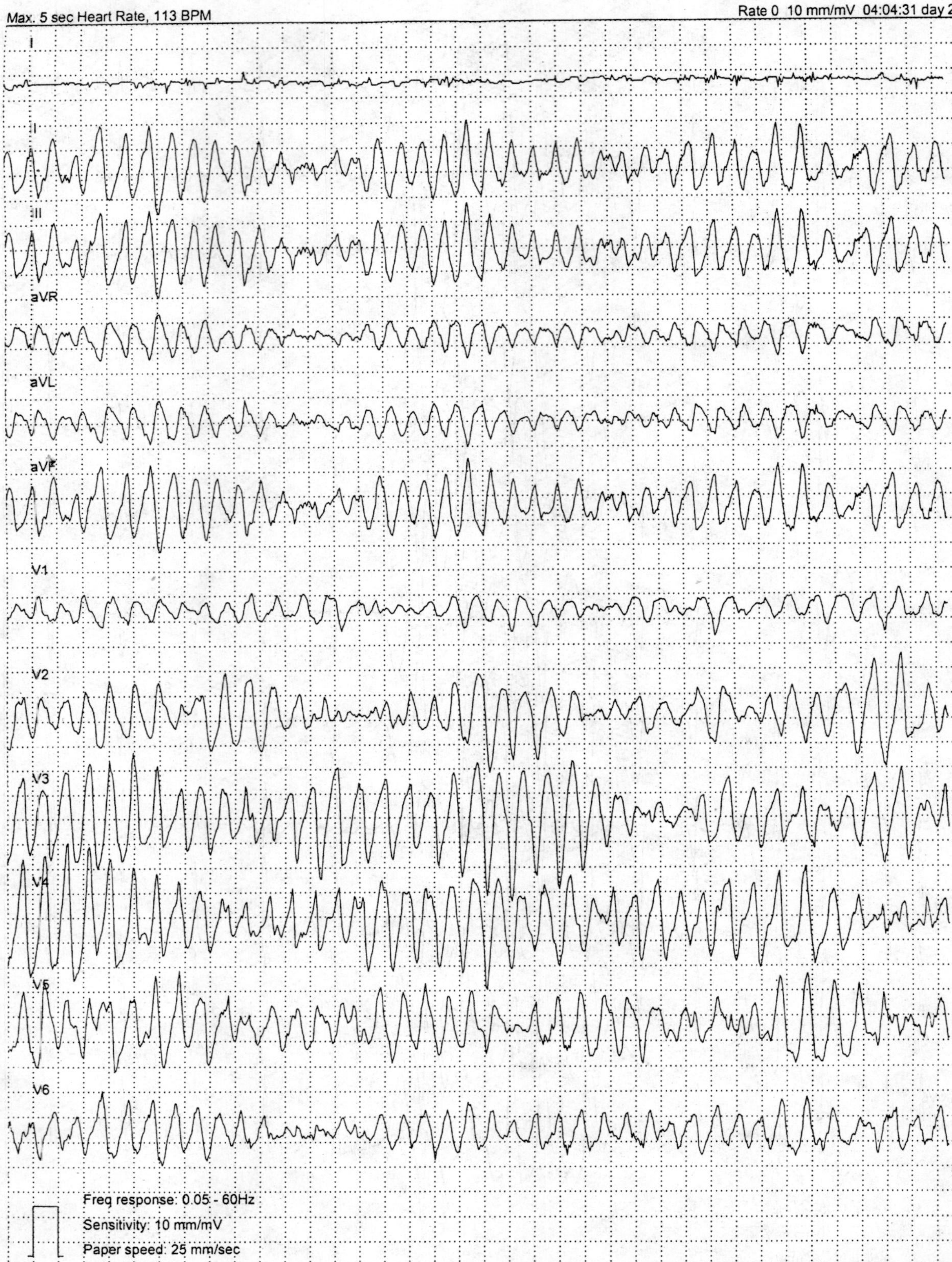

图 8-27 尖端扭转型室性心动过速实时动态心电图

女,51 岁,高血压病。因肺部感染再次住院,猝死抢救无效而死亡。回放 12 导联动态心电图,猝死前 30min 出现频发多源性室性期前收缩,窦性心动过缓,Q-T 间期延长等改变。图示 P 波消失,QRS-T 波群的尖端以基线为轴心,每隔 6 ~ 9 个心搏,向相反方向转变,由直立逐渐过渡到倒置,或由倒置过渡到直立,QRS 时间不等,但 <0. 12s,R-R 间期不均齐,心室率约为 280 次/分。

扭转型室性心动过速(torsade de pointes,Tdp)1966 年由法国学者 Dessertenne 首次报道,以心电图表现的形象而命名。近年来多数学者主张采用多形性室性心动过速这一术语,它是介于室性心动过速与心室颤动之间的室性快速心律失常,是恶性室性心律失常之一,预后不良。

12 导联 AECG 诊断:尖端扭转型室性心动过速

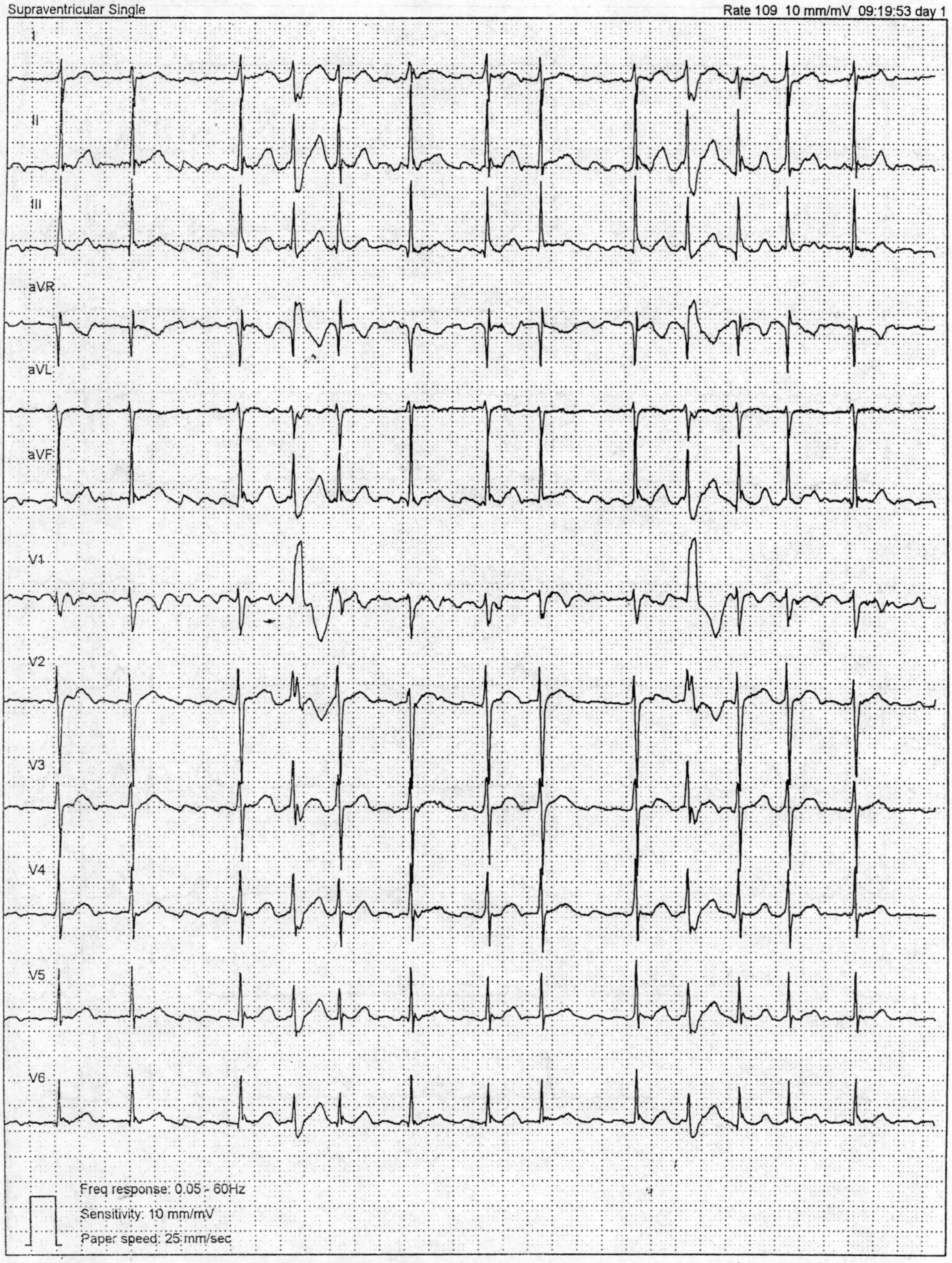

图 8-28　粗颤型心房颤动，时相性室内差异性传导实时动态心电图

男，73 岁，病态窦房结综合征。图示 P 波消失，代之以大小不等、方向不同的粗颤型 f 波，R-R 间期不匀齐，QRS 时间 0.08s，平均心室率 110 次/分，为心房颤动。第 4 及 10 个宽大畸形的 QRS 波群，在 V_1 导联呈 rsR′型，V_5、V_6 导联有深宽的 S 波，呈右束支阻滞图形，各在前 1 个长间歇后出现为阿什曼现象的时相性室内差异性传导。

12 导联 AECG 诊断：粗颤型心房颤动，时相性室内差异性传导

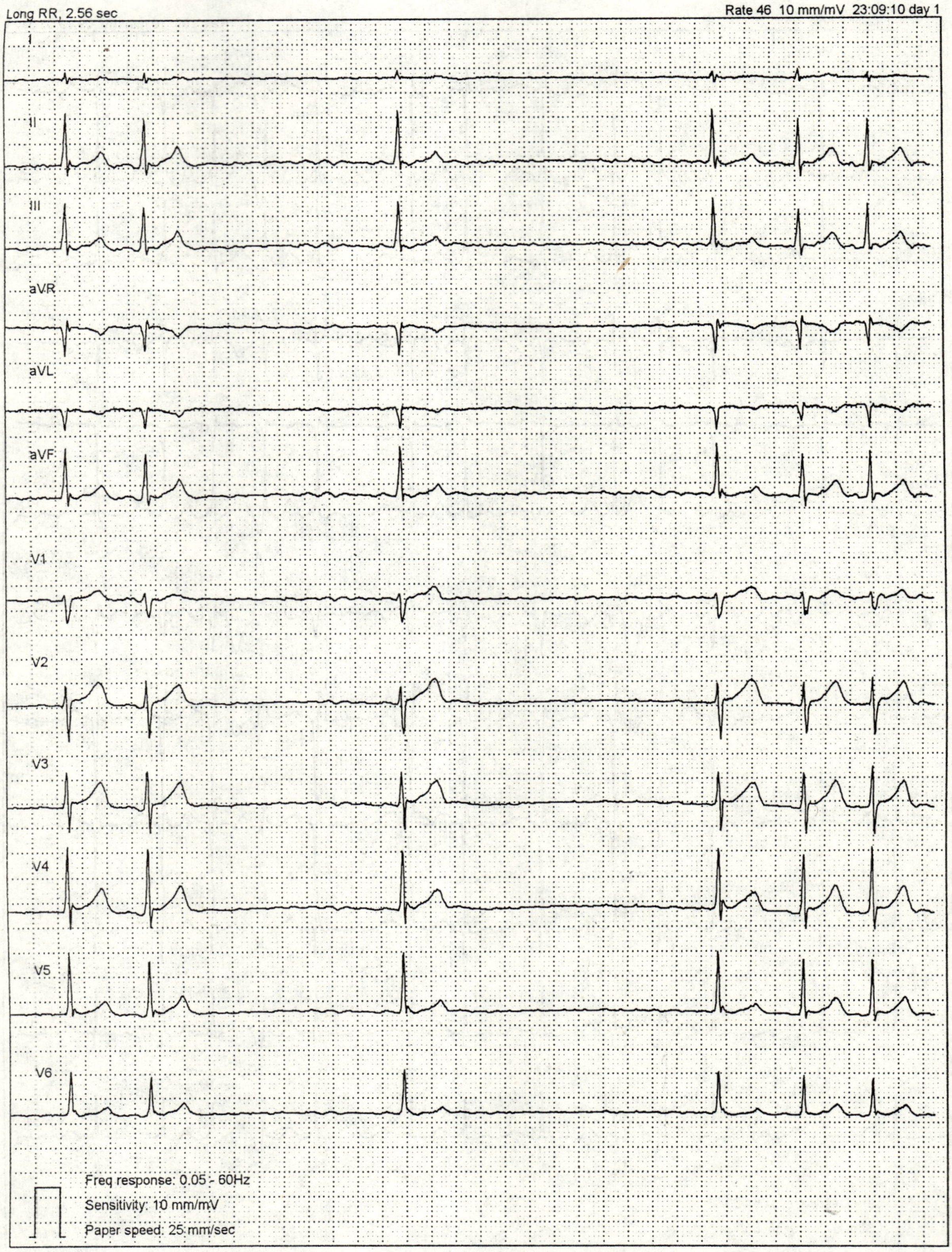

图 8-29 心房颤动合并二度房室阻滞实时动态心电图

男，58 岁，冠心病。图示 P 波消失，代之以大小不等、方向不同的 f 波，R-R 间期不匀齐，QRS 时间 0.08s，心房率 318 次/分，平均心室率 46 次/分，为心房颤动。图中连续出现 R_2-R_3 间期、R_3-R_4 间期分别达 2.06s 和 2.25s，提示心房颤动合并二度房室阻滞。

12 导联 AECG 诊断：心房颤动，二度房室阻滞

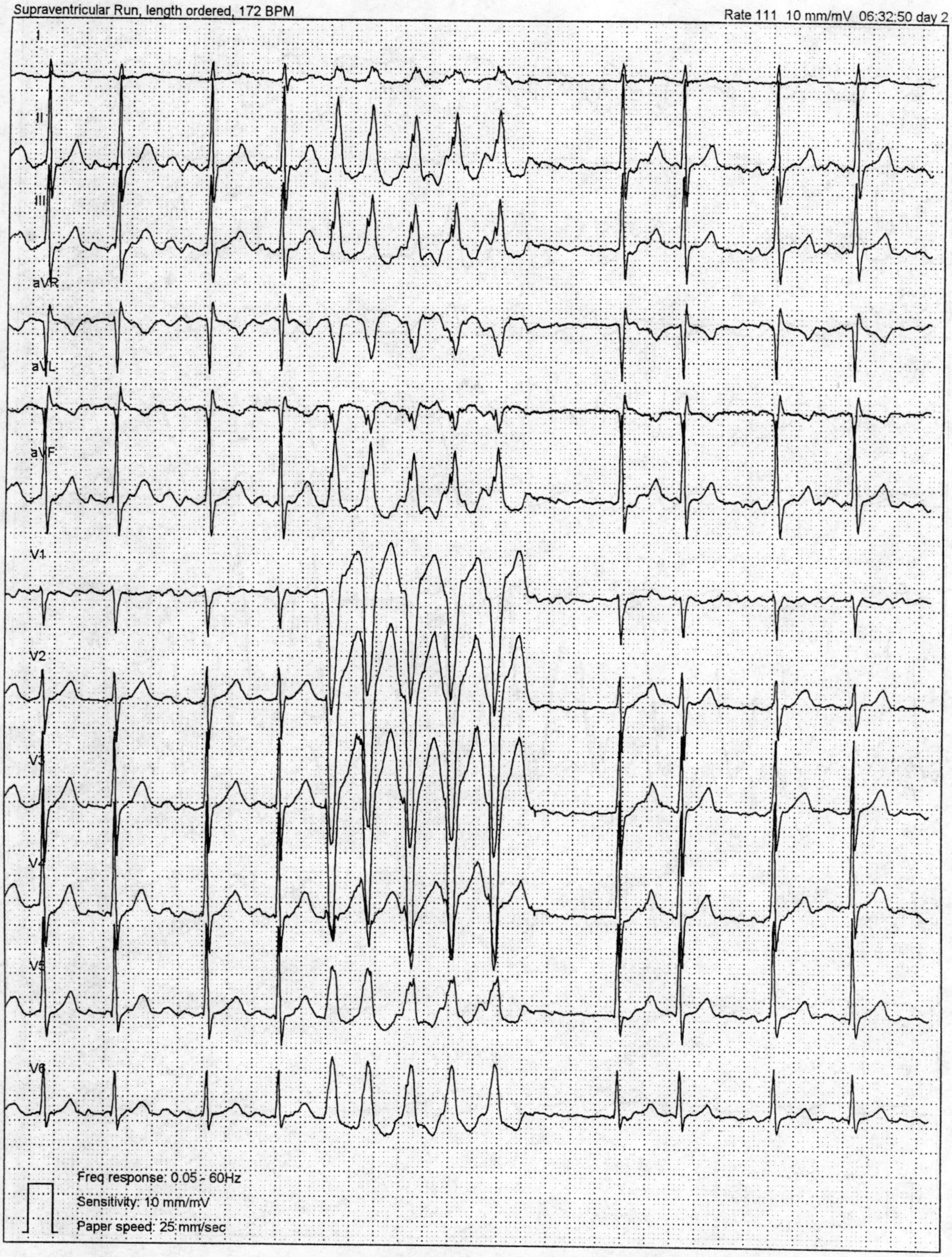

图 8-30　快速型心房颤动，室性心动过速实时动态心电图

男，76 岁，心力衰竭。图示 P 波消失，代之以大小不等、方向不同的 f 波，R-R 间期不匀齐，心率 111 次/分，为快速型心房颤动。在较短间期后，连续出现的第 5 ~ 9 个宽大畸形的 QRS 波群，呈完全性左束支阻滞图形，时间 >0. 12s，其后有代偿间歇，为起源于右束支性室性心动过速。

12 导联 AECG 诊断：快速型心房颤动，室性心动过速

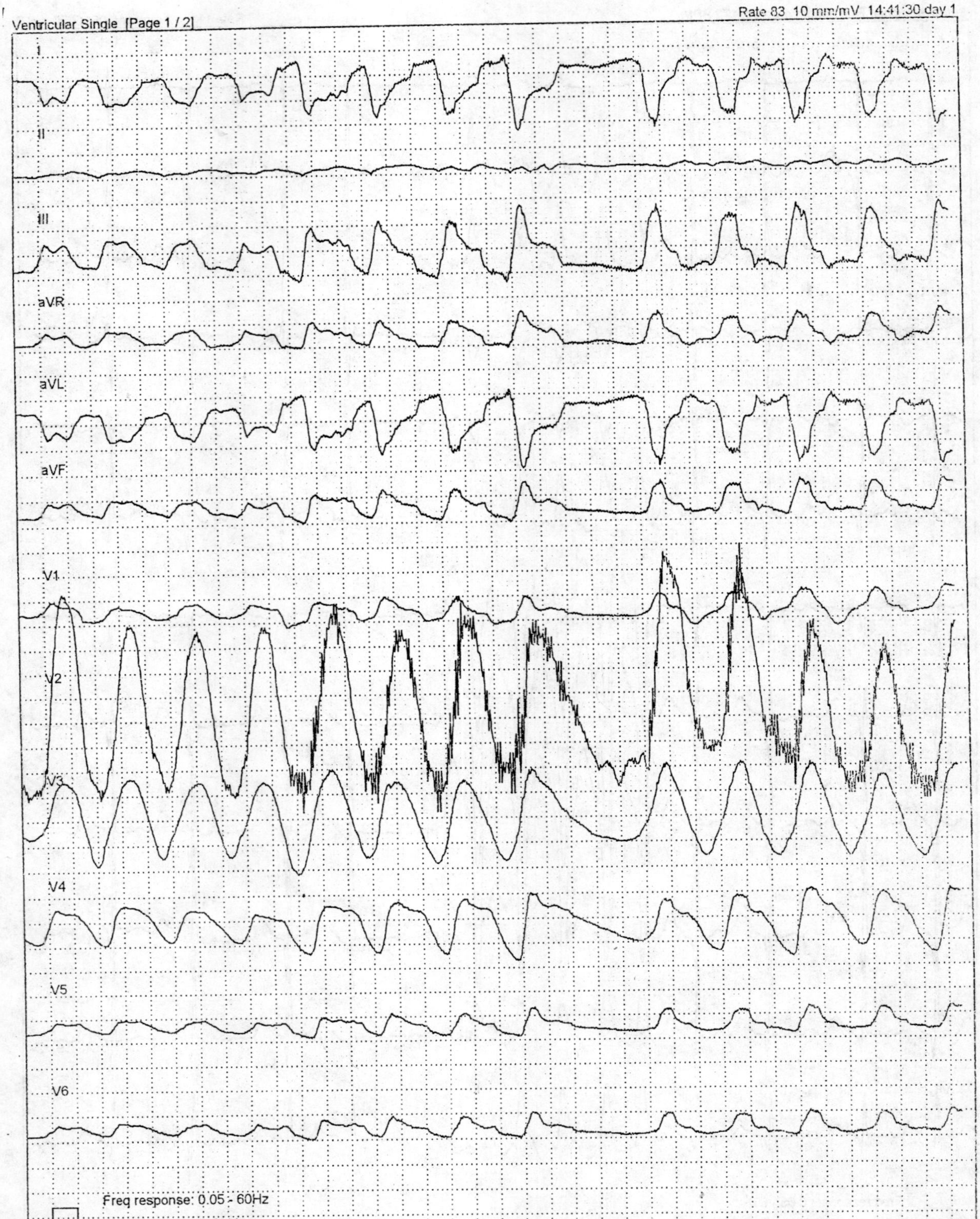
Ventricular Single [Page 1 / 2]
Rate 83 10 mm/mV 14:41:30 day 1
I
II
III
aVR
aVL
aVF
V1
V2
V3
V4
V5
V6
Freq response: 0.05 - 60Hz
Sensitivity: 10 mm/mV
Paper speed: 25 mm/sec

A

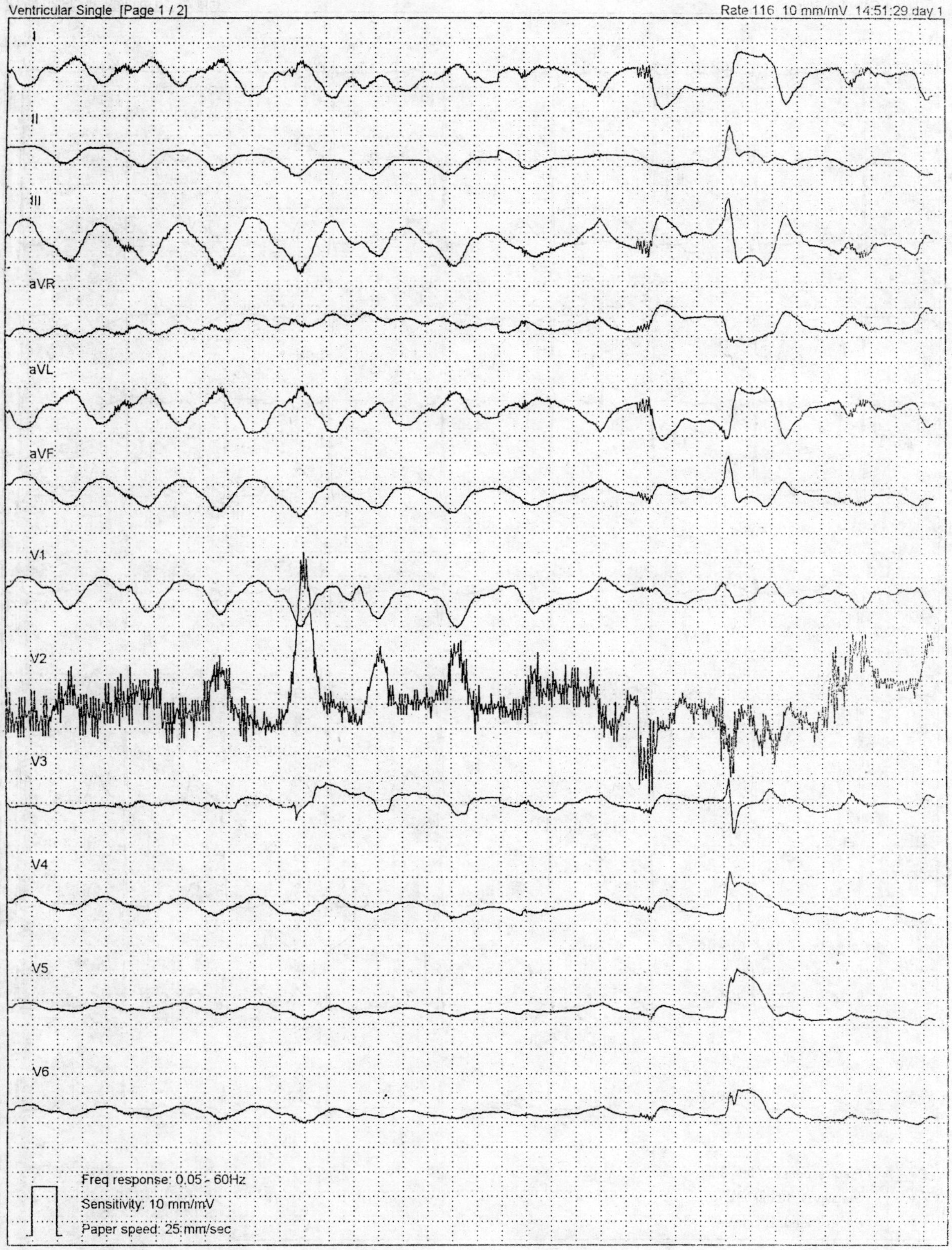

B

图 8-31 心室扑动，心室颤动实时动态心电图

女，56 岁，胸腺瘤术后 6 个月，因肺部感染再次入院。因发突然猝死，抢救无效而死亡。回放 12 导联动态心电图，A、B 两图为连续描记，A 图示 P-QRS-T 波群辨识不清，心室波形呈正弦波样曲线，尤以 V_2 导联明显，为心室扑动；B 图示 P-QRS-T 波群消失，心室波形杂乱不整，呈蠕动样波，心室率约 100 次/分，为心室颤动。

12 导联 AECG 诊断：濒死前心电图，缓慢型心室扑动、心室颤动

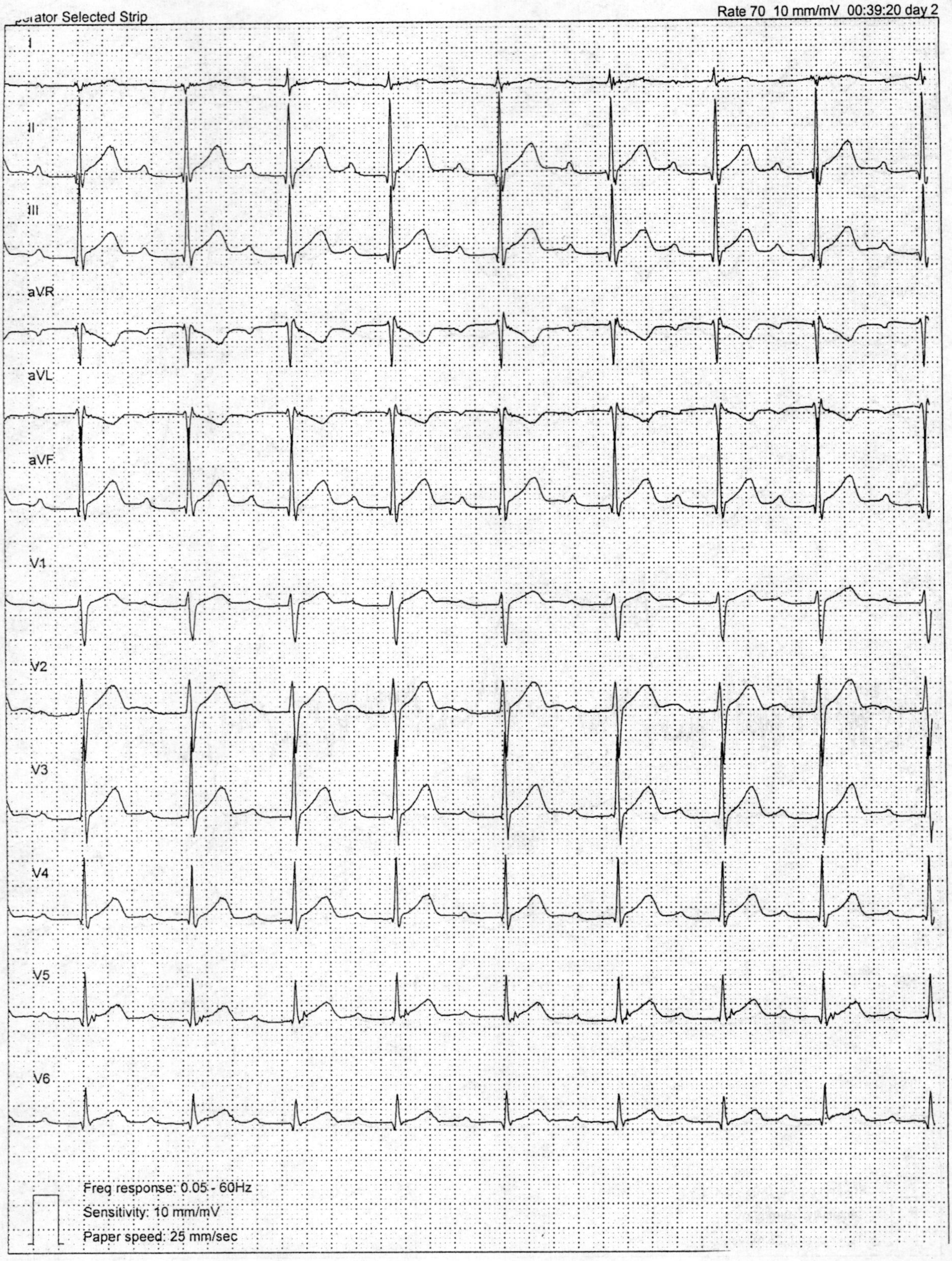

图 8-32　一度房室阻滞实时动态心电图

男,25 岁。图示窦性心律,心率 70 次/分,P-R 间期 350ms,P 波下传的 QRS-T 波群属室上性,提示一度房室阻滞。

12 导联动态心电图诊断:窦性心律,一度房室阻滞

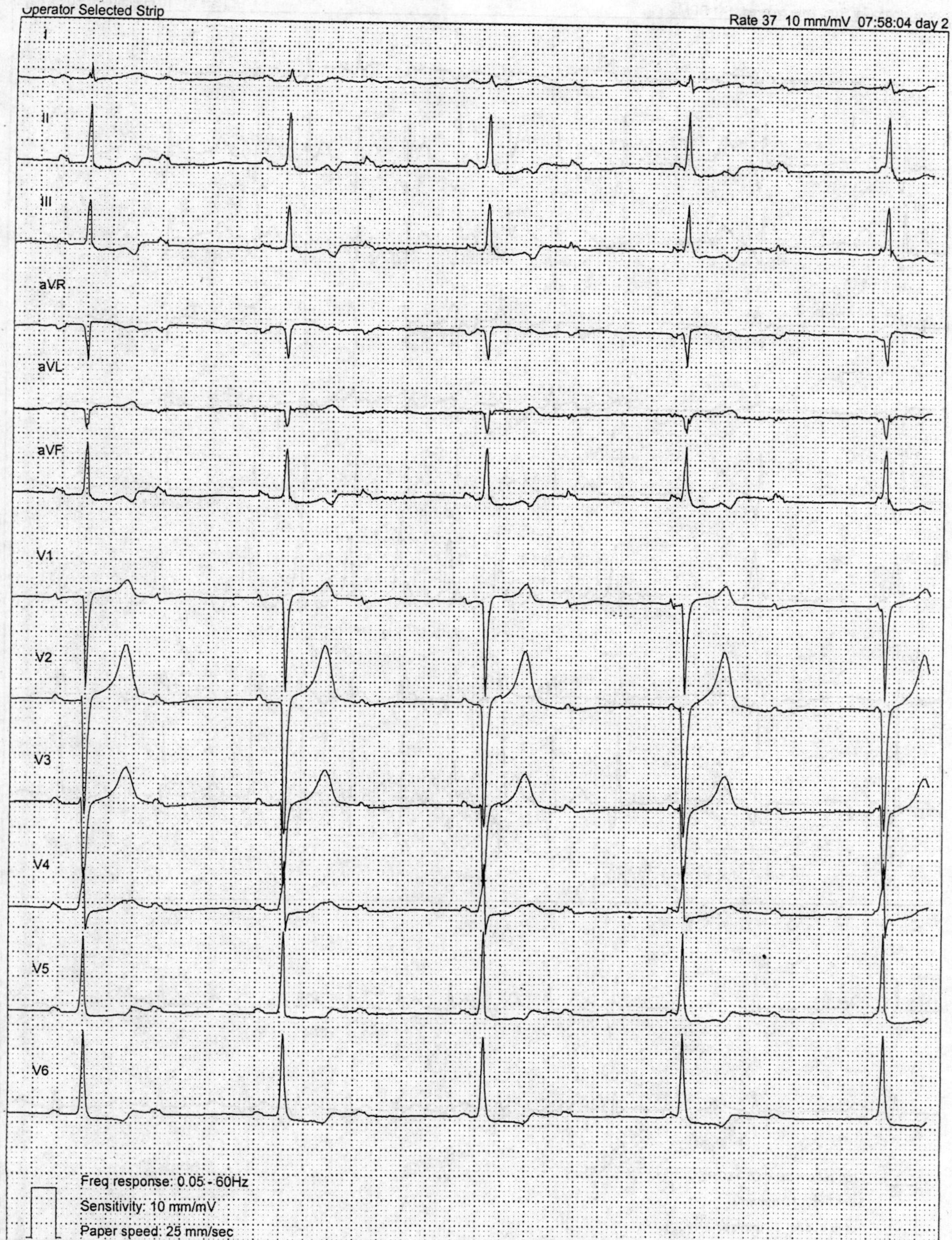

图 8-33　三度房室阻滞实时动态心电图

男,65 岁。图示窦性心律,V_4、V_5、V_6 导联 ST 段水平型压低,Ⅱ、Ⅲ、aVF 导联 T 波倒置,V_5、V_6 导联 T 波负正双相。心房波与心室波之间完全无关系,呈完全性房室脱节;心房率 72 次/分 > 心室率 37 次/分;心房节律由窦性激动构成,心室节律由交接性心律构成,为三度房室阻滞。

12 导联动态心电图诊断:窦性心律,ST-T 改变,三度房室阻滞,完全性房室脱节

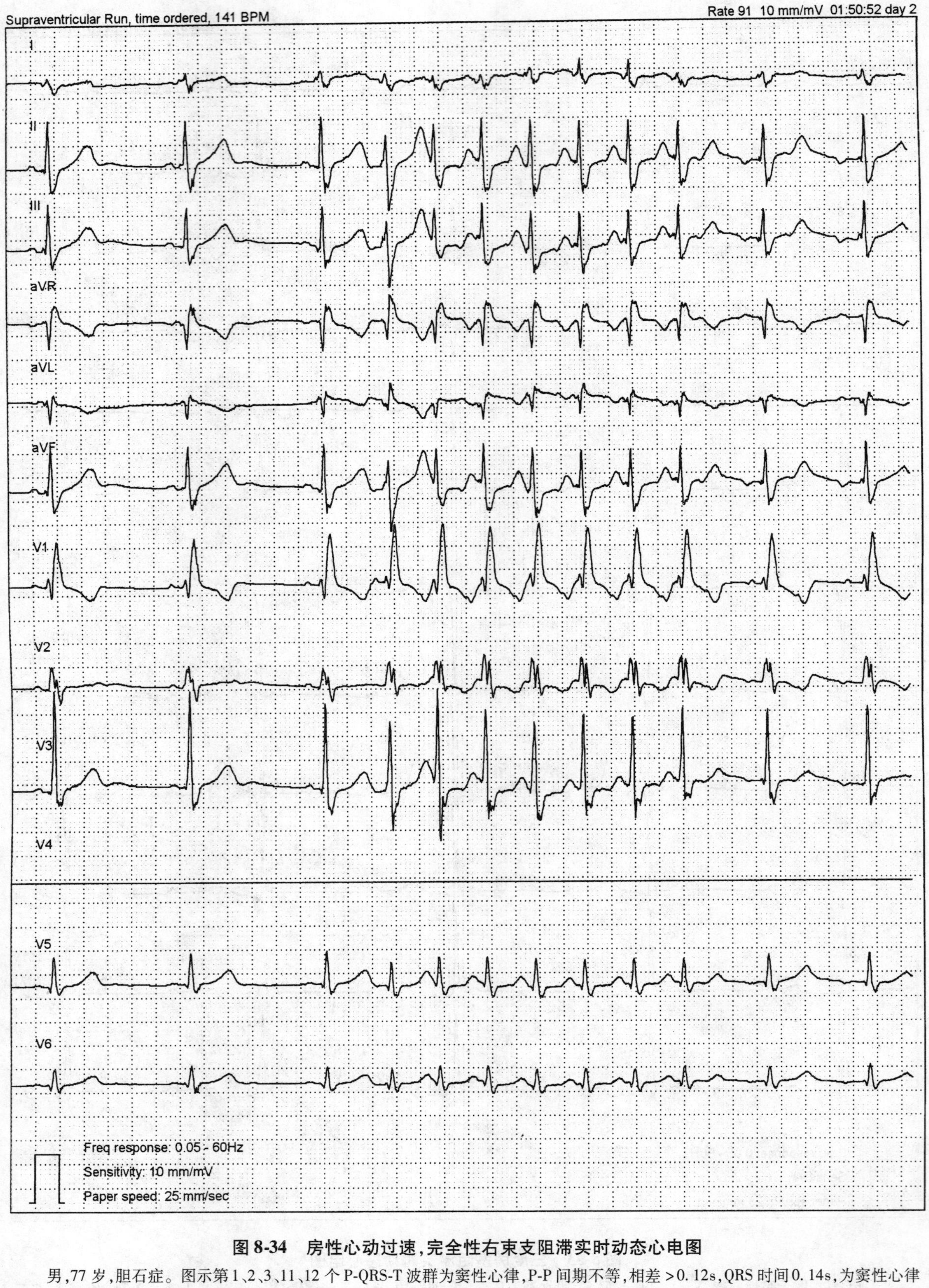

图 8-34　房性心动过速，完全性右束支阻滞实时动态心电图

男，77 岁，胆石症。图示第 1、2、3、11、12 个 P-QRS-T 波群为窦性心律，P-P 间期不等，相差 >0.12s，QRS 时间 0.14s，为窦性心律不齐，V_1 导联呈 rsR′型，Ⅱ、Ⅲ、aVF、V_2、V_3、V_5 导联 S 波宽钝，为完全性右束支阻滞，第 4～10 个房性期前收缩形成呈右束支阻滞图形的房性心动过速。

12 导联 AECG 诊断：窦性心律伴不齐，房性期前收缩，完全性右束支阻滞

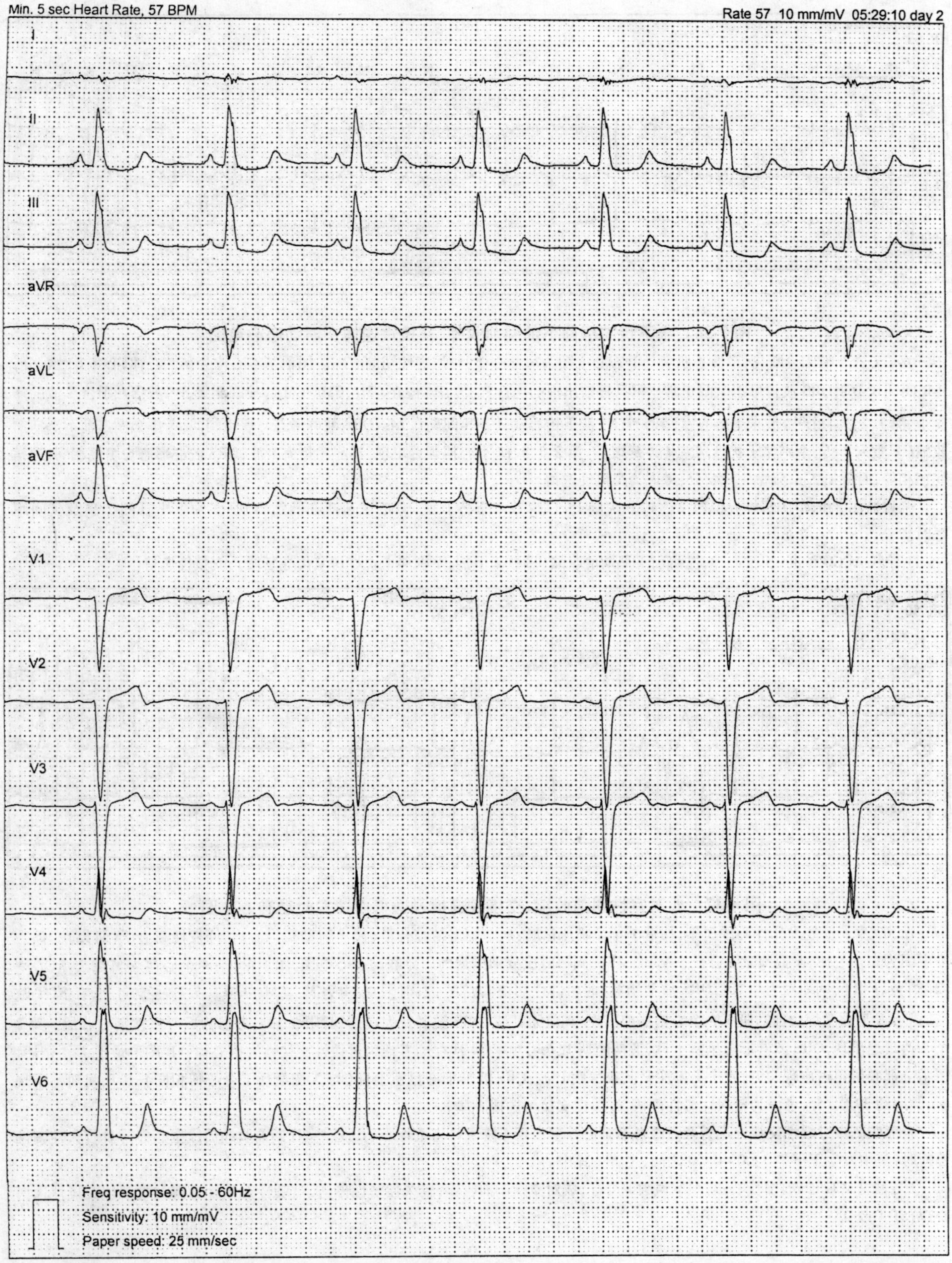

图 8-35 完全性左束支阻滞实时动态心电图

女，68 岁，高血压。图示窦性心律，心率 57 次/分，P-R 间期 160ms，QRS 时间 130ms，V_1 和 V_2 导联 QRS 波群呈 rS 型，V_5 和 V_6 导联呈增宽有切迹的单相 R 波，为完全性左束支阻滞。

12 导联 AECG 诊断：窦性心动过缓，完全性左束支阻滞

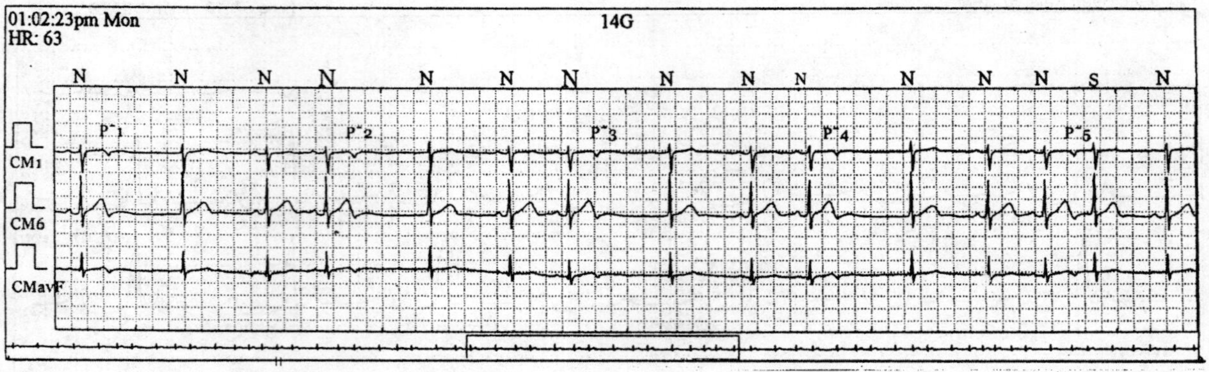

图 8-36 未下传左房前下部期前收缩、交接性逸搏实时动态心电图

女,17 岁。临床诊断:病毒性心肌炎。静态心电图为窦性心律,频发房性期前收缩。图示基本心律为窦性心律,心率 83 次/分,P-R 间期 0.16s,QRS 波群形态时限正常。可见提前出现的逆行 P^- 波,P^- 波在 CM_1、CM_6、CM_{aVF} 导联倒置,P^- 波落在前位 T 波的降支上,第 1、2、3、4 个 P^- 波未下传心室,第 5 个 P^- 波下传心室,P^--R 间期 0.24s,QRS 波群形态与窦性相同,考虑为左房前下部期前收缩(多数未下传,个别伴干扰性房室传导延缓)。第 2、5、8、11 个心搏延迟出现,其前无相关 P 波,QRS 波群形态与窦性相同,逸搏间期相等,时限 1.23s,频率 49 次/分,考虑为交接性逸搏。

全程监测 24h,单源房性异位搏动达数万次以上,仅少数未下传心室,交接性逸搏亦偶然出现,多发生于日间休息及夜间睡眠时。

3 导联 AECG 诊断:窦性心律,左房前下部期前收缩(多数未下传,个别伴干扰性房室传导延缓),交接性逸搏

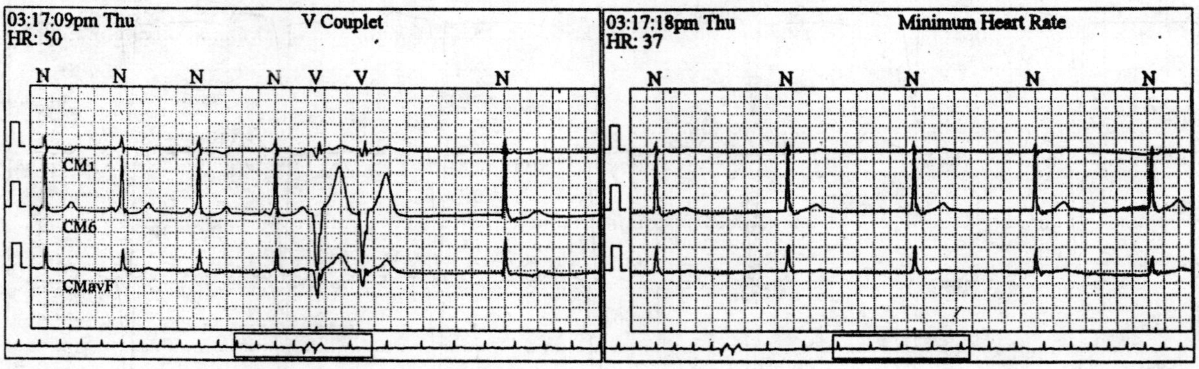

图 8-37 成对室性期前收缩、交接性逸搏及逸搏心律实时动态心电图

女,67 岁。反复发作性心悸 3 年,加重 1 年。临床诊断:病态窦房结综合征(慢-快型),冠心病,原发性高血压(Ⅲ期)。静态心电图为窦性心律,A 型预激综合征。A、B 二图为同一时段分别描记的 3 导联动态心电图,图示第 1~4 个心搏为窦性心律,心率 62 次/分,P-R 间期缩短为 0.10s,QRS 波群增宽,起始部伴切迹,为"δ"波,时限 0.14s,CM_1、CM_6、CM_{aVF} 导联主波向上,有 ST-T 改变,提示 A 型预激综合征。第 5、6 个心搏提前出现,其前无 P 波,QRS 波群宽大畸形,时限 0.13s,考虑为成对室性期前收缩。第 7 个心搏延迟出现,QRS 波群形态呈室上性,逸搏间期 1.76s,频率 34 次/分,考虑为过缓性交接性逸搏心律。B 图记录于 A 图稍后,图示全部心搏延迟出现,其前后未见窦性 P 波或房性 P′波,QRS 波群形态呈室上性(与 A 图最后 1 个心搏相同),R-R 间期稍不规整,频率约 39 次/分,考虑为较久性窦性停搏,过缓性交接性逸搏心律。

全程监测中过缓性交接性逸搏及过缓性逸搏心律多出现于阵发性室上性心动过速、室性期前收缩后或全心停搏及较久性窦性停搏时,集中发生于下午 3:00~4:00 之间,患者午睡中。

3 导联 AECG 诊断:窦性心律,A 型预激综合征,成对室性期前收缩,较久性窦性停搏,过缓性交接性逸搏及过缓性交接性逸搏心律,ST-T 改变

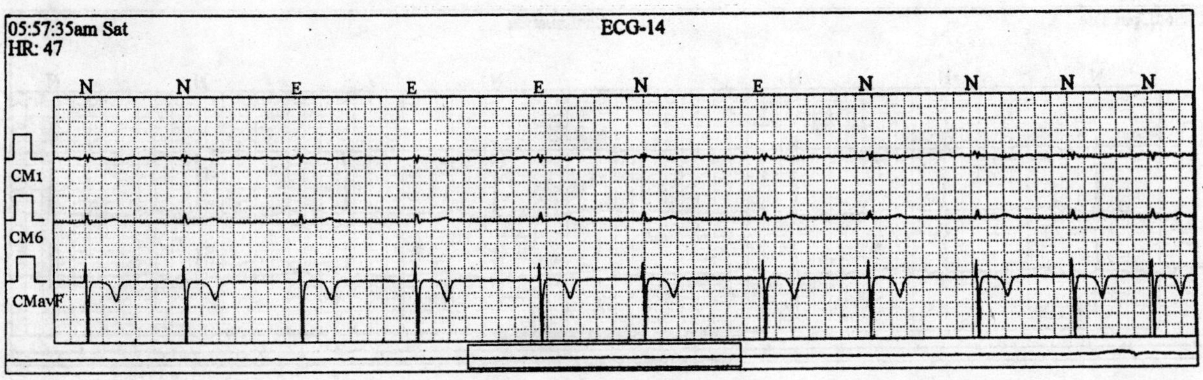

图 8-38　心房颤动伴二度房室阻滞,交接性逸搏及逸搏心律实时动态心电图

男,75 岁。图示基本心律为房颤,QRS 波群形态呈室上性,R-R 间期慢而不规整,心室率 41 ~ 60 次/分,有 T 波改变。第 3、4、5、7 个心搏延迟出现,QRS 波群形态与基本心律相同,逸搏间期基本相等,频率约 42 次/分,考虑为交接性逸搏。

全程监测中交接逸搏约 150 次,多发生于夜间睡眠中。

3 导联 AECG 诊断:心房颤动伴二度房室阻滞,交接性逸搏及逸搏心律,T 波改变

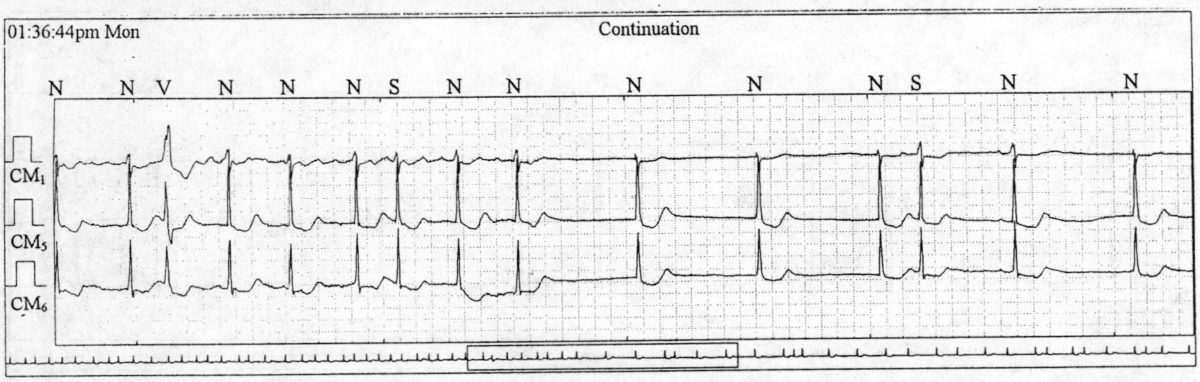

图 8-39　阵发性房颤、窦性逸搏,交接性逸搏及逸搏心律实时动态心电图

女,68 岁。反复头昏 20 年,活动后胸闷、气短 5 年,晕厥 1 次。临床诊断:高血压病(Ⅲ期),冠心病,心功能Ⅲ级。图示第 1、2、4 ~ 9 个心搏的 P 波消失,代之大小不等、形态各异的 f 波,QRS 波群形态呈室上性,R-R 间期绝对不规整,考虑为阵发性房颤,有 ST-T 改变。第 2 个心搏提前出现,QRS 波群宽大畸形,其后有代偿间歇,考虑为室性期前收缩。第 10 ~ 12、15 个心搏延迟出现,QRS 波群形态与基本心搏不同,但时限正常,逸搏间期规整,时限 1. 48s,频率 41 次/分,考虑为交接性逸搏及逸搏心律伴非时相性室内差异性传导。第 13 个心搏提前出现,P 波重叠于前位 T 波中,QRS 波群形态与基本心律相同,考虑为窦性心搏,心室夺获。第 14 个心搏稍延迟出现,P-R 间期 0. 16s,QRS 波群形态、时限正常,逸搏间期 1. 16s,频率 58 次/分,考虑为窦性逸搏。第 9 个与第 13 个心搏间未见窦性 P 波或房性 P′波,考虑为较久性窦性、房性停搏。

全程监测 23h14min,短阵性房速、阵发性房颤反复发作,交接性逸搏及逸搏心律多出现于短阵性房速、阵发性房颤后及窦性停搏时,多发生于白天一般活动时。患者在 AECG 检查 4 天后行人工心脏起搏器(DDD 型)植入术。

3 导联 AECG 诊断:阵发性房颤,偶发室性期前收缩,较久性窦性、房性停搏,交接性逸搏及逸搏心律伴非时相性室内差异性传导、心室夺获、窦性逸搏

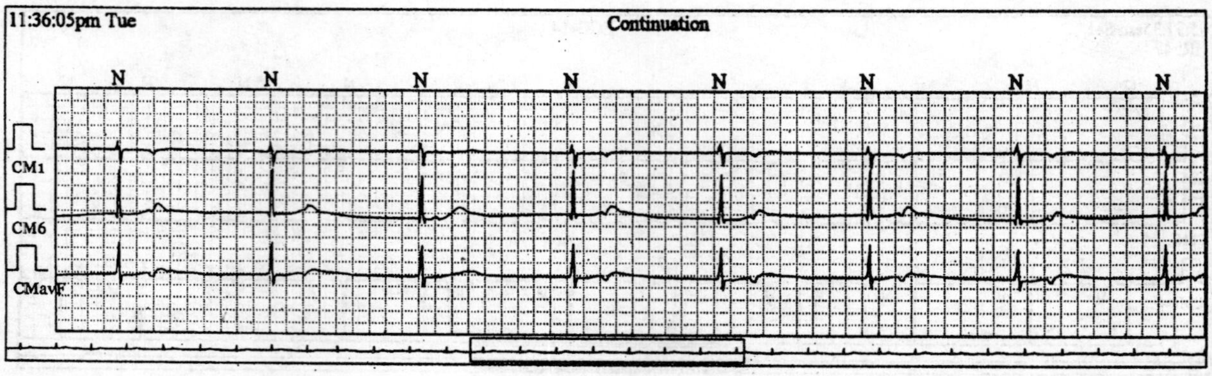

图 8-40　较久性窦性停搏、过缓性交接性逸搏心律伴一度逆向阻滞实时动态心电图

女，49 岁。临床诊断：病态窦房结综合征。图示全部心搏延迟出现，仅见第 3 个心搏的 ST 段上有 1 个直立的 P 波，考虑为被干扰未下传的窦性 P 波，其余心搏后的 T 波上升支均有 1 个逆行 P^- 波，R-P^- 间期固定为 0.44s，QRS 波群形态呈室上性，R-R 间期基本规整，频率 33 次/分，考虑为过缓性交接性逸搏心律伴一度逆向阻滞。

全程监测 23h7min，过缓性交接性逸搏心律多出现于窦房传导阻滞或窦性停搏时，发生于全程多数时间。

3 导联 AECG 诊断：较久性窦性停搏，过缓性交接性逸搏心律伴一度逆向阻滞

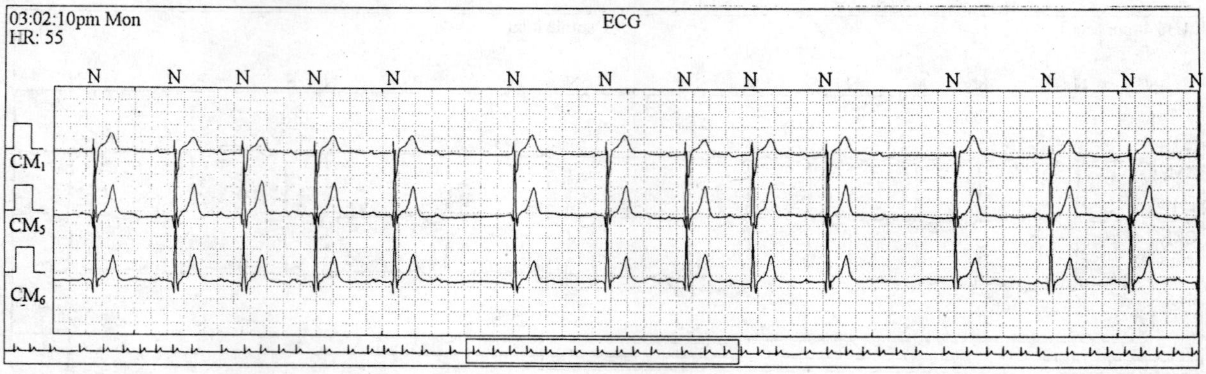

图 8-41　二度Ⅰ型房室阻滞、交接性逸搏及过缓性交接性逸搏实时动态心电图

男，17 岁。发现心动过缓、期前收缩 7 个月，再次发热 2 天。临床诊断：病毒性心肌炎。静态心电图为窦性心律，二度Ⅰ型房室阻滞。图示窦性 P 波规律出现，P-R 间期逐渐延长为 0.15～0.27s，随后见 P 波后脱落一次 QRS-T 波群，P-P 间期不规整，频率约 71 次/分，有周而复始之规律，考虑为窦性心律，二度Ⅰ型房室阻滞。第 6、11 个心搏延迟出现，QRS 波群形态与窦性相同，逸搏间期不规整，频率分别为 41 次/分和 39 次/分，考虑为交接性逸搏及过缓性交接性逸搏。

全程监测 23h34min，交接性逸搏均出现于 QRS 波群脱落后的长间歇中，主要发生于上午 10:00～11:00 及下午 3:00～4:00。

3 导联 AECG 诊断：窦性心律，二度Ⅰ型房室阻滞，交接性逸搏及过缓性交接性逸搏

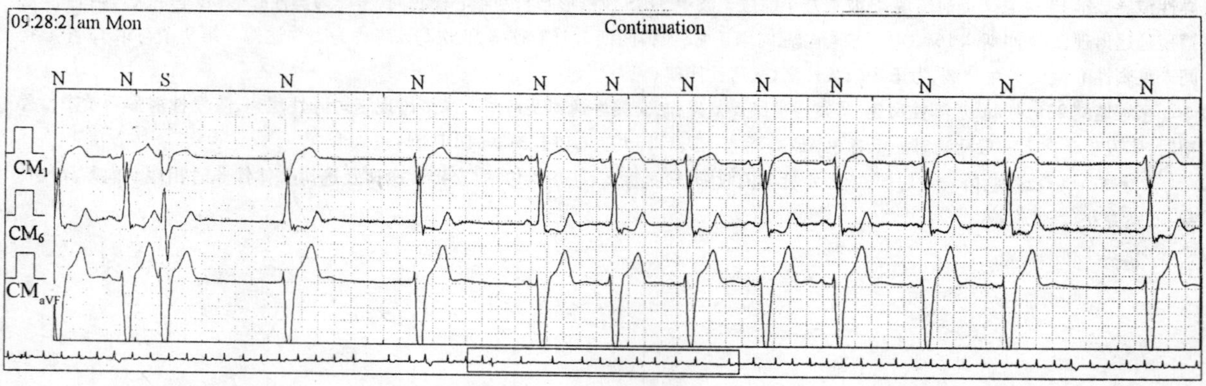

图 8-42　交接性逸搏及过缓性交接性逸搏伴不定期室内阻滞实时动态心电图

男，58 岁。劳力性心悸、气促、胸闷 5 月余，加重 2 个月。心脏彩色 B 超示左房、左室增大，右房、右室略大。临床诊断：扩张型心肌病，心功能Ⅱ级。图示基本心律为窦性心律，P 波增宽呈双峰，时限 0.13s，提示左心房肥大，P-P 间期不规整，频率 47～65 次/分，QRS 波群宽大畸形，时限 0.17s，提示不定型室内阻滞。第 3 个心搏提前出现，P′波重叠于前位 T 波中，QRS 波群形态与窦性不同，为房性期前收缩伴心室内差异性传导，第 12 个心搏的 T 波变尖，考虑为未下传的房性 P′波重叠于其中。第 4、5、13 个心搏延迟出现，QRS 波群形态与窦性相同，逸搏间期不规整，频率 35～41 次/分，为交接性逸搏及过缓性交接性逸搏心律。

全程监测 23h42min。交接性逸搏多出现于房性期前收缩后及二度窦房阻滞时，多发生于上午休息及夜间睡眠中。

3 导联 AECG 诊断：窦性心律不齐，左房肥大，房性期前收缩伴心室内差异性传导（个别未下传），交接性逸搏及过缓性交接性逸搏，不定型室内阻滞

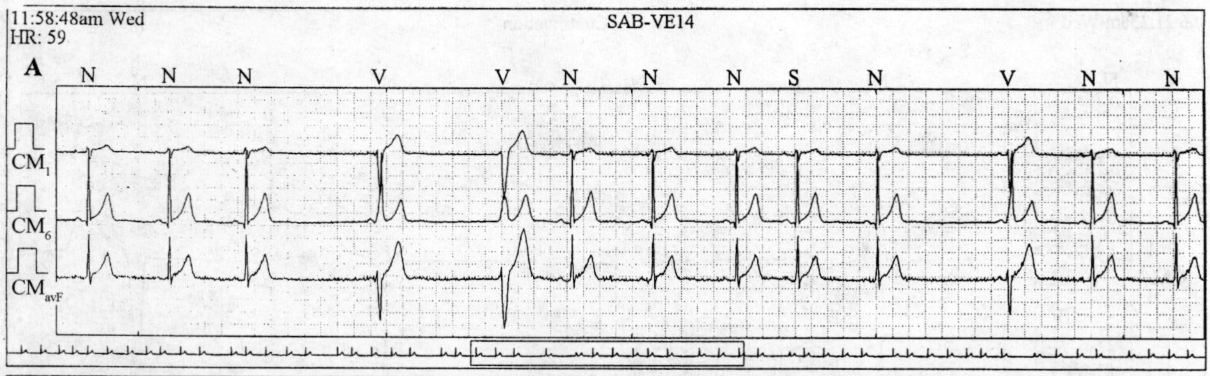

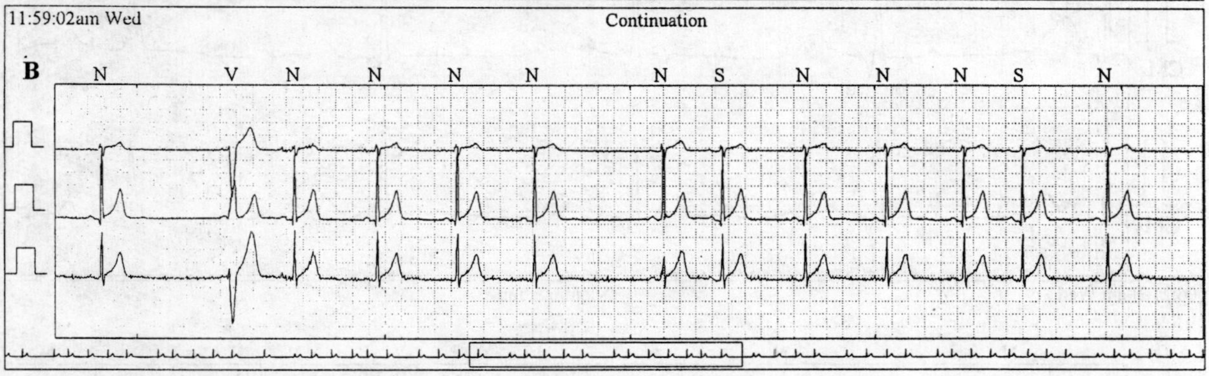

图 8-43　二度Ⅰ型窦房阻滞、室性逸搏实时动态心电图

男,59 岁。胸痛 3 年。临床诊断:冠心病。静态心电图为窦性心律、偶发房性期前收缩。A、B 二图为连续描记的 3 导联动态心电图,基本心律为窦性心律,P-P 间期明显不规整,多数 P-P 间期逐渐缩短,随后出现一次长 P-P 间期,长 P-P 间期小于短 P-P 间期的 2 倍,考虑为二度Ⅰ型窦房阻滞。A 图第 9 与 B 图第 8、12 个心搏提前出现,P′形态与窦性不同,QRS 波群形态与窦性相同,考虑为房性期前收缩。A 图第 4、5 与 B 图第 2 个心搏延迟出现,QRS 波群宽大畸形,时限 0.13s,逸搏间期规整,时限 1.56s,频率 39 次/分,考虑为室性逸搏。A 图第 11 与 B 图第 7 个心搏延迟出现,P-R 间期与窦性相近,QRS 波群形态介于窦性与室性异位搏动之间,考虑为不同程度的室性融合波。

全程监测 23h52min,室性逸搏偶然出现于二度窦房阻滞中,主要发生于日间一般活动时。

3 导联 AECG 诊断:窦性心律,二度Ⅰ型窦房阻滞,房性期前收缩,室性逸搏,室性融合波

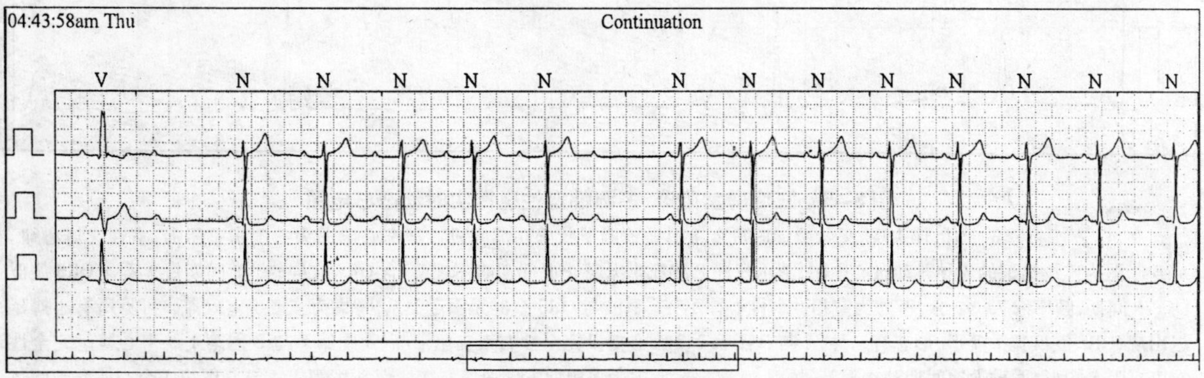

图 8-44　慢频率依赖性二度房室阻滞、室性逸搏实时动态心电图

男,47 岁。临床诊断:风湿性心脏病。图示基本心律为窦性心律,QRS 波群形态时限正常,后半部 P-R 间期固定为 0.18s,心率 71 次/分,前半部 P-R 间期逐渐延长,随后见 P 波后脱落一次 QRS-T 波群,有周而复始之规律,心房率为 67 次/分,考虑为二度Ⅰ型房室阻滞。第一个心搏延迟出现,QRS 波群宽大畸形,时限 0.12s,逸搏间期 1.50～1.66s,频率 36～40 次/分,考虑为室性逸搏。

全程监测 22h36min,室性逸搏出现于二度Ⅰ型房室阻滞时,均发生于夜间睡眠中。

3 导联 AECG 诊断:窦性心律,慢频率依赖性二度Ⅰ型房室阻滞,室性逸搏

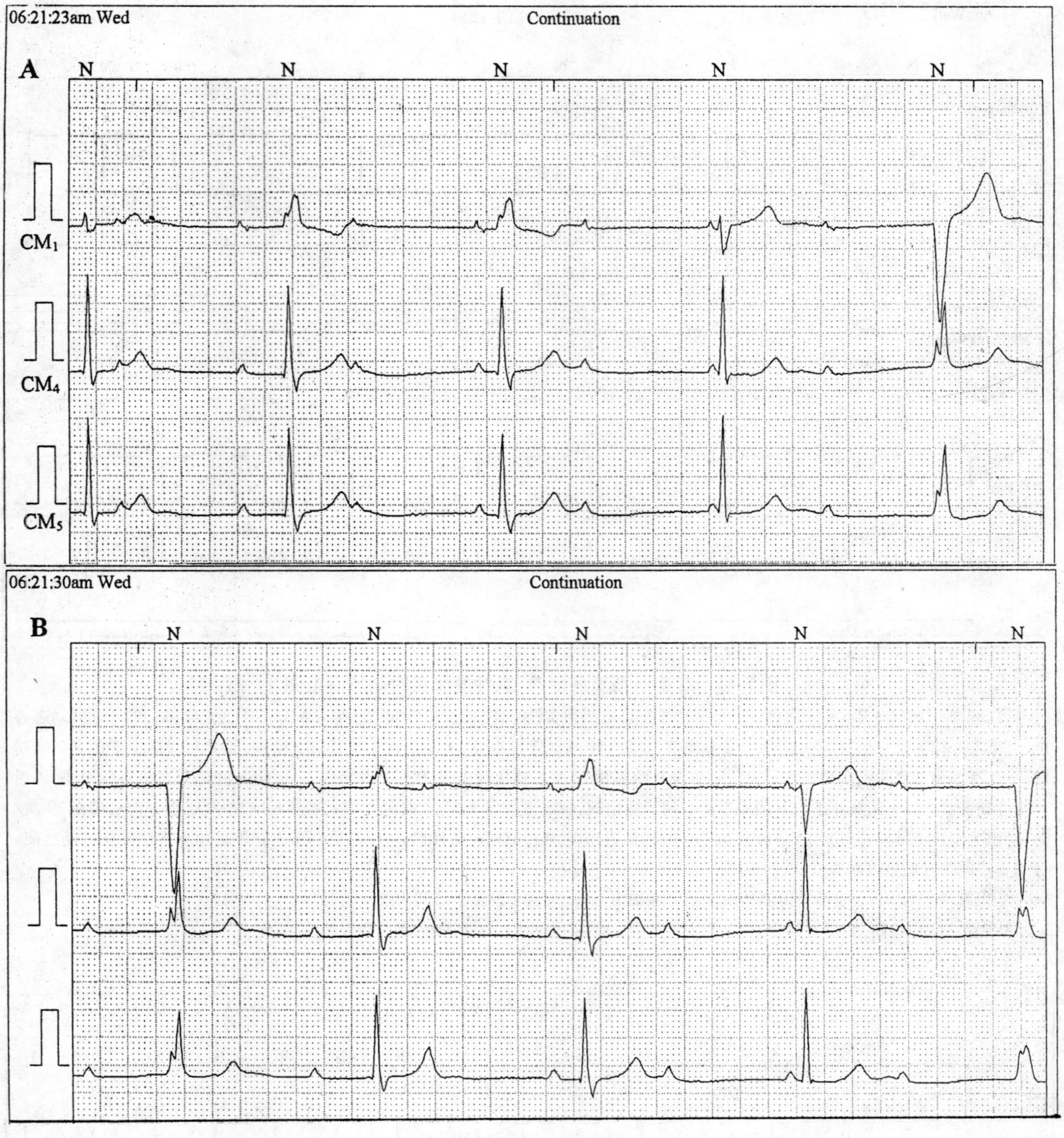

图 8-45　三度房室阻滞、多源性室性逸搏实时动态心电图

女,47 岁。心悸 3 个月,伴头昏,无晕厥。1999 年 8 月曾诊断甲状腺功能亢进。静态心电图为三度房室阻滞、室性逸搏心律。A、B 二图为连续描记的 3 导联动态心电图,图示窦性 P 波规律出现,P-P 间期略不规整,含 QRS 波群的 P-P 间期短于不含 QRS 波群的 P-P 间期,频率约 73 次/分,考虑为室相性窦性心律不齐。P 波与 QRS 波群无固定关系,考虑为三度房室阻滞。可见所有心搏延迟出现,QRS 波群宽大畸形,形态有三种,A 与 B 图第 2、3 个心搏呈完全性右束支阻滞型,A 图第 5 与 B 图第 1、5 个心搏呈完全性左束支阻滞图形,两种逸搏间期基本相等,频率 40 次/分,考虑为多源性室性逸搏心律。而 A 图第 1、4 与 B 图第 4 个心搏介于前述两种 QRS 波群形态之间,时限正常,考虑为室性融合波。

全程监测 23h9min,总心搏 61 454 次,均为室性逸搏心律,但有时呈单源性,有时呈多源性。患者于 AECG 检查 5 天后行人工心脏起搏器植入术。

3 导联 AECG 诊断:室相性窦性心律不齐、三度房室阻滞、多源性室性逸搏心律、室性融合波

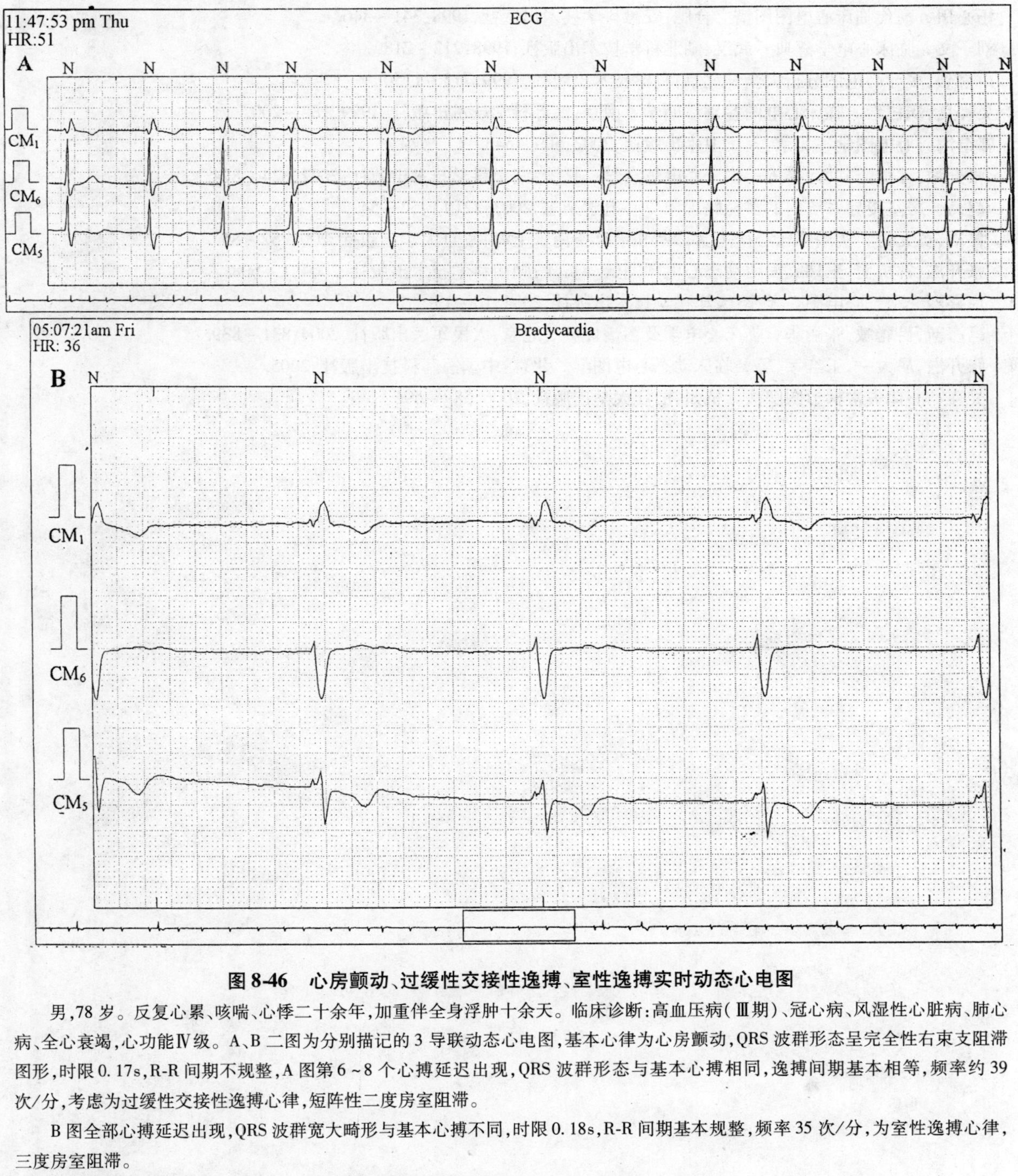

图 8-46 心房颤动、过缓性交接性逸搏、室性逸搏实时动态心电图

男,78 岁。反复心累、咳喘、心悸二十余年,加重伴全身浮肿十余天。临床诊断:高血压病(Ⅲ期)、冠心病、风湿性心脏病、肺心病、全心衰竭,心功能Ⅳ级。A、B 二图为分别描记的 3 导联动态心电图,基本心律为心房颤动,QRS 波群形态呈完全性右束支阻滞图形,时限 0.17s,R-R 间期不规整,A 图第 6～8 个心搏延迟出现,QRS 波群形态与基本心搏相同,逸搏间期基本相等,频率约 39 次/分,考虑为过缓性交接性逸搏心律,短阵性二度房室阻滞。

B 图全部心搏延迟出现,QRS 波群宽大畸形与基本心搏不同,时限 0.18s,R-R 间期基本规整,频率 35 次/分,为室性逸搏心律,三度房室阻滞。

全程监测 23h,过缓性交接性逸搏心律及室性逸搏心律多发生于日间休息及夜间睡眠中。

3 导联 AECG 诊断:房颤、完全性右束支阻滞,短阵性二度及三度房室阻滞,过缓性交接性逸搏心律,室性逸搏心律。本例为洋地黄中毒患者

(张开滋　王　玮　钟杭美　王红宇　李成文　罗道生)

参 考 文 献

[1] 卢喜烈. 12 导联心电图同步诊断学. 北京:人民军医出版社,1997;472～533.

[2] 杨钧国,李治安. 现代心电图学. 北京:科学技术出版社,1997,430～466.

[3] 马向荣. 临床心电图学词典. 第 2 版. 北京:军事医学科学出版社,1998,72.

[4] 黄宛. 临床心电图学. 第 5 版. 北京:人民卫生出版社,1998,425～489.

[5] 杨心田．现代临床心电图图谱．合肥:安徽科学技术出版社,1998,341～346.
[6] 刘子文．临床心电学辞典．武汉:湖北科学技术出版社,1998,212～218.
[7] 卢喜烈,多导心电图分析大全．北京:科学技术出版社,1999. 713～1150.
[8] 吴晔良,龚仁泰．临床心电图鉴别诊断学．南京:江苏科学技术出版社,1999,187～200.
[9] 郭继鸿．心电图学．北京:人民卫生出版社,2002,509～543.
[10] 张开滋,郭继鸿,刘海祥等．临床心电信息学．长沙:湖南科学技术出版社,2002,824～874.
[11] 赵易．房室传导系统内的多径路现象．心电学杂志,2003,22(1):52～54.
[12] 鲁端,黄元铸．实用临床心律失常诊断和治疗指南．上海:复旦大学出版社,2003,82～85.
[13] 张开滋,钟杭美,王玮．简明动态心电图图解．长沙:湖南科学技术出版社,2004,1～608.
[14] 卢喜烈．动态心电图．天津:天津科学技术出版社,2004,10～13.
[15] 冯海新,吕聪敏,张丽华．临床心电学及图谱详解．北京:人民军医出版社,2004,831～839.
[16] 张开滋,胡大一,王红宇,等．临床动态心电图学．北京:中国医药科技出版社,2005.
[17] 吴祥．心律失常梯形图解法．杭州:浙江大学出版社,2006,589～596.

第九章　监测心电图

监测心电图是针对一些急诊、原因未明与病情危重的患者实施持续不断的心电监测,并记录、分析心电图,及时处理危险情况。由于心电图监测技术的不断改进与完善,明显提高了冠心病和严重心律失常等的诊疗,改善了预后,使患者的死亡率大为下降,因此,监测心电图的应用范围在不断扩大。

第一节　溯源与发展

一、监测心电图的概念

1. 监测的含义　监测的英文(monitan)含义,从名词角度讲是"警告""指令",从动词角度讲是为了特殊目的给予的特殊"守护""护理""检查"之意。

2. 监测心电图的定义　监测心电图(monitoring electrocardiogram,MECG),又称监护心电图,是在静态心电图的基础上拓宽和发展起来的检测心电信息学技术,指利用心电监测仪器对患者的心电信息活动进行长时间和(或)远距离监测,通过计算机分析处理后直接显示或打印出心电波形及数据,为临床诊断疾病提供依据。

3. 溯源与发展　很久以前人们就知道对患者进行监测的价值,但直到20世纪初以前,临床医师仍仅能凭自己五官的感觉对患者进行人工监测。1950年有人在手术室首次应用心电示波器监测手术患者,这种雏型心电监测仪所起到的独特监护作用引起了学者们的青睐和重视,启迪了人们应用电子技术进行自动监测患者的设想。

1962年Day首创冠心病监护病房(CCU),应用床边心电图持续监测急性心肌梗死(AMI)患者,及时发现与处理心律失常,使他所在医院该年度AMI住院患者死亡率从39%降至19%,CCU因此迅速得到承认,床边心电图监测的医疗价值鹊声四起,享誉五洲,迅速地得到广大医务人员的认同,在世界各地纷纷建立。监测内容也日趋扩大,除急性心肌梗死、急性心肌缺血、不稳定型心绞痛外,还能有效监护各种危重症、麻醉、手术中出现的各种心律失常等。监测心电图已成为挽救危重患者的重要监测手段,给即时、有效的治疗提供了客观证据。

二、监测心电图的特点

1. **长时间性** 床边心电图监测不需要患者主动协助,心电信号采集方法很简单,全部操作过程均属无创伤性。因此,可以根据临床需要持续任意长的时间监测各种重危患者的全部心电信息变化情况,这一点与静态心电图检查不同,后者只能检查很短时间内(通常只有10s至2min)的心电信息变化。

2. **实时性** 接受床边心电图监测的患者都相对固定于一定的监测场所(CCU/ICU),并有专业人员动态观察、分析、诊断和处理患者随时出现的各种心电变化。一旦患者发生心律失常或出现急性心律失常先兆,监测人员可以及时发现和诊断,并迅速采取各种有效的治疗措施。

3. **可干预性** 床边心电图监测能够实时显示整个监测过程中发生的任何心律失常,监测人员可以根据具体情况及时采取各种干预措施,真正做到及时发现、及时诊断和及时治疗。

4. **自动性** 目前很多现代化的监护系统都带有功能强大的自动检测、识别、诊断和报警功能,能实现对各种恶性心律失常的自动监测记录和警示。

5. **适应性** 由于床边心电图监测的无创性以及导联系统简单可靠,所以监测过程中不影响各种常规和急救诊疗措施的实施,因此可应用于各种重危患者。

三、监测仪器

1. **床边心电监测仪** 床边心电监测仪独立设置在患者床边,通过导联直接从人体引入心电信号,可以独立地进行病情监测,显示心电波形和(或)生命体征参数,还包括床边心电监测仪与中央监测系统相联结,配有显示心电波形的荧光屏、心电图打印机、心率计算系统,进行自动打印和指令,必要时可进行心率超限或心律失常事件自动报警并自动记录。有的床边监测仪还配有除颤器、起搏器等心脏复苏设备。床边心电监测仪结构较简单,心电信号不易受干扰,常配备在抢救室、手术室、CCU/ICU病房。(图9-1)

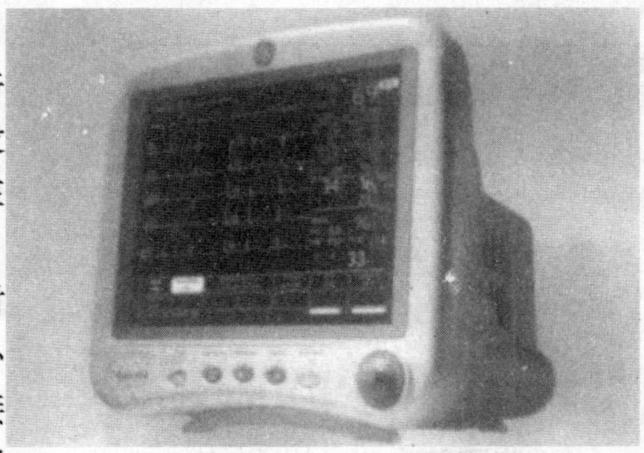

图9-1 Dash 4000 监护仪

具有12导联心电监测,心律失常分析,ST段分析,心排血量分析功能,可连接医院信息管理系统

2. **无线遥测心电监测仪** 通过患者随身佩戴的心电信号发射器,将获取患者的心电信号输至发射器内,后者以无线的方式将心电信息发射至遥测心电监测仪接收器内(中央心电监测系统),将接收到的心电信号再输入放大器、显示器,进行心电示波显示,并打印出无线电监测心电图。遥测半径在100~300m内,因不用导线与心电监测仪相连,患者可在遥测范围内活动,即能得到有效监测,现代仪器的抗干扰性能强,可得到满意的心电波形(图9-2)。适合重症

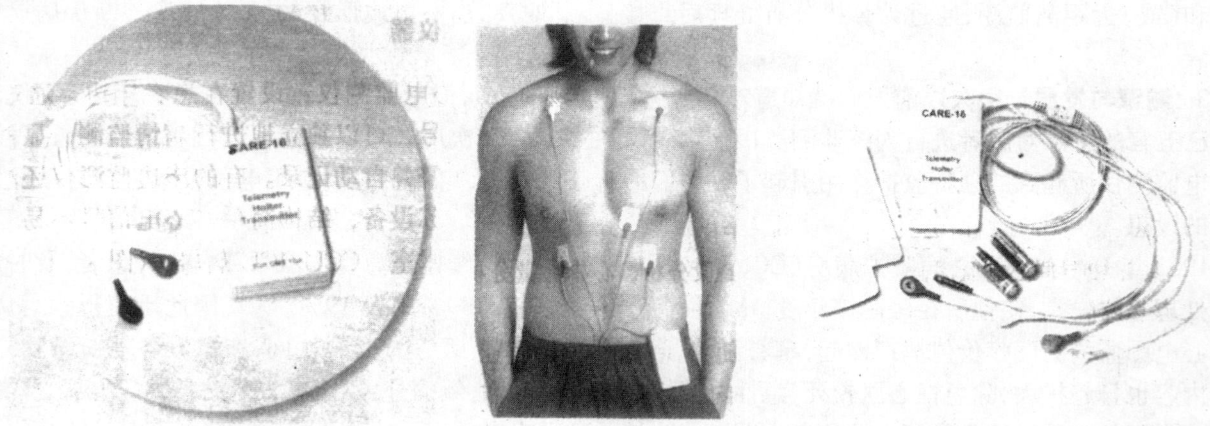

A. 模拟发射盒　　B. 全数字化双导联发射盒

图9-2 无线遥测监测仪的发射盒

A. 模拟发射盒;B. 全数字化双导联发射盒,采样频点高,确保心电波形不失真,无信道串扰,左图为电极的安放及发射盒的佩戴

患者转送路中得到严密的心电监测或轻症患者适度活动监测使用。

发射盒具有精巧玲珑、佩戴舒适、波形保真、活动方便等特点。

多参数实时遥控监测(图9-3)。

3. **中央心电监测系统** 现代CCU/ICU内通常配备中央监测系统,由一台中央监测仪和4~8台床边监测仪组成,床边监测仪的心电信息通过电缆与交换器输入到中央监测台,中央监测台有4~16个显示通道,可同时显示和记录多个患者的心电信息,并具有报警功能,并配有血压、呼吸、体温及其他生命体征的监测功能,而成为多功能监测系统(图9-4、9-5)。监护人员可同时观察多个患者,节省人力、物力,提高了工作效率。

随着高新技术的迅猛发展、电脑的不断开发升级,心电监测仪不断更新,监测技术不断改进。目前,CCU与ICU内床边心电图监测系统的功能已相当完善,不仅能够显示、打印、记录心电图波形的数据,还能人工设置心率上、下限及心律失常自动报警(蜂鸣器、红灯闪亮);双导联、3导联乃至12导联心电图电图波形显示及图像冻结功能,可供逐帧心电图波形仔细分析;数小时与24小时储存资料可提供心电活动的趋势分析以协助评估病情变化与治疗效果;微机系统可以对多种心律失常进行自动和准确的分析。装备有ST段自动监测和分析的软件,可任意监测一个或多个导联并自动进行ST段分析,参照点可选择P-R等电位点、J点、ST点,既可显示在屏幕上,也可回顾比较图像,这种对ST段、T波的持续性动态监测和分析,有利于对心肌供血情况以及急性缺血情况作出判断。目前心电、呼吸、血压、泵血功能、血流动力学多参数联合监测仪已较普遍地应用于临床。

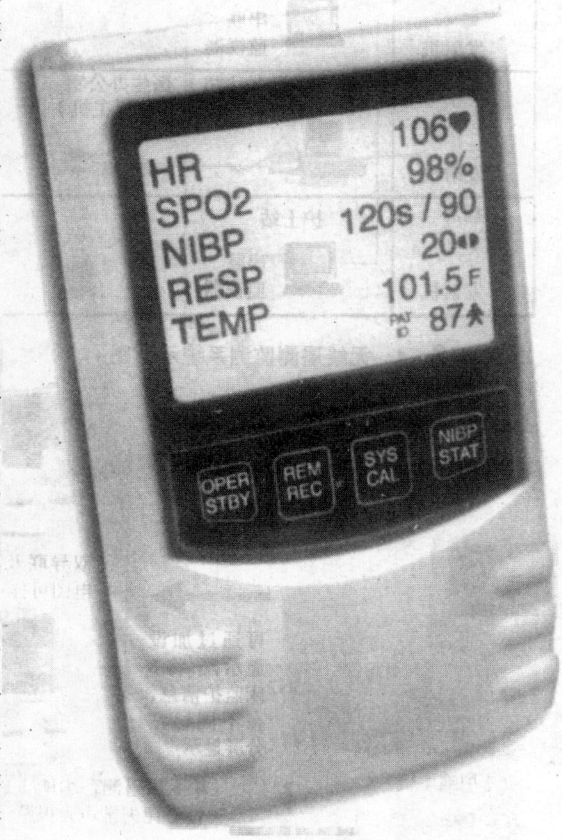

图9-3 多参数实时遥测监测

可同时遥测监护心电、无创血压、血氧饱和度、体温、脉搏等参数,各参数清晰显示于记录盒

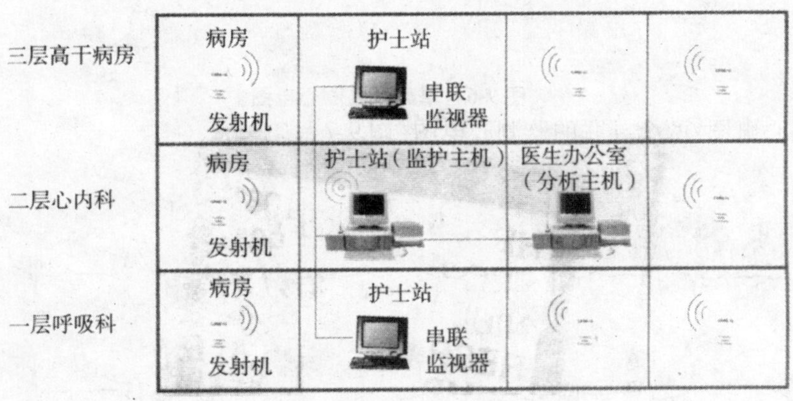

图9-4 无线遥测系统

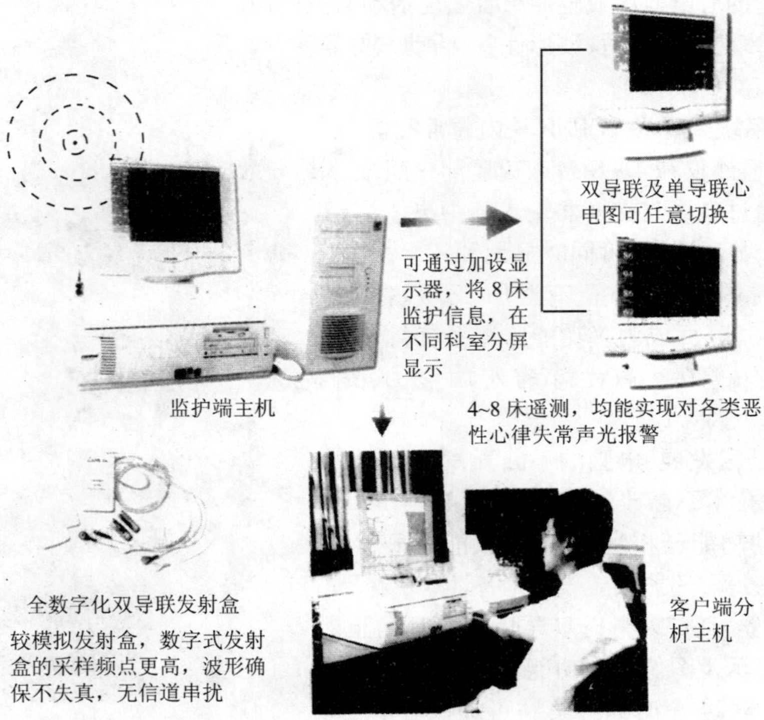

图 9-5　中央监测系统

四、监测心电图的分类

1. 依据导联数目多少分类

（1）单导联监测心电图：只有一个导联的监测心电图（图 9-6）。

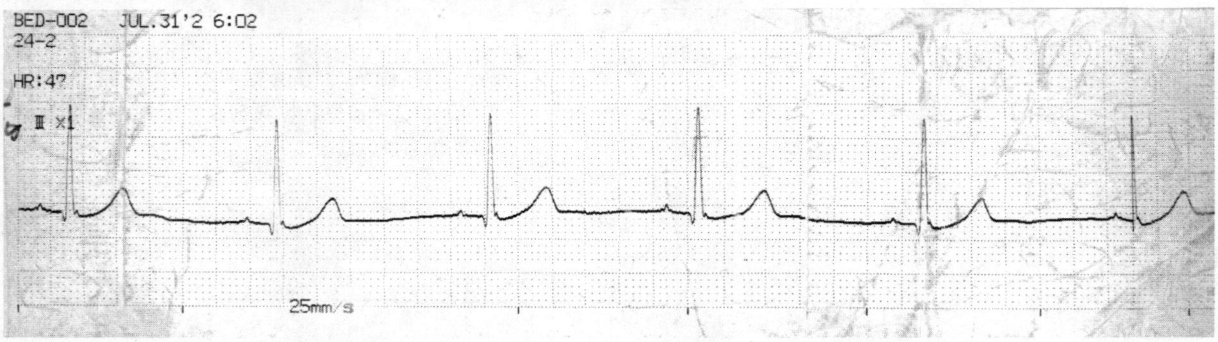

图 9-6　单导联监测心电图

（2）双导联监测心电图：两个导联的监测心电图（图 9-7）。

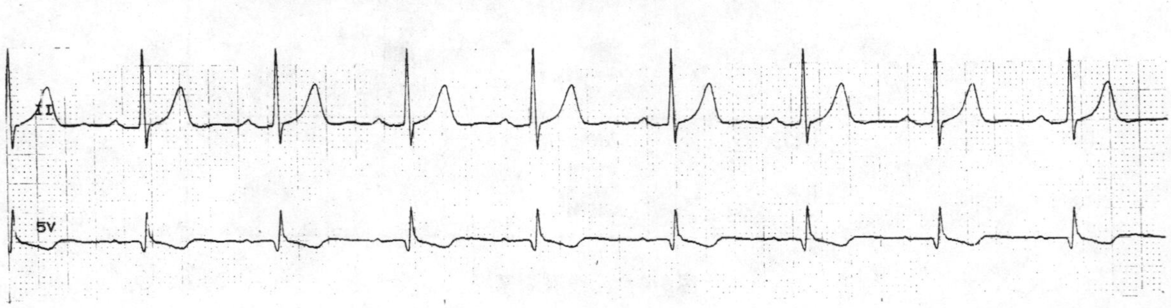

图 9-7　双导联监测心电图

（3）3 导联监测心电图：3 个导联的监测心电图（图 9-8）。

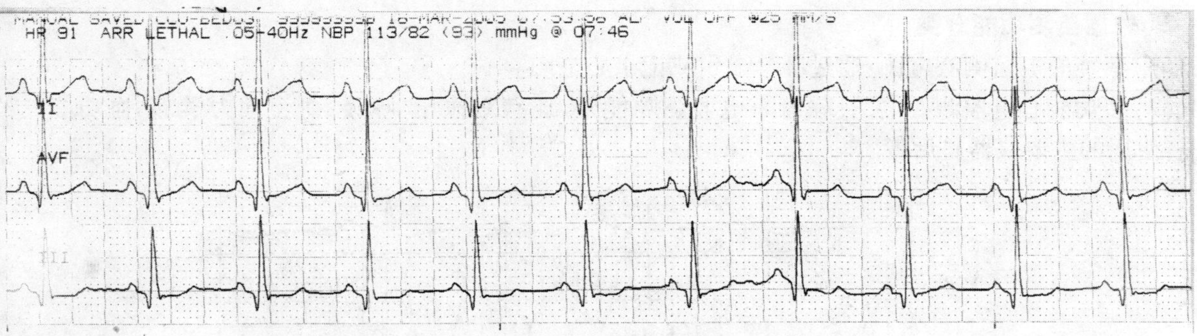

图 9-8　3 导联监测心电图

(4)12 导联监测心电图:12 个导联的监测心电图(图 9-9)。

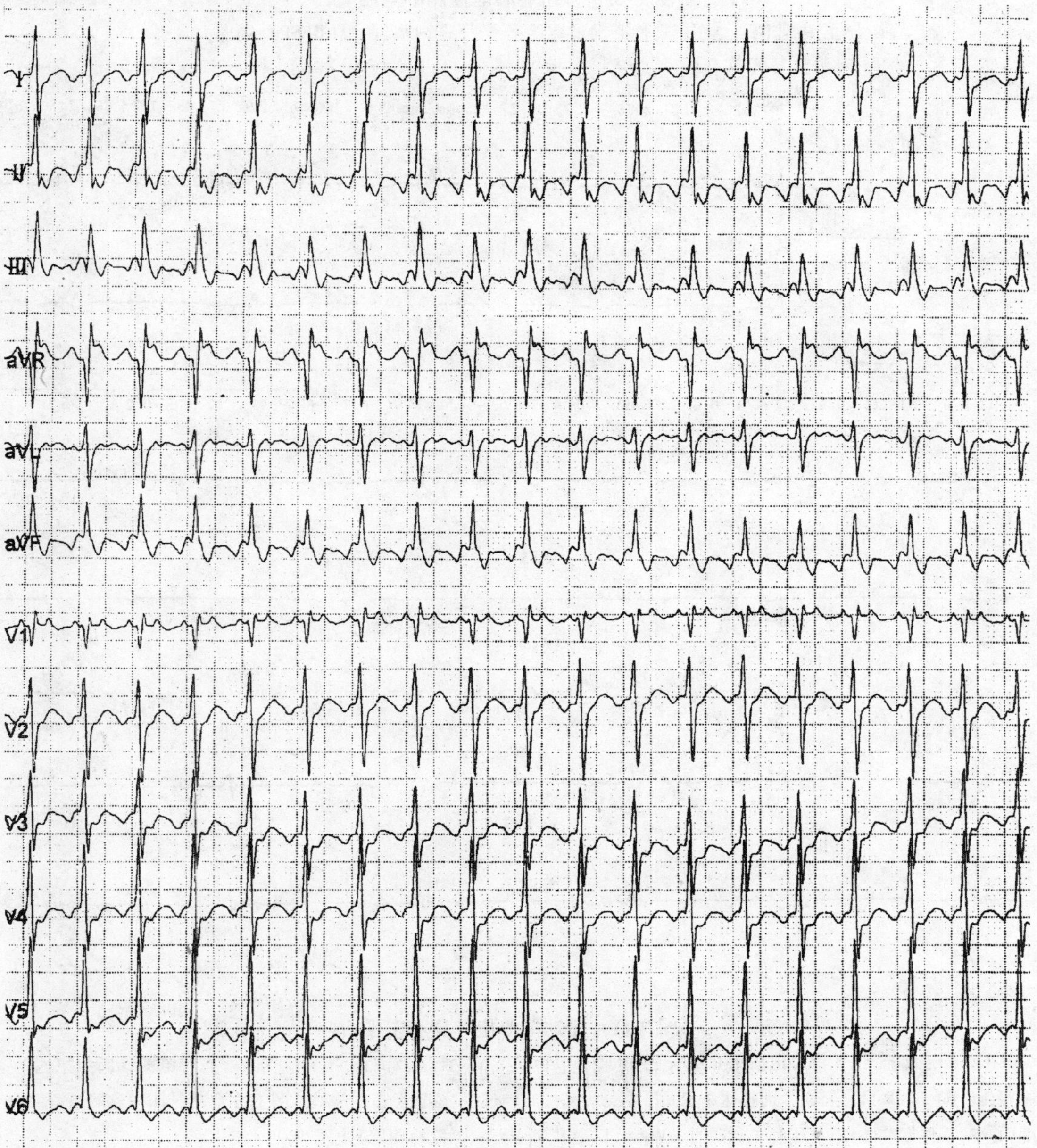

图 9-9　12 导联监测心电图

12 导联监测心电图导联Ⅰ、Ⅱ、Ⅲ、aVR、aVL、aVF、V_1 ~ V_6,其描记的图形同 12 导联同步心电图,具有切换功能,对患者来说进行较长时间的监测,显然 12 导联监测心电图并不可行,何况仪器价格与效用比而言,多数医院并不选用。目前多数医院使用中央站的主机为 6 ~ 8 个显示通道,打印的是双导联或 3 导联监测心电图,尤以后者为主要仪器

2. 依据监测功能分类

(1)单纯心电监测心电图:通过屏幕显示或记录心电图。

(2)多功能心电监测心电图:除有心电监测功能外,还有对血压、呼吸、血流动力学、泵血功能的监测。目前,使用的主要仪器是后者。

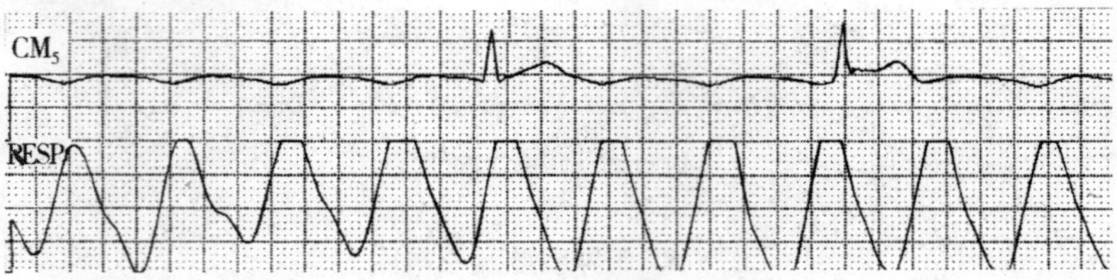

图 9-10　多功能心电监测心电图

上图,监测心电图示窦性心动过缓伴不齐;下图,呼吸曲线(RESP),幅度大且规则,呼吸频率40次/分

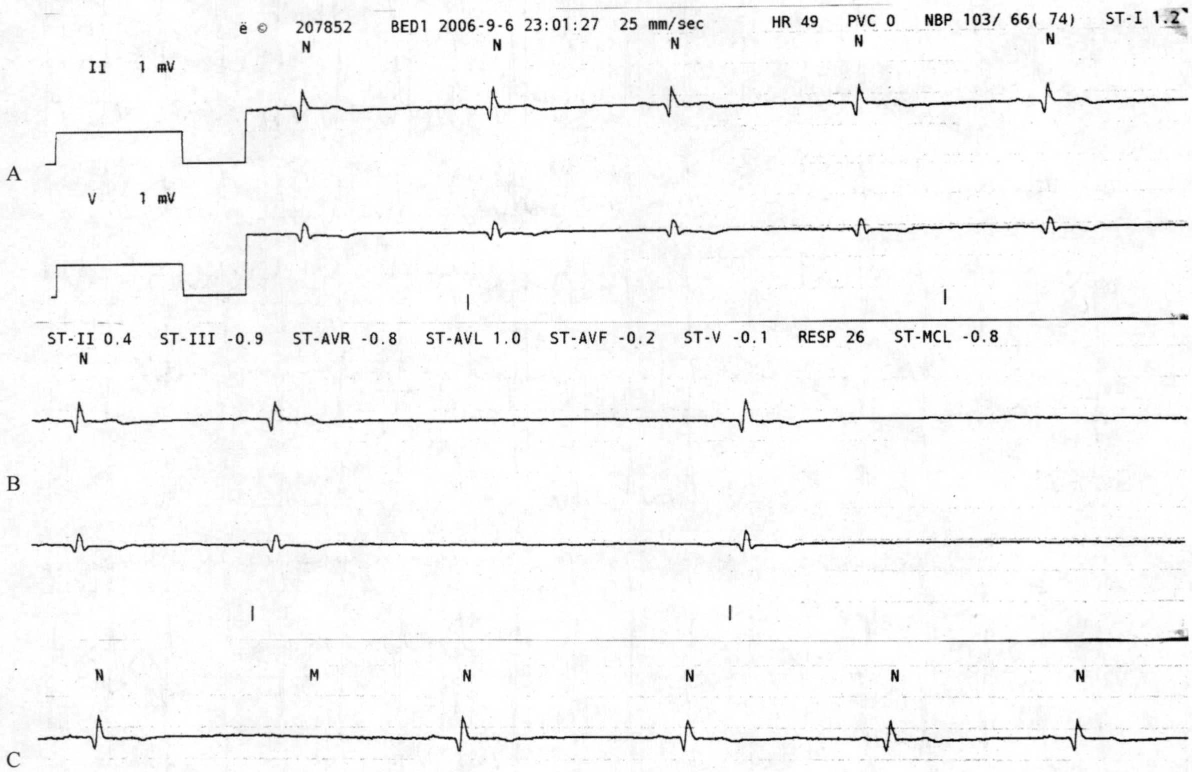

图 9-11　多功能心电监测心电图

A、B、C 3 图连续描记,监测心电图示Ⅱ导联呈 QR 型,V_1 导联呈 qR 型,T 波倒置,结合病史及静态心电图诊断为急性下壁、右室心肌梗死。R_7-R_8、R_8-R_9 间期分别长达 2.88s、3.24s,为窦性心动过缓、短暂性窦性停搏。图上方自动打印出编号、作图时间、走纸速度、心率、室性期前收缩、血压和Ⅰ、Ⅱ、Ⅲ、aVR、aVL、aVF、V_1 导联 ST 段偏移情况以及呼吸频率

3. 依据有无导联与中央心电站相连分类

(1)床边心电监测仪:在 CCU 或 ICU 病房的重危患者的监护导联线与床边心电监测仪相连,并与中央心电站相通,这是目前最常使用的仪器。

(2)无线遥测心电监测仪:患者的导联线连接在佩戴身上的发射盒上,通过发射盒将记录的心电信息发

射，由中央监测仪接收，目前，通过高架特用天线接收，半径已达 100～300m，抗干扰能力强，心电波形基本保真。

4. 依据监测远近分类

(1) 医院内 CCU、ICU 病房，使用的是床边心电监测仪。

(2) 医院外监测使用的是心律失常捕捉仪、动态心电图、电话传输心电图、远程网络监测等。

5. 依据狭义和广义分类

(1) 狭义心电监测仪：系指床边心电监测心电图，这是本章介绍的重点。

(2) 广义心电监测仪：①动态心电图；②电话传输心电图；③卫星传输监测心电图。

第二节　导联与测量

一、监测病房的人员要求

从事 CCU 和(或)ICU 的医护人员，要责任心强、素质高，起码是医学专科院校毕业、从事心内科工作 3 年以上的人员，能熟练掌握心电图知识。为提高快速、准确的阅图能力和诊断水平，必须加强理论方面的学习，强化牢记各波、段、间期的时间和幅度，并明确其意义，对各帧心电图应顺序、系统地分析：①心率及其规律性；②P 波形态；③P-R 间期；④QRS 波群；⑤ST 段；⑥T 波；⑦Q-T 间期；⑧T 波；⑨U 波；⑩节律。应多阅图，尤其是要掌握一些恶性心律失常和急性心肌梗死图形，多阅图能加强对图的形态学记忆，按图索骥，一旦遇到，就会立即作出反应得出诊断；对复杂的心律失常除进行有步骤的逻辑分析，还要进行鉴别诊断，从中选择出最合理的解释和结论；确立主导心律，还必须结合临床资料，这有助于监测心电图的诊断。

有人讲心电图是一门经验科学，必须强记博览，日积月累，熟能生巧，这当然需要一种好的学习方法，掌握要领，化繁为简，了然于胸，运用自如，练就“火眼金睛”，在屏幕滚动的心电图和实时记录心电图中，做到正确的辨识、快速的诊断。

此外，还要熟悉监测的原理，掌握仪器的性能和操作方法，如安放监测电极和选择监测导联，开通监测系统，开启报警系统及其参数，持续监测屏幕滚动心电图，必要时加以冻结，必备较高的识图能力，应准确地判断心电信息活动的正常或异常，快速有效地浏览屏幕滚动的心电图和实时记录心电图，及时发现恶性心律失常的先兆，迅速地加以诊断，并能解释心电监测过程中重要的心电现象而且作出恰当解释，应对部分监测结果作出阶段性或全部监测结果的专业性诊断。还要具备心内科临床医学知识，掌握心肺(CPR)复苏要领和抗心律失常的处置能力，如电复律、电除颤、临时起搏等，使心脏骤停的患者“起死回生”，降低心律失常事件所造成的死亡率。

二、监测导联

监测导联，又称监护导联，是一种模拟双极胸导联，即通过心电监测仪上的胸部三电极、四电极或五电极导联线中的两个电极显示双极心电图。导联的电极位置一般应避开四肢而置于躯干部(要避开左前胸)，这既有利于监测心律失常、心肌缺血等病变检查，又能尽量减少肌肉的干扰和基线的漂移，以使 P-QRS-T 图形稳定、保真。

三电极导联简便实用，监测的重点是心律失常，缺点是探查电极少，对心肌缺血改变难以判断(图9-12)。

五电极导联的探查电极基本与心电图导联相同，这不仅可监测心律失常，也可依据心肌缺血的部位选择安放，有助于对心肌缺血程度演变等进行动态监测和作出判断(图 9-13)。

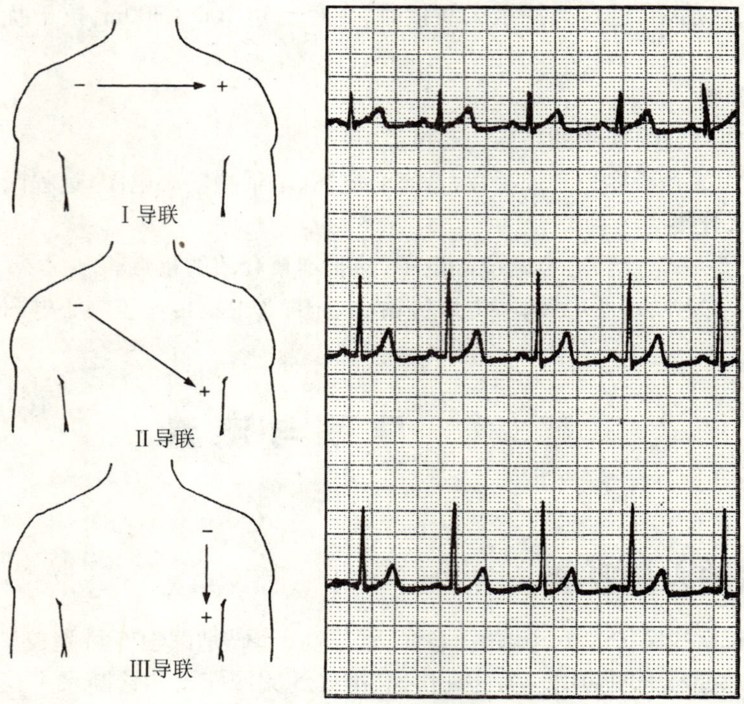

图 9-12　三电极导联电极胸部安置放位置图

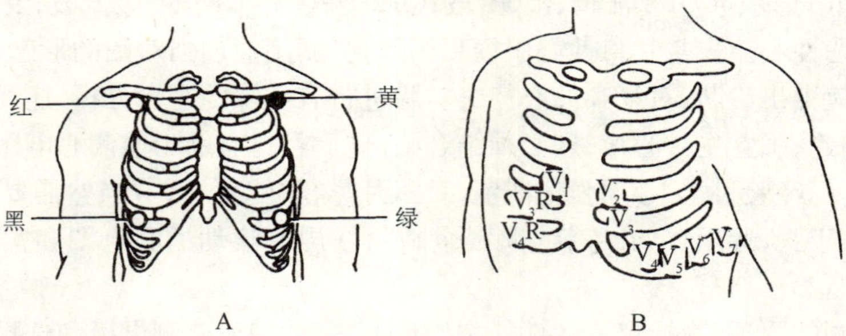

图 9-13　五电极导联电极胸部安放位置图

A. 模拟肢体的 4 个电极；B. 为胸导联电极安放位置。

1. 常用监测导联　常用的监测导联连接方法，见表 9-1。

表 9-1　常用监测导联连接方法

监测导联	MECG 电极		
	正极	负极	地线
CM_1	左锁骨下外 1/4	右锁骨下外 1/4	右腋前线肋缘处
CM_2	左胸大肌下缘或左腋	右锁骨下外 1/4	右腋前线肋缘处
CM_3	左胸大肌下缘或左腋	左锁骨下外 1/4	右腋前线肋缘处

2. 改良的监测导联　改良的监测导联连接方法，见表 9-2。

（1）MCL_1（modified chest-left arm lead 1）：其特点是与 V_1 导联结构相类似，具有以下优点：①能够清楚地显示 P 波，因该导联向量垂直于 P 波心电轴，故窦性 P 波常为双相（一般先正后负），而逆行 P^- 波直立，因此 MCL_1 导联能较好地反映异位心房节律（如房颤、房扑），有助于鉴别室上性和室性心律失常；②能鉴别室性异位搏动来源于右室或左室；③易显示右束支阻滞图形，有助于区别左束支阻滞；④能鉴别出是右束支阻滞型室内差异传导还是左室异位搏动；⑤移动 MCL_1 导联的正极位置很容易转换至 MCL_3 导联，以确定 P 波的极性，或转换至 $MCL_{5(6)}$ 以鉴别室内差异性传导和心室异位搏动；⑥因电极位置远离左胸，不影响心电监测时的听诊及直流电击除颤和复律的操作。主要缺点是其地线及负极位置可能影响 CCU（ICU）患者锁骨下静脉穿刺导管术（图 9-14）。

表 9-2 改良的监测导联连接方法

监测导联	MECG 电极				
	正极	负极	地线	左脚	胸 V_1
MCL_1	胸骨右缘第 4 肋间	左锁骨下外 1/4 处	右锁骨下外 1/4 处		
$MCL_{5(6)}$	左腋前线第 5 或第 6 肋间	左锁骨下外 1/4 处	右锁骨下外 1/4 处		
BBL	左腋前线第 5 或第 6 肋间	胸骨右缘第 1 肋间	右腋前线第 5 或第 6 肋间		
S_5	胸骨左缘第 6 肋间	胸骨柄上端或右胸骨旁线第 1 肋间	右腋前线肋缘处		
五电极	左锁骨下外 1/4 处或左肩	右锁骨下外 1/4 处或右肩	右腋前线肋缘处	左腋前线肋缘处	胸骨右缘第 4 肋间
起搏监测导联	左腋前线肋缘处	右腋前线肋缘处	正极与负极连线中间		
MV_5	左锁骨中线第 5 肋间	右锁骨下外 1/4 处	左锁骨下外 1/4 处		
MV_2、V_3	左锁骨中线第 2、3 肋间	右锁骨下外 1/4 处	左锁骨下外 1/4 处		

(2) $MCL_{5(6)}$ 导联[modified chest-left arm lead 5(6)]:其突出优点在于同 V_5 或 V_6 导联记录的静态心电图相似,能辨明室性异位搏动起源。通常,起源于右室的异位搏动因其激动方向指向 MCL_5 而显示宽大向上的 QRS 波群呈 R 型,源于左室则因其激动方向背离 MCL_6 而常显示 QRS 波群呈宽大的 rS 型。此外,该导联可较其正电极位置不利于心脏听诊及直流电击除颤的进行,地线及负电极位置又影响锁骨下静脉穿刺点。因此,Ritota 建议在 CCU(ICU)内 $MCL_{5(6)}$ 仅在确定性异位搏动起源时使用,而后者应将电极放置于其他监测导联位置上。

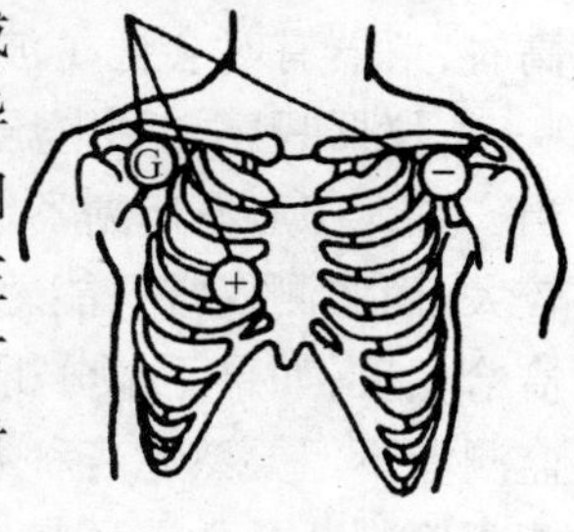

图 9-14 MCL_1 导联电极胸部安放位置图

(3) BBL(baster bipolar lead):该导联的优点在于其电轴与正常 P 波电轴基本平行,反映出的 P 波形态与Ⅱ导联相似,只要有窦性 P 波存在,即使Ⅱ导联 P 波低平甚至看不清,BBL 亦能较好地提供 P 波存在的信息,故用于监测窦性心律尤为合适。不足之处是对室性异位搏动的起源、室内差异或束支阻滞的鉴别价值不大,而且放置的电极位置可能妨碍左侧胸部听诊、直流电击除颤及左锁骨下静脉穿刺导管术。

(4) S_5 导联:又称 Lewis 导联,因具备下述优点而在 CCU/(ICU)内比较实用:①该导联的向量近于右心房除极,主要反映右房活动,使起源于右房区域的 P、F 及 f 波增大,而且不会使 P 波的极性发生改变,是反映心房波最好的导联之一,适合窦性心律的监测;②能显示室性异位搏动的起源部位;③电极的放置不影响心脏听诊、直流电击除颤及锁骨下静脉穿刺导管术。

(5) 五电极导联:优点在于:①提供了多个导联选择,有利于从不同角度监测心率及心律失常;②电极位置近似对应于 12 导联心电图,因此,它的每一个导联均与心电图的导联相对应。缺点:①导联多,导联连接复杂,不利于操作;②左、右锁骨下电极位置不利于锁骨下静脉穿刺导管术,胸导联电极位置影响听诊。

(6) 起搏监测导联:优点为:①安装起搏器时或之后均可使用;②电极距离锁骨下区域较远,不影响锁骨下静脉穿刺置管术;③右胸无电极,便于永久起搏器的安装。安装好的起搏器其电脉冲刺激心室的心向量从右向左,因而显示于该导联上的 QRS 波群通常为直立之 R 波,其前是起搏的"钉状标记"。

(7) MV_5 导联:该导联优点在于同 V_5 或 V_6 导联记录的静态心电图相似,对心肌缺血患者常选用,以清楚显示 ST-T 改变,但此导联观察缺血 ST-T 动态变化时难以与缺血部位相吻合,可参考静态心电图提示缺血部位。

(8) MV_2,V_3 导联:该导联显示的监测心电图与静态心电图 V_5 或 V_6 导联记录的心电图相似,如果前间壁心肌缺血,可采用该导联,得到类似心电图 V_2、V_3 图形。

监测心电图可以用三个电极导联或五个电极导联。三个电极导联简单、实用,监测的重点是心律失常,适用于绝大多数危重患者的心电监测和抢救。五个电极导联探查多种心律失常或进行复杂的心律失常分析,或对心肌缺血的程度、演变等作出判断和进行动态观察。

三、影响心电显示的因素

监测仪显示的各项参数及图像常受诸多因素影响，如不能作出正确判断，则可能误导监测操作。

1. 电极接触不良、干扰过大 心电监测仪显示的心率及心律一般较准确，但若电极接触不良、干扰过大或患者体位移动时，可引起基线不稳。这时监测仪显示的波形紊乱、心率准确性差。通过观察发现，当干扰波被机器感知时，显示的心率高于实际心率；当基线下移，仪器不能感知某些心室波时，显示的心率就会低于实际心率。另外，紊乱的波形有时会被误认为心律失常，此时要注意观察和鉴别。干扰图像的因素主要有电极接触不良和患者体位变动以及机器抗干扰功能下降，此时要让患者安静休息，保持体位相对固定；可选择性地显示一下所有的导联，根据各导联心电图形是否存在或是否有干扰来判断哪些电极接触不良，酌情予以更换，如果是机器抗干扰功能失常，须及时维修。因此放置电极时必须将电极放在躯干上而不是放在比较易受影响的手臂和腿上，而且要使它产生的信号近似于常规心电图。

2. 仪器感知功能不良 仪器的感知功能不良时，显示的心率与实际心率不符。例如：当心电图 T 波较高时，仪器有时会把 T 波感知为 QRS 波群，此时显示的心率比实际心率高出一倍；另外，QRS 波电压高低不一时，仪器只感知到电压高的 QRS 波群，而电压低的 QRS 波群会被漏掉，此时显示的心率低于实际心率。当安置人工心脏起搏器起搏时，若出现自身心搏，由于自身心搏的电压往往比起搏器心搏电压低，有时差值较大，而监测仪常只能感知起搏器心搏，却把自身心搏漏掉，这时显示出来的心率低于起搏频率，与实际情况恰恰相反，如果不加分析，将显示心率记录于观察记录单或病历上，就会给其他医护人员提供错误的信息。监测者不但要熟悉各种心律失常的图像，还要熟悉示波器上各种可能出现的伪差和原因，以便在图像改变时能正确判断是伪差还是心律失常，对较难识别的图形，可与静态心电图比较。另外，要结合患者临床表现加以区别，对较难识别的图形，可与床旁心电图比较，也可结合心脏听诊、扪脉搏以及结合患者临床表现加以区别。示波屏上可出现一种紊乱的干扰波与室颤波形非常相似，如果此时患者意识清楚，并无不适感觉，脉搏节律清晰、有力，就应考虑系干扰所致而非室颤。

四、报警

使用前设置的心率上下限不合理而出现误报警。根据患者的年龄设置心率报警的上下限，以便及时发现心率异常。根据年龄不同通常采用的上下限范围为：<1 岁为 140～80 次/分；1～6 岁为 120～80 次/分；6 岁以下为 100～60 次/分；成人为 110～40 次/分。长时间连续观察，往往出现监测电极粘贴不牢、脱落，而出现报警，影响正常观察，也造成部分患者的恐惧心理，应注意观察监测仪与人体局部接触部分的皮肤、肢端情况。

在工作中常遇到患者主诉胸闷、心前区疼痛症状明显，但心电监测却显示无异常，全导联心电图则显示不同部位的心肌缺血，这是由于心电监测单导联局限性所致。因此，在临床工作中也不能盲目依赖心电监测，一旦出现症状和心电监测不符合的情况应及时行 12 导联同步心电图检查，以便及时发现病情变化。

第三节 优势和不足

监测心电图是在床旁进行心电的动态监测，有其独特的优势。

一、可以快速得到诊断

监测心电图导联少、监测时间可长可短，英国复苏委员会推荐了一个快速分析监测心电图五步分析方法。利用这个方法可以解释大多数的心电图并可获得可靠的诊断，给予患者有效的治疗。第一步，心室率是多少。第二步，心室率是否规律，是否为额外心率，是否为间断停搏。第三步，代表心房活动的 P 波是否存在。第四步，心房活动与心室活动是否相关；P 波与 QRS 波群分离意味着心律失常。第五步，QRS 波群宽度是否正常，正常 QRS 波群宽度小于 2.5 小格（每个小格代表 0.04s），QRS 过宽意味着束支阻滞可能存在，也许是室性期前收缩或者是室性心动过速。

监测心电图对主要心律失常诊断，分为三类。第一类是良性心律失常，如室上性心律失常，QRS 波群多正常，即窦性心动过缓与过速、阵发性室上性心动过速、心房扑动与颤动、房室交界性心律、干扰与脱节等。第二类是恶性心律失常，如室性心律失常，心电图上可出现宽大畸形的 QRS 波群，时间大于 0.12s，后面的 T 波方向与其相反，即室性期前收缩（二联心律、三联心律、成对出现、R-on-T）、室性阵发性心动过速、扭转型心动过速、心室扑动与颤动等。第三类是各种类型的传导阻滞。快速诊断后可以得到及时治疗。

二、可以发现短暂的心律失常

监测心电图对一过性、阵发性心律失常的检测具有明显的优越性。由于年龄是影响心律失常发生率的独立因素，且随着年龄增大、体力减退、精神刺激、器质性心脏病等诱因，心律失常发生率增加。对反复头晕、晕厥的患者通过心电监测检出二度或三度房室传导阻滞及窦性停搏。缓慢心律失常可降低室颤阈值，有诱发室颤的可能性。故对二度或三度房室阻滞患者，应注意心电的动态改变，注意其心室频率如何，观察传导阻滞有无好转，以便及时采取措施。

监测心电图能及时发现并记录短暂的各种异位快速心动过速的发作。心悸、胸闷患者通过心电监测检出快速房颤及室上性心动过速。心律失常可降低心排量和冠状动脉血流量，反过来加重了心肌缺血程度，而快速性心律失常可增加心肌耗氧使缺血更加重，监测心电图还能及时发现并记录短暂的心肌缺血的发作，以及时处理。

三、可得到医生、护士的密切关注

监测心电图使患者的心电变化一直处于医生、护士的密切关注中，能及时观察并记录心律、心率变化。当护士发现有频发室性期前收缩、Q-T 间期延长、多源性室性期前收缩、成对出现的或短阵室速、R-on-T 型室性期前收缩、低血钾等，可及时通知医生处理，并作好抢救准备。同时可注意有无新的变化出现，判断其程度、发展变化，预测可能的发展趋势，从而识别严重性，为治疗提供依据。

监测心电图对夜间的心律变化应特别注意，由于夜间迷走神经兴奋使窦房结的自律性降低，心率减慢，对窦性心动过缓、病态窦房结综合征的患者尤为重要，变异性心绞痛的患者夜间发生 ST-T 改变的也较多，故夜间注意监测心律、心率、心电图的变化，为临床治疗提供可靠依据。

监测心电图可进行数量和性质的对比，判断病情是恶化还是好转。如观察心肌梗死患者有室性期前收缩就是比较在相同的时间内期前收缩次数是增加还是减少，并注意性质有无改变。观察临床表现，患者胸痛、心慌、胸闷是否减轻，有无呼吸困难、晕厥、眩晕等症状，密切观察生命体征的改变，如有异常立即通过监测心电图加以证实。

随着医学科学技术的飞速发展，各种多功能的心电监测仪已广泛应用于临床，它可同时监测多项生理参数，如心电、无创和有创血流动力学、呼吸、体温等，使医护人员能及时准确地捕捉生命活动的信息。根据病情可选择报警参数及报警音量，对意识障碍或语言障碍的患者，可设置好窒息报警。遇到危及生命的报警，如心率、血压、呼吸频率、血氧饱和度异常等，可及时抢救。

总之，监测心电图具有实时性，可长时间地动态监测，获得的信息量大，对各种心律失常的诊断，可定性又可定量，十分精确，这是它的优势。不足之处，只能在医院或其附近的 100～300m 内进行监测，受到了地域性限制，更重要的是导联数少，对室性期前收缩、心肌缺血、心肌梗死能定性而不能很好定位，须要借助静态心电图进行定位后选择有效导联进行。

第四节　临 床 应 用

临床监测系统的广泛应用能有效地提高危重患者的治愈率，在监测系统中心电监测作为循环监测的一部分，是观察病情变化必不可少的手段。监测心电图已广泛应用于医院的ICU、CCU、麻醉科、手术室、急诊室、妇产科等。用于各种急症监测，如休克、昏迷、各种类型的心律失常、心功能不全、心肌梗死、脑血管意外、外科手术后的监测等，及时发现由于原发疾病或应激反应引起的相应的电生理活动的改变，进行及早处理，使患者得到及时抢救，降低死亡率，减少并发症，提高医疗护理质量。

一、心血管系统疾病

心血管病患者临床特点是易突然发生病情变化，特别是冠心病、心律失常者，往往在进餐、排便、输液速度不稳及睡眠中发生病变。密切观察心电图，可以及时发现多种心律失常和缺血损伤型ST-T段异常改变，从而及时采取救治措施。

1. 心律失常　心律失常是指心脏冲动的频率、节律、起源部位、传导速度与激动次序的异常。随着年龄的增长，心律失常的发生也随之增加，各类心律失常在老年人中检出率均较中青年为高。通过心电监测能及时发现各类心律失常，便于进行有针对性的治疗及护理。

监测心电图发现常见的心律失常诊断有窦性心动过缓、窦性心动过速、房性期前收缩、室性期前收缩（二联律、三联律、成对出现）、交接性期前收缩、阵发性室上性心动过速、心房扑动、心房颤动（图9-15～40）。

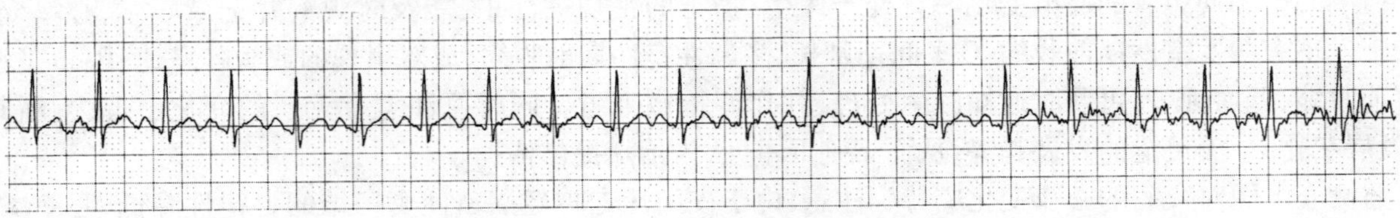

图9-15　窦性心动过速监测心电图

图示P波规则出现，大小形态相同，后有下传的QRS-T波群，P-R间期固定为0.16s，QRS波群时限<0.12s，ST-T正常，为窦性心律，其频率为130次/分，为窦性心动过速。

监测心电图诊断：窦性心律，窦性心动过速

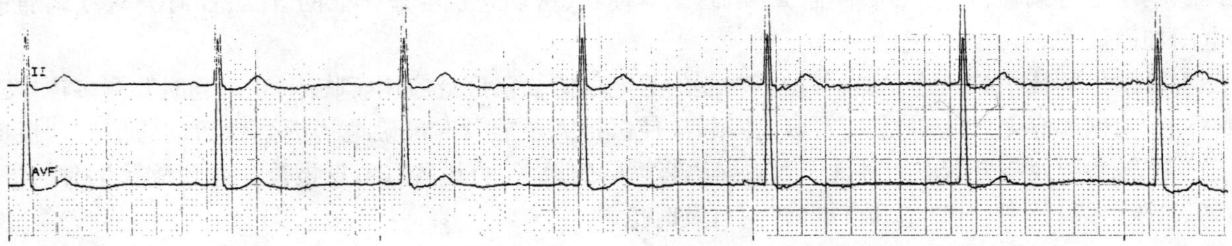

图9-16　窦性心动过缓监测心电图

图示P波规则出现，大小形态相同，频率40次/分，P_3-P_4间期1.42s，P_6-P_7间期1.59s，互差>0.12s，P-R间期固定为0.19s，QRS时限<0.12s，T波与主波方向相同，为窦性心律，窦性心动过缓，窦性心律不齐。

监测心电图诊断：窦性心律，窦性心动过缓，窦性心律不齐

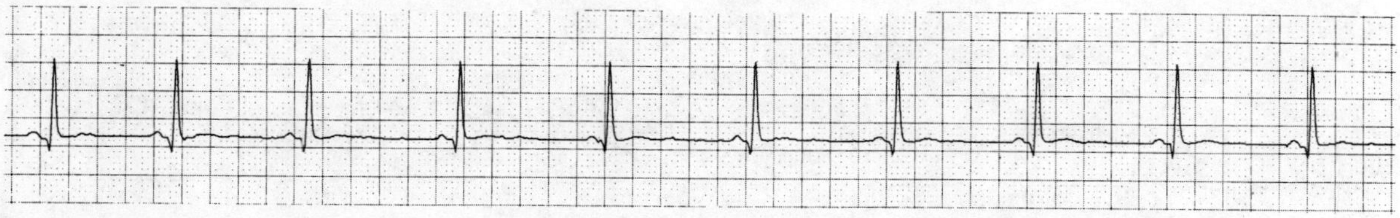

图 9-17　窦性心律不齐监测心电图

图示 P 波顺序出现，大小形态相同，P-R 间期固定 0. 13s，QRS 时限 <0. 12s，为窦性心律，P_1-P_2、P_2-P_3、P_3-P_4、P_4-P_5、P_5-P_6、P_6-P_7……间期分别为 0. 82s、0. 87s、0. 95s、1. 07s、1. 07s、1. 03s，互差大于 0. 12s，为窦性心律不齐。

监测心电图诊断：窦性心律，窦性心律不齐

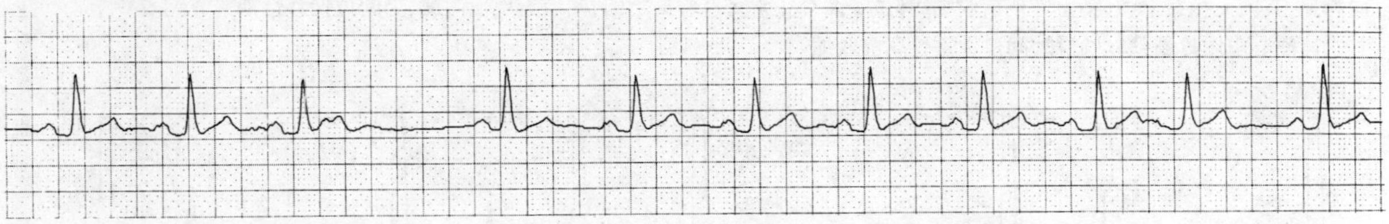

图 9-18　房性期前收缩未下传监测心电图

图示第 1～3、5～10、12 个 P 波大小、形态相同，频率 67 次/分，其后有下传的 QRS-T 波群，P-R 间期固定为 0. 24s，QRS 时限 <0. 12s，为窦性心律，一度房室阻滞；第 4、11 个 P 波提前出现，形态与正常窦性不同，为房性 P′，第 11 个 P′波后有下传的 QRS-T 波群，形态与窦性形态相同，为房性期前收缩；第 4 个 P′波后无下传的 QRS-T 波群，为未下传的房性期前收缩。

监测心电图诊断：窦性心律，一度房室阻滞，房性期前收缩，房性期前收缩未下传

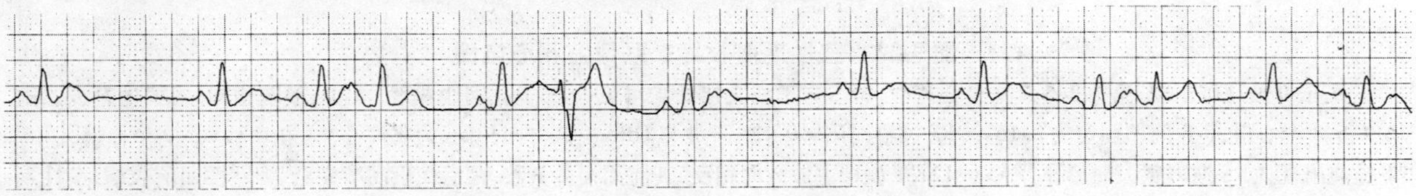

图 9-19　房性期前收缩伴室内差异性传导监测心电图

图示第 1～3、5、7～10、12、13 个心搏，为窦性心搏；第 4、11 个心搏提前出现，QRS-T 波群与窦性心搏相同，其前有异位 P′波重叠于前一个心搏的 T 波中，P-R 间期 >0. 12s，其后代偿间歇不完全，为房性期前收缩；第 6 个心搏提前出现，异位 P′落于前一个心搏 T 波的顶峰，后有下传的 QRS-T 波群，其后代偿间歇不完全，QRS 波群形态宽大畸形，与正常窦性心搏不同，为房性期前收缩伴室内差异性传导；第 1、7 个心搏的 T 波中均可见提前出现的异位 P′波，其后均无下传的 QRS-T 波群，为未下传的房性期前收缩；11s 内共发生 5 次房性期前收缩，为频发。

监测心电图诊断：窦性心律，频发房性期前收缩，房性期前收缩伴室内差异性传导，房性期前收缩未下传

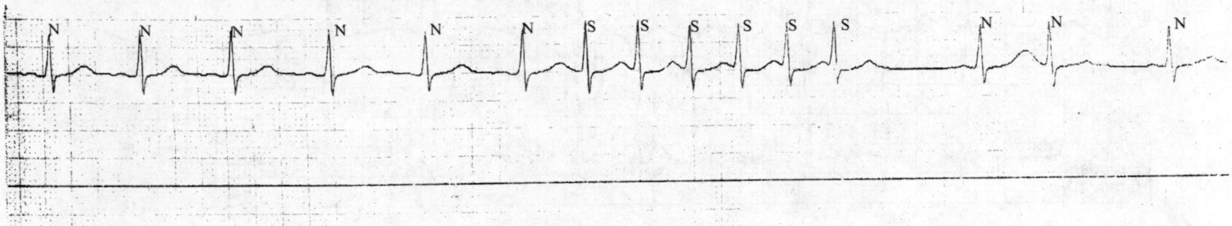

图 9-20　交接性期前收缩监测心电图

图示第 1～6、13、15 个心搏 P 波规则出现，大小、形态相同，P-P 间距互差 <0. 12s，P-R 间期固定为 0. 16s，QRS 波群时限 <0. 12s，T 波与 QRS 主波方向相同，为窦性心律；第 14 个心搏提前出现，QRS-T 与窦性相同，其前无相关 P 波，其后代偿间歇完全，为交接性期前收缩；第 7～12 个心搏连续提前出现，QRS-T 波群与窦性心搏相同，其前无相关 P 波，为交接性心动过速。

监测心电图诊断：窦性心律，交接性期前收缩，交接性心动过速

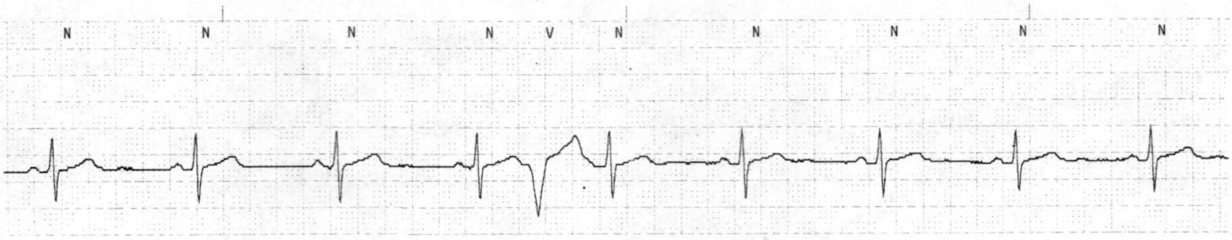

图 9-21　间位性室性期前收缩监测心电图

图示第 1～4、6～10 个心搏 P 波规则出现，大小、形态相同，P-P 间距互差 <0.12s，P-R 间期固定为 0.16s，QRS 波群时限 <0.12s，T 波与 QRS 主波方向相同，为窦性心律；第 5 个心搏，QRS-T 波群提前出现，QRS 波群宽大畸形，时限 >0.12s，T 波与主波方向相反，其前无相关 P 波，为室性期前收缩，其位于两个正常窦性心搏之间，其后无代偿间歇，为间位性室性期前收缩。

监测心电图诊断：窦性心律，间位性室性期前收缩

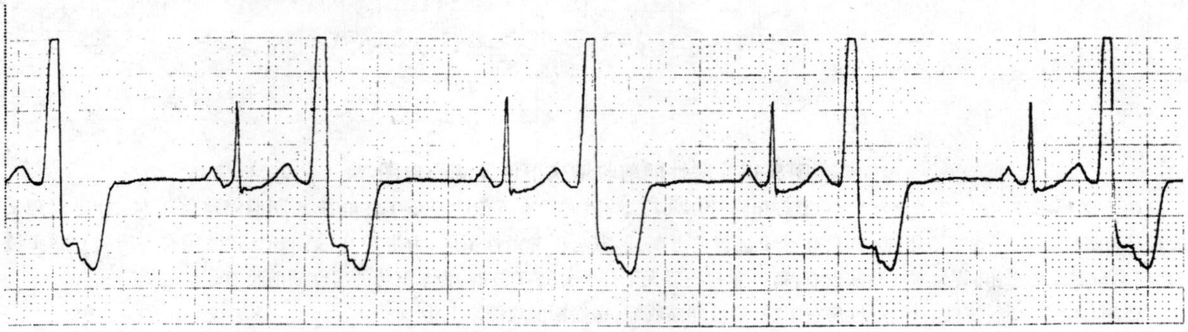

图 9-22　室性期前收缩二联律监测心电图

图示 P 波规则出现，第 1、3、5、7、9 个心搏中，QRS 与 T 波交接处均可见 P 波，P-P 间距相等，大小、形态相同，为窦性 P 波。第 2、4、6、8 个心搏，P-R 间期固定为 0.16s，QRS 波群时限 <0.12s，T 波与 QRS 主波方向相同，为窦性心律；第 1、3、5、7、9 个心搏，QRS-T 提前出现，QRS 波群宽大畸形，时限 >0.12s，T 波与主波方向相反，其前无相关 P 波，其后代偿间歇完全，为室性期前收缩；室性期前收缩与窦性心搏交替出现，形成室性期前收缩二联律。

监测心电图诊断：窦性心律，室性期前收缩二联律

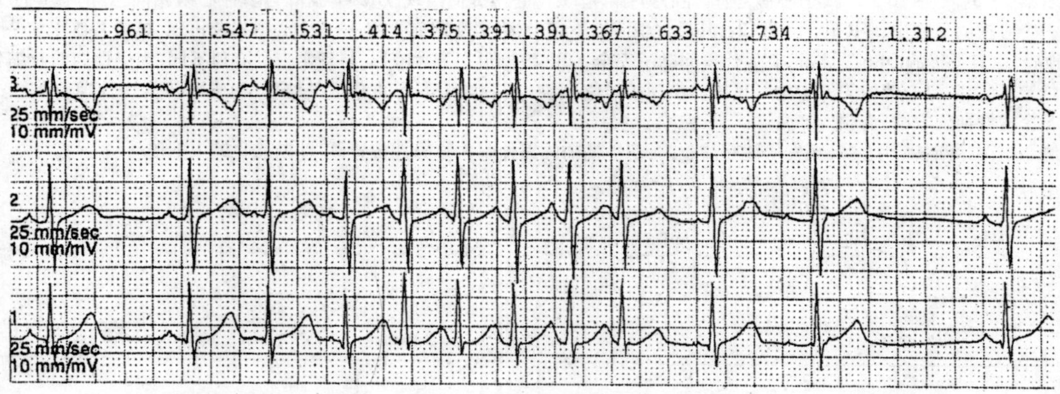

图 9-23　房性心动过速伴不齐监测心电图

图示第 1 个和第 10～12 个 P-QRS-T 波群为窦性心律，CM_1 导联呈 rsR′型，为不完全性右束支阻滞。提前出现的第 3～9 个 P′-QRS-T 波群为房性心动过速，但 P′-R 间期互差达 0.24s，心房率均为 120 < 次/分。

3 导联监测心电图诊断：窦性心律，不完全性右束支阻滞，房性心动过速伴不齐

A

B

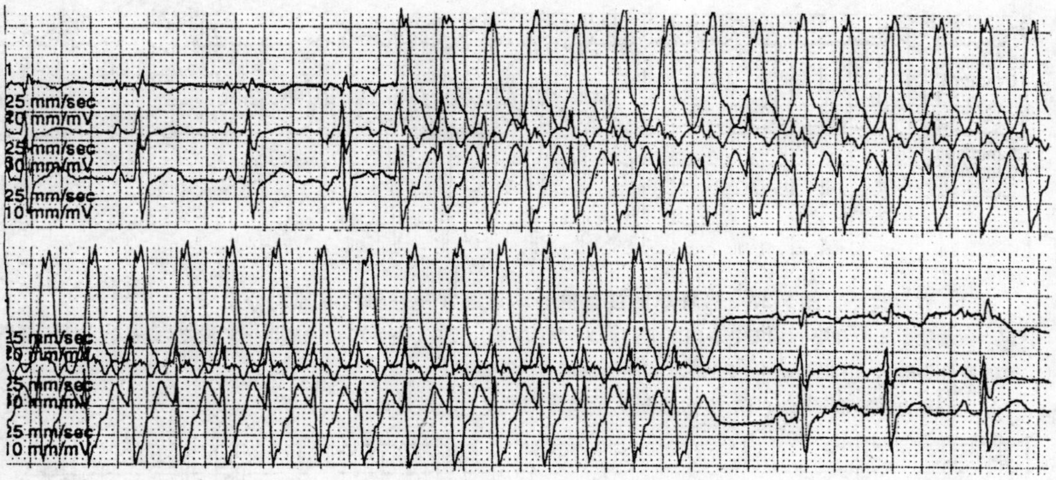

图 9-24　房性心动过速伴右束支蝉联现象监测心电图

图示 A. 第 1 ~4 个 P-QRS-T 波群为窦性心律，第 3 个心搏 P′波倒置，P′-R 间期 0. 16s，为房性期前收缩，并因此诱发了阵发性房性心动过缓，1∶1 下传心室伴完全性右束支阻滞图形，这是快速房性激动抵达心室后，激动沿右束支下传并经过室间隔激动右束支，窦性激动下传心室时，右束支处于连续的不应期状态，这为隐匿性右束支蝉联现象；B. 房性心动过速，突然自行终止发作，右束支蝉联现象消失，倒数第 2 个心搏是与房性心动过速同源的房性期前收缩。

监测心电图诊断：窦性心律，房性期前收缩，房性心动过速伴右束支蝉联现象

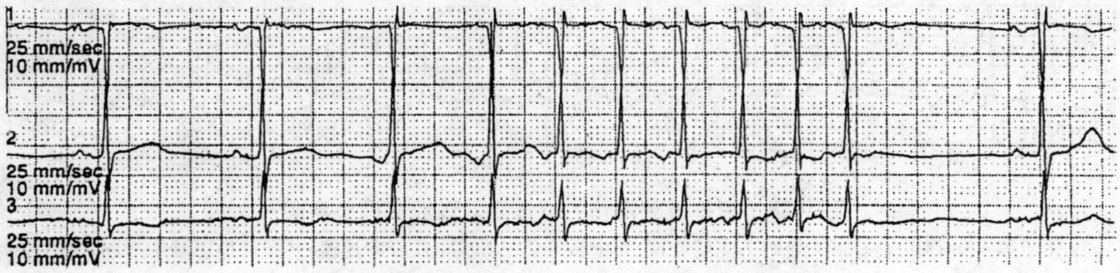

图 9-25　短阵交接性心动过速监测心电图

图示第 1、2 个和第 11 个 P-QRS-T 波群为窦性心律。提前出现的第 2 个 P^--QRS-T 波群 P^- 波倒置，P^--R 间期 <0. 12s，其下达心室的 QRS 波群为室上性，为交接性期前收缩，由此诱发了 8 个交接性心搏组成的短阵交接性心动过速，交接区的频率逐渐加快，属自律性交接性心动过速。

监测心电图诊断：窦性心律，自律性交接性心动过速

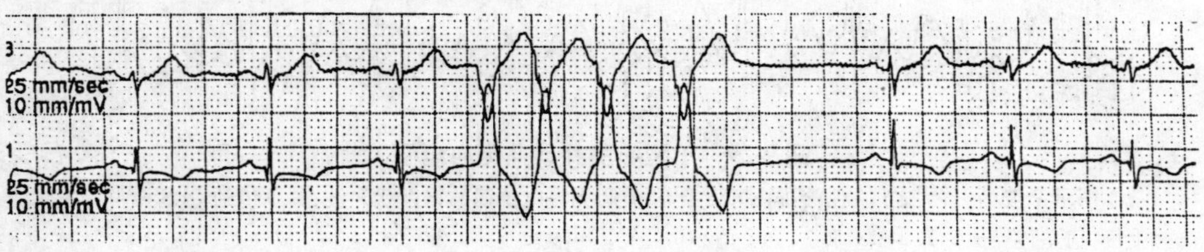

图 9-26　短阵单形性室性心动过速监测心电图

图示第 1 ~3 个和第 8 ~10 个 P-QRS-T 波群为窦性心律。第 4 ~7 个为由 4 个宽大畸形 QRS 波群相同的室性期前收缩组成的单形性室性心动过速。

监测心电图诊断：窦性心律，短阵单形性室性心动过速

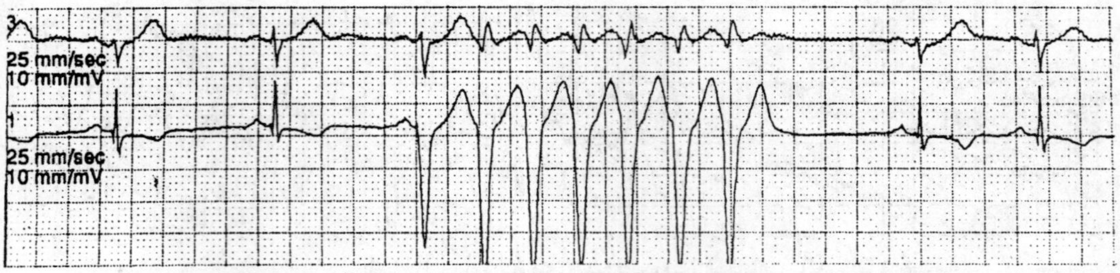

图 9-27　短阵单形性室性心动过速伴室性融合波监测心电图

图示第 1、2 个和第 11、12 个 P-QRS-T 波群为窦性心律。第 3 个室性心动过速始于 P 波之后，系与窦性心搏形成的室性融合波，由此引发的 QRS 波群相同的单形室性心动过速。

监测心电图诊断：窦性心律，室性融合波，短阵单形性室性心动过速

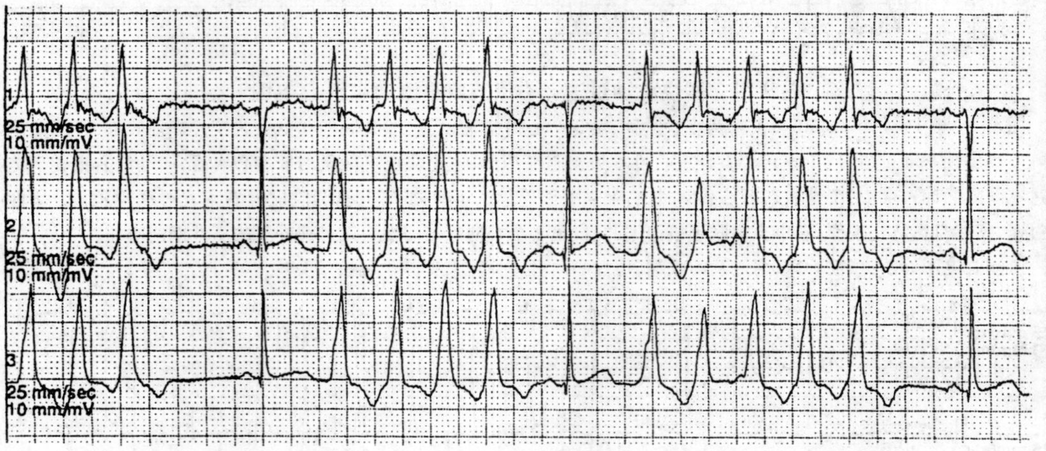

图 9-28　短阵反复发作的室性心动过速监测心电图

图示第 4、9、15 个 P-QRS-T 波群为窦性心搏，图中出现了三阵次室性心动过速，其波群形态基本相同，P′-P′间期不等，分别为由 3 个、4 个、5 个室性期前收缩而形成的单形室性心动过速，心室率 150 次/分。

监测心电图诊断：窦性心律，短阵反复发作的室性心动过速

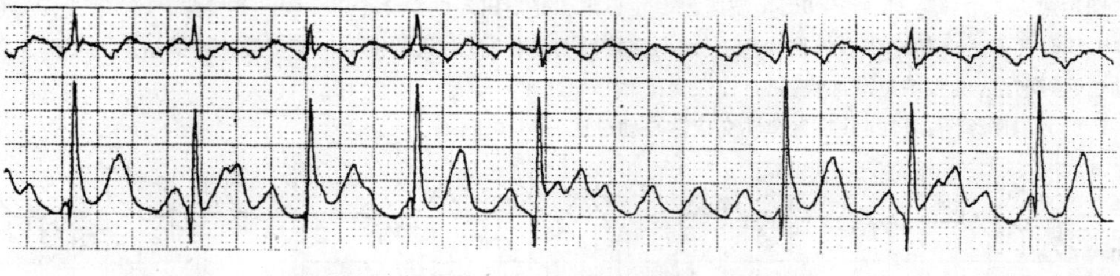

图 9-29　Ⅰ型心房扑动监测心电图

图示 P 波消失，代之以波幅不同、间距相等、波间无等电位线的锯齿状 F 波，其下传的 QRS 波群为室上性，房室传导比例为 3∶1～5∶1，为Ⅰ型心房扑动。

监测心电图诊断：Ⅰ型心房扑动

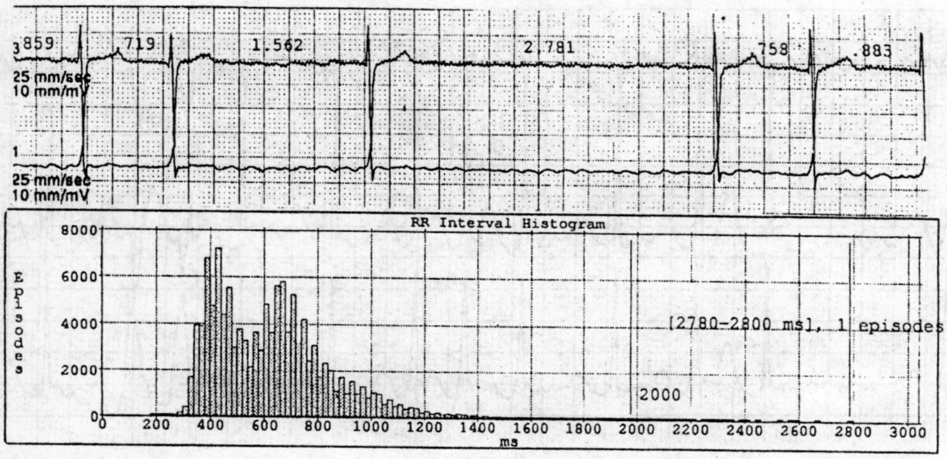

图 9-30　心房颤动伴心室长间歇监测心电图

图 A 示 P 波消失，代之以大小不等、形态迥异、间距不一的 f 波，平均心室率 41 次/分，为缓慢型心房颤动，第 2 个与第 3 个心搏间期为 1.56s，第 3 个与第 4 个心搏间期高达 2.78s，为心室长间歇。图 B 为心房颤动直方趋势图。

监测心电图诊断：心房颤动，合并心室长间歇

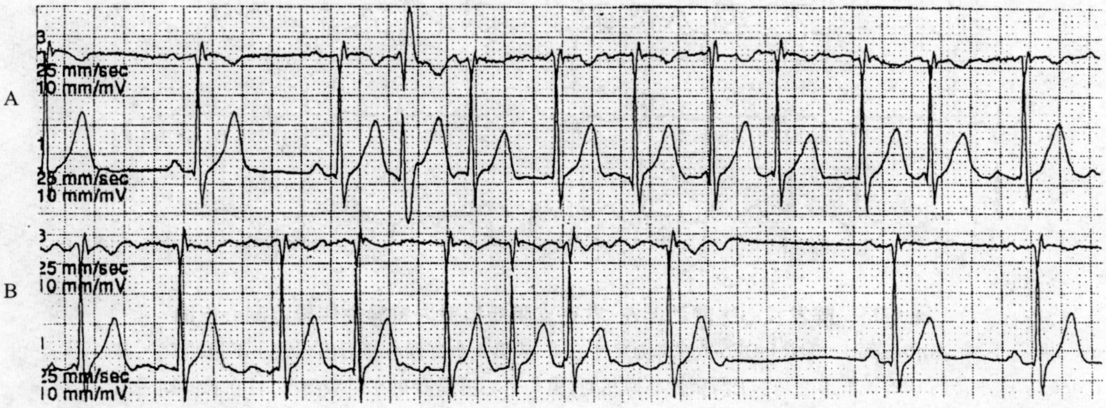

图 9-31　心房颤动伴时相性室内差异传导监测心电图

图示 A：第 1～3 个 P-QRS-T 波群为窦性心律，心房颤动开始的第 1 个心搏呈右束支阻滞图形，为时相性室内差异性传导，f 波下传的 QRS-T 波群与窦性心搏的形态一致。图 B：心房颤动自行终止后 1.60s，恢复窦性心律。

监测心电图诊断：窦性心律，心房颤动伴时相性差异传导，阵发性心房颤动

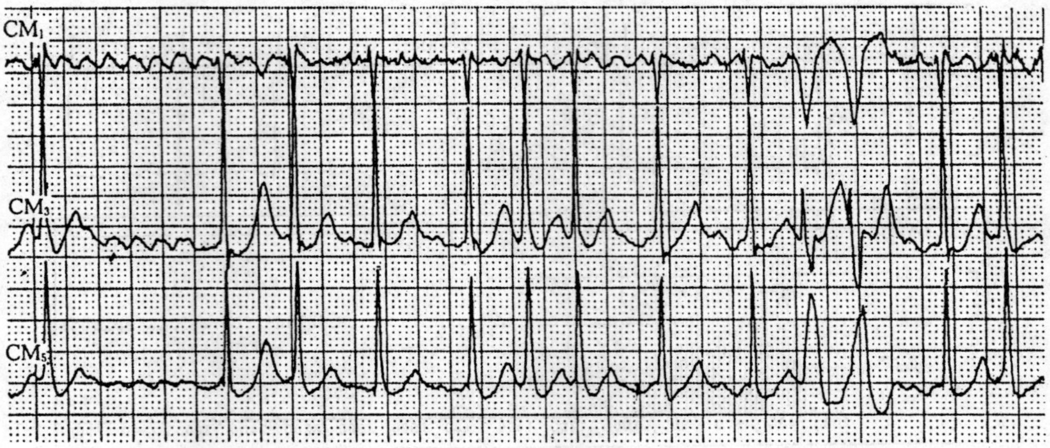

图 9-32　快速型心房颤动伴左束支阻滞型室内差异性传导监测心电图

图示 P 波消失，代之以大小不等、形态各异、方向不同、间距不等的 f 波，心室率 110 次/分，为快速型心房颤动。第 10、11 两个心搏呈右束支阻滞图形，且出现在长间期后，为左束支阻滞型室内差异性传导。

监测心电图诊断：快速型心房颤动伴左束支阻滞型室内差异性传导

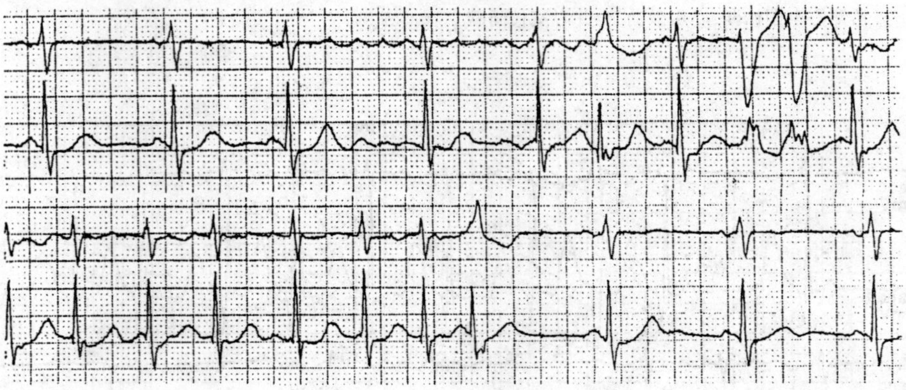

图 9-33　阵发性心房颤动伴左、右束支阻滞型室内差异性传导监测心电图

图示 A：第 1～3 个 P-QRS-T 波群为窦性心律，从第 3 个窦性心搏后出现大小不等的 f 波，其下传的 QRS 波群形态基本上与窦性心搏相似，第 6 个心搏呈右束支阻滞图形，且在长间期后出现，为右束支阻滞型室内差异性传导，第 8、9 两个呈右束支阻滞型室内差异性传导。图 B：前 7 个心搏为 f 波下传的快速型心房颤动，第 8 个心搏为右束支阻滞型室内差异性传导，之后恢复为窦性心律。

监测心电图诊断：阵发性心房颤动伴左、右束支阻滞型室内差异性传导

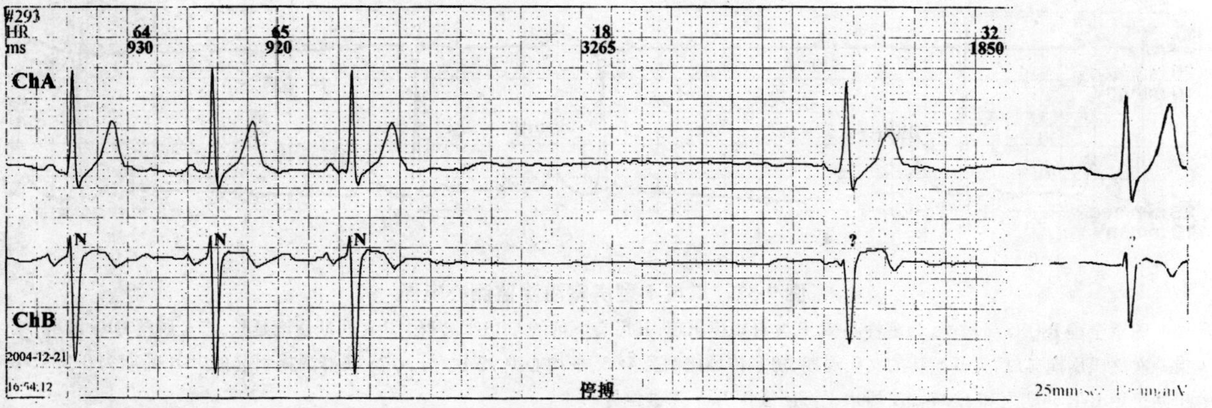

图 9-34　窦性停搏伴交接性逸搏监测心电图

图示第 1 ~ 3 个 P-QRS-T 波群为窦性心律，心率 64 次/分，第 4 个心搏延迟出现，亦为窦性心搏，第 3 个与第 4 个心搏的 P-P 间期为 3.27s，第 5 个心搏延迟出现，为交接性逸搏，第 4 个与第 5 个心搏的 P-P 间期为 1.85s，与正常窦性节律不成倍数关系，为窦性停搏。

监测心电图诊断：窦性心律，窦性停搏伴交接性逸搏

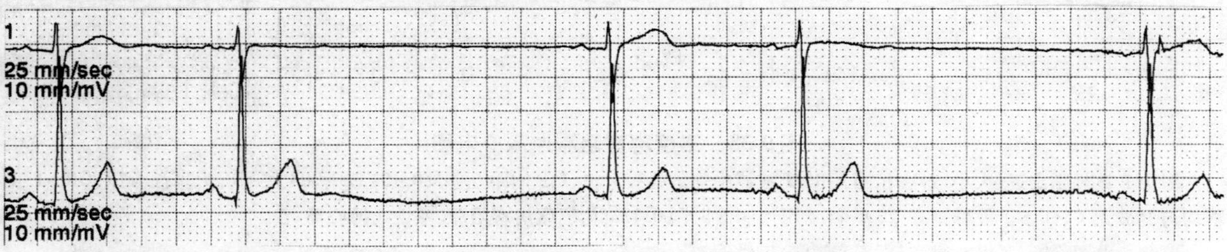

图 9-35　二度Ⅱ型窦房阻滞监测心电图

图示第 1 ~ 5 个 P-QRS-T 波群为窦性心律，长的 P_2-P_3 间期为 2.36s，短的 P_1-P_2 间期为 1.18s，长的 P-P 间期为短的 P-P 间期的 2 倍。该现象重复出现，系窦房结交接区发生阻滞，窦性起搏脉冲不能下传激动心房，故发生 P 波脱落。

监测心电图诊断：窦性心律，二度Ⅱ型窦房阻滞

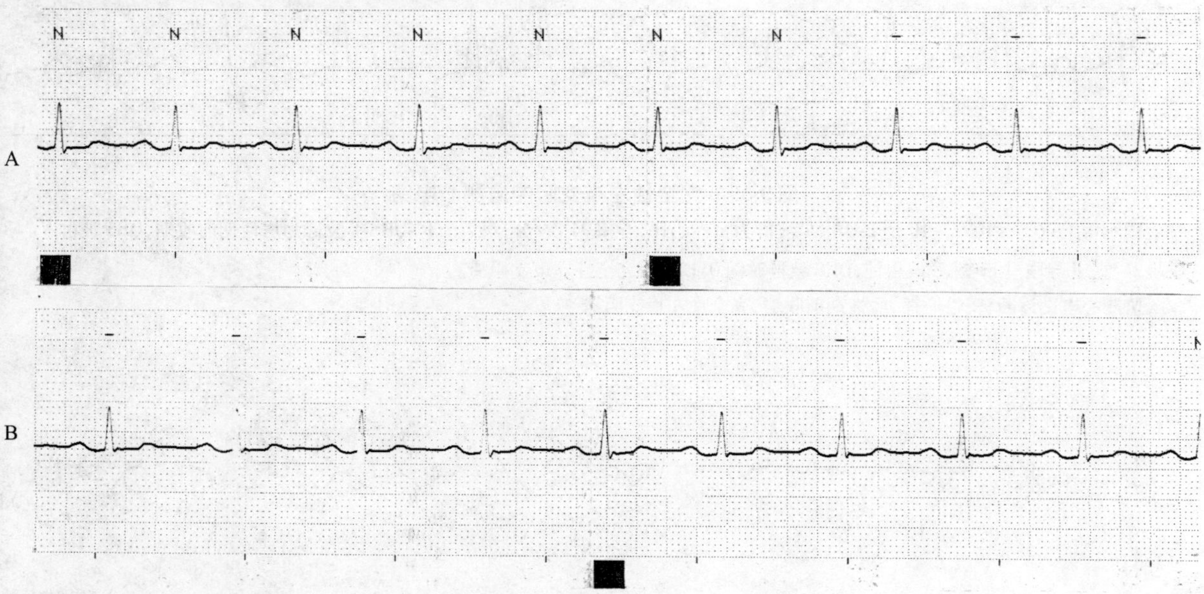

图 9-36　一度房室阻滞监测心电图

图示 A、B 两图连续描记，全程 P-QRS-T 波群为窦性心律，P-R 间期 0.24s，QRS 波群时间 0.08s，心率 70 次/分，为一度房室阻滞。

监测心电图诊断：窦性心律，一度房室阻滞

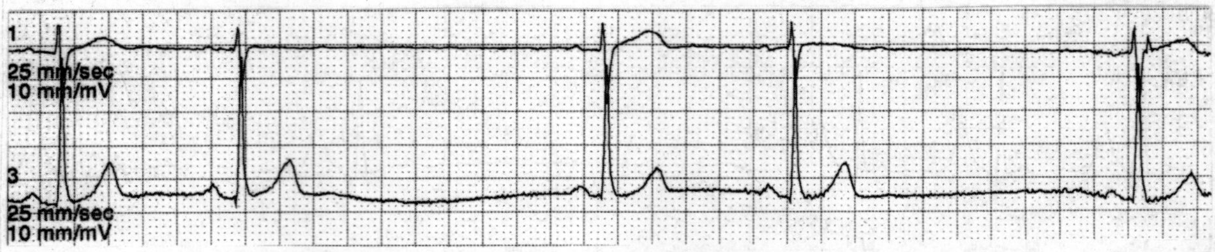

图 9-37　二度Ⅰ型房室阻滞监测心电图

图示全程 P-QRS-T 波群，为窦性心律，P 波有规律出现，其后有下传的 QRS-T 波群。P-R 间期逐渐延长，直至脱落 QRS 波群，结束一次文氏周期，以后又开始新的文氏周期，房室传导比例为 4∶3，平均心率 92 次/分，QRS 波群漏搏引起的 R-R 间期为 0.88s，小于两个短 R-R 间期之和 1.04s，ST 段水平型压低 0.3mV，T 波倒置。

单导联监测心电图诊断：窦性心律，二度Ⅰ型房室阻滞，ST-T 改变

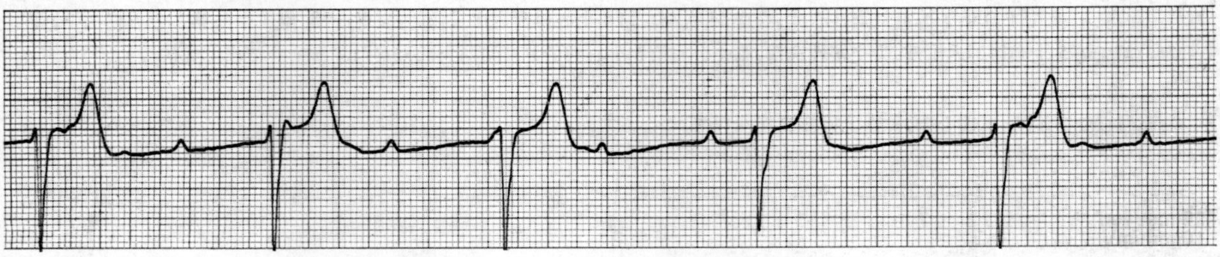

图 9-38　三度房室阻滞监测心电图

图中 P 波规则出现，大小、形态相同，QRS-T 波群中均重叠有 P 波，P-P 间距互差 <0.12s，频率 83 次/分，为窦性心律，QRS-T 波群均与 P 波无关，QRS-T 波群律齐，频率 44 次/分，QRS 时限 0.13s，为三度房室阻滞，室性逸搏心律。

监测心电图诊断：窦性心律，三度房室阻滞，室性逸搏心律

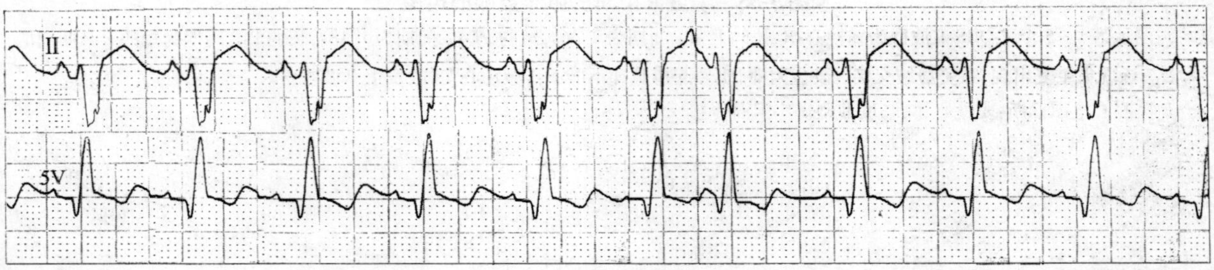

图 9-39　完全性左束支阻滞监测心电图

图示第 1～6 个和第 8～10 个 P-QRS-T 波群为窦性心律，心率 94 次/分；第 7 个 P′-QRS-T 波群为房性期前收缩，QRS 波群 V_5 导联呈 R 型，Ⅱ导联呈 rS 型，S 波粗钝，QRS 波群时间 0.12s，为完全性左束支阻滞。

监测心电图诊断：窦性心律，房性期前收缩，完全性左束支阻滞

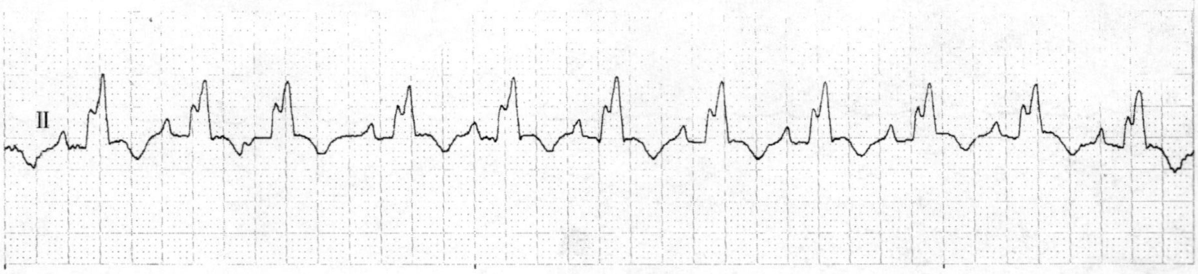

图 9-40　完全性右束支阻滞监测心电图

图示第 1、2 个和第～11 个 P-QRS-T 波群为窦性心律，心率 88 次/分，P-R 间期 0.18s，QRS 波群Ⅱ导联呈增宽切迹的 R 型，QRS 波群时间 0.18s，为完全性右束支阻滞。

监测心电图诊断：窦性心律，完全性右束支阻滞

通过心电监测观察住院患者，及时发现心律失常，特别是恶性心律失常，可使病情得到及时有效的控制，如房颤患者心室率可控制在理想水平；初发房颤或短阵房颤在监测下及时用药使之转复为窦性心律；室上性心动过速的患者，在监测下及时静脉给药终止室上速发作。

2. 急性心肌梗死 心肌梗死患者安置于监测病房，常规应用监测心电图，可采用心电监测3～5天，有并发症时可适当延长监测时间。通过监测示波器的荧光屏上显示心电图的波形，必要时可以冻结、记录及储存，出现异常时能自动报警。在CCU病房中一般采用胸壁综合监测导联。这种导联能清楚地显示心电图波形及节律，能较完整地反映心脏的电活动状态，及时发现心脏的异常变化。持续床边心电监测，不仅能反映急性心肌梗死的心电图演变进程，而且更重要的是能及时发现恶性心律失常，使患者得到及时治疗。急性心肌梗死患者心律失常发生率为34%至100%，以最初24h内发生率最高，以后几日逐渐减少（图9-41～44）。

急性心肌梗死患者易发生的心律失常：①室性期前收缩，是急性心肌梗死急性期最常见的心律失常，发病后的最初24h内检出率几乎达100%；②室性心动过速，其中非持续性室性心动过速最初24h内检出率为73%，持续性的室性心动过速检出率约27%，须及时注射抗心律失常药物或电复律；③加速性室性自主心律，常在心肌梗死后第二日至第三日出现，其发生率为12%至46%，大多发作短暂，一般不需特殊治疗，常为再灌注性心律失常；④心室颤动，多于发病后4h内出现，为警告性心律失常（室性期前收缩超过5次/分，多形及多源性室性期前收缩，室性心动过速及R-on-T型室性期前收缩），是心室颤动的先兆，须立即用利多卡因治疗，其发生率为4%至18%（近年研究发现急性心肌梗死发生心室颤动者25%至83%可无警告性心律失常，若无其他并发症，直流电击除颤几乎都能成功）；⑤窦性心动过缓，发生率为10%至30%，且下壁心肌梗死比前壁心肌梗死更易发生，少数窦性心律伴折返性心律失常和明显低血压者，应及时注射阿托品；⑥窦性心动过速，发生率约30%，前壁心肌梗死比下壁心肌梗死更多见，若不明原因持续3日以上，则表明有左心功能不全；⑦心房颤动、心房扑动与室上性心动过速，心房颤动发生率为8.6%至20.8%，心房扑动为1%至10%，阵发性室上性心动过速约5%，出现心房颤动或心房扑动常提示有左心功能不全或有心房梗死，心室率很快者须用药物控制或电复律；⑧窦性静止和窦房阻滞，发生率约5%，均见于下壁心肌梗死，持续时间短，出现血流动力学障碍时须用阿托品、异丙肾上腺素等药物或心脏起搏治疗；⑨房室阻滞，心肌梗死，一度房室阻滞发生率约10%，二度房室阻滞约8%，三度房室阻滞约6%，二度房室阻滞中90%以上为莫氏Ⅰ型，10%以下为莫氏Ⅱ型，前者QRS波群窄，无明显血流动力学变化，很少发展至三度房室阻滞，后者QRS波群宽，常进展为三度房室阻滞，须安装起搏器，下壁心肌梗死与前壁心肌梗死均可发生三度房室阻滞，前者逐渐发展，QRS波不增宽，多数可自动或应用阿托品后转成窦性心律，仅少数须紧急临时心脏起搏，后者常突发一度房室阻滞，可突然出现心室颤动或心室停搏，常须紧急临时起搏；⑩室内阻滞或束支阻滞，发生率约10%至20%，有报道，前间壁心肌梗死合并左或右束支阻滞者病死率高，经监测及预防性应用抗心律失常药物后病死率有所下降。

监测心电图对于急性心肌梗死患者溶栓治疗病情的观察尤为重要。溶栓治疗开始后的最初2h内，每0.5h复查一次12导联心电图，同时要严密观察心电示波的情况。如果在大剂量使用尿激酶过程中，溶栓效果显著，冠脉血流再通后可发生再灌注性心律失常，发生的时间多在冠脉再通时，或再通后5～30min，因此，溶栓后第一个24h是心电监测最关键的时期，应持续心电监测，溶栓后缺血部位的心肌得到血液再灌注及部分坏死的心肌细胞膜内离子释放入血流中重新分布，患者可能出现房性期前收缩、室性期前收缩、室上速、短阵室速、室颤、房室阻滞等各种心律失常，溶栓治疗时要严密观察各种心律失常及生命体征的变化，备好各种抢救药品和器械，如利多卡因、阿托品、除颤器，CCU护士应训练有素，能正确识别各种心律失常图形，确保心电监测质量，有效控制恶性心律失常的发生。

3. 心绞痛 临床上有反复发作的胸疼、胸闷等症状的患者应高度警惕冠心病心绞痛，心电监测可以观察患者在不同时间内ST-T的动态变化，通过心电监测可观察ST-T的改变，以发现心肌有无急性缺血，对提高冠心病心绞痛的诊断率有重要意义。

心绞痛是心血管内科的常见病，病情演变快，危险性高，部分患者若未得到及时处置，可发展为AMI，严重者发生猝死。如有条件，凡是心绞痛都有必要收住CCU心电监测3～7天，便于及时发现及处理心律失常，提高治疗效果，减少死亡的发生。

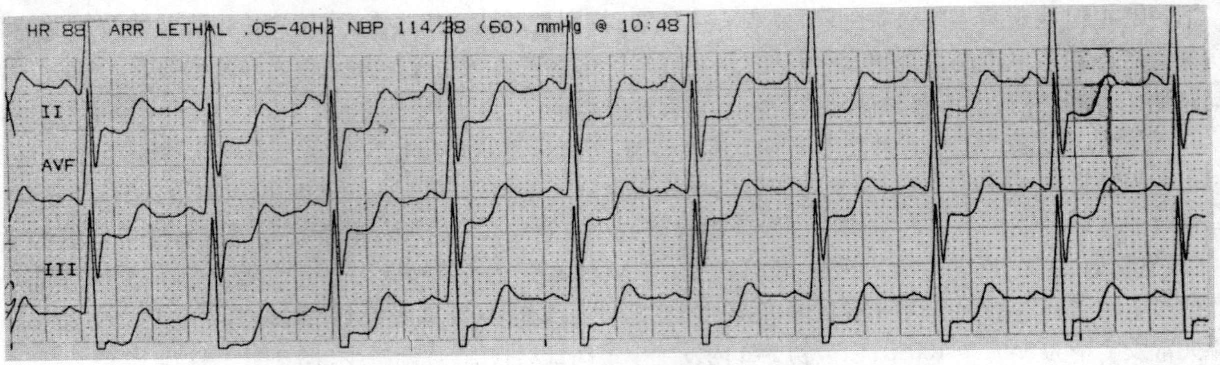

图 9-41　心内膜下心肌梗死监测心电图

图示全程 P-QRS-T 波群，为窦性心搏，P 波有规律出现，其后有下传的 QRS-T 波群，P-R 间期 0.12s，QRS 波群时间 0.10s，心率 88 次/分。Ⅱ、Ⅲ、aVF 导联 ST 段水平压低 0.30mV～0.40mV。

该患者下壁Ⅱ、Ⅲ、aVF 导联 ST 段压低十分明显，经及时治疗 ST 段逐渐恢复到等电位线，随之其症状及心肌酶学亦改善。

监测心电图诊断：窦性心律，心内膜下心肌梗死

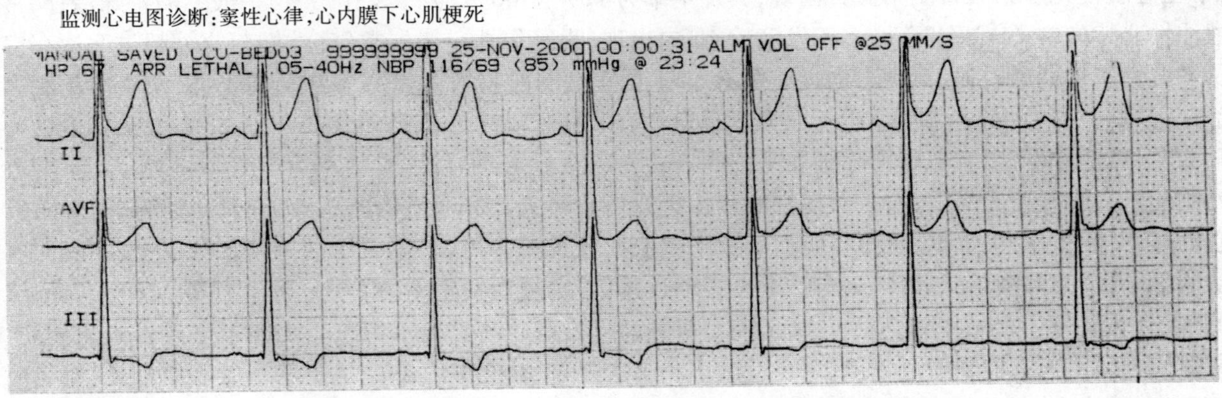

图 9-42　下壁心肌梗死恢复期，Q-T 间期延长监测心电图

图示全程 P-QRS-T 波群为窦性心搏，P 波有规律出现，其后有下传的 QRS-T 波群，P-R 间期 0.14s，QRS 波群时间 0.08s，心率 66 次/分。Ⅱ、Ⅲ、aVF 导联呈 qRs 型，q 波宽度 <0.04s，深度 <1/4R，ST 段下斜型压低 0.15～0.20mV。Ⅱ、Ⅲ、aVF 导联 T 波倒置，Q-T 间期延长达 0.50s。

监测心电图诊断：窦性心律，下壁心肌梗死恢复期，Q-T 间期延长

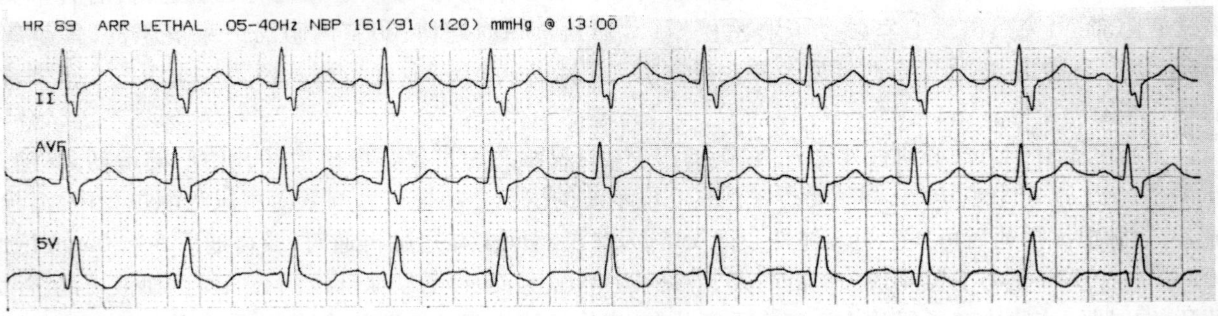

图 9-43　前壁心肌缺血监测心电图

图示全程 P-QRS-T 波群为窦性心律，P 波有规律出现，其后有下传的 QRS-T 波群，P-R 间期 0.17s，QRS 波群时间 0.12s，心率 89 次/分。V_5 导联呈 qR 型，q 波深 >1/4R，宽度 <0.04s，ST 段下斜型压低 0.10mV，T 波倒置。

该患者经监测心电图动态观察，V_5 导联 q 波及 ST 段无变化，除外心肌梗死。

监测心电图诊断：窦性心律，前壁心肌梗死，异常 Q 波，室内传导阻滞

4. **心肌病**　各种心肌病都易发生心律失常，监测心电图常见的有：①室上性心律失常，如房性期前收缩、短阵房速和房颤、房扑等，应观察其发作频率、持续时间和心室率，如房颤心室率 >110 次/分合并室内差异性传导或房扑呈 2∶1 传导并发心功能不全，应予西地兰、心律平等治疗，监测见心室率多在 8～12h 内降至 100 次/分以下，室内差异性传导消失，临床症状改善；②室性心律失常如为频发性或联律性，有短阵室速，尤其发作 R-on-T 现象或短阵扭转型室速应用利多卡因、镁剂、多巴酚丁胺等，室速可很快消失，或仍有室性

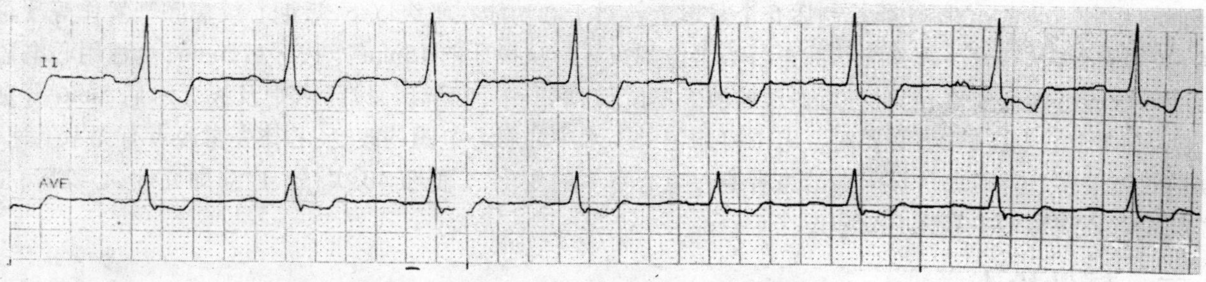

图 9-44 下壁心肌缺血监测心电图

图示全程 P-QRS-T 波群为窦性心律，P 波有规律出现，其后有下传的 QRS-T 波群，P-R 间期 0.20s，QRS 波群时间 0.10s，心率 63 次/分。Ⅱ、aVF 导联 ST 段水平型、下斜型压低 0.10～0.25mV，Ⅱ导联 T 波倒置，aVF 导联 T 波负正双相。

监测心电图诊断：窦性心律，下壁心肌缺血

期前收缩，24h 内室性期前收缩显著减少；③一度房室阻滞应排除是否由药物引起，以判断是否停药；④ST-T 改变显示心肌缺血程度，改善心肌供血能减少心律失常的发作，应观察 ST 段压低（抬高）程度、曲线变化、T 波振幅和方向等。

5. **高血压病** 高血压病是一种常见的，以体循环动脉压增高为主的临床症候群，其发病率高，长期、持久的血压升高可导致心、脑、肾等靶器官受损。发生高血压性心脏病，心电图呈左心室肥厚及劳损。高血压脑出血术后心电监测，可以动态观察血压、心电图的变化，给治疗提供依据。对老年患者，长期高血压致心功能减退、心律失常、电解质紊乱，可诱发心衰，心衰可加重脑供血不足，导致脑缺氧，昏迷加深，心电监测可早发现、早诊治，是防止术后发生心衰的关键，以保证脑的血液供应，提高生存质量。

二、围手术期

1. **介入性手术** 介入性检查和治疗的应用范围越来越广，已经成为临床诊疗的重要组成部分。为加强安全性，对病例在介入性诊治中作心电监测。

介入性检查和治疗技术虽然创伤小、见效快，但由于其操作过程中使用的导管、导丝等器械大多直接进入到血管或心脏腔内，对大血管和心脏具有直接的刺激作用；同时由于不断地使用高浓度的造影剂，也直接刺激血管内皮和心内膜。上述因素是造成心电异常改变的主要原因。

2. **心脏起搏器植入术** 安置永久性心脏起搏器是高风险的手术，术中、术后的心电监测是手术顺利进行的重要保证。推送起搏电极时，电极由上腔静脉进入到右房时，可出现房性期前收缩或短阵房速，这是由于电极头碰触右房壁所致，呈一过性，电极头离开右房后，此房性心律失常一般自行消失。起搏电极通过房室口，到达右心室，由于电极头碰触右心室壁，可出现室性期前收缩或短阵性室速，一般为 5～7 次连发，频率在 120 次/分左右，期前收缩形态呈完全性左束支阻滞（CLBBB）型。用电极头抵住右室壁进行临时起搏，通过起搏图形鉴别：如出现 CRBBB，心电轴显著左偏时，证实电极在心尖部；如出现完全性右束支阻滞（CRBBB）型的心电图，要考虑电极头误入冠状窦内，或电极头穿破心肌进入左室的可能。

3. **开胸手术** 造影剂注入左右冠脉后，心电图上可出现Ⅱ、Ⅲ、aVF 导联 T 波高尖或倒置及 R 波改变，还可出现窦缓和动脉血压下降，甚至窦性停搏等。这些改变在短时间内可恢复正常。导管在进入左右冠脉过程中，极易诱发室性期前收缩、室颤，故监测人员应严密监测，根据病情，迅速果断处理。

4. **其他手术** 其他情况还有腹腔镜下输卵管妊娠手术，监测心电图主要表现为窦性心律不齐、窦性心动过速和窦性心动过缓。老年性白内障并存心血管疾病者，术前应积极改善心脏功能和稳定血压，全面评估后决定是否能够耐受手术。对心律失常者，须应用药物控制。对病窦综合征者须安装临时心脏起搏器，严重心律失常者不宜手术。拔牙患者不管是否有心血管疾病，其三项指标，即血压、心率、血氧饱和度在拔牙中及前后均有不同程度的变化，而心血管病组变化明显。在注射麻药前血压、脉搏、心率变化不大，注射麻药开始拔牙时，高血压、心脏病者的血压、脉搏会有所升高、加快。对于以下情况要考虑在心电监测下拔牙：拔牙前 1 个月心血管病情稳定，血压在 24/13.3 kPa 以下者；心功能在Ⅲ级以上；偶发房性或室性期前收缩者；慢性冠状动脉供血不足，术前术后有相应治疗者；无合并心肌缺血、心律失常的一度房室阻滞；心室率在 100 次/

分以下的心房颤动者；心肌梗死控制后6个月以上。对于心功能在Ⅲ级以下、近期心绞痛频繁发作等严重的患者，必须先行内科治疗，改善症状后再行心电监测拔牙。从拔牙前15min至拔牙后5min，全程用心电监测仪标准导联进行连续观察，同时进行血压监测。麻醉前、麻醉中、麻醉后、拔牙术中及拔牙术后5min分别记录心率、血压及心电图情况，必要时心电图打印记录。术中注意心电图的改变：心律失常患者有无室上速，室性期前收缩增多，房颤等；传导阻滞的患者应注意心室率的变化，若低于40次/分，应立即处理；心绞痛、心肌缺血的患者要注意术中有无心绞痛发作等。

三、辅助检查

胃镜检查对部分老年人心血管系统确有影响，主要表现为心率加快、心律失常、心电图ST-T改变，在胃镜检查过程中进行持续心电监测，可见胃镜进出食管时易发生房性期前收缩，进出胃腔时易发生室性心律失常；纤维支气管镜检查中经常出现心动过速、心肌缺血的情况，严重的发生急性变态反应，导致低血压、心律失常、支气管痉挛和动脉低氧血症，应心电监测，一过性室性期前收缩、ST-T改变及术后血压基本复原者均宜密切观察，无特殊情况无须治疗，但是如果出现短阵室速、缺血性ST-T改变以及血压超过26.7/14.7kPa均应立即终止检查及时处理，确保辅助检查的安全与顺利进行。

医学监测技术是一门综合性科学，是集现代科技、现代医学、物理学、计算机技术等多学科基础的综合技术。监测心电图是心电学家族的显微镜、放大镜，未来的多功能、综合监测是心电学家族的智多星。我们期盼现代监测设备实现向轻型化、无线化、一体化、综合化方面发展。随着网络通信技术的发展，监测仪向网络化、家庭远程化方面发展将成为必然。

（张开滋　邢福泰　王红宇　孟庆华　崔冬霞　肖传实　李　多）

参考文献

[1] 纪承寅，黄新国，虞万良．老年人心律失常的诊断与防治．北京：科学技术文献出版社，2004：308～312.

[2] 侯立亚，吴水才，白燕萍．嵌入式心电监测仪的研制．北京生物医学工程，2005，12，24(6)：418～420.

[3] Jevon P.（英）．心电监测．国外医学护理学分册，2000，19(12)：577～578.

[4] 曹继伟，许雪梅，孙秀云．正确选择和应用心电监测导联．实用医技，2000，7(7)：497.

[5] 蒋龙元，黄子通，吴海东．冠心病的心电监测．新医学，2000，31(10)：624.

[6] 巫琦．监测仪的临床应用和发展．医疗装备，2004，17(3)：10～12.

[7] 孙素娟，张士奇．浅谈心电监测仪的检定方法．企业标准化，2000，3：16.

[8] 元建哲．心电监测仪使用中应注意的几个问题．淮海医学杂志，2002，20(5)：404.

[9] 郑黎，彭明珍．床边监测仪影响因素分析．农垦医学，2003，25(5)：328～329.

[10] 胡明明，张霞．影响心电、血压监测的因素及处理．实用心电学杂志，2002，11(2)：157～158.

[11] 付继霞．心电监测患者的观察及护理68例．医学理论与实践，2003，16(10)：1196～1197.

[12] 于泳芬，梁桂萍，郭尊莉．静态心电监测对心律失常的诊断价值．职业与健康，2001，17(3)：85～86.

[13] 张志霞．心电监测仪的日常维护．实用医技杂志，2005，12(5)：1317～1318.

[14] 胡肖聪．浅谈监测仪的临床使用．医疗卫生设备，2003，11～128.

[15] 洪范宗，周金生．几种心电监测仪常见故障及排除．医疗装备，13(12)：56.

[16] 张开滋，韩泽蓉，曲晓燕，等．简明监测心电图图解．长沙：湖南科学技术出版社，2005：1～281.

[17] 张开滋，王红宇，肖传实，等．实用心电监测．北京：科学技术文献出版社，2007：53～424.

第十章　电话传输心电图

电话传输心电图记录方式与静态心电图不同，其传输方式的改变也使得心律失常的诊断不受地域的限制、也不受时间的限制，方便、快捷、实时，显示出独特的魅力。

第一节　溯源与发展

临床需要就是新技术开拓的动力，而技术的发展又促进了学科的进步。电话传输心电图记录方式与传输方式的改变是随着科学技术的进步而发展进步的。

一、电话传输心电图的发展历史

从心电图于1903年应用到现在已有100年的历史，鉴于发明的心电图仪操作简单、无创伤、诊断准确、对心血管疾病的意义重大，在1924年Einthoven获得了诺贝尔医学奖。目前心电图检查已成为心血管疾病的常规检查方法之一。但是，常规心电图检查通常只记录10~60s的心电信号，而与一天10万次左右的心率相比，能够观察和分析的数据太少。1957年Holter发明了动态心电图仪，可记录被测者24h生理状态下的10万次左右的心率，这大大提高了对心律失常事件的检出率。经过多年的实践，人们发现对于绝大多数的受检者，异常的心电信息很少。特别对一些一过性心律失常和一些偶发的严重心律失常观察一天仍不能及时捕获到异常情况，例如晕厥等症状出现时的异常心电活动。为了抢救心肌梗死、心脏骤停等危重病例，欧美国家医疗中心于1960年相继开创了冠心病监护病房（CCU）和重症监护病房（ICU）。通过长时间心电示波监护及血流动力学监测和及时强化治疗使死亡率明显下降。但是，除了危重患者，长时间心电示波监护浪费人力和财力资源。

从20世纪70年代起，美国等发达国家开始研究在医院之间利用电话线路传输心电图。由于当时的科技水平所限，心电记录盒较大，干扰噪声也严重，电话传输技术不稳定。所以没能真正用于临床。进入80年代，美国Montana州立大学的Murari等教授应用新型电子技术，率先研制成功个人与医院之间的电话传输心电图远距离监测设备（简称TTM），患者携带小型发送器，感觉不适时用普通电话传输心电信号获得成功，利用发送器将心电信号以模拟调频方式发送到医院的接收描记装置，人工接收心电信号，以求早期发现患者出现的心脏电紊乱信号，及时给予处理。但该设备使用成本很高，影响了临床的普及推广。90年代初，美国、澳大利亚、以色列等国在接收描记装置上增加了计算机系统，患者发送的模拟调频信号经过接收描记装置转化为数字信号输入到计算机进行处理，图像较前又有了新的进步，同时记录容量和传输条件进一步改善。目前，美国、以色列等国家均建立了大规模的院外心脏远程监护网络，具有电脑智能诊断功能和高速数字通信功能的“院外心脏病集群监护系统”(Heart BB)，将 TTM 发展到一个新的阶段，成为医疗信息高速公路的重要组成部分，又称为“电话传输心电与电子计算机会诊网络”“心电电话传输监护(ETTM)”等。这是先进的电子计算机技术与医学技术相结合的产物，它具有心电监测、心脏诊断、心脏急救、指导治疗、网络会诊、保健监护等多种功能，可以通过国际网络联网(Internet)，进行国际网上会诊。

近些年，为满足广大临床患者的需求又研制出了置入式 Holter 仪，可将心电记录器植入体内，可以连续记录 1 年的心电信号。但这种方法有创伤，价格昂贵，难以普及。

二、电话传输心电图的国内发展动态

随着国际发展的步伐，1979 年上海第二医科大学附属瑞金医院首次应用了电话传输心电图技术，至今这项技术在中国已走过了二十几个年头，先是采用美国 Cardiobeeper 公司电话传输心电图接收装置，经临床试用的探索阶段，取得了可喜的结果。之后，一方面引进美国、以色列、澳大利亚等国的电话传输心电图设备，一方面我国自行研制开发了具有自己特色的电话传输心电监护系统，相继开发了不同类型的电话传输心电监护系统。现在已有几百家单位应用。从单纯在医院临床心电监护发展到心脏康复保健应用；从单纯电话传输心电图发展到网络远程心电图；从一个医院规模发展到整个城市规模经营。福建省立医院、福建省老年病院、内蒙古自治区医院、湖南医科大学湘雅医院、广西南宁江滨医院、河南省直机关第一医院、山东医科大学附属齐鲁医院等单位建立了干部保健监护网络；中国医科大学第一附属医院、丹东心电监测中心；山西医科大学第二医院、解放军第三军医大学附属西南医院、同济医科大学附属协和医院、广州暨南大学附属华侨医院、贵州省人民医院、上海医科大学附属金山医院、哈尔滨医科大学附属第二医院、内蒙古林业总院、北京急救中心、厦门急救中心、北京军区国际和平医院等 80 多家医院建立了面向社会的院外心脏病监护网络。江苏省徐州市第一人民医院、深圳市福田医院、广东佛山市第一医院、珠海市中医医院、中国第一汽车制造厂职工总医院、大连市中心医院等单位建立了社区医疗监护网络；天津胸科医院应用该系统建立了亚洲地区规模最大的现代化的院外心脏病监护急救会诊中心和干部保健监护中心，覆盖了 18 个区、县，得到中央组织部、卫生部和国内外医学界的高度评价。同时，我国在院外心脏病远程监护方面取得了相当丰富的临床经验，随着数字信息技术的迅速发展，全国联网会诊的条件已经趋于成熟。目前，院外实时监测心电图和监测统计数据已经成为临床心电学的重要组成部分，为临床工作提供了重要的诊断依据。

随着我国电信事业的迅速发展，电话已在城乡迅速普及，建立电子计算机监测网络进行院外心电监测已成为可能，这是集诊断、指导医疗和心脏保健为一体的新型的监护方式。一个医疗单位设一个中心监护记录台，对分散在医院外的心脏病患者进行监视，好像把监护病房扩大到社会，成为一个开放式的大病房。随身携带的微型心电记录发送器(心脏 BB 机)，不论在工作场所、家居、出差或外出旅行，都能通过电话传送心电图，医院设有 24h 的热线电话专线，患者随时能与医疗中心保持联系，成为一个以医院为中心的监护网络。这样，犹如医生日夜相伴在患者身边，患者能及时得到确诊，并给予治疗指导，患者会感到安全、放心。另外，还可以在各监护网络之间进行交换资料及会诊，这对提高边远地区及基层医院的医疗水平与干部保健具有重要的意义，其前景十分诱人。电话传输心电图是心电技术大家族里的千里眼、顺风耳。(图 10-1)

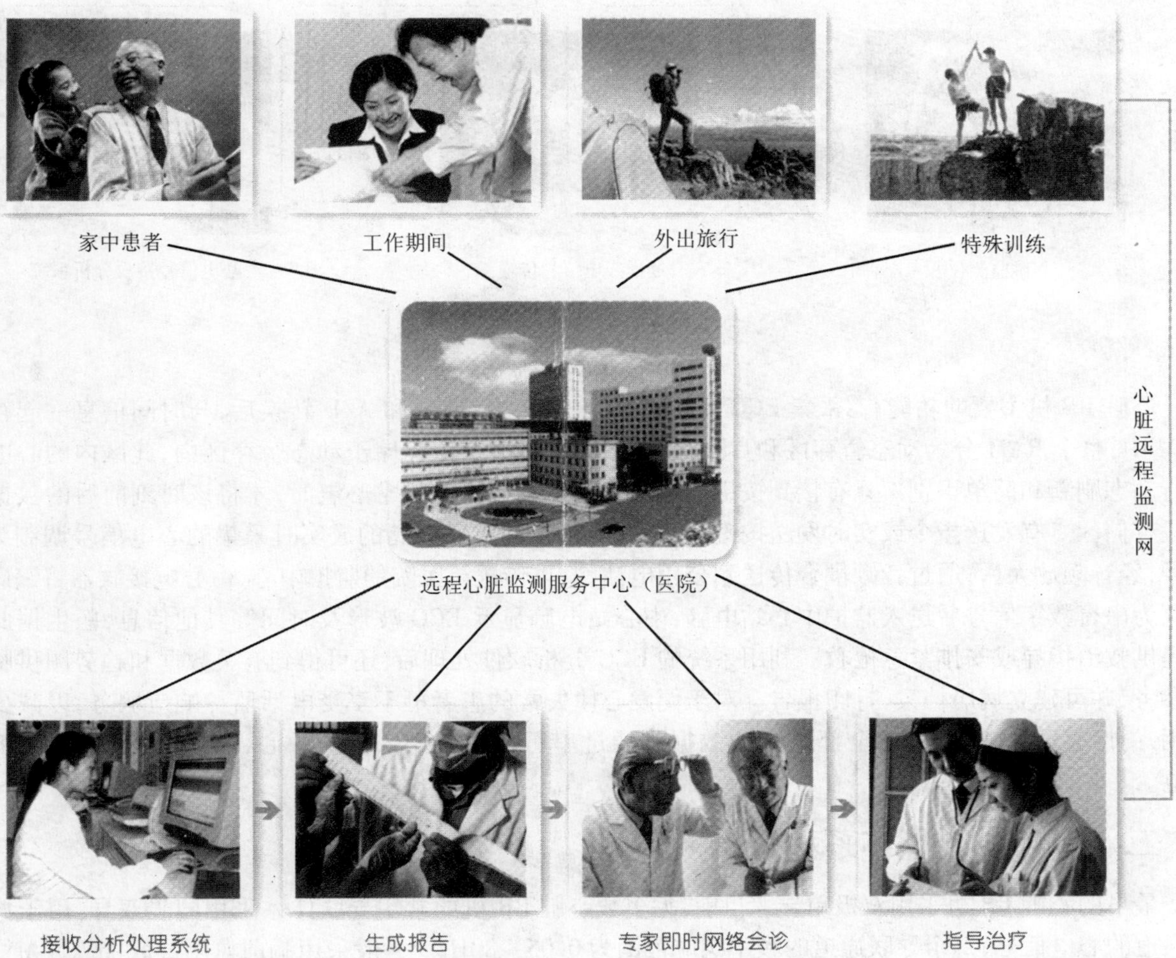

图 10-1　心脏远程监测网

第二节　检 查 方 法

电话传输心电图即心脏 BB 机，是通过佩戴在患者身上的心脏监测器（cardiobeeperbox，即心脏 BB 机或 TTM 盒）实时监测心电活动，定时或在心脏事件发生时，手动记录并通过电话实时传输心电信息到心脏监护中心，通过计算机处理，显示和打印出患者的心电图，供临床医师分析，然后再将诊疗意见传输给社区医师或患者的一整套系统。

一、TTM 系统的组成、设计和工作原理

TTM 主要由患者携带的心脏 BB 机，心电电话传输接收器，监护中心站三大部分组成（图 10-2）。目前应用较多的心脏 BB 机是智能式循环记忆心电发送器，具有定时记录、选择储存和报警功能；采用数字编码技术发送；并可任意编程，根据患者情况设置报警阈值；电话传输接收器是连接心脏 BB 机和监护中心的纽带，是心电图传输的通路，主要是通过公用有线或无线电话系统实现的；中央监护中心是把心脏 BB 机通过电话传来的心电音频信号或红外线发送的信号调制成心电电频信号，或电脑宽带网直接发送数字信号，经过人机对话分析，同时编制监测时间段内的期前收缩直方图及心率、ST 段趋势图等统计数据，经专家阅读、综合分

析后提出诊疗意见。

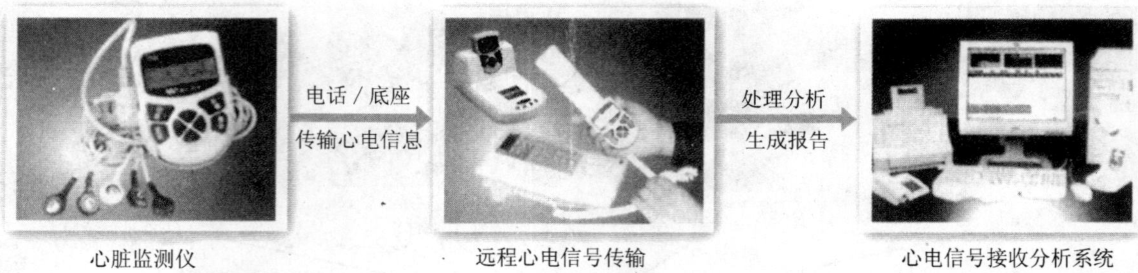

图 10-2 TTM 系统的组成

心脏 BB 机主要的功能有:采集 ECG 模拟信号,经过放大、滤波和 A/D 转换后,与时间信息一起存储在 RAM 中,整个 RAM 分为动态暂存区和片段存储区,实时心电首先存储于动态暂存区内,此区内的心电数据进行动态刷新和简单识别。只有接到按键指示或自动识别诊断为异常心电时,才将该时刻前后的数据存入片段存储区。有发送指令或实时发送按键按下时,CPU 控制将已存储的或实时采集的心电信号调制为 FSK 信号,经音频放大后,通过音频耦合传送到公用电话网,再传送至医院的监护中心,由心电接收器将编码信号解调为串行数字信号后送入监护中心站电脑,中心站电脑显示 ECG 波形及时间等其他信息,医生据此为患者提供救治指导或安排紧急抢救。利用系统的 ECG 分析软件处理后,还可得到有关数据和趋势图供临床诊断参考,并可建立病历档案,打印报告。对于偶发心律失常的患者可不享受电话监护响应服务,以减少医疗费用,门诊就医时,监护盒中全部记录的数据可通过串行口直接送入监护中心,进行回放观察、分析异常心电。

二、TTM 的导联体系和数据采集

最早的心脏 BB 机采用双极单导。目前,大多数心脏 BB 机的常用导联体系采用同步双导,用于检测两个通道的心电信号,每个导联通道的频率响应范围为 0.05 ~ 80Hz。一般采用胸前监测导联 $MV_1 + MV_5$。对于膈面或后壁心肌缺血或 ST 段变化的患者,可以选择相应的 aVF、MV_6 等导联体系,以保证得到可靠的监测。少数心脏 BB 机配有微型十二导联心电信号采集器,用于须要进行十二导联监护的患者(图 10-3)。心脏 BB 机以每秒 250 次的速率对心电信号进行采样,转变为数字化信号送入存储器存贮,同时进行分析诊断。双极单导不需要粘贴电极片,方便患者使用,但记录容量很小;同步双导或十二导联信号采集须要粘贴电极片,连续采集心电信号,间断贮存,记录容量较大,信号识别准确。

三、实时时钟

心脏 BB 机内部配置实时时钟,为临床医生提供准确的开机、关机、报警记录、发送等工作状态的日期和时间,心率和 ST 段变化趋势图中也记录了患者关机中断监护的时间。实时时钟依靠备用电池自动运行,不需要每次使用前设置调整。

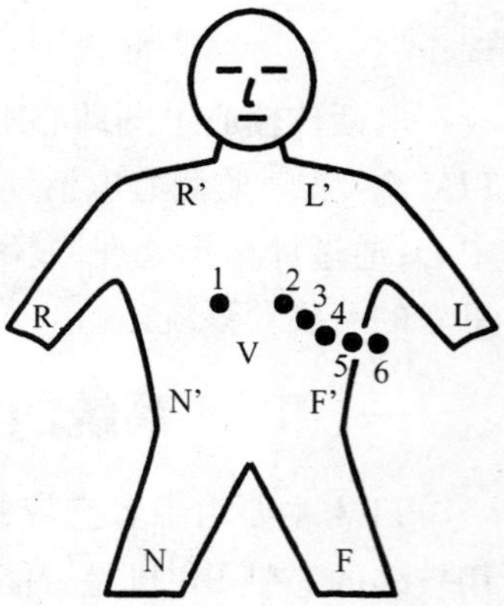

图 10-3

四、液晶显示

显示内容主要是 BB 机编号和所属城市识别标志、日期、时间、心率等。一些型号的记录仪器有中文操作菜单和功能图标,同时显示各导联心电图波形;在家庭中作为微型床边监护仪使用时,可以连续滚动实时显示监测心电图,液晶同时还有智能控制背光照明,方便了夜间使用。

五、自检维护功能

心脏 BB 机对导联电极的粘贴状态和工作电源电压具有自动检测功能，当导联电极脱落或电池电压不足时，能够及时提示用户处理或更换。心脏 BB 机内部设有备用锂电池，自动提供掉电保护数据功能。

六、高速数字通信

心脏 BB 机具有电话和红外两种数据传送方式，分别适合院外和院内患者使用。电话发送时，数字通信速率为 1 200 次/秒，受传输速度的限制，每次仅能将最重要的 16～56s 心电图传输；红外发送时，数字通信速率可达 19 200 次/秒，可以快速将内存 90min 的心电信号在几分钟内传输到中心电脑。

七、统计信息

在监测过程中，不仅需要报警时刻的异常心电图，同时也需要对患者的整个监测过程和心脏电生理活动有一个较为全面的了解。心脏 BB 机对监测期内的正常心电图和异常改变进行统计学处理，供临床医生回顾分析病情演变过程时参考。

期前收缩直方图：监测期内每分钟计算一次提前出现的 QRS 波群，同时排除房颤和窦性心律不齐造成的影响；将期前收缩分为 QRS 宽大畸形的室性期前收缩和 QRS 正常的室上性期前收缩，在诊断报告中按其每小时发生的次数以直方图形式打印出来（图 10-4）。

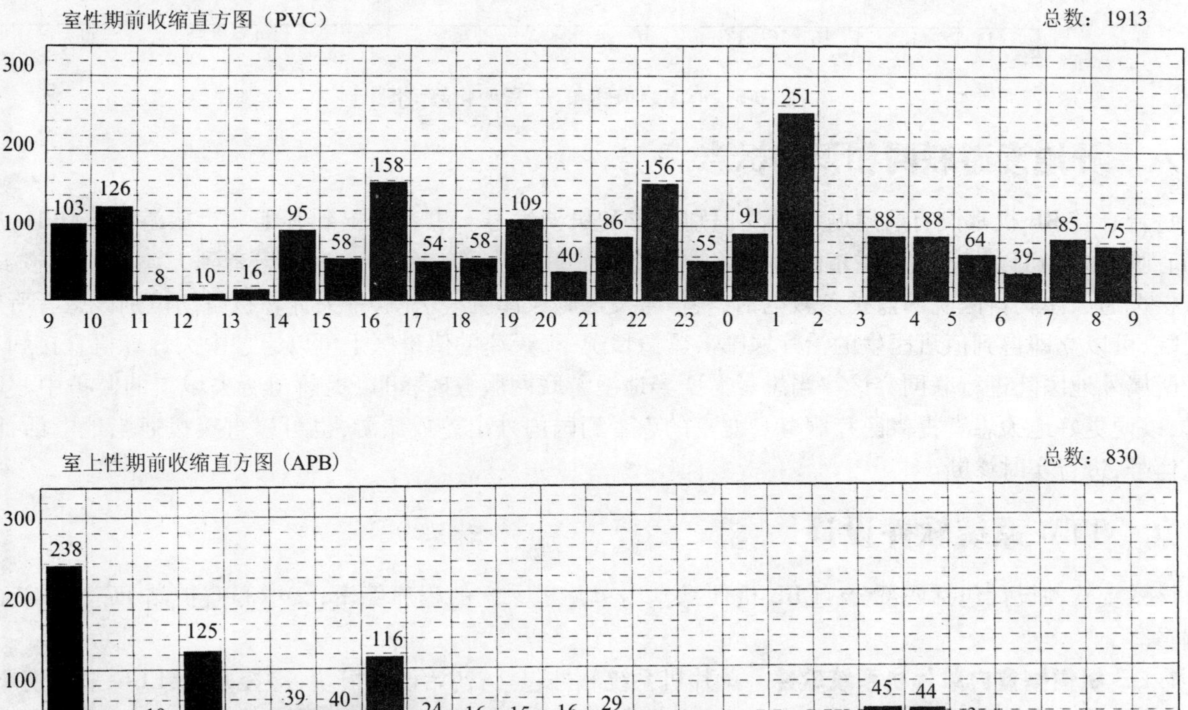

图 10-4　期前收缩直方图

心率趋势图：在监测期内，以每分钟计算一次平均心率进行描记，并记录统计监测期间心率的最小值、最大值和平均值。

ST 段变化趋势图：在监测期内以每分钟统计一次 ST 段变化的平均值进行绘制。计算 ST 段时，采用动态跟踪取值，即每个 R 波的基线值和 ST 段值之差为实际值。若 ST 段值大于基线值持续 1min 则表示 ST 段抬高，小于基线值持续 1min 则表示 ST 段压低（图 10-5）。

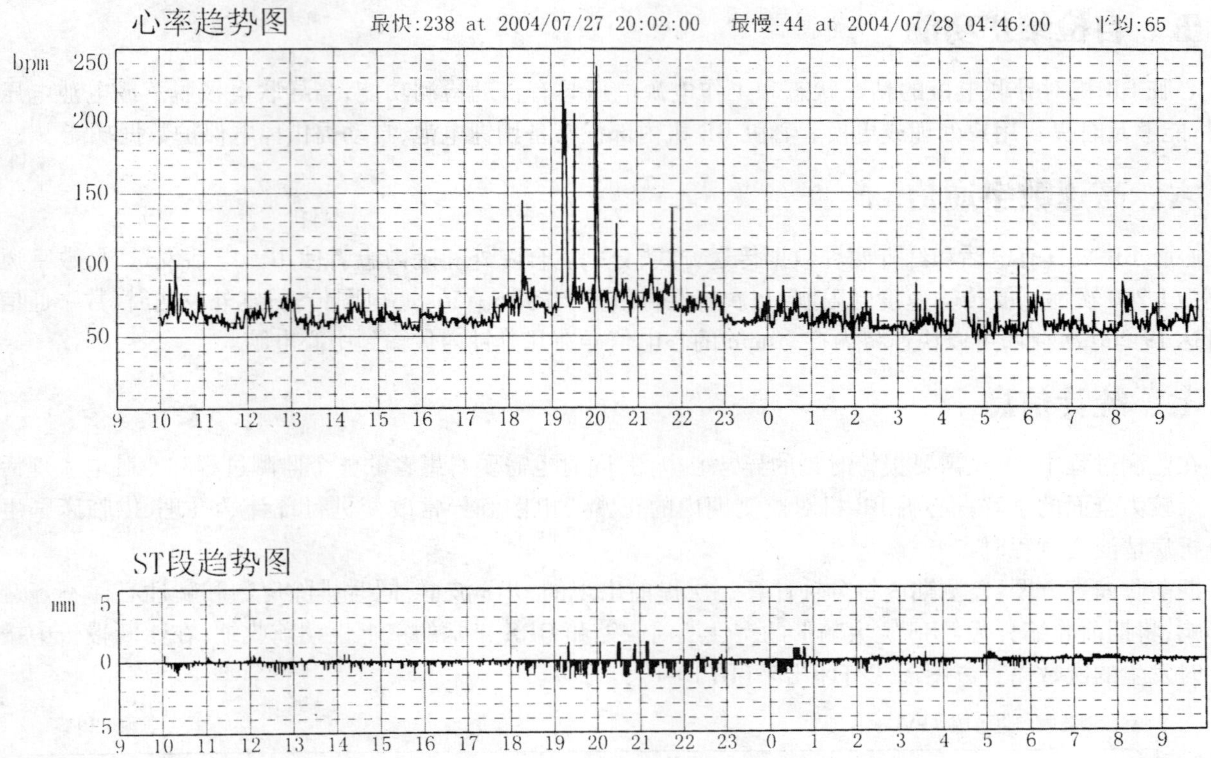

图 10-5　心率趋势图和 ST 段变化趋势图

八、异地漫游联网和识别标志

每台心脏 BB 机都设有所属城市医院识别标志和机器编号。患者外出到其他城市旅游或工作时，所佩带的心脏 BB 机可以进入这些城市的远程监护会诊中心联网会诊。例如北京的患者到天津出差或旅游，可以直接拨通天津胸科医院的监护急救电话，将信号发送到天津胸科医院，中央计算机自动识别该患者所属城市医院，可以立即得到值班医生的治疗医嘱。紧急情况下，天津的值班医生可以通过中央计算机直接和异地患者所属外地医院进行联网会诊。当患者需要异地漫游联网服务时，可以提前与所去城市的监护中心联系安排，以便更好地为患者提供医疗服务。北京的患者到国内外出差或旅游，也可以直接拨通当地电话，回传心电信号，进行实时诊断。

九、TTM 系统软件设计

该系统软件设计包括两部分：①BB 机便携盒内单片机系统的程序编辑；②中心监护站 PC 机系统的程序编辑。

1. BB 机便携盒内单片机系统软件　单片机系统软件包括：初始设置模块、键控模块、ECG 采样模块、异常心电探测模块、存储模块、发送模块和实时发送模块。其中初始设置模块由 PC 机通过串口通信启动，设置系统时间、患者编号、监护参数等数据。若患者因治疗等引起病情变化须要调整监护参数，调用该模块。异常心电探测模块使用 5 点差分阈值法检测 ECG 的 QRS 复合波，然后对心率、QRS 复合波形态等参数进行分析比较。

2. PC 机系统软件　PC 机程序使用 C 语言编辑，包括病历管理模块、BOX 参数设置和修改模块、实时显示模块、数值测量模块、回放分析模块、统计打印模块等。界面友好，操作方便，可进行人机对话。

十、电话传输心电系统的特点

目前，电话传输心电系统已达到较高的技术水平。较以往的系统有下列特点。

(1)采用了 FSK 调制的数字信号传送方式，较之模拟信号调制具有更高的抗干扰能力，保证了心电波形不失真。

(2)在心电监护盒上采用了实时时钟系统,可将相应的时间信息同ECG信号一起保存、传送,并显示在屏幕上,结合患者的主诉,利于医生诊断,提高监护效能。

(3)具有患者自觉症状记录和监护盒异常心电探测记录两种捕捉异常心电的方式,提高了异常心电捕获率,提高了监护的可靠系数。

(4)患者自觉症状存储ECG时,有回忆功能,除传输已存ECG外,还有实时ECG传送功能,医生能及时了解患者连续的心电图状况,尽快采取措施。

(5)为了保证心电记录符合临床要求,并简化患者对心电记录盒的操作,不同患者或同一患者不同时期的监护阈值、时间等参数的设定由医生在监护中心通过主机与心电监护盒的直接通讯来完成,已存储于心电监护盒内的心电监护数据也可通过串行口全部、直接输入到主机内,进行回放、分析等处理。

十一、TTM的种类

目前,从国外引进的TTM系统主要来自于美国的INSTROMEOIX公司、以色列的AEROTEL公司、日本的Card Guard公司、德国的TMS公司和澳大利亚的MICROMED公司等。国内自20世纪90年代初起,由清华大学、天津大学和中国医科大学、珠海中立、沈阳威灵、北京卡迪欧等科研单位和公司,陆续开发出十几种TTM系统。从功能和原理分析如下。

1. 按记忆方式分类 心电记录仪分为无记忆实时发送和有记忆事后发送方式。前者在有症状时向中心发送心电图数据,无记忆功能。后者在有症状时按心脏BB机上的按钮,将心电数据记录贮存下来,然后于方便时通过电话再发送到监测中心。心电发送器有四种。

(1)实时发送器。有症状时通过电话直接向中心发送,由中心医师分析心电告之患者结果及处理方法,实时发送要求中心24h有人值班,症状发生时病情比较稳定,并有足够时间去打电话,电话线路要求畅通。其缺点是若症状发生持续时间较短,来不及或接不通电话,或当时当地无电话时,就不能得出结果。故仅用于起搏器患者的随访及症状稳定者或作保健随访。

(2)记忆心电发送器。当有症状时可按发送器上的记录按钮,心电将被记录贮存下来,然后通过电话再发送到中心。其优点是发生症状时的心电可被贮存,但不能了解按动记录按钮前的心电情况。

(3)循环记忆心电发送器。当有症状时,可按动记录按钮,前后若干秒内的心电都记录到,对诊断极为有用。其记录程序和时间可任意设置。其缺点是仍然需要依靠患者有自觉症状。

(4)智能式循环记忆心电发送器。将心电监护的报警功能与TTM结合在一起,当有心动过速、心动过缓、心脏停搏、频发期前收缩时,即使患者无自觉症状,仪器自动报警记录,当有症状按记录按钮可以循环记忆存储,并可每小时自动定时记录16s同步双导心电图,同时还有监测时间内的期前收缩直方图、心率、ST段趋势图等定量统计数据。自动调整报警阈值,可用于原有心电异常的患者。

2. 按发送原理分类

(1)是用心电信号调幅一定频率的信号,直接发声发送,多为无记忆的实时发送,心电信号的采样率随发声频率改变,可以很高(2 000Hz以上)。此方法的缺点是分辨率低,抗干扰能力差,接收端必须有相应的软硬件。

(2)将心电信号数字化后,通过调制解调器按字节进行传输。此方法技术比较成熟,通用性好,接收端只要有相应的软件即可。缺点是传输过程中数据易丢失,造成心电波形失真,并且此方法数据传输过程中,提前、滞后都不能接收,必须得到传输数据后才能接收。心电信号的采样率受传输速率限制,一般低于300Hz。

(3)采用了复杂的信号传送技术、位流传送。此方法是将心电信号转为数字位流信号,载波后通过电话线进行传输,数据很少丢失,波形准确,抗干扰能力强,接收心电图时不必与心脏BB机同步。缺点是与通用技术不兼容,对话机质量要求较高,接收端必须有相应的软硬件。心电信号的采样率也受传输速率限制,不高于1 800Hz。

3. 按粘贴电极片分类

(1)带导联线的心电图信息采集盒，需要贴片粘接在皮肤上，降低电阻，多为双通道或多通道采集心电信号，记录容量大，通过有线电话或网络宽带将所采集到的心电图信息传输到指定的医院计算机上。

(2)采集盒带有2至3个电极，不用导联线可采集心电图，但记录容量小，可以将心电图信息直接无线发送到医院，或到医院输出，由医生阅读。

十二、导联连接方式

理想的监测导联应能与常规心电图12导联的某一个导联相类似，带导联线的电话传输心电图的导联一般选用模拟双极胸导联，常用的心电监测导联是双极导联，需要4个或5个电极片联结，分为正极、负极和无干电极(相当于地线)(图10-6,7)。

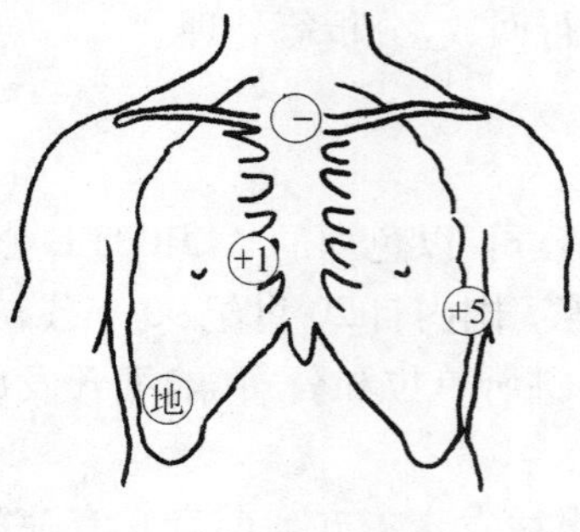

图10-6　四贴片2导联

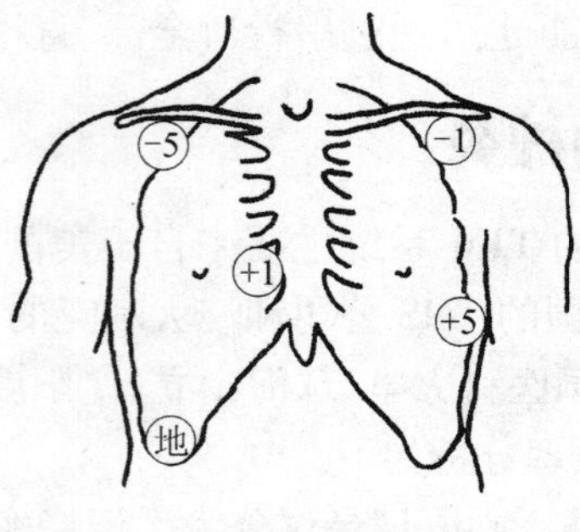

图10-7　五贴片2导联

目前，也有厂家生产12导联检测的电话传输心电图，贴片位置同动态心电图(图10-8)，采集图形类似常规12导联心电图。

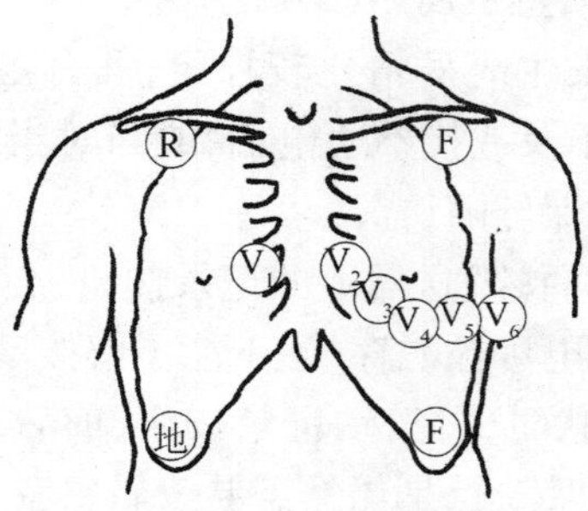

图10-8　十贴片12导联

第三节　优　　势

电话传输心电图的特点是监测时间长、可以实时诊断、有报警功能。在临床工作中起着重要的作用。

一、确认偶发和短暂的心源性症状与心电异常的关系

在门诊常遇到一些患者诉说经常有发作性眩晕、心悸、胸闷、胸痛等症状，但门诊常规心电图检查正常，其他有关检查也无明显异常发现，这些患者的症状发生尚难排除与心律失常、心肌缺血等原因有关。为协助门诊、急诊诊断一过性心律失常，患者进行电话传输心电图检查。TTM对检测此种心律失常特别有价值。因TTM可长期监测，可持续数天到2周，甚至1个月以上。在检测期间内，除定时记录外，当患者感到心悸、胸闷时，立即能把当时的心电图记录下来，马上发送症状发作时的心电图，并传送到监护中心，可及时作出发病时出现的症状是否与心律失常、心肌缺血有关的判断，并指导治疗。

心悸常见的电话传输心电图表现为偶发房性期前收缩、偶发室性期前收缩(图10-9~11)；少见的频发房性期前收缩、频发室性期前收缩二联律，短阵房性心动过速、短阵室性心动过速；罕见的短心房扑动、颤动

（图 10-12 ~ 14）。

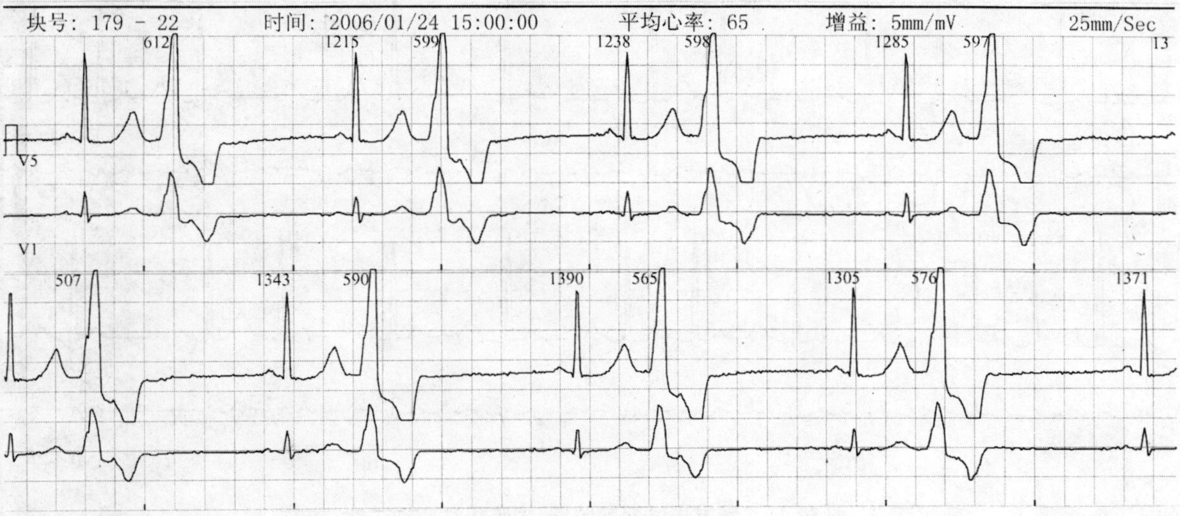

图 10-9　室性期前收缩二联律

图中第 1、3、5、7、9、11、13、15、17 个 P-QRS-T 波群为窦性心律。第 2、4、6、8、10、12、14、16 个心搏为提前出现的宽大畸形 QRS 波群，时限大于 0. 12s，其前无 P 波，其后 T 波与主波方向相反，为频发室性期前收缩二联律。

TTM 监测心电图诊断：窦性心律，室性期前收缩二联律

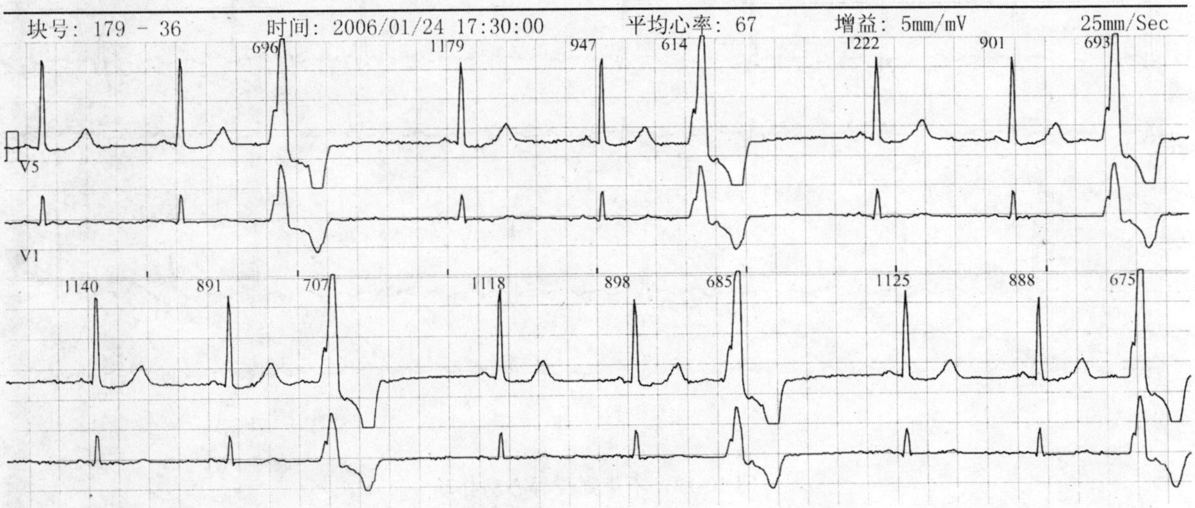

图 10-10　室性期前收缩三联律

图中第 1 ~ 2、4 ~ 5、7 ~ 8、10 ~ 11、13 ~ 14、16 ~ 17 个 P-QRS-T 波群为窦性心律。第 3、6、9、12、15、18 个心搏为提前出现的宽大畸形 QRS 波群，时限大于 0. 12s，其前无 P 波，其后 T 波与主波方向相反，为频发室性期前收缩三联律。

TTM 监测心电图诊断：窦性心律，室性期前收缩三联律

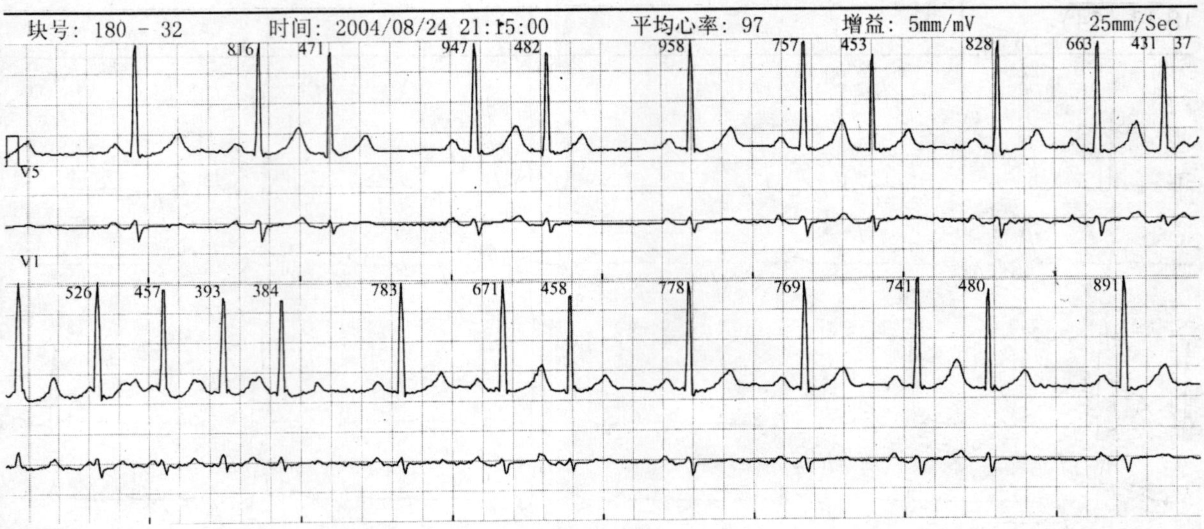

图 10-11　频发房性期前收缩,短阵房性心动过速

图中第 1、2、4、6、7、9、10、17、18、20、21、22、24 个 P-QRS-T 波群为窦性心律。第 3、5、8、19、23 个心搏为提前出现的 P′波,其后 QRS 波群的形态与窦性的相同,代偿间期不完全,为频发房性期前收缩。第 11～16 个心搏为连续提前出现的 P 波,其后 QRS 波群的形态与窦性的相同,频率为 140 次/分。为短阵房性心动过速。

TTM 监测心电图诊断:窦性心律,频发房性期前收缩,短阵房性心动过速

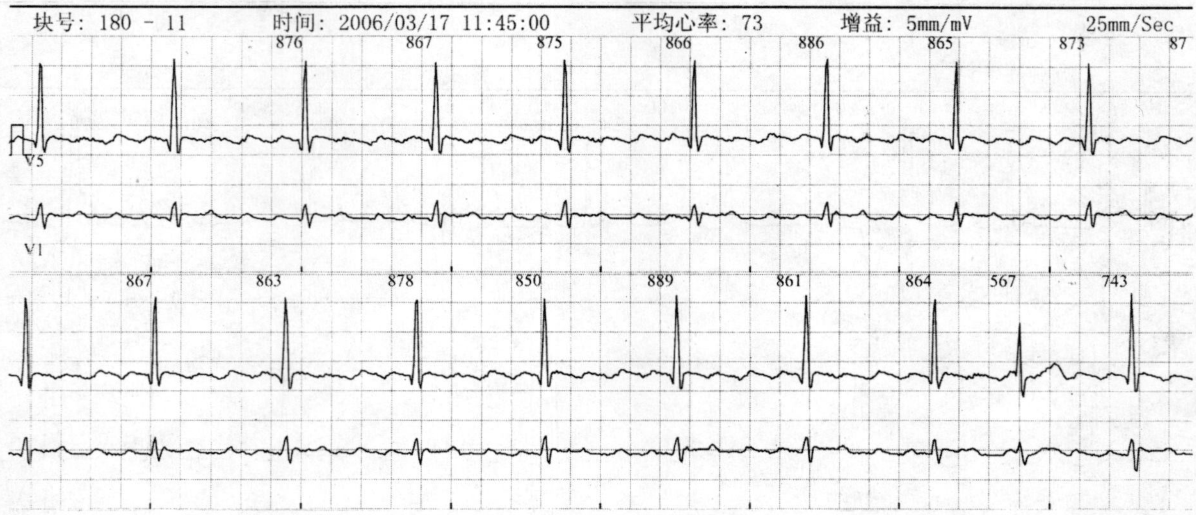

图 10-12　不规则传导心房扑动

图中可见 P 波消失,代之以大小形态相同的锯齿状 F 波,心房率 300 次/分,心室率 73 次/分,房室传导比例呈 2: 1～4: 1。

TTM 监测心电图诊断:异位心律,不规则传导心房扑动

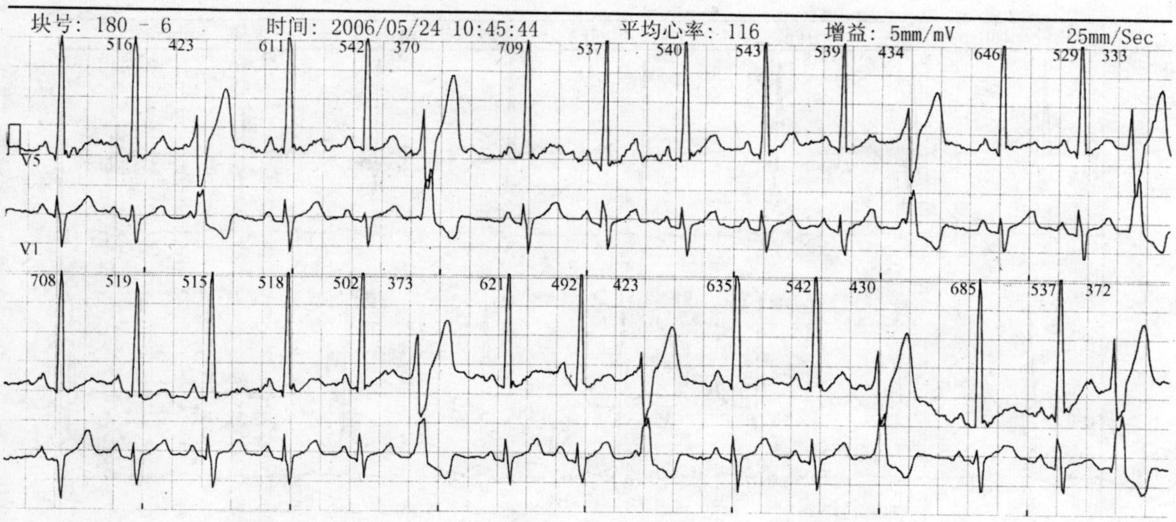

图 10-13 室性并行心律

图中第 1 ~ 2、4 ~ 5、7 ~ 11、13 ~ 14、16 ~ 20、22 ~ 23、25 ~ 26、28 ~ 29 个 P-QRS-T 波群为窦性心律，心率为 116 次/分。第 3、6、12、15、21、24、27、30 个心搏为提前出现的宽大畸形 QRS 波群，时限大于 0.12s，联律间期不等，有时其前可见窦性 P 波，时限大于 0.12s，其后 T 波与主波方向相反，代偿间期完全，宽大的 QRS 波群间距长的为短的倍数关系。

TTM 监测心电图诊断：窦性心律，室性并行心律

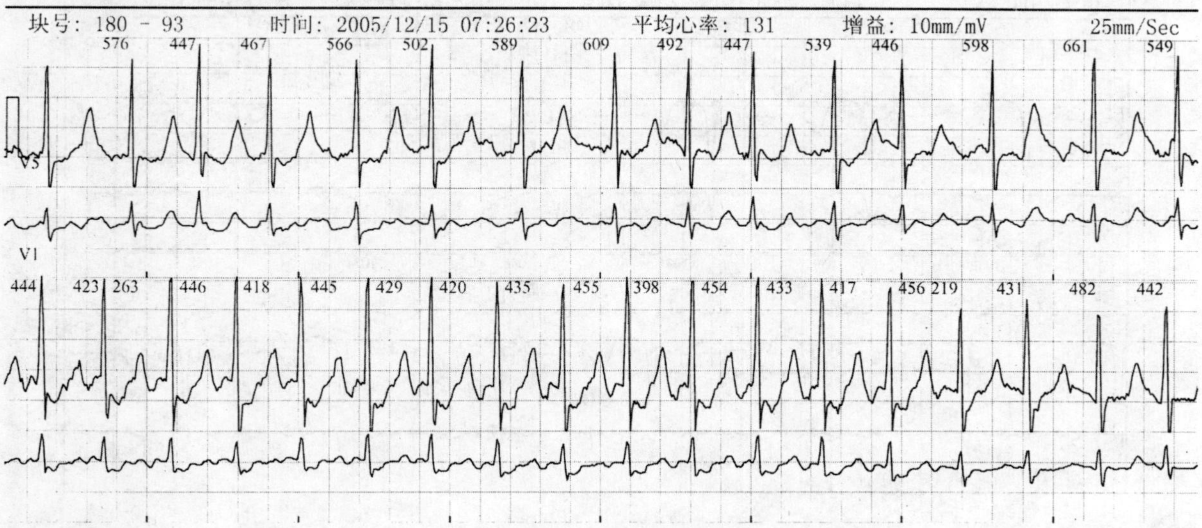

图 10-14 快速型心房颤动

图中可见 P 波消失，代之以大小不等、形态各异的 f 波。R-R 间期绝对不等，平均心室率 131 次/分，为快速型心房颤动。

TTM 监测心电图诊断：快速心房颤动有时伴室内差异性传导

胸闷、胸痛常见的电话传输心电图表现为 ST 段压低（图 10-15，16）；少见的 ST 段抬高；罕见的急性心肌梗死。

一旦发现急性心肌梗死心电图，电话传输心电图的实时诊断、及时报警功能，可以争分夺秒，以挽救患者生命。

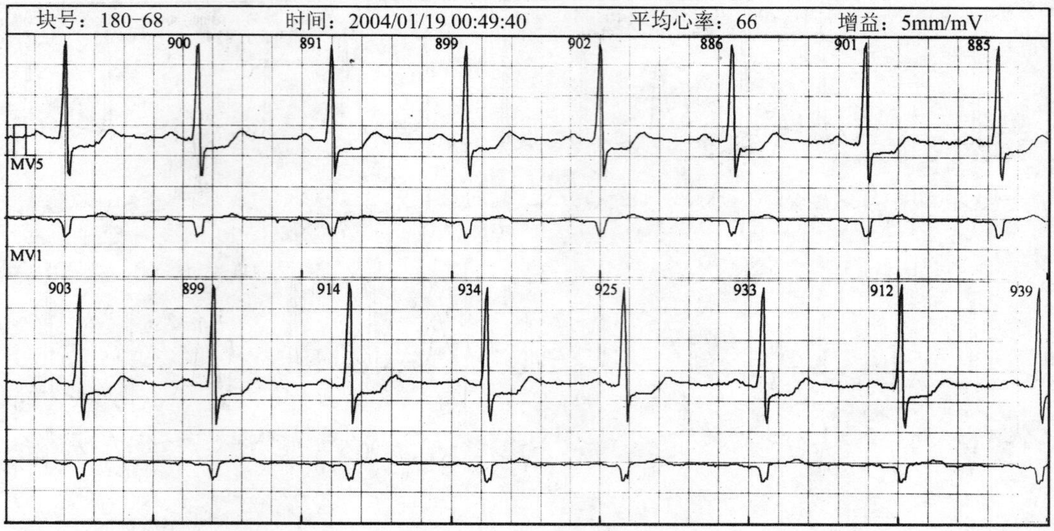

图 10-15 ST 段压低

图中第 1-18 个 P-QRS-T 波群规律出现，为窦性心律，心率 66 次/分，P-R 间期 0. 20s，QRS 波群形态正常，时限 0. 10s。ST 段水平型压低大于 0. 4mV。

TTM 监测心电图诊断：窦性心律，ST 段压低

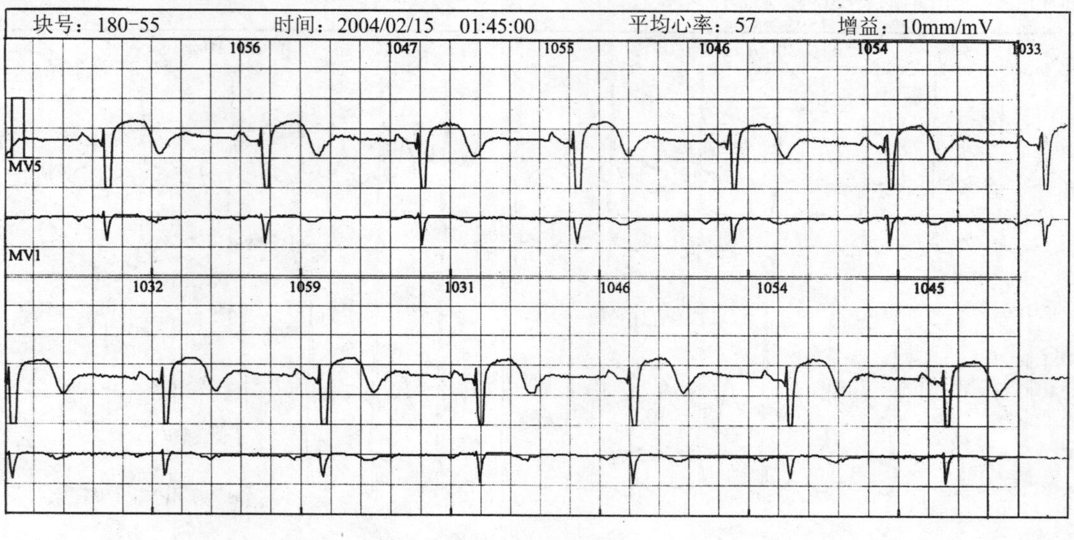

图 10-16 ST 段呈弓背抬高

图中第 1～15 个 P-QRS-T 波群规律出现，为窦性心律，心率 57 次/分，P-R 间期 0. 16s，QRS 波群形态正常，时限 0. 10s。ST 段呈弓背抬高，大于 0. 25mV，T 波倒置。

TTM 监测心电图诊断：窦性心律，ST 段呈弓背抬高，T 波倒置

二、进行严重心律失常的筛查监测

晕厥是危险的症状，源于心血管疾病的晕厥能发生猝死。但是，发作不频繁的晕厥确诊相当的困难，有时几个月发作一次，一旦发作后果严重。要证实或排除是心源性晕厥，唯一的方法是在晕厥发作期间记录到心电图。虽然动态心电图可以作为常规的检测手段，但诊断率仅达 10% 左右。TTM 对检测此种心律失常很有价值，一般患者可以连续租用几周或几个月记录器，条件好的患者可以自购随时记录。采用 TTM 可大大提高晕厥的诊断率，诊断率为 25% 。

晕厥常见的电话传输心电图表现为持续性室性心动过速、高度房室阻滞、窦性停搏（图 10-17，18），少见的三度房室阻滞；罕见的心室颤动、心搏骤停。

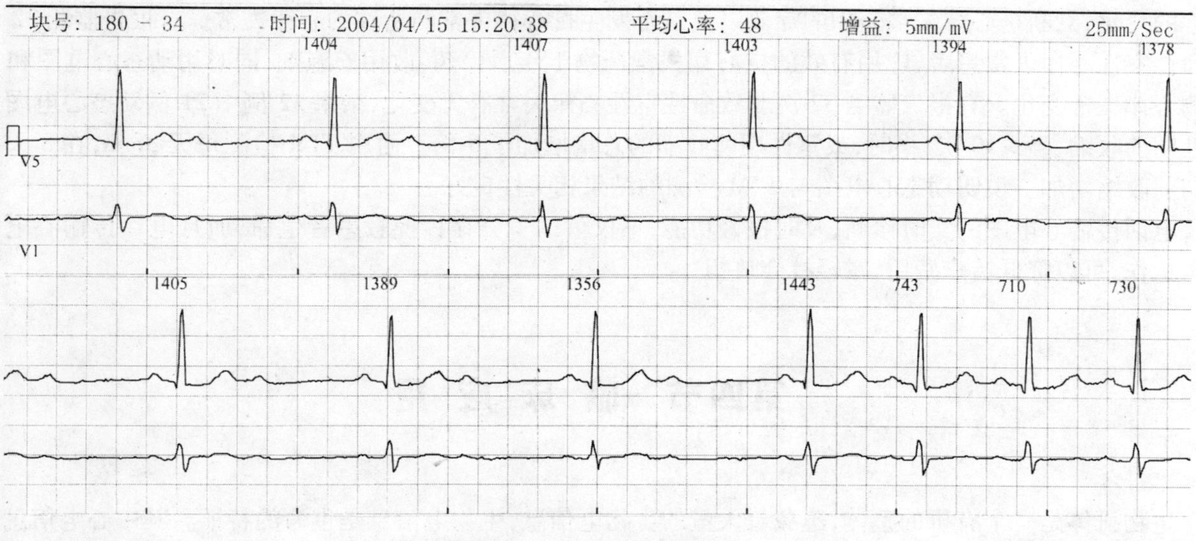

图 10-17　二度Ⅱ型房室阻滞

图中第 1 ~ 13 个 P-QRS-T 波群为窦性心律，P-R 间期固定为 0.18s，第 2、4、6、8、10、12、14、16、18 个 P 波未下传心室，各脱漏一次 QRS-T 波群，为二度Ⅱ型房室阻滞。

TTM 监测心电图诊断：窦性心律，二度Ⅱ型房室阻滞

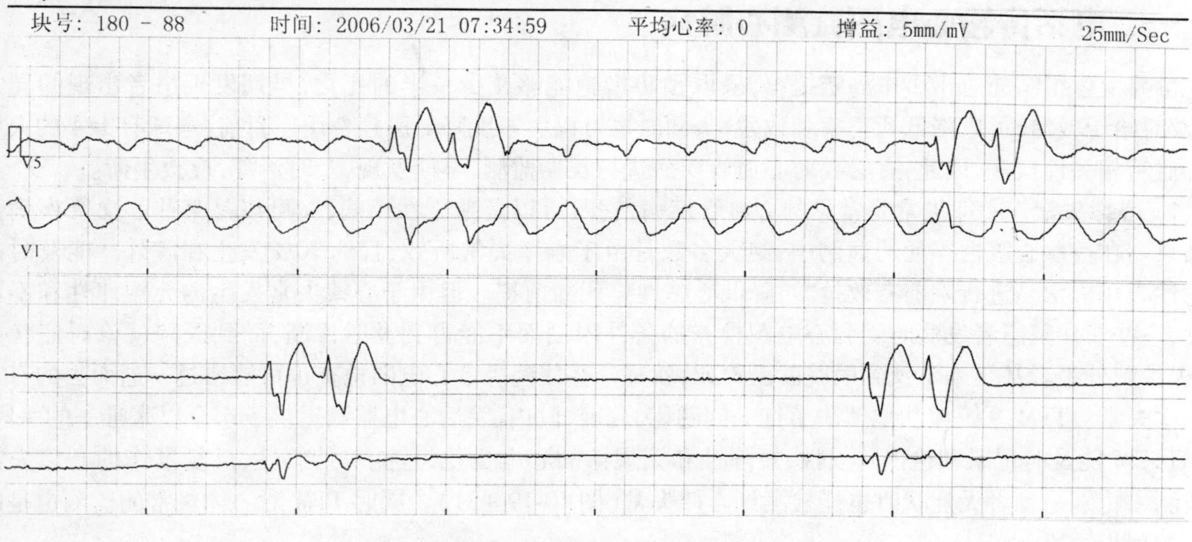

图 10-18　室性扑动、心室自主心律

图中可见 P-QRS-T 波群消失，代之以连续快速而相对匀齐的振幅较大的室扑波，频率为 150 次/分，其中可见心室自主心律。

TTM 监测心电图诊断为：窦性停搏，室性扑动，心室自主心律

一旦确认患者发生严重心律失常，电话传输心电图的实时诊断、及时报警功能，可以争分夺秒挽救患者的生命。

三、高危患者医院内心电监护的延续

1. **用于器质性心脏病出院的随访**　急性心肌梗死后及其他室性心律失常高危患者出院后是否心肌缺血再发生或心律失常加重尚难预测。出院后继续 TTM 检测数天，若病情稳定则继续指导用药，若再发生明显心肌缺血或心律失常则嘱患者再住院治疗。假如在 3min 电话传送心电图中记录到 >1 次室性期前收缩者，可预测到 24h 内可记录到非持续性室速，其敏感性为 87%，特异性为 77%。

2. **用于安装心脏起搏器后的随访**　在安装起搏器后，若有心悸、头晕或胸闷等症状，TTM 检测可以及时发现起搏器有无感知起搏故障，对安装起搏器后无症状者定期用 TTM 检测，可发现早期起搏功能不良的变化。

3. **用于服用抗心律失常药者的监测**　对于口服抗心律失常药的患者，用 TTM 可以根据监测到的心律

失常的变化，判断抗心律失常药物的疗效以及是否发生抗心律失常药所致的心律失常。有报告监测 32 例非致命性室性心律失常患者，应用有效的抗心律失常药物 1 年后停药，改用安慰剂，同时用动态心电图和 TTM 监测心律失常变化。有报告监测 32 例非致命性室性心律失常有无变化，结果 32 例中 21 例动态心电图发现室性期前收缩，且 >10 次/小时，或室性期前收缩的总量增加了 5 倍。而用 TTM 检测每天 3min，在 3 天即发现期前收缩增加。说明动态心电图与 TTM 检测的结果相关性良好。

电话传输心电图的实时诊断、及时报警功能，不仅可以争分夺秒挽救患者生命，而且电话传输心电图低成本运作，可以降低治疗费用，减轻社会负担。

第四节 临床应用

生物机体是一个有机的整体，蕴藏着大量的生物电信息，生物电信息是生命的特征。其中心电信息是最重要的生物电信息之一，一旦心电信息消失，生命也就终止。当机体发生器质性或功能性改变时，就有可能在心电信息上产生某些特征性变化，显示相应的曲线和图形，给临床医师的诊断、治疗提供帮助。电话传输心电图作为一项很有发展前途的心电监护技术，被广泛地应用于心血管系统疾病。

一、电话传输心电图监测心脏病

世界卫生组织前总干事中岛宏提出，采取预防措施能够减少一半的死亡，早期发现患者出现的异常先兆，及时给予救治，可以降低死亡率和致残率，同时也可以大幅度降低医疗费用。目前，全球有 1/4 的人口患有心血管相关性疾病，因此，有必要对心血管疾病进行长期监测，早期发现，及时治疗，挽救生命。

1. **心律失常** 心律失常是常见的心血管疾病，它既可以是独立性疾病，又可以是某些心血管疾病伴随的结果。在一些心脏性猝死的病例中，绝大多数是由于心律失常所致，且约 70% 发生在院外。能及时捕捉到恶性心律失常是进行院前有效抢救，降低心脏性猝死的前提。但由于心律失常发生的无规律性和不可预见性，一些非住院患者发病时受到心电图检查的条件限制而不能得到及时诊断，而到医院就诊时症状又消失，极少院外患者甚至来不及到医院就已猝死，就是一些住院患者心电图检查也可能错过一逝而去的有意义的心律失常。TTM 系统成功地解决了这一问题，为院前、院内、院后心电监测提供了迄今以来唯一的手段。

TTEM 能及时记录和检出阵发性、短阵性和无规律的心电变化，且能对持续性、反复发作的心律失常进行监测。特别是患者无症状时也能检测到心律失常（图 10-19～21）。同时 TTM 对心律失常的监测也是康复评估的理想手段。

临床工作中有相当一部分心律失常表现为发作短暂、偶发、一过性、突发突止的特点，极无规律性，常规心电图检查很难发现异常，一些患者发作时在院外，来医院就诊时发作已停止，甚至少数住院患者行心电图检查时已错过发作时间，TTM 则通过连续长时的监测，对这类患者心律失常的捕捉真正起到疏而不漏的作用。TTM 捕捉到阵发性室上性心动过速，经服用抗心律失常药未再发作；TTM 捕捉到间歇性窦房阻滞、窦性停搏、三度房室阻滞的患者植入永久性心脏起搏器未再发生晕厥或黑蒙；TTM 监测发现的短阵房颤，经心内电生理检查，诊断与存在房室旁路有关，经射频消融术阻断旁路后房颤消失；TTM 监测发现的非持续性室速经临床常规检查未发现有器质性心脏病的，因发作时间短、次数少可不作特殊处理，并可进行长期心脏 BB 机监测。TTM 还可以用于起搏器患者的检测（图 10-22）。

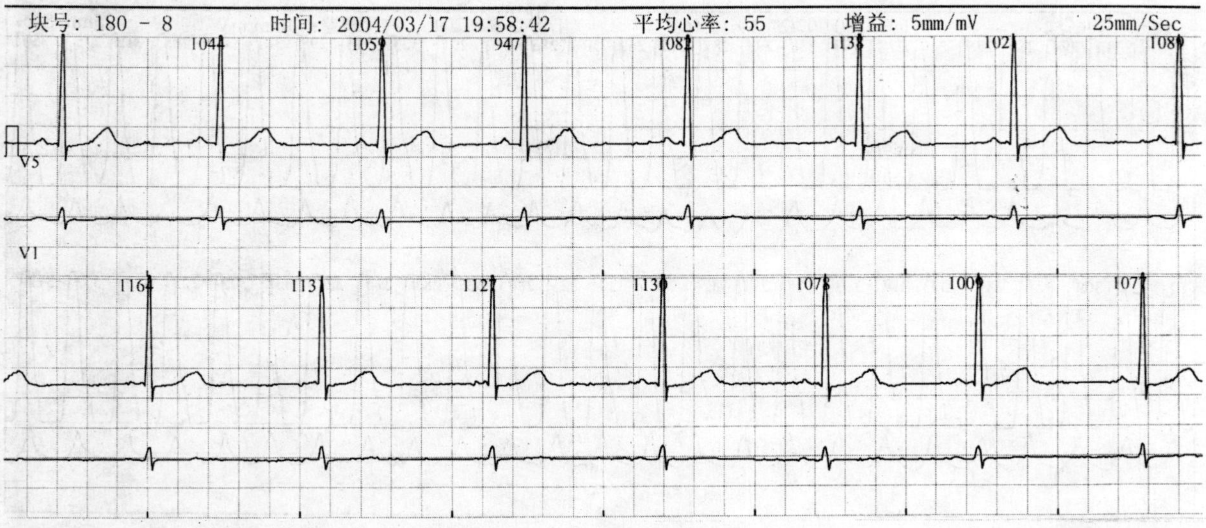

图 10-19　窦房结内游走心律

图中第 1 ~ 15 个 P-QRS-T 波群为窦性心律，窦性 P 波形态从圆滑到低小，但无倒置，最长 P-P 间期 1. 16s，最短 P-P 间期 0. 94s，P-P 间期互差大于 0. 12s，心率为 55 次/分，为窦房结内游走。

TTM 监测心电图诊断：窦性心律，窦房结内游走心律。

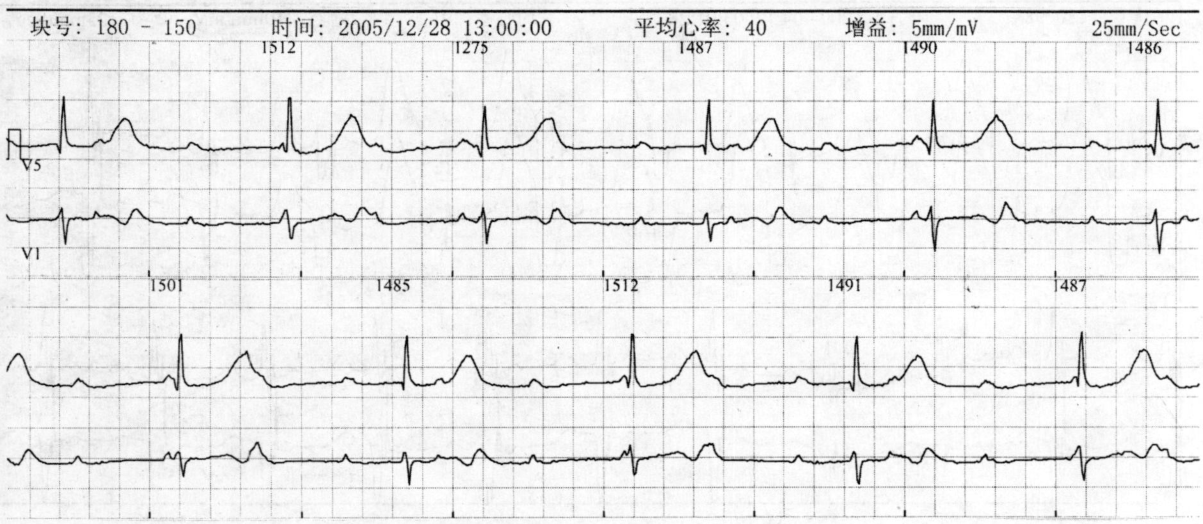

图 10-20　三度房室阻滞

图中 QRS 波群其前后可见 P 波，QRS 波群时限为 0. 08s，心房波与心室波之间无关系，呈完全性房室脱节。心房率 100 次/分，平均心室率 40 次/分，房率大于室率，为三度房室阻滞。

TTM 监测心电图诊断：窦性心律，三度房室阻滞

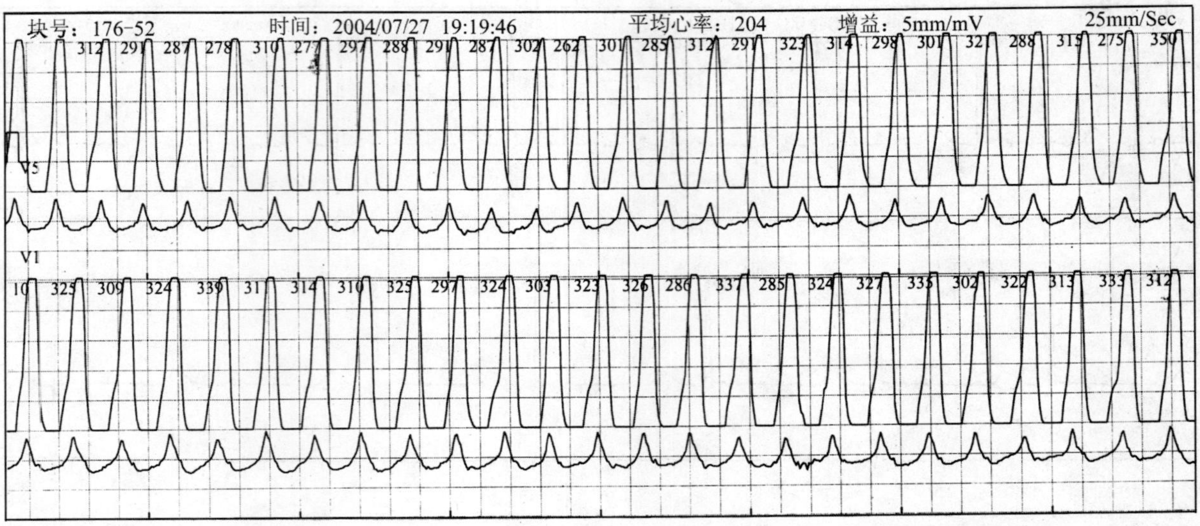

图 10-21　持续性室性心动过速

图中第 1～52 个心搏为连续出现的宽大畸形 QRS 波群，时限大于 0. 12s，其前无 P 波，其后 T 波与主波方向相反，为持续性室性心动过速。

TTM 监测心电图诊断：持续性室性心动过速

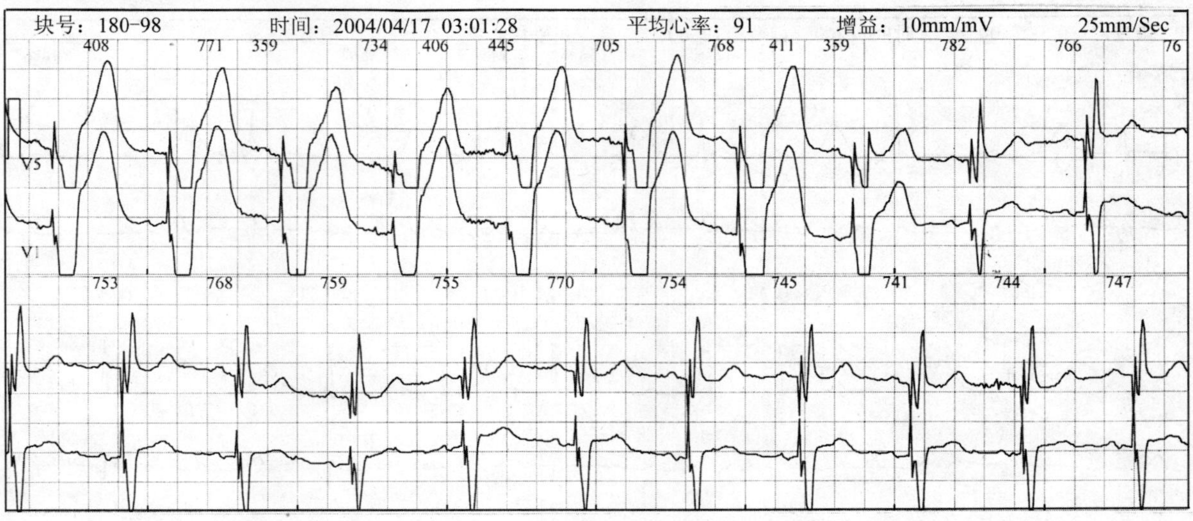

图 10-22　窦性心律、起搏器心律

图中第 1～21 个 P-QRS-T 波群可见窦性 P 波，其后 QRS 波群起始处均有起搏信号，P-R 间期 0. 18s，第 1～8 个 QRS 波群为宽大畸形，时限大于 0. 12s，T 波与主波方向相反，为 VAT 起搏心律，第 9～21 个 QRS 波群其形态介于窦性与起搏的形态之间，为融合波，其频率为 91 次/分。

TTM 监测心电图诊断：窦性心律，起搏器心律，起搏功能与感知功能良好

2. 冠心病心肌缺血　不少人偶发的疑似心绞痛，在到达医院查心电图时，往往已经没有症状，常规心电图可以没有心肌缺血图形，不能诊断。患者佩带心脏 BB 机后，待有疑似症状发作时，或在劳累或情绪激动时可随时按记录电钮，将当时的心电图记录下来，并向监测中心适时发送当时的心电图，观察有无 ST-T 异常改变，从而判断疑似心绞痛是否心肌缺血所致，为诊断冠心病提供证据。即使是无症状心肌缺血，也可以自动报警并记录异常的心电图。

应用 TTM 有利于对其他原因所致的胸痛和冠心病心绞痛进行鉴别，有利于对 ST-T 改变的诱发因素进行分析。

3. 心绞痛　对发作性胸痛患者心电图不作动态观察，往往发生误诊或漏诊。而 TTM 可为临床诊治提供可靠的依据，即患者心绞痛发作时，在电话传输心电图上相应导联出现心肌损伤表现，并出现短暂 TTM 段抬高，或 T 波直立增高，发作缓解后 ST 段可迅速恢复正常。12 导联 TTM 检查还能对受损伤的心肌加以定

位。因此对怀疑心绞痛患者，长期佩带 TTM 能监测到心电图未能发现的 ST 段抬高，提高了 ST-T 异常改变的诊断率。

4. **急性心肌梗死** 急性心肌梗死是死亡率极高的急危重症，如能早期诊断和治疗，可大大降低病死率。近年溶栓治疗的研究表明，溶栓时间越早，冠状动脉再通概率越高，病死率也越低。而目前在医院经溶栓治愈的患者只有 20%，就是因为医生发现患者时已超过了 6h。TTM 可早发现、早诊断，由医护人员早治疗。明显提高了抢救的成功率，使心脏病院前急救进入一个新阶段。同时，心肌梗死患者出院后有心肌缺血再发的可能，对出院后心肌梗死患者继续 BB 机监测数天，当心绞痛发作或无症状心肌缺血发作时，BB 机及时记录其心电图变化，指导采取相应措施。当 BB 机监测到有缺血性 ST 段改变时，通过电话信息传送到中央监护系统，医生根据患者心电图及情况通过电话指导用药或采取预防干预措施，及时控制病情发展，避免发生再梗死，从而预防心源性猝死。

二、电话传输心电图监护社区患者

我国在医疗实践中已经建立了城市社区综合性的医疗服务，在定期随访中，患者能够得到较多的健康教育。

老年人发生心律失常很常见，有的即使出现胸闷不适，到医院做心电图时症状已缓解，心电图也显示不出异常，对一些不住院的社区患者做心电图和动态心电图都不方便，而心脏 BB 机可以在家佩带，并教会患者和家属当发生胸痛、胸闷时，通过电话立即将心电图信号发送回医院的计算机中心分析，对危险的心律失常可获及时的诊断，以利及时救治。

已有的研究表明，社区患者中有的心电图 ST 段压低、T 波由直立转为倒置、ST 段抬高时均无症状，且多发生在早上 3~6 点钟之间，这可能在此时为迷走神经兴奋，体内儿茶酚胺及皮质激素开始分泌，血小板凝集增加、凝血因子 I 分解活动下降，心肌耗氧量及冠状动脉张力增加，而致心肌供氧减少，所以在这段时间内猝死和心脏病事件发生率增高，这些患者很易伴发其他的心律失常，如室性期前收缩、短阵室速、室上速及房室阻滞。同时一部分老年人因诉说能力差，或痛阈高，不能正确描述症状，故不能及时做常规心电图以反映出更多的心律失常，TTM 则是发现这类心律失常的最佳方法，适于院外监测，建议有冠心病、心力衰竭的社区老年患者定期做 TTM 监测以减少和预防猝死发生。

三、电话传输心电图对院前急救及急救护理的指导作用

实践证明，及时地监测出恶性致死性心律失常，有效地实施心肺复苏等急救护理措施，是降低院外猝死率的首要环节。院前急救是意外事故、急重症患者在未到医院前，即在院外得到及时有效的急救，包括家庭在内的各种现场急救。虽然受条件限制，不可能进行全面处理，但对稳定病情起着重要作用。而电话传送心电监护(TTM)系统的临床应用则为院外心电监护提供了快捷、有效的方法。

应用 TTM 监测首先要观察患者有无缓慢的心律失常与传导阻滞，特别是伴有阿－斯综合征的心动过缓。如心室率小于 50 次/分，特别伴低血压者要给予治疗；一度房室阻滞一般不须处理，二度房室阻滞要严密观察，三度房室阻滞作为一个独立危险因素可作心室起搏或准备好起搏措施；完全性左或右束支阻滞，双束支或三束支阻滞也可能发展至三度房室阻滞，要密切观察。

其次要观察患者有无过速性心律失常与期前收缩。如窦性心动过速、房扑、房颤、阵发性室上性心动过速等室上性心律失常。任何快速性心律失常可增加心肌氧耗量，心室舒张期充盈时间短，影响心血排出量，减少冠脉灌注，扩大梗死范围，引起或加重心衰，应给予高度重视；心室率极快(>150 次/分)和(或)动脉压降低者需立即采取措施抢救；心肌缺血时室颤阈值常常降低，一些良性的室性期前收缩可诱发室颤，故一旦出现室性期前收缩≥5 次/分应采取措施治疗。连续心电监测随时可观察到有无 ST-T 改变，以确定患者有无心绞痛、心肌缺血、心肌损害，以至心肌梗死。

对室上性心动过速的患者应平静休息，屏气后用力吸气，刺激咽部引吐，压迫眼球和颈动脉窦等机械方法或应用兴奋迷走神经的方法终止阵发性室上性心动过速的发作。75% 的患者半小时内转为窦性心律，症状完全缓解。

对无症状传输心电图中有 ST 段改变、房性期前收缩和室性期前收缩，提示某些无症状者仍有心肌缺血发作和心律失常，除给予及时准确的解释外，还要指导患者口服改善心肌缺血和抗心律失常的药物，告诉患者用药后药物副作用的监测方法。

对有症状但 TECG 正常者建议其入院检查，这种情况可由非心源性疾病引起，如糖尿病、更年期综合征等。积极给予患者解释，有利于消除患者的紧张、担心，并采取积极有效的对症治疗，取得良好的治疗效果。

TTM 系统在国内的应用方兴未艾，院外急救护理更是一个崭新的课题，须更进一步探讨、总结和提高，以更好地造福于全社会的心脏病患者。

四、电话传输心电图在围手术期的监护

研究显示，全身麻醉中窦性心动过速的发生率为 61.6%，明显高于局部麻醉的 29.7%（$P>0.01$）；其他心律失常的发生率在两种麻醉中无显著差异（$P>0.05$）。严重心律失常多见于 45 岁以上的患者，可能随着年龄的增长常合并不同程度的冠状动脉硬化、管腔变窄、心肌供血不足等，导致各种心律失常的发生。对手术患者尤其 45 岁以上者应加强心电监测。术后应用 TTM 对患者进行监测可以观察心律失常的发生率，性别、年龄与术后心脏病发生的关系，既往有无心脏病史对术后心功能异常发生的影响，疼痛、放置引流管、手术类型的影响，有利于分析发生心律失常、心功能异常的原因。对原有心脏病史的患者来说，其术后心脏病发生的风险更大。Mangano 认为，术后苏醒期过程可视为一项应激试验，如果出现心肌缺血，为轻、中度应激反应；发生心梗者为重度应激反应，且术后苏醒期的应激反应大于术中。麻醉、手术、疼痛、内脏牵拉等还可引起冠状动脉痉挛，产生一过性和反复发作的心肌缺血，继而导致心律失常的发生。缺氧、二氧化碳潴留亦是引起心律失常的重要原因。患者术后可持续吸氧，行氧饱和度监测，保证氧饱和度在 95% 以上，避免心律失常的发生。术后为心律失常的多发期，而多数患者常无自觉症状。连续 TTM 监测必不可少。TTM 心电监护能帮助了解心肌应激性、心脏节律、心房及心室去极化和复极化过程产生的波形变化及心率，能较早识别与心肌病变有关的心电变化。有些患者，由于入院前未发现有心脏病，入院后 TTM 监测示偶发心律失常，而患者对心律失常的发生机制不了解，可能思想负担过重，术后转为更严重的心律失常，经医生护士的心理护理可显著减少严重的心律失常的发生，可见心理因素及细致心理护理可直接影响术后心脏病的发生率。

五、电话传输心电图在航海和航空中的应用

TTM 心电监测不受时空的限制，可进行远距离的实时心电监护，是其他心电监护系统无法比拟的，因此 TTM 可用于航海和航空中的心电监测，减少心脏事件的发生，是保证旅客和职员的生命安全必不可少的监测工具。

顾菊康等对 TTM 在近海和远海航行中的应用作了详细的研究。将人体 ECG 信号实时电话发送和将心律失常信号记录于磁带录音机上按需发送两种方式，电话传送取四种方式：①应用航船上的公用移动电话；②应用自己的移动电话；③应用航船上的"单边带"（SSB）通讯装置；④长途公用电话。在从上海到大连的客轮上使用。结果在长江口、东海、黄海、渤海、大连市分别传送电话心电图，应用航船上的公用移动电话，在离陆地 100 公里的海面上无法接受到 TTM 心电信号，只有在离陆地数十公里的海面上才能接受到 TTM 心电信号，有时有些干扰，但能识别 P 波、QRS 波、T 波，能清晰地判别出房性期前收缩、房扑、房颤图形；应用自备手机，只有在山东半岛荣成角海面近 20 公里处接收到清晰的心电图；应用 SSB 效果也不理想，在天气晴朗时可清晰接受到心电图，当云层较厚或日出日落前后 1h 干扰较大，几乎不能辨别出 QRS 波形，无法用于心电图诊断；应用长途公用电话可以 100% 接收到心电图图形，而且十分清晰，可用于心电图诊断。说明在离海岸数十公里应用移动电话，均有良好的效果；在远离陆地（100 公里以上）可采用 SSB 传输心电图，当天气情况不允许时，可将心电信号记录在录音机磁带上，等天气情况允许时再传送心电图；当然应用长途公用电话记录到的图形最清晰，利于判读。在远洋航行中，发送了 500 个心动周期，92.1% 的图形清晰可见，无失真现象，只有 7.9% 的图形有交流电信号干扰。

航天飞机在空中运行的过程中，也给地球发回了清晰的电话传输心电图。

随着电子学、计算机软件设计和电讯技术的发展和普及，将来的电话传输心电图在记录容量上、传输速

度上、心电监测和各种参数的计算分析能力上，将有更大的突破。并将根据临床要求研制出多功能的远程传输系统，如电话网络心电监护、电话网络血压监护、电话网络心排血量监护等，使心脏监护千里眼看得更远，顺风耳听得更真。

（王红宇　邸　捷　肖传实　冯军霞）

参考资料

[1]　邸捷，贺礼艳，郝小梅，等．电话传输远程心电监测在术前监护的临床观察及护理体会．临床医药实践杂志，2005，14(9)：705～707.

[2]　徐颖红，徐凤莲，蒲业荣，等．电话传输心电监护系统在心肌梗死长期预后中的作用．河北医学，2004，10(9)：847～848.

[3]　付德明．电话传输心电图在冠心病心肌缺血的临床应用进展．中国心血管杂志，2005，10(2)：152～153.

[4]　阚瑞媛，左丽琴，龙竹清，等．电话传送心电图的应用．云南医药，2002，23(4)：327～329.

[5]　顾菊康．电话传送心电图临床应用及评价．中国心血管杂志，1999，4(3)：187～189.

[6]　肖传实，王红宇，常栋．电话传送心电图和动态心电图检查的比较．国际心血管杂志，2003，5(3)：248～250.

[7]　Klemm H U.，Ventura R.，Rostock T.，et al. Correlation of symptoms to ECG diagnosis following atrial fibrillation ablation. J Cardiovasc Electrophysiol，2006，Feb；17(2)：146～150.

[8]　Qureshi N，Avasarala K.，Foote D.. Utility of Holter electrocardiogram in iron-overloaded hemoglobinopathies. Ann N Y Acad Sci，2005；1054：476～480.

[9]　Roth A.，Kajiloti I.，Elkayam I.，et al. Telecardiology for patients with chronic heart failure：the SHL′experience in Israel. Int J Cardiol，2004，Oct；97(1)：49～55.

[10]　Scalvini S.，Zanelli E.，Martinelli G.，et al. Cardiac event recorder yields more diagnoses than 24-hour Holter monitoring in patients with palpitations. Ital Heart J Suppl，2004，Mar；5(3)：186～191.

第十一章 心律失常心电图梯形图解法

简单的心律失常从静态和动态心电图的表现特征就能很容易地得到正确诊断，而较复杂的心律失常则不然，如无精细、系统、全面的分析方法，正确诊断往往很困难，甚至是不可能的，常须要借助图解以明确诊断。房室梯形图(A-V ladder diagram)于1934年由Lewis首先提倡，以线图形式表达心律失常特征，故又称Lewis线，它是分析心脏电活动时间关系最简单而精确的方法，可以阐明起搏点部位、传导途径和时间以及传导阻滞和干扰等。近年来有关复杂心律失常的诊断和治疗方法取得了重大进展，梯形图的内容也不断得到充实与完善，越来越成为人们分析复杂心律失常的一种必要手段，这对复杂心律失常的分析、理解，并阐明其发生机制很有价值。目前国内外对梯形图的内容、标记符号尚无统一规定，本章采用公认习用的梯形图解法作一介绍。

第一节 绘制方法

一、常用符号与缩写

1. 常用符号 常用符号应简便易懂以便于推广，兹将公认习用的符号归纳如下。

常用符号	代表意义	常用符号	代表意义
●	正位或异位起搏激动，正位或异位起搏的预期激动	○(→) +(→) #(-→) ##(--→) -‖	束支内正常传导及各种不同程度的传导障碍（自上而下依次为正常传导和轻度、中度、高度及完全性阻滞）
○	并行收缩的起搏激动		
⊙	激动通过心房或心室		
|	激动通过交接区下传或逆传		
╲ ╱	激动通过交接区下传或逆传延缓	╲	激动在束支内传导延缓
Y ⅄	激动通过交接区下传或逆传中断	--- ---	传导阻滞区

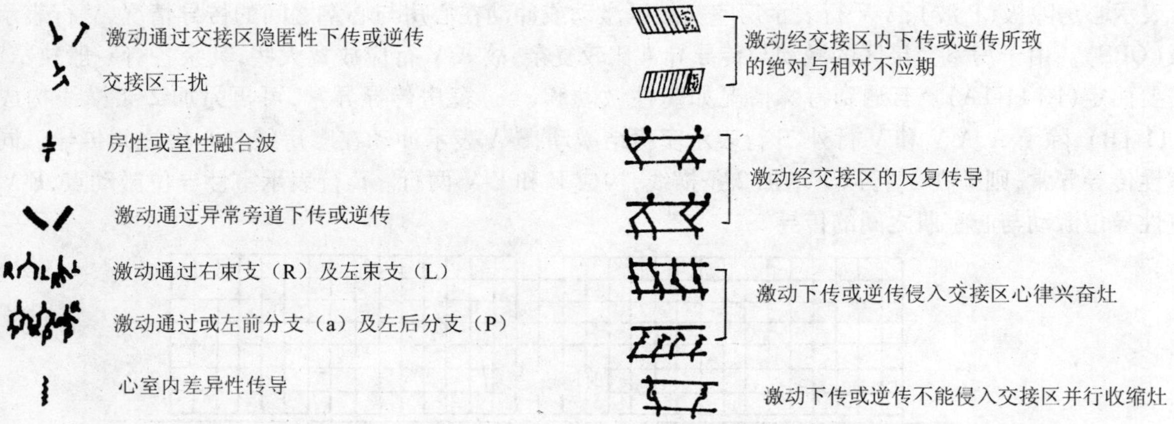

2. **常用缩写字母**

APS(atrial premature beat)	房性期前收缩
JPS(junctional premature beat)	交接性期前收缩
VPS(ventricular premature beat)	室性期前收缩
P′(ectopic P waves)	异位性 P 波
P^-(retrograde P waves)	逆行性 P 波
AFB(atrial fusion beat)	房性融合波
VFB(ventricular fusion beat)	室性融合波
RBB(right bundle branch)	右束支
LBB(left bundle branch)	左束支
LAF(left anterior fascicle)	左前分支
LPF(left posterior fascicle)	左后分支
AVC(aberrant ventricular conduction)	心室内差异性传导
ACB(atrial capture beat)	房性夺获搏动
VCB(ventricular capture beat)	房性夺获搏动
AF(atrial flutter)	心房扑动
f(fibrillation)	颤动波
JE(junctional escape beat)	交接性逸搏
VE(ventricular escape beat)	室性逸搏
HBE(His bundle electrogram)	希氏束图
RAE(right atrial electrogram)	右房电图
心率 A(high right atrium)	高位右房
S-A(sino-atrial level)	窦房水平
A(atrial level)	心房水平
A-V(A-V nodal level)	房－室交接区水平
V(ventricular level)	心室水平
A-H(atrial-to-His)	心房至希氏束间期
H-V(His-to-ventricular activation)	希氏束至心室间期

二、基本绘制方法

静态心电图或动态心电图上仅心房除极(P 波)和心室除极(QRS 波)能直接显示,而其他间期诸如 P-P、R-R 及 P-R 间期均是据此推算出来的,故在绘制梯形图时须先画出直接显示的可见激动,然后再绘制隐匿的推测部位。梯形图一般紧密附在相应心电图下方,以便对照分析。首先在心电图下方画 4 条横线构成 3 行:

A 行表示心房除极（P 波）；A-V 行表示房室交接区激动或冲动在心房与心室之间的传导情况，V 行表示心室除极（QRS）。由于房室交接区的激动与传导异常比较复杂，故 A-V 行应放宽大些，其余各行一般狭窄，但可视需要而定（图 11-1A）。若遇到特殊情况如窦性激动和（或）窦房传导异常，可再另加 2 条横线构成 5 行（图 11-1B），除了 A、A-V 和 V 行外，S 行表示窦房结激动，S-A 表示冲动在窦房结与心房之间传导。同样如遇室性传导异常，则须在 V 行以下增加 2 条横线，构成 E 和 E-V 两行。E 行表示室性异位激动点，E-V 行表示室性异位激动与心室肌之间的传导。

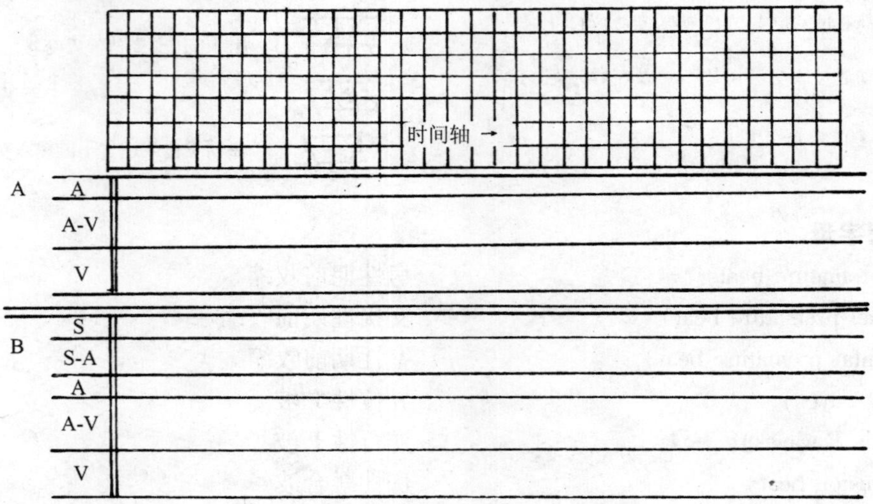

图 11-1　梯形图的基本绘制法

1. P 波梯形图绘制法　首先，在心电图上识别 P 波，如果心房除极程序正常（Ⅱ导联 P 波直立），从对准 P 波开始至 P 波终止相应在梯形图 A 水平自上而下画一条连线；如果是逆行 P 波（Ⅱ导联 P 波倒置），则从 P 波开始至 P 波终止画一条自上而下的斜线。梯形图上这个斜线的水平间距即是 P 波时间，P 波之间的间距即是 P-P 间期（图 11-2A）。

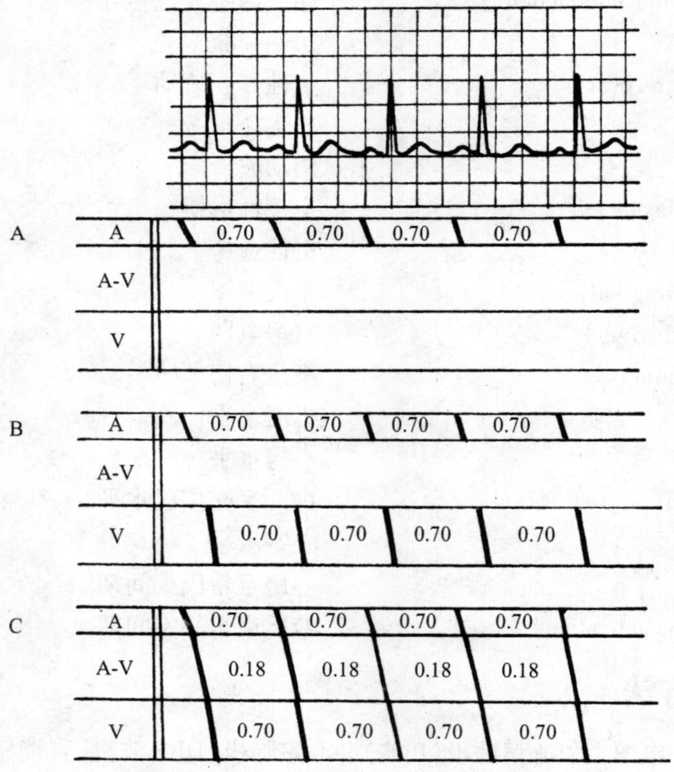

图 11-2　P 波、QRS 波及 P-R 间期绘制方法

2. **QRS 波梯形图绘制法** 同样，如果心室除极程序正常，自 QRS 波起始至 QRS 波终止在梯形图 V 水平的相应部位画一条自上而下的斜线；如果是异位心室激动，则在 V 水平的相应处画一条自下而上的斜线。斜线开始至终止的水平距离即为 QRS 时间，QRS 波之间的间距即是 R-R 间期（图 11-2B）。

3. **P-R 间期梯形图绘制法** 在梯形图上画好心房除极和心室除极斜线，并标上 P 波和 QRS 波之后，连接 P 波斜线下端（远端）与 QRS 波斜线上端（近端），即为 A-V 斜线，A-V 斜线的水平间距即是 P-R 间期，表示房室传导时间，斜线角度表示传导速度，角度越大表示传导速度越快（图 11-2C）。这一步骤最复杂，也是最重要的部分，它包括房室交接区的双相传导、干扰及阻滞等。

4. **窦性激动梯形图绘制法** 窦性激动本身在静态心电图上未能直接显示，须借助 P 波图解。以对准 P 波起始部稍前一点（通常 P 波前 0.12s）在 S 行画一垂直线（或斜线），以表示窦性激动（S）起源部位，两条垂直直线之间的水平间距代表 S-S 间期，借以测算窦性激动频率，连接 S 与 P 波起始部位的斜线即为 S-A 间期，代表窦房传导时间。假设的窦房传导时间常以 X 表示之（图 11-3）。

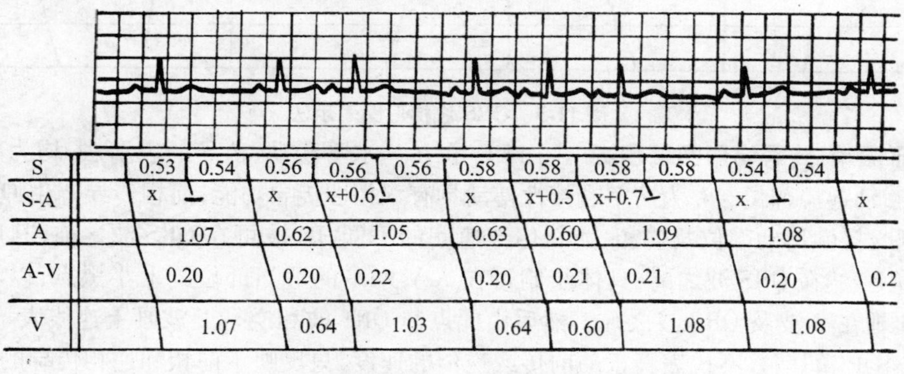

图 11-3 窦性激动梯形图绘制法

图为窦-房与房-室双重性文氏型阻滞

另一种梯形图表示方法是采用垂直线方法，即在 A 行（心房除极）画垂直线。该线应精确地对准 P 波起始处，两条直线的水平间距代表 P-P 间期；同样，在 V 行（心室除极）画垂直线，该垂直线应精确地对准 QRS 波起始处，两条垂直直线的水平间距代表 R-R 间期。P 波与 QRS 波的连线表示 P-R 或 R-P 间期。这两种表示方法均可通用，如心房与心室激动在 A 行与 V 行以斜线标示，固然可分别表示 P 波和 QRS 波的方向与时限，但是造成线多界限不清，观察不便，故我国作者多采用直线表示方法。

三、表示方法

1. **P 波梯形图表示方法** 图 11-4 示 P 波表示方法。本图均为静态心电图Ⅱ导联。A 水平、A-V 水平和 V 水平均以斜线表示。小黑点表示激动起源部位，表示融合波。（A）P 波正向圆钝，为正常窦性 P 波；（B）在Ⅱ导联上 P 波倒置表示逆行 P 波，系室性和交接性激动逆行传导激动心房所致；（C）第一个为正常窦性 P 波，第二个心搏 P 波略尖表示房性异位搏动，第三个心搏 P 波正负双相，表示房性融合波，系由窦性搏动与房性异位搏动各激动一部位心房肌所致。

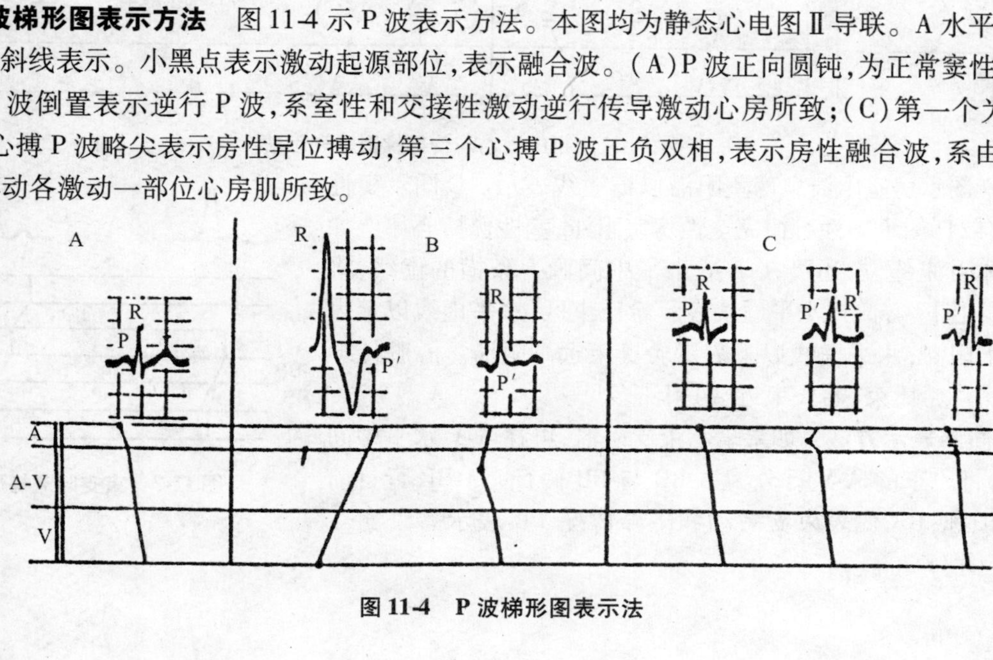

图 11-4 P 波梯形图表示法

2. **QRS 波梯形图表示方法** 图 11-5 示 QRS 波表示方法。均为静态心电图Ⅱ导联,小黑点为激动起源部位。(A)为室上性激动(窦性和交接性)正常房室传导引起心室除极;(B)为室性异位激动伴有室房传导,在 QRS 波后可见 P^- 波;(C)图中第一和第三个心搏为正常窦性搏动,第二个搏动为房性期前收缩伴室内差异性传导;(D)图中第一个心搏为正常窦性搏动,第二个心搏为室性异位搏动,第三个心搏为正常窦性搏动和室性异位搏动各自除极部分心肌形成的室性融合波。

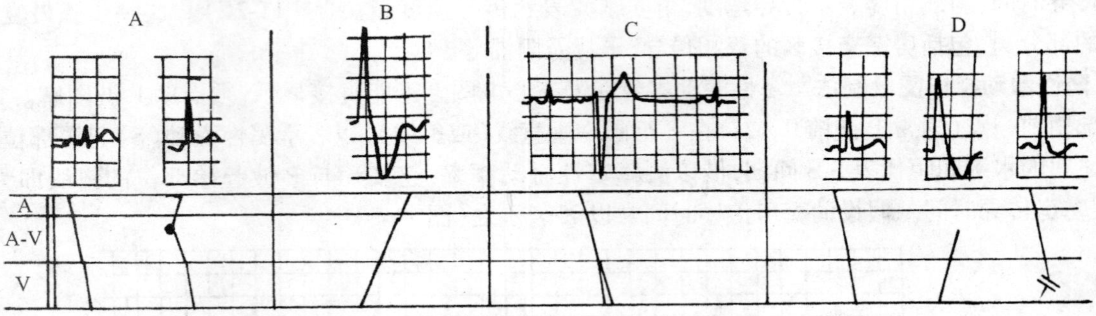

图 11-5 QRS 波梯形图表示法

3. **A-V 水平激动、传导梯形图表示法** 图 11-6 示 A-V 水平激动、传导的表示法,均为静态心电图Ⅱ导联,小黑点表示激动起源部位。A 为房室交接性搏动具有双相性传导功能,前相传导产生 QRS 波,逆相传导产生 P^- 波,依据交接性搏动部位及前相、逆相传导速度的不同,P^- 波可在 QRS 波之前、其后或重叠在 QRS 波之中。但多数 P^- 波在 QRS 波之前,具体绘制可在 A-V 水平的适当部位画上小黑点,以示激动的起源部位。但此点必须画在 P 波及 QRS 波之前。然后由此点与 QRS 波和逆行 P 波画上连线表示双相传导功能。但此时 P^--R 或 R-P^- 间期并不代表真正的前传或逆传的速度,只反映了前相和逆相传导的时间差。B 示房室结内干扰,来自不同部位的激动从相反方向传入房室交接区,可彼此发生干扰。第一个心搏系正常窦性搏动与交接性搏动发生干扰,第二个心搏系窦性搏动与室性异位激动在房室结内发生干扰。此种现象实质上也是融合波,但在静态心电图上不能显示,而希氏束图上可证实两者的激动。融合波表示方法以前相和逆相垂直线彼此靠近,各以短水平线间断表示。

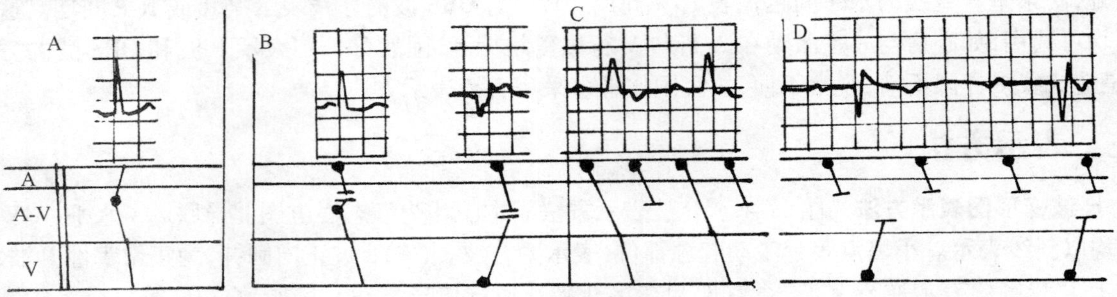

图 11-6 A-V 水平的激动与传导梯形图表示法

C 图与 D 图示房室阻滞。房室阻滞以横短线表示。C 图示窦性心律 2:1 下传,D 图示窦性心律完全性房室阻滞,室性逸搏心律。如果要说明具体阻滞部位,还可在 A-V 水平中间画一条横的虚线,将 A-V 水平分成上下两部分,水平虚线表示希氏束区,水平虚线以上表示希氏束以上阻滞,水平虚线以下表示希氏束远端阻滞。心脏传导阻滞常以心房-希氏束(希氏束近端)阻滞多见。

4. **束支阻滞表示方法** 如果表示束支阻滞,可在 A-V 水平中间加两条横线,将原来的 A-V 行分为 A-BB 与 BB 两行。A-BB 行目前仍沿用 A-V 旧称,BB 代表束支激动和传导情况。R 表示右束支,L 表示左束支(图 11-7)。

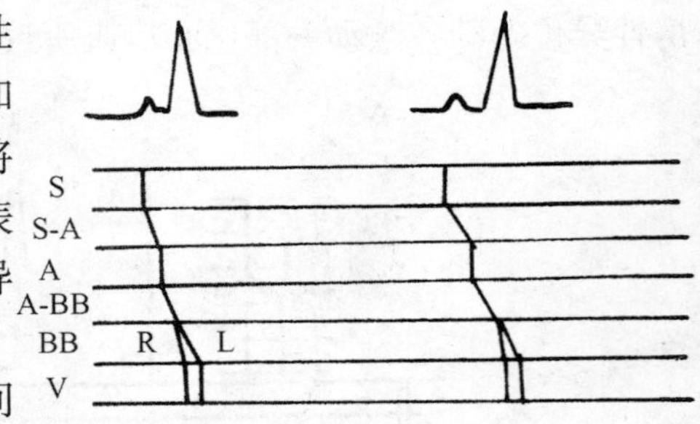

图 11-7 束支阻滞梯形图

四、常见心律失常的梯形图解

图 11-8 示常见的异位激动起源及其下传和逆传过程中所出现的各种障碍。

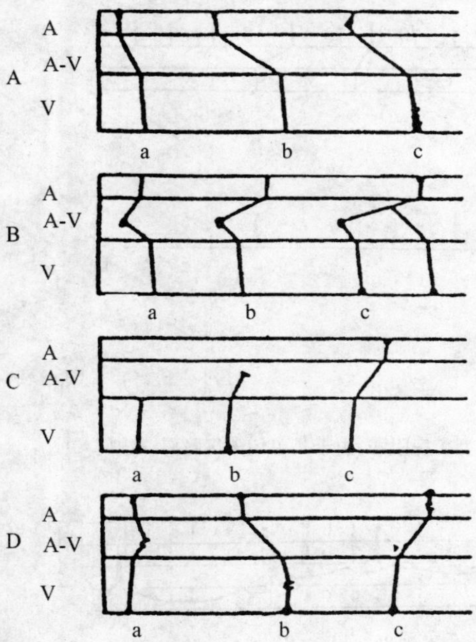

图 A：a 为正常窦性搏动；b 为窦性搏动伴房室传导延缓；c 为房性期前收缩伴房室传导延缓及室内差异性传导。

图 B：a 为房室交接性搏动伴双相传导，P⁻ 波在 QRS 波之前；b 为房室交接性搏动伴双相传导，P⁻ 波在 QRS 波之后；c 为房室交接性搏动逆向传导延缓及反复搏动。

图 C：a 为室性期前收缩无逆行传导；b 为室性异位搏动伴逆行传导进入房室交接区，但未深入心房；c 为室性异位搏动伴室房传导进入心房产生 P⁻ 波。

图 D：a 为窦性搏动和室性异位搏动在房室交接区相互干扰；b 为窦性搏动与室性异位搏动形成室性融合波；c 为窦性搏动与室性异位搏动形成房性融合波。

图 11-8　常见心律失常梯形图解示意图

第二节　实例梯形图

一、按心脏激动形成和传导情况绘制梯形图

1. 正常窦性心律的梯形图　先在 A 水平对准 P 波起始与终止点画一条斜线，测量斜线的水平间距，表示心房的除极时限和方向。另外测量 P-P 间期并标记之，以计算心房率；然后在 V 水平对准 QRS 波起始与终止处画一条斜线，测量斜线的水平间距，表示心室除极的方向和时限。测量 R-R 间期并标志之，以计算心室率。最后连接 P 波终点与 QRS 波起始点，表示房室之间的激动和传导关系。（图 11-9）

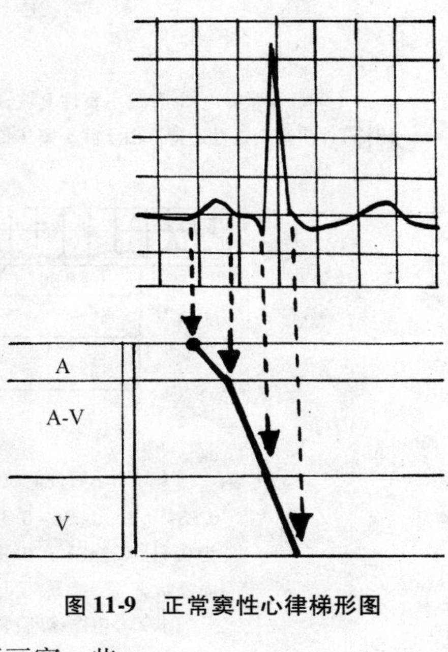

图 11-9　正常窦性心律梯形图

2. 窦房结、房室交接区激动梯形图　表示窦房结、房室交接区激动的形成和传导情况时，绘制梯形图只选用 S、S-A 和 A 三行（图 11-10），若还伴有房室交接区或室性异位激动，则仍须绘制 S、S-A、A、A-V 和 V 五行（图 11-11）。

3. 心房、房室交接区及心室激动梯形图　表达心房、房室交接区及心室激动形成和传导情况，通常选用 A、A-V 及 V 三行（图 11-12，13），也是梯形图中最习用的绘制方法，若房室交接区存在双层阻滞，则用虚线将 A-V 行一分为二（图 11-14），若存在三层传导障碍，则用虚线将 A-V 行一分为三（图 11-15），倘若能表达清楚不用虚线划分也可以（图 11-16）。但无论如何，A-V 行是激动传导障碍最好发部位，故这一行必须要画宽一些。

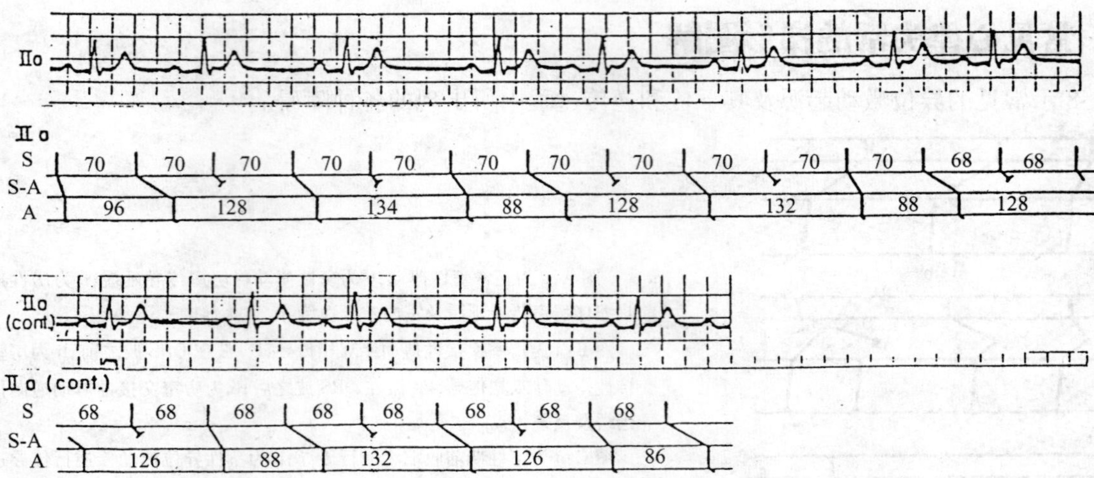

图 11-10　窦 – 房阻滞

连续记录Ⅱ导联，示窦性 P 波，静态心电图表现为 2: 1 窦房阻滞和 3: 2 文氏型窦房阻滞，由于是单纯窦房障碍，故画出 S、S-A 和 A 三行即可表达之

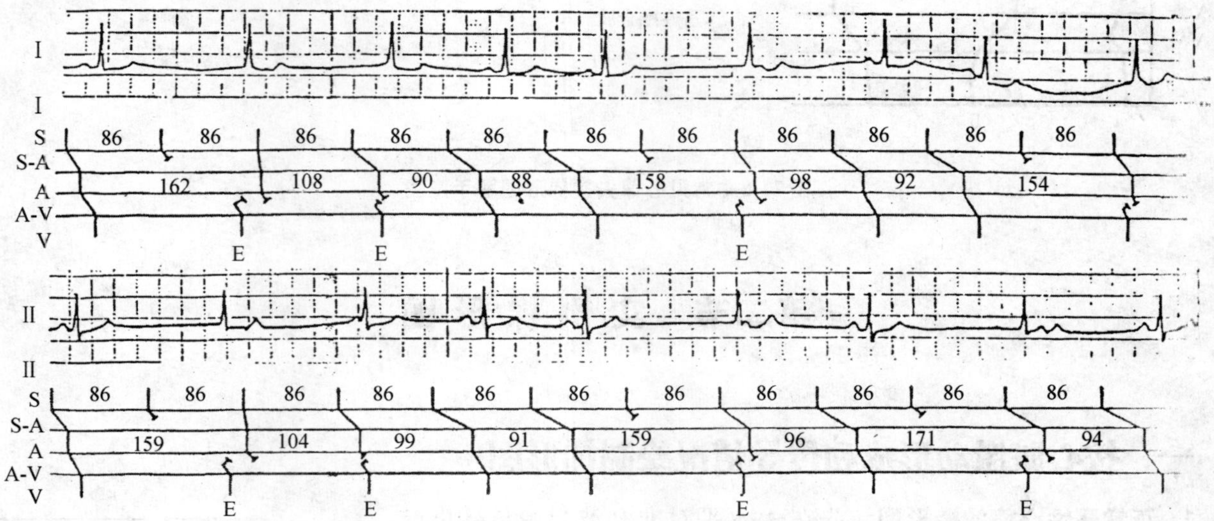

图 11-11　不同程度文氏型窦房阻滞

Ⅰ和Ⅱ导联心电图记录，示窦性 P 波，P-P 间距有规律性缩短，呈现不同程度窦房传导阻滞（5: 4，4: 3 和 3: 1 文氏型窦房传导阻滞）伴房室交接性逸搏。由于除了窦房传导障碍之外还伴有房室交接性异位激动，故梯形图须绘制 S、S-A、A、A-V 和 V 五行以表达之

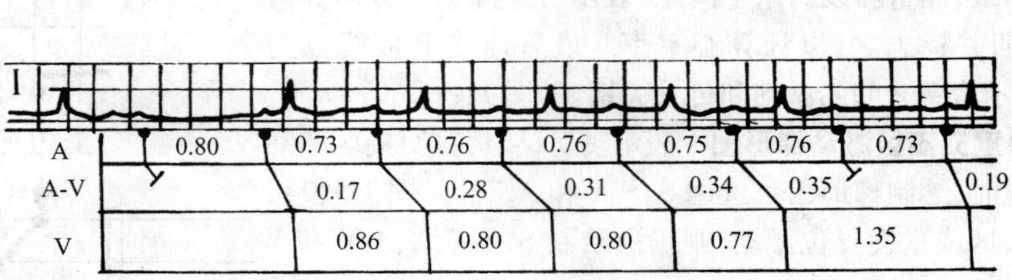

图 11-12　文氏型房室阻滞

Ⅰ导联示窦性 P 波，P-R 间期不固定，逐渐延长，以 $R_2 \sim R_6$ 为例，P-R 间期分别为 0.17s、0.28s、0.31s、0.34 ~ 0.35s，最后 P 波下传受阻出现长间歇（1.35s）。房室传导时间增量分别为 0.11s、0.3s、0.3s、0.10s。P-R 间期由长渐短，分别为 0.86s、0.80s、0.80s、0.77s。然后周而复始。

本例心电图诊断：窦性心律，文氏型房室阻滞

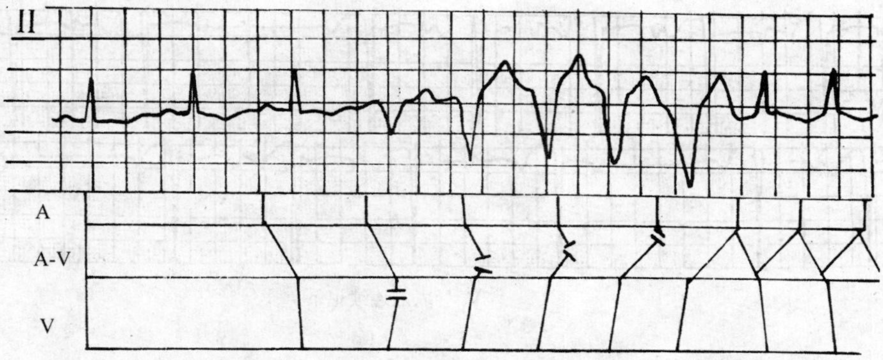

图 11-13　室性心动过速诱发反复性心动过速

Ⅰ导联心电图示开始 3 个心搏为窦性心律，$R_5 \sim R_6$ QRS 波宽大畸形，T 波与 QRS 波主波方向相反，考虑为室性心动过速。R_4 QRS 波较狭小，介于窦性搏动与室性心动过速形态之间，为两者形成的室性融合波。室性激动伴有室房传导，$R_5 \sim R_7$ 的室房传导逐渐深入但均未激动心房，故未见逆行 P^- 波，而 R_8 室房传导深入激动心房，产生心房回波并引起反复性心动过速。

本例心电图诊断：窦性心律，短阵室性心动过速诱发反复性室上性心动过速，室性融合波

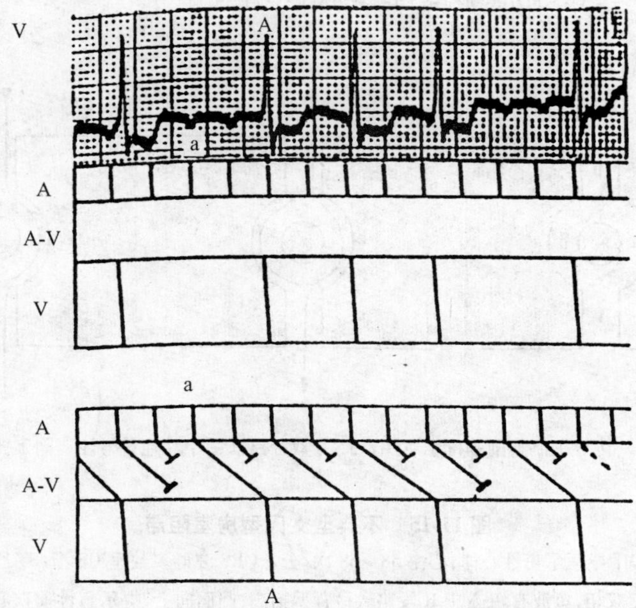

图 11-14　心房扑动伴交替性文氏周期

首先在 A 水平画 F 波的斜线，在 V 水平画 QRS 波的斜线，然后自 F 波至 QRS 波画上连线，即为 F-R 间期。值得一提的是心房扑动时紧靠 QRS 波之前的 F 波不一定能下传。据 Pick 意见，在心房扑动时由于房室隐匿性传导，可使房室时间显著延长，推测心房扑动 2∶1 下传时的 P-R 间期为 0.26～0.45s。心房扑动的 F 波真正起点不太明确，故所有 F-R 间期均为相对值，而不一定真正代表心房扑动波通过房室交接区的实际时间。F-R 间期的测量应在下壁导联中，选择 F 波负值最低点量至 QRS 波起始处，以表示 F-R 间期和 F 波的房室传导情况，图示 a-A 间期标志 F-R 间期。本例心房扑动的房室传导从梯形图解显示，上层 2∶1 阻滞，下层文氏型传导，连续 2 个 P 波阻滞与 3 个 P 波阻滞交替，房室交接区呈现双层阻滞，故在 A-V 行以虚线划分为上下两层。

本例心电图诊断：心房扑动伴交替性文氏周期

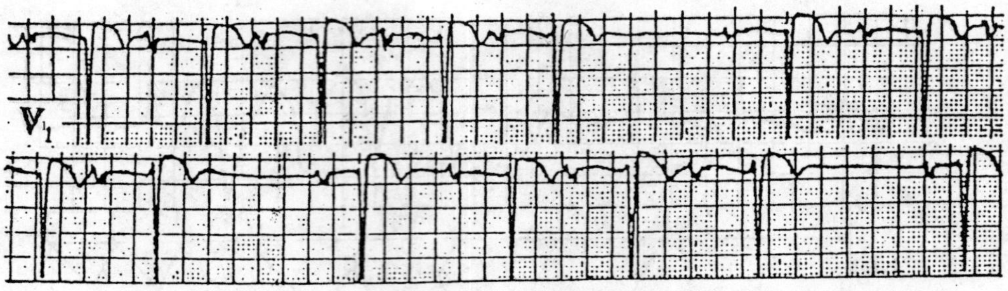

V_1 导联的连续记录

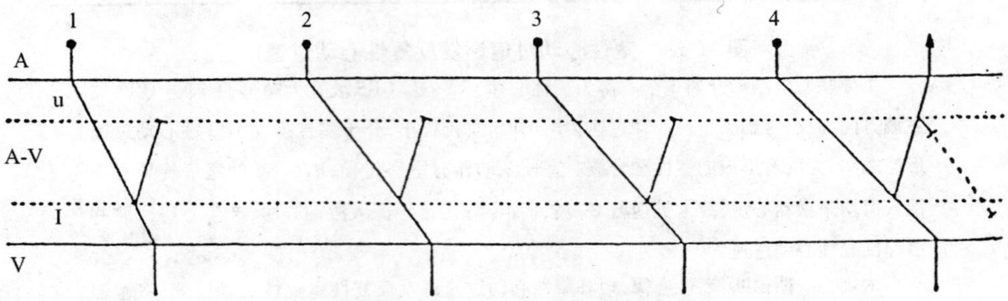

传导机理的梯形图解 A: 心房　A-V: 房室结　V: 心室
U: 上方共同径路　I: 下方共同径路

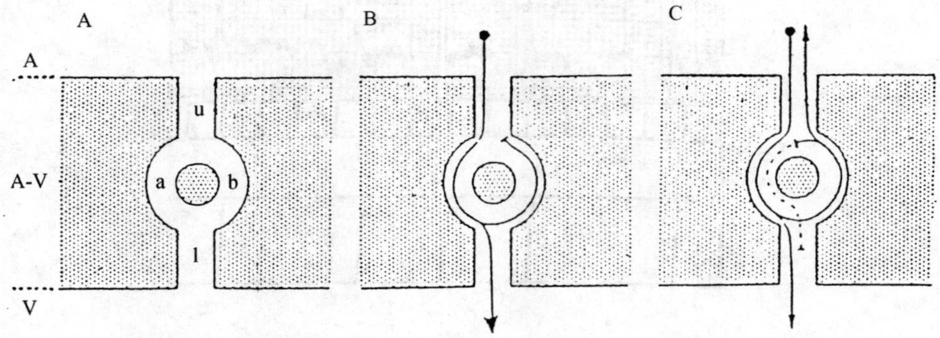

传导机制解剖基础示意图，a、b 双径路（图中其他符号注释同上图）

图 11-15　不典型文氏型房室阻滞

A. 连续记录 V_1 导联示窦性心律,心率 58 ~ 68 次/分。QRS 波群多数呈 QS 型,ST 段凸面向上抬高及 T 波倒置,P 波正负双相,负波有切迹,P-R 段略微弓背型抬高,凸面向上,提示急性前壁心肌梗死合并心房梗死。P-R 间期不固定,呈逐渐延长趋势,以下列为例,第三个心搏 P-R 间期 0.34s,第四个为 0.51s,第五个为 0.53s,第六个心搏的 P-R 间期为 0.55s,其后随以长 R-R 间歇,然后周而复始,表明是一例文氏型房室阻滞。所特殊的是每组文氏周期结尾心搏的 QRS 波均由原来的 QS 形转为 rs 形。从梯形图解分析这个结尾心搏初始的 rs 形。B. 梯形图解分析这个结尾心搏动初始的 r 波实际上是窦性搏动在房室结内折返,逆行激动心房的 P^- 波重叠在 QRS 波上所致。逆行 P^- 波在 V_1 导联上的特征是狭、尖而直立的,因而酷似 r 波,由于房室传导有三层传导关系,故以两条虚线将 A-V 行一分为三。

本例心电图诊断:窦性心律,提示心房和心室前壁急性心肌梗死,不典型文氏型房室阻滞,提示房室结内双径路

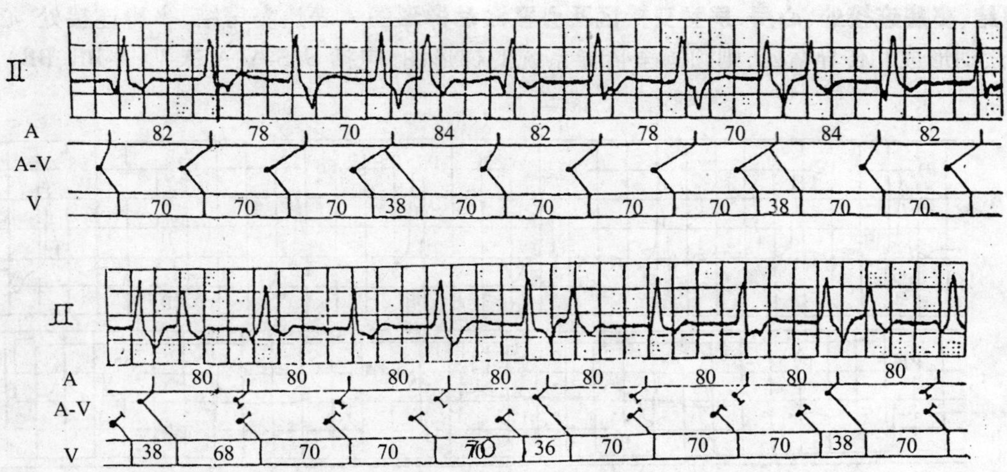

图 11-16　双重性房室交接性心动过速

上、下两行为Ⅱ导联非连续记录，上行Ⅱ导联示房室交接性心动过速伴有结房传导文氏型传导延长，最终以反复搏动（R_5 及 R_{10}）结束文氏周期。因此，心房律不规则，除了反复心搏外，心室律非常规则（R-R 间期为 0.70s）。下行Ⅱ导联示双重性房室交接性心动过速伴不完全性房室脱节，心房由高位房室起搏点所控制，P-P 间期为 0.80s，心房律规则，而大多数心室激动波则来自低位房室起搏点控制，呈现房室脱节，但 R_5、R_7 及 R_{11} 系房室交接性高位起搏点的激动下传所引起的心室夺获，故属不完全性房室脱节，心室夺获搏动伴有室内差异性传导。本例房室交接区存在双层激动异常，但梯形图已能表达清楚，也可不必以虚线划分为二，避免繁杂。

本例心电图诊断：上行，窦性静止，房室交接性心动过速，结房文氏型传导及反复搏动，提示房室结双径路；下行，窦性静止，双重性房室交接性心动过速，不完全性房室脱节

4. **窦房结、窦房连接处、心房、房室交接区及心室激动梯形图**　表达窦房结、窦房连接处、心房、房室交接区及心室激动形成和传导情况，则须画全传导系统的梯形图，包括 S、S-A、A、A-V（A-BB、BB）及 V 行（图 11-17）。

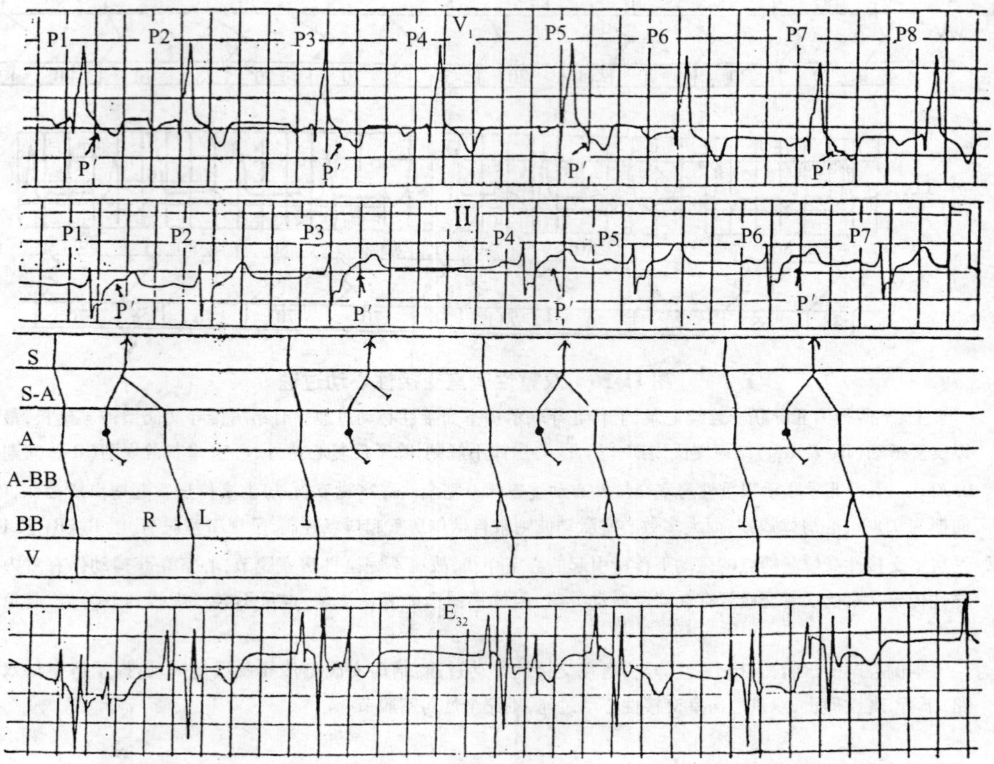

图 11-17　阻滞型房性期前收缩诱发窦性折返性期前收缩二联律

A. V_1 与Ⅱ导联记录，B. 其梯形图，V_1 导联 P_1、P_3、P_5 和 P_7、Ⅱ导联 P_1、P_3、P_4 及 P_6 为窦性 P 波，V_1 导联 P_2、P_4、P_6 及 P_8 波形态与窦性 P 波相似，但倒置略宽深；Ⅱ导联 P_2、P_5 及 P_7 与窦性 P 波相似，但提早出现。此外，可见频发 P′波，均重叠于窦性心搏的 ST-T 段上，致使 T 波上升支出现切迹。该异位 P′波由于 R-P′间距过短，均未能下传心室形成阻滞型房性期前收缩，但它具有房窦传导功能，能逆行传导抵窦房结，使其提前释放冲动，出现一组提前的 P-QRS-T 波群，故 V_1 导联 P_2、P_4、P_6 及 P_8，Ⅱ导联 P_2、P_5 及 P_7 与窦性 P 波相似，且略提早出现，考虑为阻滞型房性期前收缩所诱发的窦性期前收缩。C. 食管心电图，经食管导联证实窦性搏动后均见有阻滞型房性期前收缩，除个别外均诱发窦性折返性期前收缩，形成间歇性窦性搏动与窦性期前收缩二联律。V_1 导联 QRS 波呈 rSR′型，Ⅱ导联呈 rS 型。S 波宽且有明显切迹，QRS 波时限 0.12s，提示完全性右束支阻滞。

本例心电图诊断：窦性心律，完全性右束支阻滞，频发阻滞型房性期前收缩，部分阻滞型房性期前收缩诱发窦性折返性期前收缩，形成窦性期前收缩二联律

5. **束支传导异常梯形图** 表达束支传导异常情况，可选用 A、A-V、BB 及 V 四行（图 11-18）。

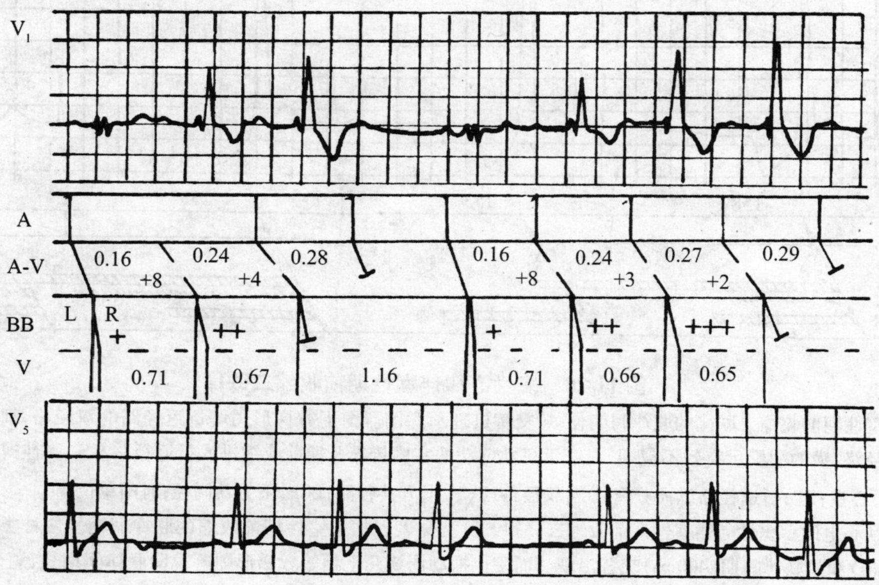

图 11-18 文氏型房室阻滞伴直接显示型右束支文氏现象

V_1 与 V_5 导联示窦性心律，P-R 间期逐渐延长，直至 P 波下传受阻，为 1 例典型房室阻滞文氏现象。本例心电图另一个特征是 QRS 波形态呈逐渐变化。以 V_1 导联为例，$R_1 \sim R_3$ 为一组，$R_4 \sim R_7$ 为另一组，除 R_1 与 R_4 的 QRS 波呈 rsr′s′外，其余 QRS 波均呈 rsR′型。每一组 QRS 波的 R′波逐渐增高，时限逐渐增宽，T 波由直立转为倒置，而且倒置逐渐加深。V_5 导联的 QRS 波亦呈类似变化，S 波逐渐增宽加深。

本例心电图诊断：窦性心律，文氏型房室阻滞伴直接显示型右束支文氏现象

6. **心室内异位起搏点激动形成和异－室连接处传导梯形图** 表达心室内异位起搏点激动形成和异－室连接处传导情况，可选用 V、E-V 和 E 三行，亦可选用 A、A-V、V、E-V 及 E 五行（图 11-19）。

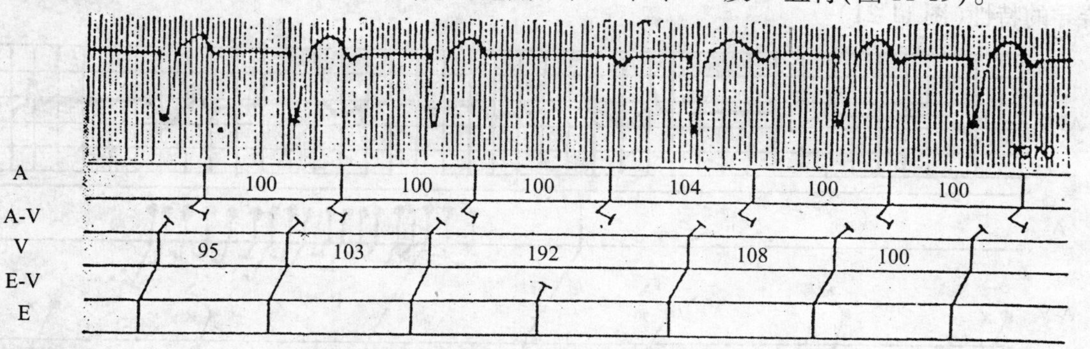

图 11-19 房室交接性心律，室性心动过速伴外出阻滞，房室脱节

Ⅱ导联示 P 波倒置，节律基本规则，约 60 次/分，说明心房受房室交接区起搏点所控制。QRS 波宽大畸形，除第三个 R-R 间期较长外，其他的心室率也较规则，约 60 次/分。因为在心室已脱离了不应期时，房室交接区起搏点之激动仍始终未能传至心室，说明房室交接区存在传导阻滞。本例心室系受室性异位起搏点所控制。因其速率较快，故属于室性自主性心动过速（idioventricular tachycardia）。图示可见长 R-R 间期（1.92s）约为短 R-R 间期（0.95～1.08s）的两倍，说明其中必有一次心室激动未能传出。因此，本例除房室交接性心搏及自主性室性心动过速外，尚存在着两个传导阻滞区，一个阻滞区位于房室交接区组织内，导致完全性房室脱节；另一个阻滞区则位于室性起搏点与心室之间（图解中 E-V 行），引起了偶尔出现的外出阻滞。

本例心电图诊断：窦性静止，房室交接性心律，自主性室性心动过速偶伴外出阻滞及完全性房室脱节

7. **心室内或心室内折返径路传导梯形图** 表达心房内或心室内折返径路的传导情况，可选用 A、RP 或 V、RP 二行（图 11-20）。

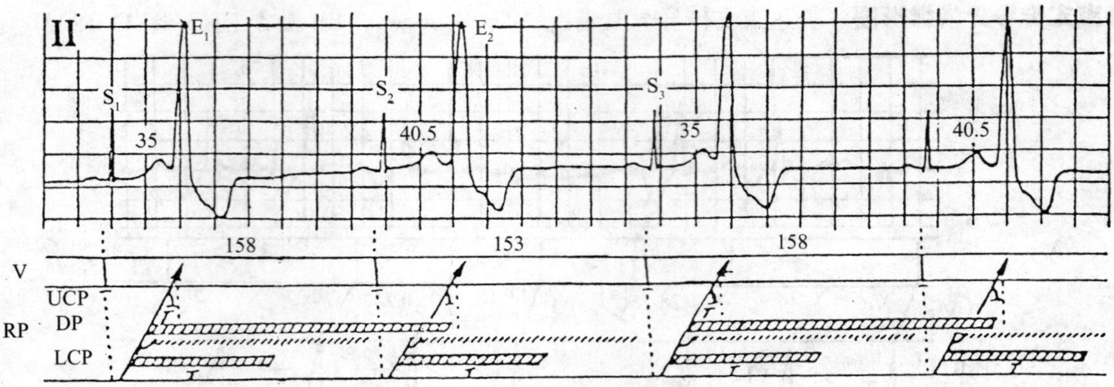

图 11-20　窦性心律伴室性期前收缩二联律

图为室性期前收缩二联律的联律间期长、短交替机理示意图。图下方梯形图解折返径路的双径路，细线示快径路，粗线示慢径路，横的阴影示有效不应期，虚线示窦性搏动的室内传导及期前收缩进入折返径路。S_1 窦性搏动；E，室性期前收缩；V，心室；RP，折返径路纵向分离；DP，双径路；UCP，上方共径路；LCP，下方共同径；时间单位，cs。

Ⅱ导联心电图示窦性心律室性期前收缩二联律。所特殊表现的是室性期前收缩的联律间期呈两种类型，即短联律间期(350ms)和长联律间期(400ms)交替出现。而窦性搏动周期几乎相等。梯形图解说明联律间期长、短交替机理。梯形图解示折返径路纵向分离为快、慢双径路。当窦性搏动(S_1)下传心室时，快径路有效不应期已过，于是冲动沿着快径路和慢径路折返，但由于快径路传导速度快，首先传至上方共同径路形成联律间期较短的室性期前收缩(E_1)；而冲动不能沿慢径路传至上方共同径路。当第二个窦性搏动(S_2)下传心室时，恰遇快径路之有效不应期。因而，该冲动只能沿慢径路传导，从而形成联律间期较长之室性期前收缩(E_2)。第三个窦性搏动(S_3)下传心室后又沿着快径路折返。如此交替折返形成室性期前收缩的联律间期呈长、短交替现象。

本例心电图诊断：窦性心律，室性期前收缩二联律，提示返折双径路

二、表达一些特殊心电图现象的梯形图解

1. 心房颤动的梯形图绘制　也可选用 A、A-V、V 三行，但要在 A 和 A-V 两行绘制出房颤波不同程度隐匿性传导的特性(图 11-21)。

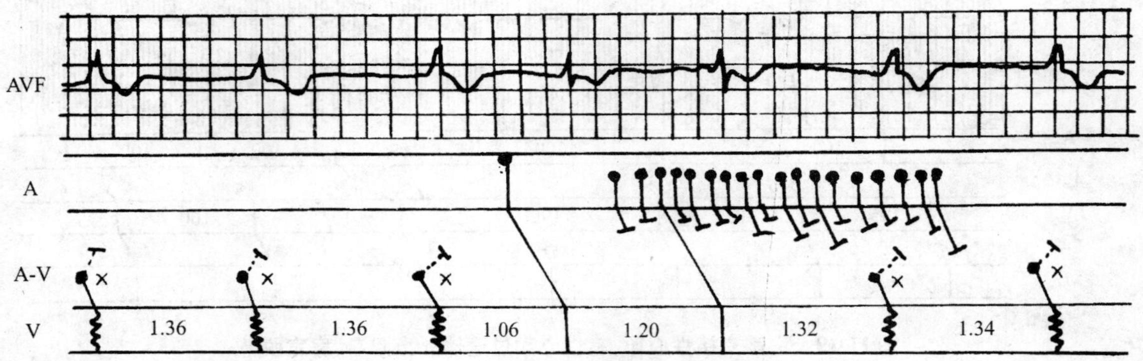

图 11-21　心房颤动、高度房室阻滞交接性逸搏

本例为心房颤动患者在使用洋地黄过程中所记录的 aVF 导联。X 表示房室交接性逸搏，QRS 表示下传心搏。小黑点表示激动起源，V 行中锯齿状线表示心室内差异性传导。整行心房颤动波中仅选择一段图解以表示在房室交接区不同程度的隐匿性传导。本例显然是由于洋地黄过量引起的高度房室阻滞，致使大多数心房颤动波未能传至心室，于是房室交接性起搏点以 1. 32 ~ 1. 36s 的间期发出逸搏，逸搏 QRS 波呈 R 型，波峰有挫折，为非相性室内差异性传导所致，仅少数心房颤动波循房室传导途径下传。

本例心电图诊断：心房颤动、房室交接性逸搏心律伴非时相性室内差异性传导

2. 差异性传导梯形图　差异性传导可发生在房内，也可发生在心室的束支或分支内，但室内差异性传导远比房内多见，梯形图解应在相应水平画上锯齿状的垂线或斜线表示(图 11-22)。

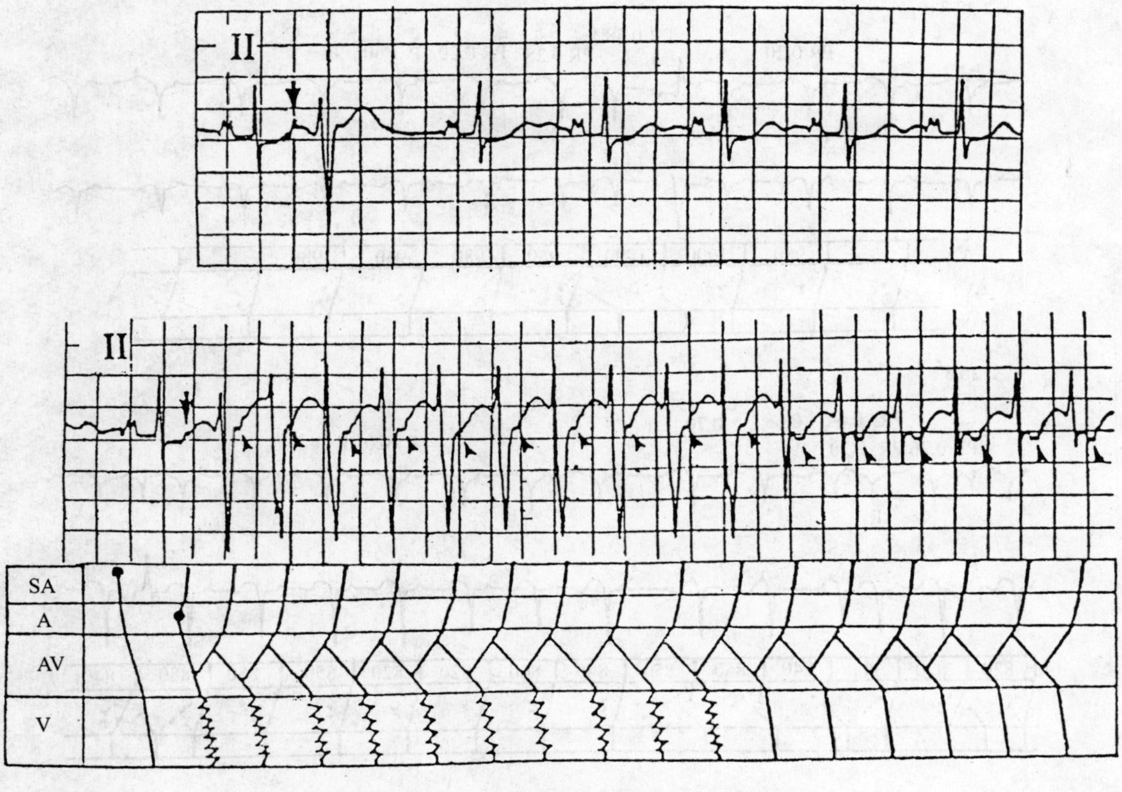

图 11-22　室上性心动过速伴室内差异性传导

Ⅱ导联心电图记录,上行示窦性心律,P 波负正双相,正相波有切迹,QRS 波呈 RS 形,ST 段轻度压低,箭头示房性期前收缩伴室内差异性传导,在一个相对长的 R-R 间期后紧跟一个相对短的 R-R 间期的心搏时容易发生时相性差异性传导(Ashman 现象)。下行为房性期前收缩(首次箭头示)诱发房室结折返性心动过速。头 1 ~ 10 个心搏 QRS 波增宽是由于伴有室内差异性传导之故,而 11 ~ 16 个心搏的室内传导正常,QRS 波不增宽,但 R-R 间期始终一致。这是由于室上性心动过速突然发作时心动周期突然缩短,开始一个或数个心搏容易发生室内差异性传导。指向左上方的箭头示逆行 P 波。

本例心电图诊断:窦性心律,房性期前收缩并诱发房室结折返性心动过速(慢 - 快型),提示房内传导阻滞及心肌缺血表现

3. **心脏传导系统及折返径路梯形图**　心脏传导系统及折返径路均可纵向分离为快、慢双径路,无疑以房室结内双径路最为常见而重要,在具体绘制梯形图时须以实线(快径路)、虚线(慢径路)表示之(图 11-23)。

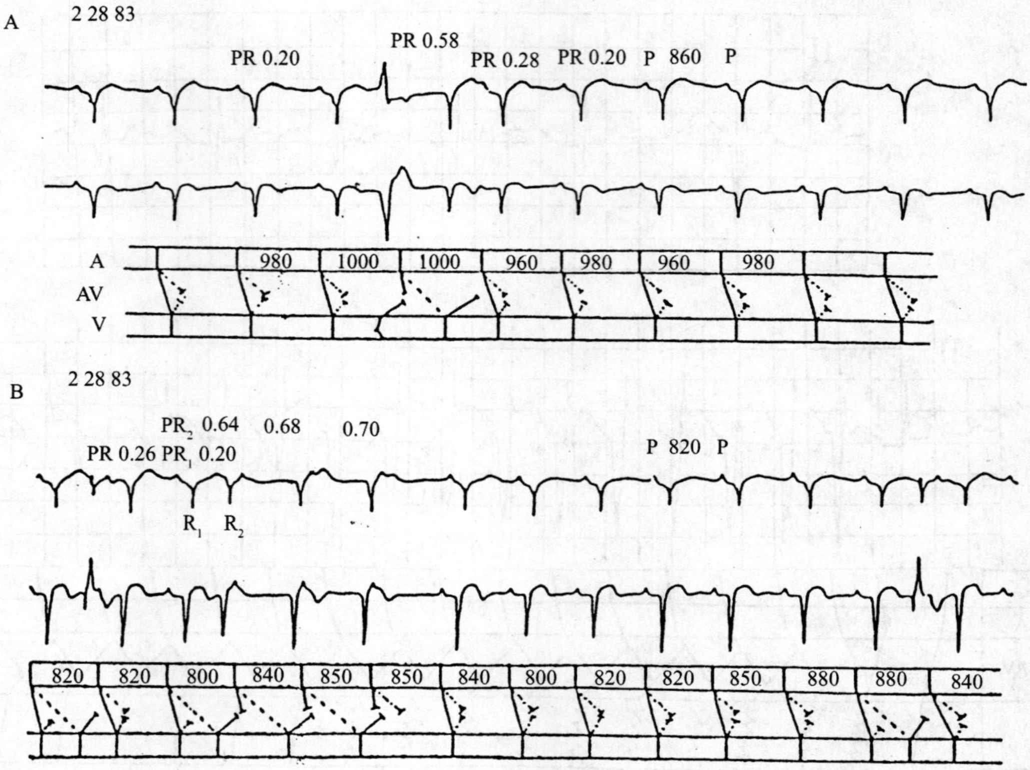

图 11-23　房室结双径路交替下传，部分呈 2∶1 同步下传

A 图和 B 图均为动态心电图双通道记录，A、示窦性 P 波，P-P 间期 960～1 000ms，CM_{V_1} 和 CM_{V_5} QRS 波均呈 QS 型，ST 段略微抬高，提示前壁心肌梗死，R_5 为室性期前收缩，期前收缩前 P-R 间期 0.20s，期前收缩后 P-R 间期突然延长至 0.58s，提示室性期前收缩揭示房室结双径路，然后又转移快径路下传，在慢径路下传换为快径路下传时出现中间型 P-R 间期，这是由于快径路隐匿性逆传的结果。注意快径路以实线表示，慢径路以虚线表示。B. 亦为动态心电图双通道记录，示窦性心律房室结内快、慢径路交替下传。快径路下传的 P-R 间期为 0.20s，由慢径路下传的 P-R 间期为 0.64s，中间型 P-R 间期为 0.26s，由于快径路隐匿性逆行性传导所致（见梯形图解）。慢径路下传尚伴有轻度文氏现象。本图特殊表现是部分房室结双径路呈 1∶2 同步下传。P-R_1 间期 0.20s，P-R_2 间期 0.64s，R_2 伴有室内差异性传导。

本例心电图诊断：窦性心律，前壁心肌梗死，偶见室性期前收缩，房室结内双径路交替下传，部分呈快、慢径路同步下传形成罕见 1∶2 传导现象

4. **隐匿性传导梯形图**　隐匿性传导本身在体表心电图上并无直接显示传导异常现象，但可影响随后激动的传导和（或）形成，且随隐匿性传导的深度不同，受其影响程度也不一样，从而构成复杂的心电图表现，常需梯形图以阐明诊断（图 11-24）。

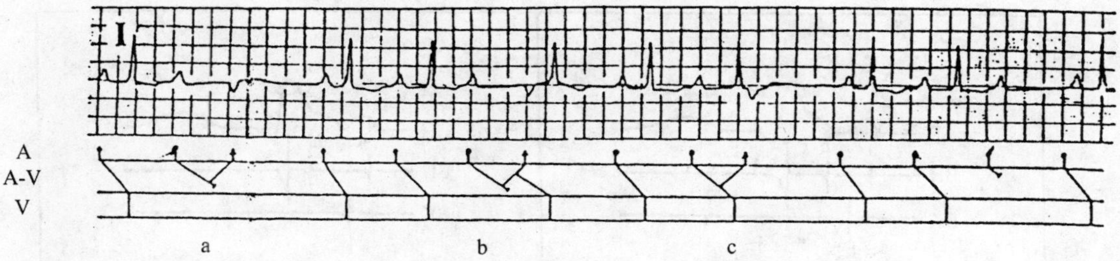

图 11-24　二度房室阻滞伴隐匿性传导,心房心室的反复搏动

Ⅱ导联心电图记录为一例复杂的心律失常。其表现可分为 a、b、c、d 四组类型,结合梯形图解分别说明如下:

d 组中可见四次相继的窦性激动,第一及第二个窦性心搏的 P-R 间期逐渐延长,第三个窦性 P 波受阻未下传,第四个窦性激动又恢复下传,因此为一组单纯的房室传导文氏现象。

a 至 c 组中窦性激动的规律性均被一期前发生的倒置 P 波所打乱。a 组中的第二个窦性激动隐匿性下传,在房室交接区组织的下部又折返向上激动心房,引起一个期前发生的倒置 P 波,形成房性反复心搏。b 组中第一及第二个窦性心搏的 P-R 间期逐渐延长,第三个窦性激动与 a 组中第二个窦性激动相同,在隐匿性下传过程中亦折返向上引起了一次房性反复心搏,该激动在逆传的过程中再度折返下传至心室,于是在第三个窦性 P 波后依次出现了一个倒置的 P 波和一个向上的 QRS 综合波,形成了房性和室性反复心搏。c 组中第一个及第二个窦性心搏的 P-R 间期也逐渐延长,其不同于 a 者,是第二个窦性激动下传至心室,但在房室交接区的下部逆行上传,形成了房性反复心搏。

本例出现心房及心室反复心搏的原因,很可能是由于房室交接区组织内存在着两条传导径路所造成的。

本例心电图诊断:窦性心律,二度房室阻滞伴下行隐匿性传导及心房和心室的反复搏动

5. **并行心律及并行性心动过速的梯形图**　与众多心律失常不同,不需要多条横线以绘制梯形图,只要紧靠心电图下方画一条水平横线,标上数字以表示并行心律的特性即可(图 11-25)。

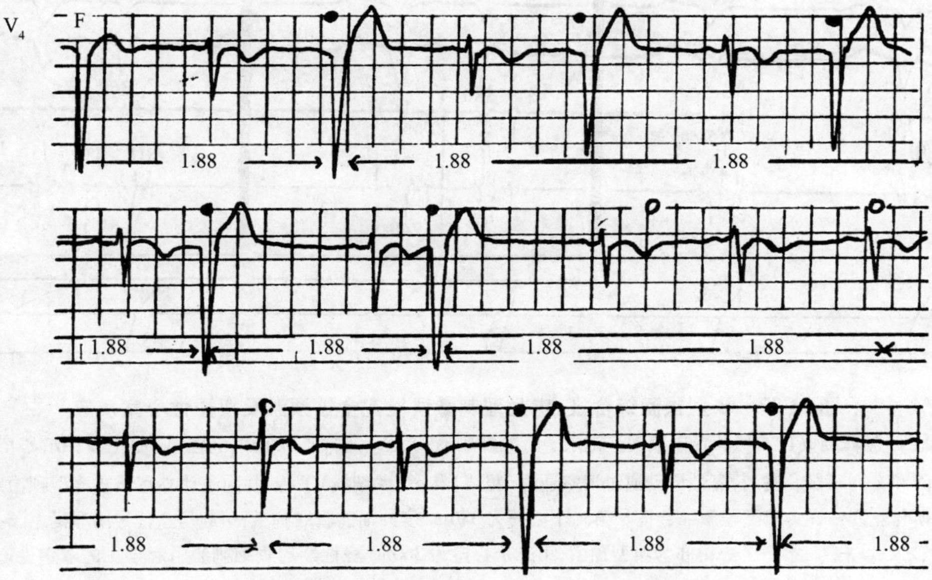

图 11-25　窦性心律伴室性并行心律

上、中、下 3 行为 V_4 导联连续记录。示窦性心律及频发室性期前收缩。黑点表示显性的室性并行收缩,圆圈表示室性并行收缩外出阻滞。半空半圆点表示室性融合波。室性期前收缩的联律间期明显不等,异搏周期为 1.88s,所有异搏长间歇是 1.88s 的倍数。上行 R_1 与底行 R_2 为窦性搏动与室性异位激动共同形成的室性融合波。

本例心电图诊断:窦性心律,室性并行心律

6. **预激综合征的梯形图**　目前国内外尚无统一图解方法,大多是作者根据预激的特性自行设计,故即使是典型预激或完全性预激,不同作者设计的表达方式也各不相同(图 11-26,27)。

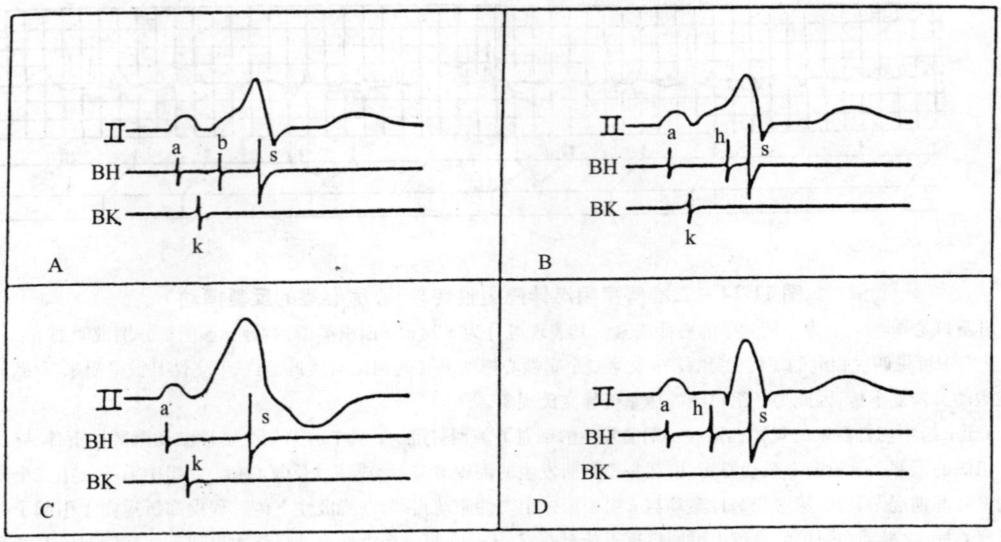

图 11-26　典型预激与完全预激示意图

Ⅱ导联、希氏束电图、肯氏束电图同步记录。A,典型预激;B,预激综合征伴房传导延缓;C:房室传导完全阻滞呈现完全性预激;D:肯氏束阻滞,由房室束下传。缩写 a,心房;h,希氏束;k,肯氏束;s,室间隔激动

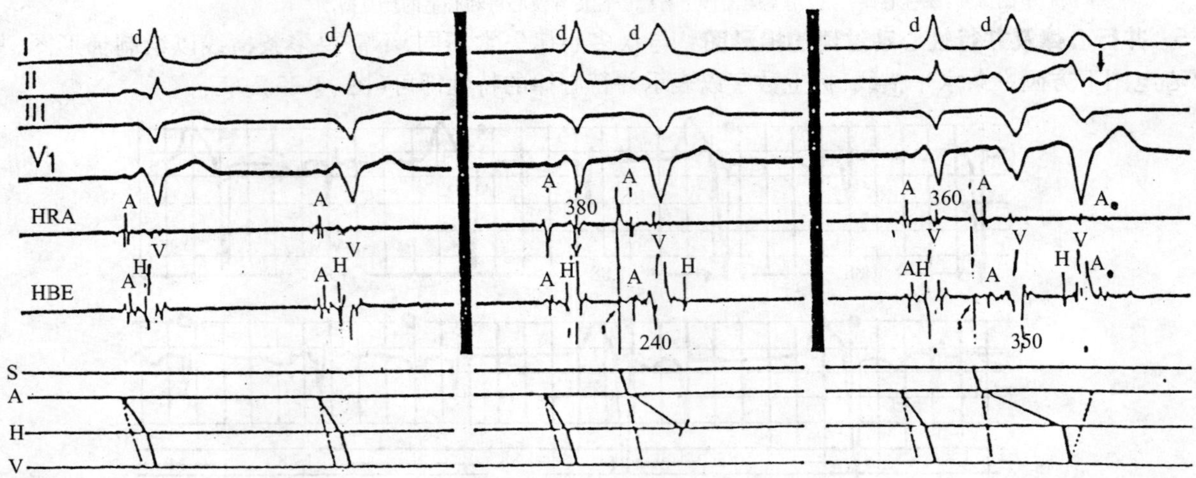

图 11-27　B 型预激综合征,电生理刺激诱发完全性预激及双重性心室反应

Ⅰ、Ⅱ、Ⅲ、V_1 导联与高位右房和希氏束同步记录。S,额外刺激;A,心房波;H:希氏束电位;V,心室波;Ae,心房回波。心电图分为左列、中间和右列三段。左列,窦性激动通过房室通道(粗线)和旁道(细线)下传,共同激动心室形成典型预激综合征;中间一段,第一个心搏与左列一样为典型预激综合征。第二个心搏为 380ms 房性期前收缩刺激,引起房室传导明显延迟,S-H 间期 240ms,H 波落在 V 波之后。右列:第一个心搏亦为典型预激,第二个心搏为 360ms 房性期前收缩刺激引起罕见的双重性心室反应,V_1 为径旁道下传形成的完全性预激,A-V_1 之间无 H 波,V_2 为径房室通道下传的 QRS 波,A-V_2 之间有 H 波,A-H 间期 350ms。可见心房回波(Ae)。注意同是典型预激及完全性预激,不同作者所绘梯形图不同。

三、自行设计梯形图

还可根据需要自行设计简明易懂的示意图,以表达心律失常的机理与性质(图 11-28,29)。

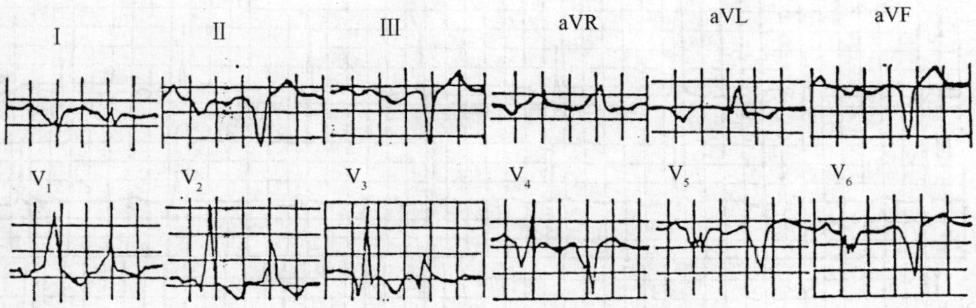

室壁瘤切除前描记的心电图

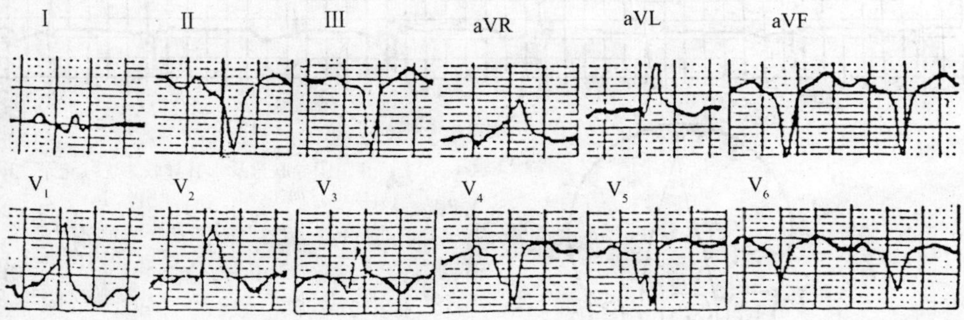

室壁瘤切除后描记的心电图

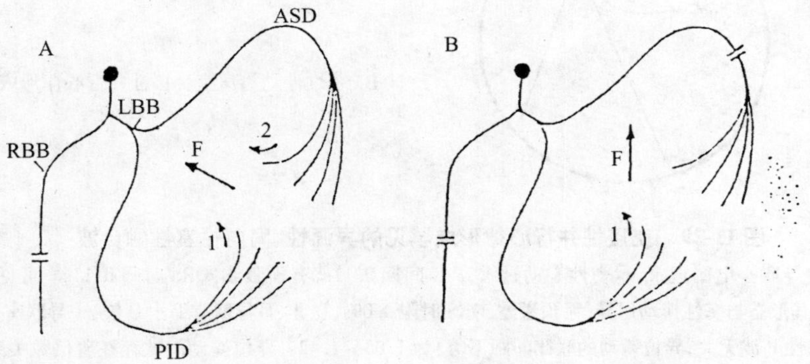

图 11-28　交接性期前收缩二联律，完全性右束支阻滞合并左前分支阻滞

A. 室壁瘤切除前窦性激动的室性传导示意图。B. 切除前交接性期前收缩和切除后窦性激动的室内传导示意图。RBB，左束支；LBB，左束支；ASD，左前上分支；PID，左后下分支；暗区，室壁瘤无电活动的心肌组织。

长期患冠心病伴室壁瘤心电图记录。图 11-28 上图为室壁瘤切除前 12 导联心电图记录，示窦性心律伴期前收缩二联律。窦性心律的 QRS 波群宽大畸形，时限宽达 0.16s，平均电轴 −150°，左侧导联（Ⅰ、aVL、$V_4 \sim V_6$）QRS 波群向下，右胸导联 QRS 波群向上，左胸导联有深宽的 Q 波，QS 波有切迹。室壁瘤时的心室除极方向背离室壁瘤而行。因此，心尖部室壁瘤的 QRS 波向量背离心尖，朝向右上。如图 11-28A 中 1、2 向量所示，1、2 向量的综合向量（F 向量）即为 QRS 波的平均电轴，它指向右上。图 11-28 中图为室壁瘤切除后描记的 12 导联心电图，示窦性心律伴完全性右束支阻滞合并左前分支阻滞。如图 11-28B 所示，由于室壁瘤切除，左前分支永久被阻断，窦性激动只能单独通过左后分支下传，结果平均电轴右偏（F 向量）。作者设计简单明了示意图表达束支、分支阻滞及 QRS 波电轴的变化。

本例心电图诊断：窦性心律，交接性期前收缩二联律，完全性右束支阻滞合并左前分支阻滞

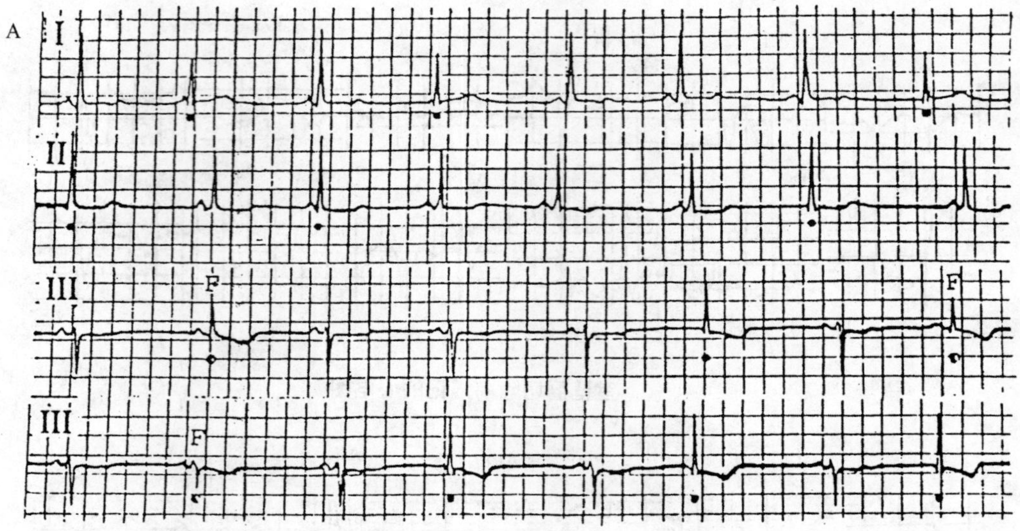

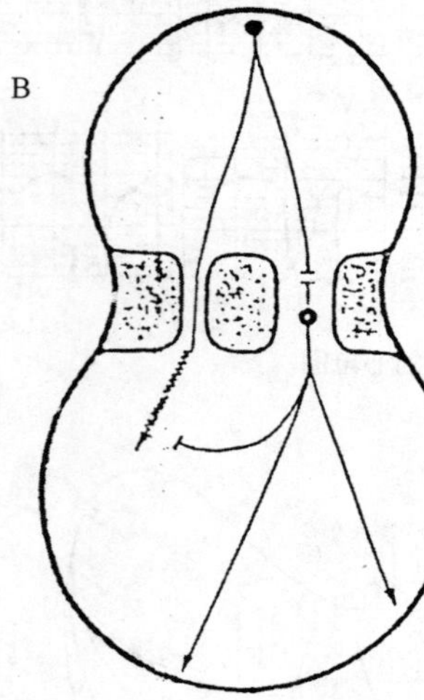

A. Ⅰ、Ⅱ、Ⅲ导联记录，Ⅱ导联为连续记录，F示室性融合波

B. 窦性冲动与房室交接性并行心律形成室性融合波示意图

图 11-29　交接性并行心律形成罕见的异源性、同向性室性融合波

Ⅰ、Ⅱ、Ⅲ导联心电图记录，示窦性心动过缓，P-R 间期 0.11s，有预激波，QRS 时限 0.11s。可见异位波群(圆点所示)，其形态与窦性搏动迥异，无预激波，QRS 时限 0.09s，在Ⅱ、Ⅲ导联有缩小 Q 波，Ⅰ导联有微小 S 波，异位搏动与窦性 P 波无关，异位搏动的联律间距不等，为 1.03～1.42s，异位搏动间歇存在着倍数关系，考虑房室交接性并行心律。Ⅲ导联可见一些室性融合波，其形态介于异位于窦性搏动之间。图 11-29B 为自行设计的室性融合波示意图。房室交接性并行心律一般不容易出现同向性的室性融合波，而容易出现房性融合波。本例在每次室性融合波之前均有紧邻的窦性 P 波，因此，推测窦性冲动仅沿 Kent 束下传心室与房室交接性并行心律沿正常房室通道下传激动心室形成罕见室性融合波(窦－交室融)。由于房室交接区存在功能性纵向分离，在窦性节律合并交接区激动时，亦有可能发生窦－交室融。这种融合波的发生是窦性冲动与交接区的冲动皆是循着交接区功能性纵行分离纤维并行地同时或几乎同时下传心室，各激动心室肌的一部分，从而形成"窦－交室融"，这是传统的窦－交室融形成的机理。而本图的"窦－交室融"虽亦是异源同向，但窦性冲动则是循着 Kent 氏束下传心室的。两者的鉴别是后者基本图形(窦性搏动)QRS 为预激型，融合波亦可能为预激型，前者则皆不是预激型 QRS。

本例心电图诊断：房室交接性并行心律，窦性心律与房室交接性并行心律形成罕见的异源性、同向性室性融合波(窦－交室融)

（吴　祥）

参考文献

[1] 吴祥．心律失常心电图梯形图解法．中华心律失常学杂志,1998,2(2):144～151.

[2] 吴祥．国外心电图案例分析．北京:北京医科大学中国协和医科大学联合出版社,1992,29～30,92～93.

[3] 张开滋,吴柏铭,唐其柱,等．临床心律失常．长沙:湖南科学技术出版社,2000,125～148.

[4] 张开滋,郭继鸿,刘海祥,等．临床心电信息学．长沙:湖南科学技术出版社,2002,292～358.

[5] 吴祥．心律失常梯形图解法．杭州:浙江大学出版社,2006,1～587.

第十二章 心率变异性

传统的观念认为正常心脏的搏动高度规则，对健康人体的脉搏触诊、心脏听诊及心电图均显示有规则的节拍。然而，实际精确测量心搏间期其涨落是比较明显的，也就是说即使在安静状态下，正常人的心率，也有相当于其平均值10%左右的波动。而完全规则的心率则是心脏调节机制异常的一种表现。

心率变异性(heart rate variability，HRV)系指在窦性心律的一定时间内，逐次心动周期(beat-to-beat)之间的时间变异数(viriance)，其实质就是分析心率的快慢差异性的大小、快慢及其规律。

反映窦性心律的心动周期，应是P-P间期，进行HRV分析，应连续测量P-P间期的变异数，因为P波不如R波尖锐，故P-P间期难以精确测量，在窦性心律情况下P-P间期=R-R间期，所以，目前用R-R间期代替P-P间期(文献上称为N-N间期)，来作为分析HRV的参数。HRV分析的概念不同于通常以每分钟为单位的平均心率差别，如80次/分或120次/分，而是分析逐个心动周期的细微的时间变化及其规律。这种变化在静态心电图上难以测出或因“微小”而忽略不计，同时由于静态心电图记录时间过短，无法反映整体的规律性，为此，静态心电图上习惯描述的“规则的窦性心律”，绝不等于心率没有变异或HRV降低，前者是一个“正常”概念，而后者是一种病理情况，两者绝不能混淆。

第一节 溯源与发展

有关心率变异性的临床应用，可追溯到1965年妇产科医师Hon和Lee在产程中采用胎心监测仪进行简单的计算分析来监测胎儿时，发现胎心的变异性降低提示胎儿宫内窘迫，并据此作出助产的抉择。20世纪70年代后随着心电信号采集和数字信息处理方法的发展和应用，为HRV的研究创造了条件，1984年Ewing利用Holter系统记录24h心电信号，发现正常人HRV有昼夜变化规律且与自主神经张力的变化规律相一致，因而明确了HRV受自主神经调控的密切关系。1978年Wolf等报道了心肌梗死后HRV降低与恶性心律失常事件和心脏性猝死相关。

医学界对HRV的广泛重视，源于1987年Kleiger等首先提出心肌梗死后HRV下降是预测心脏性猝死和室性心律失常的有用指标，其后国内外掀起了研究HRV的高潮，从而成为心血管病及一些非心血管疾病研究的热点之一。

第二节　分 析 方 法

由于 HRV 检查需要通过 Holter 采集心电信号，在行 Holter 检查前，应注意以下事项：①早餐要少吃，卧室温度要求 22～24℃，测定前 24h 不应饮用咖啡、酒精，避免剧烈运动；②吸烟者检测前 8h 内不吸烟；③检测时间应选择上午 9 时～12 时；④检查室需安静，卧具要舒适；⑤检测前安静仰卧至少 15min。

心率变异性方法学上可分为时域分析法、频域分析法及非线性（混沌）分析法。

一、时域分析法

时域分析的各种指标都是用定量的方法对心动周期（R-R 间期）的直方图或 R-R 间期差值的直方图的形状的描述。

1. R-R 间期和 R-R 间期差值直方图　R-R 间期直方图是对某人在一定时间（如 1h、12h、24h）内的 R-R 间期长度分布的图解方式。具体地说就是：以规定的采样间隔（如 8ms）来统计不同 R-R 间期心搏的次数。例如 R-R 间期在 913～920ms 有 30 次心搏，929～936ms 有 45 次心搏……953～960ms 有 154 次心搏，1 009～1 016ms 有 70 次心搏等。由这一系列的数字可以画出如图 12-1 所示的直方图，直方图的形态可以很直观地代表 HRV 的大小，当直方图显示高而窄时 HRV 偏小；相反，如显示低而宽时 HRV 较大。显而易见，采样间隔的大小直接影响了直方图的底和高的关系。为使各组资料之间有相互比较的可能性，目前国际上推荐使用 1/128s（7. 812 5ms）为标准的采样间隔。

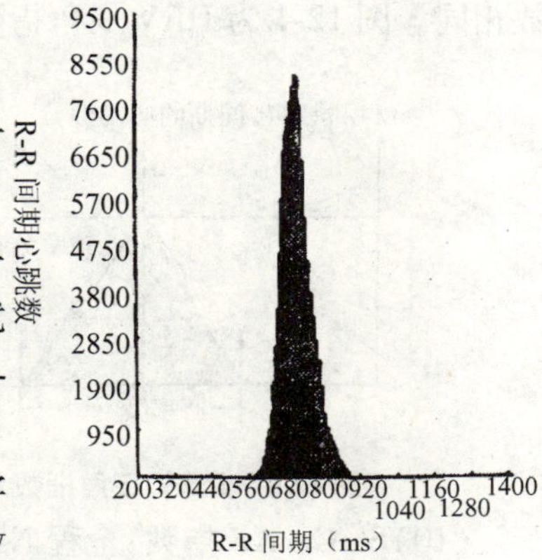

图 12-1　R-R 间期直方图

还应指出的是，并非所有的 R-R 间期直方图均呈单峰形式，有时呈现双峰（图 12-2）甚至多峰形式。后者更多见于心率变异性较大的正常人。不少的时域分析指标都是以单峰形状的 R-R 间期直方图的形状进行设计的。如实际上出现双峰或多峰，则在计算软件中进行数学处理再得出相应的值。

R-R 间期差值的直方图是以相邻的窦性心搏的 R-R 间期的差（以 ms 为单位）为基础统计出来的。以窦性心搏 R-R 间期长度的差为横坐标，中点为 0。后一个 R-R 间期比前一个长时，差值为正数；反之，差值为负数。纵坐标为心搏次数（图 12-3）。

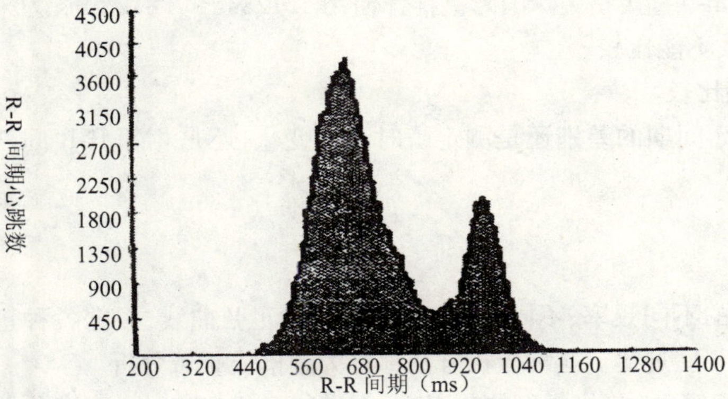

图 12-2　双峰形 R-R 间期直方图

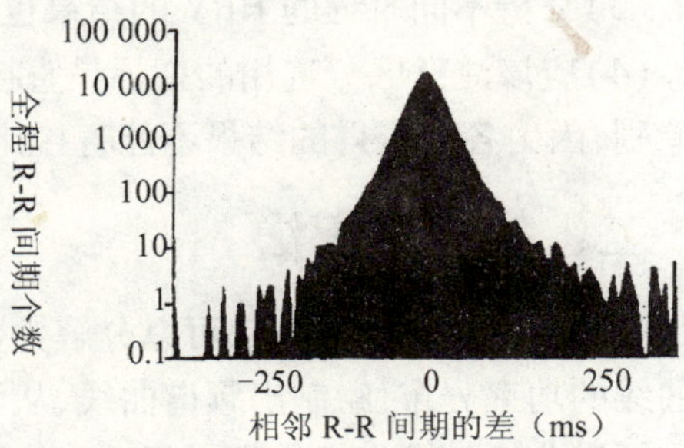

图 12-3　R-R 间期差值直方图

2. 常用的时域分析指标

（1）SDNN：正常窦性 R-R 间期的标准差。计算一定时间段内所有正常窦性 R-R 间期的标准差。

（2）SDANN：全程记录中 5min R-R 间期平均值的标准差。将 24h 的记录顺序分为 288 个 5min 的时段，计算 5min 的平均 R-R 间期，然后计算这 288 个值的标准差。

（3）RMSSD：相邻 R-R 间期差值的均方根值。由于 R-R 间期差值有正有负，进行平方后可使绝对值变大,再进行开方,所得结果反映 HRV 大小可能更为准确。

(4)SDNN index:24h 全程记录中每 5min N-N 间期标准差(共 288 个值)的平均值。

(5)SDSD:相邻 N-N 间期差值的标准差。

(6)NN50:全程 24h 记录中相邻 N-N 间期差值 >50ms 的个数,数值越大表明 HRV 较大。

(7)PNN50:NN50 占所有 N-N 间期个数的百分数,其意义和 NN50 相同,但由于各个病人 N-N 的基数不同,相互之间的 NN50 不能直接比较,而 PNN50 可资比较。

(8)三角指数:以 1/128s 为采样间隔绘制某一时段(24h)内全部 N-N 间期的直方图,以 N-N 间期总数除以占比例最大的 N-N 间期数,直方图的外形越是宽和低则指数的绝对值越大,表示 HRV 大,反之则相反。

(9)TINN:全部 N-N 间期排成的直方图中以峰值为高的近似三角形的底宽,其实际意义和 HRV 三角指数相同。图 12-4 为 HRV 三角指数和 TINN 计算原理示意图,图 12-5 为实际图。

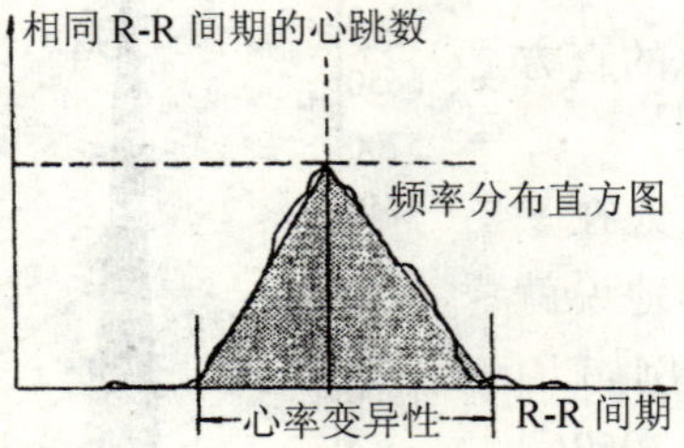

图 12-4　HRV 三角指数示意图

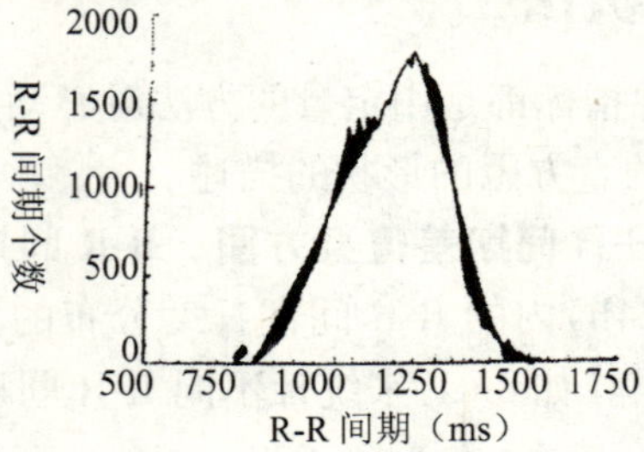

图 12-5　HRV 三角指数实

(10)St. George 指数:全程 N-N 间期总数除以直方图上占比例最大的 N-N 间期数乘以 2,其数值为三角指数的 2 倍,其意义与之相同。

(11)差异指数:以相邻 N-N 间期差值所绘制的直方图中,不同标高的宽度的差值,差值越大则表示心率变异性越大。

在以上选定的指标中,特别推荐使用 SDNN 和三角指数用于长程(24h)的 HRV 分析;推荐使用 SDANN 及 RMSSD 用于短程(5min)HRV 分析。三角指数计算方便但不够精确,可与 SDNN 相互补充。对过去使用较多的 PNN50 这一指标,从统计学的观点来看,RMSSD 较之更合乎逻辑。

3. 使用时域指标的注意事项

(1)长时程(总体)HRV 分析以 24h 为宜;短程分析则以 5min 时段为宜,分析长、短程的指标不能相互取代。

(2)HRV 三角指数的计算结果与采样间隔(bins)直接相关。国际上推荐使用 1/128s ≈7.812 5ms 为采样间隔,如果采样间隔不同则计算出来的三角指数不能比较。

(3)分析不同时程的 HRV 的结果也不能直接比较。

(4)应该注意区分选用的指标是直接测定 R-R 间期的差别还是测定瞬时心率变化,还是相邻 R-R 间期的差别,因为各自所得的结果不能直接比较。

二、频域分析法

瞬时心率变化趋势图都可以分解为数目不等的不同频率、不同幅度、不同相位的正弦曲线,根据各种正弦曲线的功率分布,绘制出频谱曲线,从而可揭示某些规律。这种分析方法称之为频谱或频域分析。

频谱曲线的横坐标是频率(Hz),纵坐标是功率密度(单位频率的功率)。频谱的形状与瞬时心率变化曲线形状有一对应关系,如果频谱图中 0.28Hz 处有一峰(频率为 0.28Hz 时周长为 3.6s),对应的心率变化曲线中则存在有大约以 3.6s 为周期的摆动;如频谱中 0.06Hz 处有一峰(0.06Hz 相当于周长为 16.8s)时,对应的心率变化曲线中则存在有约以 16.8s 为周长的摆动。为此,由频谱曲线中的高频成分与低频成分的大小,可以估计出瞬时心率变化曲线的特征。

1. 选定和推荐使用的频域指标(表 12-1)　与 HRV 的时域分析不同,频域分析对短时和长时间分析结果的意义有很大的差别。短程(5min)的分析应取平卧休息状态,控制好患者及环境条件,避免各种暂时影响自主神经活动的因素，诸如兴奋活动、深大呼吸、吸烟、饮酒后等，使所得出的结果各频段反映出被检查者固有的自主神经活动情况。而长程(24h)的频域分析不可能做到控制上述各种因素，因而其结果只能反映总体的大致情况。

表 12-1　短程分析(5min)

指标	单位	定义	频率范围(Hz)
5min 总功率	ms^2	在选定的时限内总的 N-N 间期的变异	≤0.4
VLF(极低频)	ms^2	VLF 范围内的功率	<0.04
LF(低频)	ms^2	LF 范围内的功率	0.04~0.15
LF(norm)	nu	标准化的 LF 功率	
HF(高频)	ms^2	HF 范围内的功率	0.15~0.4
HF(norm)	nu	标准化的 HF 功率	
LF/HF		LF 与 HF 的比值	

表 12-2　长程分析(24h)

指标	单位	定义	频率范围(Hz)
总功率	ms^2	所有 N-N 间期的变异	≤0.4
ULF(超低频)	ms^2	ULF 范围内的功率	≤0.003
VLF(极低频)	ms^2	VLF 范围内的功率	0.003~0.04
LF(低频)	ms^2	LF 范围内的功率	0.04~0.15
HF(高频)	ms^2	HF 范围内的功率	0.15~0.4

对 5min 的分析建议采用以下指标：5min 总功率密度(ms)、VLF(ms)、LF(ms)、LFnorm(nu)、HF(ms)、HFnorm(nu)、LF/HF。

对于长程(24h)分析不宜采用 LFnorm、HFnorm 及 LF/HF 等指标，而 VLF(超低频段)与时域指标 SDANN 相当，有一定的价值，可以采用。

三维频域图，在常规二维频域分析的基础上，以时间为第三维，按一定的时间分段分析然后按顺序进行排列，应用计算机操作可绘制出三维立体图，可以对患者在不同时间内的频域变化趋势一目了然(图 12-6)。

2. 频域分析的注意事项

(1)短程和长程分析应严格区分，应根据研究内容的不同，正确选用长程或短程分析。两者不能相互替代，对于用短程分析所得到的结果不能与长程所得者相比，反之亦然。

(2)频域分析时要求有较高的采样率，一般以 250~500Hz 或更高为宜。应特别注意使用滤波时对频谱的影响。

(3)短程分析采样过程中应剔除期前收缩、漏搏等。

3. 频域分析和时域分析的比较　同一段短时稳定记录的心电信号，从频域分析中可以得到比时域分析更多或更准确的有关自主神经活动的信息。

长程(24h)的心电记录频域分析在很多方面是高度相关的(表 12-3)。按具体参数来看：时域指标中的 SDNN、三角指数、TINN 与频域中的总功率相当；SDANN 与 ULF 相当；SDNN index 与每 5min 总功率的平均值相当；其余的 RMSSD、SDSD、PNN、差异指数均与频域分析的 HF 所代表的意义相同。为此，除非有特别目的，采用 24h 时域分析无须作频域分析。

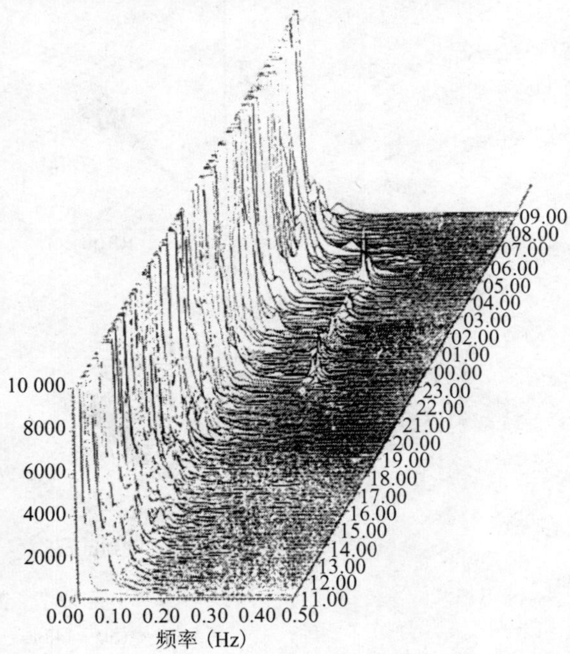

图 12-6　三维频域图

表 12-3 长程(24h)心电记录频域分析

时域指标	大致相当的频域指标	时域指标	大致相当的频域指标
SDNN	总功率	RMSSD	HF
HRV 三角指数	总功率	SDSD	HF
TINN	总功率	$NN_{50connt}$	HF
SDANN	ULF	PNN_{50}	HF
SDNN 指数	每 5min 总功率的均值	差异指数	HF

三、非线性分析法

近年来,混沌理论已经用于心率变异在时间域领域上的分析,但它属于非线性的分析方法。

1. R-R 间期散点图 R-R 间期散点图又称洛伦兹散点图(Lorenz Plot)或称庞加来散点图(Poincare plot),它可反映相邻 R-R 间期的变化。

不同人的 Poincare 散点图可以呈现多种形式,通常,正常人呈彗星状(Conet Pattern)。如图 12-7 所示;心衰病人的散点图如图 12-8 所示。

Poincare 散点图的形状直接反映了瞬时心率变化曲线的特征,以正常的彗星状散点图为例,散点大多集中在图中 45°角的直线附近。这说明正常人相邻的窦性心搏的 R-R 间期大致是相等的,而围绕 45°线散开,说明正常人存在有窦性心律不齐。在心率缓慢时(对应 R-R 间期较长,即散点图的上部),窦性心律不齐增大,而散点图的下端(对应心率快时)散点图比较窄,说明在心率加快时,窦性心律不齐减小,这些结论与临床现象符合。在 Poincare 散点图中,我们也可以看出,散点图沿 45°线方向的长短代表了在 24h 内平均心率变化的大小。图 12-7(D)中的散点图比较长,说明平均心率在 24h 内(如白天和夜间)有比较大的变化。而图 12-8 中的散点图在 45°方向散开的大小代表了瞬时心率变化曲线中快速变化的大小。比较图 12-8 和图 12-9 可以看出,鱼雷状的散点图在 45°线方向的长度短,而且在垂直于 45°线方向的宽度也窄。这说明呈现鱼雷状的散点图时,无论是 24h 内的平均心率变化,还是瞬时心率的快速变化都小,也就是心率变异性低。

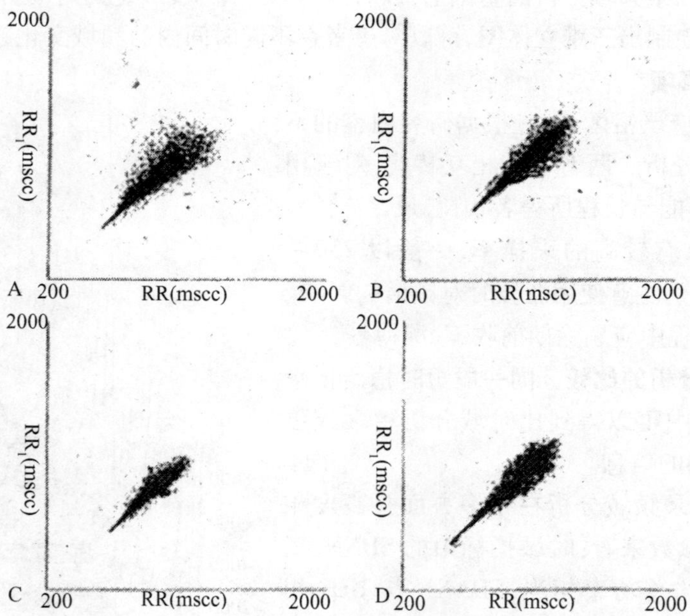

图 12-7 正常人的 Poincare 散点图

(A)28 岁,SD = 148ms (B)45 岁,SD = 167ms

(C)28 岁,SD = 90ms (D)52 岁,SD = 104ms

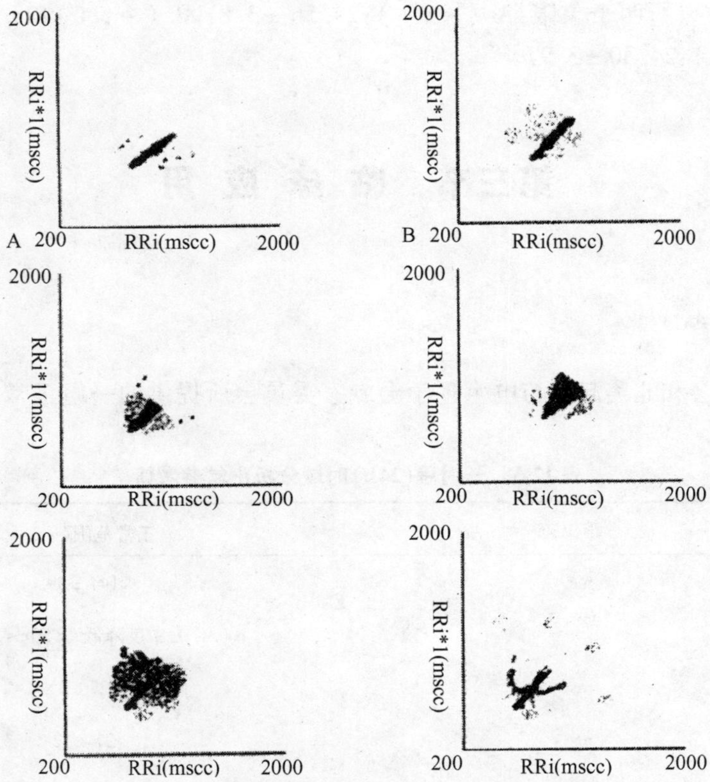

图 12-8　心衰病人的 Poincare 散点图

A. SD = 41ms　鱼雷形　B. SD = 43ms 鱼雷形

C. SD = 26ms　扇 形　D. SD = 59ms 扇 形

E. SD = 104ms　复杂形　F. SD = 44ms 复杂形

2. R-R 间期差值散点图　R-R 间期差值散点图(R-R successive Difference plot)是在一定的时间隔内(例如 24h),对于连续三个以上的相邻的窦性心搏可以画出 R-R 间期差值散点图。

以 $R\text{-}R_i$ 为横坐标,以 $\Delta R\text{-}R_{i+1}$ 为纵坐标可画出一个点,在一定时间间隔内画出所有的点就得到了 R-R 间期差值散点图(见图 12-9)

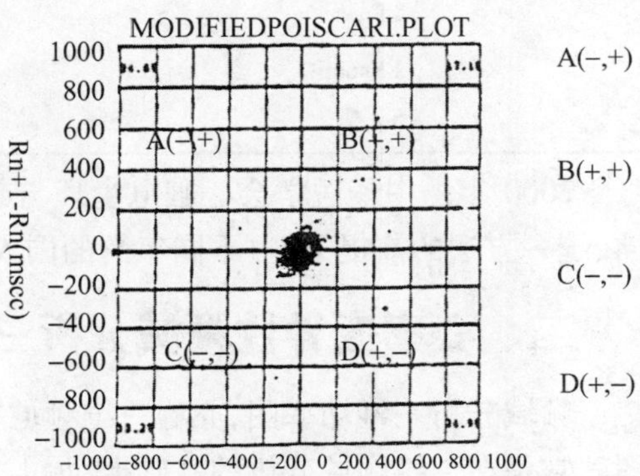

图 12-9　R-R 间期差值散点图

由于 $\Delta R\text{-}R_i$,$\Delta R\text{-}R_{i+1}$,值有正有负,R-R 间期差值散点图的形状是围绕坐标原点的一个斑块的图形,其斑块的大小、形状和位置代表了瞬时心率变化曲线中高频变化规律的特征。

图中的 R-R 间期差值数点图可以由坐标划分成四个区域,即四个象限:

在 A 象限中(或标 − +)

$\Delta RR_i < 0$、$\Delta RR_{i+1} > 0$

在 B 象限中(或标 + +)

$\Delta RR_i > 0$、$\Delta RR_{i+1} > 0$

在 C 象限中(或标 − −)

$\Delta RR_i < 0$、$\Delta RR_{i+1} > 0$

在 D 象限中(或标 + −)

$\Delta RR_i > 0$、$\Delta RR_{i+1} < 0$

3. 非线性分析各指标正常值

(1)Poincare 散点图:正常人 96% 为彗星状

(2)定量指标:矢量角度指数(VAL)平均 0.67 ±0.17;矢量长度指数(VLI)平均 193.54 ±41.56;差异指数平均 11.59 ±4.46。

(3)R-R 间期差值散点图四个象限：A.（－，＋）：24.56 ±3.8；B.（＋，＋）：23.33 ±6.48；C.（－，－）：28.20 ±3.21；D.（＋，－）：24.30 ±3.97。

第三节 临床应用

一、正常参考值

1996 年欧洲心脏学会和北美起搏与电生理学会专家委员会所提供的一组正常参考值，可供临床选用，见表 12-5，6。

表 12-5 长时程（24h）时域分析正常参考值

参数	单位	正常范围（$\bar{x} \pm s$）
SDNN	ms	141 ±39
		（<100ms 为中度降低，<50ms 为明显降低）
SDANN	ms	127 ±35
rMSSD	ms	27 ±12
HRV 三角指数		37 ±15
		（<20 为中度降低，<15 为明显降低）

表 12-6 短时程（5min）安静平卧时频域分析正常参考值

参数	单位	正常范围（$\bar{x} \pm s$）
总功率	ms^2	3 466 ±1 018
LF	ms^2	1 170 ±416
HF	ms^2	975 ±203
LFnorm	nu	54 ±4
LFnorm	nu	29 ±3
LF/HF		1.5 ~2.0

2000 年由中华医学会心脏电生理与起搏学会组织全国 HRV 研究基础的医科大学，在统一设计、统一仪器、统一方法的前提下，对不同年龄的国人共 1 468 例，进行参考值研究，提供了一个有实用价值的指标。

二、心率变异性频域分析三维功率图

频域分析三维功率图，亦称三维频域功率图、三维频域图、三维分析功率图、三维频谱功率图、三维山型图。它是在二维频域分析的基础上，加上“时间子”为三维。以频率为 X 轴，功率为 Y 轴，时间为 Z 轴，按一定的时间分段，由计算机顺序进行排列，自动绘制出三维立体如山形的功率图。其中高频部分代表迷走神经活动为主，约占 5%，低频部分代表交感神经活动，约占 85% 以上。三维频域功率图可对患者在不同的时间段内，各频域段功率变化趋势进行观察，直观形象一目了然。

三、HRV 的临床应用范围

利用 HRV 判断自主神经活性及其平衡协调情况，依据国内外近年来各方面的荟萃分析结果，提供以下的应用和研究范围。

（一）已有肯定应用价值的领域

1. **急性心肌梗死**(AMI) Bigger 等研究了 715 例心肌梗死后 2 周的患者的 6 个 HRV 频域指标,随访 4 年。结果显示:每一个指标都与全因死亡率明显或至少中度相关。ATRAM 试验(Automatic Toneand Reflexes After Myocardial Infarction Trial)是迄今最大规模的前瞻性、多中心的心肌梗死的研究。24h 动态心电图记录分析结果表明:与其他 HRV 测量值的患者相比,较低的 HRV(<70ms)患者心脏性死亡风险高出 5 倍。

2. **稳定性心绞痛** Forslund 等用动态心电图和运动试验评价了稳定型心绞痛患者的 HRV。3 年随访,641 例中 27 例发生心血管疾病死亡,死亡病例 HRV 成分均降低,包括:HF、LF、VLF。

3. **糖尿病** 目前公认 HRV 是判断糖尿病患者是否伴有自主神经系统损害最准确、最敏感的指标,其价值已远远超过既往使用的 Valsalva 试验、直立试验及深呼吸试验等。

正常人与糖尿病患者频域趋势图比较,见图 12-11。

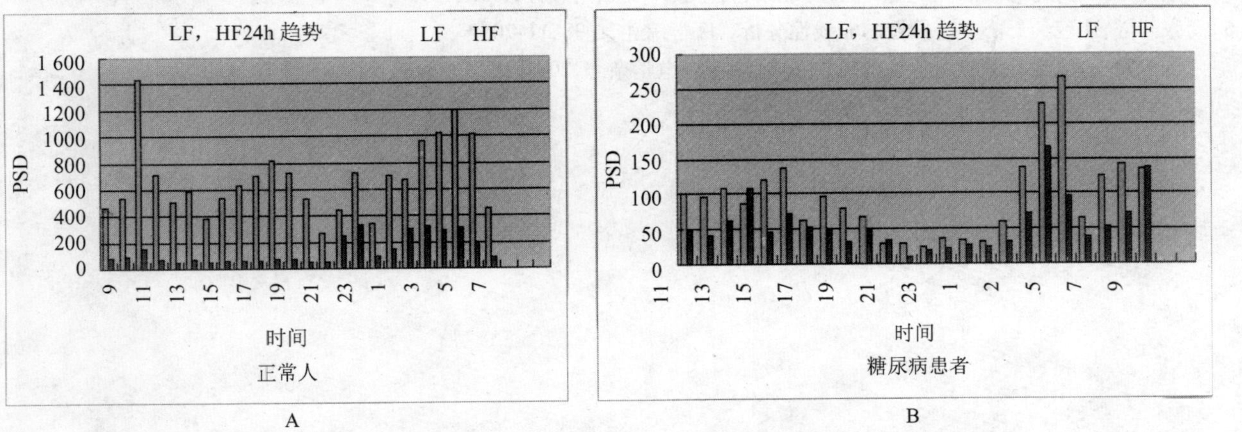

图 12-11 正常人与糖尿病患者领域趋势图比较

CardioTens 分析病例:图示 A. 为正常人的频域趋势图,表现为 HF(反映迷走神经功能)白天低、夜间升高;LF(反映交感神经功能)白天高、夜间先降低凌晨时陡升。B. 为糖尿病患者的频域趋势图,表现为 HF 夜间比白天低,揭示迷走神经受损;LF 趋势基本正常。但绝对数值较低

(二)有研究前途的领域

1. **心力衰竭** 心衰时心输出量下降,自主神经参与血流动力学的调节,其 HRV 的低、中、高频成分均较正常人明显减小,尤以 HF 减小最明显,提示交感、迷走神经均受损,而迷走神经受损严重,交感神经则相对占优势。Fauchier 等观察了 116 例扩张型心肌病伴心衰患者的 HRV,结果发现,SDNN(HRV 时域指标之一)<100ms 和室速是心脏性猝死和心律失常事件的独立预测因素。

2. **健康人群和老年人** Makikallio 等评价了 325 名年龄大于 65 岁老年人的 24h 动态心电图,随访 10 年,结果发现:在所有的指标中,HRV 是全因死亡的最好单变量预测因子。在 Framingham 的研究中,没有心脏疾患的 2501 名健康人中,平均随访 3.5 年,结果表明,除了 LF/HF 之外,HRV 的其他指标都与心脏事件的危险明显相关。

3. **胎儿宫内窒息**

4. **血管迷走性晕厥及体位性低血压**

5. **阻塞性睡眠呼吸暂停低通气综合征**

总之,HRV 分析是目前可定量评价自主神经张力变化的无创手段。对疾病的危险分层,预后判断和指导治疗有无法替代的重要作用。在今后的工作中下列环节仍需要进一步完善。①仪器的标准化、规范化。②一些指标的生理与病理的相关研究,除高频外,极低频、超低频等还未明了其机制。③正常值仍需要进一步研究。④对一些现象尚缺乏认识:如夜间工作者,夜昼倒班者,睡眠时不同时期的 HRV,心梗后的 HRV,运动员的 HRV,长期锻炼以及选择适当的锻炼对 HRV 的优点和缺点,心律失常如房颤发作前的 HRV 等。⑤药物对 HRV 的影响:迷走神经阻滞剂阿托品使心率 V 值显著降低而低剂量东莨宕碱使 HRV 显著增加,肾上腺素能阻滞剂使 HRV 增加,降低低频。因此,HRV 应该是一个极有意义的判断药物对自主神经影响的方法。

（曲秀芬　黄永麟　张开滋　邢福泰　刘　蓉　李晶洁）

参考文献

[1] Algra A, Tijssen JPG, Roelandt JCTR, et al. Heart rate variability from 24-hour electrocardiography and the 2-year risk for sudden cardiac death. Circulation, 1993, 88: 180.

[2] Belavere F, et, al. Power spectral analysis of the heart rate variability in the accessment of diabetic autonomic neuropathy. Diabeetes, 1992, 41: 633.

[3] 张开滋．心率变异性．医学综述，1997，5：118.

[4] 黄永麟，郝丽荣．心率变异性分析及其临床应用．心脏起搏与心电生理杂志，1994，8(2)：103.

[5] 张开滋，刘海洋，吴杰．心电信息学．北京：科学技术文献出版社，1998，159.

[6] 张开滋，庄亚纯．心率变异性的非线性分析．医学综述，1998，11：705.

[7] 黄永麟. 心电学检测心血管病的死亡风险. 临床心电学杂志，2007. 16(5)：348.

第十三章　心室晚电位

心室晚电位(ventricular late potential,VLP)又称延迟电位,它是指在心室除极过程中或结束后出现在QRS波群终末部、ST段内,以高频、低振幅、多形性为特征,有一定方向性的碎裂电活动。由于这种心电活动发生在心室电活动的晚期,故形象地称为心室晚电位。

心室晚电位常见于有自发或诱发的室性心动过速的器质性心脏病患者,尤其是缺血性心脏病患者。心室晚电位实际上是心室肌组织形态学呈不均匀状态下,发生非同步除极及局部延迟传导所产生的不稳定心电信号,这种电信号一般在几十毫伏以下,频率范围在20~120Hz之间,常规心电图无法捕捉,须要通过一种能记录到微弱心电信号的心电图来检测。

信号平均心电图(signal averaged electrocardiogram,SAECG)应运而生,它是采用信号叠加技术,由具有高分辨性能的记录器自体表记录的心电图。无创,简便,已广泛应用于研究和临床。随着动态心电图的扩深发展,现已开发研制出能检测晚电位的Holter软件,使对晚电位的检测更加方便、实用。

第一节　溯源与发展

追根溯源,最早于1961年由Durrer等在实验犬缺血心肌心内膜下梗死区的相应心外膜区发现有延迟电位存在。随后多项动物实验证实,这种延迟电位总是在心室肌除极过程中或结束后出现,Fontain于1977年形象地命名这种心电现象为心室晚电位,得到一致认可并沿用至今。近30年来,众多学者对心室晚电位的检测方法和临床意义进行了不断深入的研究。1978年,Berbari等和Fohtoine等采用信号平均心电图技术,分别在实验动物和室性心动过速的患者体表测出心室晚电位。同年,Josephson等用导管心内膜标测法第一次直接记录到心室晚电位,并证实其与室性心动过速关系密切。次年,Smison设计了著名的双向滤波方式,减轻了滤波引起的“振铃”现象,使信号叠加技术趋于完善。Mehra等开发了信号向量综合放大技术,能逐搏记录延迟电位。1983年Smison等比较了室速和非室速患者的体表晚电位与心内膜标测和术中心外膜54点标测记录到的碎裂电位之间的关系,75%的体表晚电位与其心内膜或心外膜延迟或碎裂电位相对应。1984年Cain等利用快速傅立叶转换,进行了SA-ECG的频谱域分析。由于SA-ECG的时域分析及传统的FFT分析方法在技术上有一定的局限性,Haberl等于1989年提出了频谱-时间标测(STM)方法,El-Sherif和Kelen等于1991年提出了频谱涡旋分析。20世纪80年代后期,我国也普遍开展了心室晚电位的研究和临床应用,已积累了大量的临床和科研资料,取得了一定的成果。

第二节　病 理 生 理

心室晚电位最多见于心肌梗死患者。大多数心肌梗死并不是完全透壁性坏死，梗死区及其边缘仍有存活的散在的小块心肌，可位于心外膜下、心内膜下或心肌内，其数量不一，形象地称之为岛状心肌，其与坏死和后来纤维化的组织混杂交织，而且电极下的每个分隔岛状存活心肌的结缔组织纤维化程度不一，其中常包埋着浦肯野纤维。这种形态结构为局部心肌缓慢激动和非同步兴奋提供了病理解剖基础。梗死区内少数存活的心肌细胞和浦肯野纤维，由于缺血缺氧，静息膜电位降低，相应的动作电位振幅减小，零相最大上升速率减慢，因而传导速度减慢。心肌细胞本身的传导速度减慢可加重传导途径迂曲引起的传导延迟。

多项实验研究证实，在病变部位用心肌电极或心外膜电极直接记录到的破裂电位，与体表信号平均心电图技术所记录到的心室晚电位在起源和发生时间上是一致的，晚电位是破裂电位在体表的反映。所以心室晚电位在心电图上表现为出现较晚，落在了 QRS 波群之后的多形性、低振幅波。

极少数情况下，心室晚电位还可见于正常人，表明心室肌内可能有潜在性折返通路。

心室晚电位主要见于其他器质性心脏病患者，无论哪种心脏疾病，只要在心室肌内存在有局部延迟传导及非同步除极的电活动，都有可能产生心室晚电位。

产生晚电位的病变区域具备了单向阻滞、传导延迟和心肌应激性不一致性等特点，是潜在的折返激动所在地。而心律失常最常见的机制就是折返激动的形成。所以，心室晚电位与折返性心律失常有着密切联系。能记录到心室晚电位的区域被称为“致心律失常性电生理基质”，是产生折返性室性心动过速的重要因素。

第三节　检 测 方 法

心室晚电位的检测可分为有创性心室标测直接记录法和无创性体表记录法两大类。

一、有创性直接记录法

1. **心内膜面心室标测**　在开胸心脏直视手术中，采用网套式多个电极进行多点心内膜同时标测。近年来采用介入技术，经静脉或动脉插入导管，送入电极，对心内膜标测。记录心室电图，观察有无心室晚电位。由于恶性心律失常多起源于左心室，故在左室标测更利于检测心室晚电位。

2. **心外膜面心室标测**　在开胸心脏直视术中进行，利用探查电极在心外膜选定 32～54 个探查点，于窦性心律时记录心室电图，观察哪个点上的 QRS 波群后出现心室晚电位。

有创方法由于是直接描记，检出率高，干扰小，而且是实时每搏记录，故准确性高，可靠性强。缺点是要行开胸或介入手术，重复性差，不易被患者接受。

二、无创性体表记录法

采用信号叠加技术和具有高分辨性能的记录器自体表记录的心电图，称为信号平均心电图（SAECG）。它所记录到的心室晚电位与有创性直接标测录取的实时碎裂电位在对应时限上具有很好的相关性。由于该体表记录检测技术简便易行、无创、患者无痛苦，并可重复进行，已成为目前检测心室晚电位最常用的方法。

（一）时域分析

1. **信号叠加平均技术**　信号平均技术是检测晚电位的重要方法。心室晚电位信号具有周期重复性，而噪声为随机性。经叠加平均，噪声相互抵消，真实的信号得以累加，信噪比改善，信号越加越大，便从噪声中提取出来。常用的叠加方法有如下两种。

(1)时间叠加平均技术:时间信号平均是把含有噪声的固定的心电图间期在时间上与一个参考点(基准点)校直,然后进行叠加的过程。

(2)空间叠加技术:体表信号空间平均心电图,是通过自彼此邻近的多对电极在一次心搏时同时记录心电图,加以放大和由计算机进行平均。其基本原理是邻近部位的心电波形相似,相关性强,而随机噪声相关性差,故叠加后可以消除噪声的影响。如采用的电极数目为4~16对,则噪声一般可降低2~4.5倍。

2. 心室晚电位的识别与分析

(1)晚电位的识别:在SAECG上心室晚电位起始于QRS波终末部并延伸入ST段内,表现为低振幅、高频的碎裂波,其中有一个或几个尖波,频率在20~80Hz,振幅在25μV以下,持续时间在10ms以上即是晚电位。

(2)晚电位的测量:为使晚电位测定标准化,Simson把三个正交导联经过滤波的信号综合为一个综合向量,即对叠加后的X、Y、Z三个导联心电图的每个对应点进行均方根处理($C=\sqrt{X^2+Y^2+Z^2}$),产生一个综合QRS波,称为滤波后QRS波,晚电位的参数主要从这个滤波后QRS波导出。具体测量方法有两种。①目测法,晚电位的分析受高通滤波和噪声水平影响较大,高通滤波取25Hz或40Hz所得结果不同,噪声水平>1.0μV或0.1μV,分别产生的假阴性率及假阳性率上升,因此,必须注意晚电位检测中采用的高通滤波以及噪声水平。目测的内容有晚电位的起点、晚电位终点、晚电位时限、总QRS时限、标准时限、滤波后综合导联叠加心电图上QRS波终末40ms内的振幅。②微机自动测定分析法:应用特制的软件逆向扫描ST段,平均电压3倍于基础噪声的5ms段与基础噪声的交点,定为QRS波的终点。此QRS波的起始点和终点都须目测审定,数据分析系统应允许操作人员对自动判定的起始点和终点进行手动调整。然后进行其他参数测量计算和定量分析,准确性更为可靠。因此,目前一般主张用微机自动测定加入人工目测验证。

测量内容有六。①确定心室晚电位的终点:通常把基础噪声(位于ST段后半部,通常在1μV以下)作为参考标准。当低振幅高频波超逾基础噪声3倍时,便为心室晚电位与噪声的拐点,亦即心室晚电位的终点。②确定心室晚电位的起点:各家所用的标准不一。在经过滤波的叠加心电图上,如果在QRS波与低振幅高频碎裂波之间有一段等电位线存在,则心室晚电位的起点不难确定,然此种情况并不多见。在大多数情况下,心室晚电位与QRS波终末部融合在一起,延伸入ST段内。在这种情况下,晚电位起点的幅值必须高于晚电位中部与终末部。有的学者把QRS终末部低于40μV处作为心室晚电位的起点,有的则把低于25μV或20μV作为起点。③测定心室晚电位的时限:自心室晚电位起点至终点的距离便是心室晚电位的时限,常为15~180ms。为了避免与振铃现象相混淆,它至少为10ms。④测定总QRS波群时限:指在经过滤波的综合导联叠加心电图上,自QRS波起点到高频波的振幅超逾基础噪声3倍以上之处的时距。⑤测定标准QRS波群时限:指在未经滤波的X、Y、Z或综合导联上所测得的最长的QRS波时限。⑥观察RMS40:即观察经过滤波的综合导联叠加心电图上的QRS波最后40ms内的振幅大小,如果振幅≤25μV,表明有心室电位存在。

(3)数据分析参数。①Standard QRS(QRS_D):标准QRS波时限(QRS_D)即在未经滤波的三个正交导联上测得的Q-R-S间期。②Total QRS(QRS_T):高频滤波后QRS波时限,即在经滤波综合导联叠加后的总QRS波群时间。③Under 40μV(LAS_{40})(D_{40}):指滤波叠加后QRS波终末电压低于40μV的时限(简称为低振幅信号),即40μV的低幅高频碎裂电波的持续时间。④Last 40ms(RMS_{40})(V_{40}):指滤波叠加后QRS波终末40ms内振幅的平均平方根电压。

(4)阳性诊断标准

A. 晚电位诊断标准:除外束支阻滞,在滤波带为25~250Hz的条件下,符合下列标准中两项者可确定有心室晚电位:$QRS_D \geq 120ms$; $LAS_{40} \geq 40ms$;$RMS_{40} \leq 25\mu V$。目前采用最多的是1990年ECS/AIIA/ACC专家委员会推荐的晚电位阳性标准:除外束支阻滞,在40Hz双向高通滤波条件下,①QRS_T平均>114ms;②$RMS_{40}<20\mu V$;③$LAS_{40}>38ms$。并明确指出,在这三项指标中,应把$RMS_{40}<20\mu V$作为基本指标,如果这项指标为阴性,便不应判断为晚电位阳性或异常高分辨心电图。若这项指标为阳性,加上其他两项指标中的1项或2项都为阳性,便可诊断为晚电位阳性或异常高分辨心电图。

B. 束支阻滞的晚电位诊断标准:束支阻滞可以掩盖心室晚电位,影响心室晚电位的观察和分析。完全性右束支阻滞时域分析方法不能诊断VLP阳性。完全性左束支阻滞时,有学者认为时域分析方法可以识别心室晚电位。吴杰等认为频域法比时域法诊断束支阻滞意义大。目前束支阻滞心室晚电位的诊断尚未统一。Buekingham 提出完全性束支阻滞心室晚电位阳性诊断标准：LAS_{40}（D_{40}）≥45ms，RMS_{40}≤17μV，可供参考。马虹等提出 LAS_{40}≥35ms，或 RMS_{40}≤20μV，其中一项阳性即可判定。

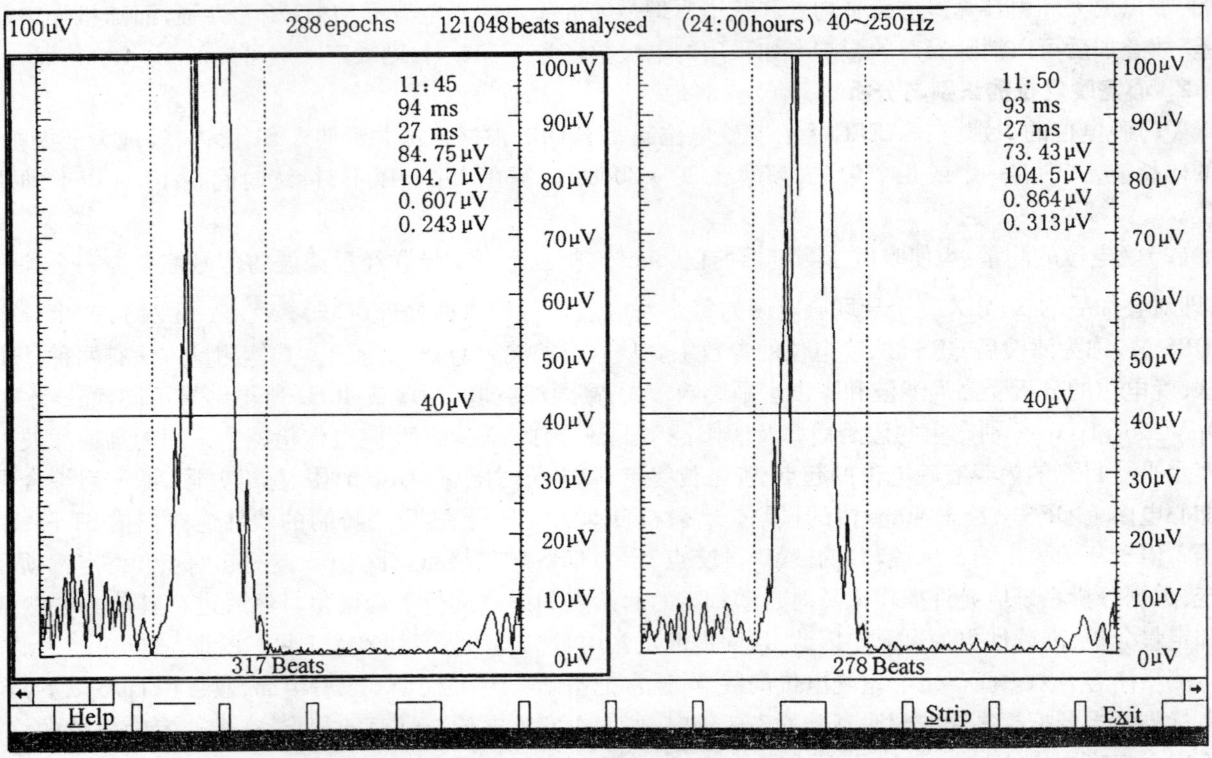

图 13-1　心室晚电位阴性

QRS_D：94ms；LAS 40：27ms；RMS 40：84.75μV

3. **时域分析的不足**　①在某些心律失常如束支阻滞或室内阻滞时，与心室晚电位难以鉴别；②不能检测出埋在 QRS 波中的心室晚电位；③由于患者心室晚电位的频率范围不同，选择何种高通滤波频率较盲目。

（二）频域分析技术

心电图有 3 个量度：电压（振幅）、时间、频率。高分辨心电图的时域分析是观察电压随时间推移的变化（FQRS、RMS40 和 LAS），涉及频率的仅是所用不同频带的高通滤波器。分析高分辨心电图的另一途径是观察电压如何随频率而异。这就是频域分析，也称为频谱分析。心室晚电位频域分析的理论根据是含有心室晚电位的 ST 段与正常 ST 段相比含有较高的频率成分。频域分析对 SAECG 的频率成分和分布范围及其幅值或能量分布进行分析。常用的频域分析方法包括二维频谱分析及三维频谱标测。

1. **二维频谱分析**　二维频谱分析是把 QRS 终末部和 ST 段作为一个节段进行频谱分析，用单绘曲线来观察 QRS 终末部和 ST 段包含的高频分量及其在频谱中所占的比重。主要的定量分析指标有频带的振幅峰值和不同频带振幅总和的比率。目前判断二维频谱阳性的标准尚未统一。Cain 和 Lindsay 提出的标准是 20～50Hz的频带面积比＞20；Haberl 等认为 VLP 和高频成分集中在 60～120Hz 频带内，因此，他提出的标准是 60～120Hz 带的面积＞1 900，或其能量峰值＜10db。

2. **三维频谱标测法**

（1）Haberl 方法。又称为频谱－时间标测法。具体方法为：①用 ART-1200EPX 心室晚电位记录仪记录 X、Y、Z 三个未校正的正交导联的心电信号，经模/数转换，软件剔除不正常的 QRS 波，叠加心电周期（心搏）200～300 次，带通滤波范围 25～250Hz，要求噪声信号降低至 0.7μV 以下，平均后的数据进一步作时域分析和频谱－时间标测；②按 Haberl 方法频谱－时间标测，分析窗口自 QRS 波终点前 20ms 延伸到 ST 段上，总共 80ms，分为 25 个节段，节段的数据经用 Blakc-Harris 窗函数处理后，每间隔 2ms 进行一次快速傅立叶转换（FFT），并绘出瞬时频谱－时间标测图；③由微机分别计算 X、Y、Z 三个导联的正常因子（factor of normaliza-

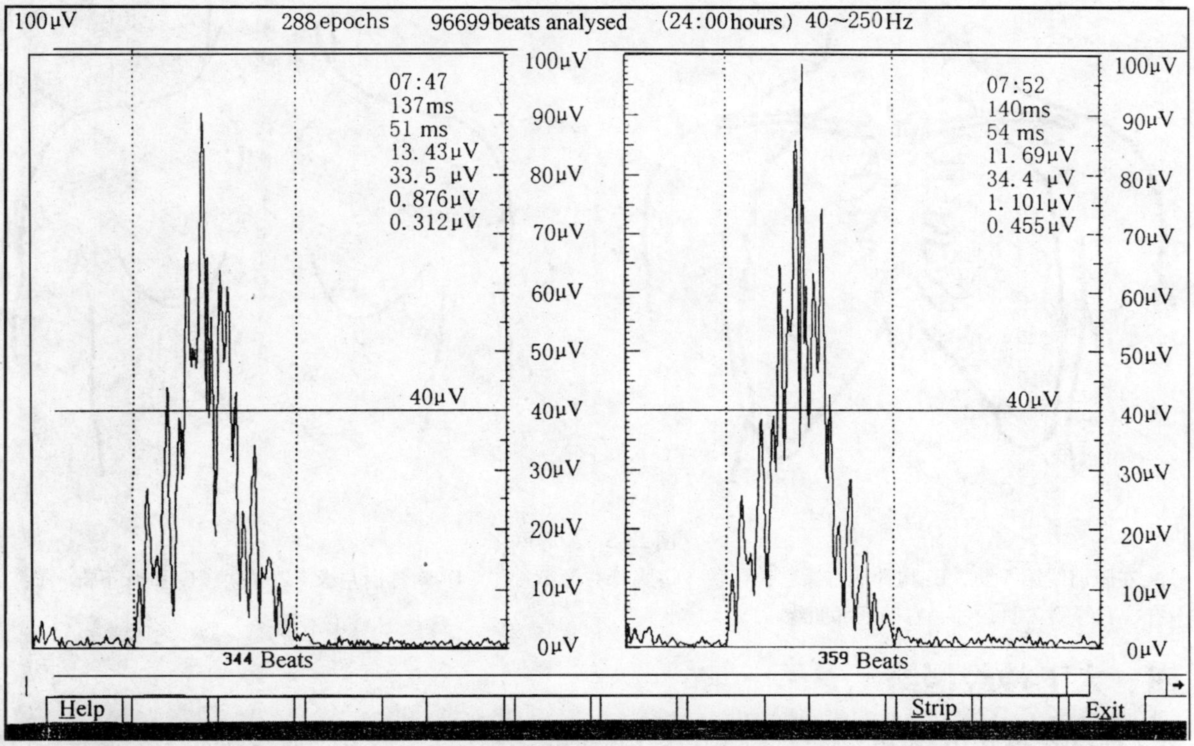

图 13-2　心室晚电位阳性

QRS_D:137ms;LAS 40:51ms;RMS 40:13.43μV

tion;NF),并显示整个分析节段频谱－时间标测图。NF 值是判断信号平均心电图频谱时间测定正常与否的标准,一般采用 NF<30% 为心室晚电位阳性的指标。

(2)Kelen 和 EI-Sherif 法(频谱涡旋分析)。其理论基础是信号平均心电图上的 QRS,晚电位和 ST 段各具不同的频谱特征,也就是说,心电图信号具有随时间改变的频谱。为分析晚电位,所分析节段的时限应适当增加,以获较高的频谱分辨能力。因此,进行频谱分析的节段应当包括 QRS 和 ST 段,以及在这段时间内出现的晚电位。这个节段自信号平均心电图上的 QRS 波起始点前 25ms 开始(T_1),在 QRS 波终点后 125ms 终止(T_2)。

特制的电脑软件自动绘制每个导联的三维频谱标绘图,三维频谱标绘图是频谱－时间标测的结果,它反映心动周期内不同频率的信号对心电图波形所作的相对贡献。由于频谱信号的三维本性,多个观察面(视图)有助于识别单个视图上不易察觉的特征。

(三)时域分析法与频域分析的比较

心室晚电位时域分析法已被大多数学者所接受,临床应用价值也得到了肯定。Odemuyiwa 对 257 例心肌梗死后患者的 SA-ECG 进行了时域分析和频谱时间标测的对比,发现时域分析参数预测心律失常事件的特异性比频谱时间标测高,而且时域分析的假阳性率低。表明在心肌梗死后预告心律失常事件方面,时域分析优于频谱时间标测。

三、动态心电图

为了尽可能地避免干扰,用 Holter 记录仪检测心室晚电位时采用改良的导联连接方法(图 13-3)。动态心电图对心室晚电位只进行时域分析,较少用频域分析技术。国内李晶等选择 30 例健康受试者,按立体正交导联方式记录 24h AECG 与同时记录的短程心室晚电位进行比较。结果两次记录的各参数差异不大;选取 Holter 中任意 3 个连续的时间段,计算机自动计算出心室晚电位各项参数的数值,分别比较这 3 组数值,结果亦无统计学差异。且总 QRS 时间是各项参数中重复性最佳的指标。

大量研究表明,Holter 监测的长程心室晚电位与高分辨心电图实时记录有很好的一致性。

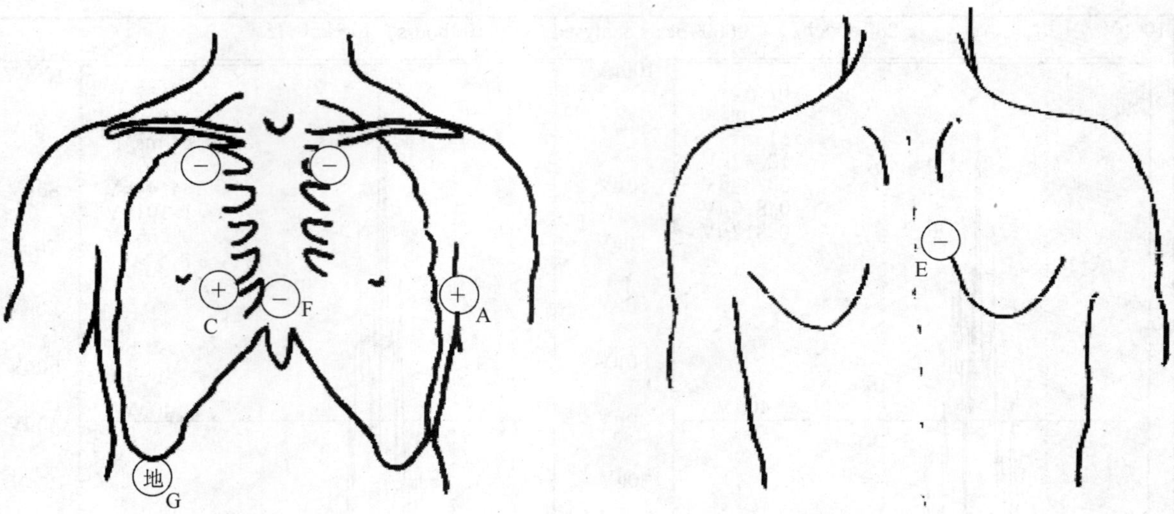

图 13-3 X 导联

A:左腋前线第 5 肋 B:胸骨柄右缘 Y 导联 C:胸骨右缘第 4 肋 D:胸骨柄左缘 Z 导联 E:胸骨下部 F:脊柱右缘第 7 肋; G:右侧下部肋缘

四、人工神经网络

人工神经网络(ANN)是由大量模拟人脑生理构造的人工神经元广泛互连而构成的网络,它是模仿生物神经系统中神经元的一种数学处理方法,具有并行处理方式、自学习能力和记忆能力(信息存储在许多神经元和权重系数中),因而它可以起到专家系统的作用。特别在分类、诊断以及基于分类的智能控制和优化求解方面,神经网络专家系统比传统的专家系统有更优越的性能。神经网络应用研究是当前医学信号处理领域中的一个热点,它在 ECG 信号特征点识别、分类、压缩和重建等方面已得到广泛应用,在心室晚电位检测处理中近来年来屡见报道。

第四节 临 床 应 用

一、正常人与心室晚电位

关于健康人群中检测发现晚电位其结果不一。Ozawa 等在 60 名健康人中只发现 1 例晚电位阳性。邓开伯等在 3 200 名健康人体检中检测晚电位,其检出率为 2.8%,如在窦性心律中可检出晚电位阳性时,则表明心室肌内有潜在性折返通路,故对此类人群要加强监测和追踪观察。

二、心室晚电位与室性心律失常

心室晚电位是心室舒张末期出现的高频、低振幅的碎裂电活动,反映了局部的缓慢和不同步传导。无疑,它可以参与构成折返激动,而心律失常形成最常见的机制就是折返激动形成。可见,心室晚电位与心律失常有着密切联系。当心室晚电位持续时间长于邻近正常心肌的不应期或正常心肌的不应期在外来因素下突然缩短时便可形成折返,导致折返性心律失常。心室晚电位与电生理检查中诱发的室速相关性甚好,SAECG 可作为有创性电生理检查的一个筛选试验。

1. 心室晚电位与室性心动过速 1981 年,Simson 比较了陈旧性心肌梗死患者 66 例,其中 39 例有反复室速发作,27 例无室速发作的 SAECG。采用高频滤波频率为 25Hz,结果,室速组的滤波后 QRS 时限(FQRS)较长,其中 73% >120ms;而无室速组无 1 例达到此值。室速组 RMS_{40} <25μV 的占 92%;无室速组

仅占7%。FQRS >120ms识别室速的敏感性和特异性分别为72%和100%，RMS40 <25μV识别室速的敏感性和特异性分别为92%和93%。

其后许多学者的临床研究都证实了Simson的观察结果。Hail等报道，在有持续性室性心动过速史的患者中，心室晚电位检测的敏感性、特异性和预测值分别为78%、78%和64%。Vassallo等采用经体表和心内膜标测两种记录心室晚电位的方法对41例冠心病合并持续性室性心动过速的患者进行了对比研究，结果心室晚电位阳性率为90%。刘军等对一组心室晚电位阳性的患者进行了心室电生理研究，100%的患者诱发出单形性持续性室性心动过速和(或)室内折返性心室重复反应，而对照组中仅1例诱发出室内折返性心室重复反应。结果提示心室晚电位阳性的患者室内的电活动呈不稳定状态，有发生恶性心律失常的可能，并因此认为，心室晚电位可作为恶性室性心律失常乃至猝死的预测指标。

多数研究还发现，偶发室性期前收缩、频发室性期前收缩、非持续性室速与心室晚电位无明显关系，与折返机制引起的持续性室速有明显相关性。心室晚电位可作为折返性室性心律失常的预测指标。

心室晚电位最常见于有持续性室性心动过速的冠心病患者，尤其是陈旧性心肌梗死的患者。SAECG异常是心肌梗死后存活患者发生室性心律失常或猝死的独立预报因子。其敏感性绝大多数超过60%，可高达92%；特异性多数报道超过70%，常在90%以上。SAECG异常识别室速/室颤的阳性预测值较低，除个别报道达48%外，一般不超过20%~30%，但阴性预测值较高，多数报道在95%以上。

2. 心室晚电位与室颤 心室晚电位与室颤的关系不如VLP与室速的关系密切。Simson等对有室速、室颤史患者比较了SAECG和心内电生理诱发室速的结果。发现有持续性室速者VLP阳性率高达91%，而室颤者57%，同时有室速室颤者VLP阳性率为75%。Denniss等报道，有室速史者VLP阳性率为58%，室颤者VLP阳性率为32%。Freedman对24例室颤、27例持续性室速和19例正常人进行SA-ECG和电生理检查的对比研究，发现室速组晚电位幅度显著高于室颤组($P<0.02$)，室颤组晚电位幅度与正常对照组无显著差异。国内陈新报道，心肌梗死急性期后发生的室颤患者中，心室晚电位发生率低于伴有室性心动过速患者，心室晚电位的时限也较短。并发现急性心肌梗死的室颤患者，在室颤发作前及发作后即刻所作的SAECG中，心室晚电位阳性率不高(15%)。由此可见，室颤晚电位阳性率明显低于室速者。这也说明室速与室颤发生的心内解剖基础、心电学基础均有一定的差别。所以，冠心病患者未发现心室晚电位不排除以后发生心脏骤停的危险。

三、心室晚电位与心肌梗死

Kanovsky等认为：信号平均心电图中的晚电位可以用来判别心肌梗死后室速的发生，心室晚电位和100次/小时以上的室性期前收缩是心肌梗死后室速的独立预测因子。另一个171例急性心肌梗死患者的序列分析，其中6%的患者发生持续性室速或心脏性猝死，左室晚电位与心律失常事件的相对风险为7.7。最近设计完好的MRFAT(心肌梗死后研究)研究了700例急性心肌梗死患者，表明心室晚电位是心脏性猝死的预测因子。

从很多观察结果可以归纳为：①VLP最早出现于AMI后3h，大多数出现于AMI 14天左右，此时检测VLP可提高阳性检出率；②在心肌梗死急性期，少数患者晚电位可间歇出现，仅记录一次SA-ECG不足以确定无晚电位；VLP短暂存在不常见，短暂存在的VLP与AE不相关；③心肌梗死1~2年后，少部分(30%)患者原有的晚电位消失，而原来无晚电位的患者，若不发生再梗死，极少发生新的晚电位；④AMI急性期10~14天内SA-ECG参数有动态变化，出院后各参数相对稳定、重复性好；⑤VLP阳性与AMI早期48h以内的AE不相关；⑥VLP阳性提示日后发生致命性室性快速心律失常的可能性大(高危患者)。AMI 10~14天时VLP阳性与晚期AE密切相关，此时VLP检出率较高，可能是检测VLP的最适宜时间。

四、心室晚电位与非缺血性心肌病

1. 扩张型心脏病 心室晚电位检出率为20%~29%，伴有持续性室性心动过速或室颤者，VLP检出率明显增高，其预测的敏感性为63%，特异性为92%，阳性准确率88%。本病主要死亡原因为心力衰竭和室性心动过速。提示对于扩张性心肌病，VLP阳性能相当准确地识别恶性心律失常，对由室性心律失常引起的猝死有较高的预测价值。

2. **原发性肥厚型心肌病** VLP的检出率很低，大约10%，但当合并有自发性持续室性心动过速时，VLP的检出率明显升高达77%。Cripps等对64例肥厚型心肌病患者检测心室晚电位阳性率为20%，明显高于对照组20例的4%，其后发生心律失常事件的4例，有3例为心室晚电位阳性。

3. **致心律失常性右室发育不良心肌病**(arrhythmogenic right ventricular dysplasia, ARVD) 该病是一种家族性心肌病，主要特征是右室(偶有左室受累)心肌纤维脂肪浸润，伴有起源于右室的致命性心律失常。最重要的心电图异常是右胸导联T波倒置以及信号平均心电图心室晚电位的存在。Kinoshita等联合应用空间叠加和时间叠加两种方法，研究发现，致心律失常性右室发育不良的心室晚电位阳性率达100%，其敏感性为100%，特异性为94%。目前总的看法为，晚电位检出率较高，约70%～80%，室性心动过速和VLP阳性率极高，达90%以上。VLP预测其发生室速的敏感性、特异性均很高。

五、心室晚电位与心力衰竭

许多试验对晚电位的评价截然不同。一个62例心脏移植患者的试验表明：信号平均心电图中晚电位对判断心脏性猝死的风险没有特别的意义。在另外的一项151例临床症状较轻的慢性充血性心衰患者的试验中，信号平均心电图中晚电位在判断心衰的风险时意义不显著。然而，迄今为止最大型的缺血性心肌病、充血性心衰的研究MUSTT试验(Multicenter Unsustained Tachycardia Trial)结果却截然不同。MUSTT中1925例患者利用信号平均心电图追踪得到非持续性室速、冠状动脉疾病和左室功能异常的证据，然后在中心实验室进行双盲分析。结果：HFQRST大于114ms是预测心律失常性死亡、心脏性猝死、心血管病死亡的独立于临床症状之外的预测因子，射血分数<30%、信号平均心电图异常是心律失常性死亡、心血管病死亡的高危因素。

1990年ECS AHA/ACC制定了晚电位的判定标准。1996年ACC指南推荐：晚电位可用在心肌梗死后窦律且没有束支阻滞的患者出现持续性室性心律失常的危险分层；可用来判定缺血性心脏病和可能由持续性室速引起晕厥患者的危险性。

自发现心室晚电位以来，迄今已有四十余年的历史。通过国内外许多学者对心室晚电位的病理生理学、检测方法及临床应用的研究，至今已肯定晚电位是碎裂电位在体表上的反映，是心电活动不稳定的一种表现。它在了解室性心律失常的发生机制，评估心肌梗死的预后以及预测心脏性猝死等方面具有重要价值。但心室晚电位尚有一定的临床局限性，其检测方法与诊断标准还没有统一，检测的敏感性不高，与折返性室性心律失常之间的病理生理联系还有待进一步了解，尚缺乏大规模随机化临床试验，还须作大量深入细致的研究工作。

（肖传实　岳莉英　邢福泰　黄永麟　刘　炜　李育民）

参考文献

[1]胡大一，黄捷英，郭林妮.全国心室晚电位临床评价研讨会纪要.中华心血管病杂志，1991，19，(5)：30～306.

[2]王忠友等.心室晚电位检测技术进展.国外医学生物医学工程分册，2001，24(3)：118～119.

[3]李晶洁，曲秀芬，张卓奇，等.长程、普通心室晚电位的对比及其重复性的研究.中国心脏起搏与心电生理杂志，2002，16(2)：125～127.

[4]张开滋，郭继鸿，刘海祥，等.临床心电信息学.长沙：湖南科学技术出版社，2002，1153～1179.

[5]陈新.临床心律失常学.北京：人民卫生出版社，2000，217～248.

[6]张开滋等.临床心律失常.长沙：湖南科学技术出版社，2002，301～303.

[7]郭继鸿，张萍.动态心电图学.北京：人民卫生出版社，2003，223～231.

[8]黄永麟.心电学检测心血管后的死亡风险.临床心电学杂志，2007，16(5)：348～351.

第十四章 Q-T 间期离散度

19 世纪,人们初步认识到了心肌电现象。经过一代又一代学者不断地钻研和探索,从最初采用弦线型电流记录心电图,到其正式用于临床并创立反映额面心电向量的标准导联,再到 20 世纪 40 年代,体表标准 12 导联心电图终于形成并一直沿用至今。Q-T 间期离散度在 1985 年由 Campbell 首次提出。1990 年,Day 等国外学者率先报道 Q-T 间期离散度具有重要的临床意义。随着对其方法学及发生机制研究的广泛深入,和其在临床应用中价值的探讨迅速扩展,Q-T 间期离散度已经成为近年发展起来的一项评价心室复极同步程度的新指标。但其方法学受到置疑,目前这一检测技术已经降温。

第一节 溯源与发展

Q-T 间期的溯源和发展,可分为三个阶段。第一阶段,从 19 世纪初到 20 世纪中叶,1901 年荷兰电生理学家 Einthoven 采用弦线型电流计记录心电图。1903 年经过改进用于临床,并在同年提出了 Einthoven 等边三角形假说,创立反映额面心电向量的标准导联,奠定了心电图学的基础。到 20 世纪 40 年代,Wilson 根据 Einthoven 假说,通过动物实验等研究倡用"半单极胸导联"以后,形成了沿用至今的体表标准 12 导联心电图,成为心肌电生理发展过程中的里程碑,是所有现代心电生理技术的产生和发展的渊源。第二阶段,从 20 世纪中叶到 20 世纪 80 年代。最初在 Wilson 完善体表标准 12 导联心电记录体系时,就曾推测 Q-T 间期的差异有可能反映心室除极与复极过程。但因受各种因素影响,Q-T 间期差异一直被视作记录伪差或测量误差所致而不被重视。第三阶段,从 1985 年开始至今,对 Q-T 间期差异的研究进入了一个飞速发展的时代。1985 年,Campbell 第一次明确提出了"Q-T 间期离散度"这一概念,开启了心电信息学的新篇章!

1990 年 Day 与 Campbell 等观察到 LQTS 患者经索他洛尔(sotalol)治疗后,Q-Td 缩小者无恶性心律失常发生,而 Q-Td 无改变者,恶性心律失常事件的发生率没有变化。同年,还报道了 Q-Td 对预测急性心肌梗死患者发生心脏性猝死具有重要价值。从而首次在临床证实 Q-Td 与心律失常事件密切相关,开创了 Q-T 间期离散度在临床应用的新纪元。但这一检测方法一直被众多国内外学者所质疑,如认为 Q-T 间期的 T 波终末部分不易判定,认为 T 环终末各等联上的投影应该相同,Q-T 间期不应有实质上的差异。最近,有学者利用 Carto 等技术,证明心腔内测得的 Q-T 离散度与体表心电图测得的大相径庭。一些学者指出,Q-T 离散度与心率快慢无关,以往一些预测结果可能与心率的变化有关,而不是 Q-T 离散度的增大所致,也可能是 T 波形态异常或 Q-T 间期延长所致。

第二节 检 测 方 法

一、记录方法

目前用于标记 Q-T 间期的方法大致分为无创法和有创法两种。

(一) 无创法

1. 常规体表心电图记录 在不具备同步记录条件,患者平静休息心率稳定时可采用。但由于非同步记录,Q-T 间期离散度受心动周期变化影响误差较大,故在 Q-T 间期的检测中,不主张采用非同步的记录。

2. 同步体表 12 导联心电图记录 它记录的心电图是同一心动综合向量在体表 12 导联的投影,可克服心动周期不同造成的误差,同时它还可通过调节滤波频带、时间常数和放大系数等记录参数,取得图形清晰的同步心电图,避免因图形模糊而舍弃部分导联测量造成的误差。

3. 动态心电图记录 根据常规 12 导联心电图，选其 Q-T 间期最长和最短的导联作为动态心电图监测导联,这样可以减少误差。监测所选用的 3 个导联必须是正交或准正交导联。

目前主张在检测 Q-Td 中,应尽力测得最大限度导联数的 Q-T 间期,测量的导联数不少于 8 个,并且须兼有肢体导联和胸导联,后者不少于 3 个,否则不宜作分析。

(二)有创法

1. MAP MAP 记录目前一般采用 Franz 设计的银/氯化银接触电极,制成导管或探头在心内膜或心外膜进行记录,可记录到探查电极处细胞群动作电位。其图形与跨膜动作电位很相似。它能如实、准确地记录出正如跨膜动作电位自 1 至 3 期复极的时程和线条图。它主要用于研究后除极、复极与不应期的相互关系,药物对动作电位时程的影响及评价复极离散度等。

2. 心腔标测心电图 是通过单支或多支电极导管插入心腔不同部位,与体表心电图同步记录,分析心腔心电图的相互关系,主要用于射频消融、预激综合征手术治疗前旁路定位。

上述两种方法均为有创性,设备昂贵,技术要求高,主要用于实验研究,本书不作详述。

二、测量方法

心电活动的记录方法有多种,本章主要介绍最常用的体表 12 导联心电图记录的测量方法。

1. 目测法 指测量者借助分规、刻度尺及放大镜等工具对各波的转折点及间期仔细辨认,精确度量。一般须测定连续 3 个或 3 个以上心动周期的 Q-T 间期,取其平均值,从而使测量尽可能提高精确度,减少误差。

Q-T 间期是 QRS 波群起点至 T 波终点的时程。T 波终点的确定是准确测量 Q-T 间期的关键所在。而 T 波终点常因 T 波低平、畸形,与 U 波或 P 波重叠等原因而难以确定。目前确定 T 波终点的方法有:① T 波与等电位线的交点;② T 波与 U 波之间的切迹;③ T 波下降支切线与等电位线的交点。当出现 U 波时,一般采用方法②。

2. 机测法 计算机测量 Q-T 间期是通过对记录到的心电图图像进行识别和计算而得。测量方法有:①技术阈(TH),T 波与阈值水平的交点;②微分阈(DTH),T 波的微分与阈值水平的交点;③技术斜率交点(SI),T 波最大斜率与等电位线交点;④技术峰斜率交点(PSI),T 波尖峰和 T 波最大斜率的连线与等电位线交点。在 TH 和 DTH 中,阈值范围一般分别取 T 波高度或 T 波微分的 0.05 ~0.15。

动态心电图一般取技术斜率交点作为 Q-T 间期,即取下降支最大斜率与等电位线交点为 T 波终点,测量值称为 Q-T down。

三、Q-T 间期的心率校正

Q-T 间期因受心动周期的影响，所以须根据心率进行校正。常用的校正方法有：①平方根校正法（Bazett），$Q\text{-}Tc = Q\text{-}T/R\text{-}R^{1/2}$；②修正的平方根校正法（modified Bazett），$Q\text{-}Tc = Q\text{-}T + A(1\text{-}R\text{-}R^{1/2})$；③立方根校正法（Fridercia），$Q\text{-}Tc = Q\text{-}T/R\text{-}R^{1/3}$；④直线回归校正（Sagie）法，$Q\text{-}Tc = Q\text{-}T + A(1 - R\text{-}R) = Q\text{-}T + 0.154(1 - R\text{-}R)$；⑤指数校正法（Sarma），$Q\text{-}Tc = Q\text{-}T - B[\exp(-K \times 1\,000) - \exp(-K \times R\text{-}R)]$。

其中，A、B、K 是回归系数，exp 是指数，R-R、Q-T、Q-Tc 单位为秒（s）。

四、Q-T 间期离散度指标

1. **Q-Td** 指体表 12 导联同步心电图最大 Q-T 间期（Q-Tmax）与最小 Q-T 间期（Q-Tmin）之差。即 Q-Td = Q-Tmax − Q-T min。

2. **Q-Tcd** 指经心率校正后的最大 Q-T 间期（Q-T Cmax）与最小 Q-T 间期（Q-T Cmin）之差。即 $Q\text{-}Tcd = Q\text{-}T\,Cmax - Q\text{-}T\,Cmin = Q\text{-}T\,max/R\text{-}R\,max^{1/2} - Q\text{-}T\,min/R\text{-}R\,min^{1/2}$。

3. **JTd 和 JTcd（JT 间期离散度和心率校正后的离散度）** 前者为同步 12 导联同步心电图最大 JT 间期（JT max）与最小 JT 间期（JT min）之差，即 JTd = JT max − JT min。后者为心率校正后的 JTd。

4. **Td 与 AQ-Tcd（导联数校正的 Q-Td 与 Q-Tcd）** 在 Q-T 测量过程中，某些导联由于 T 波终点模糊无法测量而放弃时，实测导联数的减少有可能导致最大或最小 Q-T 间期的丢失，造成 Q-Td 的误差。为克服这一缺陷，Day 等提议用测量导联数（n）的平方根进行校正，即：$AQ\text{-}Td = Q\text{-}TdQ\text{-}T/n^{1/2}$，$AQ\text{-}Tcd = Q\text{-}Tcd/n^{1/2}$。

5. **AdQ-Td（adjacent Q-T dispersion，12 导联中相邻导联 Q-T 间期之差的最大值）** 实践中，一般计算 CM_6 导联的 AdQ-Td，认为该指标更能反映心肌复极的局部差异。

6. **Q-Tdr（Q-Td 率）** 为 Q-Td 占心动周期长度的百分比，即 Q-Tdr = Q-Td/R-R × 100%。

7. **Q-Tr** $Q\text{-}Tr = Q\text{-}T$ 实测值 $(S)/K \cdot [R\text{-}R(S)]^{1/2}$。

8. **SDQ-T（12 导联 Q-T 间期的标准差）** 可更好地反映 Q-T 间期离散程度，反映心肌复极的不均一性。

9. **CQ-Td（coefficient of Q-T dispersion，Q-Td 变异系数）** CQ-Td = SDQ-T/ 平均 Q-T 间期。CQ-Tcd = SDQ-Tc/平均 Q-T 间期，TQ-Td（temporal Q-T dispersion，瞬间 Q-Td）是计算长程心电图中每个窦性心动的 Q-Td 之间的标准差，亦即 Q-Td 变异性的指标。

10. **Q-TV** Q-TV 即 Q-T variability，Q-T 间期变异度，也称心室复极时间变异性。指 Q-T 间期随时间逐搏的微小变化，反映心室复极的动态变化。心室复极不仅受自主神经的影响，而且受心室状况如心肌缺血、电解质紊乱、药物等的影响，均可使 Q-T 间期延长，故 Q-T 间期在 24h 变化增大。Q-T 间期变异度增大可促进心电不稳定性和恶性心律失常的发生。

上述众多指标中，目前最常用的为 Q-Td，Q-Tcd。

最近有研究显示，T 波环形态在不同患者中表现不同的预后价值。此外，近年来认为，应用 RT 余弦分析除极复极角的离散，T 波环离散、T 波面积或 T 波形态离散度在反映复极异常上比 Q-Td 更优越，并日渐成为研究热点。

五、Q-T 间期离散度正常值

至今国内外对 Q-Td 的正常参考值尚无统一标准。国外 Statters 等报道大多数研究结果正常参考值在 40～50ms；王诚等学者研究 2 078 名健康国人同步 12 导联心电图，得出 Q-Td 正常值为 13～60 ms，且 Q-Td 与心率、年龄、性别无明显相关性。关于其与性别是否有关的问题，刘艳等学者有不同看法，他们的研究结果显示，男性 Q-Td 大于女性，认为这种差异可能与男、女自主神经水平不同，心脏大小、室壁厚度不同，男女性生理状态、激素水平的差异等等有关（表 14-1）。

表 14-1 Q-T 间期离散度正常值(ms)

作者	n	Q-Td	Q-Tcd
Ven de Loo,等	50	30 ±11	34 ±11
Uppal P.,等	40	24 ±9	
Kulan K.,等	80	43 ±16	52 ±22
Tieleman R. G.,等	32	39 ±11	43 ±12
梁国芬,等	100	26 ±18	27 ±17
苏州大学第二附属医院	200	30 ±9	33 ±10
西安医科大学第一附属医院	514	45 ±13	49 ±14

最后要说明的是,精确性、重复性和稳定性的高低直接关系到临床应用的可行性,Q-T 和 Q-Td 测量值的可重复性和可靠性主要取决于心电图记录质量、记录方式和测量方法等,尤其是测量方法影响较大。所以对记录、测量的各个环节和参数都须进行严格的控制和筛选,以提高临床应用的可信度。

第三节 临床应用

正常人生理性心室复极不一致所造成的 Q-Td 很小,而在病理状态下,Q-Td 就会显著增大。基于这一事实,Q-Td 可以作为一种无创性预测室性心律失常的指标,而在临床上广泛应用。

一、冠状动脉粥样硬化性心脏病

1. 心肌缺血

(1) Higham 等报道,严重心肌缺血,ST 段抬高时,Q-Td 显著增大,并与血管支数有关。

(2) 国内文献报道,经冠状动脉造影证实的 41 例冠心病患者,于 45 例冠状动脉造影正常者行活动平板试验。结果前者活动平板试验中 Q-Td 进一步增加,后者 Q-Td 无变化。提示 Q-Td 是活动平板试验中诊断冠心病心肌缺血敏感而特异性的指标。

(3) Spoton 等测定了缺血性心脏病患者和正常对照组心房起搏前后 Q-Td 的变化,结果显示静息条件下两组 Q-Td 无显著性差异,心房起搏后缺血性心脏病患者的 Q-Td 增大 38ms ($P<0.001$),而对照组变化不显著。说明 Q-Td 的变化对于心肌缺血和冠脉病变程度有一定诊断价值。

(4) 苏州大学第二附属医院观察了 27 例冠心病确诊者,41 例临床诊断冠心病(心绞痛症状典型)和 16 例正常对照者(冠脉造影正常,诊断心脏神经官能症)阵发性胸痛发作前、发作时和发作后 30min 内记录的 12 导联心电图,发现肯定冠心病组胸痛发作时 Q-Td、Q-Tcd 和 ST 段压低明显增大,胸痛缓解后则恢复至接近发作前水平,而正常对照组无此变化,其中 46.2 % 的患者胸痛发作时同时出现 Q-Td 增大和 ST 段压低,表明冠心病胸痛发作时 Q-Td 增大是心肌缺血的另一种心电图表现,临床诊断心绞痛的患者胸痛发作时有与肯定心绞痛相同的变化。结果表明,动态观察胸痛发作时的 Q-T 间期可能对诊断心绞痛有重要帮助,可作为临床诊断的参考指标。

以上资料表明,冠心病无论是自发的还是人为诱发的心肌缺血,Q-Td 均有明显的延长,心肌复极离散度增加,Q-Td 可能是一诊断冠心病急性心肌缺血综合征简便而敏感的指标,值得深入研究。

2. 心肌梗死 心肌梗死(AMI)后坏死心肌除极延迟,或未能除极从而形成边界环路,以及出现足量心肌的后除极等因素可干扰心肌的正常复极而易于形成室颤。

(1) Higham 等报道了 30 例 AMI 与 25 例不稳定型心绞痛 Q-Td 与 Q-Tcd 分别为(69 ±19)ms 对(38 ±13)ms 与(79 ±27)ms 对(39 ±14)ms($P<0.001$),同时发现下壁与前壁心肌梗死,Q-Td 无显著差异。

(2) Glancy 研究了 163 例 AMI 后 1 天至 5 年内死亡的病例以及 163 例年龄、性别配对的 AMI 存活患者记录 AMI 后 2 ~3d(早期 Q-Td)和 AMI 后至少 4 周(晚期 Q-Td)的心电图,其中 53 例死亡者和 82 例存活者的晚期心电图。结果显示,早期 Q-Td 在死亡与存活组间无显著差异,分别为(93.6 ±41.0)ms 与(94.2 ±39.7)ms。Q-Tcd 从早期至晚期,存活组显著下降[从(110.9 ±48.5)ms 降至(76.5 ±28.8)ms],死亡组变化无明显差异[从(108.0 ±53.0)ms 降至(98.9 ±43.1)ms],表明心梗后心电图之 Q-Td 不能预测5年内死亡率,晚期 Q-Td 与随后 5 年死亡率一致。故可作为预测梗死后晚期(5 年内)死亡率的指标,但对远期死亡率无预测价值。

(3) Moreno 等报道了 1 244 例 AMI 溶栓病例,149 例溶栓全通组与其余病例相比, Q-Td 和 Q-Tcd 分别为(52 ±19)ms 对(81 ±31)ms 及(59 ±23)ms 对(92 ±36)ms,(P <0.001),并认为 Q-Td 减小使室性心律紊乱危险性下降,可能是溶栓后的益处之一。

可见 Q-Td 有益于 AMI 溶栓疗效评价和 AMI 预后估计。

3. 心脏性猝死和严重心律失常的预测 大量临床试验表明,Q-Td 显著延长是预测心律失常,特别是恶性室性心律失常的较敏感指标,特别是高危人群的筛选,对预测原发性 Vf 有高度准确性。Vendeloo 等学者、Pye 等学者、Hohnloser 等学者、Bogun 等学者、Truse 等学者、Potratz 等国外学者、向红等我国学者多中心的研究都证明:AMI 患者的 Q-Td 与正常对照组相比有显著差异。且向红等研究发现,Q-Td≥100ms 时,100% 发生室颤。

二、特发性心肌病

1. 心肌肥厚

(1) Bujia 等国外学者报道了26 例肥厚型心肌病患者 Q-Td 与正常对照组之间有显著差异,13 例有严重室性心律失常者与无严重室性心律失常者比较:Q-Td 和 Q-Tcd 分别为(112 ±2)ms 对(43 ±9)ms 及(115 ±2)ms 对(46 ±9)ms,P <0.001,同时两组在有晕厥等临床症状及左室充盈压 >30mmHg(1mmHg = 0.1333 kPa)两项指标上也有差异。

(2) 国内作者报道肥厚型心肌病患者,梗阻型和非梗阻型 Q-Td 和 Q-Tcd 均明显高于正常对照组,两型间无显著差异。伴心律失常、心功能Ⅲ级及死亡者 Q-Td 和 Q-Tcd 均明显高于无恶性心律失常、心功能 I ~ II 级的存活者,发生 Vf 患者的 Q-Td 均 >100ms,这与上述 Bujia 等报道基本一致。上述研究结果都证明肥厚型心肌病患者的 Q-Td 与心肌损害程度和预后有关。

2. 扩张型心肌病(DCM) DCM 患者的 Q-Td 明显增加。

Grimm 等比较 107 例 DCM 组与 100 例正常对照组,结果 DCM 组的 Q-Td、Q-Tcd 、AQ-Tcd 均明显高于正常对照组。随访 (13 ±7)个月, DCM 组 12 例(11%)发生心律失常,与无心律失常的 DCM 组比较,Q-Td 分别为 (76 ±17)ms 对 (0 ±26) ms,(P = 0.03) 。而 Q-Tcd 与 AQ-Tcd 分别为 (80 ±21)ms 对 (35 ±5)ms 与 (27 ±6)ms 对 (24 ±10)ms,均无显著差异。该作者认为 DCM 患者中,伴或不伴心律失常事件者间的 Q-Td 有较大的重叠,故 Q-Td 在用于预测 DCM 患者心律失常事件的发生时受到限制。

三、对心脏性猝死的预测

苏州大学第二附属医院心内科对住院期间发生心脏性猝死(32 例)和非猝死性心性死亡(30 例)患者的 Q-Td 、J-Td 进行分析,并与同期住院的心脏病存活者 (30 例) 相比较,发现心脏性猝死患者的 Q- Td 、J-Td 显著高于非猝死性心性死亡和存活患者,而后两者的 Q-Td,J-Td 均无显著异常。分析结果同时显示心脏性猝死患者中,死亡直接原因为快速性室性心律失常的患者, Q-Td, J-Td 显著大于直接原因为快速性室性失常的患者,提示 Q-Td、J-Td 增大可用于预测由 VT 、VF 或 Vf 等快速室性心律失常引起的心脏性猝死。

上世纪尽管有许多关于此方面的研究和临床应用,但鉴于尚未阐明 Q-Td 反映心室复极离散度原理,检测方法也被质疑,就不一一加以列举了。

毫无疑问,正常心室肌的复极离散确实存在,而某些药物、心脏病变使心肌离子通道的差异明显增大,即内膜及外膜心肌的 I_{Ks}电流受阻减弱,而 I_{Na}的除极电流在 M 细胞中仍持续存在,使动作电位延长,使正常存在的复极离散更加显著,而且心室的整个表面积相对较小,使透壁的复极离散也更加显著。如果药物阻滞 I_{Ks}的同时也阻滞 I_{Ks},例如 Azimilide 显著延长心外膜心肌除极时限,但其早期除极却不易传至整个心肌,因而,对复极离散影响不大,不易产生心律失常;相反,索他洛尔虽然延长动作电位程度不如 Azimilide,但使复极离散度加大。

人们仍然在一些危险因素较大的患者中发现 Q-T 离散度明显增大。我国冯梅等观察了 Q-T 离散度与急性心肌梗死合并室性心律失常及近期预后的关系。结果显示,Q-T 离散度延长愈明显,室性心律失常发生率也愈增加,Q-T 离散度≥60ms 可作为预测急性心肌梗死早期室性心律失常的一项敏感指标。结果还显示死亡组 Q-Tmax 和 Q-T 离散度均高于存活组,与急性心肌梗死近期预后具有良好的相关性。

总之,由于心室的离散只见于复极时段,体表心电图上已放弃用 Q-T 间期作为离散度的判断,而着重在 T 波的形态、时限、不同 T 波成分的比较,来探索复极离散的参数和意义。能否常规地直接从心腔内电图来判定其离散程度,似乎为期还甚远。

(王红宇　黄永麟　张开滋　郭任维　李　多　崔冬霞　陈　晓)

参考文献

[1]吾柏铭. Q-T 间期离散度. 临床心电学杂志,1996,5 :119.

[2]Han J,Moe G. K. Nonuniform Recovery of Excitability in Ventricular Muscle. Cir Res,1964,14:44.

[3]梁国芬,雷开建,张金枝,等. 急性心肌梗死早期 Q-T 间期离散度、J-T 间期离散度增加与死亡的关系. 临床心血管病杂志,1996,12:368.

[4]王红宇,王瑞英,郭五一,等. 心肌梗死患者和正常人 24 小时 Q-T 间期变异度昼夜节律的比较. 中华心律失常学杂志,1998.

[5]王红宇,王瑞英,韦炳琦,等. 24 小时 Q-T 变异度减低与心肌梗死患者猝死的关系. 中华内科杂志,1999,38(2):127~128.

[6]向小峰,唐其柱,胡佑伦. 心肌 M 细胞及其在长 Q-T 综合征电生理机制中的研究进展. 中国心脏起搏与心电生理杂志,2002,16:64~66.

[7]黄从新. 长 Q-T 综合征中 Q-T 间期离散度的意义 . 中国心脏起搏与心电生理杂志,2002,16:247~248.

[8]Antzelevitch C ,Shimizu W ,Yan G X, et al. Cellular Basis for Q-T Dispersion. J Electrocarliology,1998,30:168.

[9]高岚,吾柏铭,韩婷婷,等. 200 例正常人 Q-T 间期离散度 . 中华心律失常杂志,1997,1:140.

[10]Day C. P. ,McComb J. M. ,Campbell R. W. Q-T Dispersion:An indication of arrhythmia risk in patients with long Q-T intervals. Br Heart J,1990,63:342.

[11]杨延宗 . Q-T 间期离散度测量的电生理基础. 中国心脏起搏与心电生理杂志,2002,16:241~243.

[12]任自文,黄捷英,郭林妮 . 全国心率变异性,倾斜试验及 Q-T 间期离散度专题学术讨论会纪要. 中华心血管病杂志,1998,7:162.

[13]Franz MR,Bafflenbeul W ,et al. Monophasic action potential mapping in human subject with nomal electrocardiograms:Direct evidence for the genesis of Q-T Dispersion . Curculation ,1998,98:2160~2165.

[14]Okishige K,Yamashita K,Yoshinaga H. Electrophysiologic Effects of Ischemic Preconditioning on Q-T Dispersion During Coronary Angioplasty. J Am Coll Cardial,1996,28:70.

[15]黄永麟. 心电学检测心血管病的死亡风险. 临床心电学杂志,2007,16(5):348~351.

第十五章 T 波电交替

人们很早就发现了心电图的电交替现象，有的学者很早就对其中以 T 波形态和振幅随心跳交替变化，即 T 波电交替（T wave alternans，TWA）现象作了观察与报告。经过深入研究发现，TWA 是一种病理性心电表现，TWA 与某些严重的室性心律失常，如单形或多形性室性心动过速、心室颤动（VT/VF）以及心脏性猝死（sudden cardiac death，SCD）有密切关系，对 TWA 进行检测分析，有助于对冠心病、心肌梗死等患者发生严重室性心律失常及猝死进行危险分层及预后评估。TWA 检测分析方法主要有心电图直接检测与微伏级检测两种，后者主要有频域 TWA 检测分析法及时域 TWA 检测分析法。近年来，这两种 TWA 检测分析方法的研究不断深入，已有通过美国 FDA 批准的仪器设备问世并在临床应用。

第一节 产生及机制

一、TWA 的产生

早在 20 世纪初人们就发现有的患者心电图上会出现电交替现象，Hering 于 1909 年首次对观察到的心电图电交替现象作了报告。1948 年 Kalter 等对大量的心电图进行分析后发现，有的患者心电图上有 T 波电交替，46 例有 TWA 的患者多发生了心脏性猝死，提示 TWA 与 SCD 有一定关系。

TWA 是指在心律规整的情况下，T 波的形态、极性及振幅在相邻心搏出现的交替变化。TWA 的变化程度不一，少数的 TWA 变化程度较大，可在静态心电图上表现出来（图 15-1），能通过心电图直视检测分析，多数的 TWA 变化非常微小，为在静态心电图上肉眼不能分辨的微伏（μV）级电交替变化，需要特殊的方法和仪器才能进行检测分析，即进行微伏级的 TWA 频域及时域检测分析。

二、TWA 的产生机制

T 波是心室的复极波，其形态、极性、振幅及时程是心室肌复极过程的反应，心肌复极电活动的变化可引起 T 波形态、极性、振幅及时限的变化而出现 TWA。有关 TWA 的产生机制目前尚不完全清楚，有的学者研究认为主要有以下三个方面。

1. 跨室壁复极离散度(transmural dispersion of depolarization,TDR)异常增大机制 有的学者经同步记录心电图与心室壁内、中、外三层心肌的动作电位实验研究发现,T 波的顶点及终点时限的差异代表着外膜心肌(最早复极,复极速度快)与中层心肌(后复极、复极速度慢)复极时间的差异,即为 TDR,而 TDR 是一种正常存在的电生理现象。由内、中、外三层心室肌复极电流产生的动作电位与时程以及三层心肌复极时间的差异及变化会使 TDR 异常增大,使 T 波的形态、极性、振幅发生变化,即产生 TWA。TDR 的异常增大是恶性室性心律失常发生的重要机制,TWA 的出现可能是 TDR 异常增大的反应和表现,检测出 TWA 提示可能有 TDR 异常改变,TWA 可作为预测恶性室性心律失常发生的一项重要指标。

2. 游离钙离子浓度变化机制 对心肌电活动及机械运动与游离钙离子浓度关系的研究表明,在每一个心动同期内,心肌细胞内的游离钙离子均要进行经钙离子通道进入肌浆网—产生电机械效应—钙离子重摄取并转运的循环,其循环时间大致与动作电位复极时间相等。当心率增快时,舒张期缩短,心肌细胞复极不完全,游离钙离子不能完成正常的循环,其浓度发生瞬间变化并扰乱了钙离子的正常分布,可导致动作电位时程的长短交替,到一定程度时,会有一部分复极时间较长的心肌不能再次除极,须休息一个心动周期后才能恢复正常的应激反应,表现出动作电位的交替变化和心电图上相邻心搏的电交替现象,TWA 即是这种电交替变化的一种表现,而心肌细胞游离钙离子浓度的瞬间异常变化是形成 TWA 的重要离子基础之一。

3. 神经内分泌机制 有的研究发现,交感神经活性增高使儿茶酚胺分泌增多,引发交感瀑布(sympathetic surge),并通过交感瀑布效应引起心肌细胞游离钙离子浓度的瞬间异常变化,在此基础上使各层心肌复极不均一性增大而产生 TWA。此外,交感兴奋性增高还可引发交感风暴(sympathetic scream),使心率明显增快,舒张期缩短,当心率增快超过一定范围,动作电位时限不再随舒张期缩短而缩短,达到稳定的时限,有的心肌细胞就不能完全复极,须休息一个心动周期后才能再除极,这种交替复极即表现为 TWA。交感神经兴奋性增加使心率增快至一定程度引起 TWA 也成为在 TWA 检测中须采用运动、起搏或药物等方法使心率增快至一定程度,方能诱发并检测出 TWA 的方法学基础。

第二节 检测与分析

TWA 是一种心电现象,其变化程度如果很大,可在静态心电图上表现出来,通过肉眼直视及静态心电图检测分析即可发现 TWA,如图 15-1。很多情况下,TWA 变化非常微小,在静态心电图上肉眼不能识别和分辨的微伏(μV)级电交替变化,须采用特殊的方法和仪器才能对其进行检测分析,目前微伏级 TWA 的检测分析方法主要有 TWA 频域检测分析法及 TWA 时域检测分析法。

一、TWA 频域检测分析法

很多情况下 TWA 表现为微伏级的微小变化,其变化常常被噪扰信号所掩盖,不能从静态心电图上识别和检测,也不能仅通过心电信号的放大处理来检测,因为同时放大的噪扰信号仍可掩盖微伏级的 TWA。1988 年,Swith 等研究应用频谱分析方法检测出了在静态心电图上肉眼不能分辨的微伏级 TWA;1994 年,马塞诸塞州技术研究所与剑桥心脏中心的研究小组应用频谱分析检测微伏级 TWA 的原理,研制开发出以频域分析为基本方法的微伏级 TWA 检测分析系统,即 HearTwave 系统(图 15-2),该技术设备经美国 FDA 认证已在临床应用。

采用 HeanTwave 系统与运动试验系统进行微伏级 TWA 检测分析的基本原理与方法如下。

1. 采用专用电极,获取高质量低噪扰体表心电信号 微伏级 TWA 检测分析要求获取高质量低噪扰的体表心电信号,HearTware 系统采用两种电极,普通电极主要用于运动试验心电监测,而银－氯化银微伏电交替感知电极(micro-V alternans™ sensor)专门用于微伏级 TWA 频谱分析。以静态 12 导联和 Frank 正交导联系统定位,经皮肤处理,将普通电极与专用电极贴附于体表,通过导联线与 HearTwave 系统及运动试验系统相连接,获取运动前、运动中及运动后的高质量低噪扰体表心电信号(图 15-3A,B)。

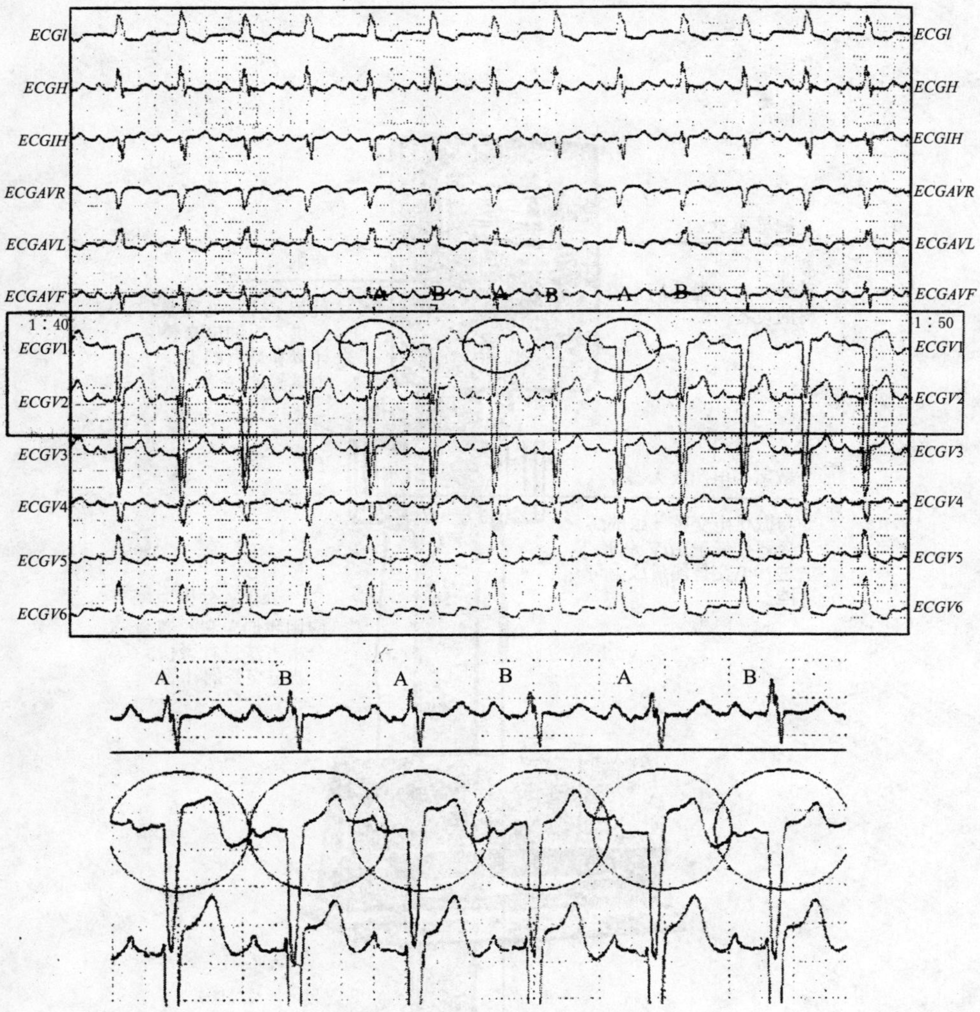

图 15-1　静态心电图上可见的 TWA

静态心电图中可见心搏 A 与心搏 B 的 T 波形态、极性及振幅交替变化，即出现了 TWA，其变化明显，可通过静态心电图直接观测

2. 运动试验，使心率达到 TWA“诱发窗口”（诱发阈值）　TWA 常在心率达90～110次/分范围内出现，为能诱发并检出 TWA，常须要进行活动平板运动负荷试验（图 15-4），使心率达到 90～110 次/分并保持 1～3min，同时对运动前、运动中及运动后的心电信号连续采样，进行运动心电图及 TWA 的检测分析。心率 90～110次/分即为诱发并检出 TWA“窗口”或阀值范围。有的研究采用踏车运动或心房起搏等方法使心率增快至 TWA“诱发窗口”或达到 TWA 诱发阀值，进行 TWA 检测分析。

3. TWA 的频谱分析　在运动前（3～5min）、运动试验过程中及运动后（3～6min），HearTwave 系统的计算机以 QRS 波为参考点对 ST 段及 T 波连续进行采样（图 15-5A），再对每连续 128 个心动周期的 T 波以每 0.5 个心动周期（对应每一个 T 波）的频率进行峰值振幅测量，并将所测得的数据曲线经快速傅里叶转换（FFT）成 T 波电交替频谱（功率谱，图 15-5B），测算出各导联不同时段 T 波电交替功率的变化值，从而检测分析是否出现了 TWA（图 15-6，7）。频谱分析检测 TWA 的主要评判指标为：在 TWA 发生的心率阀值（HR = 110 次/分）T 波电交替功率值 Valt≥1.9μV，持续时间≥1min。如持续性 T 波电交替（即 Valt≥1.9μV，持续时间≥1min）发生的心率＜110 次/分，即 TWA 发生的心率阈值降低，也可判为 TWA 阳性；如运动前或活动后的恢复期也出现持续性 T 波电交替，也为 TWA 阳性。

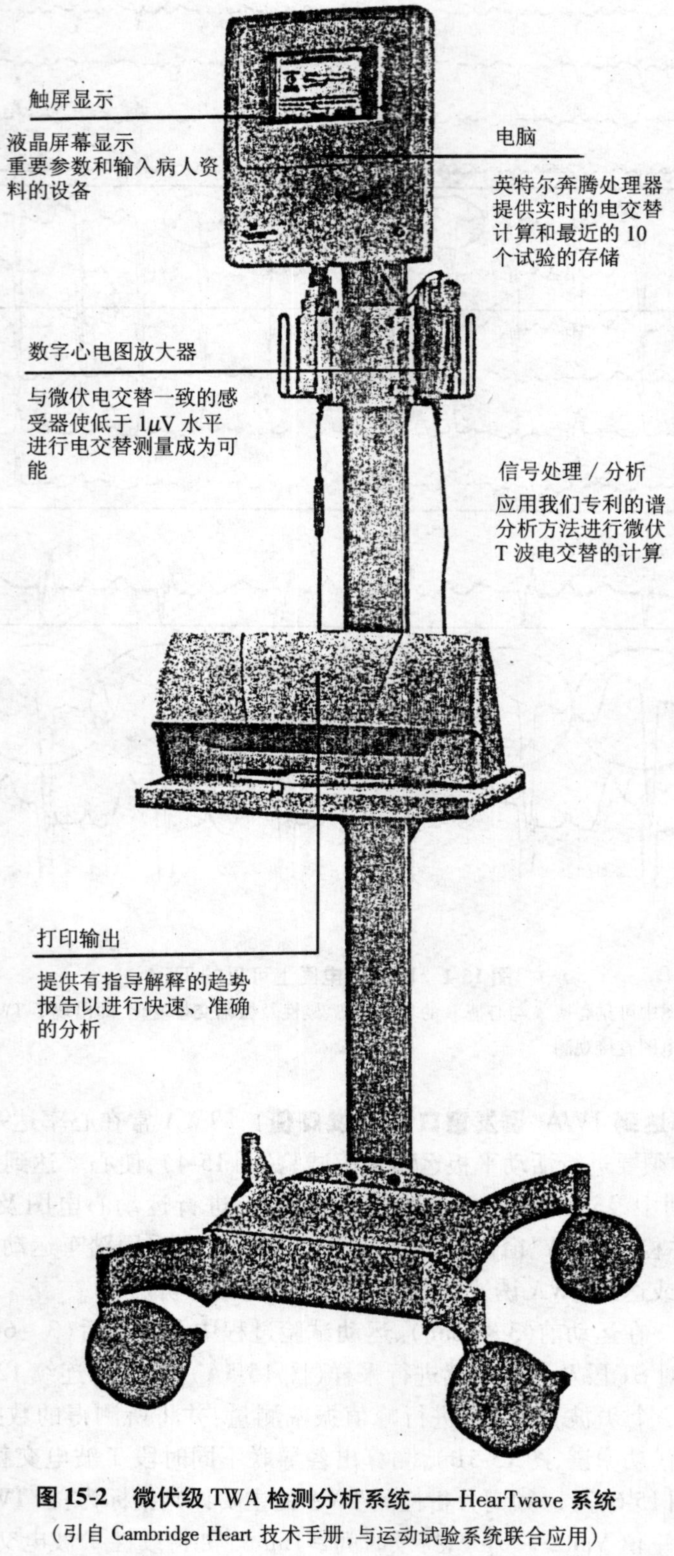

图 15-2　微伏级 TWA 检测分析系统——HearTwave 系统

（引自 Cambridge Heart 技术手册，与运动试验系统联合应用）

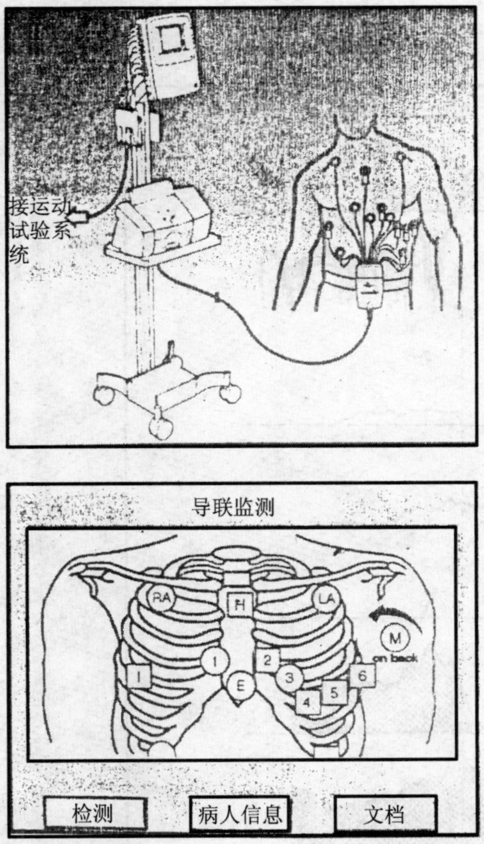

图 15-3 HearTwave 系统与运动试验系统体表电极

图 A 为普通电极与专用的银 - 氢化银微伏电交替感知电极体表定位示意图，其中普通电极为常规 12 导联，专用的银 - 氢化银微伏电交替感知电极为 Frank 正交导联；图 B 示普通电极与专用的银 - 氢化银微伏电交替感知电极与 HeanTwave 系统和运动试验系统相连接，进行微伏级 TWA 检测分析

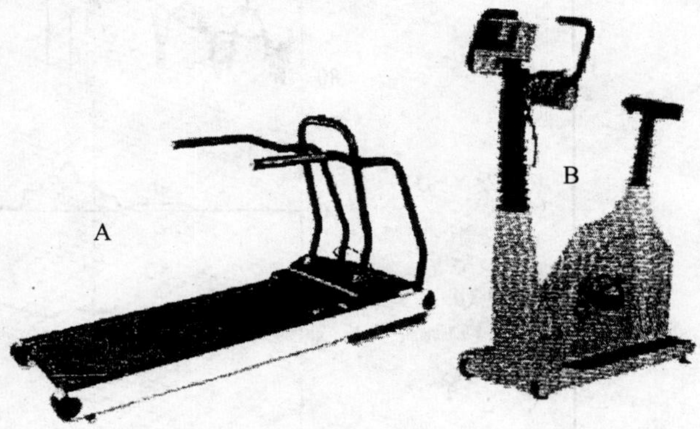

图 15-4　运动试验系统

图中 A 为活动平板，B 为踏车，均为常用的运动试验设备

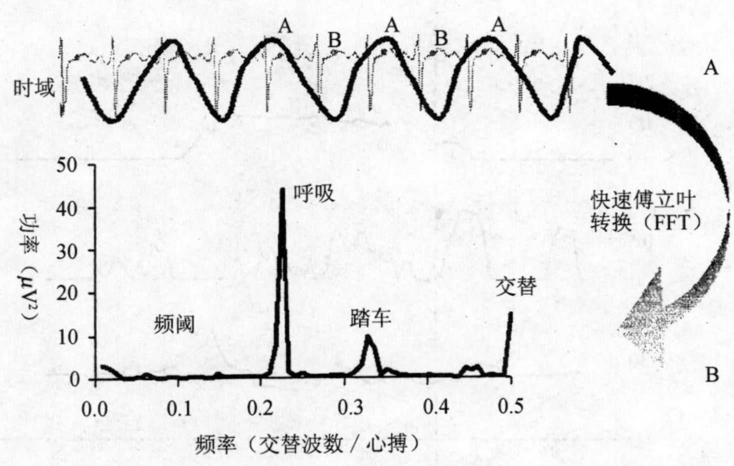

图 15-5　TWA 的频谱分析

（引自 Cambridge Heart 技术手册）

图中 A 为 HearTwave 系统的计算机以 QRS 波为参考点对 ST 段及 T 波连续进行采样，再对每连续 128 个心动周期的 T 波以每 0.5 个心动周期（对应每一个 T 波）的频率进行峰值振幅测量，并将所测得的数据曲线经快速傅里叶转换（FFT），B 为经 FFT 的 T 波电交替频谱（功率谱）

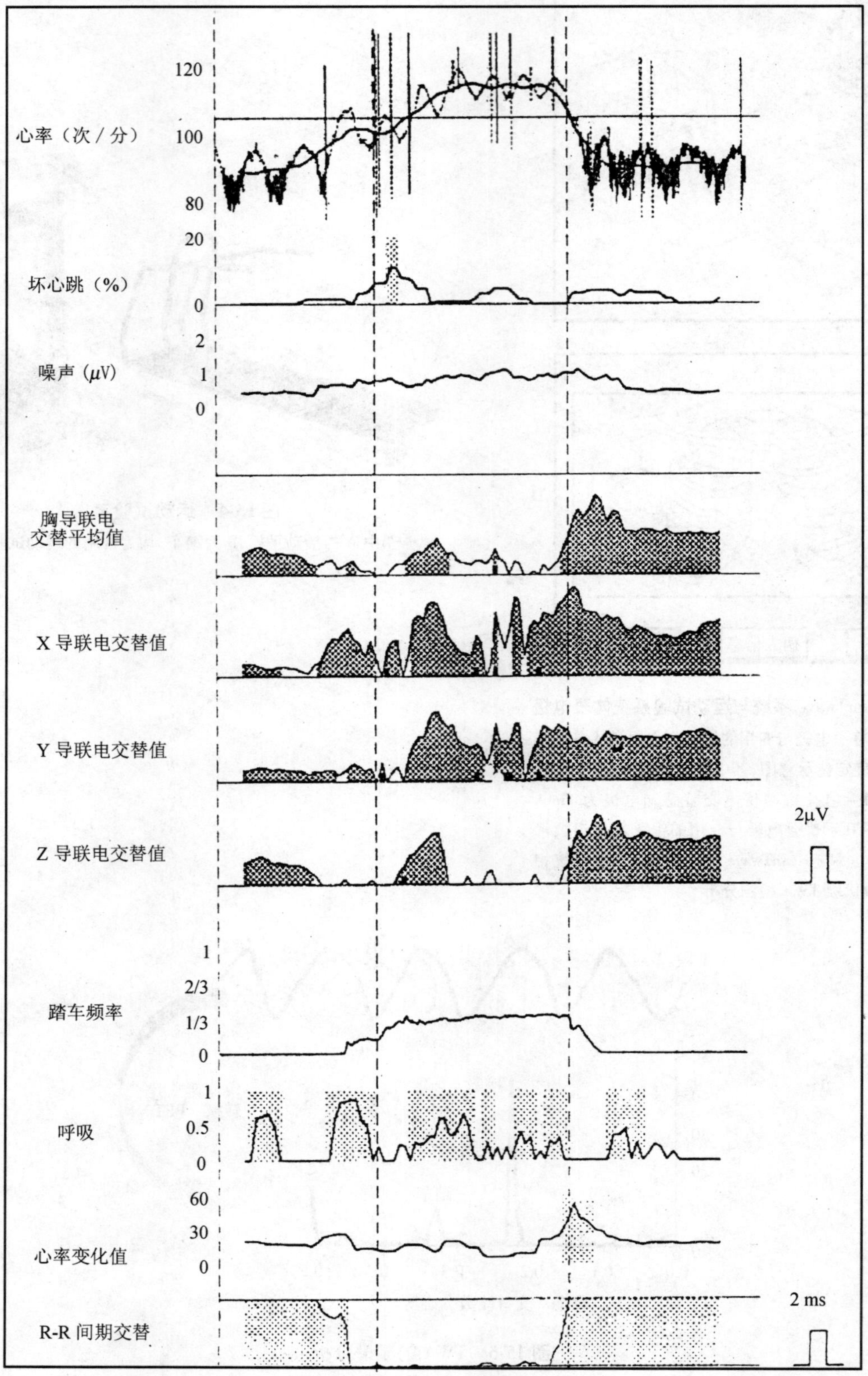

图 15-6　TWA 频谱分析 TWA 阴性

图中可见在"窗口心率"内，X，Y，Z 导联 TWA 均 <2μV，为 TWA 阴性

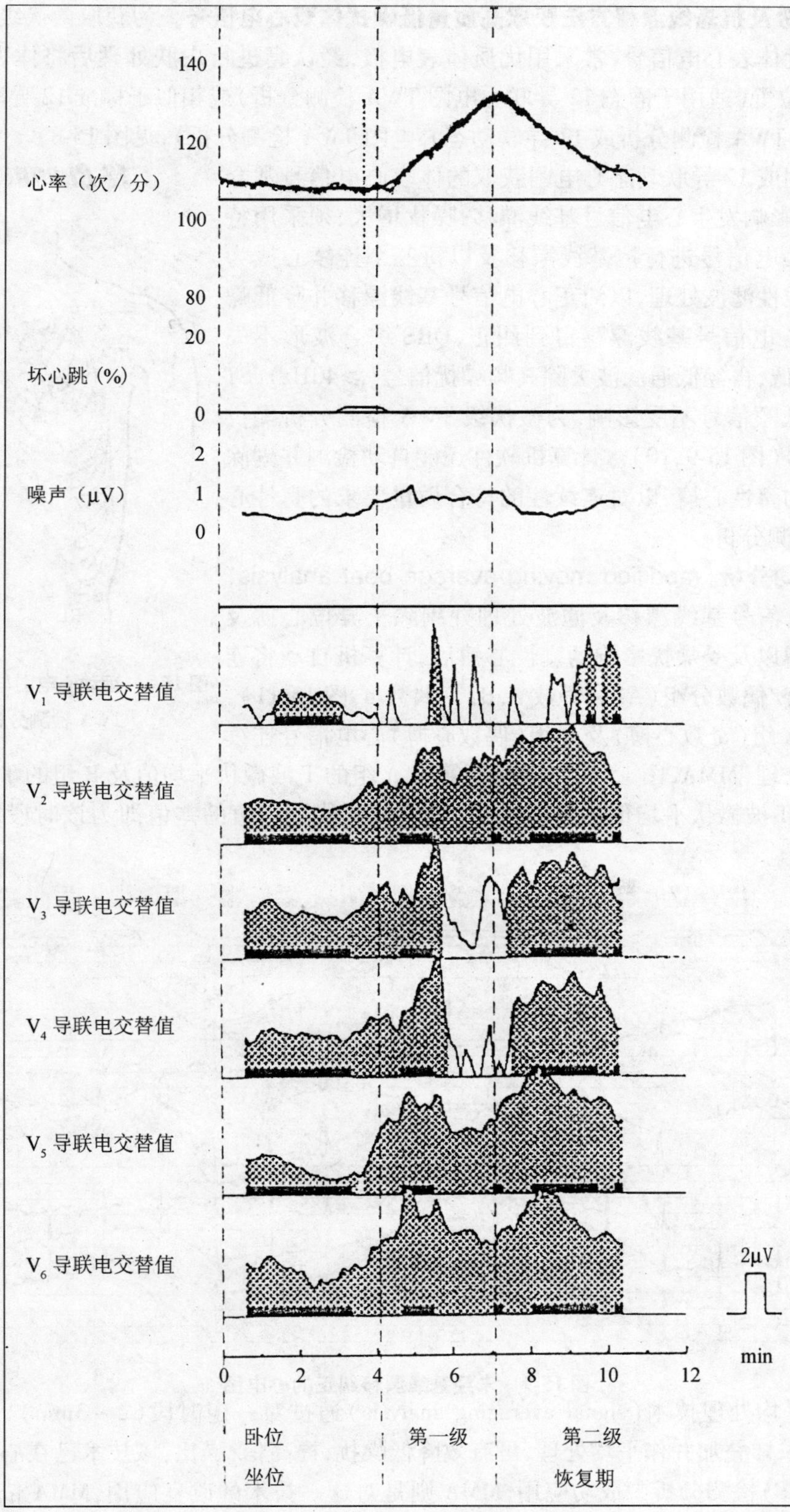

图 15-7 TWA 频谱分析 TWA 阳性

图中可见在"窗口心率"内，各导联 TWA 均 >2μV，为 TWA 阳性

二、TWA 时域检测分析法

1. 采用优质电极及抗基线漂移方法获取高质量低噪扰体表心电信号 为获取微伏级 TWA 检测分析所需要的高质量低噪扰体表心电信号，常采用优质体表电极，经认真进行皮肤处理后将体表电极贴附于标准 12 导联心电图电极位置（适用于静态 12 导联心电图 TWA 检测分析）或相似于标准 12 导联心电图电极位置（适用于运动心电图 TWA 检测分析或 12 导联动态心电图 TWA 检测分析），见图 15-8。

通过运动心电图或 12 导联动态心电图获取的体表心电信号常会因身体运动、呼吸等影响发生心电信号基线漂移，噪扰增大，须采用特殊的计算机软件对心电信号进行抗基线漂移及以每三个连续心搏为一个最小单元的非线性滤波处理，以纠正心电信号基线漂移并降低噪扰。经这样处理的心电信号基线漂移得到纠正，QRS 综合波形不失真，基线干扰明显降低，再经低通滤波去除高频噪扰信号（≥40Hz），ST 段及 T 波范围内的低频信号不受影响，为微伏级 TWA 检测分析提供了高质量的心电信号（图 15-9，10）。计算机软件还能自动检测并剔除异位心搏及受干扰的窦性心搏，以对连续性的符合质量要求的窦性心搏采样进行 TWA 检测分析。

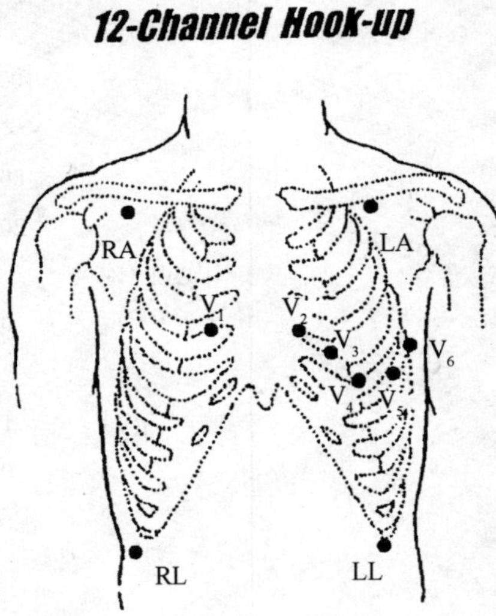

图 15-8 运动心电图与 12 导联动态心电图 TWA 检测分析体表电极定位

2. 改良动态平均分析（modified moving average beat analysis，MMA） 经纠正心电信号基线漂移及滤波处理并剔除了异位心搏及其后紧随的窦性心搏以及受噪扰影响的窦性心搏后，计算机自动将连续的窦性心搏进行奇/偶数分组（A1～奇数 n，B2～偶数 n，图 15-11），分别对一定时段的 A 组（奇数心搏）及 B 组（偶数心搏）心电信号连续采样并作动态平均处理（MMA，图 15-12），分别测算出 A 组的 T 波微伏平均值及 B 组的 T 波微伏平均值（图 15-13），测算出二组 T 波微伏平均值的差值，而二组 T 波微伏平均值的差值即为该时段的 TWA 值（图 15-15）。

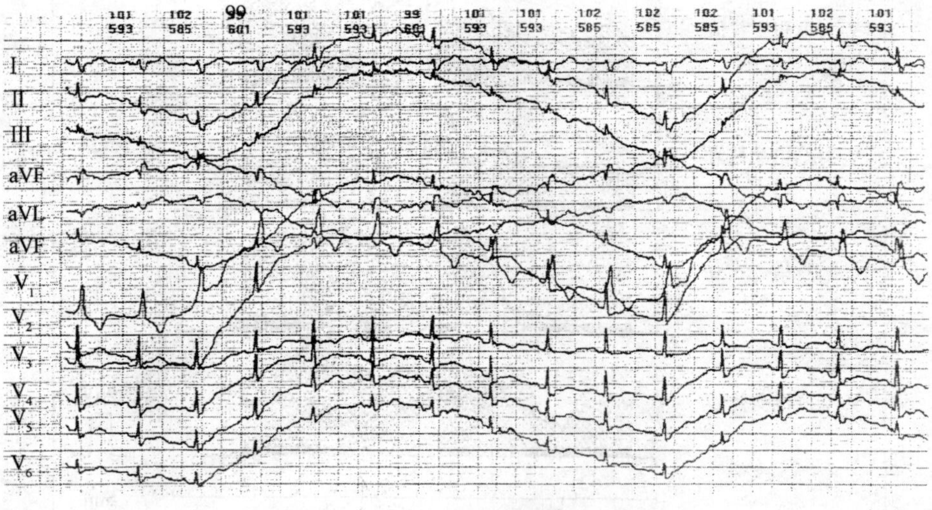

图 15-9 未经基线漂移纠正的心电图

心电信号叠加平均处理技术（signal averaging analysis）通过对一定时段（2～3min）内一定数量（100～200Beats）心搏连续采样叠加并作平均处理，可有效降低噪扰，提高信/噪比，该技术已在心室晚电位（ventricular late potential，VLP）检测分析中成功应用，MMA 则是对这一技术的改良应用，MMA 依奇/偶数隔跳对一定时段内的心搏分别连续采样，并进行叠加平均处理，测算 TWA。TWA 时域分析方法较为简易、直观，无须采用专用的微伏电交替感知电极，可在常规心电图、运动心电图及 12 导联动态心电图中进行任意时段心电信号的 TWA 检测分析，无须进行快速傅里叶转换的频谱分析，其代表性仪器及方法为美国 GE 公司的活动平板运动系统及 TWA 时域分析软件，该仪器及技术方法已获美国 FDA 批准而应用于临床。

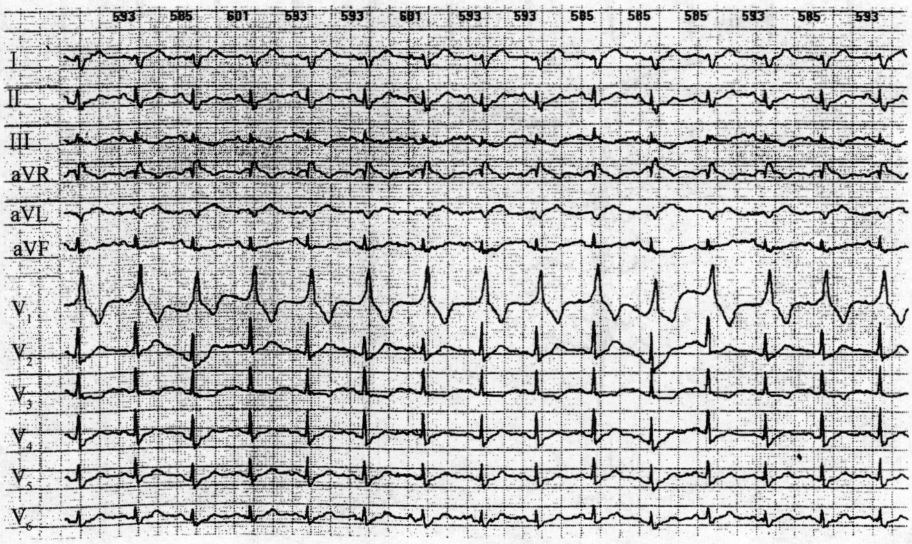

图 15-10　经基线漂移纠正的心电图

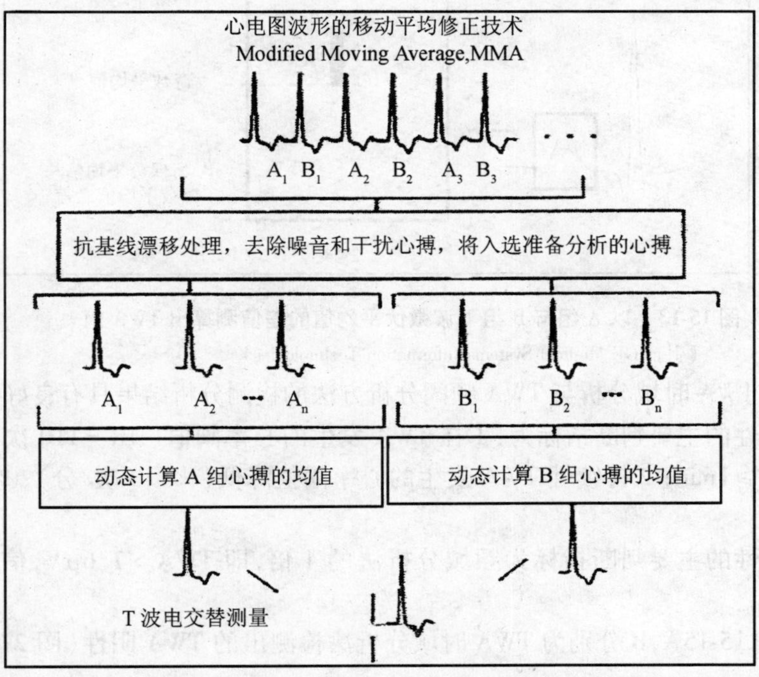

图 15-11　计算机自动将连续的窦性心搏进行奇/偶数分组（A_1 ~ 奇数 n，B_2 ~ 偶数 n）

（引自 GE Medical Systems Information Technologies）

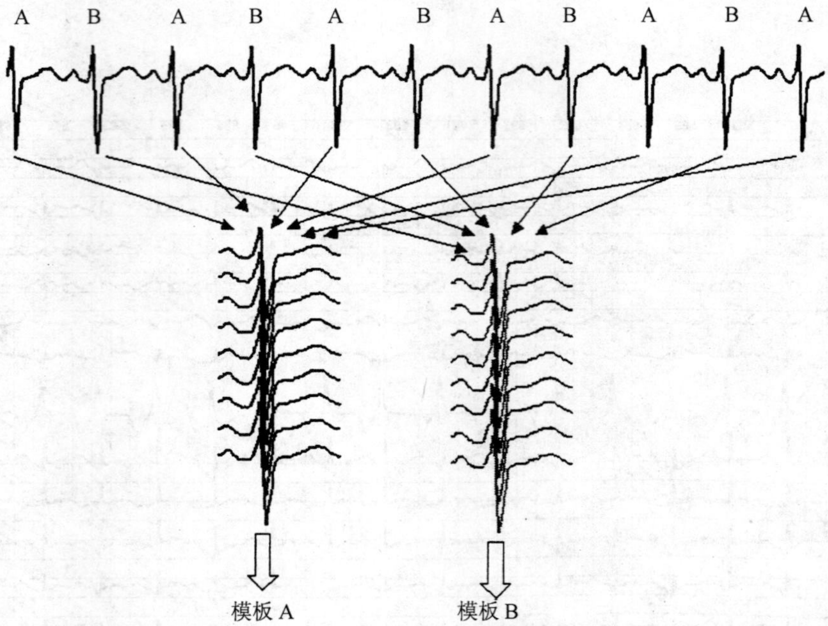

图 15-12　分别测算出 A 组的 T 波微伏平均值及 B 组的 T 波微伏平均值

计算机对 A 组（奇数心搏）及 B 组（偶数心搏）心电信号连续采样并作动态平均处理（MMA），分别测算出 A 组的 T 波微伏平均值及 B 组的 T 波微伏平均值

（引自 GE Medical Systems Information Technologies）

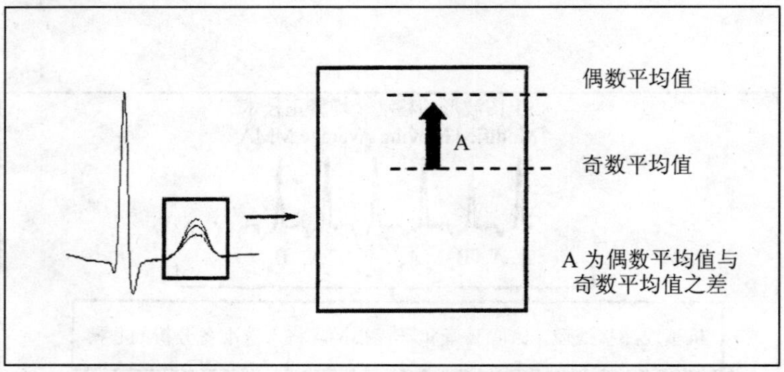

图 15-13　以 A 组与 B 组 T 波微伏平均值的差值测算出 TWA 值

（引自 GE Medical Systems Information Technologies）

经对比分析研究，TWA 时域分析与 TWA 频阈分析方法的检测分析结果具有良好的相关性。

TWA 频域分析阳性的主要判断指标为：①在 TWA 发生的心率阀值（HR = 110 次/分），T 波电交替功率值≥1.9μV，持续时间≥1min；②持续性 TWA 发生的心率阈值降低（ <110 次/分）；③运动前或运动后出现持续性 TWA。

TWA 时域分析阳性的主要判断指标为频域分析法的 4 倍，即 TWA >7.6μV，信噪比≥3，持续时间≥1min。

图 15-14A，B 及图 15-15A，B 分别为 TWA 时域分析法检测出的 TWA 阴性（图 27-14A，B）及 TWA 阳性（图 15-15A，B）。

三、TWA 的意义与临床应用

心肌缺血、心肌梗死、Q-T 间期延长、心衰及严重的电解质紊乱可对心肌的电活动产生影响，而对心肌电活动复极过程的影响可产生 TWA。近年来不断有研究发现，在冠心病心肌缺血、心肌梗死、心衰、Q-T 间期延长综合征及严重电解质紊乱患者中可出现 TWA，而 TWA 可引发室性心动过速及心室颤动（VT/VF）并导致猝死。

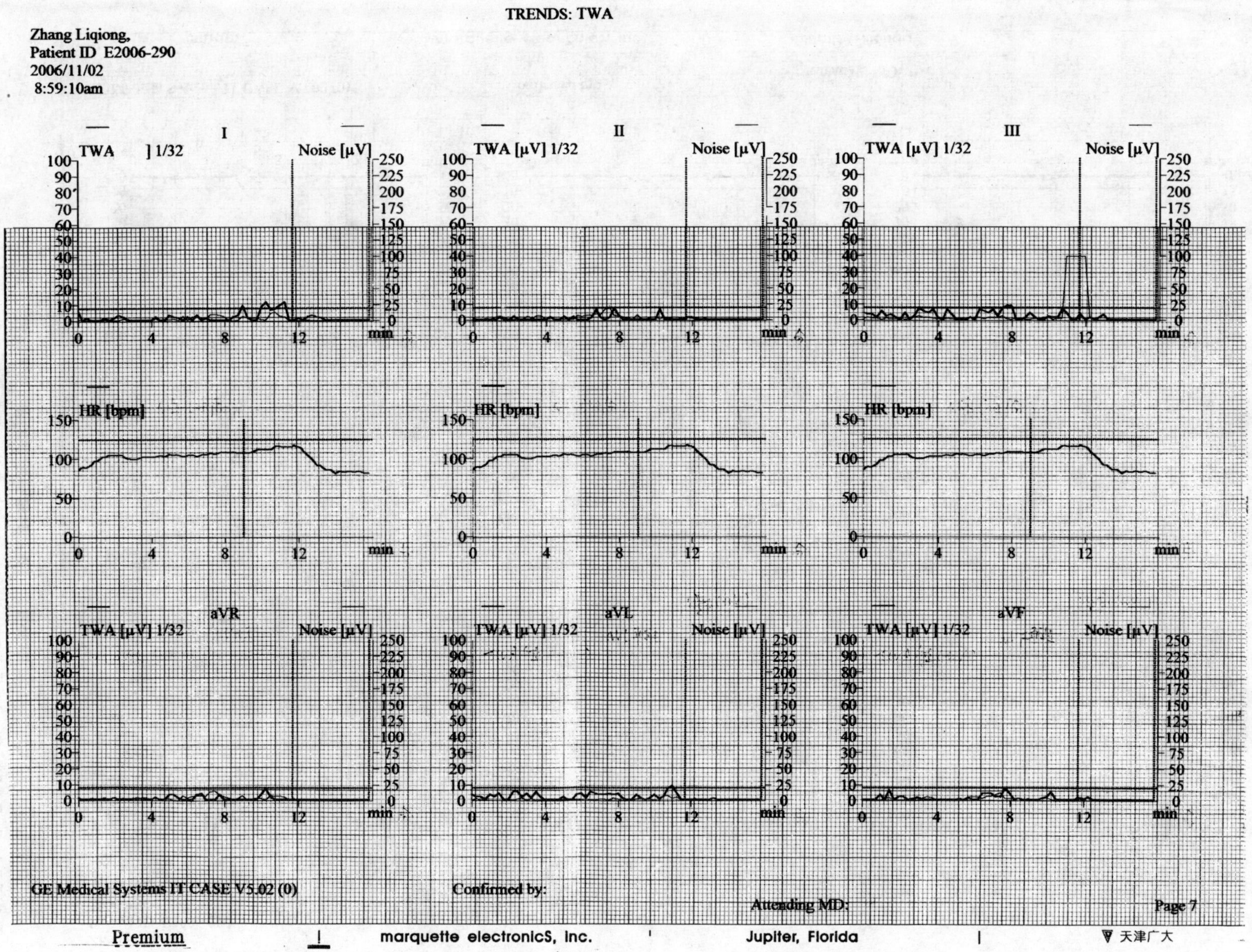

TRENDS: TWA
Zhang Liqiong,
Patient ID E2006-290
2006/11/02
8:59:10am
I
II
III
TWA [μV] 1/32
Noise [μV]
HR [bpm]
aVR
aVL
aVF
min
GE Medical Systems IT CASE V5.02 (0)
Confirmed by:
Attending MD:
Page 7
Premium
marquette electronicS, Inc.
Jupiter, Florida
天津广大

A

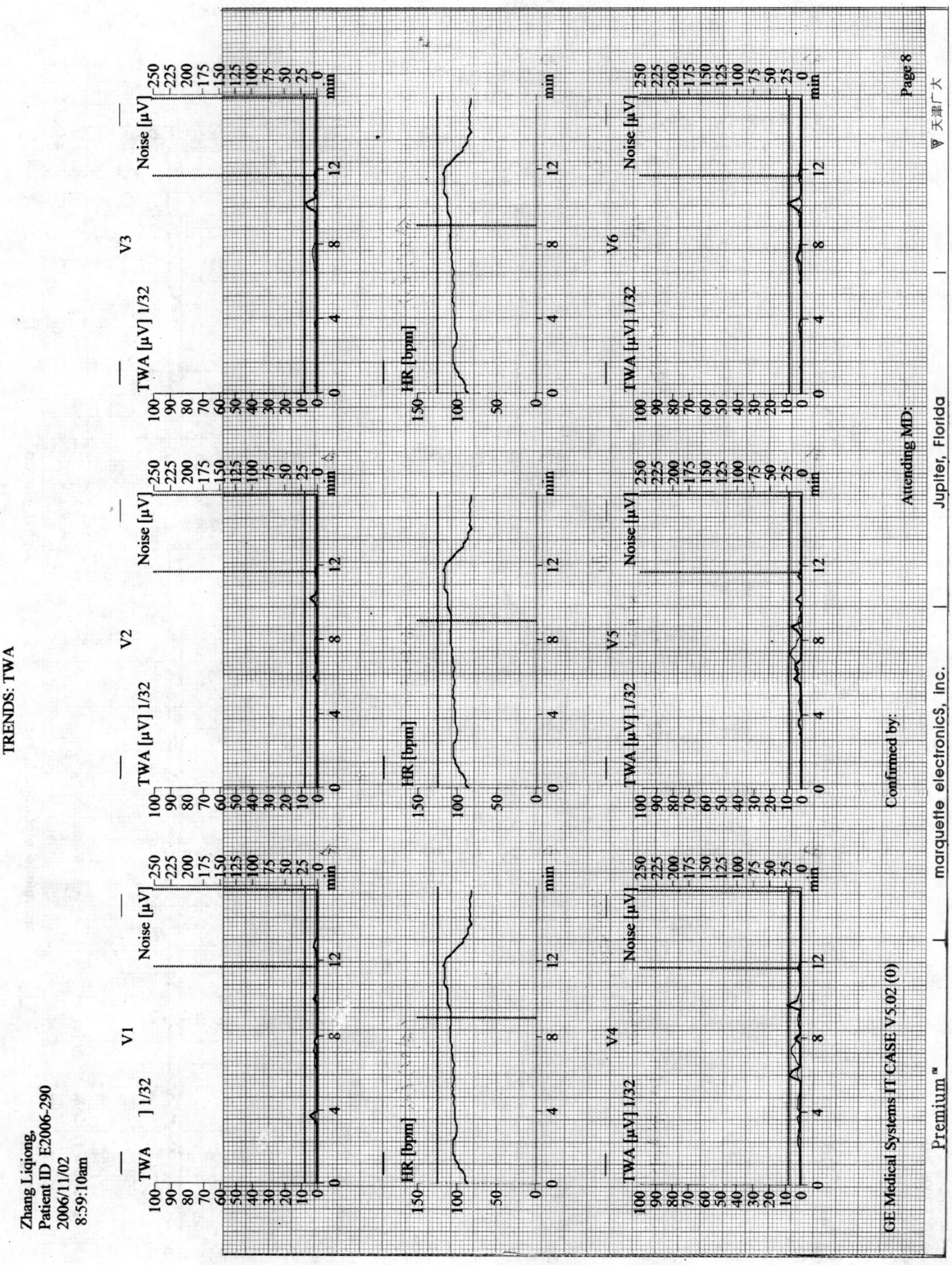

图 15-14　TWA 时域分析法检测 TWA 阴性

图 A 可见Ⅰ、Ⅱ、Ⅲ、aVR、aVL、aVF 导联 TWA 均 <7.6μV,图 B 示 $V_{1\sim6}$ 导联 TWA 均 <7.6μV,各导联均为 TWA 阴性

TRENDS: TWA

Ye Jiacai,
Patient ID E2006-291
2006/11/02
9:58:59am

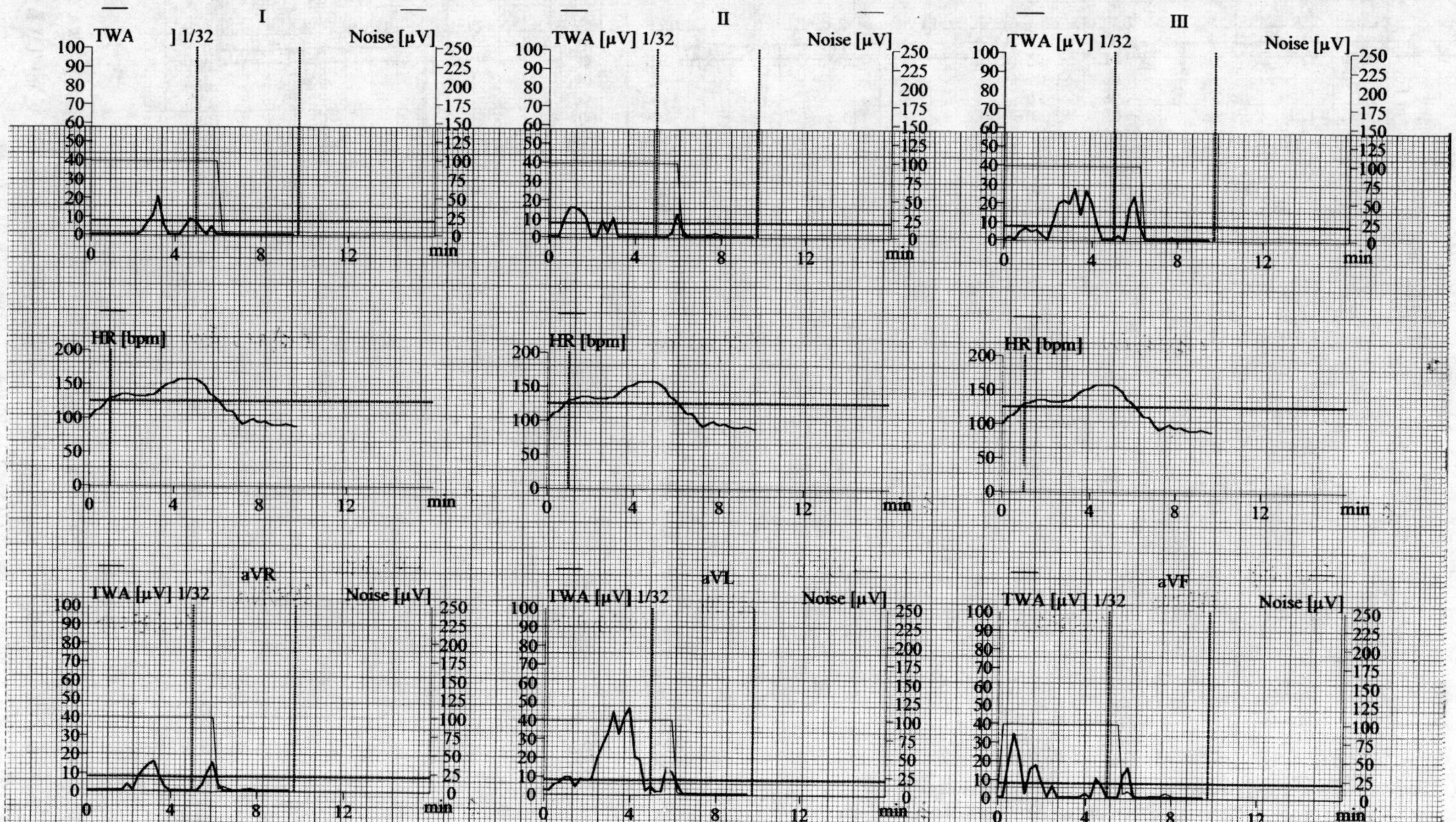

GE Medical Systems IT CASE V5.02 (0)

Confirmed by:

Attending MD:

Page 7

Premium™ | marquette electronicS, Inc. | Jupiter, Florida | 天津广大

A

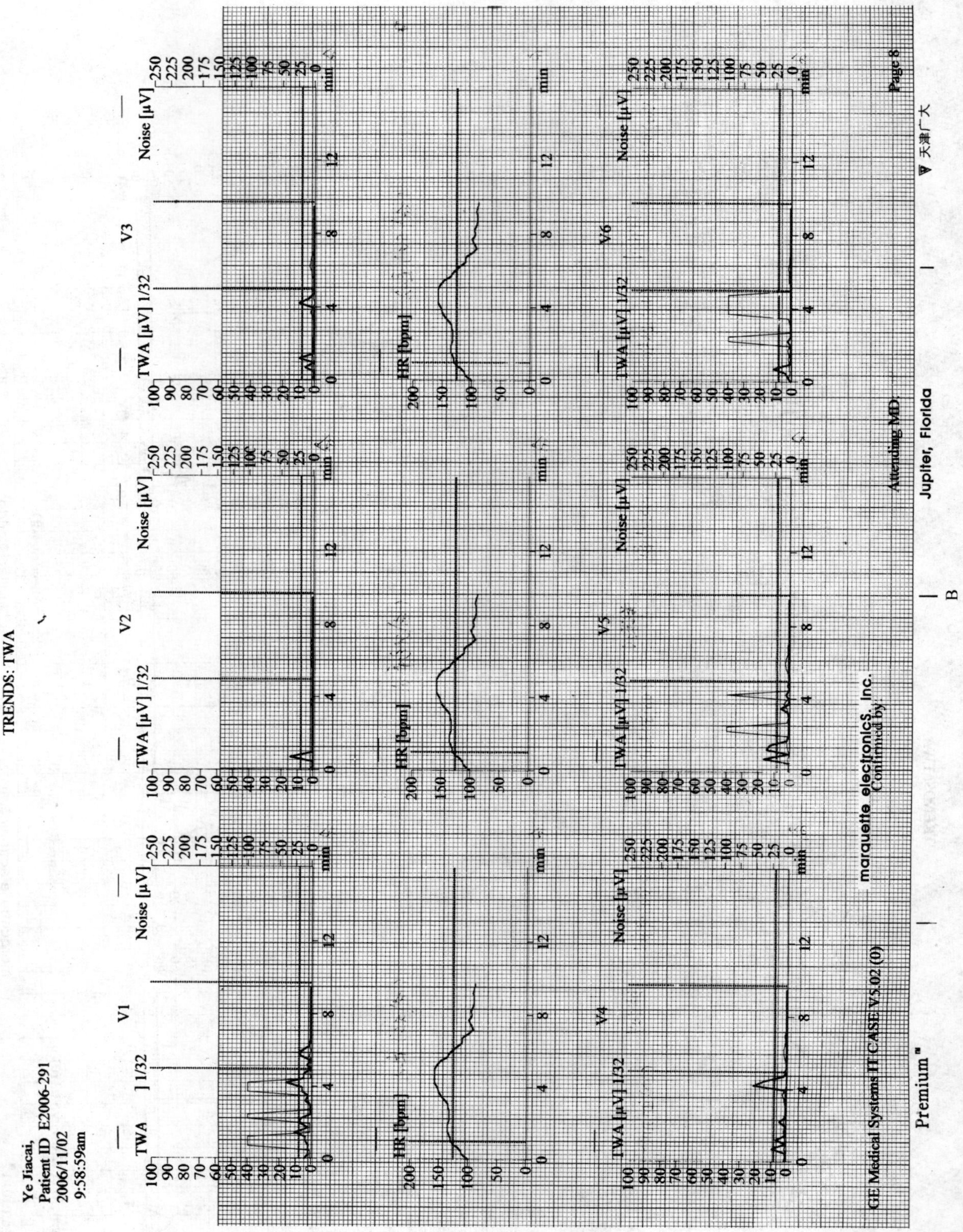

图 15-15　TWA 时域分析法检测 TWA 阳性

图 A 可见Ⅰ、Ⅱ、Ⅲ、aVR、aVL、aVF 导联 TWA 均 >7.6μV，图 B 示 $V_{1\sim6}$ 导联 TWA 均 <7.6μV，各导联均为 TWA 阳性

1988 年 Smith 等研究发现，因发生 VT/VF 而植入 ICD 的患者(95 例)多有 TWA，而 TWA 阳性患者发生 VT/VF 的危险性明显高于 TWA 阴性的患者(11∶1)，TWA 是发生 VT/VF 的唯一独立预测因子。微伏级 TWA 检测分析已逐渐成为对高危患者发生 VT/VF 与心脏性猝死危险进行预测与评估的重要无创性方法与指标。

由于TWA频域分析须采用运动或起搏等方法使心率达到90～110次/分的TWA发生"窗口",对一些病情较重的心脏病患者较为困难并且风险较大,加之TWA频域分析技术复杂,设备及耗材昂贵,临床应用受到一定限制。近年来TWA时域分析方法逐渐研究发展,不断有临床研究与应用报道,Verrier等应用TWA时域分析方法对1 284例心肌梗死患者的动态心电图(Holter)进行了TWA检测分析及为期(21±8)个月的随访,通过对15例发生了VT/VF及猝死患者与未发生VT/VF及猝死患者的TWA对比研究,发现前者在最大心率、清晨8:00的TWA与后者有明显差异($P<0.01$),而二者在发生ST段改变时TWA无显著性差异($P>0.05$)。这一研究成功地将TWA时域分析方法用于Holter的TWA检测分析,进一步表明TWA与心肌梗死患者发生VT/VF及猝死密切相关,可通过Holter检查并进行TWA检测分析对心肌梗死患者发生VT/VF及猝死的危险进行预测与评估。

许多以电生理检查结果作对照的试验也表明,其预测心血管病死亡、室速、室颤等的相对风险为11,而信号平均心电图的相对风险为5。IKedal等对102例心梗后患者的研究中也得到了相似的结果,其TWA阳性患者危险性最高16.8%,1年内心血管病死亡、室速、室颤的发生率高达28%。由此可见,运动试验时TWA预测意义明显。

(王玮　周旭　许智韬　汤亚明)

参考文献

[1] Berger RD. Repolarization alternans: toward a unifying theory of reentrant arrthymia induction. Circ. Res.,2000,87:1083～1084.

[2] 张兆国,张海澄.无创心电图具有划时代意义的创新——应用动态心电图分析系统检测T波电交替.GE Imagination at Work,2005,54～63.

[3] Yan GX, Antzelevitch C. Cellular basis of Normal T wave and the electrocardiographic manifestations of long Q-T syndrome. Circulation,1998,98:1928～1936.

[4] Qu Z, Garifinkel A, Chen PS, et al. Mechanisms of discordant alternans and induction of reentry in simulated cardiac tissue. Circulation,2000,102:1664～1670.

[5] 许原,黄织春,郭继鸿,等.微伏级T波电交替与室性心动过速的临床研究.中华心律失常学杂志,2005,9:344～348.

[6] Hohnloser SH, Klingehelben T, Zabel M, et al. T-wave alternans as a predictor of recurrent ventricular tachycardias in ICD recipients: prospective comparison with conventional risk markers. J Cardiovasc Electrophysiol,1998,9:1258～1268.

[7] Hohnloser SH, Klingehelben T, Bloomfield D, et al. Usefulness of microvolt T-wave alternans for prediction of ventricular tachyarrhythmic events in patients with dilated cardiomiolpathy: results from a prospective observation study. J Am Coll Csrdio,2003,41:2220～2224.

[8] Karou Tanno, Syunsho Ryu, Norikauz Watanabe, et al. Microvolt T-wave alternans as a predictor of ventricular tachyarrhythmias a prospective study using atrial pacing. Circulation,2004,109:1854～1858.

[9] Verrier RL, Tolat AV, Josephson ME. T-wave alternans for arrhythmia risk stratification in patients with idiopathic dilated cardiopathy. J Am Coll Cardiol,2003,41:2225～2227.

[10] W Kaiser, M Finderis, BJ Yong. Improving T-wave alternans measurement quality by reducing noise and artifacts. GE Healthcare Information technologies,2005,446～448.

第十六章　心率震荡现象

器质性心脏病患者是发生心脏性猝死的高危人群，对其进行危险分层及死亡预测，进而采取干预性治疗，一直是备受关注的领域。目前运用的无创方法，如左室射血分数（LVEF）、心室晚电位（VLP）、Q-T离散度（Q-Td）、心率变异性（HRV）、T波电交替（TWA）、压力感受器敏感性试验（BRS）、室性期前收缩（简称室早 VPC）的频度、非持续性室性心动过速（简称室速 VT）等在临床应用中均受到其敏感度、特异度、阳性预测值的限制，须要探求新的预测方法加以补充和完善。近来研究发现的病理生理现象——心率震荡现象（heart rate turbulence，HRT）便是其中之一，并以其无创、简单等优点逐渐展现了广阔的应用前景。

第一节　机制与检测

一、概念

Erlanger J. 和 Blackman J. R. 曾发现并命名了室相性窦性心律不齐，室性期前收缩可以引起其后的窦性心律的短暂加速为其表现之一。近年的研究表明，一次室性期前收缩不仅对其后的窦性心律有加速作用，还可表现为加速及减速的双重作用，这种双重作用曾被称为窦性心律涨落现象。一般的讲，一次室性期前收缩后的心律存在两种不同的变化：一种是特征性的双相式涨落，在室性期前收缩后，心率先加速，随后发生减速，这种典型的变化称为 HRT，见于正常人及低危患者。另一种则 HRT 减弱或消失，表现为室性期前收缩前后心律的 P-R 间期无明显变化，见于器质性心脏病后猝死的高危患者。HRT 不仅见于窦性心律，也可见于房性、交接性及室性心律，但临床上常见又最有意义的是窦性心律时的震荡，下文将重点介绍窦性心律时的 HRT。见图 16-1～5。

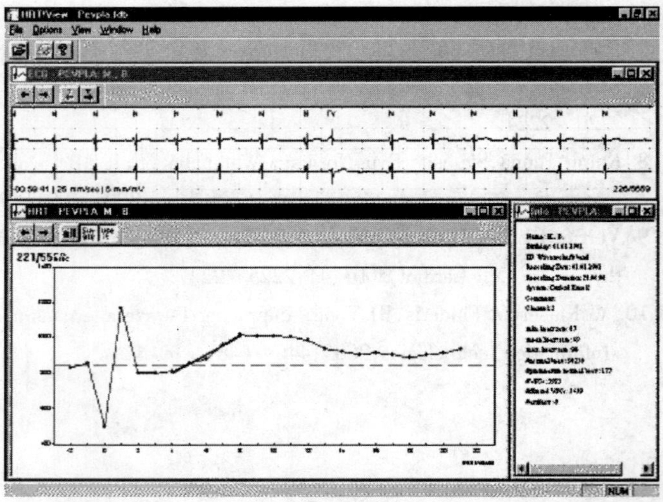

图 16-1　心率震荡现象

上面的窗口显示 Holter 记录中出现的任意一个室性期前收缩

左下侧窗口显示上面室性期前收缩相对应的心率震荡现象的趋势图（横坐标为 R-R 间期序号，纵坐标为 R-R 间期值，单位 ms，室性期前收缩后，心率先加速，随后发生减速，即 R-R 间期先减小后增加）

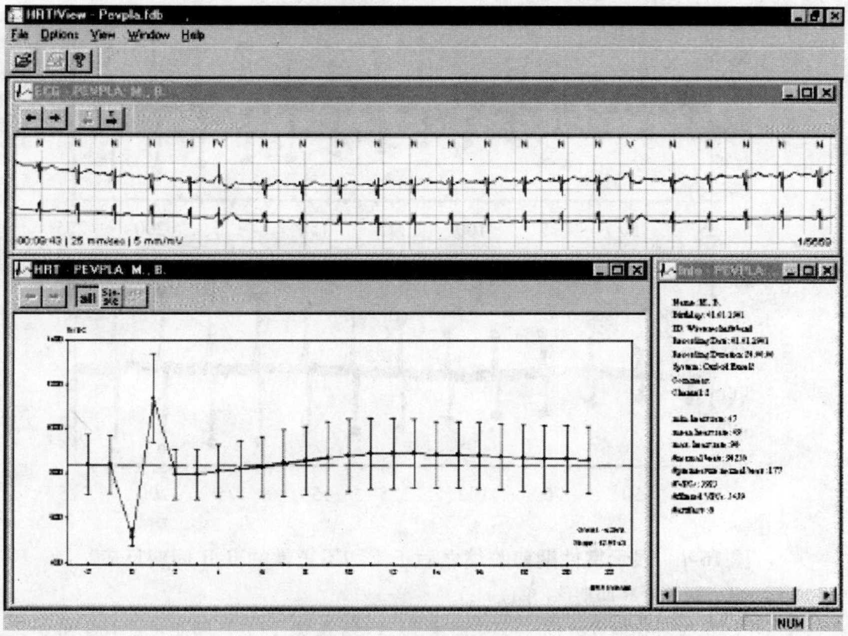

图 16-2　心率震荡现象

上面的窗口显示 Holter 记录中出现的第一个室性期前收缩。

左下侧窗口显示 24h 平均的心率震荡现象的趋势图(横坐标为 R-R 间期序号,纵坐标为 R-R 间期值,单位 ms,室性期前收缩后,平均的 R-R 间期呈先减小后增加的趋势)

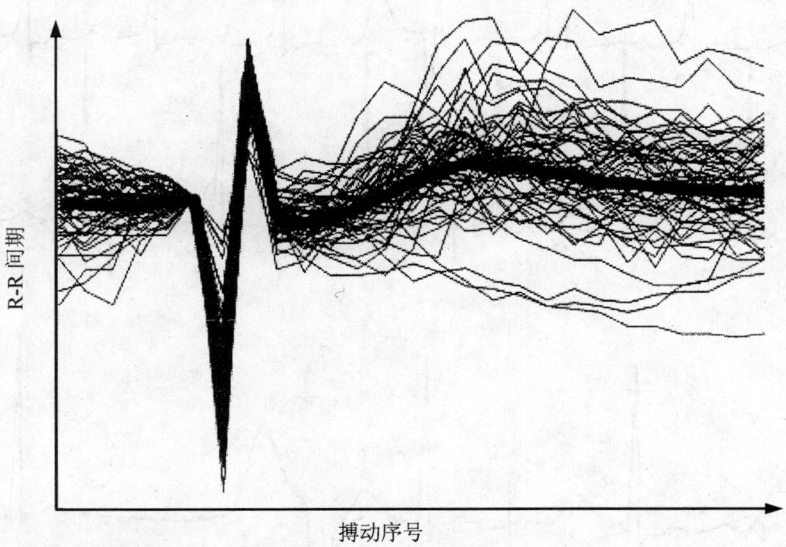

图 16-3　HRT 模式图

横坐标显示室性期前收缩前后搏动的序号(beat number),纵坐标显示相应搏动的 R-R 间期(R-R interval)。

细线显示一个患者众多室性期前收缩后 R-R 间期的变化,粗线显示 60 个室性期前收缩平均的 R-R 间期趋势

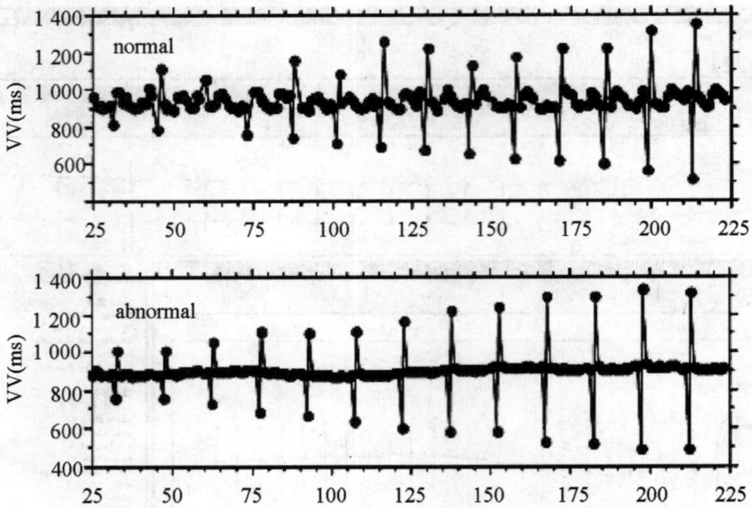

图 16-4　显示室性期前收缩之后正常和不正常的 R-R 间期反应

纵坐标为 R-R 间期值(单位 ms)

上图,室性期前收缩后,心率先加速,随后发生减速,即 R-R 间期先减小后增加,为正常的 R-R 间期反应。

下图,室性期前收缩后,心率发生减速,R-R 间期逐渐增加,为不正常的 R-R 间期反应

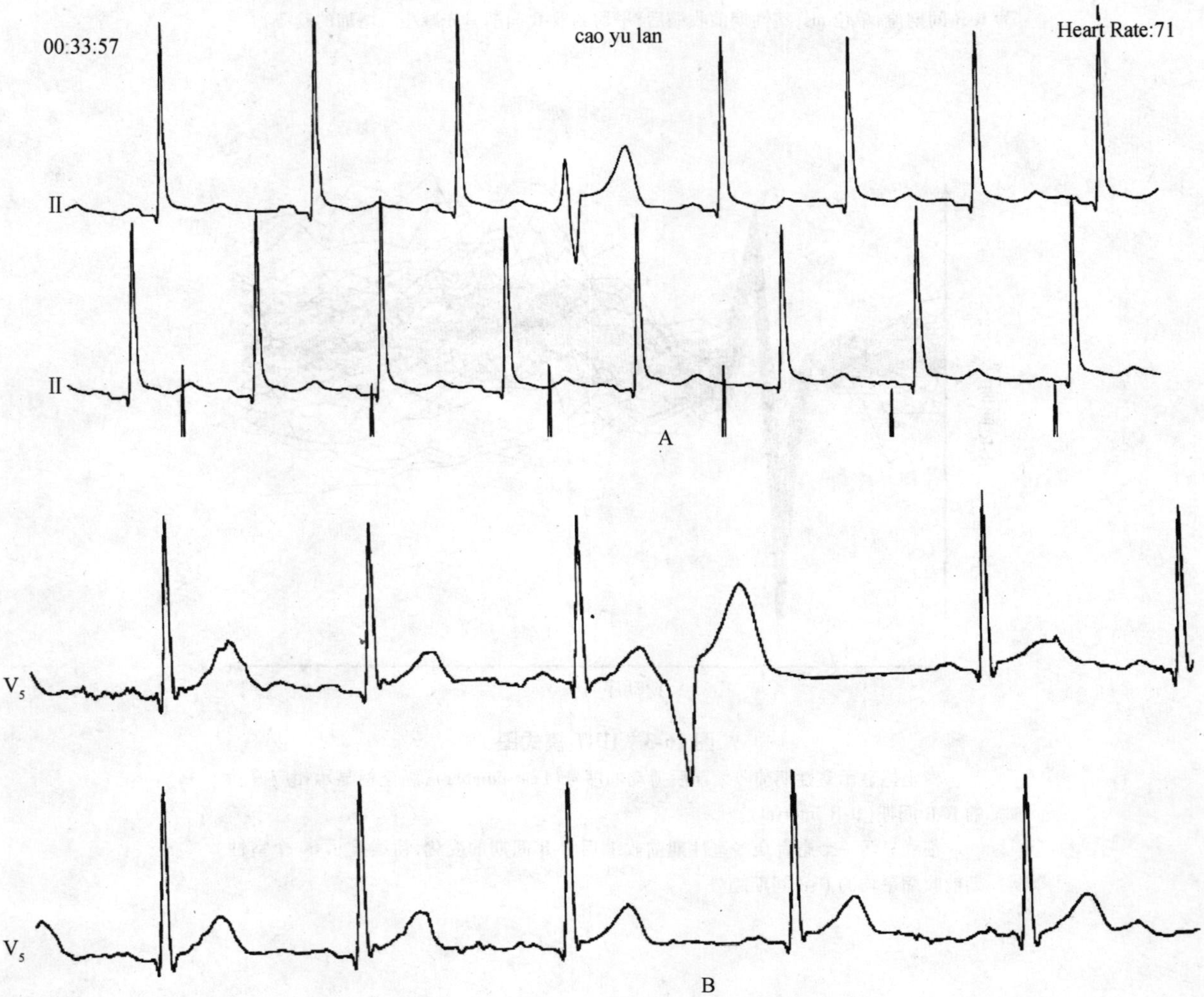

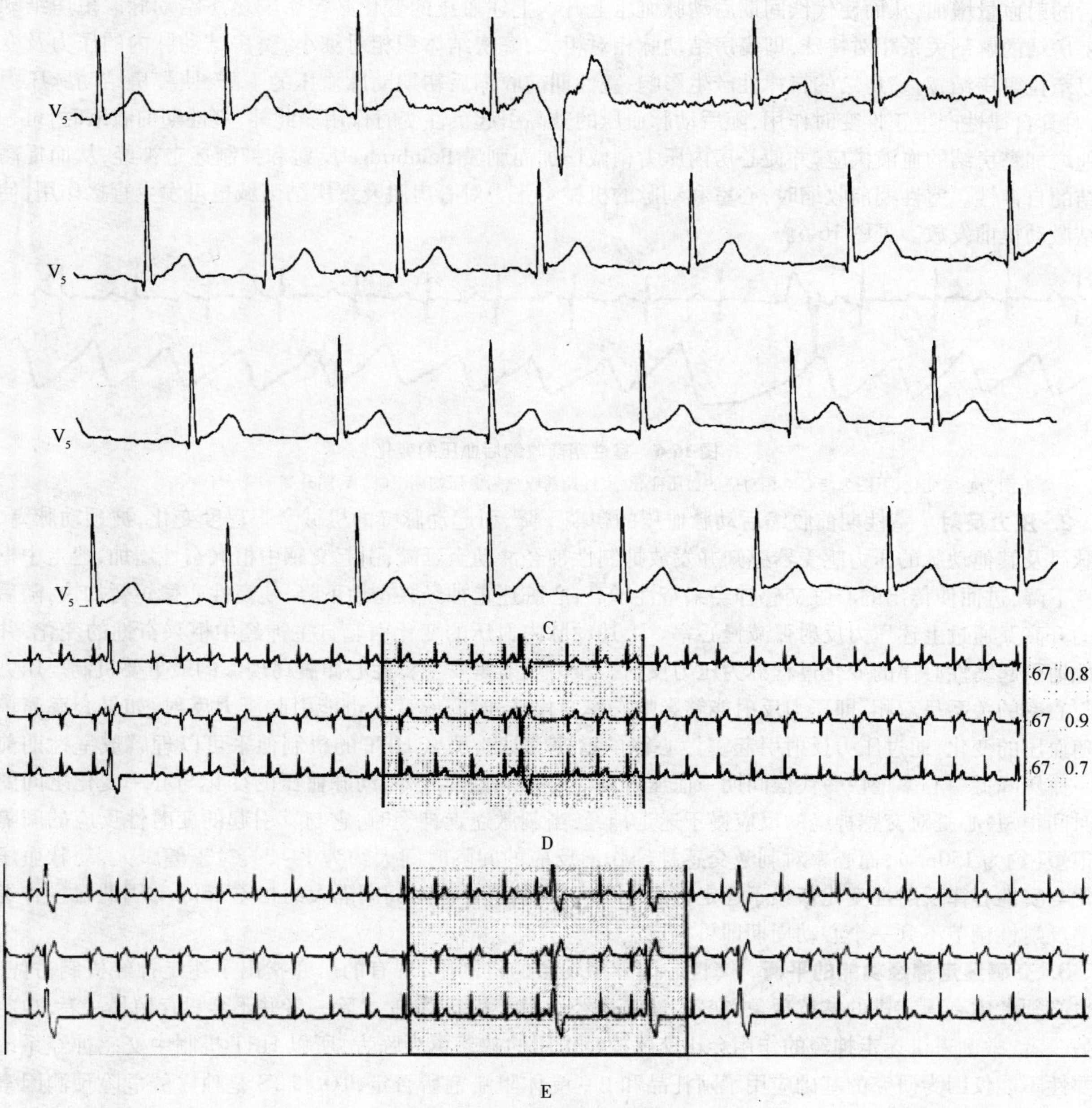

图 16-5　Holter 记录中心率震荡现象

图 A ~ E 均从正常人 Holter 记录中截取，在室性期前收缩后均有典型的心率震荡现象（室性期前收缩后心率先加速，随后发生减速，即 R-R 间期先减小后增加）

二、发生机制

1. 室性期前收缩的直接作用　Roach 等对室速或室上速者人为地引入室性期前收缩，发现短暂的心动过缓通常发生在室性期前收缩后第 3 个搏动，在第 14 个搏动恢复。心率的震荡与发生在第 1 个搏动时的短暂血压升高有关，血压在第 7 个搏动达峰值。心律变化与血压变化的相关系数为 10.4ms/mmHg。近来 Voss 等对健康人群同时进行了心电和血压的描记，显示出室性期前收缩后 R-R 间期先缩短，然后延长，而血压的变化显现出显著的相似：在代偿间期后的两个心动周期中，收缩压和舒张压都降低，然后逐渐升高，大约在第 7 个搏动达到高峰，然后再逐渐恢复正常，这说明心率的变化引起了血压的震荡，但血压的震荡是否会引起心率的震荡，研究表明，室性期前收缩使心室收缩提前发生，心室充盈不足，射血量减少，同时不同细胞膜上离子通道尚未完全恢复，使心室机械电活动异常，心室收缩不同步，从而导致室性期前收缩后初期的动脉血压下降。随后由于室性期前收缩后的长代偿间期，使心室的充盈期延长，舒张末压增高，根据 Starling 定律，其后的射血量增加,从而使代偿间期后动脉血压上升。上述血压的变化必定影响窦房结动脉。窦房结动脉与窦房结的解剖关系相对特殊,即窦房结动脉相对粗大,窦房结体积相对细小,窦房结动脉内的压力及变化可以牵拉窦房结,对窦房结的自律性产生影响:室性期前收缩后初期动脉血压的下降,使窦房结动脉压力下降,对其自律性产生正性变时作用,随后动脉血压的升高引起负性变时作用。此外,室性期前收缩时,可一过性地增加窦房结的血液供应,并使心房内压力稍微增加而刺激 Bainbridge 反射和抑制迷走神经,从而提高窦房结的自律性。室性期前收缩时,心室和动脉的机械牵张力对心房肌及窦房结区域也可发生直接作用,使窦房结激动提前发放。见图 16-6。

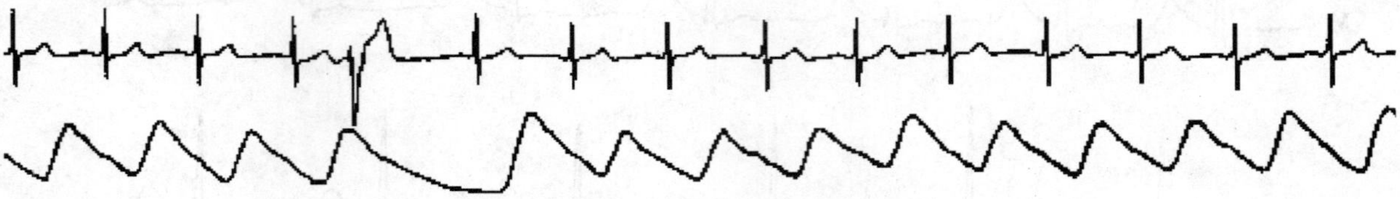

图 16-6　室性期前收缩后血压的变化

上图为心电变化;下图为与心电相对应的血压变化:室性期前收缩后血压初期下降,后期升高

2. **压力反射**　室性期前收缩后动脉血压的初期下降,引起动脉壁的机械牵张程度变化,被颈动脉窦、主动脉弓及其他动脉的压力感受器感知并发放抑制性神经冲动至延髓,引起交感中枢兴奋性增加,迷走中枢兴奋性下降,进而使传出的心脏交感神经兴奋性增高,心脏迷走神经兴奋性下降,使窦性心律短暂加快,随后血压的升高又通过上述压力反射弧减慢心率。上述动脉内血压的变化引起自主神经中枢兴奋性的变化,并反射性地引起窦性心律的变化过程称为压力反射。压力反射是发生窦性心律震荡现象的最重要机制。压力反射与心率的关系呈双相,即压力反射能够影响心率变化,同时心率变化也能引起压力反射,如果心率简单地追随血压的变化,通过压力反射引起窦性心律的增速、减速,那么 HRT 的机制似乎可以理解成室性期前收缩→血压降低→心率增快→代偿间期→血压升高→心率减慢。此外,动脉血压的变化与心率变化之间的间隔时间很短:心脏对交感神经的反应慢于迷走神经,当刺激迷走神经时,它与其引起的变时性反应的间隔时间很短(约为 150ms),而心率对刺激交感神经作出反应的间隔时间大约为 1 ~ 2s,对于健康人,动脉血压的变化与窦性心律反射性变化依赖于迷走神经 - 压力反射,其反应时间间隔大约相差 450ms,因此自主神经对心率反射性调节不到一个心动周期即可完成。

3. **交感迷走神经功能的平衡**　窦性心律震荡现象的机制中,现有的研究指出了迷走神经机制占优势,但也必须考虑有无亢进的拮抗现象:交感、迷走神经作用常相互影响,去除一者并不会只存留另一者,也将减少另一者,举例来讲迷走神经的作用会比交感神经作用的缺乏更为强大,所以 HRT 机制中交感神经系统的重要性不能仅因为研究的基础应用了阿托品和 β - 受体阻滞剂所否定,TO 和 TS 是独立的危险预测因素的事实显示出 HRT 不单是一个迷走神经现象。

当室性期前收缩的上述直接和反射性作用均处于正常时,窦性心律震荡现象正常存在,如果患者的器质性病变严重,心脏空间构型发生改变,或存在低灌注、低搏出、心肌扩张、重构、坏死、凋亡、纤维化,使感受器末端变形、受损,交感神经和迷走神经传入的紧张性冲动超过正常,这种交感神经的激活和迷走神经的抑制可能造成压力反射的迟钝,使部分器质性心脏病患者室性期前收缩后窦性心律震荡现象减弱或消失。迷走神经有抗心律失常的作用,构成了自主神经系统抗心律失常的保护作用,窦性心律震荡现象能够反映迷走神经的功能状态,当其正常存在时提示这种保护性机制完整,当其减弱或消失时可能提示这种保护性机制已被破坏。自主神经平衡的破坏与心脏性猝死有一定的内在连锁关系,而且室性期前收缩本身就有致心律失常的潜在作用,而此后的保护机制又受到不同程度的破坏,预示猝死的危险度将会增加,这也是 HRT 预测死亡率和预后的病理生理基础。

三、检测方法

目前可以定性地描述上述的心率震荡现象,还可应用特定的参数和公式作定量计算与分析。

1. **震荡初始**(turbulence onset,TO)　震荡初始代表室性期前收缩后窦性心律的加速,可用室性期前收缩后的前两个窦性心律 R-R 间期的均值,减去室性期前收缩前的两个窦性心律 R-R 间期的均值,两者之差再除以后者,所得结果为 TO。计算公式如下:$TO = (RR_1 + RR_2) - (RR_{-1} + RR_{-2}) / RR_{-1} + RR_{-2} \times 100\%$,$RR_1$、$RR_2$ 代表室性期前收缩后的前两个窦性心律 R-R 间期值,RR_{-1}、RR_{-2}代表室性期前收缩前的前两个窦性心律 R-R 间期值。应用 TO 概念及计算公式时应当注意:①对于一次室性期前收缩可以计算出一个 TO 值,而一位患者心电图或动态心电图中可有多次室性期前收缩,则可计算出多个 TO 值及平均值,TO 的中性值被定义为 0,TO 值大于 0 时,表明室性期前收缩后初始阶段的窦性心律减速,TO 值小于 0 时,表明室性期前收缩后初始阶段窦性心律加速;②引起窦性心律变化的触发因素一定是室性期前收缩,而不是人工伪差、T 波或其他相似因素,室性期前收缩的前后一定是窦性心律,而不是心律失常,人工伪差及 QRS 波的错误分类等情况。见图 16-7。

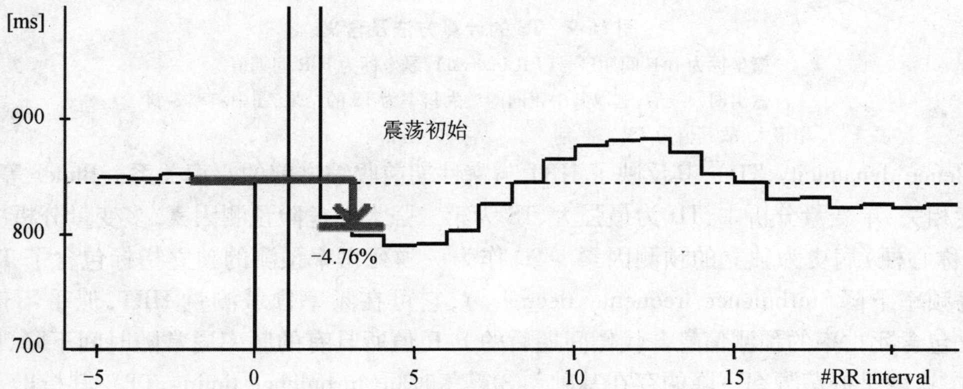

图 16-7　TO 的计算方法

横坐标为 R-R 间期序号(RR interval),纵坐标为 R-R 间期值(单位 ms)

室性期前收缩后的前两个 R-R 间期的均值,减去室性期前收缩前的两个 R-R 间期的均值,两者之差再除以后者,所得该患 TO 值为 -4.76%

2. **震荡斜率**(turbulence slope,TS)　震荡斜率是定量分析室性期前收缩后是否存在窦性心律减速的参数。首先测定室性期前收缩后的前 20 个窦性心律的 R-R 间期值,并以 R-R 间期的序号为横坐标,以 R-R 间期值为纵坐标,绘制 R-R 间期值的分布图,再用任意连续 5 个窦性心律的 R-R 值做出回归线,其中正向的最大斜率为 TS 的结果。TS 值以每个 R-R 间期的毫秒变化值表示,TS 的中性值被定义为 2.5ms/R-R 间期,当 TS 大于 2.5ms/R-R 间期时,表明窦性心律存在减速现象,而 TS 小于 2.5ms/R-R 间期时,表明窦性心律不存在减速现象。与 TO 相同,患者若存在多次室性期前收缩,则须先求得 R-R 间期平均值后再做出回归线,这种方法得出的回归线上任何一点均表示多个室性期前收缩后该序号的窦性心律。见图 16-8,9。

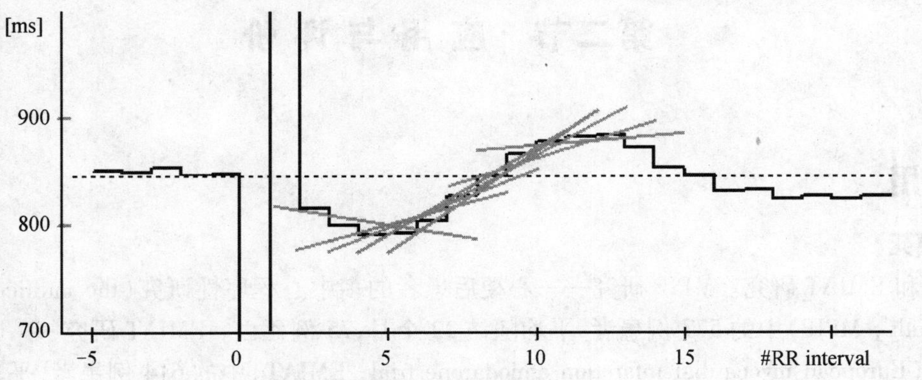

图 16-8　TS 的计算方法及含义

横坐标为 R-R 间期序号(RR interval),纵坐标为 R-R 间期值

绘制 R-R 间期值的分布图,再用任意连续 5 个 R-R 值做出回归线,图中灰线均为所作的斜率为正向的回归线

3. **其他指标**　除了 TO 和 TS 以外,还有其他不同的参数被应用于 HRT 的定量分析和计算中。①振荡

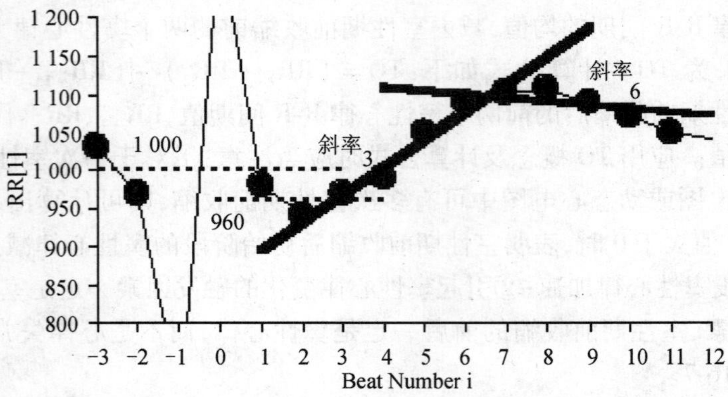

图 16-9　TS 的计算方法及含义

横坐标为 R-R 间期序号(RR interval),纵坐标为 R-R 间期值。

做出回归线后,选取其中正向的最大斜率为 TS 的结果,图中斜率 3 斜率最大,故其值为 TS

离散度(turbulence dynamicity,TD),其反映了 HRT 与室性期前收缩之前的心率关系。Bauer 等研究指出,TD 与死亡率高度相关,单变量分析中,TD 为最强大、TS 为第二强大的危险预测因素,多变量分析中,只有 TD 和心肌梗死(简称心梗)病史为独立的预测因素。TD 作为一项死亡率预测的独立指标包含了 TS 以外的预测信息。②振荡频率下降(turbulence frequency decrease),它可在频率领域测量 HRT,似乎不依赖时域参数 TO、TS 而独立包含死亡率的预测信息。代偿间期后的 R-R 值所具有的频率通常随时间下降,R-R 值一般符合正弦波等式,这就是振荡频率下降的存在基础。③震荡时间(turbulence timing,TT),其指出了 TS 所在的 5 个连续 R-R 间期的第一个搏动的序号,震荡时间依赖于心率,心率慢时,HRT 的窦性减速阶段更早一些。④震荡跳跃(turbulence jump,TJ),它量化了邻近的 R-R 间期之间的最大差别,它被发现可以预测扩张型心肌病患者置入埋藏式心脏除颤转复器(ICD)后室速与心室颤动的再发生率。⑤TS 的相关系数(corelation coefficient of TS),其是能给出最大斜率的 5 个 R-R 间期的回归直线的相关系数,它对梗死后患者的死亡率有独立预测价值,但它的危险度却较 TO 与 TS 为低。进一步的研究须要明确是否这些参数中的任何一个都能够对 TO 和 TS 进行进一步的危险度分层,TO 和 TS 都较这些参数更易于测量,且可以在较短的时间内被测量。

HRT 的分析不受动态或体表心电图的限制,在埋藏式心脏除颤转复器(ICD)的信号记录中同样可进行。在电生理实验室中,HRT 可被引入做心内起搏,食道调搏、ICD 的患者中,这些 HRT 被统称作植入式 HRT,以同处理 Holter 信号记录的 HRT 相区别,这些模型研究 HRT 被证明是稳定可靠的。

第二节　应 用 与 评 价

一、应用

1. 心肌梗死

(1)MPIP 和 EMIAT 研究。MPIP 研究——心梗后患者的多中心程序性研究(the multiceter post - infarction program study, MPIP)中的 577 例患者,平均随访 22 个月,75 例死亡。EMIAT 研究——欧洲心梗后胺碘酮治疗的研究(European myocardial infarction amiodarone trial, EMIAT)中的 614 例患者,平均随访 21 个月,87 例死亡。分别对他们进行 HRT(TO 和 TS)及其他传统猝死预测指标的测量,并进行单变量和多变量的分析,观察和评价这些指标对心梗患者死亡率的预测价值。结果显示,单变量分析中,无论 MPIP 还是 EMIAT 研究,TO、TS 都与总死亡率有着强烈而显著的相关。多变量分析中,无论 MPIP 还是 EMIAT 研究,联合的 TO 和 TS(TO、TS 都不正常)都是最强大的死亡率预测因素。

TO 和 TS 指标能够有效地检出死亡的高危患者,在心肌梗死患者低危组中,窦性心律震荡现象正常存在或轻度减低，而窦性心律震荡现象明显减低或消失的患者，死亡的危险性明显增加。

（2）ATRAMI 研究。Ghuran 等对 ATRAMI（the autonomic tone and reflexes after myocardial infarction study）研究中的 1 212 例心梗患者平均随访 20.3 个月，比较 HRT 与其他死亡预测指标的关系。结果表明，TS 值是预测死亡最强的单变量指标。多变量分析显示，在敏感性为 40% 时，当 TS 与 HRV、LVEF 联合，其阳性预测精确度分别为 20.3%、17.3%。无论是单变量还是多变量分析，联合的 TO、TS、BRS、SDNN 都是最强大的危险预测因素。

Barthel 等提出了根据心率震荡对急性心肌梗死患者进行危险分层：分为四级，TO、TS 均正常为 0 级，TO 或 TS 异常为 1 级，TO、TS 均异常为 2 级，3 级为未记录到室性期前收缩，以死亡为研究终点，平均随访 22 个月，在多变量分析中，心率震荡 2 级是患者死亡最强有力的预测因素。见图 16-10，11。

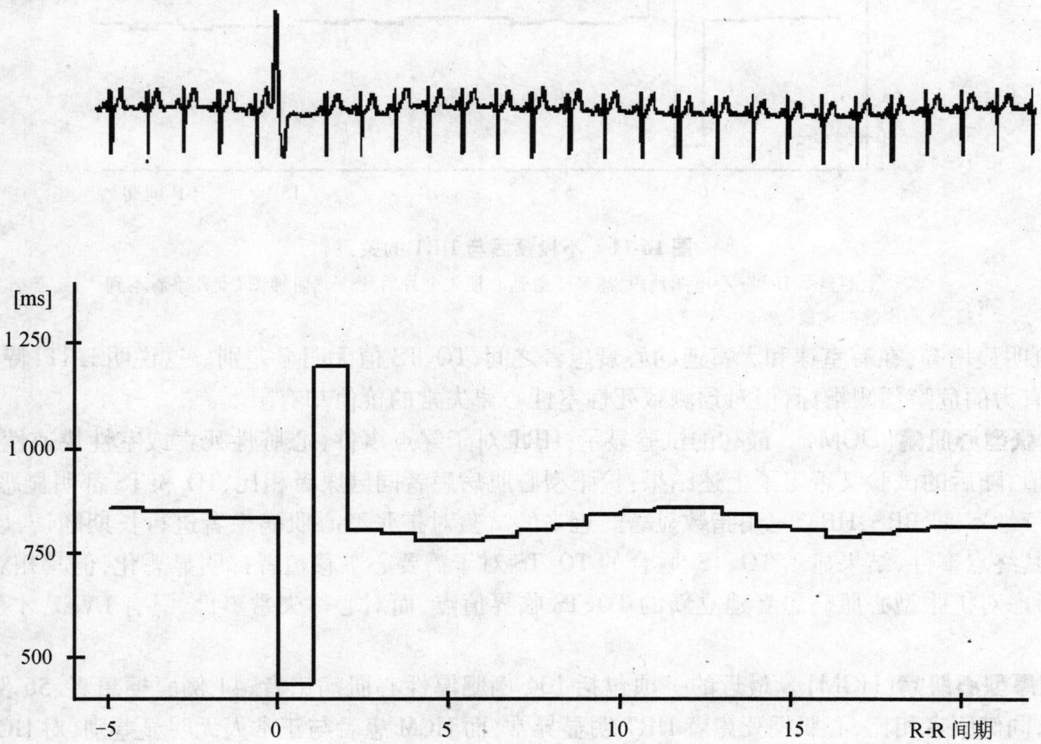

图 16-10　良性预后与 HRT 的关系

上图显示 Holter 心电图片段，急性心梗 2 周后，患者状况良好，无并发症。“阶梯图”上，室性期前收缩之后的 R-R 间期缩短，几个心搏之后，发生了相反的变化，第 6 至第 12 个心搏的 R-R 间期逐渐延长，最终回归初始状态，呈现典型的心率震荡现象

2. 糖尿病　在早期关于糖尿病的研究中，TO 被发现是心脏性死亡的有效预测指标，而 TS 的预测价值仅适用于未患糖尿病者。在 EMIAT 试验中，对 586 例患者进行糖尿病研究发现，在未患糖尿病者中，HRT 是最强大的多变量危险预测因素，但 HRT 参数却无法独立预测患有糖尿病的 95 名患者的死亡率，在 EMIAT 另一亚试验中发现糖尿病患者的 TA（震荡振幅，turbulence amplitude）明显降低。上述试验说明糖尿病患者中，HRT 与总死亡率不相关，在非糖尿病患者中 HRT 是一个强大的危险预测因素，糖尿病患者自主神经系统功能普遍受损可能影响了 HRT 的预测价值，这也从侧面验证了 HRT 是由自主神经反射所介导的。

而另一项包括 1 443 例梗死后患者的试验并不支持上述结论，它观察到心梗后合并糖尿病者较未合并者死亡率明显增高，糖尿病患者中 HRT 不正常者较 HRT 正常者死亡率明显增高，无论是否患有糖尿病，HRT 都是最强大的多变量危险预测因素，并认为 HRT 特别适用于糖尿病患者，因为它能分辨出患者自主神经系统受损的程度和差别。

3. 心力衰竭　因为慢性充血性心力衰竭与急性心梗患者都存在交感系统的激活，都存在着 HRV 和 BRS 的下降。因此，心衰患者存在室性期前收缩时，也可应用 TO/TS 指标估测预后及猝死危险度。在心衰患者同健康对照者比较中，TS 明显降低，TO 明显升高，TS≤3.0 的患者较 TS > 3.0 的患者心衰事件（死亡或

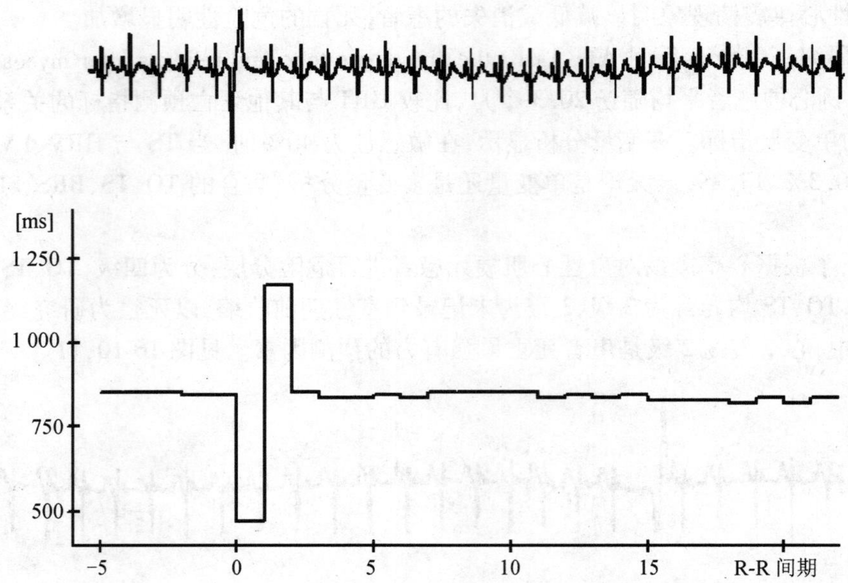

图 16-11　不良预后与 HRT 的关系

上图显示 Holter 心电图片段，患者于急性心梗 3 个月后死亡，“阶梯图”上几乎看不到心率震荡现象

再住院率）明显增高，在有室速和无室速的心衰患者之间，TO、TS 值无明显差别。这说明 HRT，特别是 TS，是心衰患者有力的危险预测指标，但对预测致死性室性心律失常的价值却有限。

4. 扩张型心肌病（DCM）　最初的试验显示，HRT 对于终点事件（心脏性死亡或室性快速性心律失常）无预测价值，随后的试验又否定了上述结果：扩张型心肌病患者同健康者相比，TO 和 TS 都明显恶化，恶化程度较非持续性室速、BRS、HRV 三角指数显著。近来的试验对扩张型心肌病患者进行长期随访，以心脏移植或死亡为其终点事件，结果显示 TO、TS、联合的 TO/TS 对于需要心脏移植者都明显恶化，但其相对危险度却较低，应考虑对扩张型心肌病患者建立新的 TO、TS 临界值点，而对心律失常事件，只有 LVEF 才是其有力的预测指标。

5. 肥厚型心肌病（HCM）　最近的一项包括 104 例肥厚性心肌病患者、44 例心梗患者、56 例健康者的试验显示，同健康者相比，心肌梗死患者 HRT 明显异常，而 HCM 患者与正常人无明显差别，对 HCM 患者，无论有无心脏事件，其 HRT（TO、TS）都无明显区别，这说明 HRT 对于 HCM 患者预后无预测价值。

6. 心律失常　研究了 27 个冠心病患者，其 LVEF 为 26.7 ± 9.1%，血浆 BNP 水平为 461 ± 561pg/mL。通过人工诱发室性期前收缩、房性期前收缩，并检测 TO、TS、TWA。室性期前收缩时，不正常的 TO（≥0）预测可诱发的室速。可诱发出室速患者的 TO 较不可诱发者的 TO 值大，可诱发出室速患者的 TO 值与 LVEF 而不与血浆 BNP 水平相关。可诱发出室速与不可诱发者的 TS 间无明显差别。在 739 ± 179 天的随访中，非卧床状态下测得的 TO、TS 不能预测可诱发的室速而倾向于预测持续性室速。TWA 可预测可诱发者的和自发性的室速。综上，室性期前收缩后不正常的 HRT 可预测缺血性心肌病患者持续性室速的发生。人工诱发的 HRT 与自然状态下的 HRT、TWA 不相关，但都可预测自发性室速。所以在一定程度上 HRT 可代替传统手段预测心律失常的发生。

7. HRT 的敏感度、特异度、阳性预测值　HRT 的敏感度和阳性预测正确值较其他非侵入性预测手段为佳，但并非有显著差别。在 EMIAT 和 MPIP 试验中，当 TO 和 TS 联合起来，其敏感度、特异度、阳性预测正确值分别为 30%、90%、32%，而其他 6 个变量：高龄、心肌梗死病史、快速心率、HRT 三角指数、Hoter 记录中的心律失常、低 LVEF 值，在 EMIAT 试验中阳性预测正确值为 18% ~24%，MPIP 试验中为 16% ~30%。阳性预测正确值同 TO/TS 指标最接近的是 LVEF 值，在 MPIP 试验中达到了 30%，但是，EF 值较联合的 HRT 参数有更好的敏感性（43%）和特异性（85%），在这方面，联合的 HRT 参数并未显示出足够的优势。

Macfarlance 的评论特意把 HRT 同常用的心电学预测指标（HRV、心室晚电位、ST-T 变化、Q-T 离散度、长 Q-T 间期）相比较：低 HRV（SDNN < 50ms）的敏感度、特异度、阳性预测正确值分别为 34%、89%、34%，

HRT 和 HRV 的阳性预测正确值至少比其他预测指标高 2 倍,但晚电位的敏感性高达 93%。在 ATRAMI 试验中,同 BRS 相比,在敏感性为 40% 时,TS 阳性预测正确值为 12.5%,而 BRS 仅为 7.8%,联合其他危险预测指标,HRT 的预测准确性将会提高。敏感性为 40% 时,TS 同 HRV 联合其阳性预测准确率为 20.3% 同 LVEF 值联合阳性预测准确率为 17.3%,但是一般而言很少有患者数个指标均异常。

总而言之,为获得较好的敏感度、特异度、阳性预测值,计算 HRT 的有意义的样本量至少应为 30 个,TS 和 TO 两者联合(都不正常时)预测死亡率敏感度为 30%,阳性预测值接近 30%,TO 和 TS 均异常时其阳性预测精确度分别为 33%(MPIP 研究)和 31%(EMIAT 研究),该值高于常规的其他预测指标,同时阴性预测精确度达到 90% 左右。

二、影响因素

1. **心率** 几乎所有观察 HRT 同心率(HR)关系的研究都提示 HRT 随 HR 增快而降低,随 HR 减慢而增强。Schmidt 等也报道用震荡离散度——TS 相对于 HR 的回归斜率来校正心率对 HRT 的影响,震荡离散度不仅对死亡率有着强大的预测价值,还能提供 TS 之外的独立预测信息。

2. **联律间期** 从理论上讲,联律间期越短,动脉血压波动越大,HRT 应增大,与此相对应,三项研究(二项基于 Holter 记录,一项基于置入式 HRT)发现室性期前收缩联律间期与 HRT 间的关系:通常短的联律间期会产生巨大的 TO 和 TS 值。总的来说,HRT 作为一个死亡率预测指标应尽可能在 HR < 80 次/分时进行测量。

3. **代偿间期** 如果没有代偿间期,HRT 将会如何变化? 由于缺乏代偿间期,我们可设想用房性期前收缩或间位性室性期前收缩作为试验背景。对健康者房性期前收缩的研究中,发现 TS 值为 17 ± 1ms/R-R 间期,远小于同一研究样本中室性期前收缩所对应的 TS 值(26 ± 2ms/R-R 间期),这是因为房性期前收缩的出现使室性期前收缩不易出现,血压下降幅度较小,故房性期前收缩中 TS 值较小。在另一项可被解释为相反结论的研究中,Voss 等揭示出扩张性心肌病患者 HRT 值大幅度变小,代偿间歇的血压值较正常人群大为升高,基于上述观察,他们得出心肌病患者代偿间歇的血压增高覆盖了室性期前收缩之后低血压所产生的任何影响,并降低了 HRT,换句话说,代偿间歇深刻地影响着 HRT。

4. **药物——β-受体阻滞剂** 在 EMIAT 试验中,271 例患者应用了 β-受体阻滞剂,320 例未应用,应用 β-受体阻滞剂者,联合的 TO、TS 被发现是死亡率的唯一独立预测指标,而其他预测因素,如平均心率、心肌梗死病史、低 LVEF 值等适用于未应用 β-受体阻滞剂者,都不适用于服用 β-受体阻滞剂者,因此,HRT 对心梗患者死亡率的预测价值不受 β-受体阻滞剂治疗的影响。

5. **异位起搏位置** 对 25 例患者进行植入式 HRT 研究,以高位右房、冠状窦侧部代表心房异位起搏点,以右心室尖、右室流出道代表心室异位起搏点,结果显示起源于右心室尖、冠状窦侧部的 TO 与联律间期相关,期前收缩的起源位置对 HRT 的 TS 无影响,对 TO 的影响在于起源于高位右房、冠状窦侧部的 TO 易出现阳性。

三、HRT 同其他危险预测因素的关系

对 949 例心梗后患者,在心梗后第 2 周测量 HRV、TS、室性期前收缩数/h、平均心率、LVEF,结果显示 TS 与其他预测指标间存在弱的(相关系数较小)、但却强烈的($p < 0.0001$)的相关性。此外,TO 和 TS 被发现与几乎所有 HRV 时域参数强烈相关,包括 SDNN、HRV 指数(HRV index)、TINN 和 RMSSD,TO(非 TS)也与 PNN50 相关。曾发现 HRT 受 LVEF 影响,与 Q-T 间期,Q-Tc 间期、Q-T 离散度无关,与 HRV 相关,HRT 的变钝常伴随着 HRV 的下降。在另一项观察 HRT 参数与 BRS 关系的研究中,TO 和 TS 两者都强烈地同侵入性方式获得的压力反射敏感性相关,TS 也被报道同甲种指数 BRS(一种非侵入式指标)强烈相关。最终,与年龄、性别对其他危险预测因素影响相一致,HRT 随年龄而降低,特别是在女性中。

HRV 和 HRT 指标的检测都可能对心脏自主神经状态进行一定程度的评估,但 HRV 更倾向于反映外部环境及体外刺激引起的一系列生理性反射的变异,相反,HRT(TO、TS)指标只是对一次室性期前收缩的反应,是因极弱的内源性刺激触发的反射性调节的结果,因此更加器官化和系统化,特异性更强。这可解释为

什么窦性心率震荡现象对猝死高危患者的预测强于 HRV 指标。

四、其他震荡现象

1. 房性期前收缩后的 HRT 房性期前收缩后 HRT 的形态不同于室性期前收缩：①同室性期前收缩后窦性节律呈双期变化（初期增速，晚期减速）相比，房性期前收缩引起窦性节律呈三期变化（先短暂减速，再增速，继而减速），提示房性 HRT 还有其自身独特的机制；②同室性期前收缩之后 TO 能常为阴性相比，房性期前收缩之后的 TO 通常为阳性，且明显变小，这可能是由房性期前收缩后窦房结自律性受到暂时抑制导致窦房起搏重整，从而掩盖了 HRT 的早期增速阶段使之变钝，对于室性期前收缩，大多数患者存在房室阻滞，所以观察不到此现象；③同室性期前收缩相比，房性期前收缩所诱发的由 TS 所代表的 HRT 晚期反应明显变钝，这是由于房性期前收缩之后血流动力学变化并不明显，房性期前收缩和室性期前收缩的 TS 强烈相关，显然是两者 HRT 晚期阶段都由同一机制诱导所致，这些患者即使无室性期前收缩，同样也可以评估 TS，房性期前收缩和室性期前收缩之间的 TO 不相关；④房性期前收缩的 TO、TS 与 SDNN 或 BRS 都不相关。显然房性期前收缩、室性期前收缩之后窦性心律震荡现象不尽相同，需要有新的定义和公式来量化房性期前收缩之后的 HRT。

2. 房室结震荡 近来发现，正常的置入式 HRT 模式患者中，他们的 P-R 间期显示出房室结传导延迟震荡。同 P-R 间期震荡相比，房室结延迟震荡发作并不明显，其斜率仅为 0.9 ± 1.3ms/P-R 间期，明显小于 P-R 间期的 TS 值，在最大、最小 P-R 之间，P-R 间期显示了 6% 的不同，而房室结延迟的不同则小于 2%，这可能是室性期前收缩对房室结传导的室性调控作用被对窦性节律的调控作用所掩盖，P-R 间期的增长阻止了房室结传导延迟现象。此外 Wichterle 等对 26 例患者观察体表心电和右心室尖人工刺激中的室性期前收缩，记录室性期前收缩和 A-V 间期的双期变化值，同 P-R 间期相比较，房室结对室性期前收缩的反应变弱了，为其 1/25 和 1/15，这样 A-V 间期的离散度明显落后于 P-R 间期的变化，这与以前研究中描述的 P-R 和 A-V 间期接近于 0 的转换状态相矛盾。可以观察到室性期前收缩之后存在明显的早期减速和晚期增速的房室结震荡，它的震荡程度远小于 HRT，房室延迟的离散度对于体表心电图 HRT 评估正确性影响很小，室性期前收缩之后 P-R 和 A-V 间期明显的短暂分离尚未得到满意的解释。

五、问题和展望

HRT 相当于机体自身的自动干扰试验，它的简单、无创、实用以及充分反映心脏自主神经功能，使其成为心脏电生理研究的一个热点。自 1999 年以来，有关 HRT 的研究在国外十分活跃，但涉及其发生机制的文章相对较少。在临床应用方面，已肯定 HRT 作为心梗后死亡率的预测指标，至于在其他心血管疾病及非心血管疾病中的应用，尚在探索阶段，有待今后开展多中心大样本研究予以证实。尽管 HRT 在预测心梗后高危患者中具有很大价值，且优于常规预测指标，但其自身也存在一定局限，须与其他预测指标联合以提高其敏感度、特异度、预测阳性正确值。由于影响 HRT 的因素众多，且可直接或间接影响其测量结果，须要使其测量方法标准化，从而使这项心脏自主神经功能无创性监测手段在临床应用中发挥其应有的作用。

（赵进军　赵继义　黄永麟）

参 考 文 献

[1] Schmidt G, Malik M, Barthel P, et al. Heart-rate turbulence after ventricular premature beats as a predictor of mortality after acute myocardial infarction. Lancet, 1999, 353(9162): 1390 ~ 1396.

[2] 郭继鸿. 窦性心律震荡现象. 临床心电学杂志, 2003, 12: 49 ~ 54.

[3] Bauer A, Barthel P, Schneider R, et al. Dynamics of heart rate turbulence predicts mortality after acute myocardial infarction[J]. PACE, 2002, 25 (Part Ⅱ): 608.

[4] Watanabe MA, Marine JE, Sheldon M, et al. Effects of ventricular premature stimulus coupling interval on blood pressure and heart rate turbulence[J]. Circulation, 2002, 106(3): 325 ~ 330.

[5] 张兆国, 张海澄. 心率振荡现象及其临床意义. 中华心律失常学杂志, 2005, 9(1): 72 ~ 75.

[6]Watanabe MA. Heart rate turbulence: A review. Indian Pacing and Electrophysiology Journal, 2003, 3(1): 10 ~ 22.

[7]Lin LY, Lai LP, Lin JL, et al. Tight mechanism correlation between heart rate turbulence and baroreflex sensitivity: Sequential autonomic blockade analysis. J Cardiovasc Electrophysiol, 2002, 13(5): 427 ~ 431.

[8]Barthel P, Schneider R, Bauer A, et al. Risk stratification after acute myocardial infarction by heart rate turbulence. Circulation, 2003, 108(10): 1221 ~ 1226.

[9]郭继鸿,张海澄.动态心电图最新进展,北京:北京大学医学出版社,2005,21 ~ 61.

[10]Kawasaki T, Azuma A, Asada S, et al. Heart rate turbulence and clinical prognosis in hypertrophic cardiomyopathy and myocardial infarction[J]. Circ J, 2003, 67(7): 601 ~ 607.

第十七章 食管法心脏电生理检查

食管法心脏电生理检查是一项经食管起搏心脏来进行临床心脏电生理诊断和治疗的技术。该方法利用食管与心脏解剖关系密切的特点,将电极导管经鼻腔送入食管,应用心脏刺激仪发放直流电脉冲,通过贴近心脏的食管电极对心房或心室进行调搏。同时,记录体表及食管内心电图以获得心脏各部位的电生理参数,从而揭示某些心律失常及其发生机制,诊断和治疗某些心律失常等。该方法简单易行,相对安全,不需要大型仪器,在一定范围内能替代心内电生理检查,尤其适合基层医院。

第一节 检查技术

一、仪器设备

(1)一台能够发放各种程控和非程控电脉冲的心脏刺激仪,要求操作简单、频率和程控计数准确,起搏电压能在0~40V之间连续调节。

(2)一根专用2极、4极或6极食管电极导管,因起搏阈值与两电极的面积和间距呈反比,适当增加电极面积和极间距能降低起搏阈值,采用调整极间距或多极起搏的方法能使起搏阈值降至10~25V。

(3)一台带示波的心电图机或多导程控生理记录仪,如有冻结、储存功能则能有效捕捉瞬间出现的心电生理现象或进行心房标测以了解激动顺序。

(4)检查室内应备有氧气、抢救药品及心脏除颤器等以防止意外。

二、操作方法

1. 放置食管电极 患者平卧记录12导联心电图作对照。用纱布将经过消毒的电极导管顶端涂上适量的润滑剂,将导管顶端略弯曲,然后从患者一侧鼻腔徐徐插入,动作要轻、慢、稳,尽量减小导管头部对咽后壁的刺激。如导管到达咽部有阻力并出现恶心时,可稍微旋转导管,同时嘱患者作吞咽动作,随之将导管送入食管。对咽喉部刺激较敏感者可向咽部喷少量1%的地卡因液,或采用其他一些减轻反应的方法(如嘱患者喝水、作深呼吸等)。导管误入气管时患者会出现剧烈咳嗽或气急,此时应将导管退出重新插入。当导管进入35~40cm或到达按身高测算公式计算[(受检者身高+200)÷10]cm时,电极基本位于相当于左心房水平。将导管尾端电极与心电图导联(通常采用V_1导联)连接后上下略微调节电极在食管内的位置,待录得最大振幅双相或直立P波时将导管固定,导管尾端电极与刺激仪输出端连接后即可测试起搏阈值。

2. 测定起搏阈值 以快于自身心率10~20次/分的频率刺激,逐步将起搏电压从低调高,直至心房被稳定起搏后的最低电压即为起搏阈值。进行检查时刺激电压应高于起搏阈值 2 ~ 5V，以保证全部有效起搏心房。不同的患者因心房肌应激性不同，电极在食管内位置不同以及接触是否紧密等因素影响下，起搏阈值不尽相同，一般在 15 ~ 25V 之间。如高于此值患者会感到灼痛，甚至极少数患者躯干随刺激频率发生跳动，此时要设法将起搏阈值调低。常用的方法有：①仔细调整导管电极在食管内的位置，使电极贴靠左心房最近；②交换近、远端电极的极性；③使用多电极导管改变两电极的极间距；④采用负极居中，正极分别位于负极的近端和远端两侧的双正极法起搏或多极法起搏，由于增加了电极面积和极间距，起搏阈值可明显降低；⑤导管反复消毒使用后，电极金属表面严重氧化或连接线接触不良等通常是使起搏阈值增高的主要原因，应及时更换新的电极导管。食管电极能有效起搏心房后，再按临床需要进行不同的心脏电生理检查。

3. 调节感知

（1）感知灵敏度。刺激仪的电脉冲须感知 R 波或 P 波后经过一个延时间期再发放，以防电脉冲落入心脏不应期和易颤期，可保证刺激安全有效。将感知灵敏度的旋钮由低向高缓慢旋转，当听到刺激仪中发出的蜂鸣声与示波器上的心搏一致时表明已感知正常。灵敏度过高会误感知较小的干扰信号，灵敏度过低则无法有效感知心电信号。

（2）感知不应期。刺激仪在感知 R 波或 P 波信号后不再感知其他信号的一段时间称为感知不应期，感知不应期设置应 >R-T 间期及 <R-R 间期，通常设置在 0.3s 可防止仪器对 R 波之后 T 波的再感知。

三、刺激方法

临床应用的刺激方式、方法较多，可分为以下几个方面：①按是否能程序控制分为程控刺激和非程控刺激两种；②按刺激频率分为起搏、超速、亚速、猝发等刺激；③按刺激程度的强弱分为阈上刺激和阈下刺激；④按发放方式可分为定时、定数和任意发放等。

1. 非程控刺激法 亦称 S_1S_1 法，是一种恒定频率或变频的刺激脉冲（图 17-1），适用于测定窦房结功能和房室交接区功能、阐明房室结双径路、研究预激综合征机制、诱发和终止阵发性室上性心动过速、进行心脏负荷试验等。常用有以下几种。

（1）分级递增刺激法。为最常用的非程控刺激。采用比自身心率快 10 ~ 20 次/分的频率开始刺激，每次刺激 30 ~ 60s，每级递增 10 ~ 20 次，直到须观察的电生理现象出现为止。

（2）连续递增刺激法。开始时采用接近自身心率的频率进行刺激，随后连续地逐渐递增频率，直至终止心动过速。

（3）超速刺激法。采用高于心动过速 30 ~ 50 次/分的频率连续刺激 3 ~ 5s，如未能终止可反复应用，此为最常用的终止室上性心动过速刺激法，一般最高频率不宜超过 300s，但对于心房扑动则需高于扑动的刺激频率才能终止。

（4）亚速刺激法。采用低于心动过速的频率进行连续刺激，较缓慢的电脉冲随机进入折返环路终止窗口内可终止的心动过速，较安全但效果较差，仅适用于频率较慢的心动过速。

（5）短阵猝发刺激法。采用比心动过速快 40% 左右的频率发放 5 ~ 10 次电脉冲，用于终止室上速效果最佳，但有一定危险性。可采用第一个刺激脉冲与前 R 波同步，以避开心脏易损期。

2. 程控期前刺激法 按事先编排好的程序进行期前刺激，可在基础刺激情况下发放期前刺激，也可在自身心率的基础上发放期前刺激。适用于心脏不应期测定、阐明房室结双径路、研究预激综合征机制、诱发和终止阵发性室上性心动过速、揭示常见的电生理现象等。常用有以下几种。

（1）S_1S_2 刺激法。为最常用的程控期前刺激法。发放 4 ~ 8 个 S_1 基础刺激，然后配以 1 次 S_2 期前刺激。S_1S_2 联律间期以每次间隔 10ms 或 20ms 的时间从舒张晚期逐次提前刺激（负扫描），也可从舒张早期逐次延后刺激（正扫描），一般采用负扫描（图 17-2）。

（2）S_2S_3 或 $S_2S_3S_4$ 刺激法。在 S_1S_2 刺激基础上增加 S_3 及 S_4 或 S_5 期前刺激，分别固定各期前刺激的联律间期后，以最后一次期前刺激进行扫描。

（3）PS_2 或 RS_2 刺激法。采用患者的 P 波或 R 波触发 S_2，在自身心搏 4 ~ 8 次后配发一次 S_2 期前刺激进行负扫描或正扫描。

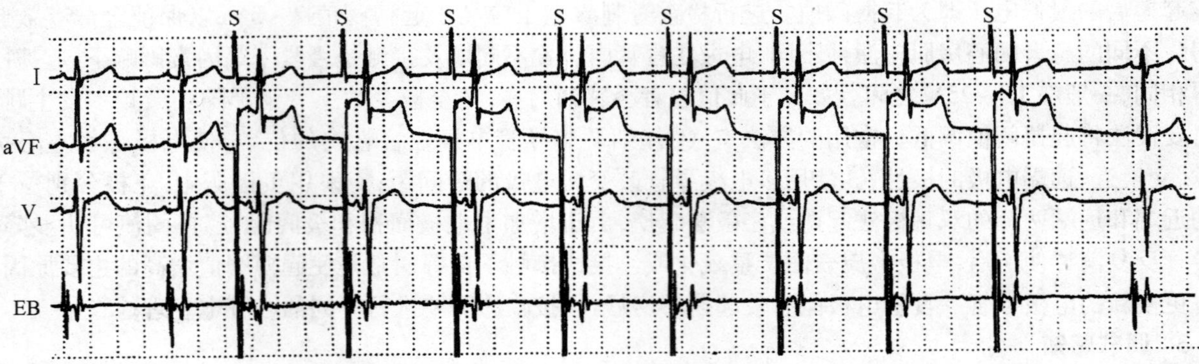

图 17-1　非程控 S_1S_1 刺激　（EB:双根食管导联，下同）

图示窦性心律时 P-QRS 波群形态正常，经食管心房发放 8 次频率 75 次/分的 S_1S_1 刺激，见每次刺激波（S 波）后均紧跟 P-QRS 波群，表明电刺激稳定起搏心房形成 P 波，并经房室结－希浦系统下传至心室产生正常 QRS 波群。刺激结束后的代偿间期略长于窦性周期，表明心房刺激激动同时侵入窦房结，形成不完全性代偿间期（纸速:25mm/s，下同）

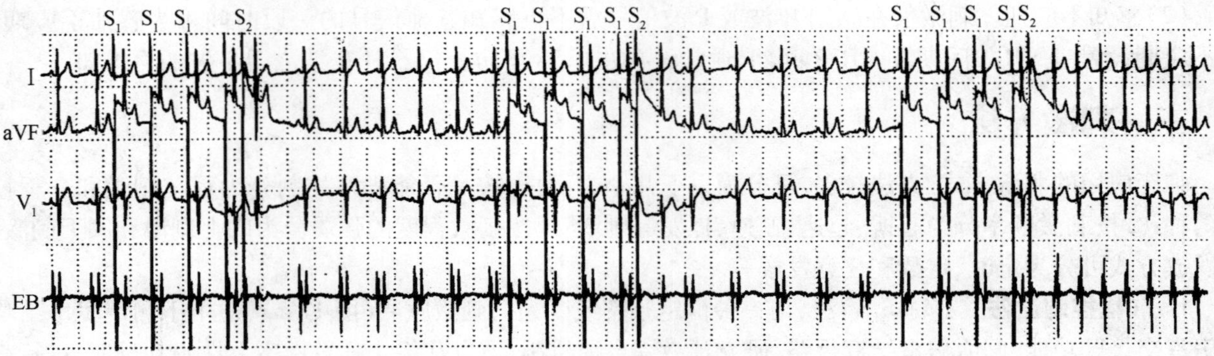

图 17-2　S_1S_2 程控期前刺激揭示房室结双径路以及诱发慢－快型房室结折返性心动过速

图示基础刺激周长 600ms 时的心房程控 S_1S_2 4∶1 刺激，每 4 个 S_1 刺激后紧跟了一个 S_2 期前刺激，S_1S_2 间期每隔 10ms 进行负扫描，每组 S_1S_2 间隔 5s。可见到第一次 S_2 后的 S_2-R_2 间期较短，R_2 波群呈右束支阻滞图形；第二次 S_2-R_2 间期突然明显延长，R_2 波群形态恢复正常，显示出房室结双径路传导的电生理特征；第三次 S_2 后诱发出慢－快型房室结折返性心动过速（纸速:10mm/s）

（4）各种期前刺激法刺激时，S_1 基础刺激必须稳定有效起搏。因电生理特性与心动周期长短相关，基础心率稳定才能保证期前刺激得到的电生理数据准确。

四、各波形、间期及其意义

1. 电脉冲刺激波　简称为 S 波，在心电图上表现出高尖的钉状波。起搏电极极性相同时，在不同的导联上 S 波的方向不同；起搏电极的极性不同时，在同一导联上表现出不同方向的 S 波，根据 S 波间距可测出起搏频率或期前刺激的联律间期。然后观察每次 S 波后是否有紧密相关的 P 波，如无 P 波表示该次电脉冲起搏无效（心房处于有效不应期时例外）。

2. 心房激动波　电脉冲有效起搏心房后，会在 S 波后出现与窦性激动顺序不同的 P 波，食管导联 P 波领先于 V_1 导联系左心房先激动之故。P 波在 V_1 导联最清晰，呈双峰直立状，故 V_1 为常用的记录导联。当 P 波不清时，一般习用起始清楚的 S 波作为测量心房激动的起点。窦性心律和心房起搏时采用滤波双极食管导联与 V_1 导联同步记录，还能粗略测出房间传导时限。

3. 心室激动波　心房起搏时，正常情况下 QRS 波群形态应与窦性激动一致，当心房起搏频率和期前刺激联律间期的改变或激动下传途径不同时，QRS 波群形态会异常，此时要根据心脏电生理原则及其特性进行分析，要注意房室传导关系和 QRS 波群外形。例如可疑预激综合征患者，心房起搏频率增快或期前刺激联律间期缩短，使房室结传导减慢或阻断，旁路传导速度更快于房室结。S-R 间期缩短，QRS 波群逐渐呈现完全预激图形，从而明确诊断。

4. 波形、间期命名及测定

(1)S_1 引起的 P、QRS 波群称为 P_1、R_1 波。S_2 引起的 P、QRS 波群称为 P_2、R_2 波。余分别依此类推(图 17-3)。

(2)S-P 间期。从 S 波起始到 P 波起始。其意义与心内法不同,心内电生理检查时 S-A 间期(电脉冲波至 A 波的时距)代表局部心房肌的传导时限。食管法因起搏电极在食管内,S-P 间期仅代表电脉冲至心房开始激动时的时距(食管肌至心房外膜之间组织的传导时限)。有时,当期前刺激联律间期缩短时会发生 S-P 间期的延长,此时并不能代表心房内发生传导延缓。

(3)S-R 间期。从 S 波起始到 QRS 波群起始,代表房室传导时间。

(4)S_1-R_1 间期。代表基础刺激时的房室传导时间。

(5)S_2-R_2 间期。代表 S_2 期前刺激时的房室传导时间。

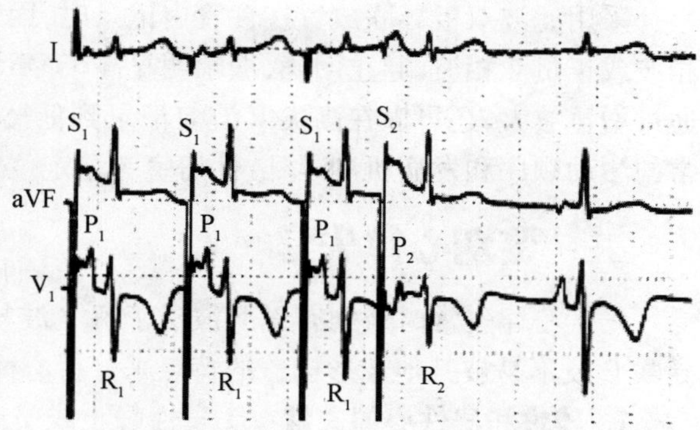

图 17-3 各波形、间期命名及测定(V_1 导联 20mm/mV)

第二节 食管导联心电图

一、单极食管导联心电图

将心电图胸导联与食管电极尾端相连接,录得的即为单极食管导联心电图。根据导管电极在食管内深度不同,通常可记录到四种不同形态的单极食管导联心电图形,以 P 波变化最为显著(图 17-4)。①心房上部区域:心房激动自上而下,当电极位于相当于左心房上部时,P 向量背离电极,P 波以负相波为主,QRS 波群呈 Qr 型。当电极逐渐向下移行时,P 波负相波逐渐减少,正相波逐渐增大。②心房中部区域:电极位于相当于左心房中部时,P 向量先面对电极,然后背离电极,形成尖锐的正负双相 P 波。③心房下部区域:电极位于相当于左心房下部或房室沟部位时,P 向量全部面对电极,形成高大尖锐的正相 P 波,负相波很小或消失,QRS 波群呈 QR 型或 qR 型。④心室上部区域:电极位于相当于左心室上部的区域,P 波正相圆钝,振幅明显减小,QRS 波群呈 qR 型或 R 型。经食管心脏电生理检查时,常根据 P 波形态进行导管电极定位。

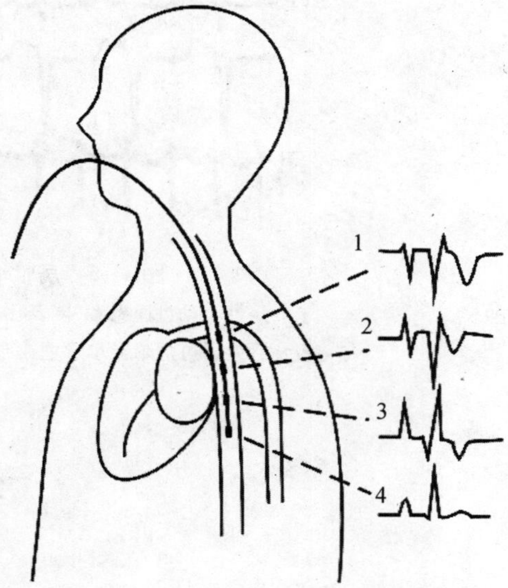

图 17-4A 食管导联示意图

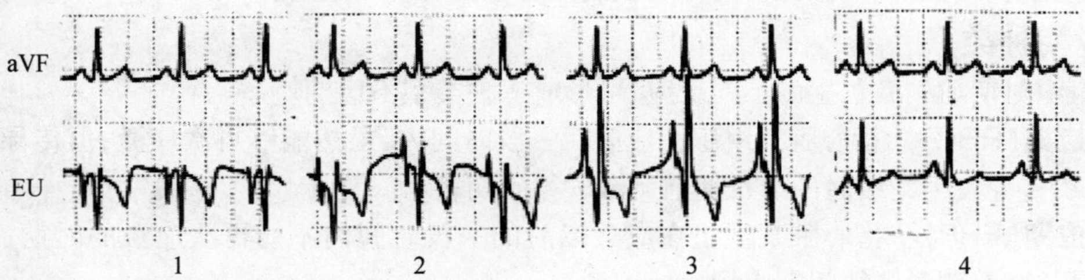

图 17-4B 单极食管导联心电图 4 个区域 P 波形态

二、双极食管导联心电图

采用滤波双极导联放置在食管内记录时,因一对电极均位于心房部位,记录到的P波形态呈正负正三相波或正负双相波,起止明确,振幅明显高于QRS波群,在心律失常的鉴别诊断中优于单极食管导联P波。通过增益放大,还可以在高尖P波前记录到低矮圆钝的右心房电位。对了解心房间传导功能、房性心律失常的激动顺序和发病机制、隐匿性房室旁路定位等方面有一定的实用价值。

三、鉴别心律失常

发生心律失常时辨别有无P波或了解P波与QRS波群的关系具有重要的诊断意义。因此,常利用食管导联P波不易被其他波形掩盖的特点来分析心律失常。

1. **窦性和房性心律失常** ①窦性静止或窦房阻滞;②心房内阻滞;③房性期前收缩伴心室内差异性传导;④房性期前收缩二联律未下传;⑤房性心动过速或心房扑动伴2:1房室传导。

2. **宽QRS波群心动过速** 室性心动过速、室上性心动过速伴心室内差异性传导或束支阻滞、从预激旁路前传的室上速以及快速心室率的心房颤动或扑动等是形成宽QRS波群心动过速的主要原因,有时在鉴别上较为困难。而食管导联所显示出的高尖P波对鉴别诊断颇有帮助(图17-5)。

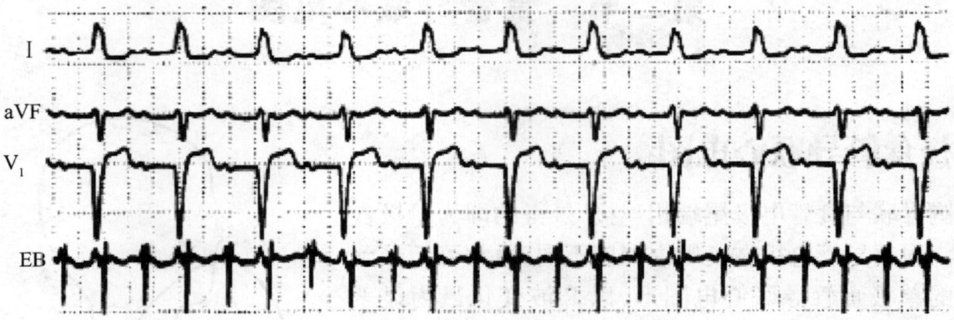

图17-5 房性心动过速伴2:1房室传导合并完全性左束支阻滞

房性心动过速患者,体表心电图酷似窦性心律,一度房室阻滞伴完全性左束支阻滞。而在滤波双极食管导联可清晰显示隐埋在QRS波群中的P波,证实为房性心动过速伴房室2:1传导

第三节 检测与应用

一、心脏不应期测定

测定不应期是临床心脏电生理检查中的重要内容,可了解各部位组织的传导功能和应激能力,对研究某些心律失常发生机制和抗心律失常药物的作用机制具有重要的临床意义。

(一)不应期种类

根据心脏组织对期前刺激产生的不同反应,可形成三种类型不应期。

1. **相对不应期**(RRP) 指心脏某组织在应激后一段时间内,虽然能够再次应激,但传导速度显著减慢的时期,以该组织传导发生延缓时的最长期前刺激联律间期表示。

2. **有效不应期**(ERP) 指心脏某组织在应激以后的一段时间内不能再次应激的时期,以该组织发生传导阻滞时的最长期前刺激联律间期表示。

3. **功能不应期**(FRP) 指激动能连续两次有效通过心脏某组织的最短时距,以能引起该组织连续两次应激时的最短期前刺激联律间期表示。

（二）各部位不应期的测定方法

一般采用S_1S_2负扫描刺激法进行测定。测定各部位不应期时，检测部位的不应期必须长于其前部位的不应期，否则无法显示。

1. **窦房结不应期**　只能间接测定窦房结有效不应期（SNERP），而相对不应期和功能不应期无法测出。当出现P_2呈插入型房性期前收缩时（$P_1P_3=P_0P_0$），最长的S_1S_2间期即为SNERP。正常范围<360ms，如>500ms可提示病态窦房结综合征。出现房窦传导裂隙现象、房窦隐匿性传导、窦房阻滞、显著窦性心律不齐等因素均影响正确测定窦房结有效不应期。

2. **心房肌不应期**　①相对不应期：出现P_2波时限>P_1波时限时最长的S_1S_2间期。②有效不应期：为S_2后不再出现P_2波时的最长S_1S_2间期（图17-6）。③功能不应期：能出现P_2波时最短的S_1S_2（P_1-P_2）间期。④正常范围：RRP 240～370ms；ERP 230～360ms；FRP 240～270ms。

3. **房室交接区顺向不应期**　①相对不应期：为出现P_2-R_2>P_1-R_1或P_2-R_2延长时最长的P_1-P_2间期。②有效不应期：为P_2波后不再出现R_2波时最长的P_1-P_2间期。③功能不应期：为P_1-P_2能连续下传时产生的最短R_1-R_2间期。④正常范围：R-RP 400～650ms；ERP 220～450ms；FRP 210～500ms。

4. **房室结快径路不应期**　①相对不应期：为P_2-R_2跳跃延长前出现P_2-R_2>P_1-R_1时最长的P_1-P_2间期。②有效不应期：为P_2-R_2发生跳跃式延长时最长的P_1-P_2间期（图17-6）。③功能不应期：P_2-R_2跳跃延长前出现P_1-P_2能连续下传的最短R_1-R_2间期。

5. **房室结慢径路不应期**　①相对不应期：常被快径路传导掩盖无法测出。②有效不应期：P_2-R_2跳跃延长后R_2波发生脱漏时最长的P_1-P_2间期。③功能不应期：P_2-R_2跳跃延长后P_1-P_2能连续下传形成的最短R_1-R_2间期。

6. **束支不应期**　①相对不应期：R_2出现不完全性或完全性（两侧束支传导速度互差>0.04s）束支阻滞图形时最长的P_1-P_2间期。②有效不应期：R_2出现完全性束支阻滞图形时最长的P_1-P_2间期。③功能不应期：R_2呈束支阻滞图形前P_1-P_2能连续下传的最短R_1-R_2间期。④正常范围：ERP RBBB 230～480ms；LBBB 200～450ms。

7. **房室旁路顺向不应期**　①相对不应期：无或不易测出。②有效不应期：R_2波预激图形突然消失时的最长P_1-P_2间期（$AP_{ERP}>AVN_{ERP}$时S_2-R间期与QRS波群形突然恢复正常，$AP_{ERP}<AVN_{ERP}$时S_2后QRS波群消失）。③功能不应期：R_2波连续呈预激图形时的最短的P_1-P_2间期。④正常范围：ERP（290±50）ms，<280ms为短不应期，当心房颤动时极易引起心室颤动。

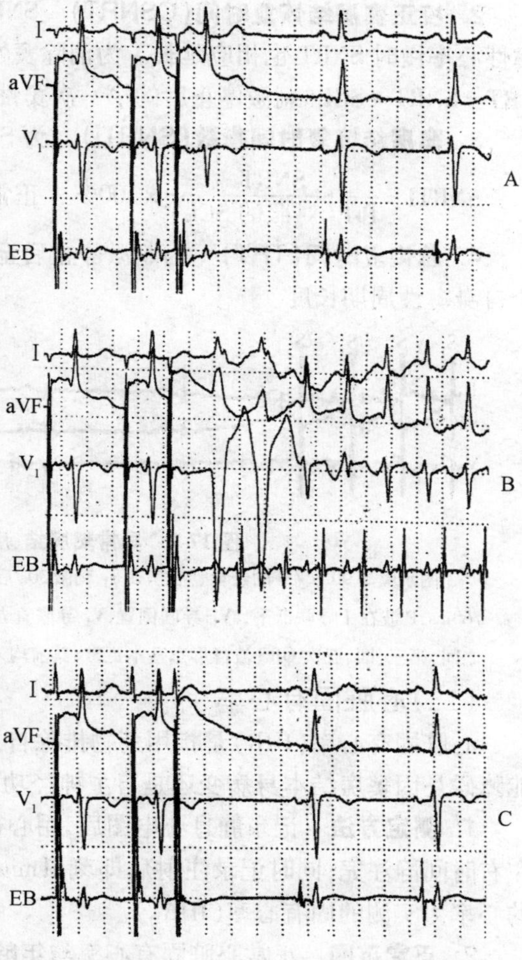

图17-6　房室结快径路ERP，慢径路ERP短于心房ERP

图17-6为房室结双径路合并左侧隐匿性房室旁路患者，基础刺激周长600ms的S_1S_2程控期前刺激。A示S_1S_2 350ms时S_2-R间期200ms，激动沿房室结快径路顺传。B示S_1S_2 340ms时，S_2-R间期突然跳跃延长至340ms，表明快径路进入有效不应期，激动沿慢径路顺传，随后诱发出顺向型房室折返性心动过速（双极食管导联中R-P^-间期140ms）。C示S_1S_2 330ms时，S_2后的P_2波消失，表明心房进入有效不应期无法应激，慢径路因有效不应期短于心房，无法显示

二、窦房结及房室交接区功能检测

（一）窦房结起搏功能

1. 窦房结恢复时间(SNRT) 为窦房结受到心房激动超速抑制后恢复自身节律所需的时间,是临床心脏电生理学评价窦房结功能的一项重要指标。采用 S_1S_1 分级递增法刺激,以比患者自身心率快 10～20 次/分的频率开始刺激,每级递增 20 分,每次刺激时间持续 30～60s,每次间隔 60s,以避免两次起搏刺激对窦房结抑制产生叠加作用。取不同刺激频率中最长的末次脉冲波至第一次窦性 P 波起始处的间距为 SNRT。有时长间距出现在第 1 次窦性周期之后,称为继发性 SNRT。如刺激停止后先出现房室交接区逸搏,则末次脉冲波至交接区逸搏的间距称为窦－交接区(结)恢复时间(SJRT),临床意义与 SNRT 相同。SNRT 正常范围 <1 500ms,老年人 <1 600ms。如 SNRT >2 000ms 可诊断为病态窦房结综合征(图 17-7)。

2. 校正窦房结恢复时间(CSNRT) SNRT 与窦性周期长度有关,因 SNRT 中包含着窦性周期长度,故窦性心率慢时 SNRT 也相应延长。为消除窦性周期长度对 SNRT 的影响,可采用特异性较高的 CSNRT。CSNRT = SNRT – SCL(刺激停止后的第一次窦性周期长度)。正常范围 <550ms,老年人 <600ms。

3. 窦房结恢复时间指数(SNRTI) 为 SNRT 占基础窦性周长的百分率。

$$SNRTI = \frac{SNRT}{P\text{-}P(\text{对照的 SCL})} \times 100\% \quad \text{正常范围} < 180\%$$

4. 总恢复时间(TRT) 为刺激停止后至恢复到原有窦性周长所需时间。正常范围 <5 000ms 或短于 5 个自身窦性周期长度。

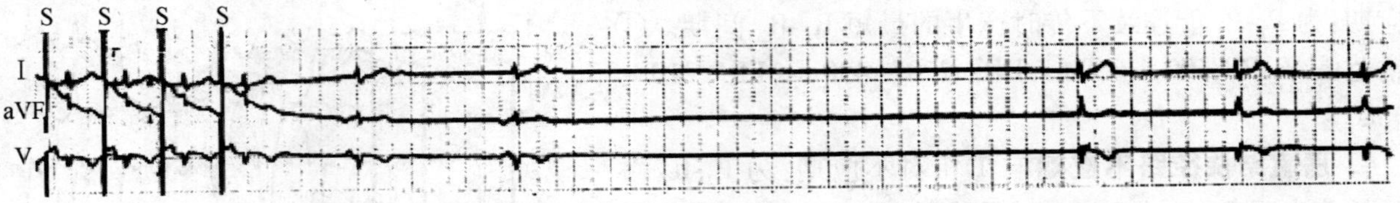

图 17-7 异常窦房结、房室交接区恢复时间伴房性、房室交接性心律

图示频率 90 次/分的经食管心房 S_1S_1 刺激 30s 后,见末次刺激脉冲波至第一次 P 波间距仅为 1 360ms,第一、二次 P 波的间距 1 760ms,P 波在 Ⅰ 导联低平,aVF 导联倒置,V_1 导联直立,为房性逸搏。长达 6 280ms 的间距发生在第二次心搏后至房室交接区逸搏之间,第三、四、五次 QRS 波群形态基本正常,其前均未见 P 波,为房室交接性逸搏

(二)心脏固有心率

心脏固有心率(IHR)是指用药物排除自主神经对心脏影响后的窦房结自动除极频率。可区别窦房结功能障碍是因窦房结本身病变还是自主神经功能异常引起的。

1. 测定方法 记录静息心电图后,用心得安 5mg(0.1mg/kg)和阿托品 2mg(0.04mg/kg)混合后于 5min 左右时间静注完,同时记录注射后即刻、1min、3min、5min、7min、10min、20min 时的心率,取其中最快而稳定的心率为实测的固有心率(IHR_0)。

2. 正常范围 正常心脏固有心率与年龄相关,预测固有心率(IHRP) = 118.1 – (0.57 × 年龄)。自主神经张力(ANT) = [RHR(安静时心率)/IHR_0 – 1] × 100%,如 RHR < IHR_0,则结果为负,属于迷走神经张力增强或交感神经张力减弱引起。如 RHR > IHR_0,则结果为正,属于交感神经张力增强或迷走神经张力减弱引起。

3. 临床意义 IHR_0 >80min 时 ANT 应为负值。凡 ANT 异常和 IHR_0 < IHRP 或 IHR_0 <80min 者提示窦房结功能低下。在测定 IHR 后重复检测 SNRT 等指标,用药前后均异常,可诊断为窦房结自律性降低型病态窦房结综合征。如用药前异常,用药后正常为迷走神经张力增高型病态窦房结综合征。如用药前正常,用药后异常为交感神经张力减低型病态窦房结综合征。

(三)窦房传导时间

窦房传导时间(SACT)是评价窦房结功能的重要指标之一,直接测定须测量窦房结电位至心房电位的时距。但记录窦房结电位较为困难,临床常采用食管法起搏心房间接测定,以程控期前刺激法(Strauss 法)和连续刺激法(Narula 法)最为常用。

1. 程控期前刺激法(Strauss 法) 用期前刺激 S_2 从舒张晚期负扫描,因窦房结对期前刺激的反应不同,会形成代偿间期不同的四个反应区(图 17-8)。

(1) Ⅰ区。又称为窦房干扰区。此时联律间期较长，位于舒张晚期的期前刺激在逆传窦房结的过程中与窦性激动在窦房交接区发生干扰，未能进入窦房结重整窦性周期，代偿间期完全。联律间期加代偿间期恰等于窦性周期长度的两倍，电生理特征为 $P_1P_2 + P_2P_3 = 2P_0P_0$（注：$P_1P_2$ 为期前刺激联律间期，P_2P_3 为期前刺激后的代偿间期，P_0P_0 为窦性周期，下同）。

(2) Ⅱ区。又称为窦房结重整区。随着联律间期的缩短，期前刺激逆行进入窦房结并重整了窦性周期，出现较恒定的不完全性代偿间期，电生理特征为 $P_1P_2 + P_2P_3 > P_0P_0$ 但 $< 2P_0P_0$，窦房传导时间即在Ⅱ区测定。因代偿间期中包括了刺激脉冲逆行传入窦房结的房窦传导时间、窦房结自身周期长度、窦房结重整周期后顺传心房的窦房传导时间。在假定窦性周期长度恒定，窦房逆传和顺传时间相等的情况下，只要从代偿间期中减去窦性周期长度即获得窦房传导总时间（TSACT）。窦房传导时间 = TSACT/2，即 $P_2P_3 - P_0P_0/2$ 。

(3) Ⅲ区。又称为窦房结插入区。期前刺激联律间期进一步缩短时，因遇到上次窦性激动后在窦房交接区形成的不应期，期前刺激无法逆行传入窦房结重整周期。故代偿间期突然缩短，期前刺激呈插入性出现，联律间期加代偿间期恰等于基本窦性周期。电生理特征为 $P_1P_2 + P_2P_3 = P_0P_0$。

(4) Ⅳ区。又称窦房折返区。当期前刺激联律间期再缩短时，窦房结已进入有效不应期，期前刺激无法传入。但窦房结不同部位（包括窦房交接区）的不应期存在差异，激动在某些处于相对不应期的边缘组织中缓慢传导。当另一部分组织恢复应激后，激动便从此处传至心房形成窦房折返。此时代偿间期 < 窦性周期，电生理特征为 $P_1P_2 + P_2P_3 < P_0P_0$。

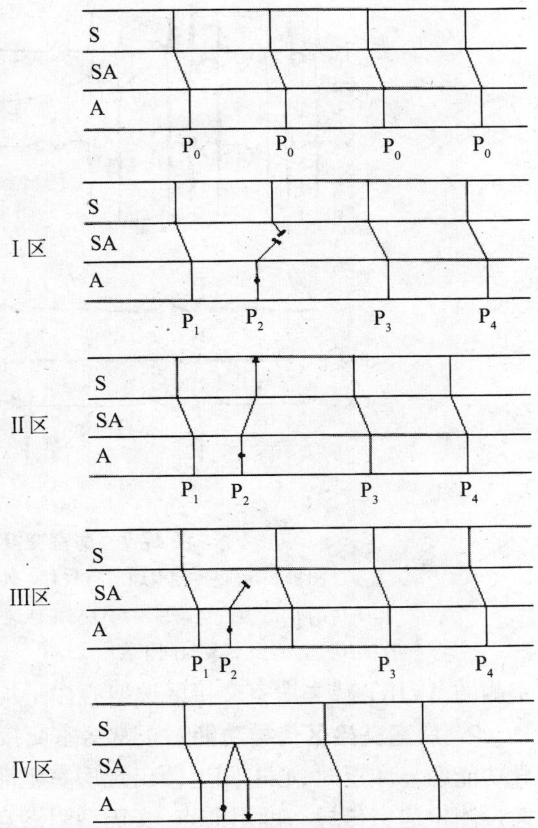

图 17-8　窦房结的 4 个反应区

2. 连续刺激法（Narula 法）　此法简单方便，国内常用，原理与程控期前刺激法相似。以比基础窦性心律快 5 ~ 10 次/分的频率连续定数刺激心房 8 ~ 10 次，既能有效夺获心房又不抑制窦房结自律性，重复 5 次后取平均值。SACT = $P_1P_3 - P_0P_0/2$（注：P_1 为刺激时末次 P 波，P_3 为刺激停止后的第一次窦性 P 波，P_1P_3 为代偿间期，P_0P_0 为窦性周期）。

食管法测定 SACT 因受到诸多因素的影响，变化大，重复性差，正常范围变异较大。一般认为小于 160ms、大于 180ms 为异常。临床价值不如 SNRT 和 CSNRT。

（四）房室交接区功能测定

1. 房室交接区起搏功能　正常情况下房室结、希氏束的自律性要比窦房结低，因受到窦性节律的抑制不能显示出自身节律，只有在发生窦性静止、窦房阻滞、显著窦性心动过缓、高度或三度房室阻滞，出现房室交接性逸搏时才能观察到自律性。食管法电生理检查可通过测定房室交接区恢复时间（AVJRT）及校正的房室交接区恢复时间（CAVJRT）来了解房室交接区的起搏功能。

(1) AVJRT 相当于房室交接区逸搏间期，常在检测窦房恢复时间的同时测定。方法为测量末次刺激下传 QRS 波群至第一次房室交接区逸搏 QRS 波群之间的时距即为 AVJRT，正常值 < 1 500ms。如在 > 2 000ms 的时间内既无窦性激动出现，又无房室交接区逸搏出现，则提示窦房结和房室交接区均存在起搏功能障碍，属双结病变。

(2) 如果能观察到持续的房室交接区逸搏心律，在检测出 AVJRT 后还能计算出 CAVJRT。方法为实测的房室交接区恢复时间减去房室交接区逸搏心律平均周期长度，正常范围 < 200ms（图 17-9）。

(3) 当出现高度或三度房室阻滞时，须采用心室起搏的方法测定 AVJRT。方法为用 70 ~ 150 次/分的不同频率刺激心室，测量末次刺激引起的心室波至第一次房室交接区逸搏之间的时距即为 AVJRT，取最长值。

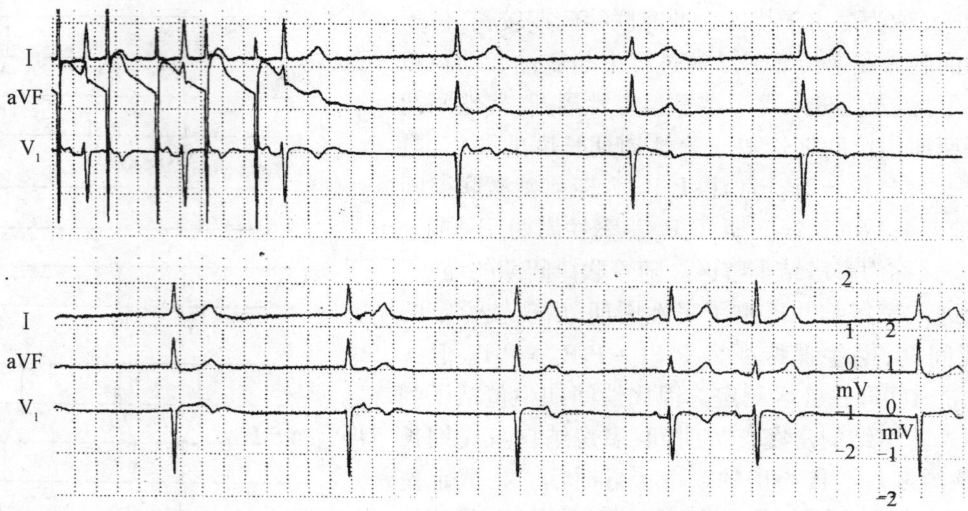

图 17-9　房室交接区逸搏心律揭示房室交接区自律性正常

图示 S_1S_1 心房分级递增刺激 130 次/分停止后，出现窦性停搏以及持续的房室交接性逸搏，末次刺激下传的 QRS 波群至第一次房室交接性逸搏的时距为 1 620ms，与其后房室交接性逸搏的时距相同，表明校正房室交接区恢复时间正常

实测的 AVJRT 减去房室交接区逸搏心律平均周期长度即为 CAVJRT。

2. **房室交接区传导功能**　正常房室交接区具有生理性传导延缓和递减性传导的特点，当房室交接区传导功能明显减退时，心电图上便出现房室阻滞。但房室交接区传导功能仅轻度减退时，心电图上并无改变。通过测定房室传导一度阻滞点、文氏型阻滞点、2∶1 阻滞点及有效不应期，可了解房室交接区的传导功能，借以发现早期的传导功能障碍，尤其在安装心脏起搏器前了解房室结传导功能非常重要。但因无法记录希氏束电图，不能对发生传导延缓或阻滞的部位进行定位，只能大致反映房室传导功能。

测定房室阻滞点可在测定窦房结恢复时间时同时进行，采用 S_1S_1 分级递增刺激，直至房室传导出现 2∶1 阻滞为止：①出现 P_1-R_1 >200ms 时的最低刺激频率即为一度房室阻滞点，正常值≥100 次/分；②出现文氏型房室阻滞时的最低刺激频率即为文氏型传导阻滞点，正常值≥130 次/分；③出现 2∶1 房室阻滞时的最低刺激频率即为 2∶1 传导阻滞点，正常值≥180 次/分；④如在分级递增刺激 >200 次/分时房室仍保持 1∶1 传导，并且 P-R 间期比窦性心律下增加≤100ms，则提示存在房室结加速传导。

3. **测定房室交接区不应期**　见心脏不应期测定。

三、房室结双径路及多径路检测

房室结双径路及多径路传导是一种常见的心脏电生理现象，常与房室结折返性心动过速、不典型文氏型房室阻滞等多种心律失常的发生有关。通过食管法心脏电生理检查可以了解顺向性房室结双径路及多径路的电生理特性，判断其伴发的心律失常性质。

（一）顺向性房室结双径路

一般房室结双径路的电生理特性为快径路不应期长，传导速度快；慢径路不应期短，传导速度慢。窦性心律时常因快径路传导速度快掩盖了慢径路传导。食管法心脏电生理检查通过分级递增或程控期前刺激，使激动在不应期较长的快径路内发生阻滞，从而显示出慢径路传导。少数情况下，传导速度慢的慢径路不应期反而长于快径路，无论在窦性心律或心房刺激时均无法显示，只有在心室起搏或诱发出快－慢型房室结折返性心动过速后才能确诊。

1. **S_1S_1 分级递增法刺激**

（1）S_1S_1 刺激频率接近快径路不应期时，表现为 S-R 间期逐渐延长后出现跳跃，长 S-R 间期持续至刺激结束（图 17-10）。

（2）当 S_1S_1 刺激频率达快径路有效不应期时，出现互差 >60ms 且规则的短、长两种 S-R 间期交替或间

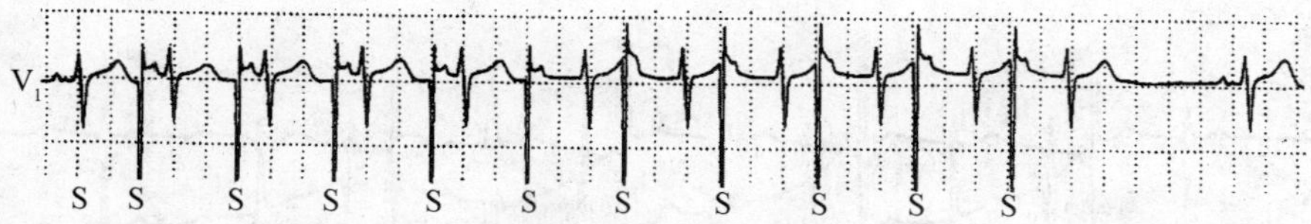

图 17-10　S_1S_1 刺激显示房室结双径路传导

心房 S_1S_1 刺激 100 次/分，第五次 S-R 间期突然成倍跳跃延长，并持续至刺激结束，其后窦性 P-R 间期正常，表现出房室结双径路传导伴蝉联现象

隙出现。短 S-R 间期为快径路传导，长 S-R 间期为慢径路传导（图 17-11）。

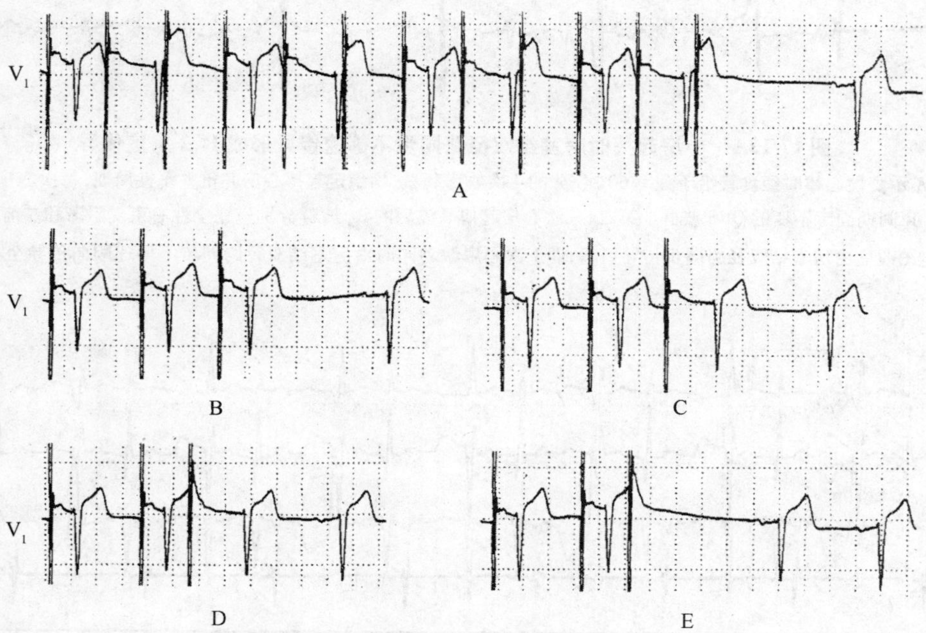

图 17-11　房室结双径路传导现象

图 A 为 130 次/分的 S_1S_1 刺激，见 S-R 间期呈现 3∶2 成倍延长的房室结双径路传导跳跃现象。

图 B～E 为基础刺激周长 700ms 的心房期前刺激。B：S_1S_2 600ms 时见 S_2-R 间期 210ms，为激动沿快径路传导。C：S_1S_2 590ms 时见 S_2-R 间期突然延长至 360ms，快径路进入有效不应期，激动沿慢径路传导。D：S_1S_2 联律间期缩短至 380 时，S_2-R 间期继续延长至 420ms。E：S_1S_2 370ms 时慢径路也进入有效不应期，房室传导中断

（3）当快、慢径路不应期相近、传导速度明显不等，而 S_1S_1 刺激频率又接近双径路不应期时，会出现 3∶2、4∶3、5∶4 等不典型文氏型房室传导，具有 S-R 间期突然成倍延长的特点，在文氏周期中此时增量最大。

（4）当快、慢径路传导速度相差较大，尤其是慢径路传导速度异常缓慢，并且下部共同径路和心室肌有效不应期短于快、慢径路传导时间差，慢径路又存在逆传阻滞时，适时的刺激频率会诱发出 1∶2 房室传导现象。即 1 次心房激动分别循快、慢径路同步显著不等速下传，引起 2 次心室激动（图 17-12）。

2. 程控 S_1S_2 或 RS_2/PS_2 刺激法

（1）快径路有效不应期 > 慢径路：随着 S_2 期前刺激联律间期缩短 10ms，S_2 激动在快径路内传导受阻，改从慢径路下传，S_2-R 间期出现跳跃式延长 > 60ms 的现象。S_2 联律间期缩短到慢径路有效不应期时，房室传导发生中断，S_2 后 QRS 波群消失（图 17-11）。如随着 S_1S_2 联律间期的缩短，S_2-R 间期出现两次或三次跳跃现象，可考虑存在房室结三径路或四径路传导现象。

（2）慢径路有效不应期 > 快径路：无论 S_1S_2 联律间期长或短，慢径路因传导速度慢，其传导特性均被快径路掩盖，只有诱发出快－慢型房室结折返性心动过速时才能揭示此类双径路。

（3）形成房室结双径路折返的必需条件：①双径路下端存在一条共同径路，上端存在共同径路或与部分心房肌直接相连；②快径路逆传不应期较短，否则不易形成逆传；③慢径路顺传速度慢，能使折返激动脱离快

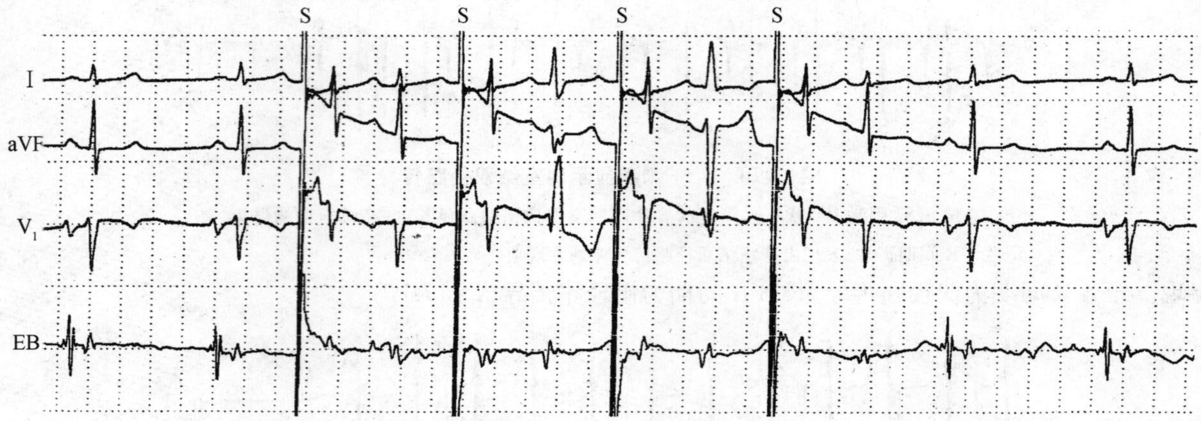

图 17-12A　心房起搏时房室结双径路同步不等速传导形成 1∶2 房室传导

图 17-12A 示窦性心律时经食管给予频率 60 次/分的 4 次心房刺激，均稳定起搏心房并重整窦性周期，每次心房起搏的 P 波后又出现 2 次 P-R 间期固定不变的 QRS 波群。第二、三次心房起搏 P 波后的 R_2 波群分别呈完全性右束支阻滞和左前分支阻滞图形。表明这种心电图改变由房室结双径路同步传导引起，即 1 次心房激动同时沿房室结双径路同步不等速顺向传导至心室，产生 2 次心室激动

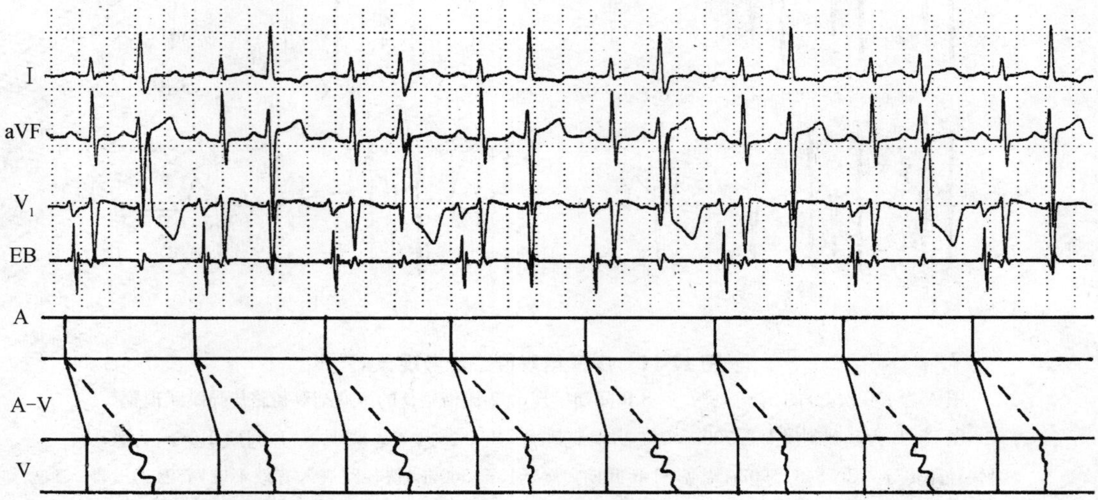

图 17-12B　窦性心律时房室结双径路同步不等速传导形成 1∶2 房室传导

注：实线代表房室结快径路传导，虚线代表慢径路传导

径路逆传不应期；④适时的房性激动在快径路内形成顺传阻滞，才能沿慢径路顺传。

（二）房室结双径路参与的心律失常

房室结双径路参与的心律失常有：快速性心律失常（见本章第三节五、阵发性折返性室上性心动过速）、房室结双径路同步不等速形成 1∶2 房室传导、缓慢性心律失常等。

1. 假性房室阻滞

（1）一度房室阻滞。当激动连续沿房室结慢径路顺传并隐匿性逆行传导至快径路，造成快径路持续的功能性阻滞时，心电图便形成一度房室阻滞的改变。

（2）二度Ⅰ型房室阻滞。当房室结快、慢径路发生 3∶2 交替传导或者双文氏型传导时，心电图可表现出不典型二度Ⅰ型房室阻滞的改变。

当心率发生改变或发放期前刺激能恢复正常房室传导者，可以诊断房室阻滞系房室结双径路传导造成。

2. 慢径路参与的束支裂隙现象　在心房程控期前刺激中，一侧束支有效不应期大于房室结快径路有效不应期时，束支先发生阻滞。当期前刺激联律间期缩短至快径路有效不应期时，激动改从房室结慢径路传导，突然延长的缓慢传导有助于束支脱离不应期而恢复传导。房室结慢径路在束支裂隙现象中作为近端传导延缓区域起着重要的诱发作用。

四、预激综合征的电生理检查

预激综合征常引起多种快速性心律失常，对预激综合征进行较全面的电生理检查有重要的临床意义。主要内容有：①提高预激综合征诊断的准确性，如通过经食管心房起搏确诊可疑预激综合征及检出隐匿性房室旁路等；②根据心房起搏造成的最大预激波来确定显性旁路部位，或诱发出心动过速后，逆传 P 波在各导联的形态及 R-P⁻间期可初步判断隐匿性旁路部位；③检出不同类型或多发性旁路；④测定旁路不应期是预激综合征电生理检查的重要内容，顺向不应期的长短可作为伴发快速性心律失常时临床判断危险性大小的指标之一；⑤了解心动过速的诱发、终止机制；⑥判断心动过速折返部位；⑦判断预激综合征药物及非药物性治疗前后疗效等。

（一）形成最大预激的几种因素

预激综合征的 QRS 波群是激动同时分别从房室结和房室旁路下传形成的室性融合波，预激程度的大小与下列因素有关（图 17-13）。①起搏点与旁路部位：旁路位于心房内起搏点越近，预激程度越大，反之则越小（图 17-14）。②心房内传导时间：激动在心房内传导到达旁路的时间比房室结越早，预激程度越大，反之则越小。③旁路传导速度：激动在旁路内传导越快，预激程度越大，反之则越小。④房室结传导速度：房室结传导速度越慢，预激程度越大，反之则越小。经食管心房 S_1S_1 分级递增刺激或 S_1S_2 期前刺激可使房室结传导速度明显减慢或传导中断，激动从旁路下传速度快于房室结，心室呈现最大预激成分，使可疑预激综合征得以确诊。另外，经食管心房起搏时由于起搏点位于左心房后壁，激动到达左侧旁路时间比房室结早，有利于显示左侧房室旁路。

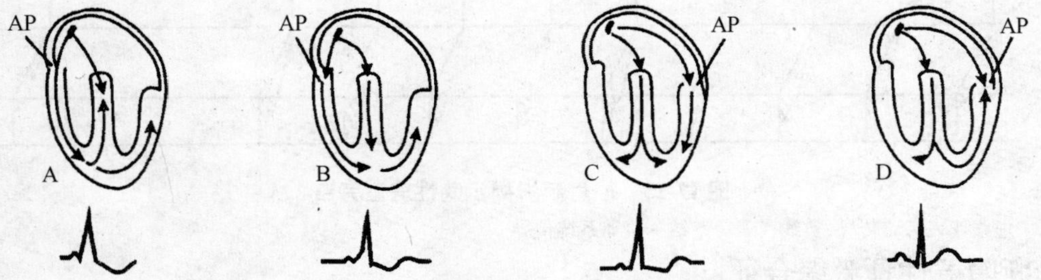

图 17-13　心室预激程度形成因素示意图

A：窦性激动均从右侧旁路下传心室，沿房室传导系统下传的激动被干扰，形成最大预激。B：窦性激动分别从右侧旁路和房室传导系统下传心室，以旁路下传为主，预激程度减轻。C：窦性激动分别从房室传导系统和左侧旁路下传心室，以房室传导系统下传为主，预激程度进一步减轻。D：窦性激动均从房室传导系统下传心室，沿左侧旁路下传的激动被干扰，心室预激消失，QRS 波群恢复正常

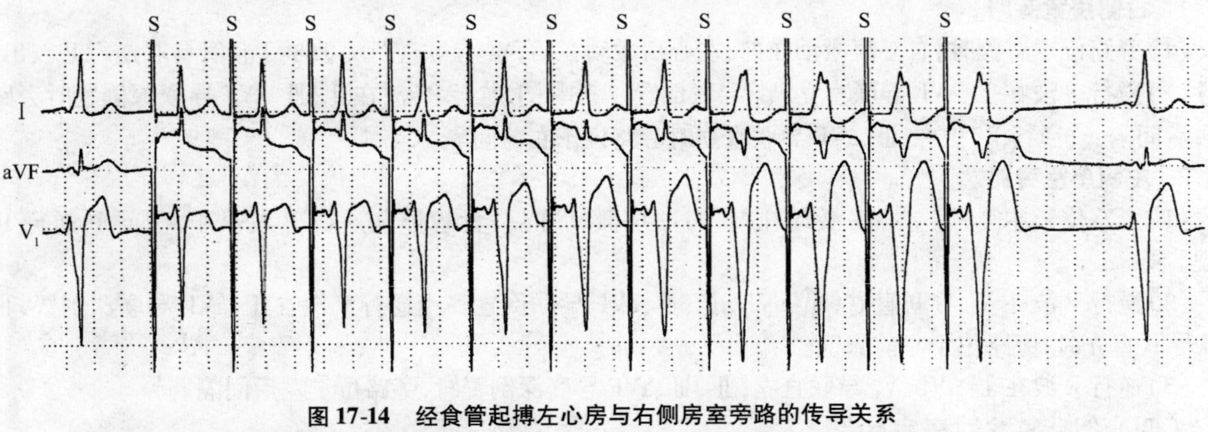

图 17-14　经食管起搏左心房与右侧房室旁路的传导关系

图示右侧显性房室旁路，窦性心律时心室预激程度较重。经食管给予频率为 110 次/分的 11 次电脉冲刺激左心房，见前 3 次心室预激程度减轻，随着持续起搏，房室结－希浦系统的传导进行性减慢，自第 4 次 QRS 波群起畸形程度逐渐增大，最后 4 次 QRS 心室预激程度超过窦性心律，QRS 波群时限达 0.18s，其间 P-δ 间期始终为 0.10s，显示出不同起搏点以及房室结－希浦系统传导速度改变了心室预激程度

（二）诊断隐性（潜在性）预激综合征

当部分旁路不应期偏长或位置离窦房结较远时，窦性心律无法显示出预激图形。在食管法心脏电生理检查时，通过心房刺激频率的增快或期前刺激联律间期的缩短，使激动落入房室结不应期中传导减慢或阻断，旁路传导速度相对加快，心室预激成分增多即可显示出预激图形。①分级递增刺激：随着刺激频率增快，S-R 间期缩短，QRS 波群呈预激图形（图 17-15）。②程控期前刺激：S_2 期前联律间期逐渐缩短，QRS 波群开始增宽呈预激图形。但此时须与心室内差异性传导相鉴别，前者 S-R 间期短于正常，可见 δ 波。后者 S-R 间期长于正常，起始向量与窦性相似，无 δ 波，QRS 波群多呈右束支阻滞图形。

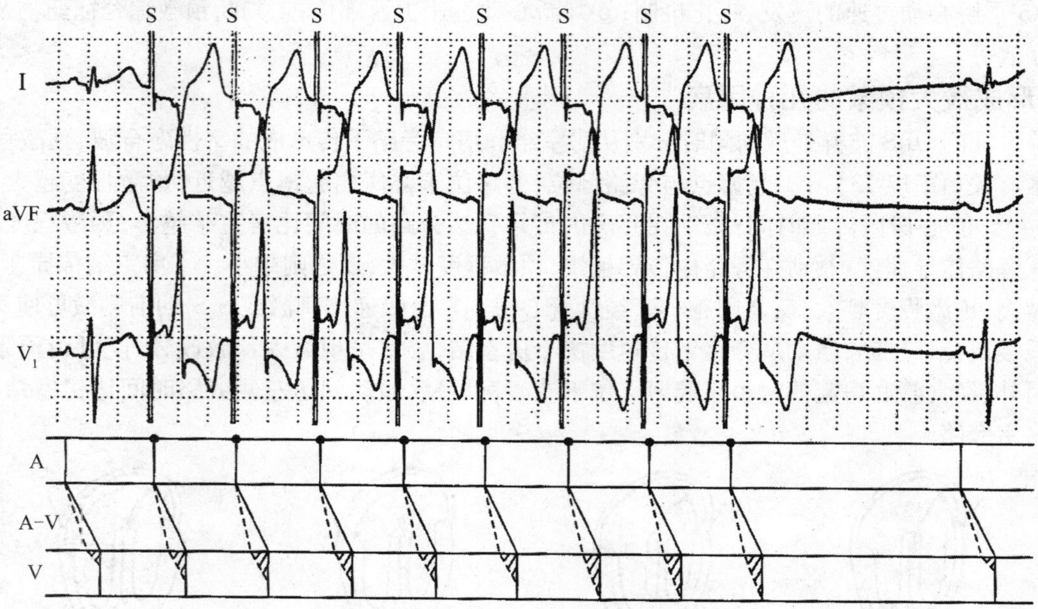

图 17-15　心房起搏揭示隐性房室旁路

虚线代表旁路传导，实线代表房室结－希浦系统传导

（三）诊断隐匿性预激综合征

部分旁路因无前传功能，无论窦性心律还是心房起搏时从不显示预激图形，称为隐匿性预激综合征。但该类旁路具有逆向传导功能，心室激动能沿旁路逆行传导引起心房激动，并参与房室折返。食管法心脏电生理检查通过诱发顺向型房室折返性心动过速或旁路逆传性 P 波可证实存在隐匿性预激综合征，根据逆行 P 波在各导联的不同形态及 V_1 导联与食管导联的 $R-P^-$ 间期，初步判断隐匿性旁路的心房端所在部位。

1. 右侧房室旁路

（1）旁路位于右侧时，右心房激动在前，左心房激动在后，V_1 导联逆行 P 波早于食管导联逆行 P 波出现。

（2）逆行 P 波在Ⅰ、aVL 导联直立，V_1 导联倒置。其中：①逆行 P^- 波在Ⅱ、Ⅲ、aVF 导联深倒置时旁路位于右后间隔；②逆行 P^- 波在 Ⅲ、aVF 导联直立时旁路位于右前间隔。

2. 左侧房室旁路

（1）旁路位于左侧时，左心房激动在前，右心房激动在后，食管导联逆行 P 波早于 V_1 导联逆行 P 波出现。

（2）逆行 P 波在 V_1 导联直立，Ⅰ、aVL、Ⅱ、Ⅲ、aVF 导联倒置。当逆行 P 波在Ⅰ、aVL 导联深倒置，Ⅲ或 aVF 导联直立时，旁路位于左前侧壁。

（3）逆行 P 波在Ⅰ、aVL、V_1 导联直立，Ⅱ、Ⅲ、aVF 导联深倒置时，旁路位于左后间隔。

（四）诊断多发性房室旁路

由于各条旁路的解剖部位、不应期和传导速度均不同，通过改变心房刺激频率或程控期前刺激联律间期可以显示出不同的旁路。在经食管心房调搏中多发性房室旁路的诊断线索有：①心房递增刺激或程控期前刺激时，显示出两种不同的预激图形，出现介于两种预激图形之间的 QRS 波群是双旁路同时顺传的证据；②诱发出两种预激图形的宽 QRS 心动过速及（或）QRS 波群形态多变，并排除功能性束支阻滞者；③排除房室结双径路后，同一患者的逆向型房室折返性心动过速的频率明显快于顺向型房室折返性心动过速；④顺向型房室折返性心动过速时出现两种 R-P⁻间期和 P⁻波形态(图 17-16)，或伴有心动周期改变；⑤P⁻波提示的旁路部位与显性预激显示的部位不同；⑥顺向型房室折返性心动过速伴功能性束支阻滞时 R-R 周期长度出现与同侧旁路相矛盾的改变。

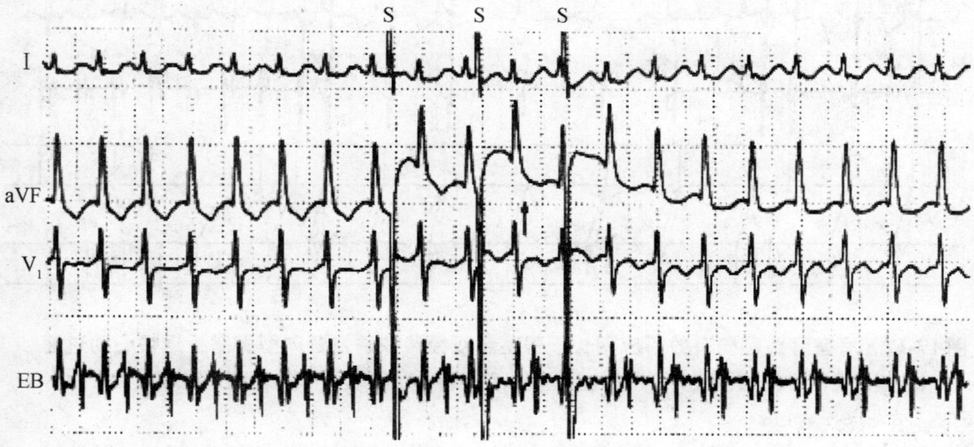

图 17-16　隐匿性右后间隔、左前侧壁房室双旁路分别逆行传导引起的顺向型房室折返性心动过速

图 17-16 前半部分示顺向型房室折返性心动过速，R-R 间期 310ms，频率 193 次/分，QRS 波群后可见在Ⅰ导联直立，aVF 导联倒置的逆行 P 波。经食管发放 3 次频率为 100 次/分的心房刺激后，心动过速仍然存在，R-R 间期不变。但第 2 次心房刺激提前夺获心房，造成其后逆行 P 波的形态及 R-P⁻间期发生了变化，逆行 P 波在Ⅰ导联倒置，V_1 导联直立(箭头处)，提示存在两条房室旁路逆行传导。后经射频导管消融术分别在三尖瓣环 6 点钟处(右后间隔)和距冠状窦口 5cm 处(左前侧壁)成功阻断两条房室旁路

(五)揭示房室旁路合并房室结双径路

因旁路和房室结双径路的不应期及传导速度不同，可通过改变心房刺激频率或期前刺激的联律间期来显示不同的旁路和房室结双径路。

1. 显性旁路合并房室结双径路

(1)旁路不应期长于房室结双径路。因旁路传导速度快，心房刺激频率较慢或期前刺激联律间期较长时激动从旁路下传，S-R 间期短，QRS 波群呈预激图形，房室结双径路传导被掩盖。刺激频率增快或期前刺激联律间期缩短至旁路有效不应期时，激动在旁路受阻改从房室结快径路顺传，S-R 间期和 QRS 波群突然恢复正常。当刺激频率进一步增快至或期前刺激联律间期缩短至快径路有效不应期时，激动改从慢径路顺传，S-R 间期出现跳跃式延长，有时会诱发出慢－快型房室结折返性心动过速或顺向型房室折返性心动过速(图 17-17)。前者 P⁻波隐埋在 QRS 波群中，$R\text{-}P_E^- < 70ms$。后者 $R\text{-}P_E^- > 90ms$。出现 R-R 间期或 P⁻-R 间期长短交替互差 >60ms、R-P⁻间期不变时，系折返激动分别从快、慢经路顺传，旁路逆传所致(图 17-18)。

(2)旁路不应期短于快径路并长于慢径路。快径路因不应期偏长并传导速度慢于旁路而被掩盖无法显示。当心房期前刺激联律间期到达旁路有效不应期时，激动改从慢径路顺传，S_2-R 间期突然显著延长，QRS 波群形态恢复正常。

(3)旁路不应期短于房室结双径路。因旁路传导速度快，在心房分级递增刺激或程控期前刺激过程中激动总是沿着旁路顺传，QRS 波群呈预激图形，房室结双径路传导被掩盖无法显示，只有应用使旁路不应期延长的药物或消融术阻断旁路后才可能暴露出房室结双径路传导。

2. 隐匿性旁路合并房室结双径路

(1)旁路无顺传功能，不能显示预激图形，在心房起搏时只表现出房室结双径路传导特征。心房刺激频率较慢或期前刺激联律间期较长时，激动沿快径路顺传。当心房刺激频率增快或期前刺激联律间期缩短至快径路有效不应期时，S-R 间期出现跳跃式延长，激动改从慢径路顺传。由于房室传导的减慢，心室激动便沿已脱离逆向不应期的旁路逆传至心房，出现逆行 P 波或诱发出顺向型房室折返性心动过速(图 17-6)。如

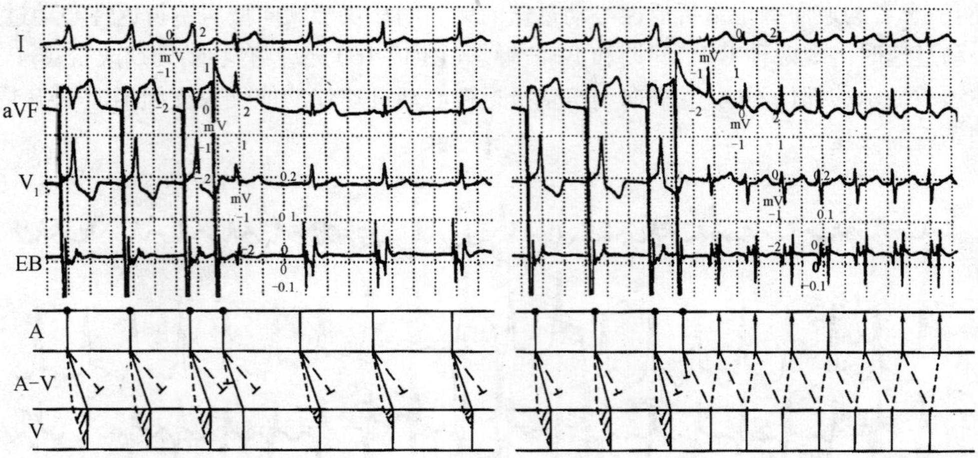

图 17-17　房室旁路顺向有效不应期长于房室结双径路并诱发顺向型房室折返性心动过速

注：短虚线代表旁路传导，实线代表房室结快径路传导，长虚线代表房室结慢径路传导

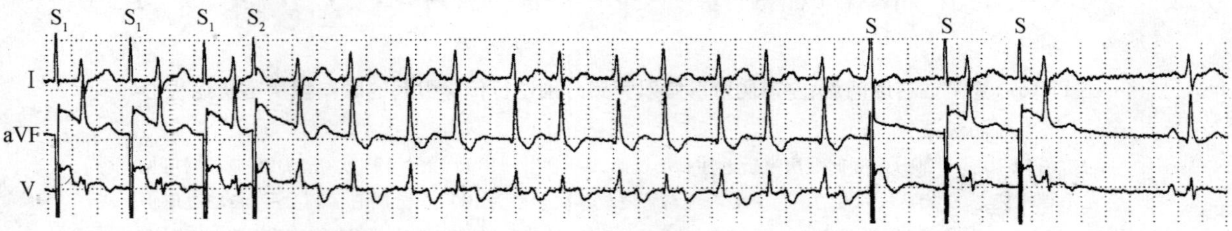

图 17-18　房室结快、慢径路交替顺向传导，左侧房室旁路逆向传导的顺向型房室折返性心动过速

图示 S_1S_1 基础刺激周期 600ms，S_1S_2 联律间期 400ms 时，S-R 间期 320ms，随后诱发出窄 QRS 波群心动过速。逆行 P 波在Ⅰ导联倒置，V_1 导联直立。自第 3 次逆行 P 波开始，R-P⁻ 间期固定为 160ms，但 P⁻-R 间期出现短、长交替，造成 R-R 间期 380ms 与 460ms 短、长交替，表现出房室结快、慢径路交替顺向传导，左侧房室旁路逆向传导的电生理特征。其后给予周长 600ms 的 3 次亚速 S_1S_1 刺激，见第 1 次 S_1 夺获心房后即终止了心动过速

果无旁路折返性逆传 P 波出现就无法证实隐匿性旁路的存在。

(2) 有时顺向型房室折返性心动过速会表现出 R-R 间期或 P⁻-R 间期明显长短交替、间隙出现，而 R-P⁻ 间期不变。系激动分别沿房室结快、慢径路顺向传导，从隐匿性房室旁路逆向传导所致(图 17-18)。

五、阵发性折返性室上性心动过速

(一)房室结折返性心动过速(AVNRT)

视折返运动在环路中的方向不同分为两种类型。

1. **慢－快型房室结折返性心动过速**　也称为常见型，约占 95%。快径路不应期长，传导速度快；慢径路不应期短，传导速度慢。折返激动沿慢径路顺传，快径路逆传，常突发突止。

(1) S_1S_1 分级递增刺激频率或 S_1S_2 期前刺激联律间期到达快径路有效不应期时，出现明显延长的 S-R 间期，激动改从慢径路下传后诱发出心房折返性回波或折返性心动过速。

(2) 因慢径路顺向传导速度不同，心动过速频率变化较大。多数在 150～250 次/分，少数情况下可高于 250 次/分或低于 150 次/分(图 17-19)，甚至低于 100 次/分。

(3) QRS 波群大多正常。诱发时显著延长的 P-R 间期造成 R-R 间期长于束支不应期，较少发生功能性束支阻滞，但发生功能性束支阻滞时 R-R 间期无改变。

(4) 因心房与心室几乎同时激动，逆行心房激动呈中心性，食管导联中 R-P⁻ 间期 $<0.07s$。大部分逆行 P 波隐埋在 QRS 波群中无法显现，少数出现在 QRS 波群终末部，在下壁导联中易形成假性 s 波(图 17-20)，在 V_1 导联易形成假性 r 波。极少数出现在 QRS 波群前形成假性 q 波。

(5) 因心室不参与折返，下部共同径路或室内发生传导阻滞不会影响心动过速。2∶1 房室阻滞时心室

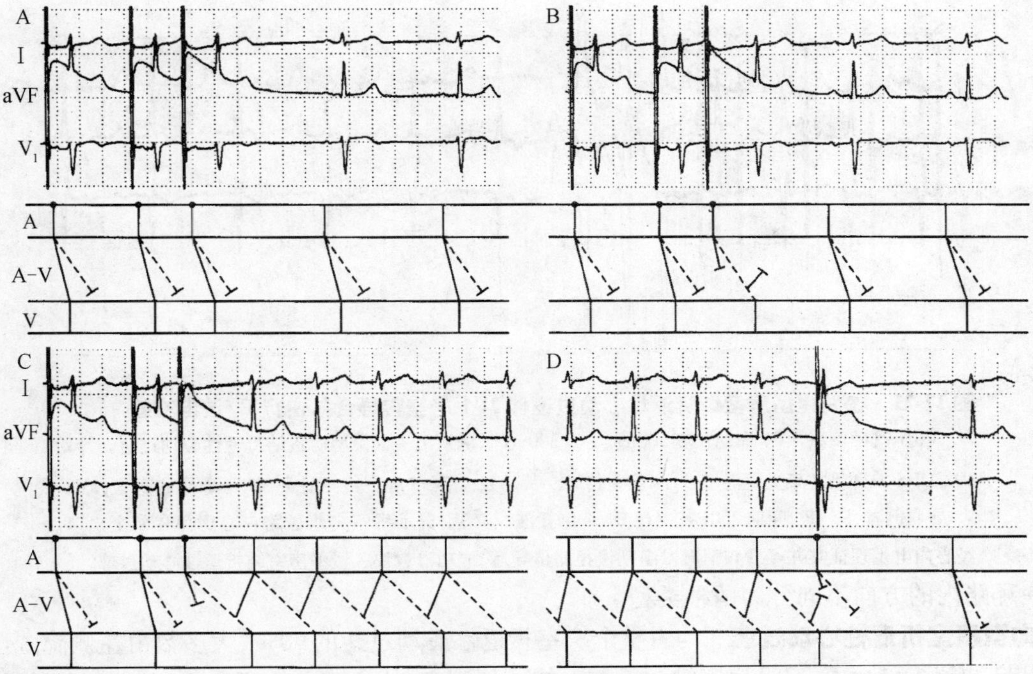

图 17-19 S_1S_2 诱发慢－快型房室结折返性心动过速

注：实线代表房室结快径路传导，虚线代表慢径路传导

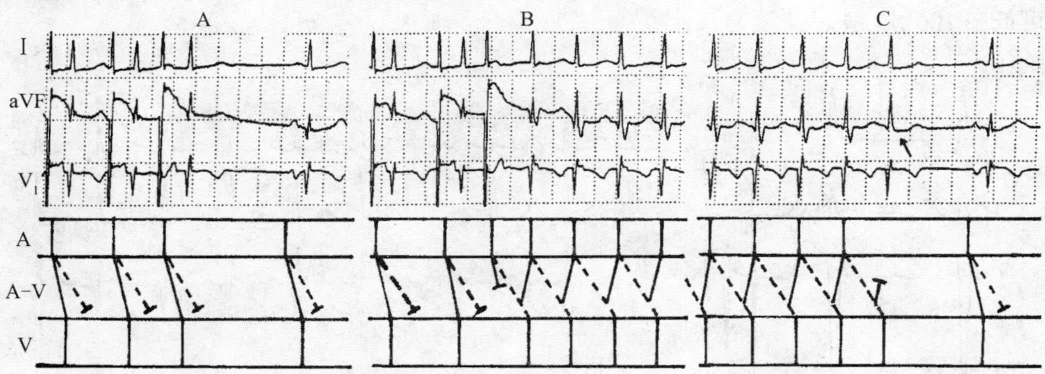

图 17-20 慢－快型房室结折返性心动过速显示假性 s 波

注：实线代表房室结快径路传导，虚线代表慢径路传导

率成倍减慢，并能显示出逆行 P 波，P^--P^- 间期与发生阻滞前 R-R 间期一致。但对心房是否参与折返仍有争议，近年来有学者提出以房室交接区折返性心动过速来命名更合适。

2. **快－慢型房室结折返性心动过速** 也称少见型，约占 5%。慢径路顺向不应期长于快径路，但逆向不应期恰好相反。提前的激动在慢径路内阻滞，沿快径路顺传，再从慢径路逆传形成心动过速，易发易止，反复发作。

(1)心房分级递增刺激或期前刺激时 S-R 间期无跳跃，房性期前收缩或窦性周期缩短均可诱发，诱发时 P-R 间期不延长(图 17-21)。

(2)反复发作，持续时间较短，间隔几次窦性心搏后又可发作，QRS 波群形态正常。

(3)P^- 波出现在 QRS 波群前，R-P^- > P^--R，P^- 波在Ⅱ、Ⅲ、aVF 导联深倒置。

(4)须与源于心房底部的房性心动过速以及房室慢旁路逆行传导引起的顺向性房室折返性心动过速鉴别。

(二)房室折返性心动过速(AVRT)

房室折返性心动过速为房室结－希浦系统、预激旁路、心房及心室均参与的大环路折返性心动过速，视

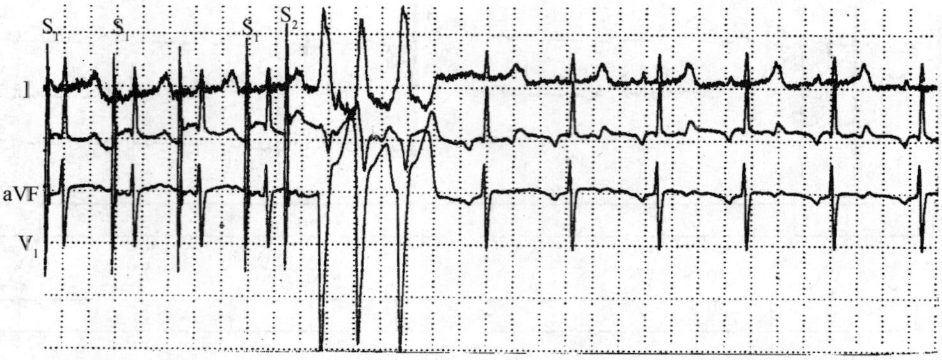

图 17-21　快－慢型房室结折返性心动过速伴 2∶1 房室传导合并逆行 P⁻ 波电交替

图示基础刺激 S_1S_1 周期长度 500ms，S_1S_2 300ms 时诱发出快－慢型房室结折返性心动过速。开始 3 次 QRS 波群呈左束支阻滞型，1∶1 房室传导。其后发生 2∶1 房室传导时 P^- 波在Ⅰ导联直立，aVF、V_1 导联倒置，P^--P^- 间期 350ms，出现 P^- 波倒置深浅交替，提示房室结双径路在心房存在两个出口。经心内电生理证实并经射频消融术阻断慢径路传导后，成功治愈快－慢型房室结折返性心动过速

折返运动在环路内的方向不同分为两种类型。

1. 顺向型房室折返性心动过速　约占整个房室折返性心动过速的 90%，大多数由左侧隐匿性房室旁路参与折返引起，折返激动由心房沿房室结－希浦系统顺传心室，从旁路逆传至心房，完成房室折返。

（1）心房分级递增或程控期前刺激时 S-R 间期轻微延长即可诱发（合并房室结双径路者除外）。

（2）心动过速突发突止，频率大多在 160～250 次/分，合并房室结慢径路顺传时，频率明显减慢（图 17-22），甚至可低于 100 次/分。

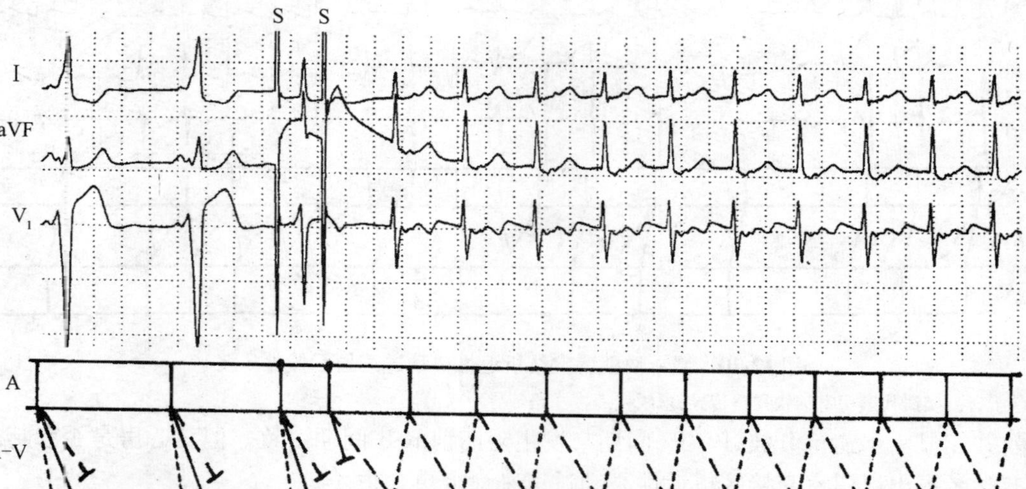

图 17-22　右侧房室旁路及房室结慢径路参与折返形成的顺向型房室折返性心动过速

注：短虚线代表旁路传导，实线代表房室结快径路传导，长虚线代表房室结慢径路传导

（3）QRS 波群形态正常，当伴有旁路同侧束支功能性阻滞时，R-R 间期或 R-P^- 间期比未发生功能性束支阻滞时延长 35ms 以上（图 17-32），旁路对侧束支功能性阻滞时 R-R 间期无变化（图 17-23），间隔部旁路发生功能性阻滞时 R-R 间期不变或 <25ms。

（4）适时的房性或室性期前收缩均能终止心动过速，偶尔，发生旁路同侧房性或室性期前收缩时可出现心动过速重整现象。

（5）可伴有 QRS 波群电交替或 R-R 间期长短交替。合并房室结快、慢径路分别顺传时，P^--R 间期出现长短交替或间歇性 >60ms，而 R-P^- 间期不变（图 17-18）。

（6）逆行 P 波位于 QRS 波群后，R-P^- $<$ P^--R，R-P^- $<1/2$ R-R，食管导联中 R-P^- 间期 >90ms。

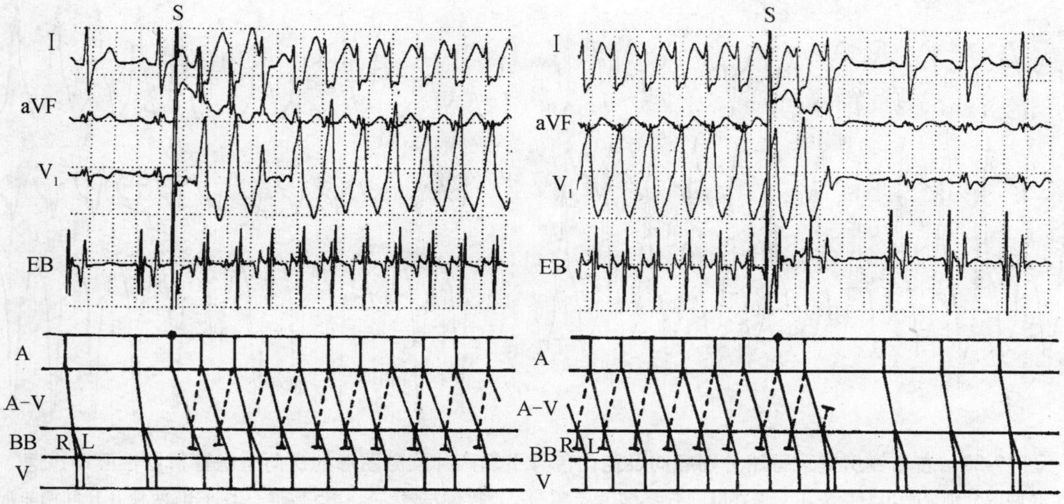

图 17-23　左侧隐匿性房室旁路，RS_2 刺激诱发顺向型房室折返性心动过速伴功能性右束支阻滞

注:虚线代表旁路传导,实线代表房室结－希浦系统传导

(7) P_I 倒置、P_{V_1} 直立,食管导联 R-P^- 间期 < V_1 导联是左侧旁路参与折返的特征。P_I 直立、P_{V_1} 倒置,食管导联 R-P^- 间期 > V_1 导联是右侧旁路参与折返的特征(图 17-22)。

(8)因心房和心室均参与折返,发生二度房室或室房阻滞时心动过速立即终止。

2. **逆向型房室折返性心动过速**　约占整个房室折返性心动过速的10%。多为电生理检查时诱发,自发者更少见。折返激动沿旁路顺传心室,从房室传导系统或另外一条旁路逆传心房,形成心室预激性心动过速。

(1)心房分级刺激频率或期前刺激联律间期达房室结－希浦系统有效不应期时诱发,诱发时的 P-R 间期≤0.10s。

(2)QRS 波群宽大畸形,与窦性时预激 QRS 波群形态相似,频率常 > 200 次/分,酷似室性心动过速。前者保持 1:1 房室传导,后者常出现房室分离,有助于鉴别(图 17-24)。

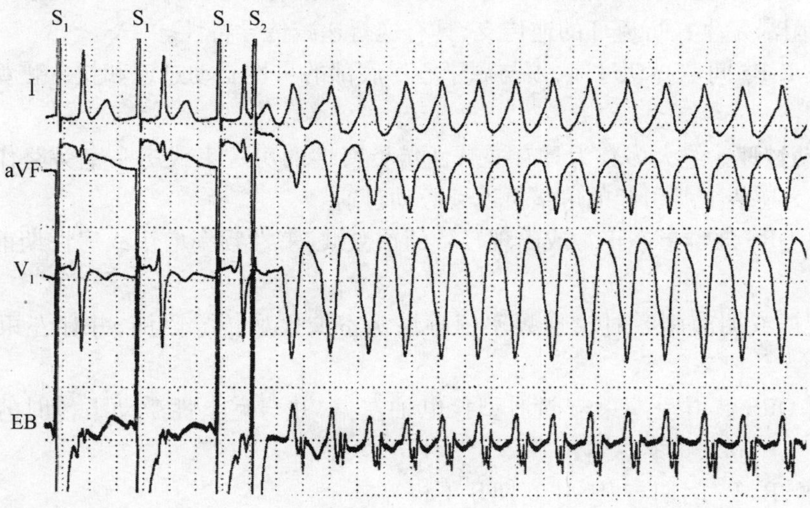

图 17-24　S_1S_2 诱发逆向型房室折返性心动过速

图示 S_1S_1 基础刺激周期长度 600ms,S_1S_2 260ms 时,P_2-R_2 间期 0.10s 并诱发出与窦性预激 QRS 波群形态相似的宽 QRS 波群心动过速,R-R 间期规则为 280ms,双极食管导联中可见 1:1 房室传导的逆行 P 波

(3)R-P^- > P^--R,$P_{Ⅱ、Ⅲ、aVF}$ 倒置,发生二度房室或室房阻滞时心动过速立即终止。

(4)存在多条房室旁路时可出现两种以上形态的预激图形心动过速(图 17-25)。

3. **持续性交接区反复性心动过速**　现已明确为具有递减传导性的隐匿性房室旁路作为逆传支,房室

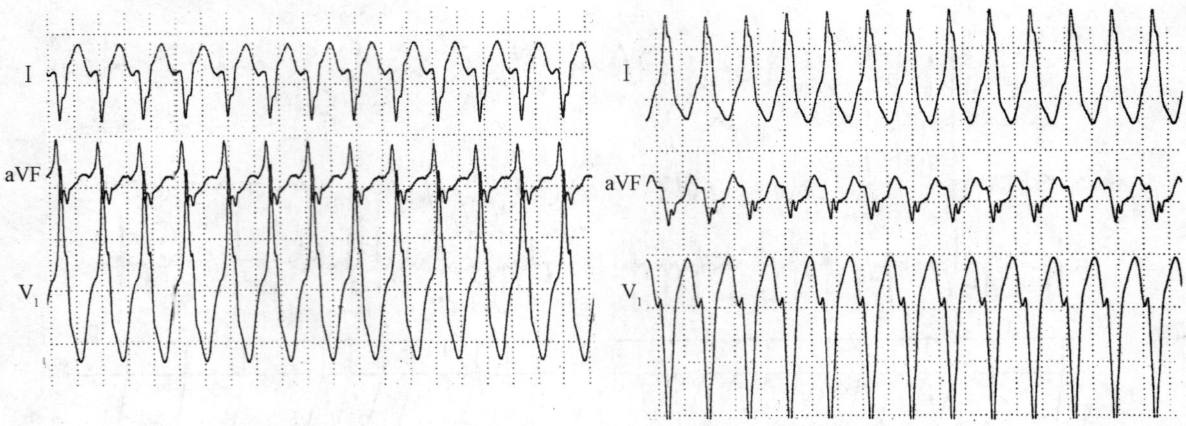

图 17-25　左右侧房室双旁路分别顺向及逆向传导引起两种预激图形的逆向型房室折返性心动过速

A、B 两图分别显示出右束支阻滞型伴电轴右偏、左束支阻滞型伴电轴左偏的宽 QRS 波群心动过速，两种 R-R 间期非常规则地为 0.32s，频率 187 次/分。心腔内电生理证实，A 图为折返激动沿右侧壁房室旁路逆行传导，从左侧壁旁路顺向传导的逆向型房室折返性心动过速。B 图为折返激动沿左侧壁房室旁路逆行传导，从右后侧壁旁路顺向传导的逆向型房室折返性心动过速。术中射频导管电极分别在右侧房室环 8 点钟处和左侧房室环距冠状窦口 4cm 处标测到 A 波与 V 波融合，放电后成功阻断两条房室旁路

结－希浦系作为顺传支引起的顺向型房室折返性心动过速。

(1)窦性周期长度轻微改变及适时的期前收缩即可诱发。

(2)诱发时 P-R 间期正常和 QRS 波群形态正常，较少伴功能性束支阻滞。

(3)心动过速频率较慢，一般在 130～200 次/分之间。

(4)逆行传导时间长，心内 V-A 间期一般 >100ms，P^- 波在Ⅱ、Ⅲ、aVF 导联倒置。

(5)最早逆传部位多在冠状静脉窦口及其附近，心动过速希氏束处于不应期时给予心室刺激能逆行激动心房，表明存在旁路逆行传导，可排除快－慢型房室结折返性心动过速。

(6)心室 S_1S_1 刺激周长 <300ms 时室房之间出现递减性传导。

(7)心动过速持续性反复发作，具有 1∶1 室房传导特点，逆行 P 波消失后即终止。终止前常出现 R-P^- 间期逐渐延长，提示阻滞发生在折返环的逆传支，具有逆行递减传导特性。

(8)因表现为长 R-P^- 间期心动过速，须与源于心房底部的房性心动过速和快－慢型房室结折返性心动过速相鉴别。

4. Mahaim 心动过速　绝大多数为具有递减性传导特性的房－束或房－室旁路作为折返环路的顺传支，希浦系－房室结为逆传支所引起的房室折返性心动过速。

(1)窦性心律时 QRS 波群形态正常或出现轻微的预激波，窦性频率增快或房性期前收缩可使预激程度增大。

(2)心房快速起搏或期前刺激时出现频率依赖性房室文氏型传导阻滞，并伴左束支阻滞型完全预激图形。

(3)心动过速时 QRS 波群呈左束支阻滞型伴电轴左偏，并与室上性激动下传时的完全预激图形相同(图 17-26)。

(4)$P^-_{Ⅱ、Ⅲ、aVF}$倒置，R-P^- 间期与 P^--R 间期几乎相等。

(5)出现以下心电图改变可考虑为 Mahaim 心动过速：①QRS 电轴在 0～－75°；②QRS 波群时限 <0.15s；③Ⅰ导联呈 R 型，V_1 导联呈 rS 型；④胸前导联 QRS 主波由负变正，发生在 V_4 导联或其后；⑤心动过速周期长度在 220～450ms 之间。

5. 临床意义及治疗原则　大多数患者无器质性心脏病。但心动过速发作时，尤其 AAVRT 的心率较快，有发生心房颤动及心室颤动的危险。采用射频导管消融术是有效的根治方法。

(三)窦房折返性心动过速(SART)

1. 形成机制及电生理特征　因窦房结及周围心房组织存在功能性、纵向分离的不应期及传导性不一致

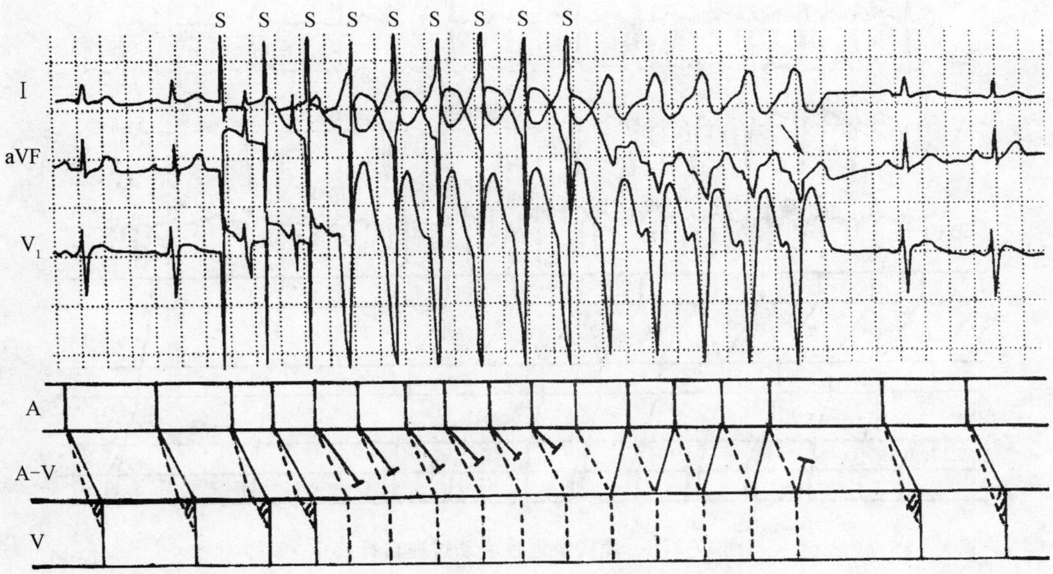

图 17-26　S_1S_1 诱发短阵 Mahaim 型心动过速

注：虚线代表旁路传导，实线代表房室结－希浦系统传导

的两条径路而形成，也称为窦房结折返性心动过速（SANRT）。有人认为属心房内折返性心动过速的一个亚型。较少见，约占阵发性室上性心动过速的 4%。

（1）心房分级递增刺激或程控期前刺激均能诱发及终止。诱发时具有窦房结对期前刺激呈窦性折返区（Ⅳ区）特点，发作时的联律间期与窦性期前收缩一致。

（2）心动过速时房内激动顺序及 P 波形态（至少在三个不同轴面）与窦性心律相似，通常 P-R < R-P，心率偏快时 P-R ≥ R-P。

（3）心动过速多呈短阵发作，常自行终止。频率变化较大，一般在 100～180 次/分之间，平均 130 次/分。

（4）因房室结不参与折返，发生房室阻滞时不影响心动过速的存在（图 17-27）。

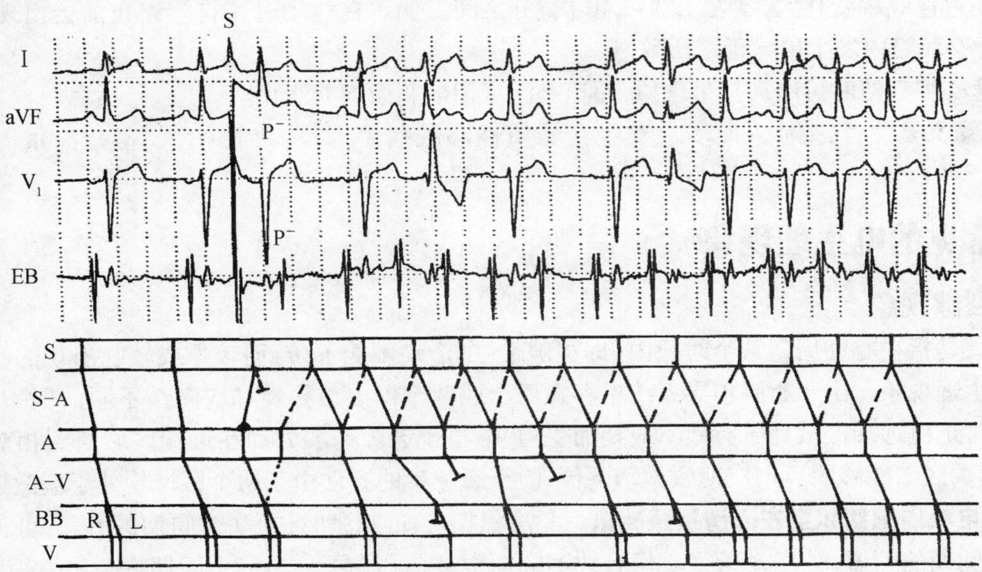

图 17-27A　RS_2 刺激诱发窦房折返性心动过速

（5）刺激迷走神经能减慢心率或终止心动过速，终止后间歇等于或略长于窦性周长。

（6）须与自律性增高的窦性心动过速鉴别，后者持续时间长，不能被刺激所诱发和终止。

2. 临床意义及治疗原则　半数以上发生在窦房结病变时，心房超速刺激可终止，药物治疗以 β－受体阻滞剂和钙离子拮抗剂效果明显。

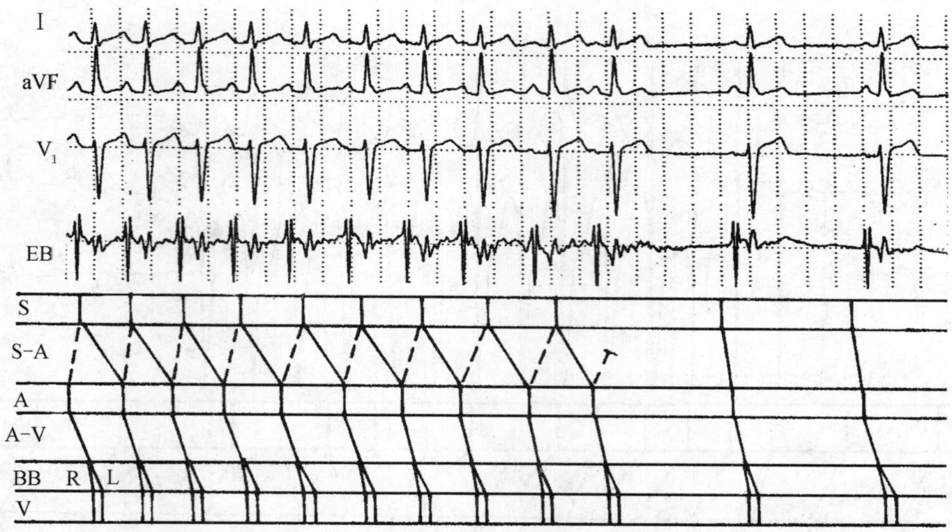

图 17-27B　窦房折返性心动过速自行终止

（四）心房内折返性心动过速（IART）

1. 形成机制及电生理特征　其电生理基础为心房局部组织病变致不应期不一致和传导不均匀，可由左、右心房内有解剖依据的大折返环路形成，也可由局部心房肌构成的微折返环形成。

（1）心房分级递增刺激频率增快或程控期前刺激联律间期缩短至心房相对不应期时均能诱发。诱发时出现房内传导延缓。心内法表现为 S-A 间期延长，食管法表现为 P_2 波时限增宽。S-P 间期不能代表心房传导时间。

（2）心动过速时 P′波形态各异，其变化取决于房内折返部位。折返环路位于心房底部时 P′波在下壁导联倒置，折返环路位于左心房时 P′波在Ⅰ导联倒置，食管导联 P′波早于 V_1 导联出现。

（3）一般 P′-R < R-P′，P′-R < 1/2R-R，房室结不应期长于心动过速周长时常合并一度或二度房室阻滞，但不影响心动过速（图 17-28）。

（4）心动过速频率变化大，常在 120～240 次/分之间。偶尔在心动过速自行终止前会出现 P′-P′间期逐渐延长，系折返环路内发生传导延缓所致。

（5）快速心房起搏时可出现拖带现象，超速刺激或期前刺激均能终止。

2. 临床意义及治疗原则　大多数发生在器质性心脏病中，应用维拉帕米、普萘洛尔等药物可终止 IART。

六、常见的电生理现象

（一）裂隙现象

裂隙现象是指在心动周期某个时限内（即裂隙带）的激动不能下传，而较早或较晚出现的激动却能够下传的一种电生理现象。由于心脏传导系统中存在两个或两个以上传导性和应激性不同的区域，使裂隙带内的激动下传时正值远端区域处于有效不应期而受阻，但早于裂隙带的激动在近端区域遇到相对不应期而传导延缓，使远端区域能够脱离不应期致激动下传，晚于裂隙带的激动由于两个区域均处于应激期能下传。

1. 食管电极周围组织至左心房裂隙现象　心房程控 S_1S_2 刺激时，长联律间期的 S_2 后可见到 P_2 波，随着 S_1S_2 联律间期的缩短，S_2 激动落入心房有效不应期中，P_2 波脱漏。当 S_1S_2 间期进一步缩短时，S_2 波后又出现 P_2 波。此时 S_2-P_2 间期明显延长（致实际 P_1P_2 间期 > S_1S_2 间期），以致心房脱离有效不应期后能够再次应激。近端传导延缓区发生在食管电极周围至左心房外膜之间，远端阻滞区发生在心房内。

2. 食管电极周围组织至房室交接区裂隙现象　心房程控 S_1S_2 长联律间期刺激时，S_2 后可见到 R_2 波，随着 S_1S_2 间期的缩短，S_2 激动落入房室交接区有效不应期中，R_2 波脱漏。S_1S_2 联律间期进一步缩短，S_2 后又重现 R_2 波，再现的 S_2-R 间期比脱落前明显延长，使激动能够脱离房室交接区有效不应期得以下传至心

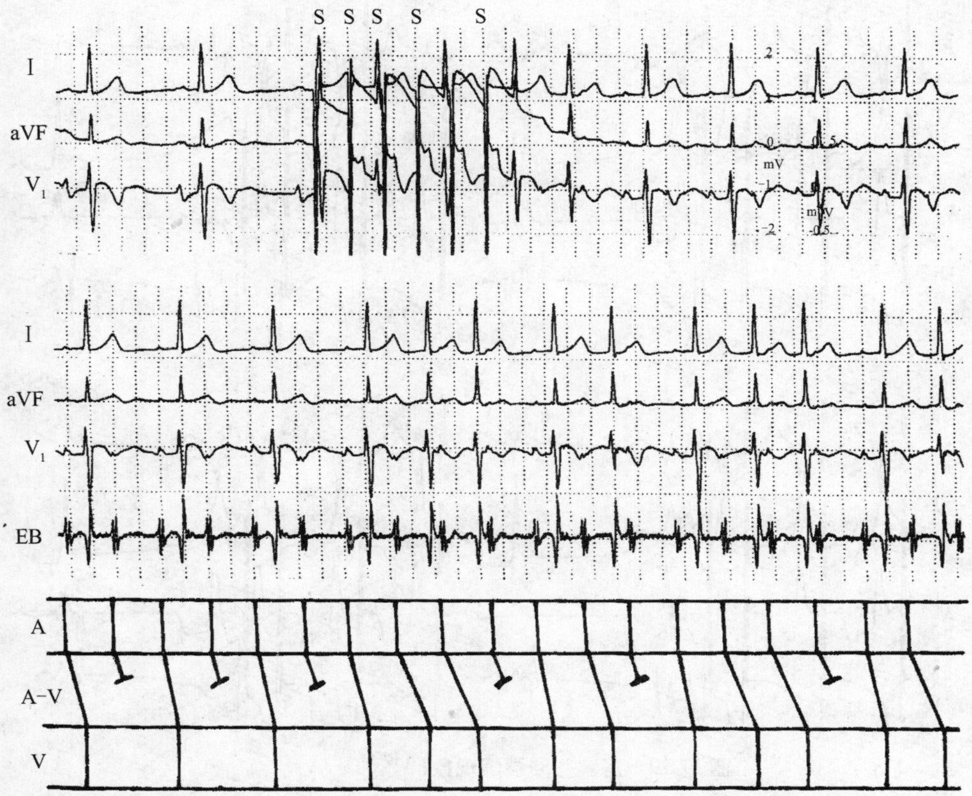

图 17-28 心房内折返性心动过速

室。远端阻滞区域位于房室交接区，近端传导延缓区域位于食管电极周围组织或心房内。

3. 房室交接区至束支之间裂隙现象 常在房室结双径路传导的基础上发生，需束支有效不应期 > 快径路有效不应期。心房程控 S_1S_2 联律间期缩短到束支有效不应期时，R_2 呈完全性束支阻滞图形。S_1S_2 耦联间期进一步缩短到快径路有效不应期时，激动改从慢径路下传，S_2-R_2 间期出现跳跃式延长。因房室交接区发生明显传导延缓，致 R_2 脱离束支有效不应期，波形突然恢复正常。远端传导阻滞区域位于束支内，近端传导延缓区域位于房室交接区（包括房室结慢径路）。

4. 房室旁路裂隙现象

（1）房室旁路有效不应期长于房室结－希浦系统有效不应期：心房程控 S_1S_2 联律间期缩短到房室旁路有效不应期时，激动在房室旁路传导受阻，沿房室结－希浦系统下传心室，呈预激图形的 R_2 波形突然恢复正常。S_1S_2 联律间期进一步缩短后，激动在心房内发生传导延缓，当延缓的激动能沿已脱离有效不应期的旁路下传心室时，R_2 再现预激图形（图 17-29）。

（2）房室旁路有效不应期短于房室结－希浦系统有效不应期：心房程控 S_1S_2 联律间期缩短到房室旁路有效不应期时，激动在房室旁路传导受阻，此时房室结－希浦系统早已进入有效不应期，故 R_2 波群消失。S_1S_2 联律间期进一步缩短，激动在心房内发生传导延缓，当延缓的激动能沿已脱离有效不应期的旁路下传心室时，R_2 再现预激图形。此时 S_2-R_2 间期须比 R_2 脱落前延长 30ms 以上，以排除心房无效起搏（图 17-30）。发生房室旁路裂隙现象时远端阻滞区域位于房室旁路，近端传导延缓区域位于食管电极附近组织或心房内。

5. 临床意义

（1）心脏传导系统中各部位的不应期长短不一致，是形成裂隙现象的电生理基础。

（2）药物常对心脏组织的不应期产生影响，洋地黄、β－受体阻滞剂因延长不应期能促进裂隙现象发生，而阿托品缩短不应期会使裂隙现象消失。

（3）多种基础周期长度的刺激能使不同区域的不应期长短发生改变，致不同配对间期的期前刺激极易形成裂隙现象。

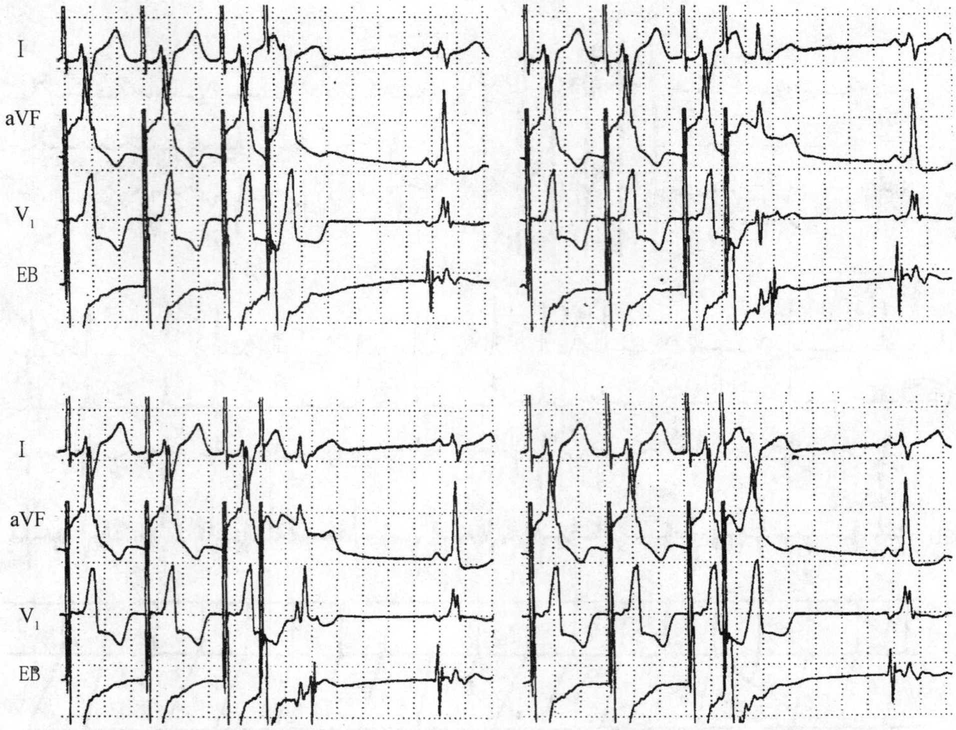

图 17-29　房室旁路裂隙现象（AP_{ERP} > AVN_{ERP}）

图示基础刺激周期 600ms 的经食管 S_1S_2 心房期前刺激，A 为 S_1S_2 联律间期 330ms 时 R_2 波群在Ⅰ导联主波向下，aVF、V_1 导联中主波向上，畸形程度重于窦性心律时，S_2-R 间期 80ms，显示出左侧前壁房室旁路的心室完全预激图形。B、C 示 S_1S_2 联律间期 320～280ms 时房室旁路已进入有效不应期，S_2 激动沿房室结－希浦系统前传，R_2 波群分别呈不完全性右束支阻滞型和完全性右束支阻滞型，右束支已进入不应期。在 R_2 波群后出现符合左侧房室旁路逆行传导的 P^- 波，表明房室旁路具有双相传导功能。D 示 S_1S_2 联律间期 310ms 时，S_2-R 间期延长至 140ms，R_2 波群又呈现心室预激图形，此时实际 R_1-R_2 间期反而比 S_1S_2 联律间期 330ms 时延长 20ms，表明心房内发生了传导延缓，延迟到达的激动沿已脱离不应期的旁路下传，再次引起心室预激，房室结－希浦系统传导被旁路传导所掩盖，无法显示

（4）对裂隙现象的认识能解释一些“超常传导”现象，有助于在电生理检查中正确测定不应期和理解某些心律失常的形成机制。

（二）蝉联现象

蝉联现象是指在心脏某部位的折返径路内发生连续的隐匿性传导，致该区域形成持续的功能性阻滞。一旦隐匿性传导消失，蝉联现象也随之消失。

1. 房室结双径路蝉联现象

（1）慢－快径路间蝉联现象。①S_1S_1 刺激频率接近快径路有效不应期时，激动逐渐改从慢径路下传，S-R 间期出现跳跃延长并持续至刺激结束。表明快径路受到来自慢径路激动的连续隐匿性传导，形成持续性功能性阻滞，表现出蝉联现象。②S_1S_1 刺激频率快于快径路有效不应期时，S-R 间期出现短长交替的 3∶2 传导。系快、慢径路非同步出现 3∶2 传导，其中第 3 次激动受阻系慢径路对快径路形成隐匿性传导造成。③同一刺激频率时，S-R 间期发生跳跃延长前后均出现逐渐延长现象，为快、慢径路分别发生文氏型传导造成。慢径路发生文氏型传导同时对快径路产生连续的隐匿性传导，致快径路形成功能性阻滞，否则慢径路文氏型传导将被快径路传导所掩盖。

（2）快－慢径路间蝉联现象。①S_1S_1 刺激频率到某固定临界值时，S-R 间期跳跃后持续延长，未见 QRS 波脱漏，S-R 间期又突然缩短，两种 S-R 间期持续存在并互差在 100ms 以上。提示同一频率下，激动能持续从慢径路下传有赖于快径路发生蝉联现象，快径路能持续下传也依赖慢径路内存在蝉联现象。

2. 旁路蝉联现象　在预激综合征患者中，室上性激动既可沿着正常的房室结－希浦系统下传，逆向隐

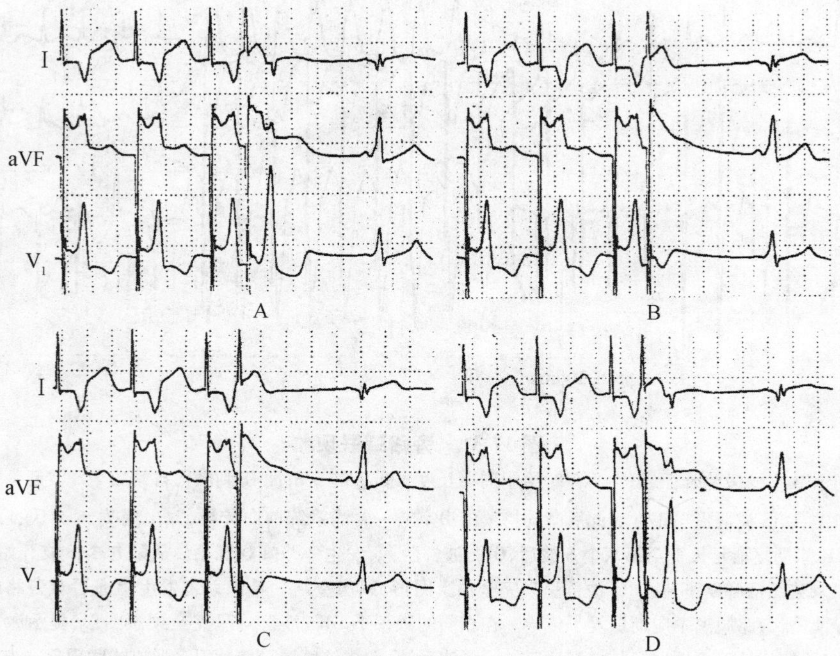

图 17-30　房室旁路裂隙现象（AP_{ERP} < AVN_{ERP}）

图示基础刺激周期500ms的经食管心房程控期前刺激，窦性心律时呈A型预激综合征图形。A示S_1S_2联律间期280ms时S_2-δ间期100ms，R_2波群呈预激图形。B、C示S_1S_2联律间期270ms至260ms时R_2波群消失，表明房室旁路进入有效不应期。房室结－希浦系统可能已进入有效不应期，但被旁路传导所掩盖无法显示。D示S_1S_2联律间期250ms时，S_2后再现呈预激图形的R_2波群，此时S_2-δ间期130ms，比前延长30ms，至实际R_1-R_2间期长于R_2波群脱漏前的R_1-R_2间期，说明此时旁路脱离不应期恢复了传导，表现出旁路裂隙现象

匿性传导至房室旁路，造成其持续功能性阻滞。也可沿房室旁路下传，逆向隐匿性传导至房室结－希浦系统，形成持续的逆向性功能性阻滞，在两者之间形成蝉联现象。根据隐匿性传导的方向不同，可将旁路蝉联现象分为两型。①旁路顺传有效不应期总是长于房室结－希浦系统，是形成Ⅰ型旁路蝉联现象的先决条件，而且发生旁路蝉联现象时必须依赖房室结－希浦系统的1∶1传导。一旦房室结－希浦系统发生顺向传导阻滞，旁路蝉联现象便消失。②Ⅱ型旁路蝉联现象须从房室旁路至房室结－希浦系统发生连续的逆向性隐匿性传导，食管法电生理和体表心电图不易判断，需心内电生理检查证实。

（1）在相同的心房S_1S_1刺激频率时，房室旁路分别表现出传导或阻滞的现象。此时取决于第一次S_1激动在旁路是传导抑或是阻滞，如S_1激动落在旁路有效不应期中，激动便从不应期较短的房室结－希浦系统下传，然后又隐匿性传导至旁路形成功能性阻滞，连续的隐匿性传导便形成旁路蝉联现象，刺激结束后旁路又可恢复传导。

（2）心房S_1S_1刺激到达某一频率时旁路出现传导阻滞，激动从房室结－希浦系统连续下传，QRS波形恢复正常。房室结－希浦系统下传的激动致旁路持续性阻滞形成蝉联现象，当房室结－希浦系统传导中断、对旁路的隐匿性传导消失后，旁路又恢复传导，出现预激图形（图17-31）。

3. 束支蝉联现象

（1）连续的室内差异性传导。相同频率的S_1S_1刺激时，QRS波分别表现出正常或连续的束支阻滞图形，取决于第一次S波与前R波的间距。当第一次S_1激动远离束支不应期时，心房起搏的室内传导均正常。但第一次S_1激动落在一侧束支不应期中，激动便从对侧束支下传，然后又隐匿性传导至阻滞侧束支，连续的隐匿性传导便形成束支蝉联现象，QRS波均呈束支阻滞图形，直至刺激停止后束支蝉联现象消失。

（2）交替性连续心室内差异性传导。有时在心房相同刺激频率时会观察到QRS波群呈左束支阻滞图形和右束支阻滞图形交替出现的连续室内差异性传导，其特点为在两种束支阻滞图形之间，出现一次正常图形

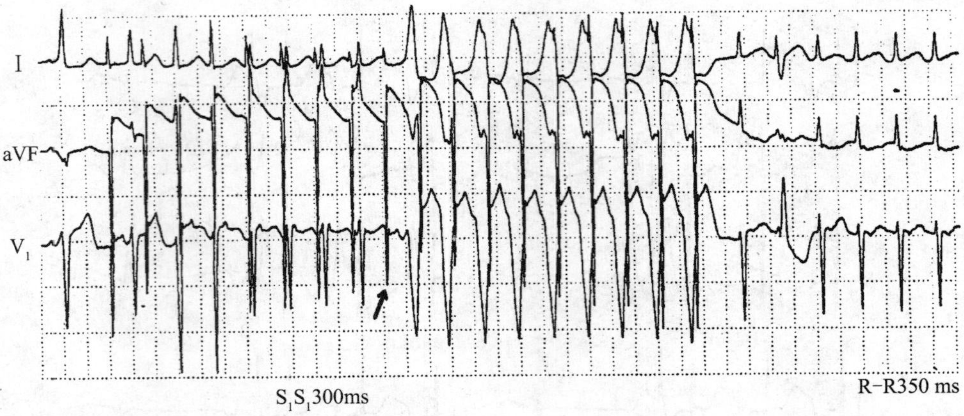

图 17-31　旁路蝉联现象

图示 B 型预激综合征，窦性心律时给予周期长度 300ms 的 S_1S_1 心房刺激。自第二个 S 波起旁路发生传导阻滞，QRS 波群形态正常。此后激动持续沿房室结－希浦系统前向传导，并出现 7: 6 文氏型房室阻滞。S-R 间期逐渐延长直至第八个 S 波后，QRS 波群脱漏，发生旁路蝉联现象。从第九个 S 波开始（箭头处），激动连续沿旁路下传，QRS 波群呈现完全预激图形，系房室结－希浦系统发生阻滞后对旁路的隐匿性传导消失，旁路脱离不应期恢复了传导。在相同的频率下 QRS 波群均呈完全预激图形，提示激动沿旁路下传后，持续性隐匿性逆行传导至房室结－希浦系统，造成该区域功能性阻滞形成蝉联现象。末次 S 波后旁路再次发生阻滞，对房室结－希浦系统的隐匿性传导消失，致心房激动又能从房室结－希浦系统前向传导，并诱发出顺向型房室折返性心动过速。第二个 QRS 波群呈右束支阻滞图形，为心室内差异性传导

的 QRS 波。发生交替的形成机制与传导慢的一侧束支内传导得到改善或传导快的一侧束支内出现传导延缓有关，房室阻滞形成的长短周期也是造成该现象的机制之一。

（3）交替出现的左、右束支阻滞图形。在同一频率 S_1S_1 刺激时，伴随 3: 2 房室传导，第二次 QRS 波分别呈左、右束支阻滞图形交替出现。其形成机制与房性期前收缩二联律时出现交替性左、右束支阻滞相似。

4. 临床意义　蝉联现象常见于临床电生理检查中，认识这种现象对理解一些心律失常机制及其电生理基础有重要意义，可避免造成心脏传导系统阻滞程度加重或减轻的假象。治疗取决于心脏本身病变的程度和蝉联现象引起的后果。

（三）拖带现象

拖带现象是指心动过速时给予超速起搏刺激，使原有的心动过速频率加速到刺激频率，起搏停止后或起搏频率减慢至原来心动过速频率以下时，即恢复原有心动过速的电生理现象，是折返性心动过速的特征性表现，常见于超速刺激终止心房扑动或房内折返性、房室结折返性、房室折返性心动过速时（图 17-32）。

1. 电生理特征

（1）S_1S_1 超速刺激时，因激动进入折返环的可激动间歇不断重整折返周期，故心动过速周期缩短到刺激周期。

（2）停止刺激后第一个周期等于刺激周期。

（3）因折返环路和折返周期不变，刺激停止时最后一次电脉冲沿着折返环路恢复原有的心动过速。

（4）心房扑动或房内折返性、房室折返性心动过速时，心房是折返环的一部分，发生拖带时可在 S 波后见到房性融合波。

（5）心房扑动及房内折返性心动过速发生拖带时常出现不同比例的房室传导，并且不影响拖带的持续。

（6）拖带区域为心动过速周期减慢产生拖带时的最小刺激周期，当刺激周期短于拖带周期时心动过速便能终止。

2. 临床意义

（1）了解形成拖带现象的电生理机制，拖带是折返性心动过速的特征性表现，可与触发性心动过速相鉴别。

（2）采用适当高于拖带的频率便能终止心动过速，避免过快频率造成不良后果。

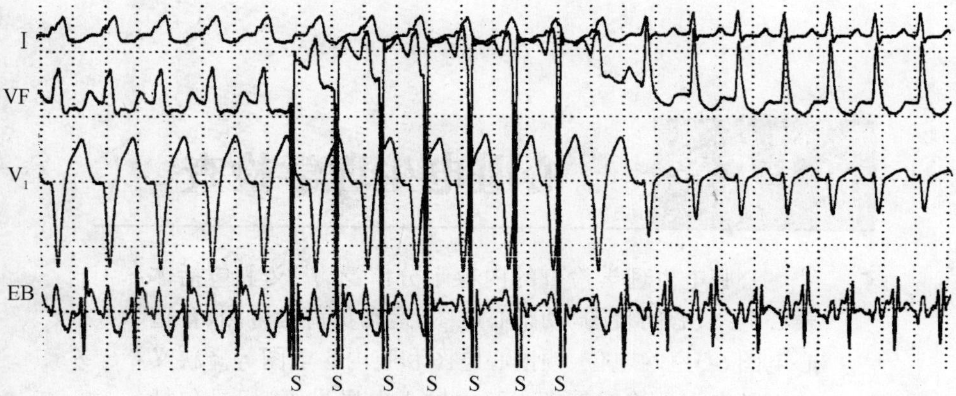

图 17-32　顺向型房室折返性心动过速伴功能性左束支阻滞的拖带现象

图前半部分示顺向型房室折返性心动过速伴功能性左束支阻滞，R-R 间期 320ms，给予周长 260ms 的 S_1S_1 刺激，自第二次 S 波起，R-R 间期缩短至 260ms，心动过速跟上刺激频率，刺激结束后的恢复周期为 260ms。拖带结束后，左束支脱离不应期，致 QRS 形态恢复了正常，R-R 间期 280ms。心动过速伴左束支阻滞时的 R-R 间期比 QRS 波群正常时延长 40ms，表明旁路位于左束支同侧

（李忠杰）

参 考 文 献

[1]陈新，孙瑞龙，王方正．临床心脏电生理学和心脏起搏．北京：人民卫生出版社，1997．

[2]李广平．实用临床心脏电生理学．北京：中国医药科技出版社，1997．

[3]吴杰，张存泰．实用心律失常诊断图谱．北京：人民卫生出版社，1999．

[4]黄宛．临床心电图学．第 5 版．北京：人民卫生出版社，2002．

[5]郭继鸿．心电图学．北京：人民卫生出版社，2002．

[6]鲁端，黄元铸．实用临床心律失常诊断和治疗指南．上海：复旦大学出版社，2003．

[7]李忠杰．实用食管法心脏电生理学．南京：江苏科学技术出版社，2003．

[8]李忠杰，屈百鸣．临床心脏电生理学入门及图解．天津：天津科学技术出版社，2006．

[9]胡英，蔡乃绳．房室结折返的电生理机制和形态学基础．心脏起搏与心电生理杂志，1995，9：42．

[10]陈适安．房性心律失常的最新研究及治疗．中华心律失常学杂志，1998；2：295．

[11]李忠杰，屈百鸣．1：2 房室传导及其变异形成的心律失常．心电学杂志，1998，17：31．

[12]李忠杰，屈百鸣，吴立萱，等．房室结双径路传导所致特殊心电图改变．心电学杂志，1998；17：196．

[13]邵红，李忠杰．预激综合征的蝉联现象．心电学杂志，1998；17：145．

[14]吴立萱，李忠杰，朱家瑜．房内折返、房室结内折返、房室折返性心动过速的拖带现象．心电学杂志，1998；17：132．

[15]李忠杰，屈百鸣，吴立萱，等．双极食管导联刺激同步记录在心脏电生理检查中的应用．心电学杂志，1999；18：6．

[16]周胜华，马坚，楚建民，等．Mahaim 样纤维的电生理特点和射频消融治疗．中华心律失常学杂志，2000；4：103．

[17]李忠杰，屈百鸣，吴立萱，等．双极食管导联记录右心房电位探讨．中华心律失常学杂志，2000；4：194．

[18]李忠杰，屈百鸣，吴立萱，等．房室双旁路的食管法心脏电生理特征．心电学杂志，2003；22：9．

[19]李忠杰，屈百鸣，俞坚武，等．预激综合征 1：2 房室传导及其变异．心电学杂志，2003；22：131．

[20]郭炜华，马锋，李学文．房室结双径路与房室结折返性心动过速的研究概况．中国心脏起搏与心电生理杂志，2004；18：60．

第十八章　心脏电生理学检查

心脏电生理学检查的内容十分广泛，广义上包括体表心电图、心向量图、动态心电图、运动负荷心电图、食道心电图、心室晚电位、频谱心电图和腔内心电图等。狭义的心脏电生理检查是指心腔内插入电极导管，记录包括窦房结、心房、房室交接区、希氏束、心室等部位的兴奋和传导，给予心脏特定的刺激，以此观察心脏电活动变化的一门学科。心脏电生理检查的目的是了解心脏传导系统的电生理特性，探讨心律失常的发生机制，协助诊断，选择治疗方案，判断疗效和预后。近20年来射频导管消融治疗快速性心律失常的发展，使心脏电生理概念不断得到更新，对心律失常发生机制的认识有了重大提高，心脏电生理学检查已成为诊治心律失常的重要技术。

第一节　设备与人员

临床心脏电生理检查主要依赖于心导管技术进行，技术条件要求比较高。因此心脏电生理检查不仅需要医生、护士和电生理技术员等若干名，还要求具备X线设备、心导管、心脏刺激仪与多导生理记录仪、必要的抢救药品和设备等。

一、专业技术人员

1. **手术医师**　主持医师应具有较高的心脏病学专科知识水平和心血管放射学、心导管检查经验，并能对并发症作出迅速和及时处理。与其配合的助手也应具备独立进行心导管手术和处理严重并发症的能力。

2. **护理人员**　心导管室护士应具有心血管内科护理知识和实践经验，配合完成心导管检查的相关工作：①为操作者提供必要的器材，做好器材及病人的登记工作；②在手术中协助操作医生完成相关的护理工作；③术中发生心血管急性事件时，能迅速、有效地参加抢救。

3. **电生理技术人员**　具备扎实的心脏电生理学知识，可以熟练使用多导生理记录仪，能监测心率/律、快速阅读常规心电图和心腔内心电图，协助医师进行心脏电生理学检查。

4. **放射科技术人员**　负责操作和维护心血管造影机。

二、仪器与设备

（一）X线设备

心导管室应用C形臂的X光机，配备影像增强器、数字电影摄像和储存设备，至少配置两个监视器。具备多角度、多部位投照以及实时显影、冻结、回放和多图像同时显示等功能（见图18-1）。具有完备的防护措施，尽量减少心导管操作人员的X线照射量。

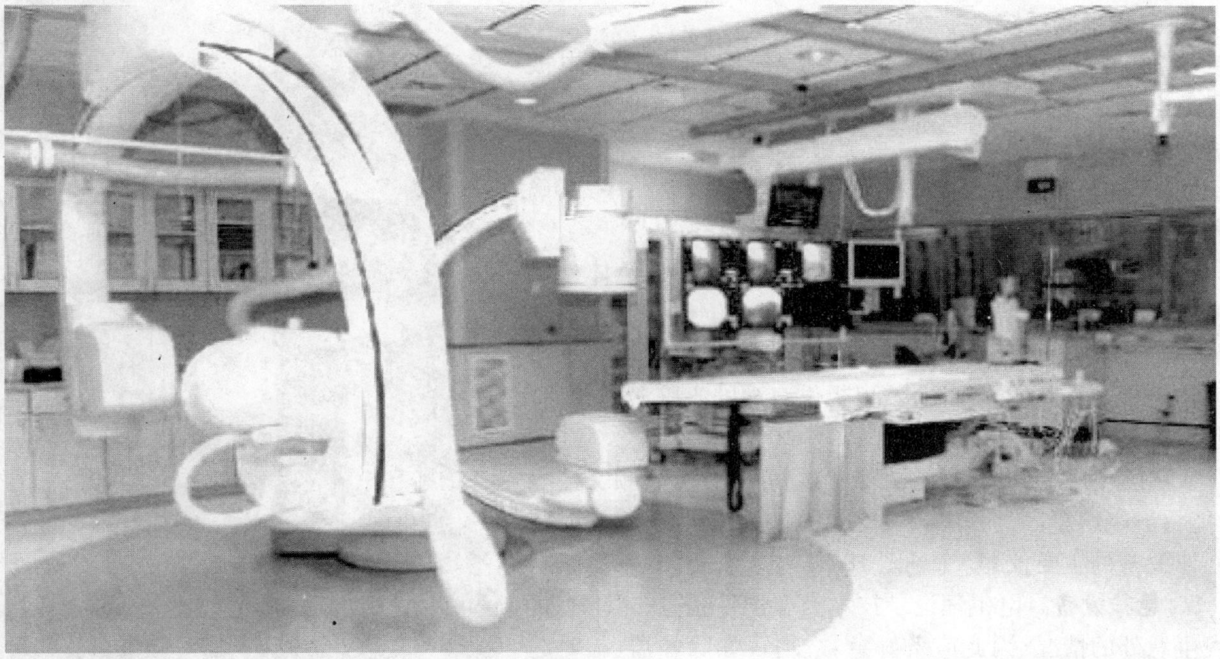

图 18-1　C 形臂 X 光机

(二)刺激仪与记录仪

1. 多功能心脏刺激仪　又称多功能程控刺激仪,能够准确发放各种程控和非程控直流电脉冲。通过导管电极对心脏某区域进行特定的电刺激,有助于揭示某些心律失常变化的规律,阐明发病机制,选择有效的治疗措施。多导电生理记录仪多内置了心脏刺激仪。(见图 18-2)

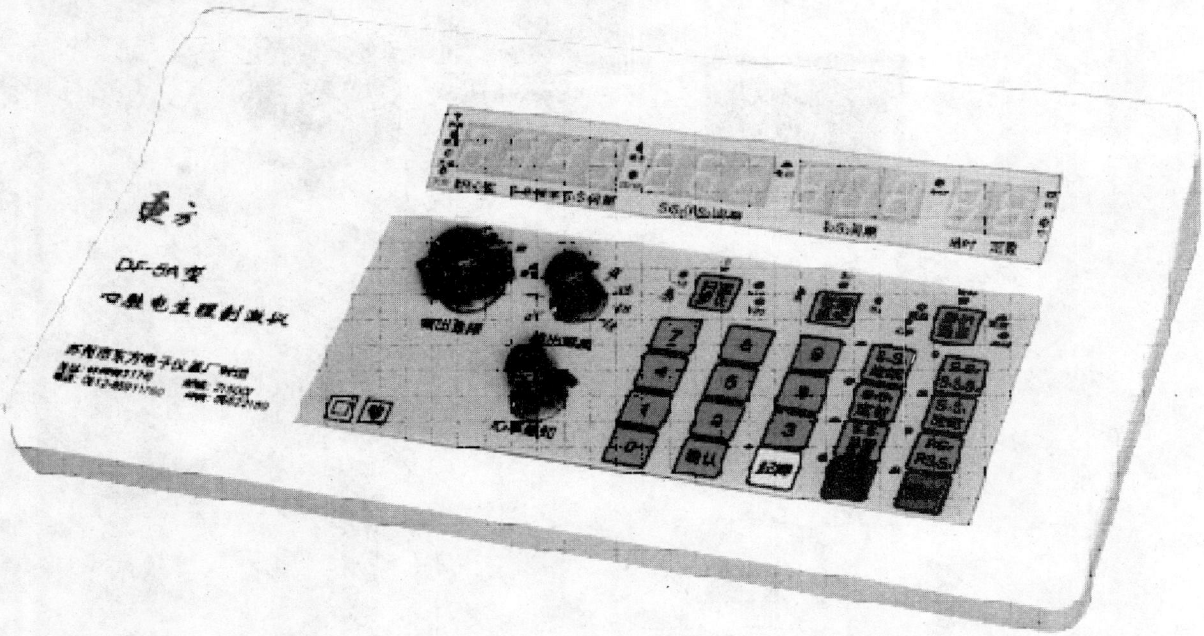

图 18-2　多功能心脏刺激仪

2. 多导电生理记录仪　现在进口及国产的多导电生理记录仪至少可同步记录 3 个导联的体表心电图和 8 ~ 12 个部位的心腔内心电图,具备冻结、储存、回放、坐标、游标、调节幅度和速度、打印等功能,干扰小,是现代医学和信息科学相结合的产物。一般体表心电图最好选择如 Ⅰ、aVF、V_1 代表三个不同平面的导联。心腔内心电信号经过放大器增益调节和高频及低频滤过后可显示出满意的图形,频率响应通常采用 30 ~ 40Hz 至 400 ~ 500Hz。配备两个高分辨率彩色监视器,一个实时监测,另一个回忆分析、事件编辑、自动测量。(见图 18-3)

3. 三维标测系统

(1)EnSite 3000 电生理标测系统。包括 64 极球囊电极和导航电极系统、多导电极前置放大器、计算机工作站三部分。通过球囊电极和导航电极系统构建心脏三维立体电解剖图、动态等电势图及等时序图,直观分析心脏激动顺序,精确标测复杂心律失常。(见图 18-4)

(2)CARTO 系统。三维磁场定位系统,采用三个体外定位板发出磁场,借助导管顶端埋藏有磁性定位传感器的消融标测导管,接收磁场信号,并传入电磁处理器,由计算机工作站重构出所在心腔的三维图像,以提供直观的心脏激动顺序。(见图 18-5)

4. 射频消融仪 射频能量发生器,可以产生高频交流电能,能检测组织凝固过程中相关的各种参数,是为射频消融治疗心律失常的主要仪器。(见图 18-6)

5. 急救设备 电生理记录技术为有创性检查,术中有可能发生意外的情况,因此应备好急救设备,如除颤器、临时起搏器、给氧设备、气管插管器械、各种急救设备。以便在心电生理学检查中意外出现心室颤动等危急心血管事件时,可以及时挽救病人的生命。

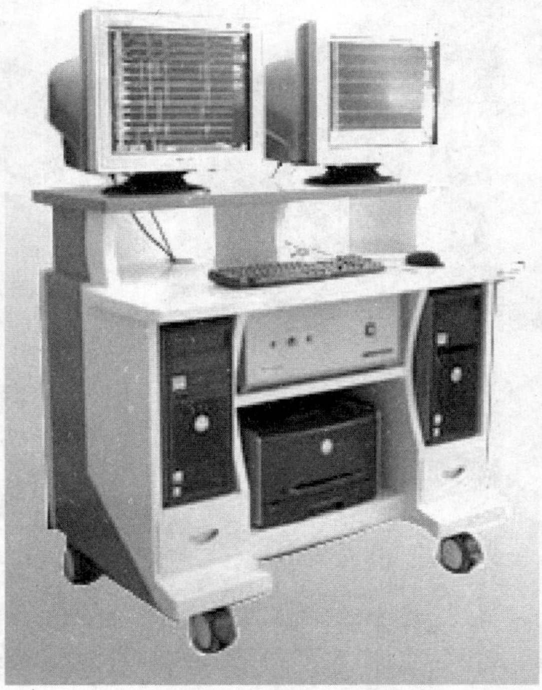

图 18-3 多导电生理记录仪

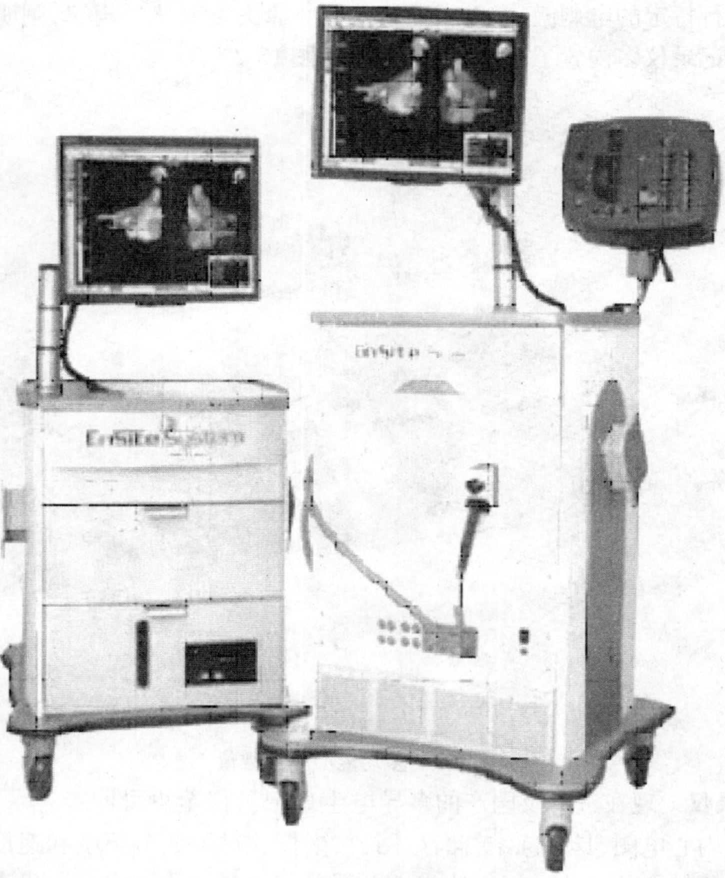

图 18-4 EnSite **3000 电生理标测系统**

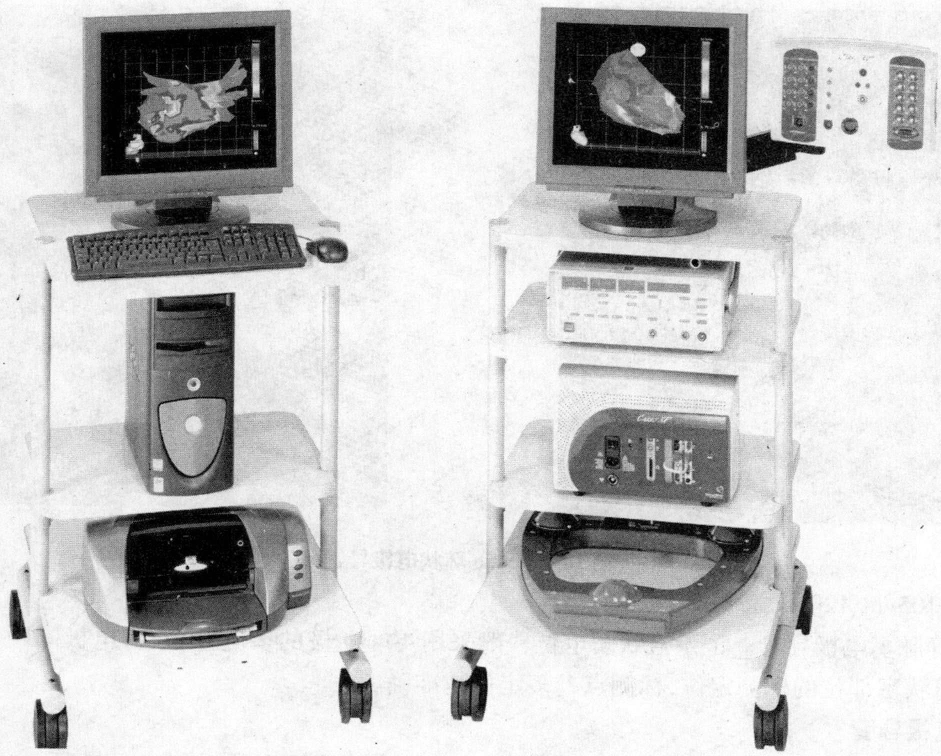

图 18-5　CARTO 系统

三、电极导管

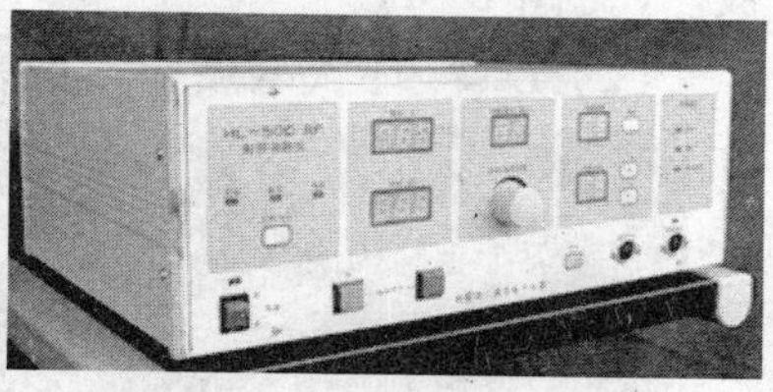

图 18-6　射频消融仪

电极导管是电生理检查中重要的工具，用于探测心腔内各部位的心电信号。电极导管一般用 F（即 mm）编号来表示导管的粗细，编号代表外周径的毫米数，直径越大，编号越大。成人常规电极导管为 5～7F（1.67～2.33mm）。导管的电极一般由白金（铂）制成，环宽 2mm。目前电极的数目及电极间距已发展成多种类型与规格，一般置有 2～20 个环状电极，电极间距最常见为 5mm 或 10mm（见图 18-7）。特殊用途的网状电极可多达 64～128 个，间距＜1mm（见图 18-8）。在选择电极时应选择粗细适中、硬度适中者，这样可以避免损伤心脏的传导系统。

图 18-7　常规电极导管：置 2～20 个环状电极，电极间距最常见为 5mm 或 10mm

1. 常规电极导管

（1）希氏束电极导管。记录希氏束电位，常采用顶端呈 J 状的小弯 4 极电极导管。

（2）心室起搏及标测电极。记录右心室电位以及心脏起搏时一般采用大弯 4 极电极导管，电极长度成

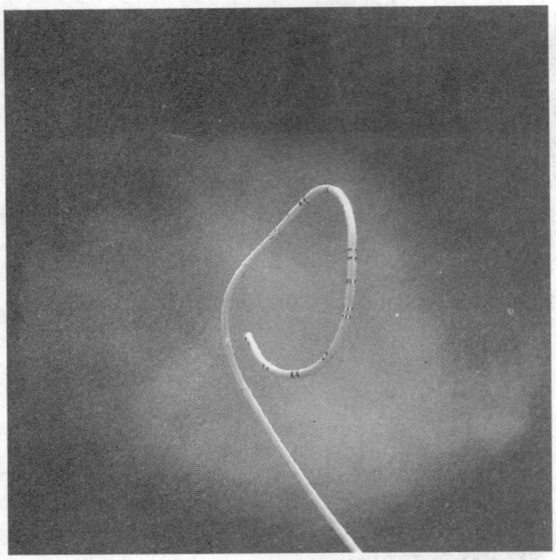

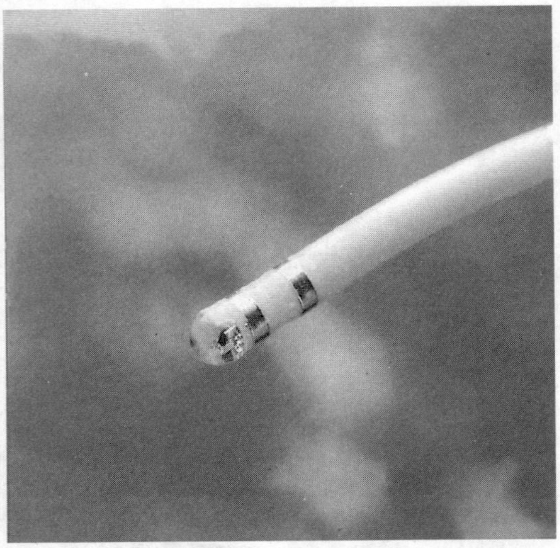

图 18-8　Halo 环状电极导管

人可分别选用 105cm、120cm、125cm 等规格。

(3)冠状静脉窦电极导管。记录冠状窦电位一般采用 4～10 极的多电极导管,电极间距为 5mm 或 2-8-2mm,有利于冠状窦部位的标测定位,标侧点越多定位越准确。

2. 特殊电极导管

(1)Halo 环状电极导管为标测心房扑动和房性心动过速的三尖瓣环标测电极导管,电极数目可达 20 极。(见图 18-8)

(2) Lasso 环状电极导管是标测肺静脉电位的 10 极电极导管。(见图 18-9)

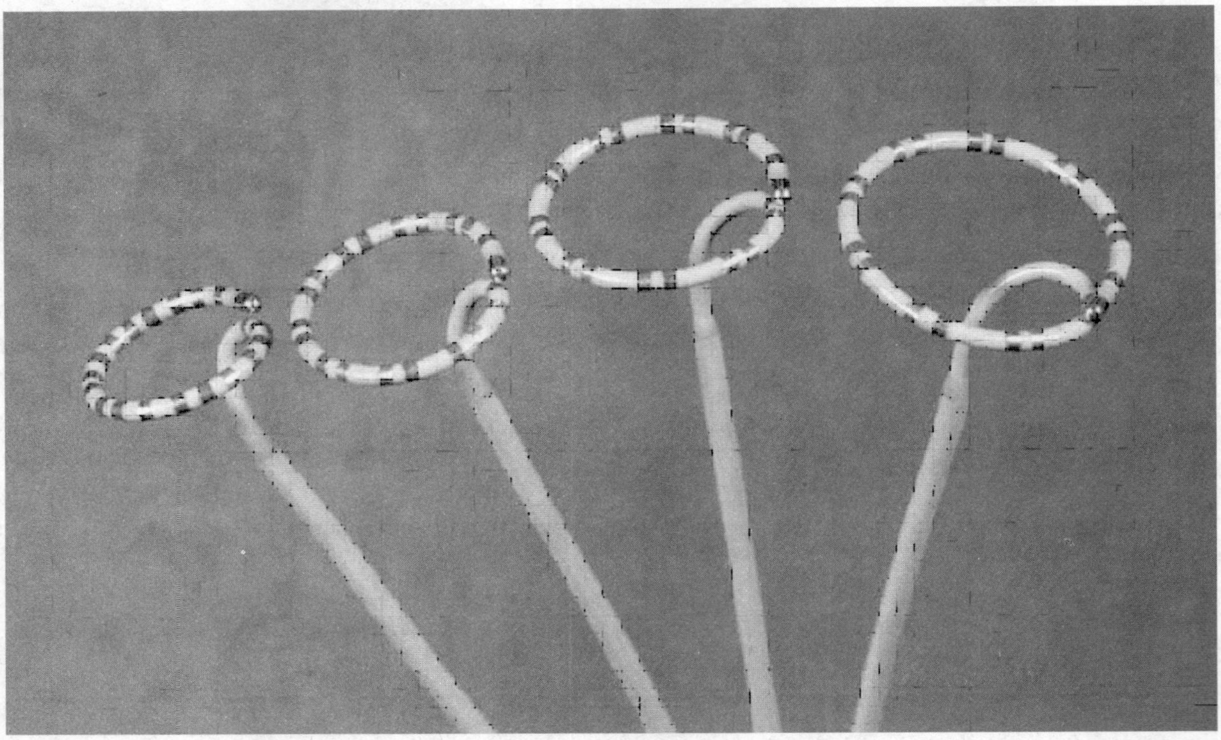

图 18-9　Lasso 环状电极导管

(3)非接触性球囊电极导管为 EnSite 3000 非接触标测系统专用,在 9F 导管上设有一个可充 7.5mL 液体的球囊,球囊外层的网状电极导管由 64 根 0.003mm 的绝缘金属线编制而成。每根导线上有一个 0.025mm的绝缘缺口作为非接触标测电极。(见图 18-10)

(4)射频消融电极导管。专为射频消融而设计的电极导管,具有记录心电信号及发放射频电流的功能,一般采用7F或8F的4极电极导管，电极间距为5mm，顶端电极长度分别为4mm、6mm或8mm，因顶端电极比一般电极粗大俗称大头电极导管。大头导管具有可塑性，通过导管末端的把柄在体外操纵，可使导管顶端向各个方向弯曲旋转，便于标测局部电活动及消融“靶点”的定位。（见图18-11）

（5）食管电极导管。经食管记录心电图或起搏的专用电极导管，多用7F 2极、4极或6极（见图18-12）。环状电极面积为$5mm^2$，电极间距3cm时可明显降低起搏阈值。通过连接线将体外端电极与心电图机胸导联相连接后即可记录单极食管导联心电图，如将刺激仪输出端连接在一对电极上即可进行心脏起搏。

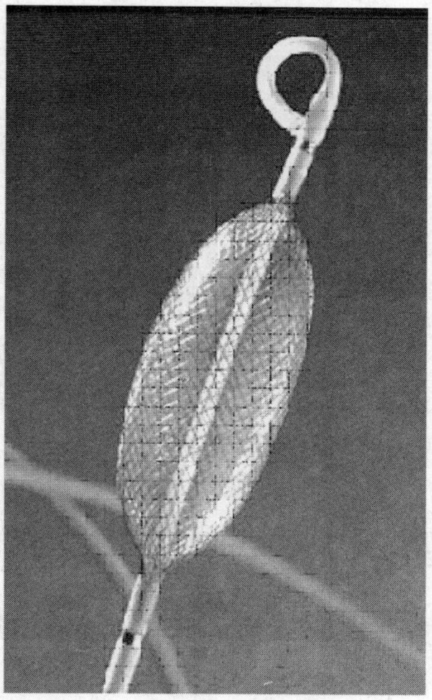

图18-10 非接触性球囊电极导管

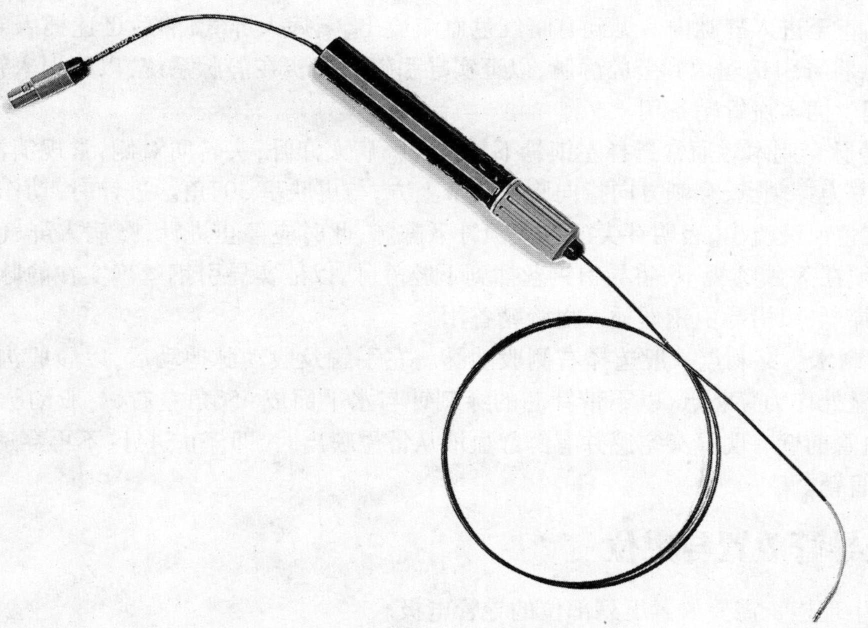

图18-11 射频消融电极导管

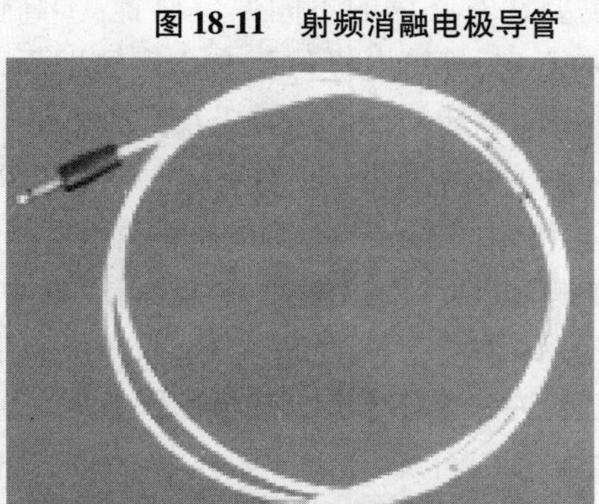

图18-12 食管电极导管

第二节 基本技术

一、经皮穿刺术

1953 年 Seldinger 首先报道经皮穿刺术。无须血管切开，只用特殊的穿刺针，经皮肤穿入血管腔，而后送入导管鞘，便建立血管通路，术后不需缝合止血。

1. 静脉穿刺术

(1)股静脉穿刺术。常用的穿刺血管是股静脉，解剖位置比较固定，与股动脉毗邻，定位较容易。通常多选择右侧股静脉，如有需要放入多根电极导管时，也可再穿刺左侧股静脉。左手指触及股动脉搏动后，选择动脉搏动的内侧，腹股沟韧带下方 2 ~ 3cm 处作为穿刺点，穿刺针与水平面成 45°，方向与股动脉走行相平行。在局麻下缓慢进针，见有暗红色血液流出则可停止进针。插入导引钢丝，拔出穿刺针，沿导引钢丝插入血管鞘备用。

(2)颈内静脉穿刺术。一般选择右侧颈内静脉，穿刺点定在胸锁乳突肌锁骨缘、胸骨柄与锁骨形成三角区的中点。嘱病人仰卧，头转向对侧，常规消毒铺巾，局部麻醉后取头或肩枕过伸位，穿刺针的进针方向指向下后方及稍外侧，直至进入静脉内。见到有暗红色血液流出，嘱病人屏气，然后迅速插入导引钢丝，此时，必须在 X 线透视下，将导引钢丝送到上腔静脉，以证实导引钢丝确实在静脉系统，以防误入锁骨下动脉。拔出穿刺针，沿导引钢丝插入血管鞘备用。

(3)锁骨下静脉穿刺术。通常选择左锁骨下静脉。嘱病人仰卧，头转向对侧，常规消毒铺巾，局部麻醉，以左锁骨中点下方为穿刺点，穿刺方向指向胸锁关节上方，与皮肤呈 30°角。进针时，动作要慢，进针不宜过深，若见到有暗红色血液流出，表明针尖已进入锁骨下静脉，此时应停止进针，嘱病人屏气，然后迅速插入导引钢丝，此时，必须在 X 线透视下，将导引钢丝插到下腔静脉，以证实导引钢丝确实在静脉系统，以防误入锁骨下动脉。拔出穿刺针，沿导引钢丝插入血管鞘备用。

2. 股动脉穿刺术 穿刺点一般选择右侧股动脉。左手触及股动脉搏动后，以腹股沟韧带下方 2 ~ 3cm 股动脉搏动最明显处作为穿刺点，以不带针芯的穿刺针与水平面成 45°角左右，与股动脉方向一致，缓慢进针，当针尖穿透血管前壁有明显突空感并有鲜红血液从针尾喷出时，即停止进针，不再穿透血管后壁，然后插入导引钢丝和血管鞘。

二、电极导管放置与定位

常规心脏电生理检查需要放置下列部位的导管电极。

1. 右心房电极 导管电极可根据需要在右心房的不同部位放置：①高位右心房，导管电极位于右心房后侧壁高部与上腔静脉交接处；②低位右心房，导管电极位于右心房侧壁下部与下腔静脉交接处，记录到的是低位右心房游离壁电活动。低位右心房的电活动也可经希氏束导管近端一对电极记录间隔部。

2. 希氏束电极 希氏束位于房间隔的右房侧下部、卵圆窝的左下方、冠状静脉窦的左上方，靠近三尖瓣口的头侧。经皮穿刺股静脉后放入 2 ~ 4 极电极导管，在 X 线透视下，当导管顶端越过三尖瓣进入右心室后，缓慢向后移动导管，使导管与三尖瓣膈侧贴近，顶端位于三尖瓣口附近时仔细调节方位，X 线透视下三尖瓣口位于脊柱左缘正中线左侧 2cm 左右。A 波与 V 波之间双相或单相的尖锐小波，即希氏束电位。

3. 冠状静脉窦电极 临床上常通过经左锁骨下静脉或右侧颈内静脉放置冠状静脉窦电极，记录近房室环左心房和左心室电位。

4. 右心室电极 经股静脉后通过三尖瓣隔将导管送入右心室，导管电极可放置在右心室任何部位，一般定位在右心室心尖部。

5. 左心室电极 常规电生理检查一般不需要导管进入左心室，但在进行消融左侧房室旁路以及左侧室

性心动过速时，需经动脉放置左心室导管电极。多通过股动脉，也可通过肱动脉逆行送导管入左心室。（见图 18-13）

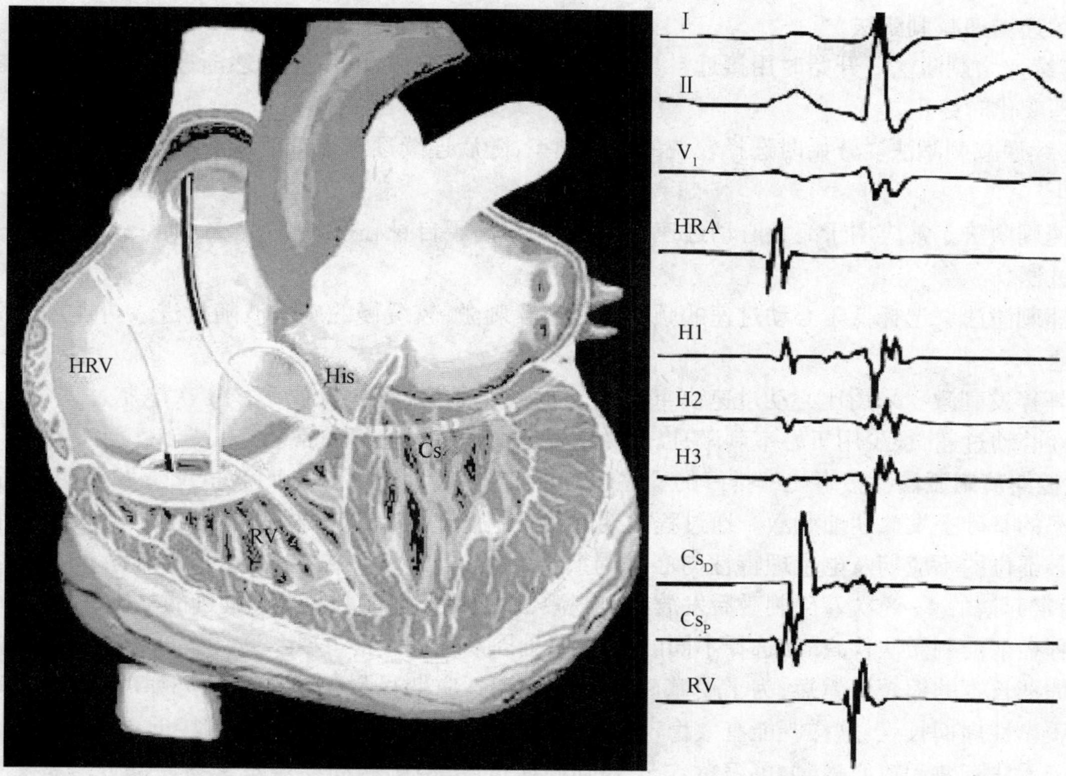

图 18-13　电极导管定位示意图　高位右心房—HRA；希氏束—H；冠状静脉窦—Cs；远端—D；近端—P；右心室—RV

三、电刺激及记录技术

心脏电刺激技术是临床心脏电生理学的重要研究方法，是探索心律失常及心脏电生理现象的基本手段，心脏电刺激技术结合心腔内记录技术后才具有临床价值。

（一）刺激方式

临床应用的刺激方式较多，可分为以下几个方面：①根据程序控制与否分为程控刺激和非程控刺激两种；②根据刺激频率分为起搏、超速、亚速、猝发等刺激；③根据刺激程度的强弱分阈上刺激和阈下刺激；④根据发放方式可分为定时、定数和任意发放等。

（二）刺激部位

1. **心房刺激**　电极导管可以放置在心房任何部位发放电刺激，通常放在高位右心房，能形成接近窦性节律时的心脏激动顺序。

2. **冠状窦刺激**　电极导管放置在冠状窦内发放电刺激，代表左心房起搏。

3. **希氏束刺激**　电极导管放置在希氏束区域刺激形成正常形态 QRS 波群时，可以证实所记录到的"H"波是希氏束电位，而非右束支电位。

4. **心室刺激**　电极导管可以放置在右心室任何部位发放电刺激，通常将起搏电极导管定位在容易固定的右心室心尖部。也可将起搏电极导管定位在左心室发放电刺激。

（三）常用刺激方法

1. **非程控刺激法**　又称 S_1S_1 刺激法，是一种恒定频率或变频的刺激脉冲，适用于测定窦房结功能和房室交界区起搏与传导功能、研究房室结双径路和预激综合征电生理特性、诱发和终止阵发性室上性心动过速等。

1）分级递增刺激法。最常用的非程控刺激法，又称增频刺激法。采用比自身窦性心律快 10～20 次/分的频率开始刺激，每次刺激30～60s，间隔2min后每级递增10～20次，直至目的电生理变化出现为止。本法适用于测定窦房结恢复时间、房室或旁道有效不应期、检测房室结双径路等。

2）连续递增递减刺激法

（1）连续递增刺激法。开始时用接近自身心率的频率进行刺激，随后连续逐渐递增刺激频率，直至出现相关电生理变化时终止。

（2）连续递减刺激法。开始时选择较快的刺激频率，随后连续逐渐递减刺激频率，直至出现相关电生理变化时终止。

3）超速刺激法。常应用于终止心动过速，刺激的频率高于自身心率30～50次/分，一般持续3～5s即可终止心动过速。

4）亚速刺激法。选择低于心动过速的频率进行连续刺激，较缓慢的刺激波随机进入折返环路后可以终止心动过速。

5）短阵猝发刺激。采用比心动过速快40%左右的频率刺激，每次发放5～10次电脉冲，多用于终止阵发性室上性心动过速，很少用于心室刺激，以避免诱发致命性室性心律失常。

2. 程控期前刺激法 按事先编排好的程序进行期前刺激，即能在基础刺激情况下发放期前刺激，也可在自身心率的基础上发放期前刺激。通过程控期前刺激了解到的最基本电生理变化是心脏不应期的参数，因为心脏各部位的不应期及电生理特性与心动周期长短相关，通常要在3～4次基础刺激（S_1）以后才达到稳定，在稳定起搏的4～8次基础刺激后发放期前刺激，才能保证期前刺激得到准确的电生理数据。

采用程控期前刺激法检查时，选择不同的S_1S_1基础周期长度非常重要。通常大部分心脏组织的不应期随着刺激周期长度的缩短而缩短，为了使基础刺激时心脏不应期尽量保持与窦性心律时相同，S_1S_1周期长度应略短于窦性周期长度，这样既能有效稳定起搏心脏，又能最大限度地使不应期接近正常生理范围。当刺激频率过慢无法有效起搏心房时，可缩短S_1S_1基础周期长度，但刺激周期过短又易使部分房室交接区不应期较长的患者，在基础刺激时即出现传导延缓，影响了其后期前刺激检测不应期的正确性，应及时在500～1000ms范围内调整基础刺激周期长度，消除影响。

程控期前刺激法适用于测定心脏不应期、阐明房室结双径路、研究预激综合征旁道电生理特性、诱发和终止阵发性折返性心动过速、揭示常见的心脏电生理现象等。

（1）S_1S_2刺激法。基础刺激为S_1S_1，刺激周长一般要比窦性周长短100～200ms。包括正扫描和负扫描两种方法。每4～8个S_1刺激后加一个期前刺激S_2，S_1S_2间期间隔5～20ms逐次缩短是负扫描，每间隔5～20ms逐级延长为正扫描。临床上常采用负扫描的方法，从心房或心室舒张晚期开始期前刺激，这样可以观察到心脏电生理特性的顺序改变。一般S_1S_2刺激即可满足常规电生理检查的需要，如有必要可加发S_3或S_4刺激。

（2）S_2S_3刺激法。在S_1S_2刺激基础上增加S_3期前刺激（第二个期前刺激脉冲），固定S_1S_2期前刺激的联律间期后，以S_2S_3联律间期进行扫描。

（3）$S_2S_3S_4$刺激法。在$S_1S_2S_3$刺激基础上增加S_4期前刺激（第三个期前刺激脉冲），分别固定各期前刺激的联律间期后，以最后一次期前刺激进行扫描。

（4）RS_2法。选择患者自身的R波触发S_2，感知自身心搏4～8次后发放一次S_2期前刺激，进行负扫描或正扫描。从R波顶端开始到电脉冲波起始的间期即为感知间期。

（5）PS_2法。余同RS_2法，但因P波振幅低，感知心电信号不如RS_2法。

（四）记录技术

心电图记录技术的质量非常重要。因为临床心脏电生理检查的记录技术除依靠心导管操作技术，电极导管的定位除了依靠X线的影像学外，更重要的是还要借助于心腔内心电图。

1. 记录部位 根据电生理检查目的，需要不同部位的记录。一般要求可以反映前额面、水平面及侧面的3导联同步体表心电图、高位右心房电图、低位右心房电图、希氏束电图、冠状窦电图、右心室电图等部位。根据上述部位由上而下排列，以便能正确反映心脏激动顺序。100～200mm/s的纸速度，有助于发现细微的心电信号变化。

2. **波形命名**

(1)S 波是电脉冲形成的刺激波。S_1 代表基础刺激波，S_1 S_1 代表基础刺激周期。S_2、S_3、S_4 分别代表第一次、第二次、第三次期前刺激波。S_1S_2 代表第一次期前刺激联律间期，S_2S_3，S_3S_4 分别代表第二次与第三次的期前刺激联律间期。

(2)心房刺激导致心脏各部位的激动顺序是 A-H-V。S_1 引起的心房激动波称为 A_1、希氏束激动波称为 H_1、心室激动波称为 V_1，S_2 引起的心房激动波称为 A_2、希氏束激动波称为 H_2、心室激动波称为 V_2，S_3、S_4 引起的 A 波、H 波、V 波均分别依此类推命名。

(3)心室刺激导致心脏各部位的激动顺序为 V-H-A。S_1 引起的心室激动波称为 V_1，逆行希氏束及心房激动波分别称为 H_1、A_1。S_2 引起的心室激动波称为 V_2，逆行希氏束波及心房激动波分别称为 H_2、A_2。

第三节　基本图形、特征及其意义

一、心腔内心电图

心腔内任何部位都能记录到电活动，导管电极接触部位记录到的波形反映该局部的电活动。与体表心电图不同，心内电生理检查主要了解各部位的起源点与激动顺序，测量最早电位的发生以及各电位间期时限方面的临床意义远大于形态改变。常规电生理检查通常须在右心房侧壁上部及下部、希氏束、冠状静脉窦以及右心室、心尖部等部位分别放置电极导管进行起搏与标测。对于一些特殊的要求可将电极导管放置在左心室、肺静脉等部位。

1. **右心房电图**　电极导管分别放置于右心房游离壁的高部位及低部位，可记录到高位右心房电图、低位右心房电图。右心房电图表现为高尖的心房波(A 波)，心房波后的心室波(V 波)很小，甚至看不清。

2. **希氏束电图**　在 X 线透视下将四极电极导管经下腔静脉、右心房送入右心室，再将导管后撤，使其顶端位于三尖瓣开口处，指向右上方时靠近希氏束区域，如记录仪显示出 A 波与 V 波大致相等时，可略微调整导管顶端，同时在 A 波与 V 波之间寻找呈双相或三相的尖锐波(H 波)，如果出现 A-H-V 关系固定的 H 波，即可认为是希氏束电图。其远端一对电极记录到的是靠近心室侧的希氏束电图，其近端一对电极记录到的是靠近心房侧的希氏束电图。记录希氏束电图扫描速度通常选择 100～200mm/s，滤波范围在 40～500Hz。(图 18-14)

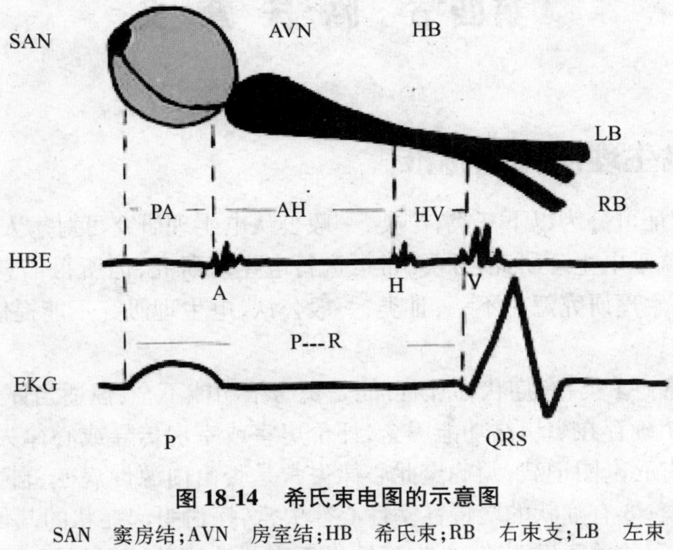

图 18-14　希氏束电图的示意图

SAN　窦房结；AVN　房室结；HB　希氏束；RB　右束支；LB　左束支；HBE　希氏束电图；EKG　心电图

3. **冠状静脉窦电图** 放置四极或十极电极导管入冠状静脉窦，其远端(CSd)的一对电极记录到的是左心房、左心室外侧电位，近端(CSp)的一对电极记录的是左心房内侧电位。采用十极电极导管记录还可进一步区分冠状窦的不同区域，除了CSp与CSd外，通常将中间的三对电极从近到远依次命名为CSm_1，CSm_2，CSm_3。冠状静脉窦电图一般呈现为大A波和小V波或无V波。

4. **右心室电图** 放置电极导管经股静脉、下腔静脉、右心房入右心室。右心室电图表现为大V波无A波，希氏束部位的V波最早出现，其起始点与体表心电图QRS波群的起始点相等。

二、希氏束电图各间期的命名、测量及其意义

希氏束电图是临床心脏电生理检查中最重要的记录方法，是心腔内电生理检查的基石。除了绝大多数的房室传导障碍可以在希氏束电图中明确诊断以外，还广泛应用于心脏不应期的检测、预激综合征、房室结双径路等研究中。希氏束电图由以下一系列的激动波及各间期组成。

1. **P-A间期** 自体表心电图P波开始点至希氏束电图A波之间的时距，代表激动从右房上部至房室交接区的传导时间，即心房内传导时间，正常值范围为25~60ms（Narula等），P-A间期的延长表示房内传导延缓。正常心房最早激动点因受到窦性频率等因素影响而发生变化，加上导管定位准确与否，各实验室测出的数值变化较大。

2. **S-A间期** 自刺激脉冲S波至希氏束电图中A波的时距，反映起搏电极导管所在心房部位至右心房后下间隔部的传导时间。通常采用高位右心房起搏，起搏电极导管位于高位右心房时的S-A间期代表了右心房内的传导时间。

3. **A-H间期** 自希氏束电图上A波起始点至希氏束H波起始的时距，反映右心房后下间隔部的激动通过房室结到达希氏束的传导时间，大致代表了房室结的传导时间，应从希氏束电图上最早的A波起点测量至H波的起点。由于受到自主神经的影响，其正常值范围变化较大，Narula等报告为50~120ms。

4. **H波** 出现在V波前的一种时限很短的快速尖锐双相或三相波，反映希氏束内的传导时间，正常值范围10~15ms。当发生希氏束内阻滞时会造成H波增宽或者分裂，此时应注意排除右束支电位。

5. **H-V间期** 自希氏束电图上H波起始点至V波起始点的时距，代表激动从希氏束近端至心室肌的传导时间，正常值范围为35~55ms。如H-V间期<30ms，要考虑该“H”波是否为右束支电位。

6. **S-V间期** 自刺激脉冲S波至V波的时距，反映起搏电极导管所在部位心室肌至记录导管所在心室肌间的传导时间。采用右心室心尖部起搏时，希氏束电图中S-V间期代表右心室内的逆行传导时间。

第四节 临床意义

一、临床心内电生理研究的标准

目前电生理研究适应证可分为以下三类：Ⅰ类，一般公认电生理研究可对病人治疗提供有利和重要的信息，专家们认为病人可受益于电生理研究；Ⅱ类，常可进行电生理研究，但所得信息的实用性不肯定，专家对这类病人是否可受益于电生理研究意见不一；Ⅲ类，一般公认，电生理研究不能提供有用的信息，专家认为此类病人不必作电生理研究。

1. **评价窦房结的功能** Ⅰ类：有症状，原因可能是窦房结功能不全，但适当评价仍未确定心律失常和症状间有何关联。Ⅱ类：①明确存在窦房结功能不全，评价房室或室房传导或心律失常的易患性，选择最适起搏方式；②缓慢心律失常有心电图记载，须确定此心律失常是否由内源性病变、自主神经系统功能不全或药物作用所致，选择治疗方案；③有症状的缓慢性窦性心律失常，探讨引起症状的其他潜在心律失常。Ⅲ类：①症状与缓慢性心律失常之间的关联已明确，电生理结果不影响治疗的选择；②无症状，缓慢窦性心律失常或窦性长间歇仅发生在睡眠时。

2. **后天性房室阻滞**　Ⅰ类:①有症状,症状原因可能为希浦阻滞,但未确定;②已用起搏治疗的Ⅱ°或Ⅲ°AVB,仍有症状,怀疑症状为另一种心律失常引起。Ⅱ类:①Ⅱ°或Ⅲ°AVB,了解其阻滞部位或机制和对药物或其他临时介入的反应,选择治疗方案,判断预后;②引起Ⅱ°或Ⅲ°AVB的原因可能是连接处隐匿性除极。Ⅲ类:①症状与AVB的出现与心电图表现相关;②无症状伴随窦率减慢的暂时性AVB。

3. **慢性心室内阻滞**　Ⅰ类:有症状原因不明。Ⅱ类:药物治疗预期可能加重阻滞,或引起心脏阻滞的无症状性束支阻滞患者。Ⅲ类:①无症状性心室内阻滞;②症状明确与心电图相关或无关的患者。

4. **窄QRS波群性心动过速**　Ⅰ类:①心动过速频发或不能耐受且药物治疗效果不佳,了解心动过速的起源、机制,选择适当的治疗方案;②拒绝药物治疗,要求消融治疗。Ⅱ类:频发心动过速,需要药物治疗,顾虑抗心律失常药物致心律失常或影响窦房结或房室传导。Ⅲ类:刺激迷走神经易控制的心动过速,和(或)能良好耐受药物治疗,且不属非药物治疗的对象。

5. **宽QRS波群性心动过速**　Ⅰ类:所有无创电生理检查无法正确诊断。Ⅱ类:无。Ⅲ类:室速或室上速伴差异性传导或预激综合征的诊断已为无创检查确定,有创电生理检查不影响治疗方案的选择,但对今后的治疗可能起指导作用。

6. **Q-T间期延长**　Ⅰ类:无。Ⅱ类:①药物治疗中发生室速或心脏停搏,须明确药物的致心律失常作用;②可疑Q-T间期或TU波形态异常,伴晕厥或症状性心律失常,儿茶酚胺作用可表现出清楚的Q-T间期异常。Ⅲ类:①先天性Q-T间期延长伴或无症状性心律失常;②后天性Q-T间期延长综合征,症状密切与已明确的原因和机理相关。

7. **WPW综合征**　Ⅰ类:①须作旁道导管消融或手术消融;②心室预激患者心脏停搏后存活或有无法解释的晕厥;③有症状,了解心律失常的机制或旁道和正常传导系统的电生理学特性。Ⅱ类:①无症状,无自发性心律失常,但有心源性猝死或心室预激的家族史,且从事高度危险的职业或活动,了解其旁道电生理学特性;②因其他原因须进行心脏手术的心室预激患者。Ⅲ类:无症状的心室预激患者(上述Ⅰ类患者除外)。

8. **室性期前收缩、成对期前收缩或非持续性室速**　Ⅰ类:无。Ⅱ类:①患者另有将来心律失常发作的其他危险因素,例如低射血分数、阳性的信号平均心电图、动态心电图记录到非持续性室速,进一步估计危险性,并指导治疗;②症状明显有单形性室性期前收缩、成对期前收缩和非持续性室速,考虑可能需要导管消融者。Ⅲ类:无症状或症状轻微的室性期前收缩、成对期前收缩和非持续性室速患者,且不存在导致持续性心律失常的其他危险因素。

9. **不明原因的晕厥**　Ⅰ类:疑有器质性心脏病和晕厥,适当检查后仍不能解释。Ⅱ类:无器质性心脏病,直体倾斜试验阴性,但反复发生不能解释的晕厥。Ⅲ类:晕厥原因明确,且电生理不能指导治疗。

10. **心脏停搏后存活者**　Ⅰ类:①心脏停搏复苏后无急性Q波性心肌梗死的患者;②急性心肌梗死48h后发生心脏停搏的存活者,且无复发性缺血事件。Ⅱ类:①从过缓性心律失常导致的心脏停搏后的存活者;②无创性检查不明确,先天性复极异常(长Q-T综合征)所致心脏停搏后的存活者。Ⅲ类:①心肌梗死急性期(<48h)发生心脏停搏后存活者;②心脏停搏明确由如可逆性缺血、严重瓣膜性主动脉狭窄、先天性或后天性长Q-T综合征等特殊原因引起者。

11. **不明原因的心悸**　Ⅰ类:①心悸患者,脉率不成比例增快,但心电图未能采集到心悸的原因;②曾有晕厥史的心悸患者。Ⅱ类:临床上有明显的心悸,特发性症状,且不能记录。Ⅲ类:心悸明确由心外因素(如甲状腺功能亢进)引起。

12. **指导药物治疗**　Ⅰ类:①有持续性室速或心脏停搏的患者,特别是曾有心肌梗死史者;②对房室结折返性心动过速、旁道参与的房室折返性心动过速或伴有旁道的房颤者,考虑长期药物治疗者。Ⅱ类:①窦房结折返性心动过速,房性心动过速或不伴预激综合征的心房扑动患者,考虑长期药物治疗者;②对照性电生理不能诱发的心律失常患者,考虑应用药物治疗者。Ⅲ类:①单个房性或室性期前收缩;②有明确可逆原因的心室颤动者。

13. **安装电装置**　电生理检查可指导选择适合的植入性电装置和程控有关的参数。其指证推荐是Ⅰ类:①快速心律失常患者,在电装置埋入前、埋入时以及最后调节中,须预先肯定其功能;②已埋入抗快速心律失常电装置的患者,其状态或治疗发生变化,而且可影响电装置的持续安全性和效果;③已同时安装治疗过缓性心律失常起搏器和复律除颤器的患者，须测试两装置的相互作用者。Ⅱ类：原先具有安装起搏器指征的患者，须测试最适合的长期起搏方式及部位，以获取最佳的症状和血流动力学改变。Ⅲ类：毋须用电装置治疗。

二、临床应用

（一）窦房结功能测定

窦房结功能障碍可表现为窦性心动过缓、病窦综合征、窦性停搏和窦房阻滞。窦房结兴奋电位变化十分小，心电图无法完全和正确显示窦房结病变程度和部位。应用心脏电生理检查技术，可判断窦房结的自律性和传导性。目前评价窦房结功能的参数是窦房结恢复时间（sinus node recovery time，SNRT）和窦房传导时间（sinoatrial conduction time，SACT）。用不同频率进行右房起搏，停止起搏至第一个自身窦性除极之间的间隔即为 SNRT（见图 18-15）。正常人 SNRT <1 500ms，超过者为窦房结自律性功能不正常，>2 000ms 则可诊断为病窦综合征。由于 SNRT 受自身窦性心律的影响，因此，应使用校正的 SNRT（CSNRT）来判断窦房结的自律性。CSNRT 是指 SNRT 减去起搏前自身窦性心律周期的时间。一般 CSNRT 不超过 550ms，否则表明窦房结功能障碍。SACT 是指冲动从窦房结到邻近心房肌所需的时间。目前认为 SACT <120ms 属正常，>120ms 为延长，>200ms 为明显延长（见图 18-16）。Ⅰ度窦房阻滞心电图不能显示，Ⅱ度和Ⅲ度窦房阻滞仅能从心电图上推测，有时与窦性心律不齐很难鉴别。SACT 可直接显示 II°和 III°窦房传导阻滞。CSNRT 诊断窦房结功能不全的敏感性为 54%，SACT 的敏感性为 51%，以上两种方法同时应用的敏感性为 64%。SNRT 和 SACT 对窦房结功能不全的特异性为 88%。

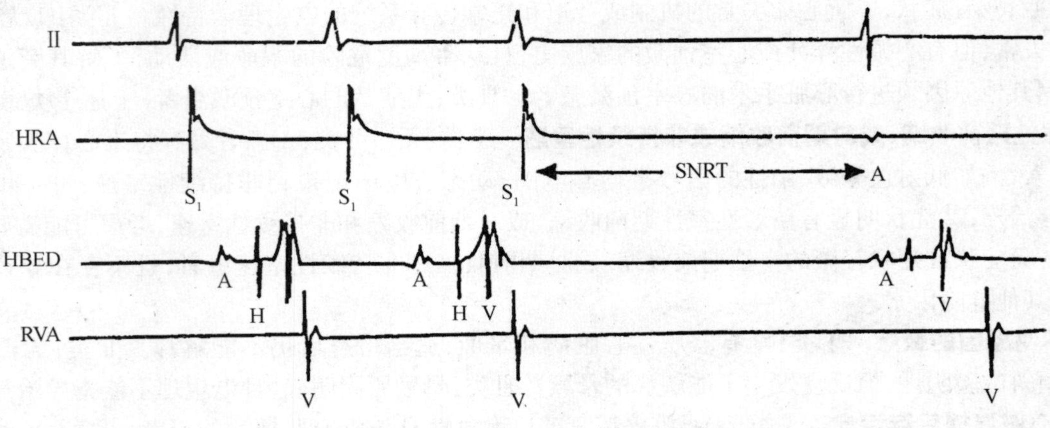

图 18-15　窦房结恢复时间（SNRT）

HRA　高右房；HBED　希氏束远端；RVA　右室心尖部

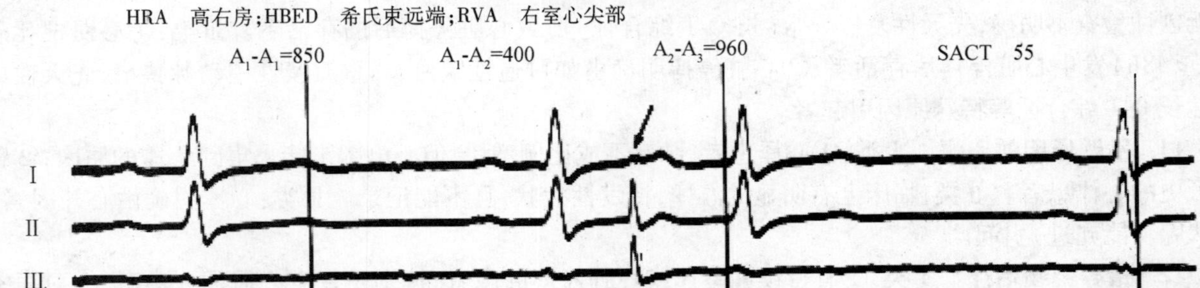

图 18-16　窦房传导时间（SACT）

HRA　高右房。$[(A_2-A_3)-(A_1-A_1)]/2=SACT$

（二）预激综合征

预激综合征是在房室传导系统之外另有附加旁路。心房冲动同时通过此两条道路先后传到心室，由于旁路的传导速度快，提前到达心室，使其提前兴奋，并与随后经正常传导系统到达的冲动先后共同兴奋心室，形成心室融合波。由于房室之间有两条通道并存，因而构成了房室折返性心动过速（AVRT）的解剖基础，两条通道中的一条存在单向阻滞，是AVRT产生的基本条件。预激综合征易并发AVRT和房颤。此种心动过速可分为两种类型：房室结前传型（orthodromic）心动过速，其前传通过房室结，逆传通过附加旁道；房室结逆传型（antidromic）心动过速，其前传通过旁道，逆转通过房室结。预激综合征并房颤伴短的前传不应期可发生室颤。对预激综合征心内电生理检查除了解其生理特性外，还明确旁道的存在，揭示隐性或不典型预激综合征，测定旁道顺传和逆传不应期，鉴别Kent束与Mahaim束，确定旁道部位等。

（三）室上性心动过速

室上性心动过速较常见，其发病机制主要是由于折返激动、自律性异常和触发活动，以折返性心动过速最常见，约占室上性心动过速的60%。折返性心动过速可分为房室结内折返（AVNRT）、窦房结内折返、心房内折返、房室内折返，以AVNRT最常见。

1. **AVNRT** AVNRT的机制是激动传导，有两个通道，一个传导速度慢，不应期短，称慢通道（α通道）；另一个传导速度快，不应期长，称快通道（β通道）。因快通道传导快，激动从快通道先抵达希氏束，而从慢通道下传的激动缓慢，到达较迟，此时，希氏束已处于不应期，因而激动被阻滞。如果在窦性心律基础上发生一次房性期前收缩，由于快通道不应期长，激动被阻于快通道，而激动沿慢通道下传心室，引起心室激动，同时从快通道逆转回心房时，慢通道已脱离不应期，激动又可沿慢通道下传，再从快通道逆传，形成AVNRT（见图18-17）。通过心内电生理检查可发现其发生机制，可确定AVNRT快通道和慢通道的部位，为射频消融治疗打下基础。

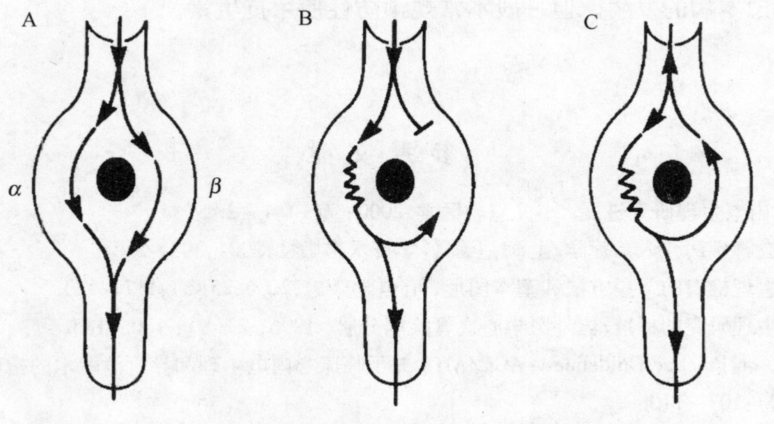

图18-17 AVNRT的机制

两个通道形成闭合环路，慢通道（α通道）传导速度慢，不应期短；快通道（β通道）传导速度快，不应期长。激动沿慢通道下传，同时从快通道逆传，慢通道已脱离不应期，激动又可沿慢通道下传，再从快通道逆传，形成AVNRT

2. **房性心动过速** 多因自律性增高所致，房性期前刺激和超速心房调搏不能诱发，程控期前刺激无法终止。

（四）特发性室性心动过速

发生于结构正常的心脏所出现的室性心动过速为特发性室性心动过速。心内电生理可用起搏标测和激动顺序标测的方法，确定起搏点，为射频消融定位。

（五）鉴别房室阻滞的部位

1. **Ⅰ度房室阻滞** 在体表心电图仅显示P-R间期延长，无法确定发生部位。心腔内电生理检查可以确定阻滞的部位。A-H间期延长，说明阻滞的部位在房室结；P-A延长，阻滞的部位在心房；H间期延长或分离为两部分，阻滞的部位位于房室束；H-V延长，则阻滞发生于希氏束主干以下。

2. **Ⅱ度房室阻滞** A-H间期延长，A波后H波脱漏，为文氏型阻滞，阻滞部位多发生在房室结。莫氏Ⅱ

型表现为H波后间断出现V波脱漏，A-H和H-V间期正常，阻滞部位多在房室束－心肌传导纤维系统。

3. Ⅲ度房室阻滞 可以发生于房室结及以下任何部位。可以根据A-H和H-V间期的改变确定病变部位。阻滞发生于房室结者，希氏束电图显示A波与H波无关，H-V间期正常。希氏束主干以下阻滞时，A波之后有H波，室性逸搏V波前无H波。

同时发生两种以上阻滞时，腔内心电图可以根据各间期变化来确定阻滞部位，而体表心电图常无法达到。

三、常见并发症及其处理

1. 出血 操作粗暴，加大穿刺部位的损伤；术后压迫时间过短，止血不彻底，均可导致出血。因而穿刺操作时，应该仔细小心尽可能减小损伤降低出血的危险性。手术结束时，在拔出血管鞘、压迫止血、伤口包扎等几个环节，应十分注意，动脉穿刺口压迫时间应相对较长，约20min，根据病情甚至可以更长一些。静脉则可以相对短一些。压迫止血后加压包扎，沙袋压迫6～8h。同时病人应卧床12～24h，下肢避免活动。

2. 血栓与栓塞 操作时间过长，且没有注意抗凝处理，容易诱发血栓。因而动脉穿刺后应给予肝素2 000～3 000U，其后每小时追加1 000 U。静脉穿刺虽不常规使用肝素，但如果操作时间过长，也可使用肝素。

3. 心律失常 最常见，如期前收缩、短暂室速、房速、窦性心动过速，严重者发生室颤。可为电极刺激所致，器质性心脏病更易发生。

4. 急性心包填塞 少见。存在出血倾向和操作不当是较常见的原因。应紧急心包穿刺，必要时心包切开引流。

5. 感染 感染性深静脉炎和感染性心内膜炎较少见，常由无菌操作不严格所致，患者术后持续发热而排除局部感染者应考虑本病的发生。但一般不常规预防性使用抗生素。

（方宏　吴永全）

参考文献

[1]马沛然. 心律失常心内电生理研究进展. 小儿急救医学，2000；7(1)：1～2.

[2]沈卫峰. 实用临床心血管疾病介入治疗学. 上海：上海科学技术出版社，2004，303～315.

[3]李忠杰. 临床心脏电生理检查的常用方法和基本图形. 心电学杂志，2006；25(2)：117～120.

[4]黄伟民. 临床心内电生理研究的标准. 国外医学心血管疾病分册，1996；23(8)：180～185.

[5]ACC/AHA Task Force on Practice Guidelines. ACC/AHA关于临床心内电生理和导管消融术的指南. 中国心脏起搏与心电生理杂志，1996，10(2)：107～110.

第四篇　心律失常的治疗总则

第十九章 心律失常的循证治疗原则

循证医学(evidence-based medicine, EBM),又称“求证医学”“实证医学”“以证据为基础的医学”等,其含义为“有目的地、正确地应用已证实的科学依据来指导医疗实践”,顾名思义,应采用“循证医学”这一合情合理的规范术语。循证医学是现代医学领域中新兴的医学模式。

第一节 溯源与发展

循证医学的实践,最早的记载来源于中国。清乾隆年间,就有“考证”古代医学的做法。在欧洲法国革命后期,Pierre Louis 通过系统观察伤寒患者,就有反对医学权威的放血疗法。

循证医学萌芽于20世纪30年代,1922年加拿大 McMaster 大学的 Gordon Guyatt 博士提出循证医学名称。而促进形成由临床实践模式向循证医学演变的基础是近40年来的许许多多大规模临床试验的问世。20世纪80年代以后,临床随机对照试验的方法逐渐规范,获得的结果可靠、可信,与此同时,高效的统计分析方法(Meta 分析法)的创立与问世及广泛应用,可合理、恰当地对传统医学诊疗措施进行客观评价,结果发现许多临床上广泛应用的治疗措施,虽然动物实验、流行病学观察或小样本临床试验均显示有益,而实际上是无益的,甚至是有害的。

在此基础上,1997年7月在美国华盛顿召开了“循证医学研讨会”,入会专家明确提出,循证医学主要目的就是要对许多治疗方法进行否定或肯定,合理地应用医疗卫生资源。所以循证医学是通过正确利用及合理使用分析临床资料,来制定各项医疗卫生决策,规范医疗服务行为,使医疗服务效高质好的科学,这是医生的天职,也是患者的权利。正如1996年 Sackett 将循证医学概况所言:“循证医学为明确、明智而审慎地运用最佳证据作出临床决策的方法。”

如今循证医学在国际上迅猛发展,广泛应用于内、外、妇产、儿科,尤其是心血管领域中,美国和加拿大成立了12个循证医学中心,英国也成立了若干。近年来我国建立了中国医师学会循证医学专业委员会,也成立了循证医学中心。国际上已创办了《循证医学杂志》,于1998年出版了第一部《循证心脏病学》,并于2001年出版该书第二版。我国也紧跟齐上,2001年由胡大一、许玉韵主编的《循证心血管病学》、赵水平主编的《实用循证心脏病治疗学》等专著问世,这都为推动循证医学的发展作出了贡献。

第二节　心律失常的大型临床试验

循证医学的证据是大型临床试验,可以说后者是前者的基础。

大型心血管病临床试验的科研设计要点包括立项背景、研究目的、病例标准、随机方法、观察指标、治疗随访、组织协调、质量控制、资料处理、统计方法等。

近四十多年来,国际上先后完成数百个大型心血管病临床试验,较客观地评估了许多心血管病治疗措施的临床疗效安全性,提高了心血管病的治疗水平。国内也陆续开展了十余项大型心血管病临床试验,实现了中国心血管病临床研究与国际接轨,也促进了国内大型临床研究的进一步开展,同时也提高了心血管病的治疗水平。

蒋峻在撰写《实用临床心律失常诊断和治疗指南》的第二十六章心律失常与循证医学及大型临床试验中,共收录心律失常的大型临床试验近 70 项,分为七类:①心房颤动的治疗方式和并发症防治;②室性快速性心律失常的治疗方式和预后;③病态窦房结综合征的治疗方式和预后;④室上性心动过速的药物和非药物治疗;⑤抗心律失常药物的药效和安全性;⑥起搏器植入的时机和起搏器选择;⑦心脏性猝死和心脏性晕厥的防治等。

以心房颤动大型临床试验为例,主要涉及三个方面。

1. 心房颤动血栓栓塞的防治

(1)哥本哈根心房颤动阿司匹林与抗凝试验(AEASAK 试验)。

(2)哥本哈根心房颤动阿司匹林与抗凝试验Ⅱ(AEASAKⅡ试验)。

(3)波士顿地区心房颤动抗凝试验(BAATAF 试验)。

(4)欧洲心脏颤动试验(FAFT 试验)。

(5)非瓣膜性心房颤动患者血栓栓塞的一级预防试验(PATAF 试验)。

(6)心房颤动卒中预防试验(SPAF 试验)。

(7)心房颤动卒中预防试验Ⅱ(SPAFⅡ试验)。

(8)心房颤动卒中预防试验Ⅲ(SPAFⅢ试验)。

(9)非风湿性心房颤动卒中预防试验(SPINA 试验)。

2. 心房颤动的转复窦性心律与防止复发治疗

(1)胺碘酮降低冠心病心房颤动试验(ARCH 试验)。

(2)经食管超声心动图指导心脏复律试验(ACUTF 试验)。

(3)加拿大心房颤动试验(CTAF 试验)。

(4)洋地黄在急性心房颤动中的作用试验(DAAF 试验)。

(5)欧洲和澳大利亚多非利得心房颤动多中心试验(EMERRALD 试验)。

(6)心房颤动药物复律试验(MEDCAR 试验)。

(7)美托洛尔在心房颤动中预防复发的作用试验(METAFER 试验)。

(8)心房颤动复律后预防复发试验(PAFAC 试验)。

3. 关于心房颤动转复窦性心律与控制心室率比较试验

(1)阵发性房性心动过速抑制试验(SOPAT 试验)。

(2)心房颤动节律控制随访调查试验(AFFIRM 试验)。

(3)心房颤动药物干预试验(PIAF 试验)。

(4)抗心律失常安全性评价试验(SATE 试验)。

(5)心室控制和电复律对照研究试验(RACE 试验)。

(6)心房颤动的治疗策略试验(STAF 试验)。

(7)阵发性心房颤动患者在房室交接区消融阻断加起搏治疗术(A+P)后控制心室率与控制心律对照试验(PAF Ⅱ试验)。

由此可见,心律失常大型临床试验不仅众多,而且详密,这为循证医学的心律失常治疗提供了坚实的证据。

黄峻,王文主编《心脑血管疾病大型临床试验》一书,截至1998年前所载,共收录心脑血管疾病大型临床试验400余项,其中涉及心律失常37项,包括药物31项,快速性心律失常的射频消融治疗和埋藏式自动复律除颤器治疗恶性心律各3项。该书客观地叙述每一项试验的目的、方法、结果、结论,并给予扼要的评论。在同一类试验之前,又以综述方式,对此类研究的临床意义、启示和实际应用等作了更深入的分析和评述,目录中详细列出各种临床试验的名称,附录中附有这些试验的英文缩写词,中文翻译及索引,是难得的一部可评、可圈、可点的心脑血管疾病大型临床试验的汇总之作,读者可一览无余,方便实用,受益匪浅。正如黄峻所言:"正是这些大型临床试验,改变了心肌梗死后应用抗心律失常药物防治心脏性猝死的传统概念,于是我们积极去寻找更有效的改善预后、提高生存率的方法;正是这些大型试验,赋予高血压治疗以全新的概念和内容,于是我们在降压的同时,积极预防和力求逆转靶器官的损害,并注意猝死和心脏性事件的周期性节律变化的影响;也正是这些大型试验结果,使我们对阿司匹林、硝酸酯类这些历史悠久的老药,也对PTCA、溶栓治疗、射频消融等新技术在心脏病现代治疗中的价值和限度,有了更清晰的了解。"20世纪80年代以来这些大型临床试验的成果,对于一些心脏血管病的认识和临床治疗方法,带来根本性改变,其对现代心脏病学发展和深刻影响受到医学界的广泛重视和承认。大型临床试验的价值和意义,正如1989年美国医学权威人士明确指出,80年代心血管临床研究有两大进展:一是介入性治疗,二是大型多中心随机临床试验。其评价恰如其分,最为合适的。

限于篇幅,本文就不一一展开叙述了,请读者细阅《心脏血管病大型临床试验》和《实用临床心律失常诊断和治疗指南》第二十六章心律失常与循证医学及大型临床试验进行品味、领悟,定会获益匪浅。

第三节　心律失常的治疗方案

心律失常大型临床试验为循证医学提供的坚实证据,可为医疗决策部门遵循循证医学原则制定切实可行的心律失常治疗方案提供参考。

就国内而言,中华医学会或中国生物医学工程学会都举办各种心律失常专题研讨会和专题论坛会议,除发表会议纪要,还制定各种心律失常治疗指南或防治建议。如2001年抗心律失常药物治疗建议,2002年关于心房颤动病人治疗的建议,2002年埋藏式心脏复律除颤器(ICD)目前认识,2002年导管射频消融治疗快速性心律失常(修正版),2003年埋置心脏起搏器及抗心律失常器指南(修正版),2003年心脏性猝死的防治建议,2005年室上性快速性心律失常治疗指南等。

本书特请十余位有造诣的专家,以循证医学为指导思想,以心律失常治疗指南和防治建议为依据,以人为本,制定个体化方案,撰写对急性心肌梗死、致心律失常性心肌病、原发性心电疾病、病态窦房结综合征、预激综合征、Brugada综合征、心房颤动、恶性心律失常等疾病的治疗,这些范例对读者的医疗实践,将会起到举一反三的效果。

在此不加赘述,请参阅第五篇危重症心血管疾病和综合征与恶性心律失常的治疗。

(张开滋　邢福泰　孟庆华　刘蓉)

参考文献

[1]王文,吴爱丽,黄建风,等. 浅谈大样本心血管临床试验的设计要点. 实用心血管病杂志,1998,3(2):61~62.

[2]黄峻,王文. 心脑血管疾病大型临床试验. 南京:江苏科学技术出版社,1998,818~893.

[3]胡大一. 循证心血管医学—从临床试验到临床实践. 中华心血管病杂志,2000,28:326~328.

[4]乔友林,徐苓．循证医学简介．中华心血管病杂志,2000,28:326.
[5]胡大一,许玉韵．循证心血管病学．天津:天津科学技术出版社,2001,351～420.
[6]于世龙．循证医学在心内科疾病治疗中的应用．临床心血管病杂志,2002,5:193～194.
[7]鲁端,黄元铸．实用临床心律诊断和治疗指南．上海:复旦大学出版社,2003,440～461.
[8]赵水平．实用循证心脏病治疗．北京:人民军医出版社,2005,110～277.

第二十章 心律失常的药物治疗

1989年和1992年CAST-Ⅰ和Ⅱ试验具有极大的可靠性和可信性，公布的结果为心肌梗死后患者给予氟卡尼、思卡尼或莫雷西嗪治疗室性期前收缩，虽然可有效地减少了室性期前收缩，但增加了患者的猝死率与总死亡率。这项试验结果的公布如一声惊雷，震醒了医学界，如“首颗原子弹”气浪席卷着全球，使人们认识到抗心律失常治疗并不是对所有患者都有益处，在某些情况下会带来不良后果，甚至死亡，评价抗心律失常疗效不能仅凭对心律失常本身的作用，更重要的是对猝死和总死亡率的影响。从CAST试验之后，国外相继又进行许多抗心律失常治疗的大型临床试验，诞生了循证医学的新模式，这是心血管病学发展的重要里程碑。这使广大临床医生日益重视并趋于掌握循证医学来治疗心律失常，重新审视了抗心律失常药物的作用，使其治疗观点发生了“革命性”变化，摒弃了“用药物抑制室性期前收缩，就可能降低室速、室颤的发生”、“抑制心律失常就可降低患者死亡率”的“心律失常抑制治疗”的观点，转到了全新的、客观的、实践为依据的循证医学轨迹上来。

药物治疗，尤其是抗快速性心律失常治疗仍占有重要的地位，如何掌握适应证，合理用药是当前值得重视的课题。

第一节 抗心律失常的药物

一、抗心律失常药物

1. 抗快速性心律失常药物 抗心律失常药物是临床医师治疗心律失常的主要措施。不仅能使大多数快速性心律失常有效终止，许多药物还可预防心律失常发作和有效降低心脏性猝死的发生率。

2. 分类 抗心律失常药物的品种很多，作用机制各不相同。但根据其不同的作用环节，可划分为几个不同的类型。同一类型的抗心律失常药物有许多相似的作用特性。

治疗快速性心律失常的药物种类繁多，且有多种分类方法，最早的分类是由1968年Papp首次提出，其后有Amsdorf分类，1970年Vanghan Williams分类法更具代表性，临床应用也最为广泛，1979年Harrison根据药物的心肌细胞电生理和临床电生理作用并结合临床实际，将第Ⅰ类药物进一步划分为Ⅰa、Ⅰb、Ⅰc三个亚类，弥补了Vaugham Williams分类法的局限性，后来学者又将洋地黄等药物列入，使其分类更臻完善，是目前普遍使用的分类法（表20-1）。

表 20-1　抗心律失常药物的分类

类别		代表药物	主要电生理效应
Ⅰ类(膜稳定剂)	Ⅰa	奎尼丁、普鲁卡因酰胺、双异丙吡胺	中度抑制动作电位[0]相和减慢传导速度,显著延长动作电位时程
	Ⅰb	利多卡因、苯妥英钠、室安卡因、美西律	轻度抑制动作电位[0]相,但对缺血心肌较明显,缩短动作电位时程,但有效不应期相对延长
	Ⅰc	氟卡胺、英卡胺、劳卡胺、普罗帕酮	明显抑制动作电位[0]相,显著减慢传导速度,轻度延长或不延长动作电位时程
Ⅱ类(β-受体阻滞剂)		普萘洛尔、阿替洛尔、美托洛尔	抑制窦房结自律性,延长窦房、房室传导和有效不应期
Ⅲ类(动作电位时程延长剂)		胺碘酮、溴苄胺	延长动作电位时程和有效不应期
Ⅳ类(钙拮抗剂)		维拉帕米、地尔硫草	作用于窦房结和房室结,降低其自律性,减慢传导和有效不应期,增加心肌收缩力和迷走神经张力
洋地黄类		地高辛、西地兰、洋地黄毒苷	
其他		新斯的明、苯肾上腺素、氯化钾等	

二、抗心律失常药物的细胞电生理基础

(一)Ⅰ类抗心律失常药物

Ⅰ类抗心律失常药物又称膜稳定剂、膜作用剂或钠通道阻滞剂。该类药物均能特异地与快反应心肌细胞膜上快钠通道蛋白内的作用位点相结合,从而抑制动作电位除极化期间的快速钠内向电流,减慢电位[0]相最大除极速率(Vmax),减慢冲动在心房、心室肌和浦肯野纤维等快反应心肌组织中的传导速度;能够减小异位起搏点动作电位[4]相自动除极化坡度,从而抑制自律性;能够提高室颤阈;能够使△APD(用药前后动作电位时程差值)/△ERP9 用药前后有效不应期差值 <1。根据药物对快反应心肌细胞复极化影响的不同,又进一步分为Ⅰa、Ⅰb、Ⅰc 三个亚类,主要作用及代表性药物见表 20-1。

Ⅰ类抗心律失常药物的抗心律失常作用是通过对膜上快钠通道蛋白的阻滞作用而实现的。药物与快钠通道脂蛋白结合,使快钠通道的结构改变,通道闸门变窄而妨碍钠离子通过细胞膜,钠通道处于失活状态;在心肌细胞复极之后,药物又干扰钠通道从失活状态恢复。

根据钠通道阻断恢复的快慢,Kodama 等将钠通道阻断剂分为快、中、慢三种类型。Ⅰb 为快类,分离常数在 2s 以内,对联律间期短的室性期前收缩和速率快的室速作用较好。Ⅰa 类抗心律失常药物多为中类,分离常数在 7~15s。Ⅰc 类抗心律失常药物多为慢类,分离常数在 20s 以上。中、慢类药物对于不同联律间期的室性期前收缩和不同速率的室速均有作用。

此外,Ⅰa 类药物还可以阻断时间依赖性复极化钾电流,因而可以延长浦肯野纤维、心房、心室肌的动作电位时程;Ⅰb 类可以加速复极化钾电流,因而可以缩短动作电位时程;Ⅰc 类对动作电位时程影响极小,轻度延长或不延长复极。第Ⅰ类抗心律心律失常药物中的一些药物,如奎尼丁、心律平可以抑制窦房结的自律性,减慢房室传导,尤其是窦房结功能、房室结功能不良时,作用更加明显。Ⅰc 类药物心律平、氟卡胺尚具有一定程度的β-受体阻断和钙通道阻断作用,对心脏起搏与传导系统的影响也更为广泛,因此抗心律失常作用也较广,对室性和室上性心律失常均有良好的作用。

(二)Ⅱ类抗心律失常药物

Ⅱ类抗心律失常药物,即β-受体阻滞剂,在治疗心血管疾病方面占有重要地位,除了对高血压病、冠心病、心肌病等治疗有效外,对室性和室上性心律失常均有良好的功效。β-受体阻滞剂种类繁多,已经合成的有百余种,临床常用的也有十余种。各种β-受体阻滞剂的药理作用与不良反应有较大的差异。熟悉β-受体阻滞剂抗心律失常作用的药理作用特点,有助于抗心律失常药物的选用。

1. β－受体阻滞剂的分类 从临床角度出发可以根据以下四种不同的药理作用进行分类。

(1)β－受体阻滞剂相对选择性。β－受体阻滞剂为交感神经递质——去甲肾上腺素作用的部位，可分为β_1－受体阻滞剂和β_2－受体阻滞剂。β_1－受体阻滞剂分布于心脏和肾脏，β_2－受体阻滞剂分布于支气管与周围血管等。所有的β－受体阻滞剂均能阻断β_1－受体。所谓β_1－受体相对选择性，是指应用治疗剂量时只能阻断β_1－受体，而不能阻断β_2－受体。β_1－受体阻滞作用是心血管疾病治疗的机理，而β_2－受体阻滞作用则多为临床所不希望的不良反应。常用的β_1－受体相对选择性阻断剂有醋丁洛尔（acebutolol）、阿替洛尔（atenolol）、美托洛尔（metoprolol）等。这些药物对支气管与周围血管的阻断作用不甚明显。常用的非选择性β－受体阻滞剂有普萘洛尔（propranolol）、噻吗洛尔（timolol）、索他洛尔（sotalol）、氧烯洛尔（oxprenolol）、烯丙洛尔（alprenolol）、吲哚洛尔（pindolol）、硝苯洛尔（nifenalol）、喷希洛尔（penbutolol）、甲吲洛尔（mepindolol）、波吲洛尔（bopindolol）、钠多洛尔（nadolol）、布拉洛尔（bupranolol）、氟司洛尔（flestolol）。此外，还有一些β－受体阻滞剂，除了具有较强的β_1－受体阻滞剂作用外，还有α－受体阻滞作用和β_2－受体兴奋作用，无外周血管阻力增高的不良反应。这些β－受体阻滞剂包括拉贝洛尔（labetolol）、氨磺洛尔（amosulalol）、阿罗洛尔（arotinolol）、卡维洛尔（carvedilol）、美少洛尔（medroxalol）、布心洛尔（bucindolol）、西利洛尔（celiprolol）等。

(2)水溶性或脂溶性。β－受体阻滞剂根据其溶解性可以分为水溶性和脂溶性两类。属于前者的有阿替洛尔等；属于后者的有美托洛尔、普萘洛尔、吲哚洛尔、噻吗洛尔等。脂溶性β－受体阻滞剂在肝脏代谢，有明显的"首次通过"效应，个体代谢差异较大，而水溶性β－受体阻滞剂主要从肾脏排泄，个体差异不大。但也有的既溶于水，也溶于脂肪，如比索洛尔等。

(3)内在拟交感神经活性。这是一种矛盾的药理作用，是指药物具有部分激动被阻断的β－受体的效应，其机制迄今不明，但其影响显而易见。具有这种作用的β－普萘洛尔阻滞剂有吲哚洛尔、烯丙洛尔、氧烯洛尔、醋丁洛尔、拉贝洛尔、布新洛尔等。这些药物抑制心率、心肌收缩与周围血管收缩的作用较弱。对老年患者伴有心率缓慢、心功能较差或有间歇性跛行者比较适宜，但其保护心肌作用较差，一般不用于急性心肌梗死后的患者。

(4)膜稳定作用。即具有类似奎尼丁的膜稳定作用，但患者不能耐受达到这一作用的剂量，故临床重要性不大。有人认为，具有膜稳定性质的β－受体阻滞剂较之无这一性质的β－受体阻滞剂的抗心律失常作用更佳，但证据不足。具有这种作用的β－受体阻滞剂有醋丁洛尔、普萘洛尔、吲哚洛尔等。

2. 细胞电生理效应 β－肾上腺素能受体兴奋对心肌组织可以产生一定的电生理效应，在某些心律失常的产生中具有重要的意义。如先天性长Q-T间期综合征（LQTS）尖端扭转型室性心动过速的发作，运动诱发的持续性室性心动过速或儿茶酚胺敏感性持续性室性心动过速等，均与儿茶酚胺释放引起β－肾上腺素能受体兴奋有关。β－肾上腺素能受体兴奋的心脏电生理效应是增加钠和钙依赖性组织的自律性，并激发[4]相除极化，增加钙大于钠依赖性组织的不应期；降低室颤阈，对在体心脏，阻滞肾上腺素能兴奋的结果是，减少自发性或触发性期前收缩，降低窦性心率和减慢房室交接区传导，提高室颤阈。

β－受体阻滞剂通过阻断心肌细胞上的β－受体，对抗β－受体兴奋所产生的电生理效应，从而发挥其抗心律失常的作用。β－受体阻滞剂的细胞电生理效应往往因药物浓度、心肌标本是浦肯野纤维或心室肌细胞、在体心脏还是离体心肌、心肌组织缺血与否以及β－受体阻滞剂的种类等因素而异，甚至呈现相反的变化。

急性心肌缺血时，缺血心肌动作电位时程缩短、传导减慢，当给予β－受体阻滞剂时，缺血区传导更加减慢，而动作电位时程以及不应期延长。冠脉结扎起初的2～3min，给予普萘洛尔对动作电位无明显影响，1min后则明显延长缺血区传导时间以及动作电位时程和有效不应期。这些变化的净效应是缩小缺血与正常组织间动作电位时程或有效不应期的差异，从而具有抗心律失常作用。

（三）Ⅲ类抗心律失常药物

Ⅲ类抗心律失常药物，即复极抑制剂，这类药物中最重要的是胺碘酮，它是一种广谱的抗心律失常药物，另外还包括溴苄胺、索他洛尔、N－乙酰普鲁酰胺（普鲁酰胺的代谢产物）、氯菲胺（lofilium）、硫酸苄甲胍、美派降（melperome）、西美莱德（sematilide）、多菲莱德（dofetalide）以及Pranolium等。这类药物中的一些（如胺碘酮、溴苄胺等）还具有阻断交感神经、扩张冠状动脉或周围血管的作用。

这类药物细胞电生理效应的共同点是延长动作电位时程和不应期，对[0]相除极速率或静息膜电位影响甚微。1993 年 Nakaya 等提出了新的Ⅲ类抗心律失常药物划分概念，即仅仅抑制外向钾电流而对钠和钙内流无抑制作用，不影响正常兴奋传导性的一类药物。

目前，Ⅲ类抗心律失常药物从化学结构上可分为季铵盐化合物和非季铵盐化合物两类。季铵盐化合物包括溴苄胺、氯非胺等，非季铵盐化合物包括胺碘酮、索他洛尔等。1992 年，Hondeghem 和 Meinertz 等根据药物有无频率依赖性动作电位时程延长作用而将Ⅲ类抗心律失常药物分为Ⅲa 和Ⅲb 两类，Ⅲa 类无频率依赖性作用，延长动作电位时程作用在各种频率刺激下基本一致，如胺碘酮等；Ⅲb 类有频率依赖性作用。当低频率刺激时，药物延长动作电位时程作用最强；当心率加快时，动作电位时程的延长作用逐渐减弱，如索他洛尔等。这类药物可能在心动过速时作用减弱，心动过缓时，药物对动作电位时程的显著延长可致早期后除极和扭转型室性心动过速的发生。

溴苄胺是这类药物中应用最早的，其抗心律失常作用可能是药物对心脏的直接作用以及神经节后肾上腺素能神经元阻断的净效应，但尚不能确切地归因于这种净效应所引起的哪一具体的电生理效应。

胺碘酮也是一种非选择性 β 和 α－肾上腺素能受体阻滞剂及周围血管扩张剂，其电生理效应可能与慢通道的阻滞有关，也可能与其抑制甲状腺素依赖性代谢途径有关。其最明显的、直接的细胞电生理效应是延长所有心肌组织的动作电位时程和不应期。胺碘酮延长动作电位时程的机制报告复杂，不仅对延迟整流钾电流有高度选择性抑制作用，还有抑制钙内流和 β－受体阻滞作用。另外，胺碘酮可以抑制窦房结的自律性。尽管细胞电生理研究中并没有发现胺碘酮对浦肯野纤维或心室肌组织传导的影响，但临床电生理研究表明，胺碘酮可以延长房室传导以及心室内传导时间，表现为 A-H、H-V 间期的延长。可能与胺碘酮的慢性作用或代谢产物作用有关。

索他洛尔具有混合的抗心律失常作用。右旋索他洛尔及左旋索他洛尔均能选择性地抑制快速激活的延迟整流钾电流，从而引起动作电位时程延长。

氯非胺是第一个以四乙基胺为先导化合物进行构效关系研究后，专门设计合成的Ⅲ类抗心律失常药物。其作用机制也是选择性抑制快速激活的延迟整流钾电流。

（四）Ⅳ类抗心律失常药物

Ⅳ类抗心律失常药物，即钙拮抗剂（calcium antagonists），又称为钙阻滞剂、慢通道阻滞剂、钙通道阻滞剂等，是抑制钙离子通道的激活而减少钙离子内流的一类药物的总称。1985 年国际心脏病协会建议统一称为“钙拮抗剂”。钙拮抗剂的发现与应用是 20 世纪后期最重要的心血管治疗进展之一，并已广泛用于心绞痛、心肌梗死、高血压、心力衰竭以及心律失常的治疗中。

延迟后除极的生产与慢钙内向电流增加引起细胞内钙超负荷有关。维拉帕米能消除儿茶酚胺诱发的延迟后除极，以及洋地黄引起的心房持续性心动过速和后除极。这些发现提示维拉帕米能用于心房疾病，二尖瓣脱垂和洋地黄中毒引起的心律失常。临床上，维拉帕米对绝大多数持续性室性心动过速无效，甚至使之加重，而对少数特发性心动过速疗效极好。研究表明，这种特发性室性心动过速极可能是延迟后除极所引起的触发性心律失常。

钙拮抗剂的种类很多，大致可分为几种不同的类型，但只有部分类型的药物具有抗心律失常作用。其分类方法很多，如 1987 年世界卫生组织（WHO）提议的按药理性质和临床应用分类、1982 年 Fleckenstein 提出的两类分类法、1983 年 Nayler 按其作用部位分类，作者认为以化学结构分类似更恰当。

1. **苯烷基胺类** 维拉帕米（verapemia，异搏定）、棓帕米（gallopamill，D600 甲氧脉安）、心可定（prenylamil）、替尔帕米（tiapamil 噻烷丙胺）、法利帕米（falipamil）、阿尼帕米（amipamil）等。

2. **二氢吡啶类** 硝苯吡啶（nifedipine）、尼卡地平（nicardipine）、尼莫地平（nimodipine）、尼群地平（nitrendipine）、非洛地平（felodipine）、爱士地平（isradipine）、尼瓦地平（nilvadipine）、氨洛地平（amlodipine）、曼尼地平（manidipine）、尼索地平（nisoldipine）、苯尼地平（benidipine）、拉西地平（lacidipine）、巴尼地平（barnidipine）和 oxodipine、riodipine、darodipine、ryosidipine 等。

3. **苯并噻平类** 地尔硫䓬（diltiazem，硫氮䓬酮）、fostedil 等。

4. **二苯烷胺类** 包括哌嗪类如脑益嗪(cinnarizine)、氟苯桂嗪(flunarizine)、利多氟嗪(lidoflazine)、苄普地尔(bepridil)等。

上述各类药物中,苯烷胺类和地尔硫䓬可延长结内传导时间及房室结不应期,抑制窦房结自律性,对阵发性室上性心动过速效果好,可减慢心室颤动和心房扑动的心室率。钙拮抗剂对室性心动过速的效果较差,但对心肌缺血、心肌缺血再灌注及左室肥厚伴发的室性心律失常有潜在的价值。维拉帕米、大剂量地尔硫䓬、氟拉嗪等对心肌缺血和运动诱发的室性心律失常有一定的治疗效果。

硝苯吡啶在体外的电生理效应类似于维拉帕米,但在人体内并没有观察到其抗心律失常作用,这种关系机理还不清楚。

治疗浓度的地尔硫䓬可以缩短浦肯野纤维和心室肌的动作电位时程(以平台期为主),更高浓度则可降低房室束-浦肯野纤维单相动作电位上升速率,表明本药对快钠内向电流也有一定影响。

(五)洋地黄类药物

洋地黄对心血管疾病的重要性不仅在于该药对充血性心力衰竭的血流动力学影响,而且在于其能控制或终止许多心律失常。最常用的洋地黄是地高辛、洋地黄毒苷和西地兰。

除增加心肌收缩力和迷走神经张力外,治疗浓度的洋地黄细胞电生理效应为缩短浦肯野纤维、心室肌细胞动作电位时程和不应期;较高浓度时可降低静息膜电位、动作电位幅值以及[0]相最大上升速率,即具有一定的膜稳定作用。对于在体心脏,洋地黄则往往轻度延长希浦系统动作电位时程和不应期,对传导无影响,治疗量洋地黄对窦房结自律性有轻度的抑制作用,并无临床重要性。因此,治疗量洋地黄可以用于病窦综合征患者。对房室结的影响是延长不应期、减慢传导,这种作用是洋地黄的直接作用和迷走神经张力增加间接作用的净效应,在临床上具有重要的治疗学意义。

低血钾时,洋地黄最一致性的作用是增加[4]相除极速率,引起自律性增加,另外,由于洋地黄中毒可以引起细胞内高钙,因而可以引起延迟后除极触发性心律失常。目前的研究认为,洋地黄中毒心律失常的主要机制是延迟后除极及其引起的触发活动。

(六)其他抗心律失常药物

1. **三磷酸腺苷和腺苷酸** 20世纪50年代中期以来,一直有报道三磷酸腺苷对治疗阵发性室上性心动过速是有效的,然而它的疗效直到近年才被确认。目前在欧洲,此药被广泛用于阵发性室上性心动过速发生时的短期治疗。其主要电生理作用是减慢房室结传导,可能主要是三磷酸腺苷的水解产物腺苷酸作用所致。

2. **新斯的明、腾喜龙** 此为抗胆碱酯酶药,通过增加迷走神经张力、降低窦性和异位起搏点的自律性、减慢房室传导而发挥抗心律失常作用。适用于室上性心动过速,或恢复为窦性心律或减慢心室率。

3. **苯肾上腺素、甲氧胺** 为血管收缩药,可用于治疗阵发性室上性心动过速。其机制是使血压升高,通过颈动脉窦与主动脉压力感受器反射兴奋迷走神经而转复心律。

4. **氯化钾** 钾离子抑制窦房结和异位起搏点的自律性并减慢传导。适用于低血钾和洋地黄中毒所致的心律失常,如室性期前收缩、室性心动过速或尖端扭转型室性心动过速。但洋地黄中毒引起的房室阻滞、心室率缓慢者则不宜应用。

5. **硫酸镁** 硫酸镁能降低心肌的应激性和心律失常发生率。静脉注射硫酸镁治疗非洋地黄性快速性心律失常,如阵发性房性心动过速、室性心动过速及室性期前收缩,效果迅速而显著,且无明显不良反应。

三、常用抗心律失常药物的作用特点

(一)奎尼丁

奎尼丁(quinidine)是从植物金鸡纳中提取的生物碱,用于心律失常的治疗已近一个世纪。尽管不断涌现更新的抗心律失常药物,但奎尼丁在治疗心律失常中仍起着重要的作用,是目前药物转复心房颤动的最佳药物。

1. **电生理作用** 奎尼丁延长窦房结起搏细胞动作电位时程,抑制[4]相自动除极斜率。临床电生理学研究表明,奎尼丁明显延长复极,心电图上表现为Q-T间期延长,这种明显延长复极的作用容易导致早期后除极以及触发性心律失常。

2. **药动学** 奎尼丁吸收后快速而完全地吸收，60～90min 血浆药物浓度达高峰，生物利用度 70%～76%。血浆蛋白结合率 60%～80%，不易通过血脑屏障，分布容积 2.7L/kg，有效血浆浓度为 2～μg/mL，心肌细胞中含量高。主要在肝脏经羟化作用而代谢，仅 18%±5% 以原型从肾脏排出，清除半衰期 5～12h。

3. **适应证**

(1)心房扑动和心房颤动。目前，奎尼丁的主要适应证是治疗心房扑动和心房颤动，包括转复为窦性心律和维持窦性心律，预防心房颤动复发。一般先服奎尼丁 0.1～0.2g，观察患者对奎尼丁有无过敏及其他不良反应，如头昏、耳鸣、心慌、气短、腹泻、皮疹，甚至呼吸困难。并观察静态心电图的 Q-T 间期改变及心律失常情况，无上述反应时可给治疗量。一般第一天用 0.2g，每 2h 1 次，共 5 次。若未转复又无不良反应，第二天开始，每次剂量增加至 0.3g，再用 1～2 天，转复后，则改为维持量 0.2g，每天 2～3 次，维持半年或更长，若仍未转复，不必再增加剂量，应考虑同步直流电复律。

心房扑动和心房颤动恢复为窦性心律后，奎尼丁也能有效地预防心律失常的复发。

(2)房性期前收缩或房性心动过速。奎尼丁可有效地抑制各种原因引起的房性期前收缩或房性心动过速。但由于其不良反应较多且严重，一般不作为第一线药物常规使用，只在多种药物治疗无效时才考虑使用。

(3)预激综合征并心律失常。奎尼丁延长房室旁道的有效不应期及减慢传导速度，可有效终止或预防预激综合征引起的心律失常。对预激综合征引起的心房扑动或(和)颤动，奎尼丁不仅能有效减慢心室率，而且可使部分患者转为窦性心律，总有效率达 88%。

(4)室性心律失常。奎尼丁对快速性室性心律失常也有一定疗效，可使 53%～62% 的患者室性期前收缩抑制 90% 以上。

4. **禁忌证**

(1)奎尼丁过敏。

(2)三度房室阻滞伴交接区或心室逸搏心律、严重室内阻滞。

(3)严重充血性心力衰竭(心律失常引起者除外)和低血压。

(4)其他：洋地黄中毒、重症肌无力、低钾血症。

5. **不良反应**

(1)心血管系统不良反应。是奎尼丁最为严重的不良反应，常可危及生命，如诱发尖端扭转型室性心动过速或心室颤动、三度房室阻滞、心脏停搏、低血压及心力衰竭。发生率约为 0.5%。

(2)血液系统不良反应。因过敏可引起血小板减少症、溶血性贫血、粒细胞减少症和其他过敏反应。

(3)皮肤不良反应。有皮疹和血管水肿。

(4)胃肠道不良反应。最为常见，如恶心、呕吐、腹痛和腹泻。

(5)中枢神经系统及金鸡纳不良反应。有头痛、头晕、耳鸣、听力障碍、视力模糊。

6. **用法** 因毒性作用大，静脉注射现已不用，现以口服为主。

(二)普鲁卡因酰胺

普鲁卡因酰胺(procainamide)的结构和活性与奎尼丁相似，用于临床已近半个世纪。可有效地抑制室性及室上性心律失常，但由于长期不良反应多，现仅静脉用药。

1. **电生理作用** 普鲁卡因酰胺对窦房结有直接的效应，即减小窦房起搏细胞[4]相自动除极速率，引起心率减慢，但由于其抗胆碱能作用，治疗浓度的普鲁卡因酰胺不引起心率变化或仅使心率轻度增快，普鲁卡因酰胺可以抑制心房[4]相自动除极斜率，从而抑制心房特殊纤维的自律性。可以减小心房肌细胞动作电位幅值和[0]相除极速率以及抑制心房兴奋性，但心房传导减慢常不明显。和奎尼丁相似，普鲁卡因酰胺有延长心室复极的作用也可引起早期后除极和触发激动性心律失常，甚至引起更为严重的扭转型室性心动过速或心室颤动。

2. **药动学** 普鲁卡因酰胺口服吸收性好，生物利用度为 90%。60～90min 血浆药物浓度达高峰，血浆蛋白结合率 15%，分布容积 2.2L/kg。心肌组织等大多数组织中含量比血浆高，有效血浆药物浓度 4～10μg/mL，在肝脏中代谢为 N－乙酰普鲁卡因酰胺，约 50% 以原型从肾脏排出，清除半衰期 3～6h。

3. **适应证**

(1)房性心律失常。普鲁卡因酰胺对房性期前收缩、阵发性房性心动过速和新发作的心房颤动有不同程度的疗效。对新发生的心房颤动,普鲁卡因酰胺静脉注射可使43%的患者转为窦性心律。其中,阵发性心房颤动的有效率更高。

(2)室性期前收缩、室性心动过速。普鲁卡因酰胺口服治疗室性期前收缩及室性心动过速疗效是确切的,有效率达69%~91%,但现极少使用。目前应用于急性病例尤其是急性心肌梗死,能有效地治疗和预防各种室性心律失常。

(3)预激综合征并心律失常。普鲁卡因酰胺可阻断或延缓房室旁道的前向传导;可使房室折返性心动过速有效终止。静脉推注普鲁卡因酰胺终止房室折返性心动过速的有效率约为83%。对预激综合征伴心房扑动或心房颤动,静脉推注普鲁卡因酰胺不仅能有效减慢心室率,而且能使部分患者转复为窦性心律。

(4)房室结折返性心动过速。据我国台湾学者报道,静脉注射普鲁卡因酰胺终止房室折返性心动过速的成功率为90%。

4. **禁忌证** 普鲁卡因酰胺的禁忌证与奎尼丁类似。由于普鲁卡因酰胺对房室结和希浦系统传导的效应,应慎用于二度房室阻滞和束支阻滞的患者,对血流动力学障碍的患者,静脉给药可能是有害的,这是因为药物的负性肌力作用,而可能发生血流动力学的更进一步恶化,禁用于曾对普鲁卡因或普鲁卡因酰胺过敏的患者。对支气管哮喘患者应慎用。长期给药应反复行血液学检查,因为有可能引起粒细胞缺乏症。

5. **不良反应**

(1)心血管系统不良反应。包括低血压、房室阻滞、室内阻滞、室性快速性心律失常或心室颤动。几乎所有接受静脉注射给药的患者均不同程度地出现低血压反应,而口服给药则轻微且不多见。

(2)狼疮样综合征。长期应用普鲁卡因酰胺治疗最重要的不良反应是诱发系统性红斑狼疮样综合征,不累及肾脏和大脑,亦无抗DNA抗体,伴有抗核抗体的形成。停用普鲁卡因酰胺后几天内症状即可消失,但抗核抗体和狼疮细胞仍可能呈阳性结果达数日之久。

(3)粒细胞减少症。由普鲁卡因酰胺过敏引起,与剂量相关,并在长期用药后出现,一般在停药后可恢复。

(4)胃肠道不良反应。较为常见,与剂量有关,一般在每日剂量超过4g发生。患者可有恶心、呕吐、厌食、腹泻等。如果胃肠道症状不明显,可不必停药。

(5)神经系统不良反应。较少见,静脉快速给药时可以出现中枢神经系统的兴奋症状,患者偶有精神错乱或幻觉。

6. **用法**

(1)口服。首剂0.5~1.0g,以后每次0.25~0.5g,每日3~4次。现已基本不用。

(2)静脉注射。先给负荷量,15mL/kg,1h输完。以后用维持量,速度小于5.0mg/min。

(三)双异丙吡胺

双异丙吡胺(disopyramide)是一种强效抗心律失常药物,作用较奎尼丁强1.5~2倍,适用于各种原因的心律失常。

1. **电生理作用** 双异丙吡胺对心肌组织的电生理效应是由药物的直接作用和通过心脏胆碱能受体的竞争性阻断的间接作用两方面形成的。

2. **药动学** 双异丙吡胺口服后几乎完全吸收,30~180min血浆药物浓度达高峰,生物利用度85%,血浆蛋白结合率80%,有效血浆药物浓度2~4μm/mL,主要在肝脏发生N-脱基代谢,55%的原型及其余的代谢产物均由肾脏排泄,清除半衰期8~12h。

3. **适应证** 与奎尼丁和普鲁丁因酰胺相似,主要用于室性心律失常治疗,对室上性的心律失常亦有效,但疗效稍差,对心房扑动、心房颤动以及复律后心房颤动的预防也不适用。

4. **禁忌证** ①对药物具有高敏性的患者。②已有二或三度房室阻滞者。③心源性休克。④严重充血性心力衰竭及低血压。⑤青光眼。⑥重症肌无力。⑦先天性长Q-T间期综合征。⑧尿潴留和良性前列腺肥大为相对禁忌证。

5. 不良反应 双异丙吡胺的不良反应主要与其负性肌力作用和抗胆碱作用有关，但明显少于奎尼丁。

（1）心血管系统不良反应。①充血性心力衰竭和低血压，可激发或加重充血性心力衰竭，可出现严重的低血压，甚至出现肺水肿、心源性休克，多见于静脉给药后，尤其是失代偿性心力衰竭或原发性心肌病患者。②传导阻滞、尖端扭转型室性心动过速，可引起或加重心脏的传导阻滞（房室阻滞，束支阻滞或室内阻滞），可引起伴Q-T间期延长的扭转型室性心动过速，类似于“奎尼丁晕厥”。

（2）排尿障碍。多发生在用药后48h内，常不严重，减量后可逐渐缓解。主要见于男性前列腺肥大和女性糖尿病性膀胱患者。

（3）视力模糊。较常见，发生在口服给药后48h内，减量后逐渐缓解，常不必停药。

（4）胃肠道不良反应。如便秘、恶心、口干、腹部不适等。

（5）中枢神经系统不良反应。可出现抑郁、头痛、失眠、精神失常及眩晕。

（6）其他不良反应。包括低血糖、皮肤过敏、黄疸、粒细胞减少以及阳痿等，均较为罕见。

6. 用法

（1）口服。每次100～150mg，每日3～4次口服。

（2）静脉注射。每次2mg/kg，稀释后静脉注射。

（四）利多卡因

利多卡因（ledocaine）又名昔罗卡因（xylocaine），是一种具有局部麻醉作用的抗心律失常药，自20世纪40年代末用于临床以来，至今仍是常用的抗心律失常药物，其缺点是不能口服，只能静脉注射。

1. 电生理作用 高浓度利多卡因可使离体窦房结细胞自律性降低，而在治疗浓度时不影响窦房结的自律性。在人体，无论是正常血浆浓度还是高达正常血浆浓度的50～100倍，亦不减慢窦性心率。

2. 药动学 利多卡因口服吸收良好，但肝脏通过效应强大，生物利用度低而不能达到有效的血浆药物浓度，故口服给药无效。静脉注射后，1min起效，5min作用达高峰，有效血药浓度1～5μg/mL，血浆半衰期8～10min，若以衡速衡量静脉给药，则4～5个半衰期后可达稳定的血浆药物浓度。本药经肝脏代谢，肾脏排出。

3. 适应证 与奎尼丁和普鲁卡因酰胺相比，利多卡因对室上性心律失常的疗效较差，有效率不超过20%。因此，利多卡因现主要用于室性心律失常，包括室性期前收缩、室性心动过速和心室颤动。

（1）缺血性室性心律失常。急性心肌缺血和心肌梗死并发的室性心律失常，利多卡因是首选的抗心律失常药物。它不仅可使室性期前收缩和室性心动过速终止，还可提高致颤阈值，防止心室颤动的发生。给药剂量主要根据药物代谢动力学参数及临床治疗效果确定。出现室性期前收缩或室性心动过速时，一般先给予50～125mg利多卡因静脉推注，然后给予1～4mg/min的速度静脉点滴维持治疗。作者的经验表明，利多卡因控制急性心肌梗死并室性心律失常的有效率达80%以上。

也有人对急性心肌梗死患者预防性地使用利多卡因，防治室性心律失常。其方法是给予利多卡因50～70mg静脉推注，5min后，推注第二剂，然后给予50μg/min的速度维持。一组5 000例的报告表明，未见明显心血管系统不良反应，中枢神经系统的轻微症状发生率低于10%，而室性心律失常的发生率降低了50%。

（2）心导管术引起的室性心律失常。20世纪50年代初即已成功地应用。

（3）围手术期心律失常。心脏手术、麻醉引起的室性心律失常也常用利多卡因治疗。

4. 禁忌证 ①对酰胺类局部麻醉药高敏性患者（非常罕见）；②三度房室阻滞伴室性逸搏心律者；③严重的肝功能不全；④有利多卡因引起癫痫大发作的既往史；⑤70岁以上的高龄患者。如果剂量调整适量，上述各种情况只是利多卡因的相对禁忌证。

5. 不良反应 利多卡因的不良反应总是与血浆药物浓度升高有关。最常见的不良反应是中枢神经系统的症状。

（1）中枢神经系统不良反应。可表现为欣快感、失定向、意识模糊、视力障碍、耳鸣、肌肉颤动、肢体麻木、眩晕、嗜睡等。大剂量时可以出现呼吸中枢抑制、昏迷或惊厥，可通过简单的控制滴注速度和防止血浆浓度不超过50μg/mL等措施加以避免。地西泮可以预防利多卡因的这些中枢神经的不良反应，而且也是治疗利多卡因诱发癫痫发作的首选药物。然而，如果出现中毒症状，减慢滴注速度或停药常常足以防止毒副作用的进一步发展，因为利多卡因的血浆半衰期相对较短。

（2）心血管系统不良反应。可以引起明显的低血压，如果给予中等剂量则罕有低血压发生，大剂量可能引起已受损心肌的抑制，导致更为严重的低血压，甚至休克。利多卡因亦可引起房室阻滞和心动过缓。

（3）其他。舌麻木、口腔金属味，可能与唾液中药物含量过多有关。

（4）过敏反应。极为罕见，也不会与普鲁卡因酰胺之间发生交叉敏感现象。

6. 用法 只能静脉注射给药，静脉注射每次用 50～125mg 或 1～2mg/kg，无效时在 5～10min 后重复，维持剂量为 1～4mg/min。

（五）苯妥英钠

苯妥英钠（phenytoin）是1938年应用于临床的抗癫痫药，1950年发现有抗心律失常作用。特别是治疗洋地黄诱发的心律失常有效。近20年来，又在治疗儿童心律失常中受到了高度重视。

1. 电生理作用 苯妥英钠的电生理作用与利多卡因相似。由于苯妥英钠改善房室传导和缩短心室肌的动作电位时程，故苯妥英钠可缩短静态心电图的 P-R 和 Q-T 间期。

2. 药动学 苯妥英钠口服后吸收较慢，12h 后血浆药物浓度达高峰。等量口服时，血浆药物浓度的个体差异较大。主要在肝脏代谢，主要代谢产物为 5－苯基－双羟基－苯乙内酰脲，主要经肾脏排泄，清除半衰期 18～24h。

3. 适应证

（1）室性心律失常。苯妥英钠治疗室性心律失常较室上性心律失常更为有效，可以治疗各种原因所诱发的室性心律失常。其中以洋地黄中毒并发的室性心律失常最为有效，有效率达 91.9%，故可作为首选。对儿童先天性心脏病手术出现的室性心律失常也很有效。

（2）室上性心律失常。苯妥英钠对多数类型的室上性心律失常相对无效，而对洋地黄中毒诱发的室上性快速性心律失常有效率可达 52.3%。

4. 禁忌证 对低血压、严重过缓性心律失常、充血性心力衰竭和对药物过敏患者禁用或慎用。

5. 不良反应

（1）中枢神经系统不良反应。与血中浓度有关，常见的不良反应有头痛、头昏、眩晕、视力模糊、眼球震颤、共济失调、嗜睡、严重时可发生抽搐。

（2）周围神经不良反应。10%～20% 的病人可以出现周围神经病变。长期应用大剂量治疗的老年患者特别易发生这种不良反应。

（3）心血管系统不良反应。常与静注速度过快有关，可引起低血压、心动过缓、房室阻滞，甚至猝死。

（4）胃肠道不良反应。口服给药时常发生恶心、呕吐、厌食和腹部不适。

（5）齿龈增生。齿龈增生可能是苯妥英钠的特异性不良反应，最常发生在儿童。长期用药的患者中，发生率约 20%，其发生可能与胶原代谢改变有关。

（6）骨骼系统不良反应。可引起骨软化、血清碱性磷酸酶活性增高和低钙血症。其发生可能与维生素 D 代谢改变和钙从胃肠道吸收减少有关。但用维生素 D 治疗效果并不好。

（7）其他。偶有皮疹、粒细胞减少症和各种过敏反应。

6. 用法

（1）口服。先给负荷量，每日 7.5～15mg/kg，分次给药，用 1～3 天；以后用维持量，每日 4～6mg/kg，分次口服。

（2）静脉注射。每日用 50～100mg 静脉注射，速度小于 50mg/min，无效时 5min 后重复，总量不超过 500mg。

（六）美西律

美西律（mexiletine）又名慢心律，是一种Ⅰ类抗心律失常药物，临床使用已逾 20 年，具有与利多卡因相似的药理作用和抗心律失常效应。静脉给药不良反应发生率较高，主要用于长期口服治疗室性心律失常，但不作为首选，而常常试用于其他药物治疗无效的心律失常。

1. 电生理作用 美西律对人的窦性节律影响不一，对功能正常的窦房结自律性无明显影响，或使窦性心率稍微增快或稍微减慢。但对病态窦房结综合征患者的窦房结自律性和窦房传导的抑制作用尤为明显，治疗浓度的美西律可使窦房结恢复时间延长、窦性静止和窦房阻滞。

2. 药动学 口服吸收完全，2～6h血浆药物浓度达高峰，有效血药浓度为0.5～2.0mg/mL，人体生物利用度为80%～90%，分布容积为55L/kg，在血液中70%与血浆蛋白结合，美西律主要在肝脏代谢而清除，清除半衰期为11.5h，严重肝肾功能不全者，清除时间延长，40%以原型从尿中排出，静脉注射后被组织吸收快，血浆半衰期仅12min。

3. 适应证

(1)室性心律失常。主要用于室性心律失常的治疗，尤其是对其他抗心律失常药物无效的心律失常可能十分有效。美西律单用或与其他抗心律失常药物合用时，对耐药性室性心律失常的总有效率是30%～70%。美西律可减少室性期前收缩、室性心动过速或复发性心室颤动的发作频度，但不能防止室性心动过速或心室颤动复发。美西律可以治疗和预防急性心肌梗死患者，以及手术后发生的心律失常，但不作为首选药。

(2)室上性心律失常。传统观点认为，美西律对室上性心律失常几乎无效，近几年的许多观察表明，美西律也可有效地终止室上性心动过速的发作。

4. 禁忌证 严重心力衰竭、严重过缓性心律失常。

5. 不良反应 美西律的不良反应发生率较高，为30%～66%，因为其治疗剂量与中毒剂量较接近，且大多数不良反应是剂量依赖性的，并且常出现在静脉给冲击量美西律后。

(1)心血管系统不良反应。可出现窦性心动过缓，尤其是病态窦房结综合征患者，偶可出现窦性静止，传导阻滞可加重。可伴低血压，充血性心力衰竭病情可恶化。

(2)胃肠道不良反应。较常见，可出现恶心、呕吐、上腹灼热感等。

(3)中枢神经系统不良反应。与利多卡因相似，可以出现眩晕、肌肉震颤、共济失调、眼球震颤、意识障碍、抽搐、一过性复视和视力模糊等。

(4)皮肤不良反应。长期口服美西律可出现皮疹，停药数周内皮疹可逐渐消失。

6. 用法

(1)口服。每日450～600mg，分3次口服。

(2)静脉注射。首次以2.0～2.5mg/kg缓慢静脉注射，然后以1.0～1.5mg/min静脉点滴。

(七)普罗帕酮

普罗帕酮(propafenone)为一新型的具有局麻作用的Ⅰc类抗心律失常药物，于1977年用于治疗阵发性室上性心动过速，此后用于治疗各种室性心律失常，均取得较好的疗效。国内于1981年开始应用该药治疗各种类型的心律失常，亦取得了较好的疗效，部分单位已将其列为第一线抗心律失常药物。

1. 电生理作用 普罗帕酮具有较强的钠通道阻滞作用，是其抗心律失常作用的主要细胞电生理基础。另外还具有较弱的β-受体阻断作用(为普萘洛尔的1/80)，以及可以阻断慢钙通道(为维拉帕米的1/100)。因此，普罗帕酮可以广泛地作用于心脏的特殊传导系统，具有较强的抗心律失常作用。

2. 药动学 普罗帕酮口服后主要通过胃肠道吸收，1～2h开始起效，4h达高峰，生物利用度49%，血浆蛋白结合率95%～99%。主要在肝脏代谢，主要代谢产物5-羟普罗帕酮，5-羟普罗帕酮在心肌组织中与原药浓度之比等于1，与原药有相似的电生理作用，但不良反应增加，血浆半衰期4.6h，粪便和尿中排出的原药仅占1%。

3. 适应证

(1)阵发性室上性心动过速。临床和电生理研究均证实普罗帕酮对阵发性室上性心动过速有良好的治疗作用。静脉注射普罗帕酮终止阵发性室上性心动过速的有效率为68.4%～82.0%。作者的观察表明，其转复房室结折返性心动过速的有效率几乎为100%，而且对其他抗心律失常药物治疗无效者，普罗帕酮也能显效。由于其疗效高，不良反应小，有作者建议将它作为转复阵发性室上性心动过速的首选药物。

(2)预激综合征及房室折返性心动过速。普罗帕酮转复房室折返性心动过速的有效率为77%。作者观察发现，对85%的患者，其终止顺向型房室结折返性心动过速的环节均有抑制作用，此外，普罗帕酮也可用于预防房室折返性心动过速复发，有效率约64.5%～71%。作者观察到，静脉注射普罗帕酮能使心动过速有效终止的患者，口服普罗帕酮预防复发的效果也明显优于静脉注射复律无效的患者。

(3)心房扑动和颤动。普罗帕酮对房性心律失常也有较好的治疗作用。对心房颤动，转复和长期预防复发的疗效都在50%以上。Antaman等对60例反复发作性心房扑动，心房颤动的患者，先以300mg的负荷量，继之150mg，每8h 1次口服，1个月内发作终止者54%；3个月内发作终止者44%；半年内发作终止者40%。

(4)室性心律失常。对各种心脏病引起的室性期前收缩，普罗帕酮可使61%的患者期前收缩数减少90%以上。其中，治疗室性期前收缩的疗效与剂量有关。

4. 禁忌证 心力衰竭、心源性休克、严重低血压、病态窦房结综合征、房室阻滞患者禁用。

5. 不良反应 普罗帕酮的不良反应较轻微，呈一过性，多数患者能耐受，仅2%～10%的患者因不良反应而停药。主要不良反应有如下几方面。

(1)胃肠道不良反应。轻度恶心、呕吐、口干、口腔内有苦味、便秘和上腹痛等，发生率约10%～15%。

(2)神经系统不良反应。头晕、轻度头痛、舌麻、震颤等。

(3)心血管系统不良反应。大剂量口服，尤其静脉注射时，可抑制心肌收缩，诱发或加重心功能不全；可出现房室阻滞、严重的窦性心动过缓，甚至心脏停搏；可引起严重的低血压。老年患者和心功能不全者尤为明显。但治疗量对心血管系统的抑制轻微，为时短暂，停药或减量后即可消失。促心律失常的发生率为66%。

(4)其他。偶尔有淤积性肝损害、阳痿、白细胞减少等。

6. 用法

(1)口服。每次150～300mg，一日3次。

(2)静脉注射。1.5～2mg/kg，单次静脉注射，注射的剂量不超过2mg/kg。

(八)普萘洛尔

普萘洛尔(propranolol)又名心得安，是临床应用的第一个β－受体阻滞剂，已广泛应用于心血管、内分泌、神经、精神及胃肠疾病的治疗。它是一个非选择性β－受体阻滞剂，有膜稳定作用，但无内源性拟交感活性。作为抗心律失常药物，除了能防治某些心律失常外，还能防止肾上腺素能神经系统或肾上腺素能药物的心脏效应。

1. 电生理作用 普萘洛尔具有两个互相分离而独特的作用，第一个作用参与β肾上腺素能受体的竞争性，阻断并消除肾上腺素能对心脏的效应；第二个作用涉及普萘洛尔的直接心肌效应，即膜稳定作用。

2. 药动学 普萘洛尔口服吸收快而完全，但由于肝脏首过效应强，70%被破坏，生物利度20%±12%，血浆蛋白结合率约90%，口服后1～2h血浆药物浓度达高峰，有效血药浓度0.05～0.1μg/nL，本品99%在肝脏代谢，血浆半衰期3～6h。代谢产物4羟普萘洛尔具有原药一样的生理活性，血浆半衰期较短。原药及代谢产物均由肾脏排出。国人服用普萘洛尔的清除半衰期比欧美人短，体表分布容积也比欧美人小，总体清除率快，但服用同等剂量的普萘洛尔后，4羟普萘洛尔的血药浓度比欧美人高70%，半衰期更长。

3. 适应证 普萘洛尔广泛用于肾上腺素能过度兴奋或洋地黄中毒引起的室上性快速性心律失常。普萘洛尔也可抑制室性期外收缩和室性心动过速，其减少心肌梗死死亡率的部分原因是本药有抗心律失常作用。

(1)室上性的心律失常。在某些窦性心动过速(由焦虑、嗜铬细胞瘤或甲状腺功能亢进症所致)的病例中，普萘洛尔可降低其窦性心律。室上性期前收缩，对阵发性心房颤动患者，普萘洛尔治疗可能有利。对部分房室结折返或房室旁道折返的室上性心动过速有明显的预防作用，与地高辛并用通常可以有效地控制婴儿和儿童的室上性快速性心律失常。单独或与洋地黄合作，在控制心房扑动或心房颤动的室率方面具有治疗价值。

(2)先天性长Q-T间期综合征。普萘洛尔可以缩短先天性长Q-T间期综合征的Q-T间期，有效地控制与长Q-T间期有关的室性心律失常，尤其是预防尖端扭转型室性心动过速的发作，另外，还可以提高室颤阈。

(3)急性缺血期间的心律失常。普萘洛尔能控制急性缺血期间由于肾上腺素能神经过度兴奋引起的心律失常。对缺血心肌普萘洛尔可显著提高致颤阈值。

(4)室性心律失常。尽管普萘洛尔不是治疗室性心律失常的一线药物,但普萘洛尔对部分室性心律失常确有一定的治疗效果。多与其他抗心律失常药物合用,疗效可达70%～89%,急性心肌梗死患者应用普萘洛尔,心律失常减少,这可能是普萘洛尔在心肌梗死二级预防中发挥效益的机制之一。

4. 禁忌证

(1)严重的充血性心力衰竭患者。

(2)不同程度的房室阻滞及严重窦性心动过缓的患者。但是在心脏起搏的情况下,普萘洛尔不属禁忌之列。

(3)慢性阻塞性呼吸道疾病患者。

(4)已接受具有抑制心肌收缩趋向的麻醉药(乙醚、氟烷等)的患者。

(5)糖尿病、严重肾功能不全者慎用。

5. 不良反应 普萘洛尔的多数不良反应与β-受体阻断有关。在左室功能正常的患者中,不良反应一般与剂量无关。

(1)心血管系统不良反应。心动过缓最为常见,并可能引起房室阻滞、心脏停搏、低血压,诱发和加重心功能不全,严重的发生急性肺水肿。

(2)中枢神经系统不良反应。主要是由于普萘洛尔向脑组织大量渗透所引起。常见不良反应包括头痛、头晕、抑郁、嗜睡、耳鸣、焦虑、注意力不集中等。

(3)肢端发冷及跛行。多数β-受体阻滞剂有这一不良反应,乃由于末梢血管收缩和心排血量减少使肢端血液灌注减少所致。约有3%～3.5%的患者发生肢端发冷;1%的患者发生跛行。

(4)呼吸系统不良反应。普洛尔可诱发或加重支气管哮喘,主要发生于阻塞性肺气肿和慢性支气管炎的患者。

6. 用法

(1)口服。每次10～40mg,每日2～4次,口服,国人敏感性较高,宜从小剂量开始,必要时逐渐增加剂量。

(2)静脉注射。以0.1mg/kg稀释后缓慢推注。

(九)阿替洛尔

阿替洛尔(atenolol)又名氨酰心安,是相对选择性的β肾上腺素能受体阻滞剂,无内源性拟交感活性或膜稳定作用。药理特性非常近似于美托洛尔,但后者有微弱的膜稳定作用。

1. 电生理作用 无论是低浓度还是高浓度的阿替洛尔,对在体心脏心室肌除了轻度延长或不改变动作电位时程外,其余动作电位参数均无明显影响。采用吸附式电极记录狗在体心脏心内膜单相动作电位的研究表明,阿替洛尔延长单相动作电位时程4%～8%,延长右室有效不应期10%～20%。临床电生理学研究表明,阿替洛尔延长窦性周期长度,窦房结恢复时间和心房、房室结的有效不应期,使房室传导时间延长约15%～18%。心电图上可表现P-R间期延长,而QRS波群和Q-T间期无变化。

2. 药动学 阿替洛尔口服后迅速吸收,生物利用度46%～62%,3h达高峰。很少在肝脏代谢,85%～100%以原型从肾脏排出,血浆半衰期6～9h。

3. 适应证 和其他β-受体阻滞剂一样,除了可用于高血压、心肌梗死、心绞痛的治疗,还可用于心律失常的治疗,对肾上腺素能兴奋引起的心律失常有抑制作用。临床已证明,该药治疗室上性心律失常有效。据报道,急性心肌梗死患者,静脉给阿替洛尔,可减少R-on-T期前收缩数、反复性室性心律失常和室上性心律失常的发作次数。

4. 禁忌证 阿替洛尔的禁忌证包括心源性休克、严重心动过缓、房室阻滞(二度和三度)以及阻塞性肺病等,这些均为相对禁忌证。β-受体阻滞剂已试用于心肌病引起的充血性心动衰竭或已控制了心力衰竭的高血压患者。阿替洛尔可慎重地用于中度阻塞性肺病患者。

5. 不良反应 阿替洛尔的多数不良反应同普萘洛尔,但轻微且短暂,这些不良反应与药物的β-受体阻滞有关。

可引起心动过缓、传导阻滞、诱发或加重心功能不全、低血压、头痛、头昏、嗜睡、恶心、便秘及其他不良反应。

6. 用法

(1)口服。每次25~100mg,分1~3次口服。

(2)静脉注射。每次5~15mg/kg,稀释后缓慢静脉注射。

(十)美托洛尔

美托洛尔(metoprolol)又称美多心安,是一选择性β_1肾上腺素能受体阻滞剂,无内源性拟交感活性,有一定的膜稳定活性。对心绞痛、高血压、心律失常、甲状腺功能亢进等均有效。

1. 电生理作用 临床电生理学研究揭示,美托洛尔可减慢静息状态下的窦性心率,可延长房室传导时间及房室结功能和有效不应期,而对房室旁道传导速度或不应期无影响。美托洛尔可以预防和治疗房室结折返性快速心律失常。

2. 药代动力学 美托洛尔口服后吸收迅速而完全,30min起效,90~120min达高峰,生物利用度45%。主要在肝脏因羟化作用而代谢,清除半衰期2.5~8h,代谢产物从肾脏排出。

3. 适应证 美托洛尔对室上性心律失常有效,可终止室上性快速性心律失常或预防其发作。对急性心肌梗死后最初90天和其后3年期间室性期前收缩和复杂室性期前收缩发生率的增高有一定的预防作用,但不影响室性期前收缩的复杂程度。尽管如此,美托洛尔可预防急性心肌梗死患者的心室颤动。

4. 禁忌证

(1)心源性休克。

(2)窦性心动过缓及传导阻滞。

(3)严重支气管痉挛。

对于高血压引起心力衰竭并为洋地黄和利尿剂所控制的患者,如有明确指征,可慎重试用美托洛尔。

5. 不良反应 患者对美托洛尔常能较好地耐受,多数严重的不良反应是由于β-受体阻滞活性所致。

(1)心血管系统不良反应。可减慢静息状态下的心率,可能发生较严重的心动过缓;可加重或诱发心功能不全,特别是左室功能受损的患者;可加重房室阻滞。

(2)中枢神经系统不良反应。较少见,包括头晕、倦怠、多梦、失眠、抑郁等。

(3)胃肠道不良反应。少数患者可发生腹泻、恶心、胃痛、胃灼热感、便秘及腹胀。

(4)其他。美托洛尔可引起支气管痉挛,特别是在哮喘和其他阻塞性肺病患者中。部分患者可以出现瘙痒症状。

6. 用法

(1)口服。每日50~400mg,分2~3次口服。

(2)静脉注射。5~15mg/kg稀释后缓慢静脉注射。

(十一)胺碘酮

胺碘酮(amiodarone)也称乙胺碘呋酮,是苯丙呋喃的衍生物,具有非选择性α和β肾上腺素能受体阻滞剂作用及周围血管扩张作用,最初用于治疗心绞痛,事实上,作为抗心绞痛药物只有中等度的疗效。近二十多年来用于抗心律失常,曾一度过高地估计了不良反应而受到冷遇。以后的临床应用揭示胺碘酮是一广谱抗心律失常药物,能有效地治疗室性和室上性快速心律失常。

1. 电生理作用 胺碘酮对心肌纤维最明显的直接电生理作用是延长所有已研究过的心肌组织的复极和不应期,包括窦房结、心房、房室结、希浦系统和心室肌。这种延长作用主要与胺碘酮的抑制复极化过程中钾外向电流有关。除了延长窦房结动作电位时程和有效不应期外,还可降低窦房结细胞动作电位的[4]相除极速率,抑制窦房传导,因而可引起窦性心率减慢。这一机制尚未完全阐明普萘洛尔和阿托品并不影响胺碘酮的负性变时作用,但降低灌注液中的钙浓度可加重这一作用。胺碘酮使心房的复极延迟,从而延长动作电位时程和有效不应期。业已表明,胺碘酮可减慢心房肌细胞动作电位[0]相除极速率,静息膜电位和动作电位幅值不受影响,故可减慢房内传导。

2. **药代动力学** 胺碘酮口服吸收较慢，4～6h 发挥作用，7 天作用达高峰，每日 600mg 口服，最高血清药物浓度为 3.84±2.92μg/mL。在体内分布于脂肪组织及富含脂肪组织的器官。本品消除缓慢，血浆半衰期 5～7 天，有的达 28 天，偶见报道长达 100 天。静脉注射后几分钟到 1h 分布到全身。

3. **适应证** 胺碘酮几乎对各种心律失常均有良效。

1）心房颤动、心房扑动。口服胺碘酮对阵发性或持续性心房颤动均有显著疗效，有效率为 80%。胺碘酮对左房内径 >45mm 或心房颤动持续时间 >1 年者仍然有效。使用胺碘酮复律时间较长，Gold 强调至少服药 4 周才能判定是否有效。静脉注射胺碘酮对阵发性心房颤动有效率为 30%～40%，对心房扑动、房性心动过速有效率为 17%～31%，绝大多数患者的心室率均减慢。

2）阵发性室上性心动过速。控制与防止室上性心动过速发作的有效率为 93%，对传统药物无效的顽固性阵发性室上性心动过速有显著疗效。静脉注射胺碘酮终止阵发性室上性心动过速发作的有效率并不高（0～67%），其作用主要抑制房室结双径的前传支，静脉注射无效并不意味着长期口服治疗无效。

3）异位性房性心动过速。一些报道表明，胺碘酮对成人与儿童的房性心动过速均有良效。

4）预激综合征并房室折返性心动过速，对儿童或成年人的顺向型房室折返性心动过速有效率为 87%，其治病作用不仅为抑制旁路的传导，而且可消除诱发心动过速的房性期前收缩或室性期前收缩。静脉注射终止心动过速发作的有效率为 25%～100%，胺碘酮对预激综合征并发的阵发性心房颤动也有良效。

5）室性期前收缩。对各种器质性心脏病并发的室性期前收缩均有显著疗效，可使室性期前收缩的发作频率减少 75%，复杂性室性期前收缩减少 62%～95%。

6）室性心动过速、心室颤动。对于室性心动过速，胺碘酮不仅能有效终止心律失常，还能预防心律失常的发作，降低心脏性猝死的发生率。

（1）控制心律失常的发作。由于口服药后起效的时间很长，则对于室性心动过速发作时的终止宜用静脉制剂。一般用每千克体重 5～10mg，稀释后分 3 次缓慢注射完毕，然后用维持量口服。静脉注射胺碘酮终止室性心动过速的有效率各家报道不一。但必须注意，静脉注射的临床疗效和口服给药的临床疗效并不等同。许多采用静脉注射无效的室性心动过速患者，改用口服给药后仍然有效。

（2）预防心律失常的发作。目前的多数学者观察表明，胺碘酮是为数不多的对室性心动过速的预防性治疗具有较高疗效而又能降低心脏性猝死率的药物之一。

胺碘酮为钾通道阻滞剂。在正常的离体心肌细胞，胺碘酮的电生理机制是延长动作电位[2]相平台期，对动作电位最大去极化速度（V_{max}）无明显影响。对在体心肌，胺碘酮可延长心肌的有效不应期，但并不减慢心肌的传导，可使激动的间歇缩小或消失，可阻止折返性室性心律失常的发生。

在临床上发现，许多在非缺血时安全有效的抗心律失常药物，在缺血时反而加重或产生新的心律失常。胺碘酮和其他抗心律失常药物不同，它除了抗心律失常作用之外，还有冠状动脉扩张作用、抗交感神经活性的作用和抗甲状腺功能的作用。近几年来有人还发现它有抗氧化作用和拮抗钙调节蛋白的作用。在心肌缺血时，使用胺碘酮能保护心肌细胞线粒体的完整性和高能磷酸盐的功能。对于缺血性室性心律失常，胺碘酮的使用仍然十分有效。此外，在缺血心肌再灌注时，胺碘酮易于逆转病理心肌的电生理特性。

这些机制提示，在室性心动过速发作时，不仅能发挥治疗性的电生理作用，而且对引起室性心动过速的基础心脏病有益，也对室性心动过速发作后引起的继发性反应有益。

一些前瞻性的临床研究结果也提示，胺碘酮用于室性心动过速患者，不仅能减少或有效预防室性心动过速的发作，而且能有效降低心脏死亡率和心脏性猝死率。因此，目前在临床上，胺碘酮有使用增多的趋势。

许多研究已经提示，在使用胺碘酮作为室性心动过速的预防性治疗药物中必须注意许多特征。①在心肌梗死后的单形性持续性室性心动过速治疗中，口服给予的维持量要比治疗心房颤动大。治疗心房颤动的维持量一般为 100～200mg/d，而治疗单形性持续性室性心动过速的维持量一般为 300～400mg/d。②胺碘酮静脉给药和口服给药的作用和临床疗效不同。静脉给予的起效很快，持续时间很短，而口服给药的起效相当慢，维持作用的时间也相当长。用静脉给药无效的患者仍然可改用口服给药显示满意的临床疗效。③单独使用胺碘酮治疗无效的病例，改用胺碘酮与小剂量 β－受体阻滞剂合用后仍然可能有效。④胺碘酮可提高心室颤动的致颤阈值，具有较强的抗心室颤动作用，使室性心动过速患者发生心室颤动的概率降低，但同时也提高了发生心室颤动后的除颤阈值。因此，对于植入了ICD的患者，联合应用胺碘酮治疗时有提高除颤阈值而发生放电除颤无效的可能。

4. **禁忌证** 业已明了，胺碘酮的禁忌证是对本药或碘过敏，严重窦性心动过缓或传导阻滞（除非已埋藏起搏器），甲状腺功能失常，以及正在使用单胺氧化酶抑制剂的患者。另外，心脏明显增大慎用胺碘酮，尤其是心肌病患者。

5. **不良反应** 胺碘酮的不良反应发生率与使用剂量明显相关，下列不良反应在大剂量时发生率较高，目前推荐给药剂量，不良反应明显减少或不出现。

（1）甲状腺功能失常。长期应用胺碘酮的常见并发症是甲状腺功能失常，几乎全部服用胺碘酮的患者都有轻度甲状腺功能改变，平均总甲状腺水平和激离甲状腺素指数较正常水平升高20%。甲状腺功能失常可能是胺碘酮在体内脱碘和碘的释放引起的，但也可能是胺碘直接作用所致。可引起甲状腺功能亢进或甲状腺功能减退。停药后数周或数月均可自行好转。

（2）心血管系统不良反应。可引起严重的窦性心动过缓、各种传导阻滞、Q-T间期延长，但并发尖端扭转型室性心动过速少见，低血压及充血性心力衰竭亦较为少见。

（3）眼不良反应。包括角膜微粒沉积和视晕现象。沉着的微粒由黄褐色的色素组成，多沉着在角膜下部1/3处，需在裂隙灯下才发现，其发生率与胺碘酮的剂量、用药时间的长短和患者的年龄有关，老年人十分常见，发生率可达90%，而13岁以下的儿童中尚未见报道。这种不良反应无须停药，因并不引起失明或永久性眼损害。停止治疗后，角膜微沉积物约在7个月左右消失。快速给大剂量胺碘酮时可出现视晕现象，这一不良反应呈剂量依赖性。

（4）皮肤光敏感和变色反应。皮肤光敏感表现为对日晒过敏，主要是皮肤中胺碘酮沉着物吸收紫外线引起。在皮肤暴露部位出现红斑、肿胀、灼热，皮肤变色表现不一，轻者仅皮肤变黑，重者则呈深蓝色，甚至肿胀、发热。大剂量胺碘酮治疗数月后，皮肤因脂褐质沉积呈灰蓝色改变，主要发生在面部。这种改变与用药剂量和用药时间有关。光敏和皮肤变色的停药后1～2年内可完全消退，但偶尔持续不变。

（5）神经系统不良反应。较少见，表现有头痛、噩梦、震颤、共济失调。这些不良反应常在停药或减量后消失，但周围神经反应不易消失，病情缓解很慢且不完全。

（6）间质性肺泡炎。胺碘酮的肺毒性发生率约为6%，发生率与剂量有关，机理尚不清楚，可能包括毒性作用所致的免疫因素低下，淋巴细胞浸润，肺泡中出现吞噬细胞堆积。在用药几周或几个月治疗后，肺毒性出现之前常有其他器官毒性的表现。大多数病人出现呼吸困难的缺氧，其他临床表现有：干咳、胸痛、白细胞增多、血沉增快，以及功能呈限制性改变等。停用胺碘酮并加用肾上腺皮质激素，或免疫抑制剂可逐渐缓解，少数患者需大量交换血浆才能使症状缓解。

（7）其他。胺碘酮还可引起恶心、胃肠道不适等胃肠道症状，尤其是便秘常见，另外可能引起肝脂肪浸润、剂量依赖性一过性肝转氨酶升高、高钙血症、氮质血症、皮疹和结节性红斑。大多数症状在停药后消失。

6. **用法**

（1）口服。过去用量较大，现主张用小剂量，先以600mg/d口服3～5天，再以200～400mg/d维持。

（2）静脉注射。2.0～5.0mg/kg缓慢静脉注射（10～15min以上）。

（十二）溴苄胺

溴苄胺（bretylium）又名特兰新，是一种季盐类化合物，于1965年用于治疗心律失常。

1. **电生理作用** 溴苄胺对心脏电生理学和机械效能的净效应是由药物对心脏组织的直接作用和通过对交感神经系统所介导的间接作用所体现的。溴苄胺最主要的生理作用是提高心室颤动阈，这一作用较目前临床上应用的任何一种抗心律失常药物更为明显，也更为主要。而且，在正常的和缺血的心脏均能观察到这一效应。用溴苄胺后已经看到，患者的心室颤动自动地转复为窦性心律。但是，还未发现其他抗心律失常药物的这种化学性除颤作用。

2. **药代动力学** 溴苄胺口服吸收差。多用静脉注射，在静脉注射后15min出现作用，4h作用达高峰，血浆半衰期6～10h，在体内不发生转化，主要以原型从肾脏排泄，肾功能不全者，半衰期显著延长。

3. **适应证** 溴苄胺虽不作为第一线抗心律失常药物，但由于它能延长浦肯野纤维的不应期和显著提高心室颤动阈,故可治疗威胁生命的室性心律失常,主要为复杂性室性心动过速和(或)心室颤动,尤其当常规治疗如利多卡因或普鲁卡因酰胺无效时,溴苄胺是很有效的药物。此外,已知溴苄胺在电击逆转心室颤动时可起到促进作用。在后一种情况下,由于患者处于临床紧急状态,故应按 5 ~ 10mg/kg 体重的溴苄胺在心室颤动辅以心外按压而获得除颤效应,并使其恢复心律的病例并不少见。因此,当溴苄胺与心肺复苏同时应用时,可以产生化学性除颤作用。

溴苄胺适用于多种原因引起的室性心律失常,包括心肌梗死、锑剂及其他药物中毒引起的室性心动过速、心室颤动的复律。药物或电复律未成功者,可重复用溴苄胺进行"化学除颤"。

4. 禁忌证 心绞痛、急性心肌梗死等冠心病患者禁用溴苄胺,因溴苄胺引起儿茶酚胺的释放将伴随加压反应、心肌收缩力以及起搏点的兴奋的增强,导致心肌耗氧量增加使病情恶化。对于心源性休克的患者,也须禁用溴苄胺,因为其延迟的交感作用的解除将引起患者的血流动力学的进一步恶化。

5. 不良反应

(1)低血压。是最常见的不良反应,低血压是由于肾上腺素能被阻滞,外用血管扩张所致。通过静脉输液增加循环血量和小心地静脉内给予去甲肾上腺素等措施,很容易使其得到纠正。

(2)胃肠道不良反应。恶心、呕吐和腹泻见于静脉给药的患者,而缓慢静脉滴注时其发生率可大为减少。

(3)其他。腮腺肿胀和疼痛是长期口服溴苄胺常见的不良反应,而短期静脉给药则极少发生。

6. 用法

(1)口服。每次 200mg,每日 3 ~ 4 次口服,但因吸收差,少用。

(2)静脉注射。2 ~ 3mg/kg,稀释成 20mL 以上缓慢静脉注射,需要时在 6h 后重复。

(十三)索他洛尔

索他洛尔(sotalol)又称心得怡,是一种兼有 β - 受体阻滞作用的第Ⅲ类抗心律失常药物。1960 年合成,曾用于治疗高血压和冠心病。目前的实验和临床资料都表明,索他洛尔是一种独特的抗心律失常药物。

1. 电生理作用 索他洛尔的主要电生理特性是 β - 受体阻滞作用及延长复极作用。其 β - 受体阻滞作用无选择性,也无内在拟交感作用及局麻作用。作为药物使用的索他洛尔是右旋索他洛尔和左旋索他洛尔的混合物。其中仅左旋索他洛尔有 β - 受体阻滞作用。其效力比普萘洛尔要弱得多。

2. 药代动力学 索他洛尔口服后几乎完全被吸收,无肝脏首关效应,生物利用率为 90% ~ 100%,进食后给药的生物利用度降低 20%,2 ~ 4h 后血浆药物浓度达到峰值。血浆药物浓度 ≥800ng/mL 时出现 β - 受体阻滞作用,≥1 200ng/mL 时出现Ⅲ类抗心律失常药物作用特征。本品在血液中不与血浆蛋白结合,分布容积在 1.2 ~ 2.4L/kg 之间。由于为亲水性,不透过血脑屏障,中枢神经系统的含量极低。索他洛尔在人体内不发生生物转化,血浆清除率与肝脏药物代谢酶活性无关,其主要清除途径是肾脏,约 80% ~ 90% 以原型从尿中排出,终末清除率半衰期 10 ~ 20h,在严重肾功能不全的患者,索他洛尔的清除率明显下降,半衰期明显延长。左旋索他洛尔和右旋索他洛尔的药代动力学相同,两者的排泄量和排泄速度无明显差异。

3. 适应证

1)室性心律失常。目前,索他洛尔主要用于治疗各种室性心律失常,如室性期前收缩、室性心动过速及致命性心律失常。许多研究表明,索他洛尔的抗室性心律失常作用强于 β - 受体阻滞剂普萘洛尔、Ia 及Ib 类抗心律失常药物,与Ⅲ类抗心律失常药胺碘酮的疗效接近,尤其适用于缺血性心绞痛并室性心律失常的治疗。

(1)控制心律失常。有报道,对于程控心脏电刺激诱发的室性心动过速和(或)心室颤动,静脉注射索他洛尔治疗的有效率为 65%;静脉注射有效者,口服给药的有效率为 77%。Tichard 等对 481 例室性心动过速和(或)心室颤动的患者给予索他洛尔口服,每 12h 给予 80 ~ 320mg,按寿命表推算,在 12、18 和 27 个月中分别有 76%、76% 和 68% 的患者没有发生室性心动过速。几篇不同的文献报道,可诱发室性心动过速的患者给予索他洛尔静脉注射后,35% ~ 57% 的患者不能再被心脏程控电刺激诱发出室性心动过速,25% ~ 27% 的患者室性心动过速被部分抑制。

索他洛尔在室性心动过速治疗中的突出特点是其抗心室颤动作用。心脏电生理检查发现,索他洛尔应用可使致颤阈值增加,除颤阈值降低。不仅能使心室颤动不易被诱发,而且能使诱发的心室颤动易于被终止。索他洛尔的抗心室颤动作用比它的抗室性心动过速作用更明显。有人报道，索他洛尔抑制心室颤动的有效率可达89%，超过抑制室性心动过速的成功率。

采用静脉给药时，索他洛尔一般用1.5～2mg/kg；口服给药一般用每日80～160mg分2次口服。

索他洛尔的不良反应包括促心律失常、降低血压、心动过缓，促心律失常的发生率可达4.3%。其中TDP的发生率约2.0%～2.4%，73%的患者发生在给药的前3天以内。

（2）预防心律失常发作。目前，已有一项多中心随机临床实验电生理研究和心电监测对比试验（ESVEM）证实，室性心动过速患者长期用索他洛尔治疗后的心律失常的复发率为21%，其他药物为48%；两年的心律失常复发率为32%，其他药物为60%。

2）室上性心律失常。索他洛尔能有效地终止阵发性室性心动过速。Jorden等采用随机双盲多中心研究表明，其疗效为83%。

4. 血流动力学效应 心脏病患者静脉注射索他洛尔0.2～0.34mg/kg之后，心率明显减慢，收缩力无下降，心排血量和左室做功指数明显减少，但肺动脉压一般无变化。急性心肌梗死24h内静脉注射索他洛尔可使肺动脉压增高，每搏输出量下降。

长期（>1年）口服索他洛尔的心脏病患者，心功能无明显降低。

5. 不良反应

（1）促心律失常作用。发生率约4.3%，常见于严重心功能不全或室性心律失常的病例，常在快速调整药物期间发生。

（2）低血压。发生率约4.1%。

（3）心动过缓。发生率约2.1%。

（4）其他。包括头昏、疲劳和充血性心力衰竭恶化（<1%）。

6. 用法

（1）口服。每次40～90mg，一日2次；或每次80～160mg，一日1次，饭前服用。

（2）静脉注射。1.5～2mg/kg，静脉滴注。

（十四）维拉帕米

维拉帕米（verapamil）又名异搏定，是1962年由Haas和Hartfelder合成的，是第一个钙拮抗剂。起初有人认为是一种β肾上腺素能受体阻滞剂。临床应用三十多年的经验表明，可用于治疗心律失常、各型心绞痛、高血压和心肌病。

1. 电生理作用 维拉帕米可降低窦房结细胞舒张期缓慢除极化的上升速率、最大舒张电位以及在除极化顶峰的膜电位。在体内，维拉帕米对窦房结功能的直接效应，将以心室减慢的方式表现出来。在不影响希浦系统血浆浓度的维拉帕米可使房室传导减慢并延长房室结的不应期。这是维拉米治疗快速性室上性心律失常的电生理基础。

2. 药动学 维拉帕米口服吸收好，由于肝脏首关效应强，生物利用度仅10%～20%。在肝脏主要经过P450酶系代谢，代谢方式为N—去烷基或O—去甲基，主要代谢产物为去甲维拉帕米，具有微弱的扩张冠状动脉作用，但不影响房室传导。心肌组织中维拉帕米的浓度比血浆中药物浓度高7.05倍。血浆半衰期3～6h。但在某些病理情况下，维拉帕米的药动学可发生改变，如心房颤动时生物利用度可提高到35%，血浆半衰期延长到6～8h。70%由肾脏排出，15%由胃肠道排出。

3. 适应证 维拉帕米主要用于阵发性室上性心动过速。静脉注射效果极佳，常在数分钟内使发作终止。一般可用5～10mg溶于20～40mL液体中缓慢静脉注射，如无效20～30min后可再注射一次，有效率可达80%～90%。若同时施以颈动脉窦按摩等兴奋迷走神经的方法，复律的成功率更高。维拉帕米通过延长房室结有效不应期而阻滞折返，从而发挥治疗作用。

另外，维拉帕米能扩张冠状动脉，解除冠状动脉痉挛，促使冠状动脉血流增加，故常用治疗冠心病心绞痛，尤其是变异型心绞痛。此外，亦用于肥厚性梗阻型心肌病的治疗，通过抑制心肌强烈收缩，使流出道梗阻减轻，并改善左室顺应性，增进心室舒张的功能。

4. 禁忌证

(1)严重低血压或心功能不齐。

(2)二、三度房室阻滞及严重心动过缓。

5. **不良反应** 长期应用维拉帕米颇为安全。因为它的许多不良反应是剂量依赖性的,减量后即可消失。

四、抗缓慢性心律失常药

抗缓慢性心律失常药物能增强窦房结自律性,促进房室传导,对抗某些抗快速性心律失常药物等对心脏的抑制作用。主要可分为以下三类。

(一)抗 M 胆碱能药

本类药主要阻断 M 胆碱反应,消除迷走神经对心脏的抑制作用,使窦房结恢复时间缩短,房室传导改善,心率增快。主要用于迷走神经兴奋性增高所致窦房结受抑制的缓慢心律失常、窦房阻滞,房室阻滞以及 Q-T 间期延长所伴随的室性心律失常。常用药如下。

1. **阿托品**(atropine) 机制同上,主要用于迷走神经兴奋性增强所致的缓慢性心律失常、病窦综合征、阿-斯综合征以及急性心肌梗死伴有房室阻滞等。

用法:口服 0.3~0.6mg,每 4~8h 服 1 次;皮下、肌内注射或静脉注射 0.5~1mg,加入 5% 葡萄糖液 20mL 内推注。不良反应有口干、皮肤潮红、瞳孔散大、视力模糊、排尿困难、腹胀等。对青光眼、前列腺肥大、幽门梗阻、麻痹性肠梗阻、脑出血急性期禁用。

2. **山莨菪碱**(anisodamine) 商品名 654-2,其作用与阿托品相似,其不良反应较小,可与阿托品交替使用。主要用于迷走神经兴奋所致的缓慢性心律失常。

用法:口服 5~10mg,每日 3 次;肌内注射或静脉注射每次 5~20mg。不良反应、禁忌证同阿托品。

3. **东莨菪碱**(scoplamine) 作用与阿托品类似。

用法:口服 5~10mg,每日 3 次。其注射剂有甲溴东莨菪碱、溴丁东莨菪碱等,主要用于胃肠道病变,很少用于提高心率。

4. **普鲁本辛**(probanthine) 商品名丙胺太林。作用与阿托品类似。

用法:口服 25~30mg,每日 3 次。现已取代溴本辛。然而,东莨菪碱、普鲁本辛用来提高心率,治疗缓慢性心律失常,疗效并不好,仅作为辅助治疗药。

(二)拟肾上腺素药

1. **异丙肾上腺素**(isopuenaline,isuprel) 为 β-受体兴奋剂,能兴奋心肌,增强心肌收缩力,加快心率及心排血量,又能兴奋窦房结和房室结,促进传导,主要用于窦房结功能低下所致的缓慢性心律失常,如窦性停搏、窦房阻滞以及高度或三度房室阻滞和心脏骤停的治疗。

用法:0.5~1mg 加于 5% 葡萄糖注射液 250~500mL 内静脉滴注。不良反应有头痛、眩晕、震颤、皮肤潮红、恶心、心绞痛加重、快速心律失常。冠心病、心肌梗死和心力衰竭不用或慎用。

2. **沙丁胺醇**(salbutamol) 商品名舒喘灵。为选择性 β-受体兴奋剂,其作用类似异丙肾上腺素。对支气管平滑肌有扩张作用。并扩张血管、兴奋心肌,使心率增快,但较异丙肾上腺素作用弱,而作用时间为长。可用于病态窦房结综合征、房室阻滞等。

用法:2.4mg,每日 3~4 次,口服后 15min 起作用,维持 4~6h。不良反应同异丙肾上腺素。但较轻微。

3. **麻黄碱**(ephedrine) 其作用与肾上腺素相似,为肾上腺素能 α 和 β 受体兴奋剂,既解除支气管痉挛,也兴奋心脏,从而增强心肌收缩力、加快心率,故可用于治疗缓慢性心律失常、高度房室阻滞等。

用法:口服 25mg,每日 3 次;皮下或肌内注射每次 15~30mg。副作用较明显,可引起中枢神经兴奋所致的急躁、不安、心悸、失眠、出汗、血压升高等。目前临床上基本很少使用。

4. **肾上腺素**(adrenaline) 非选择性 α 和 β-受体兴奋剂,兴奋 α-受体,使外周血管收缩、动脉压升高,尤其提高主动脉舒张压,同时扩张冠脉、改善心肌缺氧;兴奋 β-受体,提高心肌兴奋性,增强心肌收缩力,增加心排血量,改善全身缺血、缺氧;兴奋心脏的各级起搏点及传导系统,促使自主心律恢复;还能使心室颤动的细颤转为粗颤,从而易于电击除颤复律成功。因此,肾上腺素主要用于心脏骤停。

用法：有常规剂量、中等剂量、递增剂量及大剂量用法。目前多采用递增剂量：1～3～5mg 或 2～4～8mg，每 3～5min 静脉注射 1 次，直到复苏成功。不良反应有神经过敏、面色苍白、震颤、高血压等。

5. **去乌头碱**（higenemine） 商品名附了一号。其作用不仅有增强心肌收缩力，扩张冠状动脉、脑血管和周围血管作用，又有异丙肾上腺素样作用，增快心率，加速窦房结至房室结传导。

用法：0.5mg 加于 5% 葡萄糖注射液 100～200mL 内静脉滴注。使用中先缓滴，后逐渐增加滴速。不良反应有口干、面红、发热，或大剂量可引起异位心律。

（三）其他

1. **肾上腺皮质激素** 主要用于心肌梗死或心肌炎所致的二度、三度房室阻滞。

用法：①地塞米松（dexamethasone），又名氟美松，10～30mg/d 静脉滴注；②氧化可的松（hydrocortisone），200～600mg/d，静脉滴注；③醋酸泼尼松（prednisone acetate），又名强的松、去氢可的松，10mg，每日 3～4 次口服。

2. **甲状腺激素** 主要用于甲状腺功能低下所致的窦性心动过缓或交接性心律。

用法：①甲碘安（triiodothyronine），又名三碘甲状腺原氨酸钠，口服 10～20mg，每日 1 次；②甲状腺片（thyroid），40～80mg，每日 1～3 次。使用时应先从小剂量开始，观察病情，酌加剂量。

3. **乳酸钠**（sodium lactate） 主要用于代谢性酸中毒、高钾血症所致的心动过缓或心脏骤停，其用量应根据酸中毒、高钾血症的严重程度而定，一般按 1～4mL/kg 计算给予。

4. **烟酰胺**（nicotinamide） 主要用于病态窦房结综合征。

用法：400～600mg/d，逐日增量 1 200～1 600mg/d，共 7 日，对某些病态窦房结综合征有效。副作用有恶心、呕吐、皮肤潮红、瘙痒，目前很少使用。

5. **硝苯地平**（nifedipine） 商品名心痛定，是第一代双氢吡啶类钙离子拮抗剂，因其有能引起心率增快的作用，故可试用于治疗缓慢性心律失常。口服每次 10～40mg，据文献初步报道疗效尚好，笔者认为尚须积累大量样本加以证实。

6. **氨茶碱**（aminophteeine） 目前认为病态窦房结综合征的发病机制与腺苷作用有关，而氨茶碱具有拮抗腺苷受体的作用，可逆转腺苷对心脏的异常电生理效应，能提高窦房结的心率，并改善房室传导。

用法：口服 100mg，每日 3～4 次，效果不明显；250～500mg 加入 5% 葡萄糖注射液 500mL 后，服缓释片 200mg。

7. **心先安注射液**（xin xianan injection） 化学名环磷酸腺苷氰甲胺，其药物作用：①正性肌力作用；②改善心肌细胞代谢，增强心肌功能；③扩冠作用；④抗心律失常作用，具有第二信使作用，介入机体许多重要代谢调控过程，可改善窦房结 P 细胞功能，使心脏搏动的强度和频率增加，这是治疗缓慢心律为基础的病态窦房结综合征、房室阻滞的药理学依据，故有利于窦房结和房室交接区功能的改善或恢复。

用法：120～180mg 加入 5% 葡萄糖注射液 200～250mL，每日 1 次，静脉滴注，7～14 天为 1 疗程。经荟萃国内报道 360 例分析，对持久性心动过缓或伴交接区逸搏心律者，心率提高 3～24 次/分，均有不同程度的改善或可恢复窦性心律。

五、抗心律失常药物联合应用对心律失常的治疗作用

对于一些较为顽固的心律失常，如果仅仅使用一种抗心律失常药物治疗，许多患者的疗效不高。常常不是治疗无效，就是随着剂量的增加而出现了较多的不良反应。因此，联合应用不同种类的抗心律失常药物已成为治疗心律失常，尤其是室性心动过速的常用方法。联合用药可减少剂量，提高疗效，降低药物不良反应的发生率。但是，在联合使用抗心律失常药物时，要特别注意药物一般从作用机制的协同性和不良反应的抵消程度等几个方面来考虑。例如，可将减慢传导的药物和延长心脏不应期的药物联合应用；也可将缩短心脏复极的药物和延长心脏复极的药物联合应用等。

（一）Ⅰa 类抗心律失常药物的联合用药

虽然有学者使用动态心电图观察表明，联合应用普鲁卡因酰胺和奎尼丁治疗室性心律失常的疗效比单用药物好，可减少各药物的剂量，提高药物的耐受性。但是，一些学者用心脏电生理检查方法观察表明，

Ⅰa类抗心律失常药物的合用对室性心动过速的治疗并无优点，联合用药并不比单用药物明显降低室性心动过速的诱发率。

（二）Ⅰb和Ⅰa类抗心律失常药物的联合应用

Ⅰb类抗心律失药物可使心肌细胞动作电位时程缩短，Ⅰa类抗心律药物可使Q-T间期明显延长。从理论上讲，两药合用可明显延长心室有效不应期和动作电位时程的比例，不仅有利于提高治疗室性心律失常的疗效，而且可防止或逆转Q-T间期的明显延长。实验研究表明，美西律和奎尼丁合用在抑制犬浦肯野氏纤维和兔心室肌动作电位最大上升速率方面具有协同作用。美西律与奎尼丁均可增加在体犬心脏有效不应期和有效不应期/动作电位时程的比例。当两药合用时，美西律对奎尼丁造成的动作电位时程具有一定的减弱作用，并可使随速率增加的有效不应期增加。结果，美西律和奎尼丁合用后的复极后不应期比单用明显增加。因此，两药合用后的抗心律失常作用明显增加。

临床实践结果也提示，Ⅰb类和Ⅰa类抗心律失常药物合用的抗心律失常疗效比单用的疗效明显提高，不良反应比单用的明显减少。例如，Giardina等将小剂量美西律和奎尼丁合用治疗室性心律失常，并与单用奎尼丁的疗效进行比较。8例合用小剂量美西律和奎尼丁的室性心动过速患者中6例的抑制率达100%，而单用奎尼丁的室性心动过速仅仅2例抑制率为100%。联合用药组的不良反应发生率也明显减少。Duff等在临床心脏电生理检查中证实，将美西律和奎尼丁联合用药时，用程控心脏电刺激诱发持续性室性心动过速的抑制率为35%，而单用美西律的抑制率为5%，单用奎尼丁的抑制率为10%。而且Sheldon等进一步发现，美西律和奎尼丁联合用药并不比两药单用对心功能不全的影响大。

（三）Ⅰc类抗心律失常药物的联合应用

1. **普罗帕酮与普鲁卡因酰胺联用**　Klein等报告，23例严重室性心律失常时，单用普罗帕酮时仅仅2例被抑制，而将普罗帕酮和普鲁卡因酰胺联用时可使16例患者的心律失常被抑制。联合用药对患者的心功能无明显影响。单用普鲁卡因酰胺时，P-R间期、QRS间期无变化，Q-Tc间期明显延长，加用普罗帕酮后P-R、QRS间期延长，Q-Tc无进一步变化。

2. **普罗帕酮与美西律联用**　Valenzuela等研究表明，普罗帕酮和美西律合用仅仅在阻止动作电位最大上升速度的起始动力学方面起协同作用，对普罗帕酮的其他电生理特性方面无明显影响。

3. **普罗帕酮与利多卡因合用**　普罗帕酮与利多卡因合用时两药的总清除率均下降，利多卡因的中枢不良反应加重。

4. **普罗帕酮与胺碘酮合用**　普罗帕酮与胺碘酮合用时，两药的总清除率均比单用时明显降低，清除半衰期延长。

5. **普罗帕酮与维拉帕米合用**　普罗帕酮与维拉帕米合用时普罗帕酮的作用时间延长。

6. **普罗帕酮与β－受体阻滞剂合用**　普罗帕酮与β－受体阻滞剂合用时必须考虑不同的β－受体阻滞剂种类。普萘洛尔并不影响普罗帕酮的药代动力学参数和代谢，而普罗帕酮可明显增加普萘洛尔的峰浓度、达峰时间、消除半衰期、稳态浓度和药时曲线下的面积，并减少其代谢产物4－羟普萘洛尔的浓度。当与美托洛尔合用时，普罗帕酮可使美托洛尔的口服清除率降低2倍，β－受体阻滞剂作用增强，长期使用的不良反应增加。

（四）β－受体阻滞剂与其他抗心律失常药物联用

1. **β－受体阻滞剂与奎尼丁合用**　大量研究表明，β－受体阻滞剂可加强奎尼丁对膜兴奋性的抑制，延长传导时间和不应期，可有效地预防奎尼丁所不能控制的室性心动过速发生。

2. **β－受体阻滞剂与美西律合用**　β－受体阻滞剂与美西律合用可明显提高治疗室性心动过速的效果。动态心电图记录表明，β－受体阻滞剂与美西律合用后短阵室性心动过速的次数比两种药物单用的效果明显提高。

3. **普罗帕酮与利多卡因合用**　普罗帕酮与利多卡因合用时，两药的总清除率均下降，利多卡因的中枢不良反应加重。

4. **普罗帕酮与胺碘酮合用**　普罗帕酮与胺碘酮合用时，两药的总清除率均比单用时明显降低，清除半衰期延长。

5. 普罗帕酮与维拉帕米合用 普罗帕酮与维拉帕米合用时，普罗帕酮的作用时间延长。

6. 普罗帕酮与β－受体阻滞剂合用 普罗帕酮与β－受体阻滞剂合用时，必须考虑不同的β－受体阻滞剂种类。普萘洛尔并不影响普罗帕酮的药代动力学参数和代谢，而普罗帕酮可明显增加普萘洛尔的峰浓度、达峰时间、消除半衰期、稳态浓度和药时曲线下的面积，并减少其代谢产物4－羟普萘洛尔的浓度。当与美托洛尔合用时，普罗帕酮可使美托洛尔的口服清除率降低2倍，β－受体阻滞剂作用增强，长期使用的不良反应增加。

（五）β－受体阻滞剂与其他抗心律失常药物联用

1. β－受体阻滞剂与奎尼丁合用 大量研究表明，β－受体阻滞剂可加强奎尼丁对膜兴奋性的抑制，延长传导时间和不应期，可有效地预防奎尼丁所不能控制的室性心动过速发生。

2. β－受体阻滞剂与美西律合用 β－受体阻滞剂与美西律合用可明显提高治疗室性心动过速的效果。动态心电图记录表明，β－受体阻滞剂与美西律合用后，短阵室性心动过速的次数比两种药物单用的效果明显提高。

3. β－受体阻滞剂与普鲁卡因酰胺合用 Deedwania等在18例单用普鲁卡因酰胺治疗时仍然持续出现室性心律失常的患者中，加用萘羟心胺进行随机双盲试验研究，联合用药组63%的室性心律失常得到控制。而单用普鲁卡因酰胺者仅仅29%的患者室性心律失常得到控制。Grabay等报道，123例持续性室性心律失常的患者中，大部分需要将β－受体阻滞剂与普鲁卡因酰胺的药物联用才能使心律失常终止。

（六）Ⅲ类抗心律失常药物的联合应用

目前，Ⅲ类抗心律失常药物应用最广泛的是胺碘酮。胺碘酮对许多心律失常的疗效较好，必要时可与其他抗心律失常药物联用，可进一步提高抗心律失常药物的疗效。例如，胺碘酮与β－受体阻滞剂联用，可显著降低肥厚型心肌病和心肌梗死后的心脏性猝死率。但应用不应进一步加重抗心律失常药物的不良反应。因为胺碘酮可非特异性地抑制肝脏代谢，使其他抗心律失常药物在血浆中的清除减少，如胺碘酮与β－受体阻滞剂联用可致严重的窦性心动过缓，甚至心脏停搏。

六、应用抗心律失常药物的注意事项

在治疗开始就必须权衡效益风险比，以决定是否应用抗心律失常药，如果须应用，就应恰当、合理地选用。

1. 心律失常的病因和诱因 如有心肌缺血、心力衰竭、休克、电解质紊乱、贫血、甲亢或某些药物中毒等，应针对性进行相应治疗，则往往可使心律失常减轻或消失，而无需抗心律失常药物治疗。

2. 心律失常患者有无伴随器质性心脏病 无器质性心脏病、无症状的心律失常则不需抗心律失常药物治疗。而器质性心脏病并发的心律失常，因能诱发心力衰竭、心肌缺血，甚至猝死，则应在治疗原发病基础上，酌情选用抗心律失常药物治疗。

3. 心律失常是否伴有血流动力学改变 无症状或功能性窦性心律失常、偶发房性或室性期前收缩，因无血流动力学改变，一般不需抗心律失常药物治疗。反之，恶性心律失常，有明显的血流动力学改变，甚至会危及患者生命，则应积极、快速、准确地进行药物治疗。

4. 心律失常是否伴有心功能不全 抗心律失常药物均程度不等地存在着负性肌力作用，对于已有心功能不全的患者，应用抗心律失常药物可能诱发或加重心功能不全，甚至出现致心律失常副作用，可能导致死亡。所以对心功能不全患者，除应谨慎选择抗心律失常药物外，还应营养心肌、维护心功能治疗。

5. 充分认识抗心律失常药物治疗的副作用和危险性 “是药三分毒”，这在抗心律失常药物治疗上充分体现出来，因为的确存在着程度不等的心内或心外副作用，如果能充分认识并能掌握，就能“有效驾驭”，就会即时观察用药反应，调整药物剂量、用药间隔时间，更换药物或联合用药，甚至停药，就会收到事半功倍的疗效。

6. 遵循相关大型临床试验、循证医学和临床经验制定的治疗指南

（唐其柱　张开滋　支龙　孟庆华　曹化东　韩泽蓉　李德友）

第二节　心律失常药物治疗的策略

一、治疗前临床分析

应认真、深入、准确地进行临床分析,确定病理学基础,心律失常是发生在心脏病基础上,还是发生在无明显心脏病者,前者应认真对待,后者可能是自主神经系统功能失衡而致,可给予观察治疗。

确定心律失常的性质,是快速性心律失常,还是缓慢性心律失常,针对性选择作用机制不同的药物。

确定心律失常的危险程度,是恶性心律失常,还是潜在恶性心律失常,还是良性心律失常,这决定治与不治,治的话是采取何种治疗方法,是药物还是起搏,或者是射频消融。

制订行之有效的治疗方案,本着循证医学的观点,以大型临床试验为依据,以治疗指南为指导,权衡风险与效益比,以人为本的个体化治疗方案,才有利于患者心律失常的救治、纠正、康复。

二、治疗的目的

心律失常治疗目的是消除对患者的危害,包括以下几个方面。

(1)缓解和消除心律失常引起的症状,提高患者的生活质量,其症状有心悸、胸闷、气促、头昏、乏力,严重者可出现心绞痛、晕厥,甚至出现阿-斯综合征。

(2)缓解和消除心律失常引起的血流动力学障碍,改善其主要脏器的供血状况。

(3)缓解和消除心律失常反复持续发作,以避免对心脏的进一步损害,如防止心房颤动相关性心房血栓形成,防止心动过速性心肌病的发生等。

(4)有效纠正恶性心律失常,预防心脏性猝死,延长患者的寿命。经研究证明,心脏性猝死的始动因子,80% ~90% 为恶性快速性心律失常,10% ~20% 为恶性缓慢性心律失常,因此,必须进行有效、及时、恰当、正确、合理的治疗,方能控制恶性心律失常,使患者化险为夷。

三、治疗原则

1. 终止心律失常的发作　除了期前收缩外,多数快速性心律失常,尤其是室性快速性心律失常多伴发于器质性心脏病,心律失常发作后不仅使患者具有明显的临床症状,而且有可能发生心脏性猝死或诱发充血性心力衰竭。因此,心律失常的治疗原则之一是出现严重心律失常发作时尽可能终止。

2. 使心律失常获得根治　许多快速性心律失常,如房室折返性心动过速、房室结折返性心动过速、特发性室性心动过速等,可行射频消融给予根治。

3. 尽力消除诱发心律失常的诱因　对于心律失常来讲,寻找和消除其病因往往比较困难,但许多心律失常的发作常常具有诱发因素,如低钾血症、洋地黄类药物的使用不当等,应尽力将它消除。

4. 积极治疗原发病　如许多患者的室性心律失常是并发于心肌病并心功能不全,则应在控制室性心律失常的同时控制心功能不全;许多心肌梗死后的室性心动过速系并发于心脏室壁瘤,应切除心脏室壁瘤等。

5. 努力预防心律失常复发　在心律失常终止后或有室性心动过速病史者,应该尽量使用药物或非药物措施防止室性心动过速的复发。

6. 注意防治心脏性猝死　许多室性心动过速患者的心脏性猝死发生率明显增高,选择室性心动过速的治疗措施时应该考虑到对于心脏性猝死的影响,尽量选择能降低心脏性猝死发生率的措施,尤其是长期维持治疗的措施更要考虑到这一问题。

四、治疗措施

心律失常的治疗措施很多,包括物理刺激迷走神经反射、药物治疗、直流电复律、人工心脏起搏、经导管射频消融和外科手术治疗等。

五、药物治疗心律失常的适应证

在循证医学治疗前，对心律失常的治疗存在着"抑制治疗"的观念，因而造成滥用抗心律失常药物的现象，导致了严重的后果，现已证实不适当的药物治疗不仅无效，还可能使病情恶化，甚至使死亡率增加，因此，必须严格掌握适应证。

1. 恶性心律失常　极速型房颤、持续性室速、扭转型室速、室扑、室颤、三度房室阻滞、心室停搏、全心停搏。

2. 潜在恶性心律失常　①发生在器质性心脏病基础上；②有明显的症状；③有严重的血流动力学障碍；④血压偏低、左室射血分数（LVEF）<40%、心率变异性（HRV）降低或心室晚电位（VLP）阳性的各种类型的心律失常，如 Lown 分级 Ⅲ级以上的室性期前收缩、Q-T 间期延长伴心律失常、房颤或房扑心室率 >100 次/分、经迷走神经刺激法治疗无效的长时间的阵发性室上速、宽 QRS 心动过速、严重的心动过缓 <40 次/分、二度Ⅱ型以上窦房或房室阻滞、双支或三分支阻滞等。

不需治疗的心律失常，即良性和无害性心律失常，包括窦性心律不齐，轻度窦性游走性心律，功能性期前收缩，能自行终止的短暂性室上速，孤立性房扑或房颤，非频率依赖性一度、二度Ⅰ型房室阻滞，单纯右束支阻滞，单纯左束支阻滞，左前分支阻滞，左间隔支阻滞，左后分支阻滞等。

综上所述，正如黄从新教授所言：作为防治快速性心律失常的主要治疗手段，抗心律失常药物奎尼丁应用已近百年，普鲁卡因胺应用也有 50 年历史。20 世纪 60 年代，利多卡因在心肌梗死室性心律失常应用，达到了巅峰时期，80 年代Ⅰ类药物普罗帕酮、氟卡尼等得到广泛应用。90 年代初，CAST 试验结果公布，人们认识到心肌梗死后伴室性期前收缩的患者，应用Ⅰ类药物虽然使室性期前收缩减少，但总死亡率却都上升，由此引起人们摒弃了"心律失常抑制"治疗，以多中心临床研究为主要手段的循证医学应运而生，不断开展的科技创新完全改变了临床医师对心律失常的治疗观念和水准，重视抗心律失常药物治疗的效益和风险比，并开始注意Ⅲ类抗心律失常药物的发展和应用。抗心律失常药物的选择与应用更趋科学、合理；在基本治疗原则指导下应个体化，在无器质性心脏病、心功能良好基础上发生的快速心律失常、血流动力学耐受好者，治疗选择余地大，Ⅰc 类抗心律失常药物有良好疗效；有器质性心脏病，在心功能不全基础上发生的快速性心律失常，血流动力学耐受性差，尤其是舒张功能障碍者，心动过速的发作可使血流动力学迅速恶化，此类患者还伴有除极或复极的电均质性差，其猝死率高，对药物治疗余地小，药物耐受性差，促心律失常发生率高，Ⅰc 类药物不宜选用，胺碘酮可作为首选防治药物。缓慢性心律失常的药物虽然众多，但效果不理想，二度、三度房室阻滞和病窦综合征所致的严重心动过缓，难以奏效。目前治疗方向是起搏治疗；肾上腺素仅用于心搏骤停的复苏治疗。这就是心律失常的治疗现状，时至今后，心律失常药物治疗的发展将越来越多地依赖于通道分子生物学，改变药物治疗的概念，这是一个新的发展方向；非药物治疗崭露头角，其治疗对象日益扩大，技术日臻完善，安全性与有效性日益提高。

（邢福泰　张开滋　孟庆华　刘蓉　曹化东）

参考文献

[1]张开滋，吾柏铭，唐其柱，等. 临床心律失常. 长沙：湖南科学技术出版社，2001，325～346.

[2]张开滋，郭继鸿，刘海祥，等. 临床心电信息学. 长沙：湖南科学技术出版社，2002，1548～1556.

[3]鲁端，黄元铸. 实用临床心律失常诊断和治疗指南. 上海：复旦大学出版社，2003，323～338.

[4]赵永平. 实用循证心脏病治疗学. 北京：人民军医出版社，2005，110～142.

[5]黄从新. 心律失常治疗现状与前景. 长城心脏快讯，2004，1(5)：1～3.

第二十一章　心脏电复律和电除颤

本章阐述了心脏电复律和电除颤的基本原理，复律方式；详细介绍了临床应用上的同步电复律和非同步电复律的具体实施，也简要介绍了胸内电复律、导管电复律和经食管电复律。

强调了心脏电复律是终止心室颤动最有效的方法，是临床医生必须掌握的在急救方面的基本技能。

第一节　原理与复律方式

一、溯源与发展

心律电复律术的产生，起源于一偶然事件。1774 年，在法国，一个 3 岁的小女孩名叫 Sophia Greenhill 不幸从楼上摔下而引起心脏骤停，内科医师诊断为死亡，一名非医务人员在她的胸部电击而将她救活。1775 年，Abilgrad 进行实验研究，发现鸟可电击而死，再电击后又可突然飞走。1899 年，Prevost 证实犬的心室颤动可被电击而终止。1947 年，Beck 将电击治疗用于临床，一个开胸手术的患者发生心室颤动经电击而恢复跳动。1956 年，Zoll 用高压直流电容器获得可控的储存电量，并可经电极板放电，成为心脏电复律技术发展的一个里程碑。20 世纪 60 年代初，Lown 证明电击还可纠正心室颤动以外的其他心律失常。1961 年，他们首次报道用直流电转复室性心动过速取得成功，并在 1 年后报道用同步电复律转复心房颤动成功。

目前已知，心脏电复律是终止心室颤动的一种最有效的方法。1983 年，美国急救医师协会急救服务委员会将电击除颤器列为最佳高级维持生命设备之一。现在心脏电复律术已和人工呼吸、体外心脏挤压一起构成现代心脏复苏术的三项不可缺少的基本技术。

国内于 1965 年开始进行心脏电复律的研究，1975 年以后在全国得到广泛应用。

二、基本原理

关于电击除颤的确切机制目前尚未完全阐明。一般根据室性快速性心律失常的发生原理，解释为高能电流通过心脏时使整个心脏在瞬间同时完全除极而再由最高心脏起搏点控制心脏。

电击除颤是在瞬时内给心脏发放高压强电流通过心肌，可使全部心肌细胞在瞬时内同时除极，异位心律暂时消失，折返、环行、反复等发生心律失常的机制中断。这时，心脏的起搏系统中具有最高自律性的窦房结可恢复其主导功能而控制心律。由于心室颤动时各个心肌细胞的电活动已经失去了协调性，心脏电活动已无时相可辨，任何时候使高压强电流通过心脏都可以使全部心肌纤维同时除极，即所谓非同步电除颤。

但是，近年来也有许多学者对这种解释提出了异议，认为并不一定全部心肌完全除极才能终止心室颤动。许多证据表明，心室颤动的维持要依赖一定量的心肌，并将能够维持心室颤动的最小质量心肌称为“临界质量”。电击除颤时，只要心肌除极的部分达到一定程度而使心室颤动的心肌部分在临界质量以下，则心室颤动即可终止。Zipes 等进一步从动物实验研究表明，临界质量是一个百分率，当除颤的心肌质量达到心肌总质量的28%即可终止心室颤动。临界质量的除颤理论为导管电复律提供了依据。

对心室颤动之外的其他类型快速性心律失常进行电复律时，须将电流发放在病人心电图 QRS 波的 R 波降支或 R 波开始后 30ms 内心室绝对不应期中，即能使心室肌全部除极而又不诱发心室颤动，即所谓同步电复律。

同步电复律是用患者的心电图 R 波作为同步触发标志而在此时放电的。心室颤动时，心电图的 R 波消失，缺乏触发标志，只能用非同步电复律。

三、除颤器（电复律器）

（一）设计基础

心脏电除颤器又称为心脏电复律器，是进行心脏电复律所用的装置。根据电能的储存和释放方式不同，可分为交流除颤器和直流除颤器。交流除颤器是一种简单的除颤器，大多用升压变压器将电压升高到除颤电压而进行除颤。使用交流除颤器进行体外除颤的电压多为600V，通过脉冲控制电路在250ms 内放电，具有除颤后再颤等许多局限性，目前已被淘汰。

直流除颤器是一种应用大容量的电容器储存高压电能，通过一个电感器向电极板放电而进行电击除颤的装置。可将几千伏的高压电能储存于 16～32μF（微法，1 法拉等于 100 微法）的大电容中，需要时可在2.5～3.5ms内直接或间接向心脏放电。大量实验和临床研究表明，不仅直流脉冲对心脏的损害作用小于交流电，而且直流脉冲可被患者心电图的 R 波触发而同步放电，除心室颤动外，还可用于室上性快速性心律失常。因此，目前广泛应用的是直流除颤器。

心脏除颤器的能量可用数学方程式 $E=IR\mathrm{d}t$ 表示。式中 I 为电流强度，单位为 A（安）；R 为电阻，单位为 Ω（欧姆）；除颤器放电时，输出的能量来自储存在电容器上的最大能量。因此，除颤器放电的能量可用 $E=1/2CU$ 公式计算。E 为能量，单位为 J（焦耳，即瓦秒）；C 为电容量，单位为 F（法拉）；U 为充电电压，单位为 V（伏）。根据大量动物实验和临床研究结果，除颤器的最大储存能量以 400J 为宜。如果超过 400J，不但不能明显增加除颤的成功率，反而造成心肌的严重损伤。

（二）基本组成

标准除颤器一般由蓄电和放电部位、能量显示板、心电监护仪等几个部分组成。其电源直流电为 15V，由 220V 交流电整流滤波后获得，也能用可反复充电的 12 节 3AH 镍镉电池串联供电，再经高压变换器转换使之升高到 7 000V，通过高压继电器向电容充电。放电时，可在 3.5ms 内达最大放电 300～400J。

1. **监护显示仪** 现代标准除颤器上都有监护显示仪，用于显示患者的心律失常及检验除颤器的同步触发性能，并可立即显示除颤是否成功。多数除颤器是采用一种记忆显示器显示固定扫描速度的心电图，扫描速度为 25mm/s。并可在屏幕上将病人的心率用数字显示出来。有的除颤器还设有自动心率报警功能，当病人的心率超过报警阈值的上限和下限范围时，除颤器就会响起警报声。多数除颤器的报警上限为 150 次/分，报警下限为 30 次/分。按压报警键而处于报警状态时，屏幕上显示报警标态。

2. **蓄能开关** 用于除颤前使除颤器快速充电。

3. **蓄能显示** 用于显示储存的能量和显示充电完毕。

4. **能量释放开关** 按压此开关时放电，即除颤。

5. **电极板** 一般为一对板状电极，即可在除颤时向人体放电，又可在除颤前作为记录电极而快速显示心电图。用于体外电复律的电极板呈圆形，成人用的直径为 90mm，儿童用的直径为 70mm；开胸电复律用的电极板形似略弯的长方形，约 60～70mm，电极板的手柄部绝缘性能良好。

6. **同步开关和非同步开关** 同步开关开启时，除颤器具有同步心脏电复律功能，即用患者的心电图 R 波触发了触发器才能放电。此时电流发放在患者心动周期的绝对不应期内，不会引起心室颤动。但对于心室颤动，按压同步开关时不能放电，必须按压非同步开关才能放电除颤。非同步开关一旦被打开，除颤器立即放电。

四、电复律方式

目前,心脏电复律主要采用体外电复律,有些情况下,也可采用开胸电复律。对于反复发作性室性心动过速或心室颤动而可能随时发生心脏骤停的患者,还可植入埋藏式自动心脏转复除颤器。

体外电复律是目前临床上最常用的电复律方式,是将两个电极板放在胸壁放电而使心室颤动等心律失常消失而恢复窦性心律。

1. 电极板的放置 体外电复律的电极板放置方式主要有两种,一种是前侧位,另一种是前后位。一般多采用前侧位。

(1)前侧位:前侧位放置法是将两个电极板都放在胸前,将胸骨除颤电极板(位于除颤器的左边)放在右侧第二肋间(心底部),将心尖除颤电极板(位于除颤器的右边)放在左乳头下(心尖部)。但两个电极板之间的距离必须 >10cm。其原因主要有两个方面,一是以便大部分电流能通过心脏,二是有助于放电前两个电极板能作为探查电极有效显示心电图。

(2)前后位:即将两个电极板分别放在胸前和胸后,将胸骨电极板置于左肩胛下区,将心尖电极板置于左乳头下(心尖部)。

2. 非同步电复律 体外电复律有同步电复律和非同步电复律两种方式,但其基本步骤基本相似。对于心室颤动或心室扑动,都使用非同步电复律,其操作步骤如下。

(1)患者和仪器准备:患者一旦发生心脏骤停立即将患者平卧,给予心脏按压和人工呼吸。获得除颤器,接通除颤器的电源,打开电源开关。并在金属电极板上涂抹导电糊或生理盐水。

(2)按前侧位或前后位方式放置除颤器的电极板。

(3)观察心电:以两个电极板为电极引出心电信号,可在除颤器的监护屏幕上观察,确认心室颤动或心室停顿。

(4)选择能量:对于心室颤动,首次一般选择 200~300J 的能量。再次可用 300~360J。

(5)除颤器充电:除颤能量确定后,按下除颤器面板或心尖除颤电极板上的充电按钮,除颤器可在 10s 内充电到选定的能量。这时,心尖电极板上的充电完毕则指示灯变亮,同时发出长鸣音。

(6)除颤器放电:充电完毕,立即命令所有的人和病人脱离接触,调整两个电极板的压力和位置,同时按下两个电极板上的放电按钮而给病人放电除颤。

(7)除颤后监护和处理:放电除颤后,立即观察病人的心电图变化,如果除颤成功,则安放心电图监测电极,持续监护病人的心电变化。并将除颤器的能量选择开关调整到“关”的位置,为了便于紧急情况下再次使用,应将除颤器充电备用。

3. 同步电复律 同步电复律的操作方法与非同步电复律的操作方法基本相似,不同的是必须在除颤器充电之前将同步开关开启。此时心电监护屏幕上显示同步信号。

(1)术前准备:对于心室颤动或心室扑动以外的其他快速心律失常,如心房颤动或心房扑动、室上性心动过速、室性心动过速等,如果病情允许或能择期实施,应向家属及患者解释电复律过程中可能出现的并发症,电复律对患者的利弊,消除患者及患者家属的紧张情绪及疑虑,取得其合作并请家属签字表示同意理解。

电复律最好安排在上午实施,转复前描记 12 导联心电图,建立静脉通道,胸部多毛者应备皮,如患者有假牙,应卸去。施行电复律的房间应配备各种复苏设施,例如氧气、麻醉机、吸引器、专用抢救药箱、心电监护设备和心脏临时起搏器等。患者应平卧于木板床上,电复律/除颤器要有良好的接地,使患者皮肤不接触床上的任何金属部分,电复律/除颤时工作人员不要与患者接触。

(2)吸氧:由于呼吸暂停时,患者出现明显的低氧血症和高碳酸血症,易导致电复律失败;健康志愿者呼吸室内空气时,从正常呼气末到呼吸暂停后 30~60s 内,动脉血氧饱和度下降 75%~80%,而吸入纯氧后呼吸暂停 3min 亦无一例出现氧饱和度不足,因此在电转复麻醉前常规吸入 100% 氧气 5~15min,以增加麻醉及电复律的安全性。

(3)麻醉:电复律前麻醉可使患者安静,减少患者电复律的不适感。如果患者已处于麻醉状态或已发生心室颤动,则无需麻醉。

目前最常使用的是地西泮(安定)和硫喷妥钠直接静脉注射。清醒的成人患者以每分钟静脉注射地西泮 10mg 的速度共注射 10～20mg。注射的同时嘱患者念数字。当患者进入蒙胧状态,已引起健忘时,再静脉注射阿托品 1mg 后,即可进行电复律。如静脉注射地西泮后患者仍清醒,可重复注射西地泮 10mg;如果仍然无效,可缓慢静脉注射硫喷妥钠 125～250mg。麻醉时注意切忌过深。

(4)转复心律:患者仰卧于配有硬木板的床上,连接除颤器和心电监测仪,选择一个 R 波高耸的导联进行示波观察,以利达到放电时与 R 波同步。患者一旦进入理想的麻醉状态后,可将电极板上涂以导电糊或裹以 4～6 层湿盐水纱布,按前述电极板的放置部位放置电圾板,电极板应紧贴皮肤,不要留有空隙,以减低胸壁电阻,还可避免引起电火花灼伤皮肤。准备好后,由操作者调整放电量放电复律。

4. 并发症及其防治

(1)皮肤烧伤:多见于紧急情况下未垫盐水纱布或导电糊,放电后在与电极相接触的皮肤处出现轻度烧伤,表现为局部皮肤轻度发红或红斑。一般可自行恢复,无须特殊处理。

(2)心律失常:电击后可出现一过性心律失常,包括严重的窦性停搏或窦性心动过缓,房性、室性或交接性期前收缩,交接性逸搏等,一般无须特殊处理。

(3)呼吸停止:可能系较高能量的电击引起病人的喉头痉挛所产生。一旦发生,应立即进行气管内插管和人工呼吸。

(4)肺和体循环的栓塞:可能系原有心腔内血栓脱落所致。

5. 注意事项

(1)电击除颤时,患者必须被放置在木板或木板床上,操作者与病人脱离接触,并令其他人也离开病人和电极板,以避免放电时的电击。

(2)电击除颤前,应该将电极板的金属面用盐水纱布包裹或涂抹导电糊,以降低电极与皮肤接触部位的阻抗,并避免局部皮肤灼伤。

(3)电击除颤前,如果两个电极板放置于患者胸前的皮肤有导电糊或生理盐水存在,则应该将两个电极板之间的皮肤用纱布擦干,以避免放电时电流不经心脏经皮肤传导而使除颤失败。

(4)放电时应暂时关闭氧气,以防爆炸、起火。

(5)除颤后应该立即继续进行人工呼吸,并观察心脏的电活动和大血管搏动情况,不满意则继续进行心脏挤压。

(6)第一次电击除颤失败后,不要停止而要继续观察或给药,应该立即进行第二、三次电击,以免延误抢救时机。1992 年,美国心脏联合会(AHA)专家特别工作组规定,不能在第一次电击和第二次电击之间给药而延误抢救时间,否则导致的结果是有害的。但第三次放电后仍然无效时,应该进行药物注射。

(7)电击除颤的次数目前并无规定。但多数学者主张可反复多次给予电击除颤,直到除颤成功或发生电－机械分离。

第二节　临床应用

一、同步电复律

同步电复律适用于心室颤动和心室扑动以外的各种类型快速性心律失常。

1. 心房颤动　心房颤动是选用同步直流电复律中最常见的一种心律失常。

1)适应证。下列患者的心房颤动适宜于同步电复律。

(1)风湿性心脏瓣膜病变出现慢性心房颤动持续时间在 1 年以内,心功能Ⅰ～Ⅱ级(NYHA),心脏扩大不显著(心胸＜55%),超声心动图测量左心房内径不大于 45mm。

(2)心房颤动时心室率快(超过120次/分),用洋地黄难以控制,并反复诱发心力衰竭或心绞痛发作。

(3)症状性心房颤动药物治疗无显效,预期在转为窦性心律后心力衰竭或心绞痛可得以改善。

(4)基础病变(如甲状腺功能亢进、心肌梗死、肺炎、肺栓塞)去除后仍持续心房颤动。

(5)二尖瓣分离术或人工瓣膜置换术4~6周后仍有心房颤动者,因为有90%的患者术后4~6周内可自行恢复为窦性心律,且4周以内常因手术创伤未完全恢复而不易电击成功,故主张在4~6周后才作电复律。但亦有人认为应延迟到术后3个月再行电复律,特别是伴有二尖瓣关闭不全而左心室大的患者,术后左心房缩小较慢,若在2~3个月内电复律,易复发心房颤动。

(6)预激综合征并发心房颤动者,心房内的颤动波可以不通过房室交接区的生理性阻滞,而频繁地直接经房室旁路下传心室,因此心室率接近或等于心室颤动波频率,导致血流动力学急剧恶化,此时由于洋地黄可加速房室旁路的传导而禁忌使用,因此应作电复律治疗。

2)禁忌证

(1)慢性心房颤动,病史超过5年,心室率在无药物控制时缓慢。

(2)洋地黄中毒所致的心房颤动,因洋地黄中毒患者心肌应激性高,致颤阈值明显降低,电复律易导致心室颤动。另外,低钾血症时暂时不宜用电复律。

(3)伴风湿活动或亚急性细菌性心内膜炎的风湿性心脏病患者,心房颤动已持续多年,心脏明显增大,心胸比例超过55%,超声心动图示左心房内径>50mm。

(4)临床估计电复律后,依靠药物未能维持窦性心律,或不能耐受奎尼丁、胺碘酮或其他有关抗心律失常药物者。

(5)伴有高度或三度房室阻滞及考虑心房颤动前有病态窦房结综合征者。

(6)“孤立”的心房颤动,未发现明确的基础疾病。电复律后尽管应用抗心律失常药物,但仍难以维持窦性心律者。

(7)有外周动脉栓塞病史或怀疑心房内有血栓者,是同步电复律的相对禁忌证,可在2~4周扩瓣治疗后施行心脏电复律。

必须注意,以上所列适应证和禁忌证都是相对的,在临床上须全面评估患者的情况而不能单凭某一项指标来武断地作出选择。

对心房颤动进行同步电复律的即刻成功率为70%~96%。Lown报告350例心房颤动患者450例次电复律的成功率可达94%。虽然即刻成功率高,但是电复律后窦性心律的长期维持至今仍是一个尚未解决的问题。窦性心律维持达两年以上者仅10.5%,许多病例均在转复不同时间内复发,约10%的患者在转复后24h内复发。

3)影响电复律成功率和复发率的主要因素

(1)基础心脏病的病变程度和病程:据文献报道,风湿性心脏病较缺血型心脏病疗效为好,而风湿性心脏病中又以手术后发生的心房颤动者疗效较佳,基础心脏病病情严重,心脏明显扩大,心功能较差者即刻转复率不高,即使当时转复成功,也会在很短时间内复发。

(2)酸碱平衡、电解质紊乱和缺氧等:可影响电复律效果,有时可导致电复律失败,甚至引起更严重的心律失常。因此在电复律前后应多次了解患者电解质和酸碱平衡情况,并予以及时纠正。

(3)电能的大小:心房颤动患者由于其基本病因、心脏大小、病程、体重均有差异,因而电复律所需电能也不一样。应根据具体患者进行选择。体重过大者,因其胸壁厚,阻抗增加,需要加大电能。另外,病程的长短和电能的需要量也有关系。Lown报告,病程>1年者平均电能为87J,即刻转复失败率仅为2%,而病程>10年以上者,所需电能平均为240J,即刻转复失败率高达39%。

(4)V_1导联房颤波(F波)大小:不少学者认为,V_1导联F波振幅的大小和电复律的效果有关。有人统计一组心房颤动患者,F波振幅<1mm时,所需电能为140J,失败率为20%;当F波振幅>2mm时,仅需电能90J,失败率仅4%。但也有人认为电复律的效果和F波大小似无明显关系,上海曾报道,F波振幅<1mm组和>2mm组分别为88.9%和83.9%,其间的差异,无统计学意义。

2. **心房扑动** 心房扑动是药物难以控制的快速心律失常,有时药物如奎尼丁、洋地黄达到中毒剂量也

往往能取得满意效果。当心房扑动以1: 1比例下传时,由于心室率加快,会导致血流动力学迅速恶化,甚至危及生命。此时若进行电复律往往会取得成功。因而有人认为,心房扑动是同步电复律的最佳适应证,其成功率几乎达100%,而所需电能较小。

3. **阵发性室上性心动过速** 绝大多数阵发性室上性心动过速不需要首次电复律,应当根据当时具体情况选用其他非电复律方法纠正阵发性室上性心动过速,例如兴奋迷走神经的方法、药物,或经食管心房超速抑制或程序刺激等,绝大多数能立即控制。常用的药物有普罗帕酮、维拉帕米,快速静脉注射ATP或西地兰等。如果以上处理不能使室上性心动过速纠正,且因发作持续时间长,血流动力学受到影响,例如出现低血压等,应毫不犹豫地采用电复律。当前,导管射频消融术对这种心律失常的治愈率高;对发作频繁、药物预防发作效果不佳者,应争取行消融术治疗。同步电复律转复阵发性室上性心动过速的成功率约为90%,但转复成功后很容易复发,故仅为一种备选治疗方法。

4. **室性心动过速** 室性心动过速多由于心室内存在异位兴奋灶或折返环所致,洋地黄中毒和心肌梗死早期伴发的室性心动过速则多由于心脏自律性增强所致,而其他原因所致的室性心动过速多系折返机制引起。患者发生室性心动过速后当心室率超过150次/分,应立即处理,尤其对老年患者或基础心脏病较严重者,由于心脏储备功能较差,不能耐受长时间的室性心律失常,可迅速导致心功能恶化或发展为心室颤动。因而它的转归取决于心脏的基础状态和是否得到及时处理。

患者发生室性心动过速后,如果对血液动力学影响不明显,情况不紧急,可首先选用药物治疗,例如经静脉推注、滴注利多卡因、普罗帕酮、胺碘酮和溴苄胺等。如果经药物治疗后不能很快纠正或血流动力学受到严重影响,应立即采用同步电复律。若患者发生室性心动过速后病情危急,例如急性心肌梗死伴意识障碍、严重低血压、急性肺水肿等,应首选电复律,不要因选用药物处理而延误抢救。许多文献报告,室性心动过速的电复律者成功率达98%~100%,常用的电能量为100~150J。如果室性心动过速不能成功转复,或转复后反复发作,应注意有无缺氧、电解质紊乱或酸碱不平衡的因素。有的在转复前静脉注射一定剂量利多卡因或溴苄胺后,可提高转复成功率,并能减少复发率。如果室性心动频率很快,心室QRS波宽大畸形,甚至T波与QRS波难以区分,呈现心室扑动型室性心动过速,放电不能完全同步,可能会在心室易损期放电,此时可采用低电能如100J做非同步电除颤。

二、非同步电复律

对于心室颤动和心室扑动,只能使用非同步电复律。对于其他快速性心律失常,一般不能用非同步电复律。

心室颤动时,竭力争取尽早地进行非同步电复律是心肌复苏中最关键、最有效的治疗措施。一组较大数量的病例报告指出,首次以200J的能量非同步除颤可使89%的心室颤动除颤成功。如果首次除颤失败,可重复同样的能量再次除颤。常见的失败原因可能有以下几种。

(1)电极板放置的位置不正确。

(2)心室颤动为细颤(心室颤动波的振幅<0.5mV),颤动波太细。实验和临床研究均表明,细颤比粗颤难以除颤。其原因可能是粗颤时,心室肌的蠕动相对粗大,心肌对电击的反应相对较好;细颤时,心肌的张力差,心肌的色泽紫暗,对电击除颤的反应性显著降低。此时,可立即静脉注射肾上腺素1mg,并配合进行有效的心脏挤压和人工呼吸,可使细颤变为粗颤,然后进行电击除颤可明显提高成功率。也有学者报道,经多次电击除颤无效的顽固性心室颤动,可静脉注射利多卡因100~200mg或溴苄胺250mg,并用碳酸氢钠有效纠正酸中毒,然后给予电击除颤可明显提高成功率。

(3)心室颤动的持续时间太长。一组204例的经验提示,在心室颤动发生后4min内进行电击除颤者,除颤的成功率为57%;4min以后进行电击除颤者,除颤成功率大约为4%。

(4)存在影响电击除颤的其他因素,例如,电解质紊乱、酸中毒、缺氧、低血压等。如果有这些因素,必须给予纠正。

(5)严重而弥漫性的心肌病变。临床观察表明,心脏病的严重程度也直接影响电击除颤的成功率。一般来讲,急性心脏损伤或心脏外原因引起的心室颤动,电击除颤的成功率高;慢性弥漫性心肌病变的心室颤动电击除颤的成功率降低。即使能除颤成功，心室颤动也容易再发。

(6)除颤器本身的因素。各个不同厂家的除颤器放电参数和性能有一些差异。有时在使用一种除颤器除颤失败后，更换另一厂家的除颤器可除颤成功。

心脏骤停的发生中，绝大多数患者的发生基础为心室颤动。因而，在心脏骤停的抢救中，一些学者主张“盲目除颤”。其含义是一旦发现心脏骤停，不管其发生机制是心室颤动，还是心室停顿或电－机械分离，应立即给予电击除颤。正如 Zipes 所说："Shock the patient and ask question later(先给患者除颤，然后检查原因)。"其理由主要有以下三个方面：第一，在心脏骤停的心脏机制中，心室颤动大约占 60%～80%；第二，心室颤动发生后，1min 内除颤的成功率最高，2min 后再除颤的成功率下降了 33%左右，有人报告 174 例心室颤动患者电复律的结果，在心室颤动发生后 4min 内电击除颤是抢救成功的关键；第三，除心室颤动之外的两种机制即心室停搏和电－机械分离，再加上电击复律后并无不良影响。因此，患者发生心脏骤停时，应该立即进行电击除颤。如果不能立即得到除颤器，也应该立即开始徒手心脏挤压和人工呼吸，并尽可能快地得到除颤器。但也有人持相反观点，认为对心脏骤停的患者不仅要明确其发生机制，而且即使是心室颤动也要基本查明其病因。如果是心肌的电－机械分离或心室停顿，电击除颤后可引起迷走神经递质释放，进一步降低心脏自动恢复的可能性，减少了心脏复苏的成功率。如果心室颤动的发生系低钾血症或洋地黄中毒所致，也不宜电击除颤。而且现代除颤器的性能已达到比较完善的程度，只要将除颤器的电极板放置到病人的胸部即能显示心电图的类型，完全没有必要进行盲目除颤。

对于心室颤动，电击除颤的能量可用 200～360J。首次电击选择 200J 为宜。如果失败，第二次可用 200～300J；如果仍未除颤成功则用 360J。但也有人主张初次放电就用 300J，争取一次除颤成功。

三、胸内电复律

顽固性心室颤动经多次体外电复律无效时，可立即开胸进行胸内电复律。当然，开胸手术的患者术中发生心室颤动时，应行胸内电复律。胸内电复律的方法与体外电复律的方法相似。只要电极板直接放在心外膜而已。一般将电极板分别放在心尖和右心房外侧。必须注意的是：①电复律时，必须在心脏表面充满盐水，以免放电时烧灼心肌；②首次放电无效时，应该立即进行心脏挤压；③一般的讲，成人每次用 40～70J 的能量放电。

四、导管电复律(经静脉电复律)

经静脉插入导管电极到心脏内，以右心室内电极导管的远端电极为负极，后背皮肤电极为正极，接心脏除颤器而放电。由于导管电复律有损伤心肌的可能，导管电复律目前仅仅作为顽固性心室颤动的最后手段之一。首次放电的能量一般用 5～60J，无效时再加大。Cohen 等报告 9 例患者在心脏电生理检查中诱发顽固性心室颤动，经胸壁电复律无效，改用导管电复律后全部成功。

经导管电复律的理论基础是所谓“临界质量”除颤理论。导管电极在心脏内放电后并不能产生像胸外电复律那样大的强电场而使全部心肌同时除极，只能使部分心肌除颤。但适宜的能量可达到心脏除颤的“临界质量”而使心室颤动消除。从实验和临床观察发现，在心室颤动时经导管心脏内放电后可出现三种情况：①立即恢复窦性心律，这种情况可能是心肌全部除极的结果；②心室颤动转为粗颤，再次放电使颤动的心肌纤维进一步减少，当减少到维持颤动的心肌质量达临界质量以下时，心室颤动即可终止；③转为振幅较大的快速性室性心律，再次低能放电即可转为窦性心律。

五、经食管电复律

经食管电复律必须使用一种较为特殊的食管电极，一些学者使用的是在一个食管探头上镶嵌了两个较大的不锈钢电极，两个电极的间距 8mm，一旦患者发生心脏骤停，立即将探头插入食管距口腔约 35cm 处，电除颤在终端电极和心前区皮肤的片状电极间进行。一般在上述方法均无效时才使用。

经食管电复律放电时，在电极和心脏之间还隔着食管壁，放电的能量比经导管电复律的能量要大，一些学者的经验是首次采用 100J，无效时依次采用 200J、300J，连续使用不要超过三次。有人报告 4 例顽固性心室颤动患者长时间(50min 以上)经胸壁高能(360J)电复律 7 次均无效,改用经食管电复律后均获得成功。

(唐其柱　夏豪)

参 考 文 献

[1]时启标,张子彬,孙桂兰等. 现代临床急救治疗学. 北京:北京科学技术出版社,1997:131~137.

[2]张开滋,孟庆华,白英烈等. 猝死诊断防治学. 北京:科学技术文献出版社,1998:157~188.

第二十二章 人工心脏起搏

20 世纪 30 年代初，Hyman 研制的第一台由发条驱动的电脉冲发生器可视为人工心脏心搏器的开端，当时被命名为“人工心脏起搏器”，一直沿用至今。1952 年 Zoll 实施了现代意义的人工心脏起搏术。

20 世纪 50 年代，主要以开胸方式埋植心脏起搏器，以固定频率发放脉冲起搏心室。50 年代末到 60 年代后期，开展了经静脉心内膜起搏，并且研制成功了按需型心脏起搏器，从而避免了开胸手术及竞争心律，极大地推动了心脏起搏技术在临床上的应用。70 年代锂电池问世，并成为起搏器的主要能源。由于其功耗低、能量高、自放电小，从而基本上满足了对心脏起搏器“小、轻、薄、寿命长”的要求。这一时期，还设计出了可体外程控的起搏器。

20 世纪 80 年代进入生理性起搏时期，先后有多种生理性起搏技术和起搏器相继问世，如双腔起搏、心房起搏以及各种形式的频率应答式起搏器。随后又研制成功抗心动过速起搏器、体外无创性心脏起搏器、埋藏式心脏复律除颤器。后者融抗心动过速、复律、除颤、起搏于一体。第四代的埋藏式心脏复律除颤器已能由非开胸的经静脉途径植入，整个手术方式和过程雷同于普通的起搏器植入过程。

第一节 起搏器组成与类型

一、人工心脏起搏的适应证

（一）永久埋藏式心脏起搏

1. **病态窦房结综合征** 存在间歇或永久性窦性心动过缓（40 次/分）、窦性停搏、窦房阻滞，如能明确与晕厥或晕厥先兆等临床症状有关，为起搏的绝对适应证。自发或因药物导致明显窦缓（40～50 分/min）、窦性停搏和窦房阻滞，但与临床症状的关系未得到证实者，为相对的适应证。

2. **房室阻滞**（AVB）

（1）绝对适应证，须立即安装起搏器。包括先天性或后天获得性三度 AVB，有血流动力学障碍，症状明显者；无论有无症状的高度（莫氏Ⅱ型）AVB 者；有症状的二度Ⅰ型 AVB，或无症状经证实系希氏束以下阻滞者；有症状的 AVB，阻滞点有希氏束以下的一度 AVB。

（2）有适应证，无须立即安装起搏器：先天性三度 AVB，无症状，有足够快的逸搏心律者；有一过性症状性晕厥，眩晕发作的二度Ⅰ型 AVB，电生理检查阻滞点在希氏束以下者；无明显症状，但电生理检查 H-V 间期延长在 70ms 以上的二度Ⅰ型 AVB 者。

（3）无明显适应证，须进一步观察者：无症状的 AVB，阻滞点在希氏束以上的二度Ⅰ型 AVB 者；一度 AVB 阻滞点在希氏束以上者。

3. **室内阻滞** 单束支阻滞无明确适应证；双束支阻滞的适应证取决于未发生阻滞的一个束支的传导情况，如无症状，P-R间期在正常范围，无须起搏治疗；双分支阻滞加一度AVB，无症状，可暂缓起搏，有症状而HBE系H-V间期延长，则系明确的适应证；分支阻滞加二度Ⅱ型AVB，有症状者为适应证，无症状者可暂缓；双分支阻滞+二度Ⅱ型AVB，或三束支阻滞，均为明确的起搏适应证。

4. **慢性心房颤动动伴缓慢心室率** 如存在脑灌注不良，或伴有心功能不全，药物治疗棘手者，为明确的起搏适应证。如无症状，即使R-P间期超过1 500ms，可暂缓观察。

5. **高敏性颈动脉窦综合征** 心脏抑制型，如晕厥肯定与之有关，为起搏的适应证，明确晕厥或眩晕原因，行颈动脉按摩，引起3s以上的心脏停搏，为相对适应证；血管抑制型，无起搏适应证。

(二)临时心脏起搏术

严重缓慢型心律失常，有可能经药物治疗恢复正常窦性心律和正常房室传导的，需要临时起搏治疗，帮助患者渡过临床危险期。

二、人工心脏起搏系统的组成与类型

人工心脏起搏系统由脉冲发生器、电源、电极及其导线四个主要部分组成。脉冲发生器多由精密的集成电路构成。除可发放一定频率的电脉冲外，并可根据病情的需要程控各项参数。新一代的起搏器还具有记忆、储存心脏活动的有关信息及体外测试起搏阈值等功能。由于脉冲发生器为起搏系统的主体，故又将脉冲发生器称为起搏器。

(一)电极的类型

1. **双极与单极** 起搏器回路都需两个电极，两个电极都接触心脏者称为双极起搏；一个电极接触心脏，另一个电极接触心脏以外的组织者为称单极起搏。

2. **心内膜、心外膜、心肌电极** 起搏电极经静脉送入心脏接触心内膜者称为心内膜电极，起搏电极刺入心壁心肌者称为心肌电极。

3. **电极形状** 有盘状、柱状、针状、杯状、螺旋状、楔状、微孔状、笼状、翼状等。

4. **安装起搏电极的位置** 有心房、心耳、冠状静脉窦、心室等不同部位。

永久性起搏多用心内膜单极起搏(也有用双极的)，电极导线用螺旋形导线，以硅橡胶或胺酯包鞘，质地柔软表面光洁，插送时用指引钢丝作管芯以增加韧状或翼状，便于永久嵌顿附着于肌小梁内，不易脱落，单极起搏法另一个电极即起搏外壳的一面，埋于皮下组织囊袋内。

(二)起搏器的类型

永久性起搏用埋藏式。起搏器的工作方式一般用3个字码表示：第一个字码表示起搏器刺激哪个心脏，A=心房、V=心室、D=心房和心室双心腔；第二个字码表示起搏器能感知哪个心腔的自身激动，A=心房、V=心室、D=心房和心室都能感知，O=没有感知功能；第三位字码代表起搏器感知心脏自身的激动以后用什么方式反应，T=触发，即感知心脏自身激动以后释放一个刺激脉冲，I=抑制，即感知心脏自身激动以后起搏器受到抑制，暂时不发放刺激脉冲。D(或T/L)既有触发反应，又有抑制反应。

临床常用起搏工作方式有以下八种。

1. **固定频率型心室起搏(VOO)** 起搏器按规定的频率发放脉冲刺激心室起搏，它没有感知功能，对心脏自身的激动没有反应。这种工作方式，适用于治疗心室率恒定缓慢的心律失常，以及用短阵快速刺激。

2. **心室同步型** 又可分为两型。

(1)R型触发型(VVT)：起搏器按规定的频率发放脉冲刺激心室，如果心室有自身搏动(QRS波)发生，起搏器能感知，自身搏动的QRS波触发起搏器立即发生一次电脉冲。但此电脉冲恰好与自身心搏的QRS波同时发生，故心室不能应激。以此触发脉冲为起点的起搏器自行重新安排脉冲发放周期，在这次脉冲以后规定时间内(相当于起搏器规定频率的周期)，如无自身心搏发生，则起搏器发放脉冲刺激心室起搏，以此避免起搏器与自身心搏的心律竞争。

(2)R波抑制型(VVI)：起搏器按规定的频率发放脉冲刺激心室起搏，如果心室有自身搏动(QRS)发生，起搏器能感知，自身搏动的QRS波抑制起搏器，使下一次脉冲不按原来的周期发放，而是从自身心搏的QRS

波开始重新安排周期,在此 QRS 波后规定的时间内(相当于起搏器规定频率的周期),如无自身心搏发生,则起搏器发放脉冲,刺激心室起搏,以此避免起搏器与自身心搏的心律竞争。此型应用最广,习惯上称为心室按需起搏器。

3. **心房同步型** 原理同心室同步,置于心房的电极刺激心房起搏,起搏器又能感知心房的自身激动(P 波),而重新安排脉冲的发放周期。感知心房自身激动(P 波),而触发起搏器立刻释放脉冲者为心房触发型(AAT),感知心房自身激动(P 波)而抑制起搏器发放脉冲者为心房抑制型(AAI)。适用于房室传导功能正常的窦率过缓患者。

4. **心房同步心室起搏型(VAT)** 心房和心室都放置电极,起搏器感知心房激动(P 波),在延迟 0.12 ~ 0.20s 后触发释放电脉冲刺激心室起搏,这种起搏器适用于心房节律正常的房室阻滞患者,它可随着人体生理需要而增减心率,而且保持了心房和心室的生理顺序。

5. **心房同步心室按需型(VDD)** 起搏器对心房和心室的激动都能感知,感知心房的自身激动(P 波)后,触发释放脉冲激动心室起搏,其间延迟约 0.12 ~ 0.20s。如果心房的激动能下传激动心室(发生 QRS 波),而房室传导时间(P-R 间期)短于起搏器的 A-V 延迟时间,则起搏器在释放刺激心室的脉冲以前,先感知了心室的激动(下传的 QRS 波),心室激动抑制起搏器释放刺激心室的脉冲。

6. **房室顺序心室按需型(DVI)** 心房和心室分别放置电极,起搏器发送一对脉冲,分别刺激心房和心室,两者之间有 0.12 ~ 0.20s 的延迟时间,保持房室收缩的生理顺序。起搏器能感知心室的自身激动(QRS 波)而抑制释放脉冲。当自身心律的 P-R 间期长于起搏器的心房逸搏间期,起搏器首先发放脉冲刺激心房。若起搏的心房激动能下传心室(即 P-R 间期短于起搏器的 A-V 延迟时间),则此下传的 QRS 波抑制起搏器发放刺激心室的脉冲。若心脏的房室传导时间(P-R 间期)长于起搏器的 A-V 延迟时间,则起搏器释放刺激心室的脉冲,成为房室顺序起搏。这种起搏器适用于房率过缓伴有房室阻滞的患者。

7. **房室双腔型(DDD)** 对心房心室都能刺激,对心房心室的自身激动都能感知,感知心房自身激动后,触发刺激心室的脉冲,其间有 0.12 ~ 0.20s 的延迟时间,感知心室自身激动后,抑制释放刺激心房和(或)心室的脉冲。如在 QRS 波后规定的时间内(起搏器的最低频率限度)没有心脏自身的激动,则起搏器释放心房的脉冲,如起搏的心房激动不能于 A-V 延迟时间内传入心室,则起搏器进一步释放刺激心室的脉冲。故 DDD 型起搏实际上包括了 VDD 型和 DVI 型两种工作方式,是治疗病窦综合征合并房室阻滞比较理想的起搏方式。

心房同步型和房室顺序起搏方式都属于生理性起搏。它保持心房和心室的收缩顺序,保持心房和心室协同的排血作用,其血流动力学效果比单纯心室起搏更为优越。

8. **频率反应起搏器** 可随机体生理、病理变化而自动调整心律的“自适应”起搏器。可以根据病情需要调整起搏频率、起搏电压、电流、脉宽、不应期、滞后参数,避免更换起搏器的周折,可程控或遥测多种参数,使起搏器的感知系统能感知肌肉活动、pH 值、温度、氧饱和度、Q-T 间期变化。现在的起搏器在体外可用程序控制器改变体内起搏器的工作参数,即具有程序控制功能。起搏器内具有微处理器,埋入体内后由体外的程序控制器发出电磁信号,规定其工作方式及工作参数。一个起搏器有许多工作参数可供任意选择更改。根据客观需要而能及时改变。

(1)频率程控:是最常用的程控参数。安装起搏器的患者,根据具体情况不同,各有其适宜的心律,即使同一患者,在不同情况下也可能有不同的最适宜心率,采用频率程控就可达到调节目的。如对心功能濒于不全者,提高频率可减轻心功能不全的症状;对有异位搏动或异位心律者,提高频率可减少甚至消除异位心搏的发生。在下列情况下应减慢起搏频率:①有一定窦性节律而并不完全依赖起搏器的患者,让患者保护自身的窦性心律;②对发生心绞痛的患者降低心肌耗氧量;③消除心悸不适感等症状;④为观察心脏自身节律的心电图;⑤为了解对起搏器的依赖程度。

(2)输出强度程控:可以经常测量心肌应激阈值,而给予合理的刺激强度。在安装起搏器后心肌的应激阈值是有变化的,可以根据需要调整输出强度。减低输出强度还可节约能源,延长起搏器寿限。

(3)脉冲宽度程控:采取窄脉冲刺激可节省能源,延长起搏器寿限,故在应激阈值不高、电池储能充沛时,可把脉冲调窄。待能源耗竭、输出强度下降而濒于起搏失效时,可调宽脉冲起能量补偿作用,不致起搏失效，为择期更换起搏器手术提供条件。当应激阈值升高、输出强度达到限度而仍显不足时，可调宽脉冲以补偿输出能量，维持起搏。当患者不适应高强度的脉冲刺激时，可调低脉冲幅度而增加脉冲宽度同样能起搏。

(4)感知灵敏度程控：感度过于灵敏可能误感知不需要的信号(例如心电图T波、肌电、外源信号等)，影响起搏器的工作。感度低下时则失去感知功能而可能发生心律竞争。心电信号在某些病理情况下可以变弱，影响感知。

(5)不应期程控：起搏器感受输入信号或释放脉冲后，有一段不应期，在不应期内不能再度接受输入信号。不应期的长短要适应客观需要，心房起搏器要避免感知QRS波，心室起搏器要避免感知T波和(或)脉冲的后电位，都须把不应期调长一点，否则要发生误感知。起搏心律中间有过早的自身心搏，如落在起搏器的不应期内就不能感知，适当调短不应期，应能感知。此外还有其他程控项目，例如变更起搏器的工作方式，调变滞后度、调变双心腔起搏器的房室刺激的延迟时间等。新型的起搏器和程控器，不仅可以变换各项参数，而且可以储存数据，医师随诊时可"询问"患者身上起搏器的参数，程控器还可显示、打印以保存记录。

由于起搏器种类增多，上述用3个字码表示工作方式已显不足。现提出5个字码来表示，前3个字码的表示方法同前，第4个字码表示程序控制的性能，P＝有单项程控性能，M＝有多项程控性能，O＝无程控性能；第5个字码表示抗快速性心律失常的工作方式，N＝正常频率竞争，B＝短阵快速刺激，E＝体外控制，S＝扫描刺激。

第二节 植入方法和故障消除

一、人工心脏起搏器的植入方法

(一)永久性心脏起搏器

1. 常规消毒、局部麻醉

2. 插入电极 有锁骨下静脉途径和头静脉切开途径。

(1)锁骨下静脉途径：锁骨下静脉是腋静脉的直接延续，始于第一肋的外侧缘，终止于前斜角肌内侧缘，在胸锁关节后与颈内静脉汇合成无名静脉。与第一肋交叉后走行于锁骨下动脉的前下方，在锁骨中段1/3处的后面与颈内静脉汇合处的后方约5mm即为肺尖。

近年来，在生理性起搏、床边临时静脉心内膜心脏起搏，国内外一致公认首选锁骨下静脉。

穿刺时，两侧锁骨下静脉均可采用。一般认为右侧较为安全，因其位置较低，误伤肺尖引起气胸的机会较小，但电极较易受阻。左侧穿刺成功率较高，左侧与右心室呈弧形而与电极导管的自然弧度一致，易于送达右心室。但左侧心导管走行且胸膜圆顶高，容易损伤而致气胸，应特别小心。施行穿刺术时，患者取仰卧位，将头偏向对侧，肩胛部垫高或不垫高，上肢取内收内旋位，穿刺点定位于锁骨中点下缘1～1.5cm，针尖指向胸骨上切迹，与胸壁平面呈15°～25°角，压低针头进针，在锁骨与第一肋骨间的间隙内寻找锁骨下静脉，边进针，边抽回血。当进入锁骨下静脉后，即有暗红色血液回流至外接注射器内。此时固定穿刺针，撤去注射器，从针管内插入指引钢丝，确认指引钢丝进入右心房后，循指引钢丝插入扩张管扩张皮肤切口和皮下组织，撤去指引钢丝和扩张管内鞘，保护外套管，从外套管内插入临时起搏电极。连接起搏电极正负和起搏器的正负极紧急起搏，固定电极后拔出外套管。

(2)头静脉途径采用切开的方法。以喙突内侧1.5cm、锁骨下2cm为起点，做一与锁骨下平行的5～6cm切口，切开皮肤后逐层分离皮下及脂肪组织，在胸大肌和三角肌的沟槽内即可找到头静脉。

3. 制作囊袋

4. 测定起搏阈值 起搏阈值指能使心肌激动的最小刺激强度，用电压(V)或电流(mA)单位表示，阈值测量方法：用输出强度可调的脉冲发生器，把脉冲宽度固定(约0.6ms)，先用高于阈强度的脉冲刺激心脏，使之完全起搏，然后逐渐降低输出强度，一直到起搏有脱漏，再稍增加输出强度，使达到完全能带动心脏起搏，这时起搏器的输出强度就是心脏的起搏阈值。安装心内膜电极时，初始阈值不宜超过1V，以免日后因起搏阈值升高而失效。

5. **连接电极和起搏器** 将起搏器植入囊袋，缝和皮肤。

(二)临时性心脏起搏器植入

(1)建立静脉输液通道，急救药品；一般经静脉插入导管电极行临时性心脏起搏。

(2)对发生心脏骤停的患者，可经胸壁穿刺插入电极起搏。

二、人工心脏起搏的并发症和故障

心脏起搏治疗可能发生的并发症，有些与外科手术有联系。与起搏系统密切相关的并发症主要有十。

1. **感染** 轻者局部红肿发炎，有分泌物或脓液，进一步可形成脓肿、窦道，最严重者感染沿电极导线进入血液，发生菌血症、细菌性心内膜炎等。埋藏型起搏器只要消毒彻底，无菌操作严格，一般很少发生感染。

2. **电极脱位** 早期使用平直柱状头电极，不易嵌顿于肌小梁内，脱位的发生率甚高。现多采用楔状头电极，嵌入肌小梁后不易脱出，脱位的发生率明显降低。

3. **心肌穿孔** 插入心内膜电极时如果用力过甚(特别是带着指引钢丝时)可能穿破心肌发生心脏压塞，须及时识别处理。

4. **导线折断、接插件松脱** 导线折断而包鞘完整者起搏器的电能不能传至心脏，起搏就失效，这时起搏系统回路上电阻增高，脉冲分析示脉冲的斜率降低，甚至由三角形变为矩形波。导线折断而有时断离有时接触，可致间歇起搏。导线并未折断而包鞘破裂时，电流逸出起搏系统，输送到心脏的电流减少，也可致起搏器失效，这时起搏回路中电阻减少，脉冲分析示脉冲波的斜率增大，插头松脱或接插部渗入体液也都可致起搏失效，起搏回路中电阻减少，脉冲波的斜率增大。

5. **起搏阈值升高** 一般认为安置电极后早期阈值升高是由于电极对局部心肌压迫刺激发生炎症水肿所致，而晚期阈值升高系由于心肌局部纤维化所致。阈值升高到超过起搏器的输出强度，就不能起搏。

6. **感知功能障碍** 心内信号是否能抑制起搏器，主要决定于信号的振幅大小及起搏器的感知灵敏度，感知功能障碍可表现为感知不足与感知过度两种。

(1)感知不足：心脏自身激动的QRS波不能抑制起搏器，因而发生心律竞争现象。起搏器不能感知心内QRS波的原因：①起搏器的灵敏度过低；②心内QRS波的振幅太低或心内QRS波类本位曲折的斜率太低。

(2)感知过度：起搏器感知不应感知的信号，使起搏器受到抑制，起搏频率变慢，例如：①感知起搏脉冲的后电位；②感知T波；③感知胸大肌肌电；④感知环境中的高频电磁波等。感知过度的原因，可由于起搏器的感知灵敏度太高，或者由于外源信号太强，或者由于起搏器的屏蔽，滤波功能欠缺。延长起波器的不应期、降低起搏器的感知灵敏度、用双极心内膜电极，都有助于消除感知过度现象。

7. **局部肌肉跳动** 膈肌抽动、肋间肌收缩等。埋藏于胸大肌前皮下的起搏器，有时使胸大肌跳动，埋置时切勿把作为无关电极的一面贴靠肌肉。

8. **皮肤坏死** 有时覆盖起搏器(或导管)的皮肤坏死，起搏器外露，须切除坏死组织重新埋置。其原因可能是由于皮下组织少、囊袋紧、局部压迫和机械摩擦而形成坏死，也可能因有不明显的慢性炎症而形成，有些可能由于异物反应。

9. **脉冲发生器的故障** 脉冲发生器的原件损坏、外壳密封不严、体液渗漏、化学电池产气使外壳炸裂等等，都引起起搏失效。有时线路原件故障，形成起搏器“奔放”，起搏频率骤然增速，须紧急处理。

10. **起搏器综合征** 心室起搏虽然能提高每分钟心排血量，但因没有心房的辅助驱血，故心室起搏时的每分钟排血量比同频率的窦性心律时的每分钟排血量低15%～30%，血压亦相应降低。如有逆行室房传导，或者心室起搏和心房自身心搏不协调，心房收缩与心室收缩同时发生或紧跟心室收缩之后，心房收缩压力逆向传播到周围静脉，患者感觉心悸、头胀、头晕、血管搏动等不适，称为起搏器综合征。采用生理性起搏可避免或减少上述问题发生。

(唐其柱 夏豪)

参 考 文 献

[1]张开滋，白英烈，张子彬．心搏骤停与现代复苏．北京：科学技术文献出版社，1997：107～111.

[2]张开滋，吾柏铭，唐其柱，等．临床心律失常．长沙：湖南科学技术出版社，2000：354～360.

第二十三章 埋藏式心脏复律除颤器

埋藏式心脏复律除颤器(implantable cardioverter defibrillator,ICD)是20世纪80年代以后应用于临床防治心脏性猝死的一项新手段,于1980年由美国霍普金斯大学的Mieczyslaw Mirowski博士首次报告应用于临床,从此成为处理恶性室性心律失常的一个重要里程碑。

1969年,从以色列来到美国巴尔的摩西萘医院的Mirowski医师开始了ICD的研究。1972年,在Medrad公司的合作参与下,开始了临床应用型埋藏式自动除颤器(automatic implanted defibrillator,AID)的研究。1976年,性能较为可靠的AID生产出来。1979年,约翰霍普金斯大学医学院对它进行了严格的验证和评定。1980年,美国药物和食品药理局(FDA)批准应用于临床,为第一代埋藏式心脏复律除颤器。1982年,第二代产品问世并用于临床。第二代产品除了除颤之外,还能与患者的心电图R波同步放电,可用于室性心动过速的转复。1986年,经静脉首次应用于临床成功,避免了开胸手术。1989年,第三代产品问世并用于临床,除了除颤和转复之外,还具有起搏功能,并设计了记忆电路,可用不同能量进行单个或连续放电,也可用体外温测仪检测ICD的电池寿命、放电次数和工作状态。目前,ICD已发展到第四代,不仅具有多功能程控功能,而且可进行遥测、高能和低能电复律、电击除颤、抗心动过速起搏和抗心动过缓的支持脏起搏等。ICD的植入方式也日趋简单,体积越来越小。1993年以后,都是植入前胸壁皮下,不再需要手术植入腹部腹直肌内。1995年,双腔ICD问世,不仅能进行DDD和DDDR起搏,也能提高ICD对持续性快速性心律失常的识别特殊性,明显减少误识别和误放电。目前,全世界每年植入ICD的病人大约3 000人以上。二十多年的临床经验表明,ICD可有效地防治心脏性猝死。

第一节 ICD构造与植入

一、ICD系统

ICD系统由脉冲发生器和导联系统两个部分所组成。

(一)脉冲发生器

ICD的脉冲发生器主要由传感器、能量存储器和电池所组成。不仅能发出电能到心脏进行电复律和除颤,而且能完成心电变化的感知,分析和处理突发心律失常事件等多种功能,构造较为精细和复杂。

1. **传感器** 传感器具有两个独立的感知通道,其功能是心律失常的感知和分析。两个感知通道分别是频率感知通道和心电图形感知通道。频率感知通道用于感知心电活动的频率变化,一旦达到程序控制预置的频率标准上限,立即触发电容器充电,准备进行心脏电复律或除颤;达到频率标准的下限,立即进行心脏支持起搏。心电图形感知通道可感知和识别患者心电图的变化,可根据心电图的QRS波群形态和偏离等电位线的程度(概率密度函数probability density function,PDF)来识别患者的心电变化是室上性心动过速、室性心动过速还是心室颤动。

2. **能量存储器** ICD的能量存储器主要为电容器构成,可将一定的能量存储后释放。

3. 电池 目前，ICD 使用的电池为锂电池和锂－银氧化钒电池。后者的放电次数比前者多。

（二）电极系统

ICD 的电极系统由感知电极、除颤电极和起搏电极等组成。根据 ICD 的植入方式不同，电极系统的形态结构有一些差异。常见的电极系统有心外膜片状电极、心肌螺旋电极、右心室心内膜电极和上腔静脉弹簧电极等几种。

1. 心外膜电极系统 该电极系统用于开胸方式安置 ICD，由钛合金制成，整个电极系统包括大小不同的两个片状电极和心肌螺旋电极。两个片状电极的大小分别为 20cm 和 10cm，小电极用于感知，大电极用于放电除颤。心肌螺旋电极也由两个电极所组成，植入时旋入心肌内用于感知。

2. 心内膜电极系统 该电极系统由右心室心内膜电极和一对弹簧电极所组成，一起设置在一根电极上，可经静脉植入。右心室心内膜电极放置到心室内膜完成感知功能和起搏功能，顶端多为锚状，有的呈多孔，多用于感知心电活动的频率变化。远端弹簧电极位于右心室腔内，既作为频率感知和起搏的正极，也作为心电图形感知和 ICD 放电的负极。近端弹簧电极放置于在心房与上腔静脉交界处，用于心电图形感知和 ICD 电除颤的正极。有的还另有一个片状电极植入皮下，以便电复律和除颤时构成回路。

二、工作原理和方式

ICD 的工作原理和工作方式均较复杂。整个工作过程包括心律失常的识别和处理等多个环节。ICD 主要依靠心率和概率密度函数（PDF）来判断心律失常。一般将心率确定为 140～200 次/分，心率超过这一预置值则判断为心律失常；但是，仅仅依靠心率多不能确定心律失常的性质。PDF 是指心电图偏离等电位线的波形所占据的时间在整个心动周期中的百分率，主要根据 QRS 波群的振幅和宽度来确定。当心电活动在等电位线时，PDF 变小，表示 QRS 波群增宽，判断室性心动过速和（或）心室颤动；PDF 大，表示 QRS 波群正常，判断为窦性或室上性心动过速；PDF 可程控打开或关闭，故 ICD 可仅仅依靠心率指标来判断心动过速。但判断是室性心动过速还是室上性心动过速，必须依靠 PDF。但是，QRS 波群增宽的室上性心动过速和 QRS 波群增宽不明显的室性心动过速，PDF 不能鉴别，须要借助于以下三个方面才能确定：①心动过速时第一个心搏的提前程度；②心律是否规则；③心率超过预置值的持续时间。心动过速发作时，ICD 必须经过 2.4s 的时间对心率进行检测。确认为室性心动过速和（或）心室颤动后再延迟 2.5s 使电容器充电，达到放电能量需 6.6s，然后给予 1.2s 的同步时间，总共需要 12s 的时间才能完成从感知心动过速到放电的全过程。对于室性心动过速，在识别和放电之间设置了可程控延迟，以免对非持续性室性心动过速放电。如果第一次放电不能终止室性心动过速和（或）心室颤动，则 ICD 第二次放电。每次可连续放电 5 次。如果 5 次放电都不能有效终止室性心动过速和（或）心室颤动，则 ICD 不能再继续放电。如果心律失常终止后维持窦性心律 35s 以上而再发室性心动过速和（或）心室颤动，ICD 按重新启动的第一次放电计；如果维持窦性心律不足 35s，由 ICD 按连续放电计。

三、适应证和禁忌证

1. 适应证 ICD 的临床价值在于能有效防治严重的室性心动过速和（或）心室颤动等引起的心脏性猝死。因此，各种原因引起的严重器质性心脏病并发了致命性室性心律失常均可植入 ICD，包括反复发生的室性心动过速、心室颤动等。尤其是随着 ICD 系统的不断发展和完善，植入 ICD 的适应证有逐渐放宽的趋势。有人主张，只要有一次心室颤动发生就应该植入 ICD。其理由是心室颤动后复苏成功者在 1 年内的复发率可达 30%。也有一种较为特殊的病例，即等待心脏移植的终末期器质性心脏病伴持续性室性心动过速和（或）心室颤动患者，过去认为没有必要植入 ICD，现在主张在心脏移植前的等待期应该植入 ICD 过渡，以防心脏性猝死。因为大约 39%～52% 的患者在心脏移植的等待期可发生心脏性猝死。

1991 年，美国心脏病学会（ACC）和美国心脏病协会（AHA）的特别工作组（task force）所制定的“植入心脏起搏器和抗心律失常装置指南”对 ICD 植入的适应证作了规定。他们将 ICD 的适应证分为两类，Ⅰ类为公认的适应证，Ⅱ类为可植入 ICD，但对植入 ICD 的必要性尚有分歧。

（1）Ⅰ类适应证（公认的适应证）：①病因不可逆，室性心动过速和（或）心室颤动引起晕厥被证实，无可靠的药物防治；②室性心动过速和（或）心室颤动反复发作，患者对长期药物治疗不能耐受；③即使药物治疗有效，或接受了手术、消融治疗，但心脏电生理检查仍能诱发室性心动过速和（或）心室颤动。

（2）Ⅱ类适应证（可植入ICD，但有分歧）：①室性心动过速和（或）心室颤动用药物治疗有效，但远期疗效尚不清楚；②晕厥的原因不能确定，但心脏电生理检查可诱发室性心动过速和（或）心室颤动，晕厥无其他原因可以解释，药物治疗的效果不满意，也可作为ICD植入的适应证；③室性心动过速和（或）心室颤动由心脏外可以逆转的其他原因引起，例如，低钾血症、低镁血症等电解质紊乱，奎尼丁等药物过量或中毒；④室性心动过速的发作为非持续性或频率缓慢，无晕厥等血流动力学障碍的表现。

2. 禁忌证 有一些室性心动过速和（或）心室颤动伴晕厥的患者不宜植入ICD，这些患者包括：

（1）晕厥发生的原因不能明确，心脏电生理检查不能诱发室性心动过速和（或）心室颤动；

（2）心肌梗死急性期发生的室性心动过速和（或）心室颤动，急性期后未再发作；

（3）室性心动过速和（或）心室颤动由心脏外可以逆转的其他原因引起，例如，低钾血症、低镁血症和电解质紊乱，奎尼丁等药物过量或中毒；

（4）室性心动过速的发作为非持续性或频率缓慢，无晕厥等血流动力学障碍的表现。

四、植入方法

目前，植入ICD的方法包括两种，即开胸法植入经静脉法植入。开胸法的创伤较大，而且须植入ICD的患者均具有严重的器质性心脏病，开胸手术具有较大的危险性，现在已基本被经静脉法植入所取代。但也有一些学者主张，需要同时进行其他外科手术，如冠状动脉旁路移植（CABG）或动力心肌成形术者，仍然可以选用开胸法。或者先在开胸术中植入ICD，然后择期进行经静脉植入ICD。

（一）经静脉法

经静脉法植入ICD不需开胸，要在心导管室进行。

1. 病人准备 术前停用各种抗心律失常药5个半衰期。进一步检查心脏的结构和功能，检查有无全身感染和电解质紊乱、酸碱平衡失调等病理因素，如果存在则给予纠正。

2. 器材准备 除ICD系统外，还必须准备好心脏刺激器、体外心脏除颤器、起搏系统分析仪、交流电除颤器及静脉穿刺器材。

3. 操作步骤 经静脉法植入ICD的步骤如下。

1）患者麻醉和皮肤消毒：一般采用全身麻醉，也有人报告采取局部麻醉的。

2）电极的放置：经皮穿刺左锁骨下静脉或者切开左侧头静脉插入起搏除颤电极。在X线影像的指引下，将顶端电极放置到右心室心尖部。调整电极的位置，使电极在心腔内成一弧形，此时有一弹簧电极正处于右心房与上腔静脉交界处。有的公司如Metronic和Biotronic公司的电极系统还有加一电极放置到冠状窦内或者右心房与上腔静脉交界处。有的ICD系统还须放置皮下片状电极到左侧胸壁皮下，一般置于左侧腋中线偏前的第四、五肋间隙，此处多靠近心尖部。

3）术中测试：电极放置完毕，应立即测试各种参数指标，在这些指标达到植入要求后才能连接电极和脉冲发生器。术中测试内容包括电极的感知功能、起搏阈值和除颤阈值（defibrilation threshod，DFT）等。

（1）感知功能有关的参数测试：其方法是将感知和起搏电极与起搏系统分析仪连接，测定QRS波群的振幅大小和宽度、电极系统的阻抗。并发出脉冲起搏心室而测定起搏阈值。电极植入成功的基本要求是：窦性心律时QRS波群时间<100ms，R波的振幅>5mV，电极系统的阻抗在450～1 200Ω。如果不能达到上述标准应该重新调整电极的位置。

（2）电复律和除颤阈值测定：其方法是将电极系统与体外除颤器连接，首先诱发心动过速或（和）心室颤动，发出不同的电能进行电复律和除颤。取连续三次有效转复室性心动过速的最低能量作为复律能量。诱发心室颤动，取连续两次以上进行有效除颤的最低能量作为除颤阈值（DFT）。DFT可以通过体外心脏复律除颤器测定，也可用ICD直接测定。测试中，一般采用T波同步电击诱发心室颤动，也可采用200～250次/分的频率起搏右心室而诱发心室颤动，也可采用60Hz的交流电诱发心室颤动。然后给予20J的电能除颤。如果成功地除颤，则以5J的能量递减，再重复诱发心室颤动后除颤，直到测得除颤阈值。如果20J的能量除颤失败，应该立即给予较大的能量除颤，一般选择34J，或者立即使用体外除颤器除颤。对这些患者，需要放置皮下片状电极，再以远端弹簧电极作为负极。以近端弹簧电极和皮下片状电极作为正极放电，重复上述过程测定除颤阈值。电极系统植入成功的要求是：复律能量在0.2～0.5J，除颤阈值（DFT）低于20J。Merritt 等在连续101例的ICD植入中进行了除颤阈值和相关因素的研究，采用统一的除颤电极系统、电极定位、波形、极性脉冲发生器和除颤阈值确定方法，结果没有一项变量能够很好地预测除颤阈值。只有左心室重量、静息心率和除颤阈值之间有一定的相关性。

在植入ICD的术中测试中，除颤阈值（DFT）R测试占据非常突出的位置，影响除颤阈值的主要因素有：电极的表面积、放电除颤的电极数和配置、放电的波形和放电的方向。如果术中测试的除颤阈值不满意，可根据这些影响因素进行调整。

4）连接电极系统和脉冲发生器：电极系统测试完毕后，制作脉冲发生器囊袋。如果将脉冲发生器植入腹壁，则在腹壁脐水平或稍下部做一纵向切口，钝性分离皮下组织和腹直肌，制作囊袋。然后将电极的尾端通过皮下隧道引导到左侧腹壁脐旁的腹直肌下，将电极与脉冲发生器相连。再将脉冲发生器植入脐旁腹壁内或肋下，缝合皮下组织和皮肤。如果将脉冲发生器植入胸前肋下，则切口取左侧胸壁，囊袋制作在胸大肌侧。

5）参数设置

（1）首先，设置工作区，根据患者快速性心律失常发作及治疗特别设2～3个工作区（1个VF区、1～2个VT区）。

（2）第二，设置快速心律失常的诊断程序。

A. 设置每个工作区的频率阈值：VF的频率阈值一般为200～250次/分，VT的频率阈值要比临床发作频率低10～20次/分，两个VT区的频率相差至少20次/分。

B. 设置VF及VT的持续时间（duration）：VF初始识别（initial detection）时间以3s内为宜，通常VT持续时间设在5s以内。

C. 突发性（onset）及稳定性（stability）标准：易发生窦性心动过速，应加设突发性标准，有心房颤动病史者则加用稳定性标准。

D. 设置再识别（redefection）标准：心律失常持续时间应短于初始识别时间。

（3）设置快速心律失常的治疗程序。

A. VF：只能电击复律。第一次电击能量宜比DFT高5～10J。为安全起见，从第二次起即用最大能量，最后1～2次可对调电击极性。

B. VT：一般选用ATP→低能量电击→高能量电击的阶梯法治疗。

第一步为ATP。180次/分以下的VT采用ATP方式终止的成功率较高，可选用短阵快速起搏（burst pacing）。起始的起搏周长值以短于心动过速周长的20%为宜，每降（episode）4～10个脉冲，阵间递减10ms，限定最小周长为200ms，一般设4～5阵。第二套ATP程序可选用周长递减起搏（ramp pacing）方式，起始的起搏周长设定要求长于心动过速周长的90%，每阵3～4个脉冲，一般设3～4阵，阵内、阵间均可递减10ms。

第二步为电击。此程序排在ATP之后，首次能量1～10J、第二次增加5～10J、第三次开始可用最大能量。ATP参数和电击能量最好参照术前或术中电生理检查结果而设定。

C. 设置心动过缓起搏工作参数：最低、最适宜的起搏频率应依据病情而设定。

D. 设置信息储存工作参数（心电图储存耗电较多，注意程控仪中提示）应注意以下几点：①术中测定DFT时，终止VF程序中的电击次数不宜超过两次，第二次应选用最大能量，若无效立即改用体外电击除颤，以策安全；②ICD工作参数须根据随访结果及时调整；③每次程控后打印结果，以确认所设置的工作参数是否有误。

6）随访

（1）ICD的性能及工作状况：①通过程控仪了解患者发生VT与VF的次数、周长、时间以及ICD的终止方式、工作参数和效果；②了解电池状况和电容器充电时间；③测试感知及起搏阈值。通常，在患者出院之前应检查一次。如果术后发生过VT/VF，视ICD对其识别及终止的满意程度来决定是否需要调整工作参数；

若未发生过心律失常则应诱发 VT,必要时诱发 VF(床旁备用 ECG、急救药物和其他抢救物品),以确认 ICD 识别及终止程序是否有效。此后可每 3 个月随访一次,如果患者有不适感,则应随时进行检查。

(2)与 ICD 手术有关的并发症:有伤口不愈口、感染、导管断裂或绝缘层破损、电极脱位等。鉴于这些并发症与安置起搏器相似,此处不复赘述。

(3)患者自身的反应:对 ICD 治疗有心理反应或者影响到生活质量时,应有针对性地给病人及家属作解释。

(4)注册登记:按照规定的统一格式对 ICD 的埋藏和随访进行注册登记,便于病人的随访和全国资料的汇总。

(二)开胸法

开胸法的基本步骤如下。

1. **开胸暴露心脏** 患者首先被常规消毒和麻醉,沿胸骨左侧第五肋间做皮肤切口,或者沿胸骨正中做胸廓劈开,或者从剑突下切开。然后沿左侧膈神经的前方做心包切开,再打开心包而使心脏暴露出来。

2. **电极旋转** 将一对心外膜片状电极分别放置于左右心室面。左心室面放置负极电极,右心室面放置正极电极。使两个电极之间存在一定的距离,然后固定缝合,作为脉冲放电和感知 QRS 波群的电极。再将一对心肌螺旋电极旋入左心室前壁心肌内,使两极之间的距离大约为 1.5cm,然后固定,作为感知电极而计数心率和 R 波同步。

3. **电极测试** 电极放置后,必须对电极进行测试。心外膜片状电极的测试结果必须满足下列要求:①R 波振幅 >5mV;②QRS 波的宽度 <100ms;③阻抗为 25 ~75Ω;④除颤阈值 <15J。对于心肌螺旋电极,测试结果必须达到以下要求:①R 波振幅 <5mV;②QRS 波群的时间 <100ms;③阻抗为 600 ~1 200Ω;④起搏阈值 <1.5V(0.5ms 脉宽)。

4. **连接电极与脉冲发生器** 脉冲发生器埋植于脐旁腹壁内或者肋下。

5. **设置脉冲发生器的放电电能** 根据测定的除颤阈值的 2 倍设置脉冲发生器的放电电能。重复诱发室性心动过速和(或)心室颤动,观察 ICD 能否有效地除颤。

五、并发症

开胸法植入 ICD 的并发症较多,包括 2% ~3% 的围术期死亡率。经静脉法植入 ICD 的并发症已显著降低,围术期死亡率已几乎为 0。但经静脉法也有一些远期并发症。

1. **电极脱位** 发生率约 1.5% ~10%,主要原因在于冠状窦内或者右心房上腔静脉交界处的弹簧电极不能有效固定。

2. **血栓形成** 发生率约 2%,多发生在电极系统,尤其在冠状窦内易发生血栓形成。

3. **除颤阈值升高** 约 4.5% ~15% 的患者术后发生阈值升高。

4. **错误放电(inappropriate shock)** 第一代和第二代 ICD 的错误放电发生率较高,达 10%。第三代 ICD 设置了心内心电图分析功能,可对心律失常进行较为详细的分析,错误放电的发生率已降低到 5% 以下。

5. **其他** 也有一些并发症与手术本身和原有基础心脏病有关。例如囊袋感染、气胸、脑血栓形成等。

第二节 临 床 应 用

一、临床价值

植入 ICD 的价值在于有效地防治心脏性猝死。据文献报道,美国每年因心脏骤停而发生心脏性猝死的患者达 50 万人以上,欧洲约 40 万人。其中 75% ~80% 的患者在第一次心脏骤停发作时死亡,经有效心肺脑复苏而幸存者中20% ~25%的患者可在1年内再次发生心脏骤停。因此,ICD的应用范围非常广泛。

在非随机试验的报告中,较有价值的资料是一个ICD登记处的结果。截止到1989年2月,共登记了ICD植入后的患者6 041例,随访1~5年,第一、二、三、四、五年的心脏性猝死率分别为1.6%、2.6%、3.4%、4.7%和5.2%;而同期239例持续性室性心动过速和(或)心室颤动患者,经体外电复律后仅用药物治疗,第一、二、三年的心脏性猝死率分别为7%、25%、34%。

从心脏性猝死复苏过来的幸存者在1年内发生恶性心律失常的复发率达25% ~30%。已有经验表明,ICD能有效转复心脏性猝死患者的复发性心室颤动。

更能评价ICD临床价值的是一些多中心随机前瞻性试验。汉堡心脏骤停研究(cardiac arrest study Hamburg,CASH)是较早开展的多中心随机前瞻性研究,1987~1992年共有346例心脏骤停幸存者入选,其中99例接受ICD治疗,92例接受胺碘酮(300mg/d)、58例接受普罗帕酮(600mg/d)、57例接受美托洛尔(100mg/d)治疗。到1992年,普罗帕酮组的死亡率大大高于ICD组(29%与12%)而提前终止。至1998年底,ICD组与抗心律失常药物组比较,总死亡率降低37%。加拿大植入型除颤器研究(Canadian implantable defibrillater study,CIDS)开始于1990年,其入选者为心脏骤停幸存者或持续性室性心动过速并左室射血分数<35%的患者,一组接受ICD治疗,一组用胺碘酮治疗,至1998年底,所有患者均随访了1年以上,ICD组的总死亡率比胺碘酮组降低20%以上。抗心律失常药物与植入型除颤器对比试验(antiarrhythmic versus implantable defibrillator trial,AVID)所研究的患者有复苏成功者,有持续性室性心动过速伴反复晕厥发作者,有的是射血分数为40%以下的持续性室性心动过速者,随机分为两组分别接受抗心律失常药物或ICD治疗。药物主要使用胺碘酮,少数选用索他洛尔,ICD以第三代ICD为主。从1993年6月1日至1997年4月7日共有1 016名患者接受了随机治疗。ICD组507例,经静脉导线系统治疗93%,心外膜导线系统5%,2%的患者没有植入ICD。药物治疗组509例,356例用经验性胺碘酮治疗,其余153例被随机分为两组,79例用胺碘酮,74例用索他洛尔。平均随访(18.2±12.2)个月中,本校正的死亡率(95%可信区间)在ICD组为15.8%±3.2%,药物组为24.0%±3.7%。在第一年、第二年和第三年的死亡率,ICD组比药物治疗组分别降低39%±20%、27%±21%和31%±21%。

二、ICD植入后的随访和更换

植入ICD后,第一年内每2个月随访1次,第二年内每1个月随访1次。每次随访的内容为遥测ICD的工作状态,包括放电次数、充电时间、阻抗等。当充电时间延长,达到选择性更换指标时提示电池容量已经耗竭,脉冲发生器需要更换。

(唐其柱　夏豪　陈元秀　陈江斌)

参 考 文 献

[1]张开滋,吾柏铭,唐其柱,等. 临床心律失常. 长沙:湖南科学技术出版社,2000:361~367.

[2]鲁端,黄元铸. 实用临床心律失常诊断和治疗指南. 上海:复旦大学出版社,2003:366~369.

第二十四章　射频导管消融

射频导管消融(radiofrequency catheter ablation,RFCA)是20世纪80年代末90年代初兴起的一项新技术。可以说,它开创了心律失常治疗新的里程碑。以往任何药物治疗均不能根治心律失常,而RFCA可以在短时间内达到根治快速性心律失常的目的,且创伤小、恢复快,因而很快确立了其在快速性心律失常治疗中的地位,成为阵发性室上性心动过速(superventricular tachycardia,RSVT)、心房扑动(atrial flutter,AF)和特发性室性心动过速(idiopathic ventricular tachycardia,IVT)的首选治疗。而且,其适应证正不断扩展,技术日趋成熟。

第一节　概　　述

一、基本原理

射频消融是一种高频电流,它能对组织产生热变性作用。利用这种对组织的热变性作用,即可达到治疗某些疾病的目的。行RFCA时,将大头导管顶端电极置入欲消融的部位(位于旁路附着点或心动过速折返环的路径上),另置入背部电极于病人的腰背部,二者与射频消融机相连,形成射频电流环路,射频消融机可释放射频电流,通过大头导管传至与大头导管顶端相接触的心脏组织,使其产生热变性,心脏组织产生变性、坏死和水肿,从而阻断心动过速的折返环(或旁路组织),达到根治心动过速的目的。

二、适应证

随着RFCA技术的不断发展和成熟,其适应证在不断扩展,目前已包括以下范围。

1. **房室结折返性心动过速(AVNRT)和房室折返性心动过速(AVRT)**　仍是RFCA的主要适应证,特别是技术条件不成熟的基层医院,多局限在此范围,其成功率很高,在大的心脏中心,可达到99%以上。合并器质性心脏病可降低其成功率并增加风险,是否对病人行RFCA治疗,要根据医院的实际技术条件及病人的危险获益比来判断。对于显性旁路而无心动过速发作史的病例,应个体化处理,有房颤风险、旁路前传不应期较短、特殊职业(如飞行员)、特殊情况下的要求(如上学、参军等)可考虑RFCA,否则,可保留观察。

2. **房性心动过速(atrial tachycardia,AF)**　AT的起源点标测困难这是因它可起源于除窦房结以外的任何心房肌,因而范围分布甚广。所以,其成功率较AVNRT和AVRT低。特别是起源于左房AT其难度更大,其成功率在大的心脏中心仍达不到90%。

3. **心房扑动(atrial flutter,AF)**　早先AF的RFCA成功率低而复发率较高,但随着对AF折返径路的认识和消融技术的不断改进。目前 AF 的成功率在大的心脏中心可达95%,复发率也显著降低。

4. **窦性心动过速**(sinus tachycardia) 对于窦房结折返性心动过速和不适当性窦性心动过速(inappropriate sinus tachycardia),国外已有成功的报道,但须要安置永久起搏器的风险较大,且多数病人对 β-受体阻滞剂有良好的反应,国内仍多主张药物治疗。

5. **心房颤动**(atrial fibrillation,Af) 采用灶性消融房性期前收缩的方法根治阵发性孤立 Af,是近年来 RFCA 的一大进展。但由于 Af 的机制仍不明,其方法尚不成熟,成功率普遍不到50%,而复发率很高,常超过50%,且操作时间长,X 光曝光时间长,并发症发生率高,目前只适合在少数大医院进行探索,不宜推广。对于持续性 Af,如药物控制心室率不满意,可采用房室结改良或消融房室结后安置永久起搏器。

6. **室性心动过速**(vertricular tachycardia,VT) 对于无器质性心脏病的单形持续性 VT,无论其起源于左室还是右室,其成功率均较高,但其难度和风险均大于室上速。对于器质性心脏病合并 VT,其成功的报道少见,目前多局限于分支型 VT。

7. **室性期前收缩** 国内外已有成功的报道。其难度类似于右室流出道 VT。但室性期前收缩的预后良好,多数不需要任何治疗,何况 RFCA 后是否会带来新的心律失常尚无法预料。因而多数专家仍不主张对室性期前收缩行 RFCA。

三、禁忌证

RFCA 无绝对禁忌证,以下情况可视为相对禁忌:①急性感染期;②活动性出血性疾病;③严重器官功能衰竭;④慢性消耗性疾病的晚期;⑤已服用抗心律失常药物,停药时间未达到药物的5个半衰期。

四、工作程序

虽然不同类型的心律失常其 RFCA 步骤可能有差别,但都应遵循以下共同的步骤。

1. **认真作好各项术前准备** 包括必要的病史和体检,以及血常规、肝功能、肾功能、凝血功能、心电图、胸片、心脏超声等必要的实验室检查。要求在术前对患者的诊断、是否合并器质性心脏病和其他系统疾病、服药和停药情况认真进行调查。比较疑难的病例可举行术前讨论,对其难度以及术中可能出现的意外进行估计并采取必要的防范措施。术前还要做好患者家属的思想工作,交代清楚 RFCA 的必要性和操作中可能出现的意外情况,取得患者和家属的理解和信任,术前做好术区备皮,部分病人可能需要做造影,可提前作碘过敏试验。对儿童患者,如不能配合者,可提前与麻醉科取得联系,必要时准备全身麻醉,术前谈话时应特别注意这一点。

2. **消融前常规行必要的电生理检查,以明确心动过速的电生理诊断** 常规消毒铺巾后,用2%的利多卡因(稀释后再用)局部浸润麻醉穿刺点皮肤,分别穿刺左锁骨下静脉(失败后可改用右锁骨下静脉或右颈内静脉)和右股静脉(至少两个穿刺点)。穿刺成功后分别沿穿刺针送入引导钢丝,切开并分离穿刺点皮肤,然后沿导丝送入静脉或动脉鞘,再沿血管鞘送入标测电极导管到心脏,常规放入冠状静脉窦、希氏束、高位右心房、右心室等部位的电极导管。其检查方法及程序参见电生理检查章节。

3. **明确心律失常的电生理机制** 选用不同类型和规格的消融大头电极导管,至相应的理想靶点后释放射频电流。具体操作方法见相应章节。

第二节 临 床 应 用

一、房室折返性心动过速(AVRT)的 RFCA

AVRT 是房室旁路参与折返构成的一种室上性心动过速。当旁路具有前传功能时,构成典型的显性预激综合征(窦性心律下体表心电图异常,表现为短 P-R 间期、QRS 波动起始部挫折波即 δ 波、QRS 波增宽及继发性 ST-T 改变）。显性预激时，由于返折路径的顺序不同可构成两种类型的心动过速。常见的类型是经房室结前传，经旁路逆转，心动过速若不合并束支阻滞或室内差异性传导则为窄 QRS 心动过速，少见的类型是经旁路前传，经房室结逆传，形成的心动过速为宽 QRS 心动过速，其 QRS 波一般较窦性时更宽大。隐匿性预激由于没有旁路的前传功能，因而只有一种类型的心动过速，即经房室结前传，经旁路逆传。

（一）体表心电图定位

1. 显性旁路的体表心电图定位 体表心电图定位方法较多，但大同小异，可掌握以下原则。

（1）V_1 导联定左右：如 V_1 导联的 R＞S，则为左侧；如 R＜S，则为右侧；如 R＝S，则看Ⅰ和 aVL 导联，如Ⅰ和 aVL 导联的 δ 波向上且 QRS 波主波向上，则为右侧，否则为左侧。

（2）Ⅱ、Ⅲ、aVF 导联定前后：若Ⅱ、Ⅲ、aVF 导联的 QRS 波主波向上且 δ 波为正相，则旁路最靠前；若Ⅱ、Ⅲ、aVF 导联的 QRS 波主波均向下而 δ 波为负相，则旁路最靠后；部分向上而部分向下则介于两者之间。

（3）V_1 和 V_2 导联定间隔：V_1 导联若为 QS 型，则为右间隔旁路；若 V_1 导联为 rS 型而 V_2 导联为 Rs 或 R 型，则也多为右间隔旁路；若 V_1 导联为 rsr或 Rsr三相图形，多提示左后间隔旁路。

在合并有心室肥大、束支阻滞或多条旁路时，以上定位会出现误差，应引起注意。如左侧旁路合并有左室肥大时，V_1 导联的 S 波增深，其结果可表现为 RS 型，R 波＜S 波，易误诊为右侧旁路（图 24-1）。

2. 隐匿性旁路体表心电图定位 隐匿性旁路的窦性心律下心电图可完全正常，只有在心动过速状态下才有可能对其定位。

（1）心动过速发作时，在 QRS 波之后可见 P′波，R-P′＜P′-R，P′一般位于 QRS 后面，ST 段与 T 波之间。但若为慢旁路，则 P′波更靠后，可落于 T 波上甚至 T 波后，R-P′＞P′-R，此时应与房速和缓慢型 AVNRT 相鉴别。

（2）心动过速时，可根据 P′波的方向确定旁路部位。方法与显性旁路类似。V_1 导联 P′波直立为左侧旁路，V_1 导联的 P′波倒置则为右侧旁路。

（3）部分患者在心动过速发作时，P′波的位置和形态均无法判断，则只能通过电生理检查来确定。

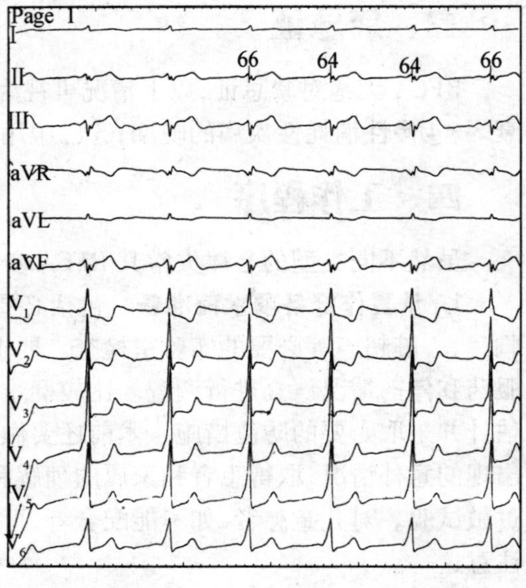

图 24-1 显性旁路体表心电图定位

V_1 导联呈 R 型，定为左侧旁路，Ⅱ、Ⅲ、aVF 导联的 δ 波正相，但 QRS 波的主波方向均趋下，定为左后侧壁旁路。射频消融术后证实旁路位于左侧，离冠状窦口约 1.5cm

3. 旁路的心腔内定位 准确的旁路定位必须通过电生理检查获得。电生理检查确定旁路部位时应遵循以下原则。

（1）显性旁路在窦性心律下即可进行标测。若冠状窦电极的 V 波较希氏束的 V 波提前，可除外右侧游离壁和希氏束旁路。常规置入的冠状窦电极导管为标准的四极电极导管，电极间距 1cm，第 4 电极正位于冠状窦口。1、2 电极代表前游离壁，2、3 电极代表侧游离壁，3、4 电极代表后壁及后间隔。此时通过冠状窦电极的心腔内电位的特点，可判断旁路的位置。若冠状窦电极的 1、2 间隔（CS_{1-2}）的 V 波最提前，则旁路位于二尖瓣环的前游离壁，若 CS_{2-3} 最提前，则旁路位于二尖瓣环的侧壁；若 CS_{3-4} 最提前，则旁路位于后间隔，要进一步分清是左侧还是右侧，可结合体表心电图特点，必要时可先用大头导管在冠状窦口附近进行精确标测，若仍找不到理想靶点图，可改为标测左后间隔。若希氏束导管的 V 波较冠状窦显著提前，多提示希氏束及旁路。若希氏束和冠状窦的 V 波均落后，则提示右游离壁旁路（图 24-2）。

（2）在心动过速或心室起搏下根据心房的逆传激动顺序，可确立旁路的逆传部位。若冠状窦中、远端的 A 波最提前，则为左侧游离壁旁路。若冠状窦近端的 A 波最提前，提示间隔旁路，要明确是左侧还是右侧，可用大头导管分别在冠状窦口和左右间隔部位进行细标。若希氏束的 A 波明显较冠状窦的 A 波提前，提示希氏束旁路。若希氏束和冠状窦的 A 波均落后于高右房的 A 波，则为右侧游离壁旁路（图 24-3）。

（3）隐匿性间隔旁路要注意与 AVNRT 相鉴别。其鉴别要点是：①旁路的逆传多具有“全或无”的传导特性，没有递减传导，当增加刺激频率时往往从 1∶1 传导突然变为 2∶1 传导或出现室房分离（无逆传），而房

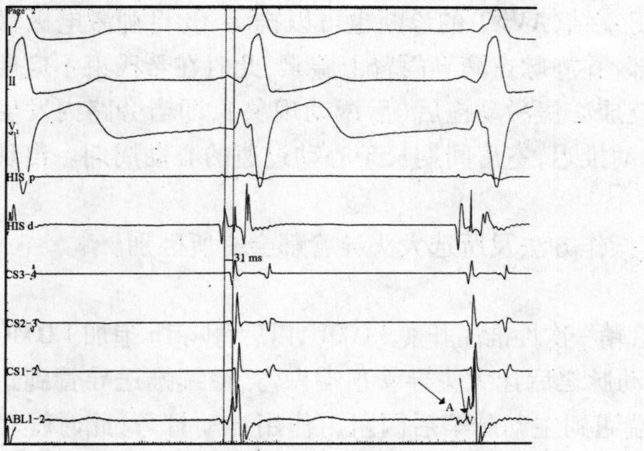

图 24-2　显性旁路心腔内定位

希氏束的 V 波虽较冠状窦的 V 波提前，但 A、V 之间仍有较大的距离，说明旁路位于右侧游离壁。大头导管在三尖瓣环约 10 点钟位置找到理想的靶点图

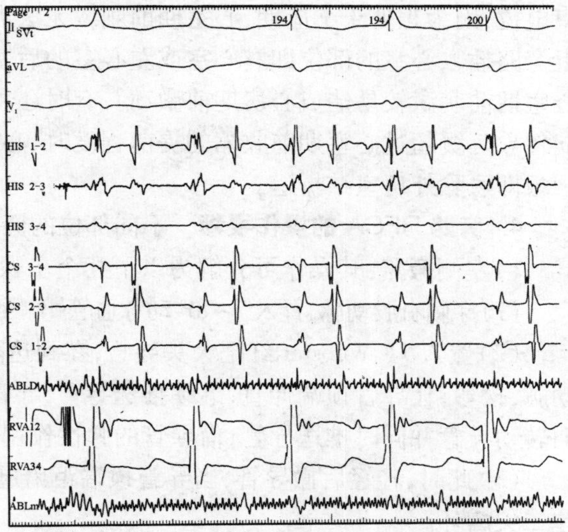

图 24-3　心动过速状态下心腔内旁路定位

心动过速状态下，希氏束和冠状窦的 A、V 波之间的距离均较远，提示旁路位于右侧游离壁。射频消融术后证实旁路位于三尖瓣环约 9 点钟

室结双经路（AVNDP）是走房室结逆传，因而具有典型的文氏递减型传导；②静脉推注 ATP 20mg，同时起搏心室，观察心腔内电图的改变，ATP 可暂时阻断房室结传导，若为 AVNDP，则 ATP 阻断房室结后造成一过性的室房分离，若为旁路，则因 ATP 不能阻断旁路传导，因而此时仍为 1∶1 传导；③AVNDP 具图示 A-H 跳跃现象并同时诱发 AVNRT，由于此时经快径逆传其传导速度快，A 波可出现于 V 波之前（即心房的激动可先于心室的激动）或可出现希氏束及冠状窦的 A、V 波均融合在一起的典型图形（图 24-4），而旁路无 A-H 跳跃现象，并且 AVRT 的逆传是经由心室端通过旁路逆传回心房，因而毫无例外地心房波位于心室波之后，且冠状窦的 A 波和 V 波之间的距离较大。

（4）持续性交接性反复性心动过速（permanent juctional reciprocationg tachycardia，PJRT）是一种特殊类型的旁路参与折返构成的心动过速。该旁路没有前传功能，其逆传特性也不同于一般类型的旁路，它不具备“全或无”的特性，其传导速度也较慢。患者常处于持续性心动过速状态。典型病例最早的心房逆传激动部位在冠状窦口附近的后间隔。心房或心室刺激虽可以终止心动过速，但常常于几个窦性心动后再度发作心动过速。心动过速时 QRS 呈窄 QRS 型，R-P′＞P′-R，心腔内心电图示希氏束和冠状窦的 V-A 距离均较远，且高右房的 A 波并不提前，但仔细地分析腔内心电图，其心房逆传激动顺序仍为偏心型，一般冠状窦电极近端的 V-A 距离最近（A 波最提前），偶有冠状窦电极远端或高右房的 A 波最提前。大头导管标测时可找到 V-A 距离较近的图形，但 V、A 不融合，因而确定理想靶点图常很困难。PJRT 易与慢－慢型或快－慢型双径路以及房速相混淆，应注意鉴别。

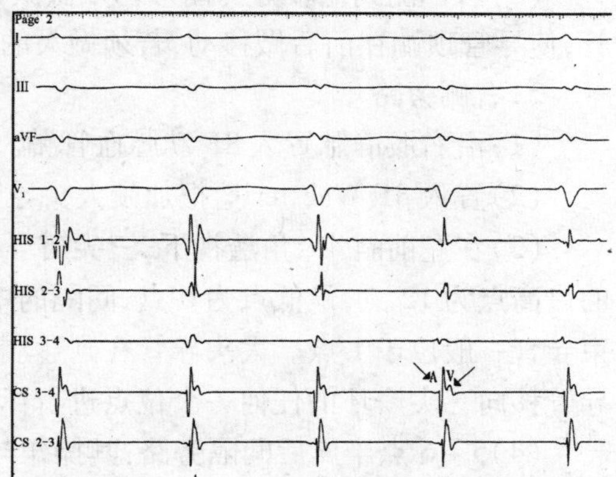

图 24-4　AVNRT 心腔内心电图特点

心动过速状态下，希氏束及冠状窦的 A、V 波均融合，且 A 波位于 V 波之前，是典型的 AVNRT 特点

心动过速时单个心室期前刺激能终止心动过速而不激动心房，可除外起源于后间隔的房性心动过速。以稍快于心动过速的频率起搏心室可夺获心室，若此显示室房分离，停止起搏后心动过速仍持续则支持房速的诊断。

与 AVNRT 的鉴别有时很困难，以下三点有助于鉴别：①后者做心房程序刺激时常具有典型的 A-H 跳跃，而前者没有此现象；②心动过速时，于希氏束不应期引入相对较晚的室性期前刺激，将造成旁路逆传阻滞，从而在不激动心房的情况下有效地终止心动过速，这不仅有助于排除房速，如果能见到前向传导的希氏束电位，因为正处于不应期，心室期前刺激无法进入房室结，AVNT 的诊断也可以排除；③将刺激电极移至靠近旁路插入心室的部位即右心室或左心室的后基底部，并静脉点滴异丙肾上腺素，此时在希氏束不应期给予心室期前刺激较易造成心房期前激动。有时还可以造成心房激动拖后（后激动现象），即当旁路内发生的逆向传导延缓超过心室期前收缩的提前程度时，心房激动推迟，室房间期长于心动过速的心动周期。出现这种现象即可除外房室结折返。

4. **旁路 RFCA 的操作要领** 不同部位的旁路其操作方法及所选大头导管都会有所区别。

1）左侧旁路：其操作可分解为以下几个步骤。

（1）穿刺右股动脉，置入 7～8F 动脉血管鞘。经血管鞘一次性推注肝素 3 000U，以后每隔 1h 追加 1 000U。

（2）置入 7F Webster 红把大头导管，在到达降主动脉之后让大头导管顶端做弯，继续推送导管到达升主动脉，松弯，让导管顶端伸直，继续推送导管，导管主端遇到主动脉瓣后因阻力作用自动打弯，此时轻轻顺钟向转动导管并同时推送导管，借导管的弹性作用，弹入左心室。

（3）此时，轻轻后撤导管，当导管顶端距离冠状窦电极约 1～2cm 时，一边往前推送，一边让导管打弯，钩住二尖瓣环。

（4）欲让大头导管向前，顺钟向转动大头导管最末端的操作柄，欲使其指向后，则逆钟向转动导管。

（5）在二尖瓣环的前游离壁，要钩住瓣环，做弯的速度要快，而在后侧壁和后间隔钩挂的速度要稍慢。

（6）后间隔旁路可选用普通蓝把 Webster 大头导管，在比较靠前的部位若红把大头导管钩挂困难，也可选橘黄把 Webster 大头导管。

（7）部分患者由旁路在走行上的解剖变异，可能在二尖瓣环的心室侧，找不到理想的靶点图，此时需要在心房侧进行标测，在心房侧标测时，大头导管容易沿二尖瓣环作前后移动，但常有导管顶端贴靠瓣环不紧，导管易掉入心室等缺点，故要求操作者要有比较熟练的操作技巧。其操作要领是：当大头导管到达左心室后，轻轻后撤大头导管，并同时放置导管使其顶端位于电极，边推送导管，边迅速打弯，此时可见大头导管顶端借势弹入左房，导管的顶端位于冠状窦电极的上方，而导管的拐弯处位于冠状窦电极的下方。此时逐渐松开导管前面的弯，使导管的顶端紧密贴靠在瓣环上。若须移动导管，可逆向或顺向旋转导管。

（8）若标测到比较好的图形仍须做微调时，可轻轻松开导管的弯度（但不要全部松开），然后轻轻旋转导管，使导管顶端在前后做移动，若须做大的调整，则要全部松开导管的弯度，重新钩挂。

2）右侧旁路

（1）沿右股静脉置入 8F 动脉血管鞘。

（2）置入 8F Webster 蓝把加硬大头导管（个别患者跨三尖瓣困难时可改用橘红把大头导管）至右心房。

（3）在左前斜 45°角透视下，三尖瓣环得到最大限度的展开，把瓣环作为一个时钟划分成 12 等分，时钟的最高点为 12 点，最低点为 6 点，间隔的中点为 3 点，游离壁的中点为 9 点。冠状窦口一般位于 5 点，希氏束导管一般位于 1 点。大头导管在到达冠状窦口上方希氏束导管附近做弯，然后根据旁路的部位，可将大头导管移向三尖瓣环的任何一个位点进行标测。

（4）5～6 点半属后间隔旁路：其操作与 AVNDP 的操作方法类似，其操作相对比较容易，导管容易贴靠，可参见 AVNDP 消融的相关章节。

（5）6 点半至 9 点属后侧壁旁路：一般将大头导管送入冠状窦口与希氏束导管之间，做一倒“U”字形大弯，使其顶端朝下贴靠三尖瓣环。导管欲向前，可轻轻松弯或轻轻推送导管，欲向后侧则轻轻加大弯度或轻轻后撤导管。要调整 A 波和 V 波的比例，可旋转导管，一般顺钟向旋转导管可使 A 波变小，V 波增大，而逆钟向方向旋转导管则正相反。操作要注意，必须先使导管位于心房侧，见到有明确的大 A 波后面再旋转导管，否则，导管位于心室侧，旋转导管无效。

（6）9～12 点为前游离壁旁路：该部位是右侧旁路最难操作的位置，导管不易贴靠住瓣环，常见导管在操作过程中突然由心房滑入心室或由心室弹入心房，很难找到合适比例的 A、V 波。此部位一般有三种操作方法：①在后侧壁操作基础上逐渐松弯并轻轻往前推送导管，使大头导管的后端逐渐在三尖瓣环的前游离壁上移动；②送大头导管至高右房的位置，在此位置做一大弯，使其顶部贴靠在三尖瓣环上，并根据其位置的需要松或紧弯，也可推送或后撤导管，这对于旁路位于 9～10 点时比较适用；③大头导管在希氏束附近找到 A、V

比例合适的图形后，将导管继续推送到前游离壁，在此部位旋转导管以调整合适的 A、V 比例，逆钟向旋转导管使 A 波增大，顺钟向方向旋转使 A 波变小。

(7)12～5 点为希氏束旁路(包括前间隔和中间隔旁路)：此部位的导管操作比较简单，但消融造成房室阻滞的风险较大，且此部位的旁路位置比较浅，导管在操作过程中容易将旁路碰伤，由于其损伤并不彻底可导致术后复发。其操作方法是：大头导管在希氏束附近稍做一小弯，欲往前间隔方向去，可轻轻推送导管或松弯，欲往中间隔方向去，可加大弯度或向后轻撤导管，要调整 A、V 比例可旋转导管。注意：消融希氏束旁路时要在心动过速状态下进行，因为心动过速时在希氏束导联上可看到 H 波位于 A 波之后，可避免带 H 波放电而造成房室阻滞，而且造成房室阻滞后也容易识别。窦性心律下 H 波往往重叠在 V 波之间不易识别。若在窦性心律下放电，房室结被阻断而旁路前传仍存在可造成假象，部分患者在放电过程中出现了交接性心律，QRS 波变窄而误诊为有效放电继续消融，很容易造成不可逆的房室阻滞。

(二)理想靶点图的识别

1. 窦性心律下标测(显性旁路) 其判断标准为：①大头导管的局部心电图示 V 波提前，较体表心电图最早 δ 波提前 >20ms 以上；②典型的靶点图为小 A 大 V 波，A、V 融合，A、V 之间无平台，若在心房侧标测则为大 A 大 V 波，A、V 振幅相近；③部分病人可见融合的 A、V 波之间有尖锐高幅的旁路电位，消融成功后此电位消失；④右侧旁路的靶点图较难识别，往往不知道 V 波从何处算起，这时可置入高右房和右心室电极导管，将靶点图与它们对比，可辨别 A 波和 V 波的起点(图 24-5)。

2. 起搏或心动过速下标测 ①典型的图形为小 A 大 V 波，在心房侧标测时为大 A 大 V 波；②V、A 融合，A 波提前(可参照体表心电图的 P波，若体表心电图不清，参照冠状窦或高右房的 A 波)，PJRT 为特殊情况，V、A 不融合，但经过反复标测后可找到最提前的 A 波，即为靶点图；③起搏标测时应注意其逆传是否走旁路，应选择合适的起搏周长以确保走旁路逆转。

(三)消融终点

1. 显性旁路 ①放电过程中体表心电图 δ 波消失，QRS 波形态恢复正常；②原融合在一起的 A、V 波分开，左侧显性旁路的消融过程中看到原 A、V 距离很近的冠状窦 A、V 波距离突然拉开；③放电结束后心室刺激示室房分离或呈文氏递减传导，后者须进一步确定是否走房室结逆传。

2. 隐匿性旁路 ①放电过程中旁路的逆传突然中断，起搏状态下放电表现为原融合的 V、A 波分开或出现室房分离，心动过速下放电表现为 V 波后无逆传 A 波，随之心动过速终止(图 24-6)；②放电完毕后心室刺激示室房分离或呈文氏递减传导。

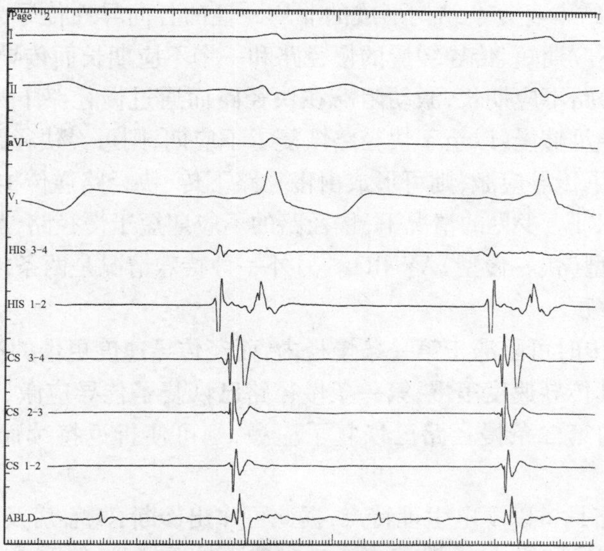

图 24-5 显性旁路理想靶点图识别

冠状窦电极的 V 波较希氏束 V 波明显提前，A、V 融合，提示左侧旁路。大头导管标测到小 A 大 V 波，V 波较体表心电图的 δ 波提前约 30ms，A、V 融合

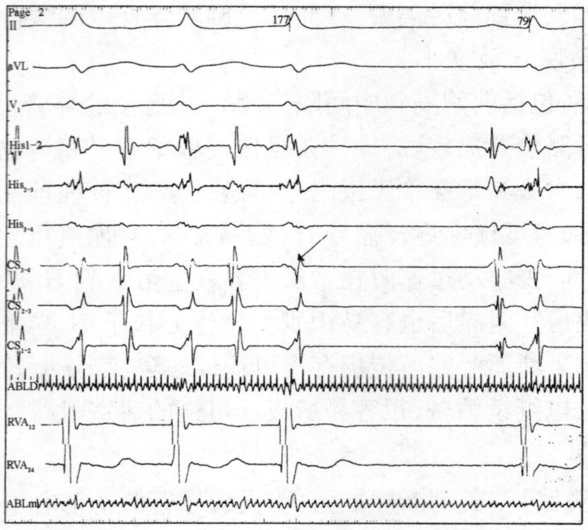

图 24-6　旁路消融成功的标志

该例患者为右侧游离壁旁路，在心动过速状态下释放射频电流消融 3s（图中箭头所指）后，V 波后无 A 波，心动过速随之停止，说明消融阻断了旁路的逆传

二、房室结折返性心动过速（AVNRT）的 RFCA

AVNRT 是室上速中的常见类型。临床上多见于成人，中年起病，女性多见。心率一般在 100～180 次/分，但偶有 >200 次/分。

1. 体表心电图识别　典型的 AVNRT 其心电图具备以下特点。

（1）心室率一般在 100～180 次/分，但也有例外。

（2）见不到 P′波重叠在 QRS 的末端，在部分导管形成假 r′或假 s 波，典型的是在 V_1 和 aVR 导联形成假r′，而在Ⅱ、Ⅲ、aVF 导联形成假 s 波。如果发现这种假 r′或假 s 波，其诊断 AVNRT 的价值几乎可达 100%。在判断 P′波的位置时应注意与窦性心电图的相应导联作比较，仔细辨认。快－慢型或慢－慢型 AVNDP 形成的 AVNRT，其 R-P′> P′-R，需要与房速和 PJRT 相鉴别。

2. 房室结折返的发生机制　不管是由于解剖存在双径路（即快径路为前上组结周纤维，慢径路为后下组结周纤维），还是由于房室结本身复杂结构形成的非均一性的各向异性传导，所产生的房室结传导系统中确实存在双径路，即有一个不应期短、传导缓慢的慢径路和一个不应期长而传导速度快的快径路。当一个房性期前收缩下传时，由于快径路不应期长，激动阻滞在快径路而通过慢径路下传，从而产生一个较长的 P-R 段，如果冲动在慢径路的传导足够慢，以至于快径路恢复了不应期，则可经快径路逆传回心房，产生一个心房回波。此时若慢径路已恢复了传导应激，则可形成由慢径路下传、快径路逆传构成折返持续而产生持续性心动过速。这就是典型的 AVNRT。少见的情况下，快径路的不应期短于慢径路，与前述的相反，激动从快径路前传经慢径路逆传形成少见型（快－慢型）AVNRT。另外一种特殊情况是两条传导路径的传导均很慢，传导速度更慢的慢径路其不应期短。

当一个房性期前收缩下传时可阻滞于第一条慢径内，而经传导速度更慢的第二条慢径路下传，形成一个很长的 P-R 间期，此时由于其传导速度很慢，第一条慢径路已恢复了传导应激，因而可经此慢径路逆传至心房而产生心房回波，若此时的第二条慢径路已恢复了应激，则可使折返持续而形成心动过速，即快－慢型 AVNRT。

（1）典型的房室结双径路具备以下电生理特点，据此可作出诊断：①心房及心室刺激可诱发和终止心动过速，一般心房刺激更容易诱发和终止，少数患者心动过速不易诱发，经静脉点滴异丙肾上腺素后可诱发；②心房起搏时出现两种不同的 A-H 间期，相差 >60ms 或心房程序刺激时，当 S_2 递减 10ms，A-H 延长 >60ms，即 A-H 跳跃现象；③心动过速发作依赖于慢径路传导时临界的 A-H 间期；④逆向心房激动时在房室交接区最早出现（即希氏束导管的 A 波最提前，V-A 间期 -42～+70ms）；⑤心房、希氏束和心室不是折返所必需的

（图24-7）。

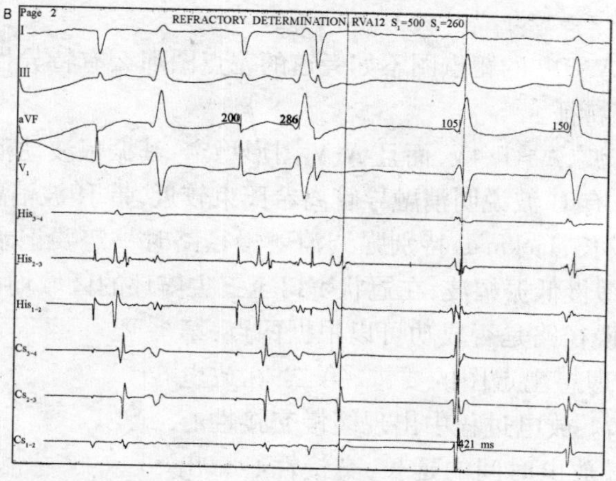

图24-7　AVNDP的电生理特点

当程序刺激 S_2 由270ms递减到260ms时，希氏束的A-V间期延长约200ms，并诱发心动过速

（2）快－慢型房室结双径路具有以下电生理特性：①心房或心室期前刺激、逆向性房室结文氏周期时心室起搏可诱发和终止心动过速；②逆向性房室结不应期呈双相曲线，即心室程序刺激时，当 S_2 递减10ms时，H-A间期跳跃延长>60ms；③发作取决于慢径路逆向传导的临界的H-A间期；④冠状窦口最早出现心房激动；⑤心房、希氏束、心室不是折返环所必需。

（3）慢－慢型房室结双径路其电生理特性与慢－快型类似，但有以下几点与之不同：①逆传心房的最早激动点位于冠状窦上，而不是在房室交接区，即冠状窦上的A波比希氏束的A波提前；②往往有≥2次的A-H跳跃。

3. 操作要领　理论上消融房室结的快径路或慢径路均可达到根治AVNRT的目的。但采用前位法消融快径路时会带来较高的房室阻滞的危险性，少数病人可能由于只阻断快径路的前传而保留了快径路的逆传，因而使心动过速呈无休止状态，因而目前很少采用消融快径路的方法，多采用目前公认为安全、有效的慢径路消融的方法。

根据大头消融导管离希氏束的远近，有人把慢径路消融法分为下位法、后位法和中间隔法，但在实际操作过程中并不实用。我们建议在消融过程中采取以下步骤。

（1）右股静脉置入8F动脉血管鞘。

（2）置8F Webster蓝把加硬大头导管（若跨三尖瓣困难可改为橘红把加硬大头）置右房。选用右前斜30°角透视，在大头顶端做一小弯，转动导管使大头顶端指向三尖瓣，继续推送导管跨过三尖瓣环至右心室，轻轻后撤导管，直至找到小A大V波为止。

（3）为避免大头导管落入冠状窦（一般落入冠状窦主干内为大A小V波，若落入心中静脉为小A大V波），可选用左前斜40°角透视。若导管落入冠状窦内，则大头远段与冠状窦导管平行；若落入心中静脉，其远段位于冠状窦导管的下方，并与冠状窦导管交叉形成锐角；若导管在冠状窦以外，则其位于冠状窦口的稍上方或下方并与冠状窦导管垂直。确保大头导管位于冠状窦口以外后，操作大头导管使其头端从冠状窦口的下方开始找小A大V波，若放电无效，可逐渐抬高大头导管的位置，直到放电有效为止，操作过程中，右前斜30°和左前斜45°两个投照体位可交替使用。

（4）可以根据大头导管记录的局部心电图特点微调大头导管以找到合适的靶点图。逆钟向转动导管或轻轻往前推送导管，A波变小而V波增大，顺钟向转动导管则正好相反。要注意，必须先让大头导管跨上三尖瓣环后再做上述微调，否则盲目转动导管由于导管顶端在心房内滑动无法找到小A大V波。

（5）由于冠状窦口和希氏束的解剖位置会有较大的变异，因而大头导管的位置也应做相应的调整。若冠状窦口的位置很高，则大头导管可能在窦状窦口较低的位置才能找到靶点图；若冠状窦口的位置很低，则有可能在冠状窦口较高的位置才能找到有效靶点；如希氏束的位置较低而冠状窦口的位置较高，此时应特别注意不要把大头导管的位置放得太高，否则很容易造成房室阻滞，安全的办法是使大头导管的头端永远低于希氏束 1～2cm。

4. 理想靶点图的识别 AVNDP 的靶点图不如旁道的靶点图那么有特异性，但经过多年的实践探索，发现有效的靶点图一般具有以下特征。

(1)心内电图为小 A 大 V 波，A≈1/4V，而且 A、V 图形稳定，其振幅波动范围在 10%～20%。

(2)A、V 波之间无 H 波。有 H 波说明消融导管离希氏束较近，带 H 波消融易造成房室阻滞。

(3)A 波比较破裂，时限较长，Jackman 特别强调消融慢径路时一定要记录慢电位。所谓慢电位是指距 A 波 10～40ms 的尖锐快波或缓慢低振幅波，在冠状窦口至三尖瓣环的区域均可记录到(图 24-8)。

5. 消融终点 预测消融慢径路是否成功可以根据两点：第一，消融靶点图是否符合以上理想靶点图的要求；第二，在放电过程中是否会出现交接性心律。放电过程中出现缓慢交接性心律，与窦性心律交替出现，随着放电时间的延长，交接性心律出现的频率越来越少，这是消融慢径路成功的强烈预测指标。是否获得成功要作详细的电生理检查，成功的指标是：①出现交接性心律；②房室结双径路曲线消失，即 A-H 跳跃消失，这是最可靠的指标；③各种刺激不可能诱发 AVNRT(包括静脉滴注异丙肾上腺素后)。

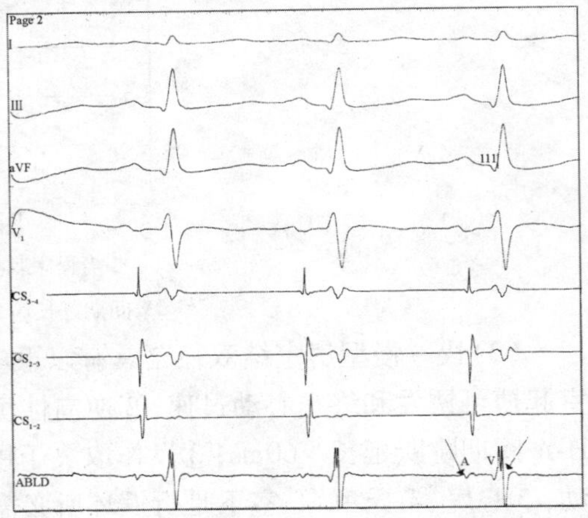

图 24-8 AVNDP 消融的理想靶点图

该图示 AVNDP 消融时的靶点图。小 A 大 V 波，A 波碎裂且时限长，在此处消融后获得成功

6. 消融过程中房室阻滞的预防 AVNDP 消融最常见的并发症是出现房室阻滞。多在消融过程中出现，但也有少数病人会在消融后数天内延迟出现。永久性二度以上房室阻滞多需要安置永久起搏器。由于 AVNDP 的病人多为青壮年，无器质性心脏病，若因消融而安置起搏器，患者及家属是很难接受的。因此，消融过程中预防房室阻滞显得极为重要。一般采取以下措施。

(1)避免消融快径路，而选择消融慢径路的方法。这就要求选择正确的靶点图，满足小 A 大 V 波，中间无 H 波。

(2)大头导管的位置应始终低于希氏束导管 1～2cm，以确保不消融真房室结。

(3)放电过程中，操作者持续透视，以防止导管脱位，一旦发现导管位置移动应立即终止放电。放电过程中要嘱咐患者保持呼吸平稳，大幅度的呼吸或咳嗽易导致导管脱位或影响对导管位置的判断，应立即终止放电。

(4)看图者集中精力看图，一旦发现连续 3 次以上的快交接、交接性心律的 P 波消失(心内电图表现为有 V 波而无 A 波)、P-R(A-V)延长、房室分离等现象应立即终止放电，待恢复正常 P-R(A-V)关系后再决定是否重复放电。

(5)放电能量和时间应从小到大逐渐循序递增，切忌一开始就给予高能量、长时间放电。

(6)一般不主张用温控方式消融。因为温控方式下，即使位于较低能量也可造成不可逆性损伤，一旦发现房室阻滞，往往是不可逆的。

三、房性心动过速的 RFCA

房性心动过速(atrial tachycardia，AT)是临床上相对较少见的一种室上速。其发病率远低于旁路和 AVNDP，约占室上速的 10%。其发生机制包括折返、异位自律性增高和触发活动。短阵非持续性 AT 患者往往无症状，不是 RFCA 的适应证。AT 可见于无器质性心脏病者，但也可见于器质性心脏病。

1. 体表心电图特征 大多数 AT 的体表心电图诊断并不困难。一般其心电图具备以上特征。

(1)可见明确的 P′波。P′波的形态不同于窦性 P波，P′-R≥P-R。

(2)P′波多位于 T 波与 QRS 波之间，绝大多数位于 T 波的后半段，并满足 R-P′>P′-R。

(3)P′波的频率常在 140～250 次/分，P′-P′之间有等电位线。由于多数患者的 P′-P′间期 < 房室结不应

期，故可出现 P′-R 间期延长或呈不同比例的文氏房室阻滞，这一点对房速的诊断具有高度特异性。不伴有房室阻滞的房速要与 PJRT 和非典型性 AVNRT 相区别。

2. 电生理特点 不同类型的 AT 其电生理各有差异，但又有以下共同的特点。

(1)心动过速时，冠状窦和希氏束的 A、V 波之间距离均较远，V-A > A-V。

(2)以稍快于心动过速的频率起搏心室，可夺获心室，但不能夺获心房，形成室房分离，停止起搏后心动过速仍持续。

(3)静脉注射 ATP 20mg，造成一过性房室结阻滞，若此时心动过速仍维持则多支持 AT 的诊断，但部分 AT 患者因静脉注射 ATP 后迷走神经张力突然增高，心动过速可终止。

(4)不具备 AVNDP 和旁路的电生理特性。

(5)部分患者鉴别困难时，可静脉注射西地兰 0.2 ~ 0.4mg，若心房频率不变而房室结出现不同程度的阻滞，则有助于 AT 的诊断。

3. 操作要领 AT 的 RFCA 其操作步骤较复杂，其难度远大于 AVRT 和 AVNRT。这是因为 AT 的起源点分布非常广泛，不像 AVRT 仅局限于瓣环，而 AVNRT 也只局限在冠状窦口与三尖瓣环之间的区域。其操作可分解为以下几个步骤。

(1)分别穿刺左、右股静脉，各置入 2 个血管鞘，其中左、右各置入一根 8F 动脉血管鞘。除常规置入的冠状窦、高右房、希氏束、右心室等部位的电极导管外，还须置入一根特殊标测导管(Hello 电极)，该导管的头端可变曲成圆圈状，均匀分布 20 极电极，在左前斜 45°角透视下，操作导管使导管头端指向右房下部靠近冠状窦口，导管的 20 极电极绕右房一周，电极 1 ~ 4 代表低右房、5 ~ 8 代表中右房、9 ~ 12 代表高右房、13 ~ 16 代表高位房间隔、17 ~ 20 代表低位房间隔，记录这些部位的电极的电活动就可反映心房各部位的电活动，对分析 AT 的起源部位具有重要的参考价值。

(2)诱发心动过速，根据心动过速时心房各部位的激动顺序确定 AT 的起源部位。

首先，可根据冠状窦 A 波(代表左房)与右房(Hello 电极)A 波的激动顺序的比较初步定左右。若心动过速时冠状窦电极的 A 波明显早于右房，则 AT 起源于左房；反之，若冠状窦 A 波晚于右心房，则起源于右房。起源于左房的 AT，须先穿刺房间隔，置长鞘于左房，然后大头导管经长鞘置入左房。为便于定位标测，常穿刺房间隔两次，分别置入两根左房长鞘。其次可根据 Hello 电波所记录的心房激动顺序确立 AT 起源点和局部心区域。例如，Hello 电极记录的 9、10 电极的 A 波最早激动，说明 AT 起源于高右房，若 1、2 电极的 A 波最提前，则 AT 位于低右房与冠状窦口之间的区域。

(3)将两根大头导管分别置于心房的不同部位，诱发心动过速，比较大头导管记录的 A 波与体表心电图的 P′波，看哪个提前，固定提前的那根大头导管，而移动另外一根大头导管，直至较前者更提前为止，此时固定该大头导管，再移动另一根大头导管，依此类推，反复交替移动两根大头导管，直至找到其 A 波较体表心电图 P′波提前 > 20ms 的理想靶点图。有时，体表心电图的 P′波不清楚，则可选冠状窦电极或 Hello 电极最提前的 A 波作参考点。

(4)也可以采取激动标测与起搏标测相结合的方法。当找到比体表心电图 P′波提前的位置时，以与心动过速接近的频率起搏大头导管，观察起搏下心房激动顺序。若大头导管位于 AT 的起源点，则其激动顺序可基本重复心动过速时的心房激动顺序，反之，若不在起源点则不能重复心房激动顺序。这种方法对心动过速不易重复诱发者可能更适用。

(5)也有人采用激动顺序与隐匿拖带方法相结合的方法进行消融。但此方法仅适合于 AT 的机制为折返。其方法是，先采用激动标测的方法找到比较满意的靶点后，以稍快于心动过速的频率起搏大头导管进行拖带，若为隐匿性拖带，则此靶点位于折返环节或其附近。

4. 消融终点

(1)放电后 5s 内心动过速终止。

(2)放电完毕后各种刺激不能诱发心动过速。

(3)静脉滴注异丙肾上腺素后重复刺激仍不能诱发心动过速。

四、心房扑动的RFCA

心房扑动(atrial flutter,AF)在临床上并不少见,常常与心房颤动(atrial fibrillation,Af)合并存在或可互相转换。可见于器质性心脏病,但也可见于非器质性心脏病。非器质性心脏病的AF可首选RFCA。

1. **体表心电图** AF的体表心电图很容易识别,但以2∶1下传的AF,其扑动波(F波)往往与T波和QRS波相重叠,难以与室上性心动过速相鉴别。由于F波的频率一般在300次/分左右,以2∶1下传的AF,其心室率一般在150次/分左右,所以,临床上若遇到窄QRS心动过速的频率为150次/分左右,应高度怀疑AF(2∶1)下传。必要时可静脉注射毛花苷丙或维拉帕米,推注过程中监测心电图,若为AF,则在推注药物过程中其下传比例多可变为3∶1以上,此时F波即可显现出来。

根据体表心电图F波的形态,可将AF分为普通型和非普通型。前者又称为Ⅰ型,后者又称为Ⅱ型。Ⅰ型AF的F波频率在250~350次/分,F波规则,在Ⅱ、Ⅲ、aVF导联呈负相或双相,V_1导联正相,V_6导联负相。此型AF可被心房程序刺激诱发和终止,可表现有拖带现象。Ⅱ型AF的F波频率在250~350次/分,Ⅱ、Ⅲ、aVF导联的F波正相向,V_1导联负相向而V_6导联正相。

2. **电生理机制** AF的拖带现象和AF的终止证实AF是伴有可兴奋拖带的房内折返。心房内多极导管的标测结果可清楚地显示,在AF折返过程中心房各部位的激动顺序,证实其折返环位于右房。在Ⅰ型AF,房内兴奋呈环形运动,沿右房间隔向上,达右房上部,同时左房也除极,然后向右房前侧壁激动,在下肢导联表现为双相的F波,反映了激动在右房内传导过程中方向的改变。F波的负相部分与房间隔除极一致,然后激动沿前侧壁下降,反映在F波的后半的正相部分,并证实折返环的下后部分存在缓慢传导区,折返环围绕着中心阻滞区旋转,中心阻滞区包括解剖部分(下腔静脉)和功能部分(房中隔)。在整个折返过程中,左房是被动参与激动。

许多研究发现右房下部、三尖瓣环、冠状窦口之间的部位是AF折返环的关键部位,同时还存在阻滞区的现象。

近年来AF的RFCA积累了许多宝贵的经验。绝大多数病例在三尖瓣环与下腔静脉间能找到心房双电位,在起搏冠状窦近端电极下行线性消融,可观察到典型的双向阻滞,AF不能再被诱发。这证实欧氏嵴和三尖瓣环之间的峡部可能为缓慢传导的入口,在此部位进行消融,绝大多数病例均可获得成功,而在其他部位消融的成功率极低(包括冠状窦口与三尖瓣环之间及与下腔静脉之间)。

3. **电生理标测方法** AF的标测方法与AT类似,所需置入的导管与AT相同。在AF的消融过程中,常采用三种方法对其折返机制进行研究。

(1)心房激动顺序标测:心房快速起搏或程序刺激可诱发AF,以心房多极电极可记录到右房间隔、高右房、中右房、低右房等各个部位的心房电活动以及冠状窦电极记录到冠状窦口及左房的电活动,然后将它们的电活动进行对比,可得到AF在心房内的激动顺序,这对理解AF的折返激动顺序是非常必要的。

(2)起搏拖带技术:在对折返性心动过速进行研究中,以略快于心动过速的频率起搏心房(或心室),起搏刺激经折返环可激动间隙进入折返环,分别沿着折返环的逆向和正向两个方向传导,每个逆向传导波与前一次顺向激动相撞,心电图表现为融合波,每个顺向传导沿折返环激动,使心动过速得以维持,即心动过速的频率得以重整。根据拖带中心电图是否出现融合波将拖带现象分为两种,一种为显性拖带现象,它可出现融合波;另一种是心电图不发生形态改变的隐匿性拖带。

拖带现象为诊断折返性心动过速提供了重要依据。在实际电生理检查和RFCA中,需要通过拖带现象来证实心脏中某些部位是否在折返环内,是否靠近折返环的缓慢传导区以便指导消融。

由于已知AF的折返过程中,下腔静脉与三尖瓣环之间的峡部为缓慢传导区的入口,因此可用它作为解剖标志进行线性消融,从而大大缩短了检查和消融时间。故现在多数导管室在AF的RFCA过程中已不采用拖带技术进行详细标测。但在某些特殊病例可能需要拖带技术与解剖定位相结合的标测技术指导消融。

(3)局部心房电位分析:将大头导管置于三尖瓣环与下腔静脉入口之间,记录其局部心房电位,可在某些部位记录到心房电位。双房电位的存在提示此部位可能位于缓慢传导区或其附近,在此处消融后双方电位消失。以此法指导消融简便、省时、成功率高,目前大多数导管室都首选此方法。

4. **消融方法** Fisher 等比较了这三条消融线对治疗 AF 的效果，发现只消融从三尖瓣环到下腔静脉开口的连线可使 70% 的 AF 终止，三尖瓣环到冠状窦口的成功率为 30%，而冠状窦口至下腔静脉入口之间的成功率仅为 10%。武汉大学人民医院的经验是：三尖瓣环至下腔静脉入口之间的线性消融结合双房电位的标测可显著提高成功率，并缩短了操作时间。

其操作步骤及手法并不复杂。一般先采用右前斜 30°角透视下，大头导管跨三尖瓣环，将导管头端置于三尖瓣环的下方。为避免导管进入冠状窦内，此时可换左前斜 45°角透视，在确认导管不在冠状窦内后，重新选右前斜 30°角透视。此时轻轻将大头导管后撤，直至记录到双房电位为止，在起搏冠状窦电极的近端下释放射频电流，设置温度 60℃，射频能量 10～30W，放电 30s 后轻轻将导管后撤并继续放电。放电过程中注意冠状窦近端电极起搏下心房内激动顺序的变化，若出现双向阻滞则说明消融成功，该消融部位为有效靶点，可在此巩固放电 60～120s，然后再次沿其近端和远端消融数次（图 24-9A、B）。若此线已全部消融仍未获得成功，则应重新沿此线移动导管寻找双房电位，再重复上述消融过程。若经反复消融此线仍未获得成功，可改为消融三尖瓣环与冠状窦口的连线，方法与上述相同。

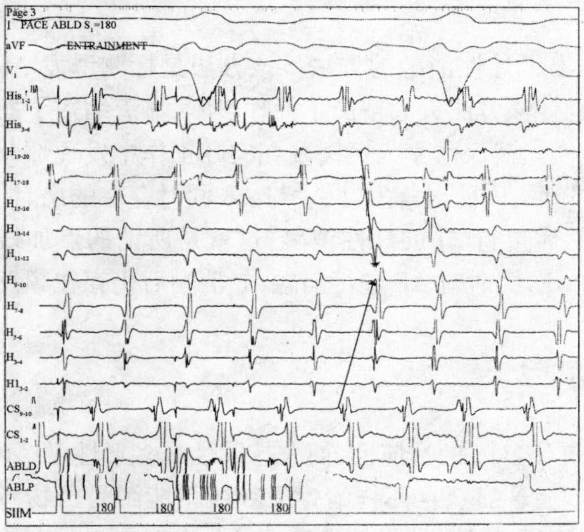

图 24-9A 心房扑动消融前心房内激动顺序

起搏冠状窦口附近，可见冠状窦电极近端的心房最先激动，分别沿房间隔及低右房传导，高右房最晚激动。图中的 H 代表右心房多极电极（Hello 电极），其后的数字代表电极的构成。多极电极一共有 20 个电极，$H_{1\sim2}$ 至 $H_{5\sim6}$ 代表高位右心房的区域，$H_{7\sim8}$ 至 $H_{11\sim12}$ 代表高位右心房的区域，$H_{13\sim14}$ 至 $H_{15\sim16}$ 代表高位房间隔的区域，$H_{17\sim18}$ 至 $H_{19\sim20}$ 代表低位房间隔区域

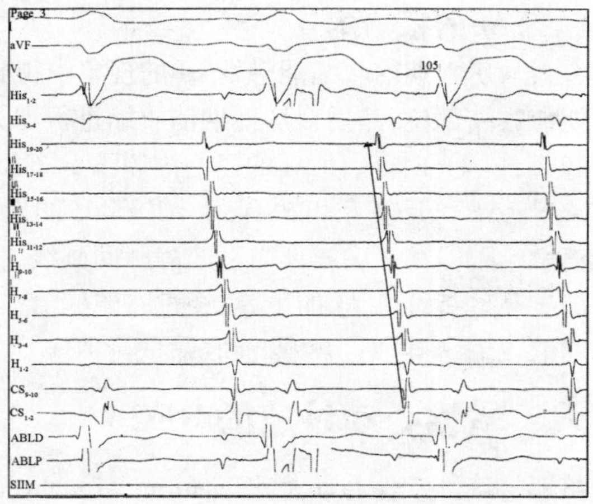

图 24-9B 房扑消融成功后起搏冠状窦口时心房内的激动顺序

与图 24-9A 相比，消融过程中，心房内的激动顺序发生显著改变，激动由低位房间隔向高位房间隔及高右房传导，低位右房和冠状窦近端最晚激动，说明由冠状窦到低右房的传导被阻滞

5. **消融终点** 判断 AF 消融是否成功，可采用两个标准。

（1）AF 不能诱发。消融前 AF 可重复诱发，消融后重复原来的刺激参数不诱发。但部分患者可能在电生理检查时不能诱发 AF，部分患者消融前虽然可诱发 AF 但其重复性差，因此，采用此标准并不可靠。

（2）下腔静脉和三尖瓣环之间的峡部传导完全阻滞。其判断方法是：在消融后起搏冠状窦近端或其附近的心房，记录其心房内的激动顺序，如消融完全阻断了下腔静脉与三尖瓣环之间的峡部传导，右房内的激动顺序与消融前相比发生显著改变。我们多主张在消融时起搏冠状窦近端，放电过程中直接根据右房激动顺序变化随时判断消融是否有效。

五、心房颤动的 RFCA

心房颤动（atrial fibrillation，Af）是临床上极为常见的一种心律失常。随着年龄的增加，其发生率逐渐增加。其病因甚多，但机制仍不明确，因而其 RFCA 尚处于探索阶段，方法不成熟。Af 的消融治疗有两种目的。一种是控制 Af 的心室率，即持续性 Af 的房室结改良或消融，另一种是根治阵发性孤立性 Af。

（一）控制 Af 的心室率

这是一项极为重要的治疗，因为满意的心室率控制，能决定患者症状和心功能的改善。但部分患者虽经洋地黄、β－受体阻滞剂和钙离子拮抗剂足量、联合治疗仍不能控制心室率。这时，可考虑用 RFCA 的方法对房室结进行改良或消融，使房室结的闸门使用加强或使其传导完全中断，达到控制心室率的作用。

1. **房室结改良** 其方法与房室结双径路的改良类似。最初改良房室结传导主要是消融快径，使房室结前向传导时间（A-H 间期）及文氏周期延长，但仅对部分病人有效，且需要安置永久起搏器的比例较高（约40%）。以后人们改为消融慢径路来延长房室结前传不应期。这种方法产生三度 AVB 的可能性较小。但这些研究仅局限于房室结折返性心动过速合并 Af。对于慢性 Af 和不合并 AVNDP 的患者是否适合还有待进一步证实。

2. **房室结消融** 将大头导管直接放在希氏束的部位记录到大的 H 波，作好心室起搏的各项准备，然后在此释放射频电流，造成三度 AVB，然后安置 VVI 永久起搏器。该方法简单，成功率高，但须安置永久起搏器，可能更适合于高龄患者。

（二）Af 的根治术

有人从房性期前收缩能触发 Af 的现象中得到启发，推出了灶性消融的方法。该方法是标测诱发 Af 的房性期前收缩部位，然后对房性期前收缩进行点火器状消融。该方法大大精简了操作步骤，显著缩短了操作时间和 X 线曝光时间，使 Af 的经心内膜下 RFCA 变成了现实。武汉大学人民医院在实际工作中发现部分患者的 Af 与 AF 可反复互相转换，使 AF 到 Af 的发生率显著降低，因此对阵发性 Af 与 AF 同时存在的患者，一般先消融 AF，即在三尖瓣环与下腔静脉间画线，根治 AF，然后再行 Af 的灶性消融，这就是所谓的点加线消融方法。某些持续性 Af 的患者，经过胺碘酮治疗可能转为 AF，此时对 AF 进行消融，如消融后仍存在频发的房性期前收缩，则再对房性期前收缩进行消融。

六、室性心动过速的 RFCA

单形持续性室性心动过速（ventricular tachycardia，VT）是 RFCA 的适应证，而非持续性或多形性 VT 不宜行 RFCA 治疗。但对反复发作的短阵室性心动过速，患者有显著症状且药物治疗无效或不能耐受药物者也可考虑行 RFCA。由于器质性心脏病合并 VT 常存在多种形态和起源，效果较肯定的是分支型室速。而非器质性心脏病的 VT（特发性 VT）的成功率很高，可高达 95% 以上，其中以左室特性和右室流出道 VT 最为常见。

1. **体表心电图识别** VT 要与室上速伴差异性传导、束支阻滞、合并旁路前传等鉴别。分支型 VT、右室流出道 VT、左室特发性 VT 除具备单形持续性 VT 的一般特性外，还各自具有其形态上的特点。

（1）分支型 VT：又称束支折返性 VT。它具有以下特点：①窦性心律下常呈束支阻滞图形，多为左束支阻滞图形；②心动过速时呈典型的束支阻滞图形，多为完全性左束支阻滞图形，少数为右束支阻滞图形。

（2）右室流出道 VT：多见于无器质性心脏病，也可见于致心律失常性右室发育不良。其特点如下：①常有反复短阵发作性 VT，中间夹有窦性搏动，偶有持续性 VT，持续时间较长可有晕厥发作；②V_1 导联呈 rS 型，Ⅱ、Ⅲ、aVF 导联的 QRS 波主波向上，呈 R 型或 Rs 型。

（3）左室特发性 VT：多起源于左室后间隔，典型的左室特发性 VT 具备以下特点：①QRS 时限较窄且对维拉帕米敏感，常易被误诊为室上速；②呈 V_1 导联右束支阻滞图形；③电轴左偏。若起源于左室流出道或左室心尖部则不具备以上特点。

2. **起源点标测方法** 确立 VT 的起源点，是 RFCA 成功的关键。根据体表心电图特点可作出初步定位，然后采取以下三种方法进行标测，具体采取哪种方法，要结合患者的具体情况（VT 的起源部位、心动过速诱发的难易程度、心动过速时病人的血流动力学稳定性等）。

（1）起搏标测：这是最早采用也是最容易理解的方法。对右室流出道 VT 多采用此法。其基本原理是：若大头导管恰好位于 VT 的起源点，以与 VT 接近的频率起搏大头导管，则其获得的体表 12 导联心电图应与 VT 发作时的体表心电图完全一致。在标测过程中，当大头导管每移动一次，则起搏大头导管，观察体表心电图并与 VT 发作时的心电图对比，根据两者之间的差异可指导大头导管的移动，直至找到两者完全符合的理想靶点图。以右室流出道 VT 为例，其标测过程如下：①试先诱发 VT，并分别以 25mm/s 和 120mm/s 的纸速记录 12 导联心电图，若患者不能诱发 VT，则参照以往发作时的体表心电图；②将大头导管置于右室流出道，以接近 VT 发作的频率起搏大头导管，并以 25mm/s 和 120mm/s 的纸速分别记录 12 导联心电图，然后与 VT 发作时的体表心电图对比。一般重点看胸导联 QRS 波形态定上下位置，以Ⅰ和 aVL 导联定左、右位置。如体表心电图 VT 的Ⅰ和 aVL 导联的 QRS 波主波方向向上(呈 RS 型或 R 型)，则起源点靠右；反之，若均向下(呈 rS 型或 QS 型或 Q 型)，则起源点靠左。如体表心电图 V_2 ~ V_6 导联的主波向上，则起源总位置靠下；反之，若主波均向下，则位置靠上。根据上述的规律，对比起搏时及 VT 发作时的心电图，即可指导导管作上、下、左、右移动，直至找到理想的靶点图(图 24-10)

(2)最早激动标测方法：诱发心动过速，看大头导管的局部心电图其 V 波是否比体表心电图 QRS 最早点提前。该方法必须具备两个条件：其一，能重复诱发 VT，且 VT 能持续；其二，VT 发作时，患者的血流动力学稳定，即患者能较长时间地耐受 VT。一般左室特发性 VT 具备上述条件，故多采用此法标测。具体方法是：①采用快速心室起搏或心室期前刺激诱发 VT，用 25mm/s 和 120mm/s 的纸速记录体表 12 导联心电图，然后终止 VT；②重复以上刺激，要求能重复诱发 VT；③置入大头导管，进行标测。以左室特发性 VT 为例，其具体步骤如下：穿刺右股动脉，置入 7F 动脉鞘，逆行将 7F EPT 温控大头导管送入左心室，逆钟时旋转导管将大头顶端指向室间隔(多采用左前斜 45°角透视)，此时记录心腔内心电图(100 ~ 200mm/s 纸速)，比较大头导管记录的局部心内心电图的 V 波起点与体表心电图的最早 QRS 起点，看大头导管的 V 波是否提前，一般要求提前 20ms 以上才可试放电。若不提前或提前程度不够，则在间隔范围的上、下、左、右、前、后移动导管，有时需要结合左前斜和右前斜透视调整局部导管的位置，直至找到 V 波提前 >20ms 的理想靶点图。

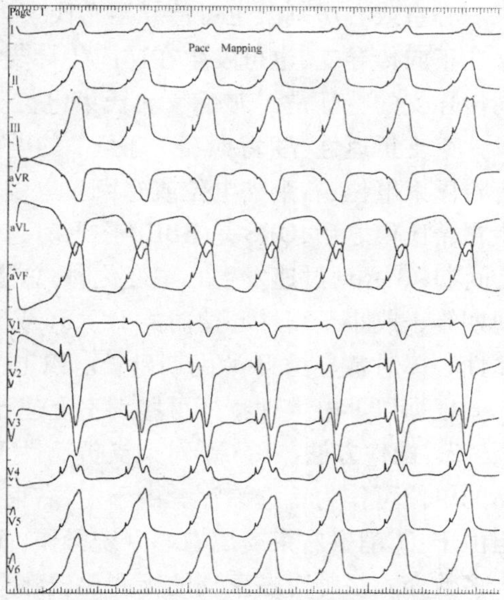

图 24-10　室速的起源点标测

用与室速相近的频率起搏大头电极导管，获得的体表 **12** 导联心电图与室速发作时的 **12** 导联心电图几乎完全一致，在此处消融获得成功

(3)浦肯野电位(P 电位)标测方法：部分患者在窦性心律下大头导管能记录到 V 波前的碎裂电位，称为 P 电位。该电位在心动过速发作时仍存在，若为 VT 的起源点，其 P 电位比体表心电图 QRS 波的最早起点显著提前(>20ms)。

3. 消融终点　VT 的消融终点与 AT 类似，不如交接性心动过速(AVRT 和 AVNRT)那么明确，一般采取以下标准。

(1)放电过程中出现"有效"的现象，它包括：①放电过程中出现室速的频率加速然后终止；②窦性下放电(起搏标测)发现较多的室性期前收缩或非持续性 VT，其形态与 VT 发作时的形态一致，继续放电则 VT 消失，室性期前收缩减少并最后消失。

(2)放电完毕后重复刺激不能诱发 VT，静脉滴注异丙肾上腺素后仍不能诱发。要求程序刺激的期前刺激数不少于 3 个，刺激部位不少于 2 个。有时须用大头导管做刺激。刺激时只要诱发 1 个与室速形态相同的室性期前收缩，就须重新消融。

七、束支折返性 VT 的 RFCA

束支折返性 VT 是一种特殊类型的 VT，其标测和消融方法有其特殊性，因此我们将它单独讨论。

如果希氏束－束支－浦肯野系统作为折返环中的一部分参与折返而形成的 VT 称为束支折返性 VT。临床上多见于扩张型心肌病，但也可见于冠心病、瓣膜病等伴有心室扩大的器质性心脏病，极少数可见于心脏结构正常者。窦性心律下常伴有不同程度的束支阻滞。持续性束支折返性 VT 常导致血流动力学障碍，多数患者发生晕厥或心脏性猝死。

1. 电生理特征　心室和心房期前刺激均可诱发束支折返性 VT。以心室期前刺激为例，给予长联律间期的室性期前刺激,左、右束支均参与逆行传导,当期前刺激联律间期收缩短到一定的阈值时,由于右束支的不应期一般长于左束支,这时进入右束支的不应期,传导经左束支逆传,当联律间期进一步缩短时,左束支的逆传时间延长到一定程度可使右束支的前传恢复应激,以至于左束支的逆传可经右束支前传构成一次折返,如条件匹配,则折返可持续,从而形成束支折返性 VT。此时形成的心动过速经右束支前传,经左束支逆传,心动过速是左束支阻滞图形,是临床上常见的类型。但少数患者的左束支由于本身的病变,其逆传不应期可长于右束支,当一个较短联律间期的期前刺激发出时,其逆传经右束支逆传,当右束支的逆传时间延长到一定程度时,左束支的前传恢复了应激,则其激动可经左束支前传构成折返,若折返持续则形成束支折返性 VT,此时的图形为右束支阻滞图形。心房期前刺激诱发束支折返性 VT 的原理与上述类似。

心室或心房刺激也可传导至希氏束远端或束支,从而终止心动过速。心动过速也可自行终止,它可以发生在正向传导支,也可发生在逆向传导支。终止在正向传导支的特征是希氏束电位后无 V 波,而终止在逆向传导支的特征是 V 波后无希氏束电位。

束支折返性 VT 除具备一般 VT 的电生理特征外,还具备以下电生理特性:①心动过速时每个 V 波前均有希氏束电位、右束支电位或左束支电位,QRS 呈 LBBB 图形时,左束支激动发生在希氏束前,右束支激动发生在希氏束之后,QRS 呈 RBBB 图形时,其激动顺序与之正相反;②心动过速时 H-H 间期≥窦性心律时的 H-V 间期;③心动过速发生心率变化时,总是 H-H 间期变化先于 V-V 间期变化;④心动过速时 H-RB(或 H-LB)间期等于或小于窦性心律时的 H-RB(或 H-LB)间期;⑤心动过速可被心房或心室期前刺激诱发和终止;⑥窦性心律时常显示 H-V 间期延长。以上①和③最为重要,两者可确认束支折返性 VT。

根据以上电生理特征可鉴别室上速伴差异性传导、房束纤维参与的心动过速、室内微折返性 VT 等。

2. 操作方法 RFCA 对束支折返性 VT 可达到根治的目的,且方法简单,成功率高,复发率低,在条件成熟的单位可作为首选治疗。由于左、右束支是折返环的组成部分,故选择左、右束支进行消融都可获得成功。但由于:①消融右束支属右心系统操作,而消融左束支属左心系统操作,因而前者操作简单且并发症少;②绝大多数介入医师对右束支的标测比较熟悉;③左束支阻滞的临床意义大于右束支阻滞,故一般都选择消融右束支,只有不成功后才选择消融左束支。如消融前患者伴有完全性 LBBB,消融右束支会不会造成完全性房室阻滞或三束支阻滞?这是许多人担心的问题,而且从理论上看是完全可能的。但现有的资料并不支持这一推测。患者消融前伴有完全性 LBBB 图形,经消融右束支获成功后均变为 RBBB 图形。证明消融前的完全性 LBBB 是由于左束支的传导延缓到一定程度造成的,并非是真正意义上的三度阻滞。如患者消融前有完全性 RBBB,消融左束支则可能显示三束支阻滞图形,此时可能安置永久起搏器。因而总的看来,选择右束支消融更安全。

1)右束支 RFCA:消融前应先经右股动脉置入一根电极导管至右心室心尖部,并检查其起搏功能是否正常,以防消融时可能出现的完全性房室阻滞。消融时将大头导管送至希氏束区,记录到大 H 波,然后将大头导管向右室方向轻轻推送 2~3mm,直至大头导管远端电极记录到右束支电位。右束支电位有以下特征:①较希氏束电位至少晚 20ms;②右束支电图上为小 A 波或无 A 波。确认为右束支电位后即可释放射频电流进行消融。

2)左束支的 RFCA:将 7F Webster 红把(或蓝把)大头导管经右股动脉逆行至左心室间隔部。寻找左束支电位。其特征是:较希氏束电位晚 20~25ms;左束支电位前无 A 波或 A 波极小。确认为左束支电位后即可进行消融。消融的能量相对较右束支为大。

3)消融终点:是否获得成功,可以从以下几点进行判断。

(1)右心室心尖部和流出道程序刺激不能诱发束支折返性 VT。若超过了消融前的诱发窗口仍不能诱发,可考虑再加强刺激,必要时可静脉滴注异丙肾上腺素后再重新诱发。基础刺激一般用 500ms 和 400ms,但也可根据患者的基础心率作调整,其后分别加 S_2、S_3、S_4 期前刺激,一般最多给 3 个期前刺激,否则由于患者多为器质性心脏病,心脏常显著扩大,更强的刺激可导致室颤而增加危险。

(2)消融成功后必为完全性 RBBB 或完全性 LBBB。

(3)消融成功后束支电位消失。

（唐其柱　夏　豪　黎明江　胡成林　赵志明）

参 考 文 献

[1]黄从新,江洪,唐其柱. 心律失常的射频消融疗法. 北京:北京科学技术出版社,1994:30～60.

[2]张开滋,吾柏铭,唐其柱,等. 临床心律失常. 长沙:湖南科学技术出版社,2000:367～370.

[3]张开滋,郭继鸿,刘海祥,等. 临床心电信息学. 长沙:湖南科学技术出版社,2004:1578～1608.

第五篇　心血管危重症和恶性心律失常的治疗

第二十五章 急性心肌梗死

心律失常是急性心肌梗死(AMI)最重要、最常见的并发症之一,发病率高,几乎达100%,本章简述急性心肌梗死心律失常的发病机制,AMI各期心律失常的特点、各壁AMI心律失常的类型,详述AMI的诊断和治疗原则、优选方案,以期降低总死亡率、挽救患者生命、提高生活质量。

第一节 概 述

一、发病率

AMI与室性心律失常的关系已很明确,不论是急性期还是坏死后瘢痕期,均出现室性心律失常。据文献报道,室性期前发生率为10%~93%,室性心动过速发生率为3%~39%,心室颤动发生率为4%~36%。

AMI还可引起缓慢性心律失常、房性心律失常、再灌注性心律失常。

再者,一部分AMI的唯一猝死表现为恶性心律失常。

综观上述AMI心律失常发生率是低估的。有学者报告,AMI住院患者心律失常的发生率为72%~96%,但许多患者在入院心电监测前已发生了心律失常,故实际AMI合并心律失常可能高达100%。

二、急性心肌梗死出现心律失常的特点

AMI可出现各种心律失常,各期都有其特点,各壁AMI也可出现各种不同的心律失常类型,简述如下。

(一)AMI各期心律失常特点

1. 入院前 AMI患者多出现原发性室性颤动(室颤)。文献统计60%AMI出现,这也是AMI早期死亡的原因。

2. 入院后 经CCU心电监测,AMI可出现室性心律失常、房性心律失常、缓慢性心律失常。

3. 治疗中 经CCU心电监测,AMI可出现再灌注性心律失常。

(二)各壁AMI心律失常类型

1. 下壁AMI 一般多为缓慢性心律失常。

2. 前壁、广泛前壁、前侧壁AMI 一般多为快速性心律失常。

明确这些特点,有助于积极有成效地纠正心律失常,以改善预后,降低病死率。

第二节　诊断与治疗总则

心律失常的诊断应以临床表现和心电图判断为准则，为节约篇幅和避免重复，在此不加赘述，请参阅本书第二章心律失常的分类及主要表现第二节心律失常的分类细目和主要的心电图诊断。此处论及的主要是突出重点而已，起警示作用，而对急性心肌梗死合并心律失常是突出治疗原则，而各种治疗方法，如药物、除颤、起搏、射频消融、外科手术，请参阅本书有关各章。

一、窦性心动过速（窦速）

常见原因包括疼痛、焦虑、合并感染发热或与梗塞区反射性交感神经兴奋有关，也可继发于左心衰竭或休克。

持续性窦性心动过速是梗死面积大、心排血量低、左心衰竭或心肌愈合修复差的反映。持续性窦速比没有持续性窦性心动过速的住院死亡率高。

治疗：主要是去除病因，镇痛，除热。属交感神经亢进者，可试用小剂量 β－受体阻滞剂；如有血容量不足，应予以纠正；左心衰竭宜抗心衰。治疗目标为降低心率，减少心肌耗氧。

二、窦性心动过缓（窦缓）

常见于下壁心梗，尤其是发病最初 1～2h 内，这与迷走神经张力增高有关，72h 后与窦房结缺血有关。可伴有低血压和（或）室性心律失常。

治疗：对一般窦缓，不伴发室性期前收缩、低血压者，可暂不作处理，进行观察即可。若心率＜50 次/分，在 AMI 最初 4～6 h，多由迷走神经张力增高引起，可静注阿托品每次 0.3～0.5mg，每 5～10 min 1 次，使心率增至 60 次/分，以后用阿托品静点维持，总量控制在 2mg 内。如果窦缓在 AMI 6h 以后，常由窦房结功能不全、心房缺血引起，通常短暂，因阿托品疗效不佳，可不进行处理。如严重窦缓，出现低血压、头晕、昏厥，应积极进行心房起搏治疗。治疗目标为仅在血流动力学障碍时，采用加快心率措施为策略。

三、窦性停搏（窦停）

常见于下后壁或合并右心室梗死，梗死面积大，高龄或合并有低血压、休克的患者，是急性心梗住院期间发生心脏骤停的原因之一。治疗目标为营养心肌、缩小梗死面积、积极治疗并发症、进行心肺复苏。

四、房性期前收缩

多发生于急性心梗早期，因不显著影响血流动力学，无需特殊治疗，但频发房性期前收缩，可能是阵发性室上性心动过速或房颤的先兆，应予以重视。

五、心房扑动（房扑）和心房颤动（房颤）

房扑和房颤是 AMI 的重要心律失常，发生率为 8%～29%，房扑比房颤少，大多数为暂时性或阵发性，每次发生持续数分钟至数小时。心梗早期出现的房颤，可能与右冠状动脉堵塞影响了房室结动脉供血，或左旋支的心房支供血障碍并有心房梗死，或梗死后心包反应有关。晚期出现的房颤，主要与增龄有关，随年龄而增多，这可能与心房肌退行性病变有关；也与梗死后左室舒张期末压及肺楔嵌压增加，以及左房扩张淤血有关，约 75%～80% 的患者有左心衰竭。AMI 并发房颤多为阵发，多次或多处心梗常为持续性房颤，并发房颤的心梗患者比正常窦性心律的病死率高。房扑较少见，且多为一过性，易转为房颤或与房颤并存。

治疗：伴血流动力学障碍时，应立即直流电转复，尤其是房扑者效果好，用 25～50J 即可转复，房颤用 50～100J转复，如失败可增加能量再进行转复，可用快速心房起搏治疗扑动。病情允许可用药物转复，胺碘酮 250～500mg 或普罗帕酮 35～70mg 静注。合并左心衰竭，用西地兰 0.4mg 静注，加用利尿剂，降低前后负荷，合用 β－受体阻滞剂效果会更好。反复发作房颤者，口服华法林抗凝剂。治疗目标为降低心室率，恢复窦性心律，抗凝治疗，防止血栓脱落。

六、交接性心律

1.交接性心律　常见于下壁 AMI 伴窦性心动过缓者。心率 35～60 次/分，多为良性保护的逸搏心律，不需特殊治疗。

2.加速性交接性心律　又称非阵发性交接性心律。常见于下壁 AMI，多在发病 24h 内发生率高，是由交接区组织自律性增高引起，除 AMI 外，洋地黄中毒也可引起。心室率 <80 次/分，除临终节律外，预后良好，不需特殊处理；心室率 >80 次/分，多伴有左心衰竭，预后较差，需进行积极治疗。

治疗：心房超速起搏；抗心律失常药物，如洋地黄中毒引起宜停药，并采取相应措施；心脏电复律是相对禁忌证。治疗目标为寻找诱因（如洋地黄中毒），只有出现血流动力学障碍时，才进行抗心律失常治疗。

七、阵发性室上性心动过速

阵发性室上性心动过速简称阵发性室上速，是阵发性交接性心动过速和阵发性房性心动过速的总称。常见于前壁、广泛前壁 AMI，多在 24h 内发病率高，如不及时治疗，可导致血流动力学改变。

治疗：①提高迷走神经张力的物理方法，如压迫眼球、按摩颈动脉窦、刺激咽喉反射等；②若血压 >100mmHg，首选三磷酸腺苷（ATP）5～10mg 静注或加阿托品 0.5mg 在 3s 内静注；③若无左心衰竭，应选用地尔硫䓬 10～20mg，或美托洛尔 3～10mg，或普罗帕酮 1～2mg/kg，5min 静注，10min 可重复；④伴有心功能不全，应选用西地兰 0.4mg 静注；⑤紧急情况，可直流电转复，以 50～200J 为宜，效果较快、较佳。治疗目标为降低心室率，恢复窦性节律。

八、室性期前收缩

目前认为室性期前收缩的警告性心律失常概念已过时，预防性应用抗心律失常抑制药已无必要。当 AMI 出现室性期前收缩时，应确定有无电解质紊乱等，并予以纠正。

治疗：钾、镁合剂静点和应用 β－受体阻滞剂。治疗目标为纠正电解质缺乏和交感神经张力增强。

九、室性心动过速（室速）

室性心动过速有很多类型，除短阵非持续性室速外，都是常见的恶性心律失常，都可诱发心室颤动。常见于前壁、广泛前壁 AMI，多在 24h 内发生率高，达 3%～39%。在此主要介绍如下两种。

1.持续性室速　在心电图上可为单形性或多形性，前者由心肌损伤引起，后者多由心肌缺血引起。心率 >100 次/分，持续时间 >30s，常伴有血压下降。少数并发肺水肿，也可发展为心室颤动。在 AMI 早期室速是多形性的，以后发生的多为单形性；急性期若反复发作、频率快、持续时间长、难以控制的室速是早期室壁瘤形成的标志。

治疗：①纠正低钾、低镁血症，应使血钾 >4.5mmol/L、血镁 >1.0mmol/L；②抗心律失常药，a. 利多卡因，首剂 1.0～1.5mg/kg，静注最大剂量 3mg/kg，然后静滴 1～3mg/min 维持，连续静注 3h 后，静滴宜减慢 1/4；b. 普鲁卡因酰胺，10～15mg/kg 在 30min 内静推，然后以 1～3mg/min 的速度静滴维持；c. 碘呋酮，负荷量 75～150mg，继之以 0.5～1.5mg/min 的速度静滴维持；③电转复，单形室速以 100J 同步电转复，多形以 200J 非同步转复；④顽固室速，可紧急行经皮冠状动脉腔内成形术（PTCA）或作主动脉－冠状动脉旁路术（CABG），或安装抗心动过速复律器（ICD）。

治疗目标：通过药物纠正心律失常，或心脏电复律/除颤，预防室颤发生，恢复稳定性的血流动力学。

2.加速性心室自主节律　又称缓慢性室速、心室自搏性心律等，常见于下壁心梗，多发生于梗死后 24h 内，可能与窦房结缺血、损伤和心室自律性增高有关。多数为反复数次或多次短阵发作，它是一种相对良性的心律失常，发作前窦性心律在 60 次/分以上，从室性期前收缩或逸搏开始出现。近年来由于溶栓治疗的应用，发现它是心肌缺血—再灌注时最常见的心律失常，是血管再通、血流再恢复的敏感而特异的指标。

治疗：由于发作呈短暂性，又可自行终止，心室率不快，无明显的血流动力学障碍，因而症状不明显，一般无需特殊处理。但少数也可引起室颤，故对持续较久者，可用阿托品 0.5～1mg 静注，也可试用利多卡因。治疗目标为无血流动力学障碍时，可予以观察，必要时使用加快窦性心律的措施，如阿托品、心房起搏等。

十、心室颤动（室颤）

90% 的室颤多发生于梗死后 12h 内，是 AMI 合并的最严重的心律失常，可分为三类。

1. 原发性室颤 常发生于 AMI 后 4h 内，以后随时间的推移发生率呈指数下降，12h 后很少发生。这是在患者无心功能不全、低血压和休克先兆情况下发生的，亦无先兆性心律失常或仅在室颤发生前数秒内出现先兆性心律失常发生的。如及时抢救，具有高达 95% 的复苏成功率，预后佳良，如果不及时抢救，预后不良，这是 AMI 患者院外死亡的主要原因。

2. 继发性室颤 常继发于心源性休克和心力衰竭基本纠正时，多见于老年患者，抢救较难，复苏成功率只有 30%，易复发，预后差。

3. 临终前室颤 为大面积心梗或入院较晚患者，见于休克或严重心力衰竭引起濒死阶段时，抢救难以奏效，预后极度恶劣，死亡率非常高。

治疗：在营养心肌，缩小梗死面积，纠正并发症情况下，积极进行抢救。①纠正低钾、低镁血症，使用加镁极化液或加钾、镁的能量合剂。②尽早施行直流电击复律，第一次 200J，无效时改用 300J，再无效加用至 400J，如果复律无效，静注或心腔内注射肾上腺素 1mg 后，再电转复易于成功。③无电复律条件的，可静注溴苄胺或胺碘酮复律。④复律成功者，可静滴碘呋酮，有助于预防室颤发生。经积极救治，原发性室颤 80% 的患者能存活出院，继发性室颤仅 20%～25% 存活，而临终前室颤不足 1%，寥寥无几。治疗目标为应立即除颤，转为窦性心律，使患者转危为安。

十一、尖端扭转型室速

AMI 患者偶可出现尖端扭转型室速，可能是触发活动所致，与慢通道 Ca^{2+} 内流引起的早期后除极有关，亦可发生在心动过缓基础上。表现为联律间期极短的（$<0.28s$）室性期前收缩和尖端扭转型室速。

治疗：钙拮抗剂维拉帕米、硝苯地平有显著效果，ⅠA 类抗心律失常药物也常有效。

十二、房室阻滞

急性心肌缺血，可造成包括窦房结、房室交接区、希浦系统一系列异常。尽管再灌注治疗时代到来，可缩短房室阻滞的时程，但不能减少其发病率。房室阻滞是 AMI 并发缓慢性心律中最危险的心律失常，多以房室交接区的阻滞为多见。现按下壁、前壁 AMI 分述如下。

1. 急性下壁心肌梗死 常见于下壁心梗发病 6h 内，多与迷走神经张力增高有关；如在 10h 乃至 2～3 天内出现者，多与房室交接区缺血所致功能异常有关。一度房室阻滞，在 CCU 监护急性心梗中，发生率约占 10%。预后较好，病死率较低，少数并发低血压、心力衰竭。

二度Ⅰ型房室阻滞，在 CCU 监护急性心梗中，发生率约占 4%～10%，占房室阻滞患者的 90%，常由房室交接区传导延迟引起，多伴随右冠状动脉阻滞引起的房室交接区缺血。它多由一度房室阻滞发展而来。

二度Ⅱ型房室阻滞，很少发生于下壁心梗。

三度房室阻滞发生率为 6%，下壁心梗发生率为前壁心梗的 2 倍左右，常见于 72h 内。其特点为在发生之前或当三度房室阻滞消除时，多出现一度或二度Ⅱ型房室阻滞。一般认为是由希氏束以上阻滞引起，既使发生三度房室阻滞，产生的是稳定交接性逸搏心律，其心率多在 45 次/分以上，QRS 波群为室上性，这种三度房室阻滞属暂时性，死亡率较低。

2. 急性前壁心肌梗死 二度Ⅰ型房室阻滞，它不常见于急性前间壁心梗，而一旦发生，表示希浦系统广泛受损，易发展为高度房室阻滞。

二度Ⅱ型房室阻滞，多在急性前壁心梗出现。

三度房室阻滞发生于大面积急性前壁心梗时，多由二度Ⅱ型房室阻滞或右束支阻滞发展而来，少数开始就表现为三度房室阻滞。由于阻滞发生于希氏束以下，是由室内束支传导系统梗死所致，起搏点位置低，频率慢，QRS 波群宽大畸形，极易发生阿斯综合征；心室停搏，多见于大面积心肌梗死，预后恶劣。

总之，发生三度房室阻滞时的下壁和前壁心梗住院率和住院时间均增加，前壁心梗的死亡率明显高于下壁心梗。

治疗：一度房室阻滞无需特殊治疗，迷走神经张力增高引起者，可用阿托品；由洋地黄引起者，应停药；由β－受体阻滞剂引起者，应减药停药。

二度Ⅰ型房室阻滞，心室率 >50 次/分，无并发症者，无需治疗；心室率 >50 次/分，伴有症状者，可用阿托品 0.3 ~0.6mg 静注，但无需临时起搏治疗。

二度Ⅱ型阻滞，因能进展为三度房室阻滞，应安装临时起搏器。

三度房室阻滞，下壁心梗应安装临时起搏器，前壁心梗应植入永久起搏器。

治疗目标为维持正常血流动力学，用阿托品静注、植入起搏器治疗。

十三、束支阻滞

AMI 合并束支阻滞，常伴有严重左心衰竭和(或)心源性休克，应十分重视。总发生率 10% ~24%。

急性前间壁和下壁梗死均合并右束支阻滞的发生率为 2%。孤立性右束支阻滞很少发展为三度房室阻滞。AMI 发生左前分支阻滞，占 3% ~5%，发生左后分支阻滞为 1% ~2%，但死亡率比前者略增加。

AMI 发生双束支阻滞，死亡率较高。前壁梗死出现右束支阻滞伴左前分支阻滞占 6% ~7.1%，其中约 33% ~43% 可发展为三度房室阻滞；右束支阻滞伴左后分支阻滞少见，仅占 0.2% ~2.6%，但住院死亡率高达 33% ~86%。这多见于广泛前壁心梗和多壁心梗。

不完全或完全性三分支阻滞，有时表现为完全性房室阻滞，其意义也同后者，表明心肌组织广泛损伤，死亡率较高，因此需尽早植入起搏器，即使在恢复期束支阻滞已消失，但在梗死后 3 周至 12 个月内仍有突然死亡的危险。猝死可能继发于再次急性三分支阻滞。

因此，即使是暂时性三分支阻滞因药物治疗无作用，也应尽早植入永久起搏器。治疗目标为维持正常血流动力。

十四、再灌注性心律失常

随着溶栓治疗广泛用于 AMI 治疗，再灌注性心律失常已成为 CCU 的一个重要课题。系指心肌缺血一段时间内，使用溶栓药物、血栓自溶或介入治疗后，恢复了对缺血区的血液再灌注，在心肌获救的同时也发生了心律失常，使病情反而加重恶化，称为再灌注性心律失常综合征，这在 1935 年由 Tennanf 首次报告。

再灌注性心律失常综合征是心肌再灌注损伤的一个重要表现，主要是由钙超载、氧矛盾和氧自由基三种机制而产生的，再灌注损伤包括无血流现象的血管损伤、心肌顿抑、细胞肿胀、加速的可逆性心肌细胞坏死和加速的不可逆性心肌细胞坏死。

临床表现为再灌注性心肌收缩与舒张功能障碍和再灌注性心律失常，亦是引起患者病情恶化和死亡的主要原因。再灌注性心律失常：①室性期前收缩，发生率几乎达 100%；②加速性心室自主性心律，发生率为 83% ~90%；③室性心动过速，发生率为 23% ~100%；④心室颤动，发生率为 5% ~22%；⑤严重窦性心动过缓和房室阻滞，发生率为 10% ~66.7%。

治疗：①继续进行 AMI 病因治疗；②加速性心室自主心律，因一般能自动消失，无需特殊治疗，对室性期前收缩等同上；③发生心室颤动等快速性恶性心律失常，应及时施行直流电复律治疗；④发生三度房室阻滞等缓慢性心律失常，应立即施行心脏起搏治疗；⑤选用超氧化物歧化酶、过氧化酶、谷胱甘肽过氧化酶、辅酶 Q_{10} 等氧自由基清除剂，维生素 E 等抗氧化剂和(或)血管紧张素转换酶抑制剂等，对防治再灌注性心律失常综合征有一定疗效。

十五、AMI 后期出现室性心律失常

急性心肌梗死心律失常消失后，出院后不必长期抗心律失常治疗。不过有研究证明，复发和频繁的室性

心律失常住院末期和出院后会持续存在,多因素分析复杂和频繁心律失常可能和左室功能不全有关。这些心律失常是死亡率增高的独立危险因素,这些患者在出院前应进行心电遥测持续监测,进行急性心肌梗死预后的评价。CAST 研究证明,某些抗心律失常药物可能通过致心律失常作用导致心律失常的恶化。伴有症状的室性心律失常、持续性室性心动过速或晚期原发性室颤的患者,可考虑进行电生理学评价。某些患者需要抗心律失常药物(如胺碘酮)和 ICD 的联合使用。

(邢福泰　刘蓉　孟庆华　张开滋　孙涛　陶英)

参考文献

[1]黄振文,崔天祥,阎文泰. 心血管病急症. 北京:中国医药科技出版社,1994,164~245.
[2]张开滋,白英烈,张彬. 心搏骤停与现代复苏. 北京:科学技术文献出版社,1997,36~257.
[3]张开滋,孟庆华,白英烈等. 猝死诊断防治学. 北京:科学技术文献出版社,1998:68~293.
[4]吴同果. 心血管病诊疗学. 北京:中国三峡出版社,2001,397~414.
[5]陈国伟,郑宗锷. 现代心脏内科学. 长沙:湖南科学技术出版社,2002,1066~1130.
[6]鲁端,黄元铸. 实用临床心律失常诊断和治疗指南. 上海:复旦大学出版社,2003,208~223.
[7]于全俊. 冠心病防治指南. 北京:人民卫生出版社,2003,52~55.
[8]郑智,李树生. 猝死防治学. 北京:中国医药科技出版社,2005,15~465.

第二十六章　致心律失常性心肌病

心肌病是心力衰竭(HF)和心脏性猝死(SCD)的常见原因。心肌病是伴有室壁厚度、心腔大小、收缩、舒张、传导和节律异常的原发性心肌疾病,是各年龄患者发病和死亡的主要原因。致心律失常性心肌病则是心肌病伴发室速,包括扩张型心肌病(DCM)、肥厚型心肌病(HCM)、致心律失常性右室心肌病(ARVC)等。人类分子遗传学研究和在各种动物模型上的研究在阐明心肌病的发病机制方面取得了显著进展。根据 WHO 分类标准,"特殊"心肌病不同于"特发性心肌病",因此,该分类主要以病理生理学特征为基础。根据 1995 年世界卫生组织的定义,心肌病是"伴有心功能不全的心肌疾病",故心肌病不仅包括血流动力学功能异常的心肌病形式,也应包括节律紊乱的心肌病形式。心律失常是心脏功能不全的表现,可反映伴有或不伴结构异常的心电疾病。心肌病的诊断方法包括全部无创和有创性心脏检查技术。某些心肌病的精准确认还有必要进行一些其他检查。心内膜活检的免疫组织学和分子生物学检查可证实炎症性心肌病,后者常由病毒引起。一些研究表明,特殊的免疫调制治疗可阻止疾病的进展过程。

第一节　肥厚型心肌病

一、定义

HCM 是相对常见的原发性心脏病(发病率为 1/500,患病率为 0.2%),定义为存在不对称的左心室肥厚但无其他可诊断的病因。HCM 是年轻人(特别是运动员)心脏性猝死(SCD)的最常见原因,常在既往无症状时发生。因为 HCM 是运动员 SCD 的常见原因,所以区别该疾病和非病理性"运动员心脏"是一个重要挑战,后者通常预后良好。SCD 的年死亡率为 1%,在选择的人群中死亡率范围为 3% ~6%。近年来研究提示,遗传缺陷可能是预后的主要标志。因此,某些突变可能有良好的预后,而其他所谓的"恶性"突变可能与早发 SCD 有关。

肥厚型心肌病(HCM)是第一个确定遗传基础的心血管疾病,20 世纪 50 年代该病曾被称为"心脏的肿瘤",在初期被描述为以心室为主的心肌肥厚,并且除外其他引起心脏负荷增加的疾病:高血压、主动脉瓣狭窄及甲状腺疾病。该病有着很广泛的临床表现,从临床无症状的良性病程到严重心力衰竭症状,最严重的症状是心脏性猝死。HCM 是年龄小于 35 岁的个体中发生心脏性猝死的最常见的原因。大量数据显示,室性心律失常明显诱发了 HCM 猝死的发生。房性心律失常、血栓事件、充血性心力衰竭也常是导致该病患者死亡的重要因素。

二、组织学特点

心肌细胞构造的无序，包括心肌细胞纤维的紊乱，具有奇形怪状的细胞核，细胞形态肥大、扭曲，相互纠结，以及局部或广泛的间质纤维化。

三、临床表现

大多数 HCM 病人没有明显的症状，劳力时胸痛和呼吸困难是最常见的症状。胸痛也可在休息时存在，也常因大量进餐诱发。一些病人有晕厥或晕厥前兆，饮酒后可出现与劳力后相似的症状，通过加剧左室流出道梗阻诱发晕厥。

详细体检可以发现这些症状的潜在线索：包括左室流出道梗阻，心房颤动，缓慢性心律失常，血管迷走性晕厥，或异常的外周血管反应。不明原因的晕厥是存在猝死危险的标志。听诊方面：左室流出道梗阻的患者在胸骨左缘 3、4 肋间可听到粗糙的收缩期杂音，向主动脉和二尖瓣区域放射。在减少前负荷或后负荷时杂音增强，如直立、Valsalva 动作、含服硝酸甘油等。大多数左室流出道梗阻的患者同时伴有二尖瓣反流，可以听到向腋下传导的收缩期杂音。

四、相关检查

1. **ECG 不正常的心电图常** 常是 HCM 出现最早的异常线索。最常见的改变包括：左房扩大，复极波异常，病理性 Q 波（最常见于下侧壁导联）。在胸前导联的巨大倒置的 T 波是心尖部肥厚型心肌病的特征。动态心电监测显示最为常见的心律失常是：室性期前收缩、非持续性室速和室上性快速心律失常（如房颤、房扑），临床上很少出现持续性室速。

2. **UCG** 总体来讲，在成年人中，二维超声显示的左室壁任何部位的最大厚度超过 15mm 就足以诊断 HCM，大多数病人显示室间隔的不成比例的厚度增加，有一部分显示向心性的、心尖部的或其他形式的肥厚。约有 25% 的病人在收缩期出现二尖瓣前叶（后叶不常见）和室间隔的接近造成左室流出道梗阻。右室流出道的梗阻常见原因为肺动脉瓣的畸形、漏斗肥厚，瓣上狭窄较少见。舒张功能异常比较常见。在充盈早期，由于肌动蛋白和肌球蛋白两种收缩成分的异常分离影响了心室的顺应性。有些病人舒张功能异常使得临床表现类似于限制型心肌病。

五、治疗策略

1. **总的治疗策略** 可选择从生活方式的改变（如避免竞技性运动）到药物治疗（如 β－受体阻滞剂）、介入治疗（双腔起搏器，室间隔酒精消融及 ICD）、手术治疗及心脏移植。HCM 的处理是比较复杂的，而且随整个疾病过程的变化而变化。但是一些基本的处理原则可以改变患者的生活质量和预后。如图 26-1 所示。

2. **HCM 患者房颤的治疗** HCM 患者的房颤可引起突然的或者是严重的症状和运动耐量的恶化，并具有高度的血栓栓塞的危险。恢复窦性节律常可使症状改善。如果不能恢复窦率，则用 β－受体阻断剂、钙拮抗剂或两者合用，常常有效。由于地高辛对 HCM 的不利作用以及 HCM 的正常收缩功能，地高辛不作为常规推荐用于心率的控制，所有持续性房颤或永久性房颤都应抗凝，频繁发生阵发房颤的患者也应考虑抗凝，尤其在左房扩大时，可达龙可预防 HCM 的房颤和血栓栓塞事件。

3. **治疗方式的选择** 根据位置、肥厚程度和基因突变的不同预后也不同。SCD 是年轻患者的主要危险因素。SCD 高危患者的危险分层非常有必要。有症状患者的基础治疗采用钙离子拮抗剂或 β－受体阻滞剂。对高度心衰（HF）的典型治疗主要采用联合 β－受体阻滞剂，如果有指征的话，也可以联合抗心律失常药。

植入埋藏式心脏复律除颤器（ICD）是预防高危 SCD 最有效的措施。在 MADIT-CRT 试验设计中，研究对象为缺血（NYHA 分级 Ⅰ ~ Ⅱ级）和非缺血（NYHA 分级Ⅱ级），左室功能不全（EF < 或 = 0.30）和室内传导延迟（QRS 持续时间 > 或 = 130ms）的患者，意欲观察 CRT-D 是否能降低这些患者 25% 的死亡风险和 HF 事件。

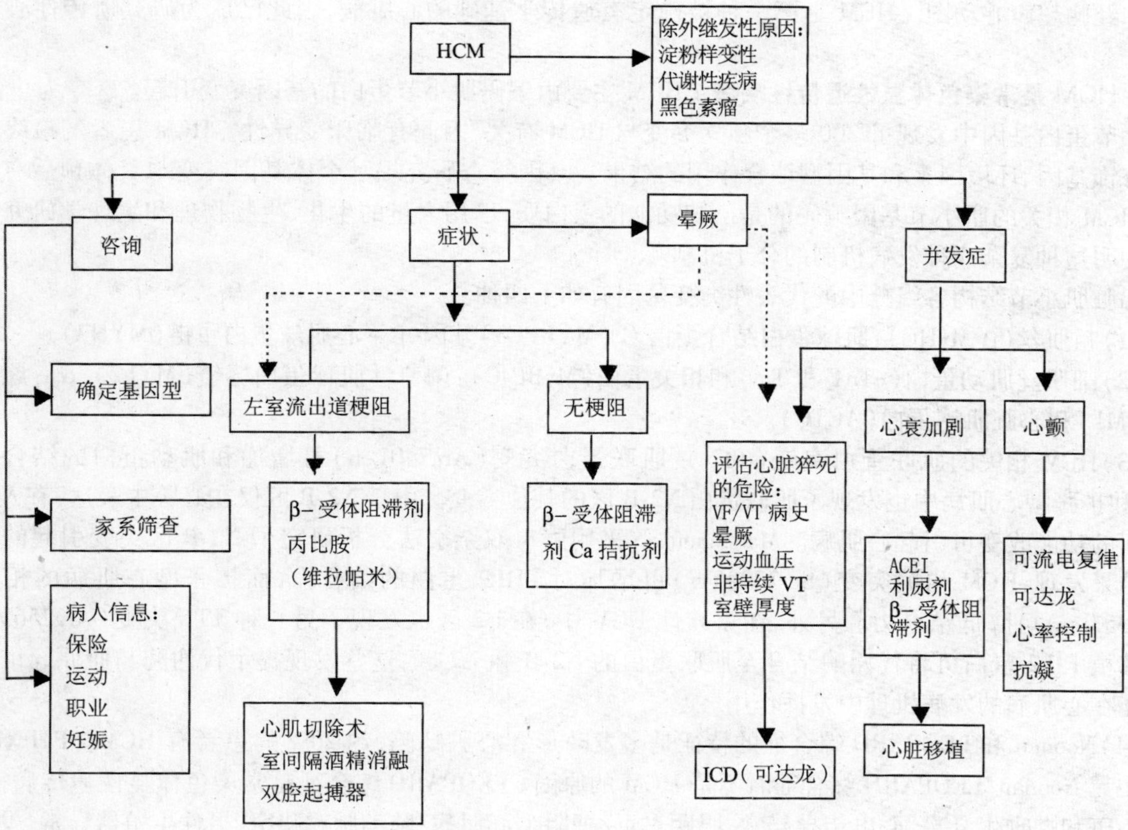

图 26-1 肥厚型心肌病的诊疗流程图

患者流出道出现高度梗阻而药物又难以控制症状时,须要行经皮腔内间隔心肌化学消融术(PTSMA)或心肌切除术。PTSMA 是经导管将无水乙醇注入左前降动脉的间隔支内,导致"受控"间隔心肌梗死。最终使肥厚的室间隔变薄,左室流出道压力阶差降低。仅有极少数 HF 终末期患者行心脏移植。

六、心脏猝死的预防

HCM 病人猝死的发生率在成人每年大约 1% 或更少,而在儿童和青少年则增加到 2% ~4%。猝死的原因为大多数患者是室性心律失常,也有些病人是缓慢性心律失常和血栓栓塞。室性心律失常的原因是心肌细胞的排列紊乱和纤维化,自律性异常,及心肌的缺血。也有其他的引起猝死的诱发因素,如房性心律失常和运动。

1. 猝死高风险患者的确定 最有价值的是有心脏停搏史。另外具有多发的家族心脏猝死史,难以解释的晕厥,卧位或直立的低血压反应,Holter 显示的非持续性室速和严重的心肌肥厚(≥30mm)的患者均为高危患者。多数研究认为无症状患者,并且没有以上的危险因素时,发生猝死的危险较低。而具有多种上述危险因素的病人估计总的猝死发生率为每年 3% 或更高。

2. 预防心脏猝死的方法 HCM 的遗传学、病理学、临床的异质性使得 HCM 的诊断和治疗面临巨大的挑战,尤其是对轻度的和不典型的病例的诊断更是如此,随着影像学技术的发展对该疾病的诊断能力将迅速提高,随着新的危险标记物的发现和全面的临床风险评估的逐渐被接受,确定病人是否具有疾病相关症状的危险的能力也将提高。有效起搏和除颤技术的发展有助于 HCM 患者猝死的预防。新的直接凝血酶抑制剂和预防潜在心室重构药物的应用也将减少疾病有关的症状。

七、病因学

1. HCM 是常见的遗传性心脏病和 SCD 的主要原因 在小于 35 岁的患者中,SCD 主要由遗传原因引起。30% ~40% 的 HCM 与结构性心脏疾病有关。最常用的 HCM 诊断来自临床数据(病史和体格检查)、心电图和经胸超声心动图。HCM 是第一种被确定有遗传学基础的心脏病,因此已成为研究遗传性心脏病的范例。

2. HCM 是常染色体显性遗传性疾病 HCM 主要由编码肌小节蛋白的基因突变引起。迄今为止,已在 9 个肌小节蛋白基因中发现了 300 多个独立突变与 HCM 有关,因此有临床变异性。HCM 患者的最终临床表型是修饰基因、环境因素和基因型综合作用的结果。基因筛查研究提示个体基因突变与具体预后有关。由于与 HCM 相关的肌小节基因编码的是已知功能的蛋白质,已用大量的生化、生物物理和生理学研究检查手段来阐明这种复杂病种发病机制的分子机制。

心脏肌小节结构各组分中的代表性突变基因有如下四种。

(1)粗肌丝(β MyHC):肌球蛋白结合蛋白 C(MYBPC3)基因、β-心肌球蛋白重链(MYH7)。

(2)细肌丝肌动蛋白(cTnT 和 Tm)和相关蛋白(MyBP-C):调节性肌球蛋白轻链(MYL2)、α-原肌球蛋白(TPM1)和心脏肌钙蛋白(ACTC)。

(3)HCM 相关的肌联蛋白突变(TTN):肌联蛋白突变(Arg740Leu)可增加和肌动蛋白的结合力。在 HCM 和扩张型心肌病中也发现了肌联蛋白 N2-B 区的其他突变。由于 N2-B 区仅在心脏中表达,有人推测突变引起的功能改变可引起心肌病。Matsumoto 等采用酵母双杂交法分析研究了 N2-B 区突变引起的功能改变。结果发现,HCM 相关突变(Ser3799Tyr)可增加对 FHL2 蛋白的结合力,而扩张型心肌病的相关突变(Gln4053ter)可降低结合力。另外,在家族性 DCM 中,在 is2 区也发现了另一种 TTN 突变(Arg25618Gln)。因为移植 FJL2 蛋白可将代谢酶结合至肌联蛋白的 N2-B 和 is2 区,这些发现提示代谢酶与肌原纤维结合改变可能在心肌病的发病机理中发挥作用。

(4)Noonan 和 LEOPARD 综合征的特征是多发畸形和心脏缺陷,约 20% 的患者有 HCM。PTPN11 基因突变在无 Noonan/LEOPARD 综合征时不是 HCM 的原因。LEOPARD 综合征是常染色体显性遗传病,特征是多发色斑和咖啡牛乳斑、心电传导异常、眼距过远/梗阻型心肌病、肺动脉瓣狭窄、男性生殖器异常、发育迟缓和耳聋。LEOPARD 综合征与 Noonan 综合征有许多共同特征,后者常无色斑和耳聋。

尽管多数认为肥厚型心肌病(HCM)是遗传性心脏病,但仅有少数已注册的前瞻性研究提出诊治指南和建议。此问题在 ACC/ESC 专家共识的大力协助下备受关注。所以,目前仍须进行系统的大规模前瞻性调查研究。已有的研究结果可更好地理解 HCM,最终确立治疗干预的靶点。HCM 细胞培养和动物模型的研究正致力于阐明 HCM 的信号传导通路和环境及遗传调节因素的作用。理解这些机制可最终提高我们对心肌功能基础生物学的认识,从而提供治疗人类心血管疾病的新方法。仅发现 50% ~ 60% 的 HCM 先证者有已知基因上的突变,提示还有其他致病基因。HCM 可由编码 9 个肌原纤维蛋白质的 11 个基因上的突变引起。约 60% ~90% 的 HCM 病例为家族性 HCM。目前已能进行 HCM 的临床基因学检查,这对临床医生有重要意义。

第二节 扩张型心肌病

一、定义

扩张型心肌病(DCM)是细胞骨架(细胞骨架病)或“力传递”疾病,特征是心室扩张和心功能不全。1995 年世界卫生组织及国际心脏病学会工作组以病理生理或病因学(发病学)为基础,重新定义了心肌病的概念和分类:扩张型心肌病(DCM)以左心室或双心室扩张并伴收缩功能受损为特征,可以是特发性、家族性(遗传性)、病毒性和(或)免疫性、酒精性(中毒性)。临床表现为进行性心力衰竭、心律失常、血栓栓塞和猝死。出现心力衰竭症状后,5 年生存率仅 40%。

二、临床特征

DCM 有以下特征:①舒张末期和收缩末期的左心室容积均明显增加;②左心室重量增加;③重量/容积

比降低；④收缩功能和射血分数降低；⑤心肌缩短率降低；⑥室壁张力升高；⑦腔室硬度降低；⑧心肌硬度升高。

三、发病率

DCM 是原发性心肌病最常见的病因，是 HF 的第三大常见原因。美国 DCM 的患病率为 36/100 000。男性受累为女性的 3 倍。

四、病因学

1. DCM 的病因异质性 约 50% 为特发性 DCM，其他 50% 为多种病因所致。DCM 可由长期大量摄入酒精伴饮食缺乏引起，也可作为妊娠和分娩的并发症。其他原因还有各种感染。用于治疗多种疾病的一些药物也可损害心脏，产生 DCM，但在多数情况下，DCM 为特发性，也就是说心肌损害的具体原因不明。

2. DCM 的高心律失常发生率 本病的心律失常发生率高，且多样易变。研究显示本病心律失常的复杂性高于迄今报道的任何一种心脏病。有报道显示，心律失常总检出率 92. 17%，两种及两种以上者占心律失常总数的 61. 18%。心律失常的多样易变可能与其广泛心肌纤维化、心肌细胞内钙超负荷、氧自由基增高、细胞因子（如白介素、肿瘤坏死因子）及持续肠道病毒感染等导致心肌细胞电不稳定有关。其中心律失常发生以传导阻滞为首位，占心律失常的 68. 15%，其中又以左束支阻滞（CLBBB）居多；其次为室性心律失常，占心律失常的 65. 11%。随着 DCM 的病情加重，心功能越差，心律失常发生率越高。严重室性心律失常的发生率为 56. 7%，其发生与心脏大小、心功能状态及心脏病理改变的严重程度有关，严重室性心律失常不仅常见，而且是猝死较常发生的原因。

房颤的发生率（20. 0%）与左室顺应性下降、左房内压增高、左房内径增大有关。心衰时可引起肾素－血管紧张素系统和交感神经系统兴奋，对心肌产生有害的作用。临床积极纠正心衰，有针对性地抗心律失常可提高本病的存活率。

病毒性心肌炎病史、重度心力衰竭、严重室性心律失常、头晕或晕厥及 Q-T 离散度（Q-Td）增加为 DCM 发生 SCD 的高危因素。文献报道提示，心功能本身不影响 DCM 的 Q-Td。而有严重室性心律失常、头晕或晕厥、心功能Ⅲ级以上者其 Q-Td 明显高于无以上危险因素者。在 DCM 猝死病例中，几乎所有病人临死前都发生多次阵发性室速、心室颤动，临床发现晕厥症状，他们的 Q-Td 均在 100ms 以上，说明 Q-Td 与慢性心功能不全的 DCM 的猝死有密切联系。提示 Q-Td 可作为 DCM 慢性心功能不全猝死高危因素的一个重要预测指标。

3. DCM 的遗传学病因 DCM 患者的一个亚组中，可存在经典的遗传模式（家族性 DCM），可以确认引起单基因 DCM 亚组的特异遗传位点和基因缺陷。但是在多数 DCM 患者中，没有单基因病因的证据（散发 DCM），这些病例缺乏其他可确认的致病因素，被定义为“特发性 DCM”。约 25% ~35% 的病例有家族性（遗传性），称为家族性 DCM（FDCM）。约 25% 的患者一级亲属也有 DCM 的证据。最常见的遗传方式为常染色体显性遗传，但 FDCM 是遗传学和表型非常多样化的疾病。因此有报道发现存在线粒体 DNA 突变和 X 染色体遗传的隐性遗传方式。

（1）伴性遗传的 DCM。Clarke 等证实 DCM 与 X 染色体的两个区域连锁 Xp22. 13 to Xp11. 4 和 Xq13. 1 to Xq22. 1，后者的最大概率对数得分为 3. 25。受累的男性家族成员有明显的虚弱倾向。从出生起就存在上睑下垂、面部虚弱、吸吮无力、张力减退、呼吸无力，肢体相对尚强壮。多数受累的男性个体在出生几个月内死于呼吸衰竭。家族中存活男婴多发生轻度扩张型心肌病，一些女性携带者可有更轻微的表现。

诊断营养障碍基因缺陷相关的扩张型心肌病对患者和家族都非常重要，尤其是携带者检测。这些患者表现为 X 连锁遗传，显性心脏受累和血清肌酸磷酸激酶水平升高。伴有营养障碍基因的糖蛋白复合物缺陷是罕见的骨骼肌疾病，可能会有心脏受累。

（2）常染色体遗传致 DCM 基因突变。在 FDCM 中已经发现了一些基因突变。扩张型心肌病发病机理的有关机制包括肌原纤维、细胞骨架、核膜或钙信号传导蛋白等编码基因上的突变。FDCM 致病基因编码的蛋白负责将肌原纤维锚碇在细胞膜和细胞外基质中。多种基因参与了力产生、力传递、能量产生和一些信号传递的通路。HF 的病理生理学较为复杂，目前尚未完全了解清楚。已经在 14 个基因上确认了突变，另有 9

个位点与 FDCM 有关。临床表现的多样化和外显率的不同可导致对这些疾病作为遗传性疾病的低估。

提倡早期筛查一级亲属。在较大家系中进行候选基因筛查和连锁分析成功确认了 25 个致病基因。β－肌球蛋白重链和肌钙蛋白 T 的突变是单纯 FDCM 的常见原因。与传导疾病有关的 FDCM 主要是由于核纤层蛋白 A/C 的突变所致,X 连锁的 DCM 常由营养障碍基因突变引起。其他的致病基因为 FDCM 的罕见原因。不可能在所有已知致病基因中进行遗传学筛查,但在不远的将来可能会有更有效的筛查方法。到那时,建议对特发性 DCM 的患者也进行家族成员的临床检查和家族性 DCM 的遗传咨询。

五、防治策略

鉴别 DCM 是否遗传可能花费不必要的努力,转而对亚临床受累家族成员进行定期检查更实用。对有早期心功能不全表现的无症状家族成员进行预防性治疗可避免死亡和延缓终末期 HF 的进展。

1. **遗传学筛查**　可确认有症状和无症状的突变携带者。后者在年轻时应视为“症状前期”,因为疾病的表现是年龄依赖性的。治疗这些个体需要新的指南。可在 4.6% 的无症状亲属中发现可治疗的无症状扩张型心肌病。另外,DCM 患者的无症状亲属中常见左心室扩大和收缩时缩短分数降低,而这些是疾病进程中期危险的统计学显著相关因素。建议对扩张型心肌病患者的亲属进行危险评估。

2. **起始药物治疗**　合用多种不同药物对最佳处方提出挑战,这需要彻底了解潜在的副作用和复杂的相互作用。药物治疗是必须的,应包括血管紧张素转换酶抑制剂和 β－受体阻滞剂。血管紧张素转换酶抑制剂可使死亡率降低 16% ~31%。全部的治疗包括:地高辛、利尿剂(夫噻米)、β－受体阻滞剂(卡维地洛)、醛固酮拮抗剂、血管紧张素转换酶抑制剂、血管紧张素Ⅱ受体拮抗剂,必要时可应用抗心律失常药物。

3. **抗凝**　EF <0.30,血栓栓塞发作或附壁血栓病史。在 HF 患者中缺乏抗凝药有效的证据。因此需要设计随机临床试验证实慢性 HF 患者可从抗凝治疗中获益的假设。

4. **新药**　尽管还须在大型试验中证实对发病率和死亡率的影响,但有研究提示在传统心血管用药的基础上加用沙立度胺对控制 HF 有作用。

5. **预防 SCD**　与药物治疗(如胺碘酮)相比,ICD 有优越性。

6. **心脏移植**　DCM 是 HF 的罕见原因,但有广泛的重要性,因为 DCM 是 45% 的心脏移植的原因。

第三节　致心律失常性右室心肌病

一、定义

致心律失常性右室心肌病(arrythmogenic right ventricular cardiomyopathy,ARVC)是一种主要影响右室的心肌病,其病理学特点是右室心肌局部或大块逐渐被脂肪和纤维组织替代,进而继发室性心律失常为主要特征的遗传性心肌病,严重者表现为心力衰竭或心脏性猝死。最初认为该病是心肌发育缺陷,被命名为致心律失常性右室发育不良(arrythmogenic right ventricular dysplasia,ARVD)。ARVD/C 是引起 30 岁以内人群猝死的最重要原因。有报道在年轻人群中近 20% 的猝死是 ARVC 引起的。

二、总体发病情况

ARVC 常见于年轻男性病人。当年轻人出现晕厥、室性心动过速、心搏停止、心力衰竭等时,要考虑 ARVC 的诊断。ARVC/D 是儿童和青壮年室性心律失常的一个重要病因。它主要见于男性,但法国研究者通过对 200 例连续的尸检观察到两性受累概率同等,而且 35% 的病例有家族性。它通常以常染色体显性方式被遗传,但表现度不确定。外显率(带有突变等位基因的个体中有相应疾病表型的个体百分比)一般为 20% ~35%,但在意大利则明显增高。已发现几个基因位点与 ARVC/D 有关。这些位点是通过研究 1 代以上受累、3 个以上成员被诊断的家系而发现的。然而,约 50% 的接受基因筛查的 ARVC/D 家系未显示与任何已知染色体位点的连锁。尚不清楚发病机制是否随不同的致病位点而有所不同。

三、临床表现

ARVC 患者的临床症状与心律失常的发作严重程度密切相关,偶有猝死发生。临床上表现可以无症状,或有心悸、轻度头晕、运动相关的晕厥甚至猝死。室性心律失常从单发室性期前收缩到持续性难以耐受的左束支图形室速均可见到。在激烈运动及交感神经兴奋时可以发作心室颤动或猝死。但也有一些常规体检未能发现有心脏疾患的患者在休息状态下或睡眠中发生猝死。另外室上性心动过速,包括房速、房扑、房颤等心律失常类型也有可能是 ARVC 的早期表现。

由于大部分患者一般不累及左室或仅在疾病晚期才累及左室,充血性心力衰竭发生的概率很小。在美国,65 岁以下的人群中 5% 猝死是由 ARVC 引起的。年轻运动员中 3% ~4% 的猝死是由 ARVC 引起的。在大多数情况下,猝死的机制是室性心律失常进展为心室颤动。

四、ARVC 患者出现心律失常的机制

ARVC 患者右室上的纤维脂肪组织可作为致心律失常的基质,引起心脏自律性和传导性的改变,从而引起折返激动,引起快速性心律失常。当体内儿茶酚胺浓度增高(如紧张、激动)或输注儿茶酚胺类物质时,快速性心律失常易被诱出。动态心电图检查显示在出现快速性心律失常之前有明显的窦性心动过速,提示交感神经兴奋是引起快速性心律失常的诱因。ARVC 患者可出现单纯右心衰竭,也可出现左右心同时衰竭,视左心被累及的程度而定。心力衰竭出现较晚,一般在三十几岁或四十几岁才出现。由于 ARVC 患者部分心肌被纤维脂肪组织代替,使心肌收缩力减退、心腔变大、心壁变薄。一般在出现完全性右束支阻滞后(窦性情况下)4 ~8 年出现右心衰竭。当左心室也被累及时,可被误诊为扩张型心肌病。

五、诊断标准

由于 ARVC 的病理诊断较为困难,专家组提出了一个 ARVC 的诊断标准,这个诊断标准包括心功能、病理、心电图和家族史。凡符合 2 个主要标准或 1 个主要标准及 2 个次要标准者可诊断为 ARVC。

1. 普遍性及(或)局限性功能障碍与结构改变

(1)主要标准:①右室明显扩张与射血分数降低而无或仅有轻度左室异常;②右室局限性室壁瘤(运动丧失或运动障碍呈舒张期膨出);③右室严重节段性扩张。

(2)次要标准:①右室轻度普遍性扩张及(或)射血分数降低而左室正常;②右室轻度节段性扩张;③右室节段性活动减弱。

2. 组织学特征 主要标准:心内膜活检显示心肌被纤维脂肪组织取代。

3. 复极异常 次要标准:右胸导联(V_2、V_3) T 波倒置(年龄 12 岁以上,且无右束支阻滞者)。

4. 除极/传导异常

(1)主要标准:右胸导联(V_1 ~ V_3)的 QRS 波群终末部分出现 Epsilon 波或 QRS 波群局部性延长(>110ms)。

(2)次要标准:晚电位阳性。

5. 心律失常 次要标准:①左束支阻滞型室速(持续性或非持续性);②频发性室性期前收缩(>1 000 次/24 小时)。

6. 家族史

(1)主要标准:外科或尸检证实为家族性疾病。

(2)次要标准:临床疑有右室发育不良且家族中有早年(<35 岁)猝死者。

ARVC 诊断:需包含 2 个主要点,或 1 个主要点和 2 个次要点,或不同组别的 4 个次要点。

六、治疗

ARVC 的治疗主要是减少室性心动过速的发作,预防猝死的发生。

1. 药物治疗 β-受体阻滞剂是一个重要的基础治疗，可减少ARVC病人快速性室性心律失常的发作。即使对于已植入ICD的患者，肾上腺素能β-受体阻滞剂也可减少ICD放电次数。索他洛尔可预防80%的ARVC病人发生室性心动过速。

目前尚无特定药物可以控制或消除心律失常，亦不能改变疾病的自然病程。对于持续发作状态的快速室性心律失常，可静脉推注胺碘酮等药物，如仍不能控制应及时予以电复律，或进行程序刺激、心房心室起搏等紧急治疗。一般情况下患者左室功能尚可时多应用Ⅰ类药物，若左心室受累时，胺碘酮应为首选。单药效果不理想时联合应用β-受体阻滞剂和Ⅰ类、Ⅲ类抗心律失常药物有一定疗效。常用药物包括胺碘酮、美西律、普罗帕酮、丙吡氨、β-受体阻滞剂等。

2. 射频消融 可用来消除ARVC心律失常病灶，是另一种治疗方法。由于ARVC渐进性的疾病，又由于ARVC是散在性的，射频消融的疗效并不是很理想。

3. 植入ICD 植入ICD是ARVC病人预防猝死最有效的方法。对ARVC病人中的高危病人（心脏停搏后心肺复苏存活者，有晕厥史病人，记录到高度危险的室性心律失常病人），需考虑植入ICD。

七、遗传学病因学

1. ARVC的遗传学致病机制 目前已知，ARVC是一种遗传性疾病。属常染色体显性遗传，但有很多外显变异和不完全表达，目前认为基因异常导致了心肌细胞连接的障碍，引起心肌细胞膜的损伤，造成心肌细胞的死亡，从而引起心肌细胞被脂肪组织和纤维组织所取代。由于右室心肌传导性和不应期离散而继发右室起源的折返性室性心律失常。除遗传因素外，ARVC还和退行性变化、感染和炎症因素、细胞凋亡、心肌细胞转移分化等有关。这些因素可能通过有利于基因的表达而发挥作用。退行性变化可能导致心肌细胞死亡，使脂肪组织和纤维组织得以代替心肌细胞。感染和炎症因素可引起心肌细胞炎症。细胞凋亡在ARVC病人中明显增多。在ARVC病人中可出现介于心肌细胞和脂肪细胞之间的移行细胞，提示ARVC病人中可出现从心肌细胞向脂肪细胞的转移分化。

2. ARVC的相关致病基因突变 已发现桥粒及桥粒相关基因，如桥粒斑蛋白（desmoplakin）、桥粒斑珠蛋白（plakoglobin）、连接桥粒斑珠蛋白（junctional plakoglobin）、斑菲素蛋白-2（plakophilin-2，PKP2）、desmoglein和桥粒芯胶蛋白-2（desmocollin-2）基因的突变参与ARVC/D的发病机制，所以该病目前被认为是一种细胞黏着疾病。到目前为止，已经发现10个变异体，9个为显性形式，仅2个为隐性形式，均影响编码桥粒斑珠蛋白（plakoglobin）的基因。细胞黏着蛋白基因致病性突变的鉴定揭示了该病新的发病机制。

（1）ARVC1或ARVD。常染色体显性遗传形式，致病位点定位在14号染色体的长臂上，14q23-q24（位点D14S42）（染色体，细胞核内携带基因的物质结构）。OMIM编号为107970，基因符号为ARVC1或ARVD1或arrhythmogenic right ventricular cardiomyopathy Type 1。

在ARVD1的关键区域内检测到一种无内含子的基因，4 839个bp大小，定位在14q24.3。它主要在心脏组织表达。该基因编码为一种含796个氨基酸、富含脯氨酸的蛋白质。该蛋白具有多聚谷氨酸和多聚丙氨酸的轨道（track）和长度可变的N末端，在C末端含有一个C3HC4指环状结构域。基因的5端上游调控序列（侧翼区）既不含TATA盒，也不含CAAT盒，但GC的含量高，并包含几个Sp1结合位点。对蛋白质的相似性进行搜索，揭示其C末端与人类19号染色体长臂基因所编码的一种假定蛋白质之间具有显著的匹配性。该预测蛋白质具有PEST序列，提示可迅速降解。

一种无内含子的新基因，暂时被命名为C14或f14，可能编码一种核蛋白，已被从ARVD1的致病基因中排除。对归类为ARVD1的个体进行四种基因（POMT2，TGFbeta3，KIAAA1036和KIAA0759）外显子编码区的DNA直接测序未发现致病性突变。这四种基因在心脏表达，其基因缺陷可能引起胞浆膜的不稳定或凋亡，而后者是ARVC/D发病机制的关键特征。

Beffagna等发现TGFbeta3基因的5非翻译区（UTR）的一个核苷酸替换（c. -36G>A）为参与ARVD1的致病基因。ARVC新基因的发现将为ARVC/D患者亲属中无症状携带者的早期诊断提供遗传学筛查的可能。

（2）ARVC/D 2型。致心律失常性右室心肌病2型，常染色体显性遗传形式。影响位点定位在1号染色体的长臂。细胞遗传学表示为1q42-q43，OMIM编号为600996，基因符号为ARVC2和ARVD2。这种变异体有轻微或“隐匿期”的表现，过劳诱发多形性室性心动过速（PVT）为特征。由于ARVD1和ARVD2这两个位点均标定在α－肌动蛋白基因的附近，因此该基因和这些肌纤维蛋白有可能参与ARVC/D的发病机制。

最近在4个独立家系发现了一个RYR2突变。心肌细胞内由Ca^{2+}激活的RyR2蛋白诱导阳离子从肌浆网向胞质内释放。RyR2蛋白等同于骨骼肌的ryanodine受体蛋白RyR1。骨骼肌ryanodine受体在恶性高热和所谓的中央脊髓性肌病（central core disease，CCD）的易感性中起作用。它在临床上导致由过劳或情绪应激诱发的PVT，与无器质性心脏病的家族性儿茶酚胺敏感性多形性室速（CPVT）的诱发方式相似。

这种常染色体显性疾病影响细胞内Ca^{2+}调控的信号传递体，以过劳或应激（肾上腺素能刺激）导致双向性室速（bVT）和CPVT或特发性室颤（IVF）为特征。这些诱发因素通过蛋白激酶A（PKA）使RyR2磷酸化。PKA对RyR2的磷酸化使通道激活，产生延迟后除极而可能触发致命性室性心律失常。该疾病常见于无器质性心脏病证据的儿童和青壮年，并已定位在11q42-q43，位于肌浆网内的ryanodine2型受体或RyR2；在此基因上发现了3个错义突变（P2328S，Q4201R，V4653F）。临床上该病有遗传异质性，对β－受体阻滞剂有反应；但30%的病例需要ICD。无基因型改变的患者主要为女性，且表现为发病较晚。有基因型改变的患者多为男性，临床表现出现的更早。

（3）ARVC/D 3型。常染色体显性遗传形式，影响14号染色体长臂。细胞遗传学表示为14q12-q22，基因符号为ARVC3或ARVD3，进行了多点连锁分析。在位点D14S252和D14S257之间的区域得到的最大Lod积分为4.7。

（4）ARVC/D 4型。在这些家系中，疾病似乎以受累位点上的3种DNA多态性标志而被传递，此受累位点定位在2号染色体长臂（2q32.1-q32.3）上，其中包括D2S152，D2S103和D2S389。基因符号为ARVC4或ARVD4。常染色体显性遗传形式。它在临床上以LV受累为特征。

（5）RVC/D 5型。受累位点定位在3号染色体，基因座位是3p21.3。ARVD5基因座位的3p23和3p25脱氧核糖核酸（DNA）单倍体型不同于BrS，为常染色体显性遗传形式。细胞遗传学表示为3p23。在重组率为0时使用D3S3613标志获得的两点Lod积分值为6.91。通过单倍体型分析，在标志D3S3610和D3S3659之间发现了9.3 cM的共享区域。基因符号为ARVC5或ARVD5。另一方面，在BrS，编码心脏钠通道的等位形式hH1，已经定位在3号染色体短臂p21-24位点。

此外，在不同类型的ARVC/D中，SCD的危险性可能有所不同。据报道，在加拿大的纽芬兰岛ARVD5在44%的受累男性中导致SCD，而女性病程呈良性，无SCD，这一点与BrS一致。

在ARVD5位点上引起ARVC/D的未知突变可导致高死亡率。使用遗传学单倍体型进行危险分层和ICD治疗能够改善男性的生存率。在高危组，50%的男性到39岁，女性到71岁时死亡：男性死亡的相对危险为5.1（95%可信区间为3～8.5）。男性ICD治疗后的5年死亡率为0，而对照组为28%（$P=0.009$）。ICD的放电原因在70%的患者是VT，30%的患者为240次/分以上的VT。但根据ICD的指征进行分析时，在放电率上无差别。

（6）ARVC/D 6型。受累位点定位在10号染色体的短臂（10p13-14），基因符号为ARVC6或ARVD6，为常染色体显性遗传形式。这一区域与酪氨酸磷酸酶样蛋白（PTPLA）所在区域重叠，后者在肌形成和心脏发生中起作用，调控心脏的发育和其他细胞事件。

（7）ARVC/D 7型。常染色体显性遗传形式，定位在10号染色体的长臂（10q22）上。基因符号为ARVC7或ARVD7。疾病可影响心肌和横纹肌。后一种情况下证实轻度受累的患者有躯干肌肉疾病，而中度受累的患者有四肢远端性肌肉疾病。在22例被研究病例中，10例肌电图显示为肌病征象。肌活检标本显示肌病改变，边缘空泡，以及结蛋白（desmin）、抗肌萎缩蛋白（dystrophin）和其他蛋白质的积聚。电镜揭示有颗粒细丝改变和肌原纤维的破坏。对于染色体10q上的标志位点D10S1752，通过候选区域的连锁分析显示最大两点LOD积分为2.76。在标志D10S605和D10S215之间的多点LOD积分值为3.06，提示与染色体10q22.3的连锁。这一区域可能具有ARVC/D的肌原纤维肌病的遗传缺陷。

心脏受累似乎不太常见。报道3例ARVC/D患者表现为非持续性室性心动过速（NS-VT）、心房扑动和主要影响RV的心室扩大。其中2例因房室阻滞和病窦综合征而植入起搏器。神经母细胞瘤凋亡相关的

RNA 结合蛋白(NAPOR,HGMW 认可的符号 CUGBP2)是一种新发现主要在凋亡期间被诱导的基因,提示其在凋亡期间发挥作用。作者已经发现它由位于染色体 10p13-p14 上的 Genethon 标志 D10S547 和 D10S223 之间的一个基因所编码。导致 ARVC/D 的一个基因最近已经被定位在这一区域。为检验人类 NAPOR 基因在 ARVD 发病机制中的可能作用,对其基因结构进行了研究,包括其外显子 - 内含子边界和推测的启动子序列区。这些研究提供了其选择性 mRNA 剪接的可能机制。已证明 NAPOR 转录体的 3 种异构体表达不同,其中 NAPOR-3 几乎是神经元特异性的,而其他两种形式被广泛表达。在发育期间 NAPOR 的表达也受到不同的调控。对 ARVD 家系的成员进行突变筛查,发现了 2 个 DNA 序列变异,位于 NAPOR 的编码区外显子上,但两者均不导致 ARVD。NAPOR 的功能还未知。不过目前对 NAPOR 基因的特征描述将有助于进一步的临床和功能研究。

(8)ARVC/D 8 型。常染色体显性遗传形式。定位在 6 号染色体的短臂(6p24)。基因符号为 ARVC8 或 ARVD8。该型无皮肤、毛发和指甲的改变。桥粒斑蛋白(DSP)上的 S299R 突变和第 7 外显子上的一个突变,改变了 N 末端与桥粒斑珠蛋白(γ 钙紧张素,γ-catenin)结合结构域的假定磷酸化位点。有趣的是这个突变并不像文献中所描述的那样为隐性遗传形式,它引起的心肌病表现为双心室扩大伴手掌脚底角皮病和羊毛发。DSP 的这些突变可产生不同的表型和不同的遗传形式。

Gerull 等在 120 例无关 ARVC/D 病例中,发现了 32 例 PKP2 的杂合突变。PKP2 是编码心脏桥粒的一种基本的犰狳重复蛋白 plakophilin-2。在两个 ARVC/D 家族的大多数 PKP2 突变携带者中,疾病不完全外显。

(9)桥粒斑蛋白显性突变。Norman 等描述了一个新的桥粒斑蛋白显性突变,它导致左侧 ARVC,表现为 LV 起源的心律失常、侧壁 T 波倒置和磁共振成像上晚期钆显像增强。桥粒斑蛋白羧基末端的截短和随后中间肌原纤维细丝结合的中断可能解释这种 LV 受累为主的表型。

先证者表现为 SCD 和 LV 心肌的纤维脂肪替代。基于修改版的 ARVC/D 诊断标准对该家系进行了评估。7 例患者有下壁和(或)侧壁的 T 波倒置,LV 扩大和室性心律失常,主要是 LV 起源的室性期前收缩(PVC)。3 例有持续性 VT(S-VT),7 例在信号平均心电图(SAECG)上有晚电位(LP)。

对 4 例患者的 MRI 显示 RV 的室壁运动异常和 LV 片状的晚期钆显像增强,提示纤维化的存在。连锁分析进一步证实与桥粒斑蛋白基因内标志 D6S2975 的共分离。只在患病个体发现桥粒斑蛋白基因的一个杂合单腺苷酸插入突变(2034insA)。Western 印迹分析证实是一个移码突变引入了一个提前终止的密码子,从而使桥粒斑蛋白的主杆和羧基末端被截去。

(10)纳克索斯病(Naxos disease)。最初在希腊纳克索斯岛发现的一种常染色体隐性遗传的 ARVC/D 变异体。外显率在 90% 以上(某些致病基因携带者不发病),包括编码桥粒斑珠蛋白(plakoglobin)的基因。该病是由桥粒斑珠蛋白(一种参与细胞黏着的蛋白)的缺失所致,基因位于 17 号染色体的长臂(17q21)。缝隙连接的重构发生于纳克索斯病早期,可能是由于机械连接和细胞骨架之间的异常联系所致。缝隙连接的重构可产生耦联缺陷,加上随后心肌病理变化的形成,可促成高度致心律失常基质的形成,增加 SCD 危险。在所有纳克索斯病患者的右心室和左心室,细胞间连接处连接蛋白 43(connexin43)的表达均减少。电镜显示使心肌细胞相互连接的缝隙连接较小,数目也较少。突变的桥粒斑珠蛋白有表达,但不能正常定位在细胞间的连接处。闰盘处 N - 钙黏蛋白(N-cadherin),α - 和 β - 连环蛋白(catenins),斑菲素蛋白 - 2(plakophilin-2),桥粒斑蛋白 - 1(desmoplakin-1)及桥粒芯胶蛋白 - 2(desmocollin-2)的定位似乎正常。

纳克索斯病也被称为 ARVC/ARVD、非表皮松解性手掌脚底角化病和羊毛发三联征。纳克索斯病的征象比常染色体显性 ARVC/D 更严重。

(11)常染色体隐性遗传形式。具有羊毛发,天疱疮样皮肤病和 6 号染色体桥粒斑蛋白基因的突变。有作者发现桥粒斑蛋白基因的第 24 外显子的纯合错义突变,导致蛋白质的 C 末端第 2375 位甘氨酸被精氨酸替换(G2375R),此处是和中间肌原纤维细丝的结合部位。在无皮肤和毛发病变的家系中,12 例成员中有 8 例为此突变的杂合子。其余 4 例和同一种族的 90 例正常对照均为正常等位基因的纯合子。

ARVC/D 1 至 8 型为常染色体显性遗传,而纳克索斯病和桥粒斑蛋白为隐性遗传。遗传学异常已经定位于 1,2,3,6,10,14 和 17 号染色体,表明是多基因疾病。在美国的一般人群中 ARVC/D 的发生率大约为万分之一。它在年轻人所有 SCD 中所占的比例达 17%。在意大利的发生率为 40/10 000,使其成为年轻人

SCD 最常见的病因。

最近，Dalal D. 等在 58 个 ARVC 患者检查 PKP2 基因时发现，其中的 25 人（43%）携带有 PKP2 上的 13 个不同突变。某些位点的突变出现在不止一个相互无关联的患者，可能是突变的热点。同时发现，有基因突变者较无突变者首诊时间早（28 岁 ±11 岁对 36 岁 ±16 岁）、累积无症状生存的中值年龄低（32 岁对 42 岁）、累积无心律失常生存的中值年龄低（34 岁对 46 岁）。电生理学研究诱发室性心律失常、右室疾病的弥散程度、先前有无自发 VT 等只是无 PKP2 基因突变者安装 ICD 的预测因子。该研究提示 PKP2 基因可能是 ARVD/C 的主要致病基因。

（李翠兰　胡大一）

参考文献

[1] Maron BJ. Hypertrophic cardiomyopathy. A systematic review. JAMA, 2002, 287(10): 1308 ~ 1320.

[2] Elliott PM, Poloniecki J, Dickie S, et al. Sudden death in hypertrophic cardiomyopathy: identification of high risk patients. J Am Coll Cardiol, 2000, 36(7): 2212.

[3] Spirito P, Bellone P, Harris KM, et al. Magnitude of left ventricular hypertrophy and risk of sudden death in hypertrophic cardiomyopathy. N Engl J Med, 2000, 342(24): 1778.

[4] 潘晓娟. 159 例扩张型心肌病心律失常分析. 华西医学, 2001, 16(2): 207.

[5] 郑三晖，王美如，张文篪. 96 例扩张型心肌病的心律失常分析，实用心电学杂志，2004, 131(3): 184.

[6] Azuma A, Matsuo A, Nakamura T, et al. Improved survival of idiopathic dilated cardiomyopathy in the 1990s. Jpn Circ J, 1999, 63: 333.

[7] 浦介麟. 致心律失常性右室心肌病研究进展. 中国分子心脏病学杂志，2006, 6(2): 65.

[8] Dalal D, Molin LH, Piccini J, et al. Clinical Features of Arrhythmogenic Right Ventricular Dysplasia/Cardiomyopathy Associated With Mutations in Plakophilin-2. Circulation, 2006, 113: 1641 ~ 1649.

[9] Marcus F and Towbin JA. The Mystery of Arrhythmogenic Right Ventricular Dysplasia/ Cardiomyopathy. From Observation to Mechanistic Explanation. Circulation. 2006, 114: 1794 ~ 1795.

[10] Kirchhof P, MD, Fabritz L, Zwiener M, et al. Age- and Training-Dependent Development of Arrhythmogenic Right Ventricular Cardiomyopathy in Heterozygous Plakoglobin-Deficient Mice. Circulation, 2006, 114: 1799 ~ 1806.

第二十七章　原发性心电疾病

遗传性室性心律失常也称作遗传性心律失常综合征，按照病变累及的范围可分为两大类：原发性心电疾病与致心律失常性心肌病。原发性心电疾病指无器质性心脏病的一类以心电紊乱为主要特征的疾病，包括长 Q-T 间期综合征（LQTS）、Brugada 综合征（BrS）、特发性室颤（IVF）、儿茶酚胺敏感的多形性室速（CPVT）、孤立性房颤（IAF），可能还包括遗传性心脏阻滞、不可预测的夜间猝死综合征、婴儿猝死综合征、短 Q-T 间期综合征等。致心律失常性心肌病则是心肌病伴发室速，包括致心律失常性右室心肌病（ARVC）、扩张型心肌病（DCM）、肥厚型心肌病（HCM）。近十多年来，分子遗传学、基因技术的发展与心脏病学的结合使这些疾病的分子致病机制得以阐明。多数原发性心电疾病是由编码各主要离子通道亚单位的基因突变引起的，因此这类病也称为“离子通道病”。相反，在致心律失常性心肌病中发现的致病基因主要影响肌纤维膜和细胞骨架蛋白。

按照致病基因的种类及其功能，目前引起心律失常的基因又可分为：①离子通道基因，如钾离子通道基因（KVLQT1、HERG、minK、MiRP1、KCNJ2）、钠离子通道基因（SCN5A）、钙离子通道基因（RyR2、CAQS2，Cav1.2）、起搏电流（If）通道基因（HCN4）等；②胞浆通道相互作用蛋白基因（如与 Kv 通道亚单位相互作用蛋白，Kv-channel-interacting protein，KCh IP2，作为 Kv 通道的 β 亚单位起作用）；③细胞骨架蛋白基因（锚蛋白 B）；④缝隙连接蛋白基因（CX40 及 CX43）；⑤转录因子基因（HF21b，Nkx2.5 及 Tbx5）；⑥cAMP 激活的蛋白激酶 γ2 亚单位基因（PRKAG2）。为了临床医生理解的方便，以下将按照疾病的名称分类，简述一些主要遗传性心律失常的发病机理和治疗现状。

第一节　长 Q-T 间期综合征

长 Q-T 间期综合征（LQTS）是第一个被发现的离子通道病，指具有心电图上 Q-T 间期延长，T 波异常，易产生室性心律失常，尤其是尖端扭转性室速（TdP），晕厥和猝死的一组综合征。按病因可分为获得性和遗传性两种类型。获得性 LQTS 通常与心肌局部缺血，心动过缓，电解质异常和应用某些药物有关。遗传性 LQTS 又有两种形式：Romano-Ward 综合征（RWS）和 Jervell and Lange-Nielsen（JLN）综合征。RWS 患者只有 ECG 上 Q-T 间期延长。临床表现可能还包括晕厥、猝死、癫痫等表现。偶尔还发生非心脏性异常。RWS 最常见，多数 RWS 呈常染色体显性遗传，后代患病的概率为 50%。JLN 综合征相对少见，为常染色体隐性遗传。其临床表现除与 RWS 患者一样的症状外，还有神经性耳聋。JLN 综合征患者 Q-T 间期比 RWS 患者要长，发生晕厥和猝死等恶性事件的概率也高。

一、遗传性 LQTS 的分子生物学

从 20 世纪 90 年代初开始，一系列里程碑式的研究奠定了遗传性 LQTS 的分子遗传学基础。RWS 至今

已有 8 个基因亚型，分别是 KCNQ1（LQT1）、KCNH2（LQT2）、SCN5A（LQT3）、Ankyrin-B（LQT4）、KCNE1（LQT5）、KCNE2（LQT6）、KCNJ2（LQT7）、Cav 1.2（LQT8）（表 27-1）。但最近来自美国的张莉博士认为，LQT4 和 LQT7 实际上不应该包括在 LQTS 里，因为这两型的特点是 U 波的异常，而非 T 波异常。这两个亚型应该称作长 Q-U 综合征更合适。

表 27-1 长 Q-T 综合征的分子遗传学

遗传方式	亚型	染色体位置	基因	影响蛋白质	影响电流	基因特异治疗	已发现的突变数
常染色体显性	LQT1	11p15.5	KvLQT1(KCNQ1)	I_{ks} α 亚单位	I_{ks} ↓	钾通道开放剂	238
	LQT2	7q35-36	HERG	I_{kr} α 亚单位	I_{kr} ↓	↑K^+浓度	275
	LQT3	3p21-24	SCN5A	I_{Na}	I_{Na} ↑	Na^+通道阻断剂	68
	LQT4	4q25-27	Ankyrin-B	肌浆网 IP3R	I_{Ca}	Ca^{2+}通道阻断剂	5
	LQT5	21q22.1-22.2	minK(KCNE1)	I_{ks} β 亚单位	I_{ks} ↓	钾通道开放剂	27
	LQT6	21q22.1-22.2	MiRP1(KCNE2)	I_{kr} β 亚单位	I_{kr} ↓	↑K^+浓度	9
	LQT7	17q23	KCNJ2	PIP2 结合区（2 磷酸磷脂酰肌醇）	I_{k1}（Kir2.1）	钾通道开放剂	27
	LQT8	12p13.3	Cav 1.2	CACNA1C	I_{Ca}	钙拮抗剂	2
	LQT9	未知	未知	未知	未知	未知	
常染色体隐性	JLN1	11p15.5	KvLQT1(KCNQ1)	I_{ks} α 亚单位	I_{ks} ↓	K^+通道开放剂	
	JLN2	21q22.1-22.2	minK(KCNE1)	I_{kr} β 亚单位	I_{kr} ↓	K^+通道开放剂	
	JLN3	未知	未知	未知	未知	未知	

注：I_{ks}，缓慢激活延迟整流钾电流；I_{kr}，快速激活延迟整流钾电流；I_{Na}，钠电流；I_{Ca2+}，L 型钙电流

通常 RWS 为常染色体显性遗传，父母只要有一方携带异常基因既可传给后代。JLN 为常染色体隐性遗传，父母双方必须都携带有异常突变才会使子女受累。一般 JLN 患者症状更严重，猝死的概率也更高。也有报道偶发病例由新发（de novo）基因突变导致 Q-T 间期延长，即只有先证者携带突变，父母双方基因均正常。

1. 与 RWS 有关的基因 1991 年，Keating 等用基因组连锁分析法在犹他州的一个大家系中发现了与 LQTS 相关的第一个基因，位于 11p15.5 的 Hravey-ras 位点。Keating 等很快又报道了其他 7 个家系也与 Hravey-ras 位点有关。Towbin 等在 23 个家系中进行的研究中，肯定了这些家系中 65% 与 Hravey-ras 位点有关。但是有些研究排除了 Hras 是 LQTS 的致病基因，于是就有了遗传异质性的报道。到目前为止，已阐明 LQTS 的 8 个致病基因共有 600 多个突变位点。目前仍有几个常染色体显性遗传的 LQTS 家系与已知的基因都无关，提示仍有其他基因存在。基因突变的类型包括错义突变、移码突变、无义突变、缺失/插入突变、剪接位点突变等。

（1）LQT1——心肌钾通道基因 KVLQT1（KCNQ1）。KCNQ1 基因定位于第 11 号染色体 11p15.5，编码电压门控钾通道（Kv）Iks 的 α 亚单位，由 676 个氨基酸组成。基因全长大约有 400kb，由 17 个外显子组成，外显子编码区共有 2 028 个 bp，编码 676 个氨基酸。外显子的大小范围从 47bp（外显子 14）到 1 122bp（外显子 16）不等。所有内含子序列在受体剪接区（acceptor splice site）有不变的 AG 序列、供体剪接区（donor splice site）有不变的 GT 序列。通道蛋白有 6 个跨膜片段（S1 ~ S6）、Shaker 样模序和单一孔道结构（孔区）。S_4 是其电压感受装置，能够感受膜电位的变化，调节孔道的开放和关闭。孔区的结构高度保守，序列均为 TXXTXGYG，它决定了通道对钾离子的高度选择性。其 N 末端和 C 末端存在磷酸化位点，与信号分子形成大分子信号复合体。KCNQ1 和 KCNE 家族蛋白相互作用，装配形成有功能的钾通道。内质网及高尔基体转运系统和细胞骨架蛋白参与其装配过程的精细调控。

I_{Ks}为缓慢激活延迟整流钾电流，不被 E-4031、dofetilide 及已知的能阻断复极 3 相 I_{Kr}（快速激活延迟整流钾电流）的药物所阻断，而对 clofilium 和乙胺碘肤酮敏感。I_{Ks}是 3 相复极电流，I_{Ks}、I_{Kr}共同在平台期与钙离子电流抗衡形成复极电流。Ⅰ类抗心律失常药物阻断 I_{Ks}者可以引起尖端扭转型室速。用 Northern blot 和原位杂交的方法发现 KvLQT1 在心脏、胰脏、前列腺、肾脏、小肠、外周血白细胞中高度表达；在胎盘、肺脏、脾脏、结肠、胸腺、睾丸、子宫中表达较少；但在骨骼肌、肝脏、脑中不表达。其中在心脏的表达水平最高。原位

杂交结果表明,KCNQ1 在鼠内耳纹状血管中也有表达。这对于理解 JLNS 的耳聋尤为重要。

1996 年,Wang 等用原位克隆的方法证实了 11 号染色体上与 LQTS 有关的基因位于 11p15.5,命名为 KVLQT1(后被命名为 KCNQ1)。它既是 RWS 的病因,也是 JLNS 的病因。同时可能还和 Beckwith-Wiedemann 综合征有关。Wang 等首先在 16 个 LQTS 家系中发现了 11 种不同的 KvLQT1 突变(1 个 3bp 的缺失和 10 个错义突变)。在 KvLQT1 的 212 位置(现在根据已知的全部基因组序列重新计算的位置是 341)上,该位点被认为是突变的"热点",丙氨酸常被缬氨酸或谷氨酸所替代。迄今为止,已发现 238 个 KvLQT1 突变,从而被认为是 RWS 较常见的基因型,占 LQTS 基因型的 37%。突变的类型有错义突变,无义突变,缺失/插入突变,移码突变和剪接突变等。这些突变引起氨基酸替换或蛋白质合成中某些氨基酸的终止。

关于基因变异的致病机制,目前的研究发现,正常和突变 KvLQT1 亚单位的组合可形成异常 IKs 通道,KvLQT1 突变是通过一种负显性机制(dominant-negative)或功能丧失机制(loss-of-function)发挥作用的。负显性是指 KvLQT1 突变型通过一种"毒性"作用干预正常野生型的功能使电流密度降低,而电流的其他动力特征没有大的改变。功能丧失是指只有突变型失去活性。无论上述那种机制都导致 IKs 电流减小,心肌复极时间延长,发生心律失常的危险性增加。不同的基因突变类型导致 IKs 通道功能异常的程度可不同。

C－末端结构区的错义突变可能出现顿挫表型。最近,有文献报道 RWS 呈常染色体隐性遗传,患者携带纯合的 KvLQT1 突变。像 JLNS 一样,其父母都有 KvLQT1 的杂合突变,听力正常。所以,并不是所有的 KvLQT1 突变都有明显的临床表现或者说外显率是可变的。

(2)LQT2——心肌钾通道基因 HERG。心脏钾通道基因 HERG(亦称 KCNH2)基因编码为一个具有 6 个跨膜结构域的心脏 K^+ 通道的 α 亚基。HERG 基因全长 55kb,有 16 个外显子,外显子大小从 100bp(11 号外显子)到 553bp(15 号外显子)。HERG 编码蛋白有 1 159 个氨基酸,包括细胞内的 N－端和 C－端,具有 6 个跨膜片段(S_1～S_6),S_5、S_6 间可形成孔道(选择性滤过关键部位);HERG 的 N－端功能上与通道的失活有关。X 光衍射晶体分析法最近表明,N 端结构与 PAS 调节区有关。IKr 通道可能由 4 个 HERG 亚基(HERG 编码的亚基)形成复合体组装而成。HERG(human"ether-a-go-go"related gene)最初是由 Warmkey 和 Ganetzky 等(1994)在人海马 cDNA 库克隆发现,后来的 Northern 杂交分析表明,其在心脏表达更为强烈,其表达产物的特征与心肌 IKr 非常相似。HERG 编码 IKr 通道的主要亚基——α 亚基,该亚基含 1 159 个氨基酸,其他基因编码的蛋白质可能作为附属亚基以调节 I_{Kr}通道的动力学及药理学特征。如最近 Abbott 等研究发现,minK 相关蛋白家族成员 MiRP1 和 HERG 的共同表达可诱导一 K^+电 流,其动力学特征较单独的 HERG 通道离子流更类似于 I_{Kr}。

I_{Kr}(HERG)通道的动力学特征。在心脏,I_{Kr}主要调节动作电位平台期及 3 相复极过程。3 相复极时,I_{Kr}幅度增加,－30mV 达到峰值;动作电位开始完全复极化时(膜电位趋向 Ek),I_{Kr}则迅速衰减;到静息电位时,净外向 I_{Kr}流减小为零。近年来,I_{Kr}的一些动力学特征陆续得到了阐释,如 I_{Kr}的内向整流及快速失活等。1987 年 Shibasaki 首次提出 I_{Kr}的内向整流来源于其快速的电压门控失活(比激活更为迅速),通道的开放时间非常短暂,而关闭的时间则相对较长。I_{Kr}的失活是通道的自发过程,并不像 I_{K1}(内向整流钾通道)那样,失活整流来源于 Mg^{2+},Ca^{2+},polyamine 或其他可溶性胞内分子的阻滞(Spector 等,1996),但 I_{Kr}的失活易受 Cs^{2+},四乙基胺(TEA)等物质的影响(Smith 等,1996)。

离子通道病基因库中已发现的 HERG 突变有 275 个,占已发现各型突变总数的 42%,是 LQTS 的最常见致病基因。包括错义突变、无义突变、码内插入或缺失突变、移码突变、剪接突变等。LQT2 是由于 HERG 突变降低了心肌复极外向电流 I_{Kr},使心室肌复极延迟,Q-Tc 延长。I_{HERG}的大小取决于插入到细胞膜上有功能的通道数目(N)、通道的开放概率(Po)、单位电导(i)。野生型通道蛋白在细胞核中转录;内质网(ER)中合成,并在此进行核心糖基化、折叠、组装后运输到高尔基体中再进行糖基化和分类,经芽出到达细胞膜插入到膜上。LQT2 可能通过改变门控特性(▽Po)、改变单位通道电导(▽i)、降低插入到细胞膜上的通道数目(↓N)或所有这些因素的组合而降低 I_{HERG}。

每种突变引起通道电流异常的机制也各有不同。从电生理学的角度来讲,可由于通道空间结构改变、门控特性的改变、离子通透性或选择性的改变导致电流的降低或缺如。从分子病理的角度来讲,可由于通道蛋白的合成、组装、转运等任何环节的异常而引起通道蛋白的异常。从突变蛋白与野生型蛋白之间的关系角度讲,可以是二者能够组装在一起并转运到膜上表达,但通道特性有所改变;也可以是二者能组装在一起但转运障碍,此时可表现为负显性(dominant negative);还可以是突变蛋白折叠错误被细胞控制系统识别过早降解,从而不能与野生型蛋白组装,此时可表现为单倍体不足(haploinsufficiency)。结合其他文献报道,纵观这些突变已进行或部分进行过电生理学研究的有 53 个(http://pc4. fsm. it:81/cardmoc/),其中门控特性改变的有 10 个(F29L、N33T、G53R、R56Q、C66G、H70R、A78P、R534C、L552S、T474I),明确表明呈负显性机制的有 12 个(I31S、N470D、A561P、A561T、A561V、L564P、D609G、G628S、N629K、F637K、F640V、R1014X)、单倍体不足的有 5 个(K28E、T65P、I500-F508del、S706C、S818L),还有 4 个突变(R328C、P347S、T436M、R922W)经电生理学证明电流无明显改变,可能是少见多态(polymorphism)。

使 HERG 突变通道功能改变的原因如此之多,但以胞内蛋白转运障碍导致通道蛋白不能到达膜表面的机制最受关注。Anderson 等通过对 34 个突变的系统研究,认为Ⅱ类机制即转运障碍是多数 LQT2 突变导致 HERG 电流降低的主要原因。Zhou 研究组发现,Q725X 突变蛋白不能组装,所以无法在膜上表达,结果是完全无电流;而 R1014X 突变蛋白本身可以组装形成四聚体在膜上表达,结果是 I_{HERG}电流的显著减少。与野生型(WT)共转染的研究证实,Q725X 不能和 WT 进行组装,所以对 WT 不造成负显性影响;而 R1014X 可与 WT 形成异源四聚体,导致负显性效应。在蛋白转运障碍中起作用的因素有甘露糖修饰、多元普遍蛋白化作用、去糖基化作用等。最近该研究组又发现异常折叠的 N470D 突变可通过和钙连接蛋白(calnexin,内质网中一种磷酸化的钙结合蛋白)的结合时间延长而使突变蛋白滞留在内质网中,E-4031 可能通过恢复蛋白的正常折叠而增加其在膜上的表达而纠正通道电流的异常。

目前发现所有药物的致 TdP 和 Q-T 间期延长作用都和 HERG 通道阻滞有关,因此 HERG 通道可以作为新药开发筛选过程中的早期检查目标,尽可能早地评估其致心律失常的危险。具体评价的模型有计算机模型(in silico)、离体模型(in vitro)、在体动物实验(in vivo)和临床试验四个水平。国外新药开发首先检测 HERG 阻滞作用已成为常规,通常在表达 HERG 的异源表达系统即可检测药物是否有阻滞 I_{HERG}作用;但国内的药物开发机构大多还没有充分意识到这一点。

(3)LQT3。Jiang 和 Wang 等用候选基因定位法确定了 LQT3 的致病基因是 SCN5A,位于 3p21-24,是编码钠通道的基因。钠通道的编码基因是 SCN5A。SCN5A 基因位于染色体 3p21,有 28 个外显子,编码 2 016 个氨基酸(AA)。钠通道由 4 个同源区(亦称结构域,DI-DIV)组成,每个同源区又由 6 个跨膜片段 S_1 ~ S_6 构成。同源区之间的连接和通道蛋白的 N 末端及 C 末端都位于细胞质一侧。4 个同源区沿离子通过的中心孔区折叠,每个同源区的 S_5 与 S_6 跨膜片段连接称为 P 环(或 P 片段),P 环沿中心孔区出口排列。

P 环序列在不同物种、不同器官间表现为高度保守性,它决定了通道的选择性和传导性。4 个 P 环中的每一个都有其独特的一级结构和相对于通透途径上不同的定位,尤其是Ⅲ和Ⅳ区的 P 环对 Na^+ 的选择性起重要作用。另外,P 环是一种弹性结构,该结构可加强选择性离子转运。Ⅰ区的 P 环残基与器官特异性的毒性结合位点有关,心脏 373 位置上的半胱氨酸与其 TTX 抗性有关,而骨骼肌和神经细胞该位置上芳香族残基(酪氨酸或苯丙氨酸)的存在使这些细胞对 TTX 敏感。若用半胱氨酸替代骨骼肌上的酪氨酸将明显降低这些细胞对 TTX 的敏感性,而用其他的 AA 替代对毒物的敏感性影响很小。钠通道Ⅰ区 P 环的二级结构为 β 发卡结构。

在 Lipkind-Fozzard 模型中,当把毒物移去后发现,与毒物结合的地方由一个漏斗样结构组成,其深达12Å,最宽处的达 12Å,但窄窄的出口只有 3×5Å。这个窄出口被来自Ⅰ到Ⅳ区的天冬氨酸、谷氨酸、赖氨酸和丙氨酸残基所环绕,形成选择性透过区。Lipkind 和 Fozzard 在探讨 Na^+ 和这些推测孔结构的关系时认为,Na^+ 和Ⅰ区/Ⅱ区羧基端的天冬氨酸、谷氨酸、赖氨酸结合的能量为 100kcal/mol,这个能量足够 Na^+ 通过孔区时脱去一个水分子。在 Ca 通道中 4 个谷氨酸的羧基侧链占据了相应位置。如果选择性透过区的赖氨酸和丙氨酸残基突变成谷氨酸可使 Na^+ 通道变成 Ca^{2+} 选择性通道。这个实验很重要,因为它提示钠通道的 Na^+ 、Ca^{2+} 选择性是由通道本身的结构决定的,而不是由像心房促钠排泄肽或 β - 肾上腺能激动剂这样的激素引起的。

Na^+ 通道随着去极化和复极化过程在不同的构像状态间转化。每区 S_4 的功能就像电压感受器,负责门的激活。S_4 片段上每隔 3 个 AA 就有 1 个荷正电的残基(精氨酸或赖氨酸),它带来了去极化过程中 S_4 片段的移动，导致通道孔区的开放。而且 S_4 的这个特点在 Na^+、Ca^{2+} 和 K^+ 通道中都是保守的，推测它作为电压感受器对膜电位的变化作出反应。推测 S_4 片段的二级结构是 α 螺旋。当膜去极化时它向外旋转，S_4 的这种外向移动随后传递给 $S_5 \sim S_6$ 环，后者形成选择性透过。失活过程至少包括两个动态成分，一个具有快恢复时间常数的早期快成分（快失活），和一个具有慢恢复时间常数的慢成分（慢失活）。快失活至少部分地是由Ⅲ和Ⅳ区之间的胞质连接介导的。该连接可形象地比作一个带铰链的盖子，这个盖子将孔区周围的一些受体位点遮蔽，因此孔区闭塞；一旦门激活，这些“盖子”上的残基就和受体位点相互作用，使受体处于可工作状态。Ⅲ和Ⅳ区的 $S_4 \sim S_5$ 连接以及Ⅳ区 S_6 片段的 C 端可能形成部分受体。慢失活的决定结构目前还知道不多，不过最有可能位于 P 环内。

利用丙氨酸扫描技术已证明Ⅳ区/S_6 是钠通道阻断剂的活动位点。心脏钠通道相应区域的突变证实了在局麻类抗心律失常药物与Ⅳ区/S_6 位点结合的重要性。并且，这些突变也可以改变通道的门控特性，从而降低药物对它的亲和力。也有证据显示，在心脏抗 TTX 中起重要作用的 DI/$S_5 \sim S_6$ 上的半胱氨酸残基可能为钠通道阻断剂提供心脏选择性结合位点。

最先发现的突变是 9 个氨基酸的基因内缺失，位于在通道灭活时起主要作用的区域内。目前为止，已发现该基因上的各类突变 68 个。与 KvLQT1 和 HERG 突变的作用机制不同，SCN5A 通过“功能放大”（gain of function）的机制发挥作用，即 SCN5A 突变引起较小但持续不灭活的内向电流，该电流对慢心律和河豚毒敏感。这种持续的内向钠电流扰乱了平台期的内外离子流之间的平衡，并因此延长了动作电位时程。

ΔKPQ、N1325S 和 R1644H 突变通道的异源表达证实，这些通道的大电流衰减速率与野生型通道相当，但由于去极化刺激晚期通道重新开放而显示有一个小的持续内向电流存在。这种延迟开放的行为在 ΔKPQ 突变中更广泛。ΔKPQ 突变位于通道的失活门内（Ⅲ和Ⅳ区的连接涉及快失活），而 N1325S 和 R1644H 突变则位于细胞内表面组成失活门对接点的位置上。因此，这些通道活动异常的可能分子机制就是突变改变了失活门与其对接位点的结合能力。R1623Q 突变位于Ⅳ区 S_4 片段，由于通道从开放态向失活态的转化速率减慢引起一个持续内向电流以及大电流衰减速率的明显减慢。这种效应与 DIV 区 S_4 在失活 - 激活耦联中的作用是一致的。对利多卡因阻断 R1623Q 突变通道的研究表明，利多卡因使这些通道更经常地直接从关闭态转化为失活态（关闭状态失活）；而对△KPQ 突变通道，利多卡因通过同样的机制使其进入失活态，从而减少它的再次开放和持续开放。

来自模拟 LQT3 的实验模型以及有限的临床数据提示，Na^+ 通道阻断剂，如利多卡因和它的类似物美西律对治疗与持续内向 Na^+ 电流缺陷有关的病人都有效果。在哺乳细胞表达系统中，低浓度的ⅠB 类抗心律失常药物在对 Na^+ 峰值电流改变很小的情况下就能够优先阻断延迟开放的 ΔKPQ、R1644H 和 N1325S 突变通道。这提示在不影响心脏兴奋传导的前提下，有可能对这些突变携带者的长 Q-T 间期进行药物纠正。在 AP-A（一种毒素）模拟 LQT3 豚鼠心室肌细胞模型中，动作电位（AP）延长可被美西律缩短。而在动脉灌注楔形心肌条和犬左室内膜、外膜和中层（M）细胞经 ATX-Ⅱ引起 LQT3 模型后，美西律可缩短延长的 Q-T 间期，降低复极的跨壁离散度，预防 TdP 发作。这是由于该药物能优先缩短 M 细胞的动作电位时程（APD），抑制这些细胞早期后除极（EAD）的发生。

（4）LQT4。LQT4 于 1995 年在法国一个 65 个家庭成员的家系中发现，位于 4q22-25。基因表型为持续性长 Q-T 伴窦缓、心房颤动和 T 波异常。2003 年 Mohler 等追踪报道了该家系中另外 8 个新出生的成员，其中 4 例携带 LQT4 单倍体，在宫内均有窦房结功能异常。并对该家系位于 4q252q27 的 ANK2 基因测序，发现了 LQT4 患者第 36 外显子第 4274 位核酸发生 A→G 突变，导致第 1425 位氨基酸密码子发生改变，即谷氨酸→甘氨酸（E1425G）。这是 LQTS 第一个非编码离子通道基因的突变。

ANK2 是编码锚蛋白 - B（ankyrin-B）的基因。ankyrin-B 的功能是在心肌细胞横管和肌质网中将 Na^+/Ca^{2+} 交换器、Na^+/K^+-ATP 酶和三磷酸肌醇受体（IP3）有机地组合在一起，维持心肌细胞正常的收缩功能和 Ca^{2+} 信号转导功能。2004 年，Mohler 等通过 SSCP /dHPLC 和 DNA 测序分析在多种心律失常患者中发现了 5 个 ankyrin-B 突变，4 个位于 ankyrin-B C 末端的调节域。1 个位于 ankyrin-B 膜收缩蛋白连接域，即 E1425G 杂合突变。所有突变均导致 ankyrin-B 功能丧失，使 Ca^{2+} 重吸收动力学和位置发生异常改变；Na^+/Ca^{2+} 交换器、心肌细胞 Na^+/K^+-ATP 酶和 IP3 表达异常。他们应用定点诱变、转染小鼠新生心肌细胞、免疫定位、芯片等方法评价突变 ankyrin-B 的功能改变。通过比较野生型大鼠心肌细胞与突变心肌细胞，发现杂合突变的新生心肌细胞收缩频率和 Ca^{2+} 通道动力学异常；ankyrin-$B^{+/-}$ 心肌细胞显示 IP3 受体、Na^+/K^+-ATP 酶和 Na^+/Ca^{2+} 交换器的表达和位置发生了改变。相反，ankyrin-$B^{+/-}$ 心肌细胞内质网和肌浆网蛋白表达和位置（SERCA2、钙网蛋白、肌集钙蛋白、理阿诺碱受体 2）、质膜 Ca^{2+} 通道（DHPR、PMCA2）、离子通道和相关亚单位（Nav1. 5、Nav1. 6、KCNQ1、MinK、Kir1. 2、Kir2. 3 和 ERG1）、结构蛋白（辅肌动蛋白、抗肌萎缩蛋白）和连接蛋白 43 均正常。转染正常 ankyrin-B 后 ankyrin-$B^{+/-}$ 异常的功能可以恢复。

ankyrin-B 在心脏多种细胞均有表达，例如心房、心室及心脏浦肯野纤维。因此，导致 ankyrin-B 功能丧失的突变可能导致心脏传导、心房律、心室律、窦房结和房室结多种功能的异常。另外，ankyrin-B 在多种器官的多种细胞均有表达，包括胰腺 β 细胞、神经系统、视网膜，因此，人类 ankyrin-B 突变可能是引起除心律失常外，尚有其他组织器官功能异常的综合征。位于 ankyrin-B 功能域的 4 种不同突变，远离膜连接部位，导致 Na^+/K^+-ATP 酶、Na^+/Ca^{2+} 交换器和 IP3 受体同样水平的表达异常和位置改变。因此，ankyrin-B 的作用不是独立的，而是膜连接域和调节域通过分子间的相互作用或者连接其他蛋白共同作用。调节域的一个关键作用是限制膜连接域的相互作用。

ankyrin 调节域可以控制膜和膜收缩蛋白连接域 N－末端的活性。因此，这些突变可以影响调节域和膜连接域之间分子间的相互作用或相互结合。其中一个突变（R1788W）直接导致 ankyrin-B 和 Hsp40 /Hdj1 分子之间相互作用的丧失。R1788W 位于亲水和疏水基 α－螺旋结构的表面，它是 ankyrin-B 发挥功能和与 Hsp40 /Hdj1 结合的重要结构。实验发现，在心肌细胞裂解物中 Hsp40 /Hdj1 与 ankyrin-B 结合，而不与 ankyrin-B R1788W 结合，因此，R1788W 突变导致 ankyrin-B 不能与 Hsp40 /Hdj1 结合，提示 ankyrin-B-Hsp40 /Hdj1 相互作用障碍可以导致人类心脏功能异常。

（5）LQT5——心肌钾通道基因 minK（KCNE1）。minK 基因首次由 Takumi 等从鼠肾脏 cDNA 库中克隆出来，定位在 21q22. 1-22. 2，已发现 27 个突变。minK 基因有 3 个外显子，2 个内含子位于 5'-UTR，内含子的供体和受体剪接位点均有 GT 和 AG。克隆的 cDNA 编码一个含 130 个氨基酸的短链蛋白，该蛋白只有一个跨膜片段。它刚被发现时同其他任何克隆的通道都没有序列或结构的同源性，但现在认识到它也是通道蛋白质家族的一个成员。它与爪蟾卵细胞中表达的 KvLQT1 组合可以引起缓慢激活电压依赖性的钾电流 I_{Ks}。D76N 和 S74L 错义突变通过改变激活曲线的电压依赖性和加速通道的失活来减小 I_{Ks}。有研究表明，D76N 和 S74L 突变能降低单个通道的电流，减小通道开放的可能性。突变引起心肌复极的延迟，从而增加了发生心律失常的危险。minK 除了与 KvLQT1 组合外，还与 HERG 组合。因此，minK 会产生 LQT1 和 LQT2 的表现型，因为 minK 突变与 I_{Ks} 和 I_{Kr} 通道均有关。单独的 minK 基因突变预期也能引起 LQTS。

（6）LQT6——心肌钾通道基因 MiRP1（KCNE2）。MiRP1 称做 minK 基因相关肽或 KCNE2，由 Abbott 等克隆和定位为新的钾通道基因。染色体定位研究将这个基因定位于 21q22. 1，已发现 9 个突变。

MiRP1 是含 123 个氨基酸的通道蛋白，推测只有一个跨膜片段，类似于 minK 基因。在 79kb 的 KCNE1 内部反向排列，这两个基因的可译框架有 34% 相同，两者都包含在一个外显子里，提示它们通过基因重复和趋异进化相关联。这个小小的膜整合亚单位与 HERG 的结合可改变后者的功能，产生完整的 I_{Kr} 电流。其功能受钾离子的调节，Ⅲ类抗心律失常药 E-4031 对其有明显的双向抑制作用。生物物理学分析结果表明，突变使通道开放缓慢，关闭迅速，从而降低钾电流。MiRP1 突变可导致获得性 TdP 和 VF 发作，而这些突变正常情况下一般不引起典型的 LQTS。HERG 和 MiRP1 的共同表达似乎能调节 I_{Kr} 的药物敏感性。

（7）LQT7——Andersen 综合征（ATS）。已发现 KCNJ2（Kir2. 1）上的 27 个突变与该病有关。但该病除心律失常外，许多患者同时有面部畸形，如眼间距过宽、小下颚、并指、手指弯曲变形、唇裂、脊柱侧凸、周期性麻痹等，甚至有些患者还有心脏本身的结构病变，如二叶式主动脉瓣伴或不伴主动脉缩窄或肺动脉瓣狭窄。鉴于这些原因，有些学者倾向于将该病放入心脏结构异常的心律失常中。

P. Laster 等首先报道 ATS 综合征是一种新的离子通道病，是因编码钾离子通道的基因突变而产生钾离子通道病，以周期性麻痹、心律失常和骨结构发育不良为主要特征。骨结构发育不良包括矮小身材、脊柱侧突、指（趾）弯曲、眼距过宽、小或大耳伴有耳位低下或倾斜、小颌和宽额。ATS 的发生特点既可以是常染色体显性遗传，也可以是个别散发。在 ATS 家族中，其典型的三个临床特征的表现具有高度变异性：一些个体可表现出所有症状,而其他个体则只表现出1种或2种主要症状。等位基因的异常表达,遗传背景或环境因素的不同可以解释这一基因多态性现象,正由于ATS在表型上的变异,可能一些ATS患者被诊断为LQT综合征或是周期性麻痹。

KCNJ 2(Kir2.1)基因异常可引起ATS。Kir基因家族的变异发生在高度保守的氨基酸残基上,其基因突变的形式包括缺失、错义和新生突变,遍布整个通道蛋白。D71V恰好位于A螺旋末端假定的远离N端作用结构域的区域;Δ95-98的缺失包括了位于M1区段上的4个片段,它可能完全抑制M1区段使之不能插入膜内;S136F和G144S均为环内突变,G144S位于K^+通道高度保守的署名序列G-Y-G的起始端;其他几种变异则位于C端,R218W和R218Q位于C端的内部作用区域;而G300V、E303K以及Δ314-15位于的区域的功能目前尚不清楚。

Kir2.1引起AS综合征的机制。内向整流钾通道参与了维持各种类型细胞(如平滑肌、神经组织和破骨细胞)静息膜电位的作用。当电压高于K^+平衡电位时,通道对内向离子的通透大于当电压低于K^+平衡电位时对外向离子的通透。D71V和R218W的变异可以导致这一功能的丧失,并对Kir2.1产生决定性的相反作用。Kir2.1通道强大的内向整流是由细胞内镁离子同组织内阳离子聚胺(如精胺、亚精胺)在电压为K^+平衡电位时相结合而引起的。

当Kir2.1内向整流K^+通道发生变异,静息膜电位就会变得不稳定,而这正是引起3种主要临床特征的原因。AS综合征患者都出现LQTS,间期延长性心律不齐,其临床表现可从无症状的Q-T间期延长到心功能障碍。Kir2.1在心肌内向整流钾电流(I_{K1})的产生中扮演了重要的角色,而I_{K1}是心肌动作电位复极末期复极化电流的重要组成部分,它作为主要的电导控制心室肌和心房肌细胞舒张期的静息膜电位。Kir2.1功能的降低被认为在患者身上通过复极化末期复极化电流强度的减小而延长了心肌细胞动作电位的时程。

周期性麻痹是另一种与A S综合征有关的症状,就如在心肌中一样,骨骼肌细胞膜上由Kir2.1组成的内向整流钾通道产生低而稳定的静息膜电位,从而允许足够量的Na^+通道在骨骼肌的收缩中被适当地激活。Kir2.1的突变可减少静息状态时钾离子外流,使得相对内向电流增加,膜更容易发生去极化。而膜的去极化可失活Na^+通道,阻碍了失活Na^+通道的恢复,从而导致Na^+通道的完全失活而产生骨骼肌麻痹。

AS综合征的第三大临床症状是骨结构发育不良,骨的最终形成主要取决于成骨细胞和破骨细胞的协同作用。内向整流Kir2.1通道出现在破骨细胞中,它允许K^+进入细胞,并与细胞内H^+进行交换,它可以稳定膜电位和保持破骨细胞的功能。Kir2.1突变可以减少内向整流的强度,从而阻碍破骨细胞发挥其功能。成骨与溶骨的失衡可能导致人类AS综合征患者的轻度畸形和鼠类的严重畸变,这种畸变可造成动物于出生前后的死亡。

AS综合征患者的ECG特征。最近张莉等发现,与正常个体相比,KCNJ2基因突变所致ATS1具有特异的ECG改变:T波下降支延长、TpUp间隔增宽,从而导致T波和U波的明显分离、双向和间期幅度均增大的U波。Q-Tc在正常范围,先前报道的该类患者Q-T延长为Q-T测量过程中包括了U波。除此之外,还常伴有无症状的频发室性期前收缩、期前收缩二联律、非持续性多形或双向性室速。心脏传导异常不太常见,约有23%;TdP、心脏骤停和心脏猝死不常见。以上这些特征与LQTS有着显著区别,因此,张莉等认为ATS1不是LQTS的一个亚型,不宜称作LQT7,建议命名为KCNJ2阳性的ATS,即ATS1。

(8)LQT8——L型钙离子通道基因突变引起的Timothy综合征(TS)。2004年,Splawski等在《Cell》杂志上描述了一种新的L型钙离子通道基因(CaV1.2)突变所致的多器官异常及心律失常综合征,命名为"Timothy综合征"。该病最初由德国莱比锡大学Reichenbach等于1992年在德国《儿科实用杂志》上描述了一名新的变异型"心－手综合征"(the heart-hand syndrome)。1个孕期36周的男婴先证者因宫内心动过缓而剖宫产时被发现有二度房室阻滞,5天后心律转为正常。患婴Q-T间期延长同时有并指(趾)症,5个月后猝死。家系调查发现其父心电图Q-T间期延长并有腕骨联结(synostoses of the carpus),该病症显性遗传。3年后美国盐湖城Keating实验室Marks研究组报道了3例相似病例并伴有房室阻滞和动脉导管未闭,Q-Tc延长分别达到633ms,628ms和680ms,即使以永久心脏起搏及β－受体阻滞剂治疗,仍有2例猝死,提示此组患者高度危险。进一步的研究排除了性染色体连锁遗传的可能,提示常染色体隐性遗传或更可能是新发突变。最近Splawski等系统深入地研究了17例(9男、8女)Q-T延长、并指(趾)患者,发现该病特征是多系统功能障碍和发育缺陷。他们的进一步研究肯定了该病由 L－型钙通道选择性拼接变异(alternative spliced variant)基因中的一个拼接变异 Cav1.2 上 G1216A 错义突变引起,该拼接变异包含外显子 8A,也是 G1216A 错义突变所在,结果使 406 位甘氨酸残基被精氨酸取代(G406R)。他们首次命名该病为"Timothy 综合征"。

Timothy 综合征表现为多器官异常。心脏异常(占病例的百分比):Q-T 延长(100),室速(71),窦性心动过缓、房室阻滞(94),动脉导管未闭(59),卵圆孔未闭(29),室间隔缺损(18),法洛四联症(6),心脏肥大(35)。中枢神经系统异常:孤独症(60),孤独样症(80),智力迟后(25),癫痫(21)。脸部异常(53),包括圆脸、低鼻梁、上额退缩、上唇薄。表皮异常:并指/趾及无毛(各为 100)。牙齿异常:小齿(100),空腔(50)。近视眼(25),鼻窦炎(29),甲状腺功能降低(8),双脐带血管(13),胃肠返流(31)。肺部异常:肺炎/支气管炎(47),肺动脉高压(21)。比较常见体征还有:低血钙(33),低血糖(36),低体温(33),肌无力(40),免疫功能低下/反复感染(43)。上述异常中 Q-T 延长、并指/趾是 Timothy 综合征必有的体征,室速、窦性心动过缓、房室阻滞、动脉导管未闭、孤独症、脸部异常是较常见体征,这些特性使 Timothy 综合征的临床诊断较为容易。目前认为对并指/趾婴儿必须进行心电图检查。

Timothy 综合征的遗传规律及病程。Timothy 综合征的遗传特点为散发性新发突变(sporadic de novo mutation),双亲基因型及表型正常。Splawski 等确定的 13 例拥有相同突变的先证者中只有 2 例来自同一家庭,DNA 检测发现此 2 例先证者的母亲为体细胞嵌合体(mosaicism,即同一个体存在两种或者以上基因不同的细胞),她的口腔黏膜细胞 DNA 为 G406R 突变体阳性,而血液中白细胞 DNA 并无此突变存在,嵌合体母亲临床表型正常。这种遗传现象在疾病遗传中甚为少见。这种嵌合体的形成是由于该个体在发育过程中的某个阶段发生了仅某一支细胞系的基因突变,使该个体成为正常基因和突变基因共存的嵌合体。在所有受检的 Timothy 综合征先证者中不存在其他已知的引起长 Q-T 综合征的基因突变,证实 L 型钙通道 Cav1.2 基因 G406R 突变极有可能为 Timothy 综合征的唯一致病基因。由于 Timothy 综合征患者不能存活到生育年龄,致使突变基因不能下传,凡先证者均为新发突变,因而该病甚为少见。至于为什么散在的 Timothy 综合征患者却由同一突变所致还不清楚,可能与 G406R 突变的部位重要和能产生"功能放大"(gain of function)的效果有关。虽然 Timothy 综合征表现为多系统病变和发育障碍,但是 Q-T 延长和心律失常是最严重的病症。70% (12/17)的患者曾有危及生命的心律失常发作,触发因素包括感染和低血钾。59% (10/17)在平均年龄 2.5 岁死亡,足见钙通道基因异常对人体的严重影响。

Timothy 综合征也可以称作第 8 型长 Q-T 综合征,即 LQT8。体外表达 Cav1.2 基因 G406R 突变不仅改变了 L 型钙通道电压依赖性失活动力学,使半失活电压(V1/2)由 －8mV 右移至 4mV,斜率系数(k)由 6.9mV 增至 10.6 mV,而且显著减缓通道的时间依赖性失活(current decay)。这样的电生理学结果将导致 L－型钙通道"功能放大",动作电位平台期内向电流增加,Q-T 间期延长。这样的发病机制与钠通道功能放大所致的 LQT3、HERG 钾通道功能亢进所致的"短 Q-T 综合征"和 KvLQT1 钾通道功能亢进引起的家族性心房颤动相类似。另外,Splawski 等还发现 G406R 突变所在的 8A 外显子的拼接变异 Cav1.2 组织分布很广,包括心、脑、平滑肌、胃肠系统、肺、免疫系统、睾丸、眼睛、牙齿等。这可能是 Timothy 综合征表现为多系统疾病的原因所在。由于 G406R 突变几乎使钙通道失活动力学消失,钙通道阻断剂是否能阻滞 G406R 突变钙通道是必然要回答的临床问题。实验结果提示尼索地平(nisoldipine) 对 G406R 钙通道仍然敏感。尽管尼索地平半数抑制浓度(阻断 50% 钙电流的药物浓度)在 G406R 钙通道要比野生型钙通道高 4 倍[(267±5) nmol/L vs (74±7) nmol/L],提示钙通道阻断剂对治疗 Timothy 综合征应该有效,但最后结论还需未来的临床实践证实。

2005 年,Splawski 等又发现了两例有严重表型的 TS 患者。这两个孩子都没有并指(趾),但有心电图上 Q-T 间期的极度延长,校正的 Q-T 间期可达 620ms 到 730ms,引起多种心律失常和猝死。有一个有严重的智力滞后和线杆状骨骼肌病(nemaline rod skeletal myopathy)。发现该患者携带 CaV1.2 上 8 号外显子的新发突变。一个和前一篇报道中的 G406R 一样,另外一个是 G402S。G406R 和 G402S 引起通道失活降低,导致持续去极化的 L 型钙电流。计算机模型显示心肌细胞动作电位延长和延迟后去极化,这些因素可增加心律失常的危险。这些数据提示 CaV1.2 上外显子的功能放大性突变可引起典型的 TS 表型。

2. JLNS 的相关基因 1997 年,Neyroud 等通过分析 4 个同血亲的家系,发现 JLNS 与 11p15.5 有关,并在 2 个家系 3 个发病儿童中发现了一个纯合插入－缺失突变,位于 KvLQT1 的 C 末端。1 个 7bp(CAG-

TACT)的缺失和1个8bp(GTTGAGAT)的插入引起KvLQT1蛋白C端的提前终止。这个患者Q-Tc间期延长,有先天性耳聋,但其父母表型正常。严重的Q-T间期延长和耳聋反映I_{Ks}通道电流明显减小。KvLQT1在内耳的纹状血管表达进一步表明KvLQT1对维持正常听力有重要的作用,可能是通过维持内淋巴稳态来实现。因此现在认为,KvLQT1的纯合突变导致JLNS1,耳聋的出现需要两个突变的等位基因。JLNS患者被认为易于出现心律失常,一个等位基因的突变就能增加心律失常的危险,所以,心律失常危险性似乎有"基因剂量"依赖性。

与KvLQT1一样,在JLNS病人中也发现纯合的minK突变。Schulze-Bahr等研究了一个合并JLNS的黎巴嫩家系。这个家系的3个孩子有Q-Tc间期延长,先天性耳聋或聋哑,3个孩子中的2个很早出现反复发作的晕厥。父母和另外3个孩子听力正常,Q-Tc正常。在这个家系发病孩子中发现了minK基因的突变,一个突变的等位基因来自父亲,另一个不同的突变的等位基因来自母亲。这是复合的杂合子,未患病的个体只有一个突变的等位基因。突变D76N在爪蟾卵细胞中表达表现为严重的I_{Ks}通道活性的减小。Duggal等在JLNS患者中也发现minK基因的同样突变,先证者的母亲和一半的姐妹都是这个突变的杂合子。有趣的是,所有的家庭成员均有Q-Tc延长,因此表明并不是所有的JLNS携带者都有正常的表型。同KvLQT1一样,minK基因也在内耳中表达。minK基因被破坏的遗传修饰小鼠表现为运动异常(发抖/waltzer行为),这是典型的内耳缺陷的表现。在基因敲除动物的内耳,毛细胞变性,纹状缘细胞和前庭细胞均不能产生等量的短回路电流,表明内耳分泌钾功能丧失。小鼠随心率的变化也有迟钝的Q-T调节,较易产生心律失常。Kupershmid等在minK基因敲除/lacz基因敲除小鼠中也观察到了类似的运动异常。这些结果表明,minK是JLN的致病基因(JLNS2)。

最近分子遗传学研究发现,JLNS并没有完全遵循隐性遗传的规律,其基因杂合子者表现出常染色体显性遗传的特点,即Q-T间期轻、中度延长,并可发作晕厥,但不伴耳聋。因此JLNS是一种常染色体隐性(耳聋)和显性(LQTS)遗传相结合的遗传类型。最近有证据表明,少数RWS也可作为隐性形式遗传,作为携带杂合突变的父母双方皆无Q-T间期延长,而只有携带纯合突变的先证者表现为Q-T间期延长、晕厥,但不伴听力异常。

二、LQTS主要亚型的致病机制及对应ECG的相关关系

鉴于LQT1-3为主要亚型,所积累的临床资料也多是这3种,故本部分仅描述LQT1-3的特征。

LQT1的致病原因,在于KCNQ1基因突变降低了心肌复极外向电流的主要成分I_{Ks},使心室肌复极延迟,Q-T间期延长。从经动脉灌注的犬心室肌楔形组织块标本LQT1模型上观察到,I_{Ks}降低引起心外膜、中层(M细胞)和心内膜细胞动作电位时程(APD)均一性延长,产生Q-T延长和正常形态T波,不伴心室复极不均一性的改变和心律失常。但当加入异丙肾上腺素后,跨壁不均一性增大,T波形态改变,Q-T间期进一步延长,出现尖端扭转型室速(TdP)。这些结果可以解释LQT1患者在安静状态时多显示正常形态T波,大多无症状;而运动后交感神经兴奋可诱发双峰T波,运动后早期出现一过性宽大T波,心室复极不均一性增大,Q-Tc延长。LQT1患者心脏事件多发生在剧烈运动中或运动后。从理论上讲,β-肾上腺素能刺激可以增加I_{Ks}、L型钙电流(I_{CaL})和氯离子流[$I_{Cl(Ca)}$及$I_{Cl\text{-}cAMP}$],其总效应为复极外向电流增加和APD缩短,因而正常人在剧烈运动时心率加快、Q-Tc缩短。但是,当KCNQ1基因突变造成I_{Ks}离子通道蛋白结构异常时,I_{Ks}通道不再受β-肾上腺素能刺激所支配,心室复极离子流的总效应变为内向电流增加,外向电流减少,APD延长,引起后除极,甚至诱发TdP和室颤,以至猝死。治疗量的β-受体阻滞剂可防止运动中的双峰T波和运动后的宽大T波,避免心室复极不均一性增大和运动引起的Q-Tc进一步延长,从而起到了预防致命性快速室性心律失常的作用。多年来的实践证明,治疗量的β-受体阻滞剂对绝大多数的LQT1患者有保护作用。

LQT2由心脏钾通道基因HERG(又称KCNH2)突变引起。KCNH2基因编码一个具有6个跨膜结构域的心脏K^+通道的α亚基。KCNH2与MinK的同源蛋白MiRP1(由KCNE2基因编码)组成一个有功能的离子通道,在心脏中产生快速激活延迟整流钾电流I_{Kr}。电流主要在平台期或随后的3相快速复极相期起作用。LQT2是由于HERG突变降低了心肌复极外向电流I_{Kr},使心室肌复极延迟,Q-Tc延长。大多数HERG突变引起HERG蛋白在细胞内的转运障碍,使之无法在膜上表达或表达缺陷,导致I_{Kr}离子流减低。

在犬心室肌楔形组织块标本LQT2模型上观察到,降低的I_{Kr}引起心外膜、中层(M细胞)和心内膜细胞APD不均一性延长,以中层M细胞为主,跨壁不均一性增大。尤其在低钾的条件下,心电图上产生双峰T

波，再介入异丙肾上腺素，可诱发 TdP。与 LQT1 有别，LQT2 患者在安静状态下呈现的双峰或切迹型 T 波反映了其心肌复极的不均一性，惊吓或情绪激动往往诱发心脏事件。有人发现补钾疗法可使 T 波切迹变浅，心室复极不均一性降低，Q-Tc 缩短。但其保护作用还有待于大样本资料积累后评估。还有学者发现心得安 + 钾镁合剂 + 鱼油可改善患者症状。I_{Kr}离子通道对药物敏感，是绝大多数获得性 LQTS 的靶通道。

LQT3 由 SCN5A 上的突变引起。典型的 LQT3 是由 hNav1.5（SCN5A）突变造成晚钠电流 $I_{Na,L}$反复开放、延缓电流衰退，使 AP 平台期延长。SCN5A 突变通过功能亢进（gain-of-function）机制（突变通道的功能正常，但特性改变了）引起 LQT3。这种变化在慢频率下尤其明显，可以解释 LQT3 患者存在心动过缓依赖性 ST 段延长，晚发 T 波和 Q-Tc 延长。况且，LQT3 的心脏事件多发生于睡眠或安静状态下。与 LQT1 相反，心率加快可减少 $I_{Na,L}$，使 APD 缩短，T 波和 Q-Tc 正常化。

从 ECG 特点看，根据张莉、Vincent 等人的判断标准，LQT1 患者具有平滑、基底部较宽的 T 波；LQT2 患者 ECG 上常见低振幅和有切迹的 T 波；而 LQT3 患者 ECG 更突出地以延迟出现的高尖 T 波为特征。然而，在各型 LQTS 患者中，这些 ECG 形态的差异有一定程度的交叉重叠，并且在一些家系中，可以观察到 T 波形态的极度异质性。

三、特定基因型与特定诱发因素的关系

Schwartz 等 2001 年曾报告，特异基因型多在特定情况下发病。LQT1 患者的心脏事件 62% 发生在运动时，只有极少数患者 3% 在睡眠或休息时发病；与此相反，LQT3 只有 13% 的心脏事件发生在运动时，而 39% 发生在睡眠/休息时。LQT2 患者介于中间，有 13% 的心脏事件发生在运动时，而多数 43% 是在情绪紧张时发作（图 27-1A，B）。我国由于筛查出的基因突变点数还少，这方面的情况尚须进一步研究。

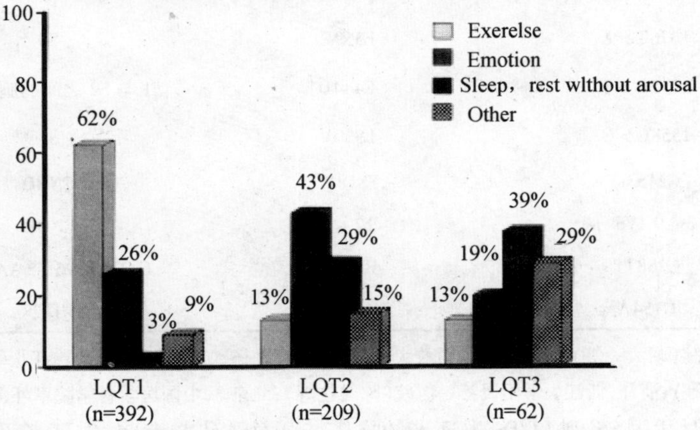

图 27-1A　基于三种基因型心脏事件的触发因素。柱顶数字代表触发因素个数所占百分比，不是病人数

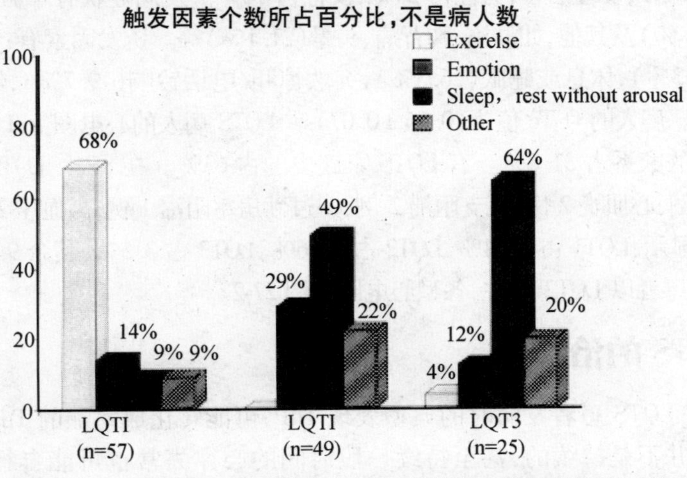

图 27-1B　基于三种基因型发生致命心脏事件的触发因素。柱顶数字代表病人数的百分比

四、国内 LQTS 研究情况

目前国内有几家研究单位同时开展了对 LQTS 的研究工作，已发现的基因突变点见表 27-2。

表 27-2　已发表国人 LQTS 基因突变特有位点总结

所在基因	核苷酸改变	氨基酸改变	所在蛋白质位置	发现单位
KvLQT1 (KCNQ1)	C830T	S145L	S2	北京 1
	572T > C	L191P	S2 与 S3 之间的胞内环上	武汉
	824T > C	F275S	S5	武汉
	830C > T	S277L	S5	北京 1
	917G > T	G306V	孔区	北京 1
	IVS1 + 5G→A	剪接位点	内含子 1	北京 1
	del1066 - 71	ΔQQ356 - 376	C 末端	北京 2
	del1876 - 93	ΔQQ626 - 631	C 末端	北京 2
HERG (KCNH2)	1421T > C	L413P	S1	北京 1
	A1424G	Y475C	S2 ~ S3	北京 1
	1676T > A	L559H	S5	北京 1
	1332G > T	E444D	S1 与 S2 之间的胞内环上	武汉
	1558C > G	L520V	S4	北京 1
	C2453G	S818W	CNBD	北京 1
	Exon 9 IVS del	(- 12 ~ - 2)	CNBD	浙江
	C2587T	R863X	C 末端 296 个 AA 缺失	大连
KCNE1	G154A	G52R	跨膜区	北京 3

注：北京 1，北京大学人民医院（胡大一等）；武汉，华中科技大学同济医学院（杨钧国等）；北京 2，首都儿科研究所（杜忠东等）；大连，大连医科大学附属第一医院（杨延宗等）；浙江，浙江大学附属第一医院（陈君柱等）；北京 3，中国医学科学院阜外医院（惠汝太等）。

中国 LQTS 注册小组对我国 85 例 LQTS 先证者的临床特征总结研究表明，先证者平均发病年龄（17.3 ± 14.2）岁，在 20 岁以前发病的占 60%；女性居多，男性占 24%，女性占 76%。发病症状有晕厥（91.8 %）、黑朦（28.9%）、心悸（25.0%）、胸闷（34.2 %）及其他，如抽搐、胸背痛、头晕（21.1%）等。诱发因素有：情绪紧张或激动（51.3%），劳累、运动或体力劳动（51.3%），休息或睡眠（26.3%），突然惊吓/电话铃响（19.7%），经期或产褥期（15.8%），其他如寒冷或发烧（15.8%）。病人的 Q-Tc 值为（0.56 ±0.07）s。LQTS 病人的心电图上 T 波多变，Q-T 间期可出现暂时正常化。有猝死家族史的家系占 31.6%。有 LQTS 家族史的占 63%。在 85 个 LQTS 先证者中，同时伴聋哑 1 例，预激综合征（WPW）1 例，心肌炎 2 例，束支阻滞 2 例，一过性房室阻滞 1 例，高血压 2 例。根据心电图特点预测 LQTS 患者的基因型，结果显示：LQT1 占 29.4%，LQT2 占 57.6%，LQT3 占 3.5%，其余 9.4% 心电图特征不明显，无法预测；提示我国的 LQTS 患者以 LQT2 为主，各型心电图见图 27-2。

五、遗传性 LQTS 的治疗

1. TdP 的紧急处理　LQTS 患者发病时的典型表现 TdP，可能转化成室颤的 TdP，需要直流电击来终止。不过，大多数情况下 TdP 并不是持续的，甚至持续一段时间的心律失常也可能自行终止。鉴于直流电击造成的紧张可能会使心律失常复发，电击的发放应在患者失去知觉或给予镇静剂之后。更大的挑战是如何预防 TdP 的再次发作。紧急措施包括：撤掉所有可能诱发 TdP 的药物、抑制 EAD、提高基础心率、服用镇静

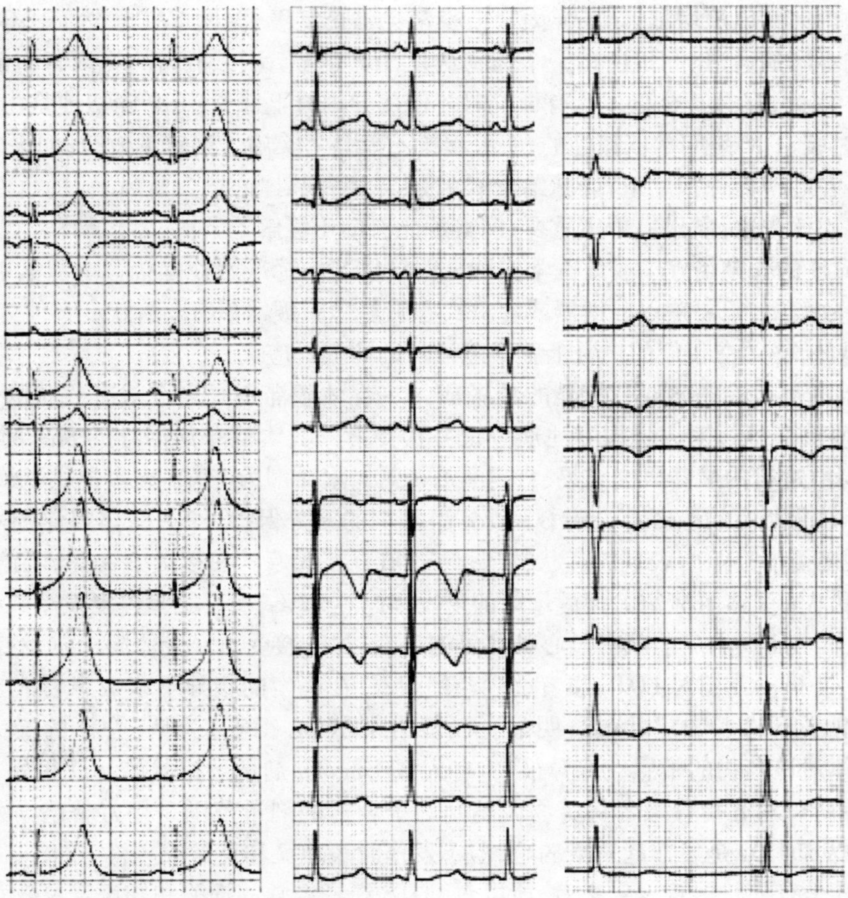

图 27-2　患者 LQT1～3 三种亚型患者的典型 ECG

A 示一 44 岁女性(L112)LQT1 患者 ECG，T 波平滑且基底部宽大；B 示一 16 岁女性(L60)LQT2 患者的 ECG，在几乎所有导联上可见双峰顿挫或双相的 T 波；C 示一 27 岁女性(L52)LQT3 患者 ECG，可见延迟出现的双相 T 波

剂等。

(1)抑制 EAD。临床和实验证据都证实 Mg^{2+} 可有效抑制 TdP。在体实验显示，Mg^{2+} 可通过降低 EAD 振幅到阈值下(阻滞 Ca^{2+} 内流)抑制触发性心律失常。临床用 2g 硫酸镁溶于 20mL 10% 的溶液中静脉注射。多数患者在注射过程中有“面部潮红”现象，症状的轻重取决于注射的速度。对无症状的室性期前收缩二联律患者(即将发生 TdP)注射速度要慢(2g/2min)；而对 TdP 正在发作过程中的患者注射速度要快(2g/30～60s)。隔 5～15min 可再次给药 2g。也可 3～10mg/min 持续静点，但大剂量时可能发生中毒反应。丧失膝反射是镁中毒的信号。随着血镁浓度的升高，可能会发生低血压、昏睡，以至心脏骤停。镁还可能使业已存在的房室结传导异常或低血压恶化，不过，在建议剂量下这些副作用都很轻。补镁的同时必须补充足够的钾，要使血清钾水平 >4.5mmol/L。利多卡因通过阻滞钠内流也可能抑制 EAD，但对 TdP 患者的有效率只有 50%。

(2)提高基础心率。临时起搏可以挽救 TdP 患者的性命。开始时的起搏频率有必要设在 100～140 次/分，一旦心律失常得到控制，起搏频率应逐渐下降到最低的可预防室性期前收缩的频率。在获得性 LQTS 患者，β－肾上腺能激动剂异丙肾上腺素也可以用来提高基础心率，预防 TdP 的复发；而在先天性 LQTS 患者，β－阻断剂是长期的治疗药物。其实这两种形式的 LQTS 具有相似的病理生理学基础，它们都是由钾外流的阻滞造成的，因此这种治疗上的差别矛盾令人费解。一个可能的解释是，异丙肾上腺素可使外向钾电流和内向钙电流都增加，在正常或 I_{Kr} 被阻滞(快速激活延迟整流钾电流，多数获得性 LQTS 都是该电流受阻)的情况下，外向钾电流的增加占优势，所以导致的最终结果是净外向电流的增加和复极缩短。另一方面，当 I_{Ks} 被阻滞(缓慢激活延迟整流钾电流受阻，遗传性 LQTS 的主要形式)时，β－肾上腺能激动引起很小的外向钾电流增加和相对大的内向钙电流增加，结果异丙肾上腺素会延长复极、促发 EAD。然而，LQTS 有遗传异质性，不同的基因型影响不同的通道。而且，在一个药物诱发 TdP 的模型中，不同的异丙肾上腺素剂量可能加重也可能抑制 EAD。因此，只有符合以下所有标准时才使用异丙肾上腺素：TdP 确切地是由获得性 LQTS 引起的、有相应的心动过缓、TdP 是间歇依赖性的、心脏起搏不能马上实施。当镁无效时，如果发作时是窦性心动过速或如果患者是在起搏器保护之下，静脉给予 β－受体阻断剂对“心律失常风暴”的急性控制可有作用。

恐惧也能引起心律失常，所以镇静很重要，麻醉可能有助于缓解“心律失常风暴”。

2. 遗传性 LQTS 的长期治疗 循证医学实践证明，LQTS 的标准治疗是抗肾上腺素能治疗（β－受体阻滞剂，LCSD），对少数病例，须要辅以起搏器或埋藏式心脏复律除颤器（ICD）治疗。其他如补钾、美西律等仅是“探索性”治疗措施，必须在正规的抗肾上腺素能治疗的前提下应用。

（1）β－受体阻滞剂。除非出现有特异的禁忌证，β－受体阻滞剂是当今对有症状的 LQTS 患者的首选治疗。Moss 等人 2000 年通过对入选国际注册登记并接受 β－受体阻滞剂治疗的 869 例患者（其中包括了 315 例无症状的患者）进行的最新研究结果，肯定了 β－受体阻滞剂为 LQTS 患者提供了最大限度的保护，同时也进一步肯定了并非所有的患者都受到 β－受体阻滞剂的充分保护。β－受体阻滞剂对预后影响的一个主要差异是患者在接受治疗前所表现的症状类型：晕厥和心脏骤停。在接受 β－受体阻滞剂治疗前就有晕厥发生的患者，接受 β－受体阻滞剂治疗后晕厥的复发率高达32%，而心脏骤停复发率或死亡的可能性仅为 3%；在接受 β－受体阻滞剂治疗前就有过心脏骤停的患者，尽管接受 β－受体阻滞剂治疗，5 年的心脏骤停发生率仍高达 14%。根据我们对 LQTS 患者的用药经验看，在医生的指导下多数患者能够用到可耐受的最大剂量，而且在该剂量下患者的症状改善明显。以普洛奈尔（心得安）为例，公认的最大耐受剂量是 2～4mg/kg，但不同个体对该药物的敏感性差异很大，有人在 1mg/kg 剂量下症状控制就很好，而有人用到 4mg/kg 以上仍能耐受。所以耐心指导患者将药物调整到一个合适的剂量范围是用好普洛奈尔的关键。另外一点是，LQTS 疾病的发病特点是发作起来虽凶险，但不发作时表现又和正常人一样，这使得患者很难坚持长期甚至终生服药，尤其是有症状的青少年患者，所以对 LQTS 患者经常的提醒和知识普及教育也很重要。

在 β－受体阻滞剂的使用中似乎所有的 β－受体阻滞剂都有效，但以普洛奈尔 2～4mg/（kg·d）和纳多洛尔 0.5～1mg/（kg·d）为最常用。运动试验时的峰值心率下降 30% 可能为 β－受体阻滞剂到达最大合适剂量的指标之一。β－受体阻滞剂的合适剂量应保持在能控制症状为度。应通过临床表现、HOLTER 跟踪、运动试验等定期评价治疗效果。注意即使服用最大耐受剂量的 β－受体阻滞剂，患者的长期病死率仍有 6%，所以对这些 β－受体阻滞剂治疗无效的患者应考虑采取其他治疗方式。

（2）左心交感神经切除术（LCSD）。在单腔气管插管麻醉下，直接经锁骨下入路分离到左侧星状神经节，在下 1/3 处离断，然后向下分离直到胸 3 交感链，切除，进行病理学分析。切除范围包括左星状神经节下半部及胸 1～4 或 1～5 交感神经结。无须开胸，手术时间只需 30～40min。也可以采用经电视胸腔镜的方法，切除范围类似。

2004 年的资料显示，在对 147 例行 LCSD 手术的 LQTS 患者生存状况研究中发现，病人的平均 Q-Tc 是（543±65）ms，LCSD 可以将 Q-Tc 缩短（39±54）ms（$p<0.001$），平均随访 7.8 年，总猝死率为 7%；心脏事件的发生率降低了 91%；术后 6 个月内 Q-Tc 是否大于 500 ms 是衡量病人术后危险性高低的重要指标。

（3）心脏起搏和 ICD。起搏器通过预防窦性停搏或心动过缓增加了对 LQTS 患者处理的有效性，但它不能作为 LQTS 的唯一治疗措施。最好是起搏器联合应用 β－受体阻滞剂。如果患者在接受充分剂量的 β－受体阻滞剂和 LCSD 治疗后仍有晕厥发作，或在 β－受体阻滞剂治疗期间有心脏骤停（须要复苏）发生，或记录到首次心脏事件是心脏骤停，应植入 ICD。

（4）其他治疗。LQTS 的分子生物学发现提示针对钠和钾通道基因突变可能进行特异治疗。特别对 LQT3 患者钠通道阻滞剂如美西律可能有一定疗效；对 LQT2 和部分 LQT1 患者，应用钾通道开放剂或增加细胞外钾浓度值得考虑。近来在国外有人尝试基因介入治疗，但绝大多数只是离体实验或个别在活体动物心脏进行。如 Mazhari 等在 CHO 细胞上瞬时共表达 KCNE3（E3）和 KCNQ1 亚单位，发现 E3 的共表达可增加外向电流并加速 KCNQ1 的激活。随后他们又在豚鼠的左心室腔内注射用腺病毒表达的 E3。72h 后，心电图上的 Q-Tc 缩短了 10%。转导 E3 成功的细胞比对照细胞的 APD 缩短了 3 倍多。因此他们的结论是，E1

的非均一表达可能有潜在的致心律失常作用，而均一的异位表达可能用于加快复极治疗 LQTS。

(5)无症状性 LQTS 患者的治疗。对 Q-T 间期延长但又无症状的患者，以及对有全部症状的 LQTS 患者的同胞及近亲是否应该进行治疗？这时须要考虑：一方面是未接受治疗的患者其首次心脏事件期间死亡的危险有多大，另一方面是对不需要治疗的儿童或年轻人接受终身治疗的精神后果有多大？对这些问题，目前还没有满意的答案。目前的资料提示在首次晕厥事件发生后猝死很罕见；然而，猝死可能发生，并且在单个家庭对不幸的父母而言它一旦出现就可能代表了100%的病死率。至少，这些人应定期做 ECG 复查，以便及时发现一些高危因素并及时采取相应的防治措施。

值得提醒的是，即使是采用了手术、起搏器或 ICD 治疗后，仍应服用足够剂量的 β－受体阻滞剂，同时注意避免诱发因素，如噪声（摇滚乐、打猎、突然的铃声）、强烈的情绪波动和压力过大，限制确诊患者参加竞技性体育运动，鼓励患者在体力活动或热天时饮用电解质丰富的液体，避免可能延长 Q-T 间期的药物等。经过这些措施后，这种疾病的猝死发生率可大大下降。

六、获得性 LQTS

许多原因可引起获得性 LQTS，其中药物是最常见的诱因。尤其是抗心律失常药物，很容易引起 Q-T 间期延长和 TDP。奎尼丁甚至在治疗剂量之下就可以延长 Q-T 间期促发心律失常。普鲁卡因胺和索他洛尔更经常地在中毒剂量时致心律失常。尽管胺碘酮也有延长 Q-T 间期作用，但它的致心律失常性却很低。利多卡因不延长 Q-T 间期。见表 27-3。

任何破坏复极电流的因素（如心衰引起 Ito 电流减低）都能增加服用阻滞 I_{Kr} 药物时促发 TdP 的可能。还有一些遗传学因素可能会使某些人群易发 TdP。尽管先天性 LQTS 显示常染色体显性遗传，但不是所有的突变携带者都有 Q-T 延长，也不是所有的受累者都有症状。任何阻滞 I_{Kr} 的药物都可能在无症状的先天性 LQTS 患者引起致命性心律失常。而且 LQTS 还有外显率低的现象（某些家族中70%的突变携带者 Q-T 间期正常），以及无耳聋的 RWS 也有隐性遗传方式。

现在认为，所谓获得性 LQTS 可能就是一些携带沉默突变的先天性 LQTS 患者，他们在没有触发因素时无症状，直到某种药物进一步破坏了复极才有外显症状。据报道，一个 77 岁女性患者，有高血压病史，由于消化系统疾病住院，既往无晕厥和 Q-Tc 延长史。服用西沙必利后出现 Q-T 间期延长，13 天后出现室颤。撤药 1 个月后 Q-Tc 恢复正常。其所有家人皆无 Q-Tc 延长，无任何心脏病史。基因筛查结果显示先证者及其两个儿子皆携带 KvLQT1 基因 Y315C 杂合突变。

表 27-3 获得性 LQTS 的诱因

获得性 LQTS 的诱因
心源性
心律失常（完全心脏阻滞，严重心动过缓性心律失常），冠心病，心肌炎，低体温
代谢性
酗酒，可卡因或有机磷化合物中毒，心肌缺血，神经性厌食症或贪食症，电解质紊乱（低钾血症，低镁血症，低钙血症），甲状腺功能低下，液体蛋白饮食
神经源性
脑血管意外，脑炎，蜘蛛膜下隙出血，创伤性脑损伤，自主神经系统疾病，人类免疫缺陷疾病
药源性
心脏科用药：奎尼丁　普鲁卡因胺　双异丙吡胺　索他洛尔　伊布利特　胺碘酮　苯胺　苄普地尔　多非莱德　氟卡尼　寿比山　依拉地平　莫昔普利　尼卡地平
非心脏科用药：红霉素　格雷沙星　左氟沙星　斯帕沙星　喷他脒　金刚烷胺　氯喹　酚噻嗪　氟哌啶醇　特非那定　阿司咪唑　酮康唑　伊曲康唑　丙丁酚　酮色林　西沙比得　地昔帕明　冬眠灵　多拉司琼　氟哌利多　苯丙氨酯　氟西汀　膦甲酸　磷苯妥英　卤泛群　米怕明　左醋美沙朵　美索达嗪　那拉曲坦　奥曲肽　帕罗西汀　匹莫齐特　归他品　利培酮　沙美特罗　舍曲林　舒马曲坦　他莫昔芬　硫利达嗪　替托尼定　顽发克星　佐帕司通　佐米曲坦　三环抗抑郁药　罂粟碱　免疫抑制剂　蒽环类化疗药　三氧化二砷等

第二节　Brugada 综合征

一、诊断标准

2002 和 2005 年欧洲心脏病协会公布的 Brugada 综合征最新专家共识报告中，Brugada 综合征（BrS）的 ECG 改变被分为 3 种类型：1 型，以突出的“穹隆型”ST 段抬高（coved ST segment elevation）为特征，表现为 J 波或抬高的 ST 段顶点大于 2mm 或 0.2mV，伴随 T 波倒置，很少或无等电位线分离；2 型，J 波幅度大于 2mm，引起 ST 段逐渐下斜型抬高（在基线上方≥1mm），紧随正相或双相 T 波，形成“马鞍型”ST 段形态；3 型，ST 段抬高小于 1 mm，可以表现为“马鞍型”或“穹隆型”，或两者兼有（图 27-3）。其中，1 型 ECG 表现可用于诊断 Brugada 综合征，而 2 型和 3 型 ECG 表现不能用于诊断。BrS 心电图的 ST 段改变是动态的，不同的图形可在同一个患者身上先后观察到，或在应用特殊的药物如钠通道阻滞剂后出现。

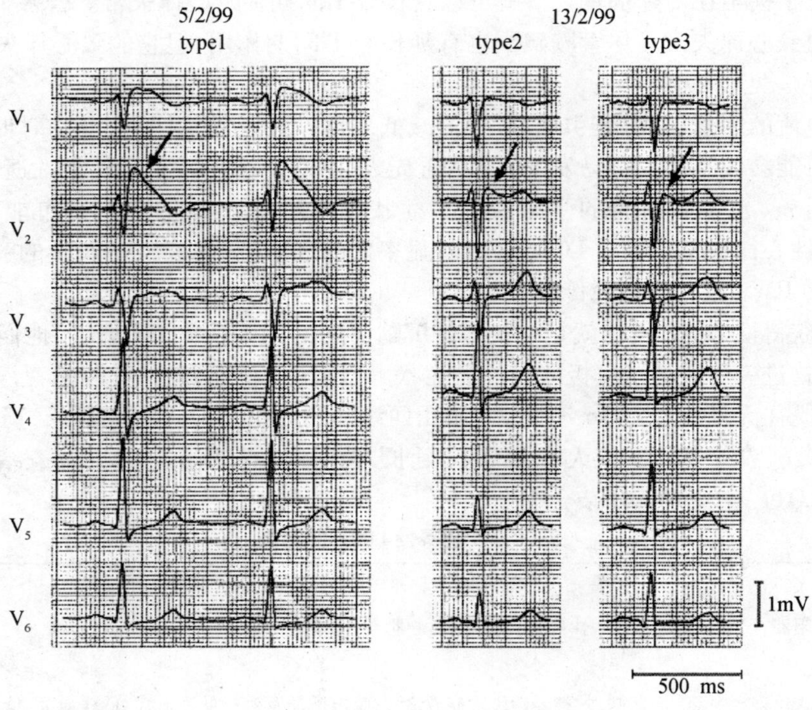

图 27-3　BrS 的三种 ECG 类型

目前 Brugada 综合征的诊断要点如下。①无论钠通道阻滞剂应用与否，在多于 1 个右胸导联（V_1 ~ V_3）出现 1 型 Brugada ECG 表现，且伴以下情况之一者：有记录的 VF、多形性 VT、心脏猝死家族史（<45 岁）、家系成员中有“下斜型”ECG 改变、电生理检查中可诱发 VT/VF、晕厥或夜间濒死样呼吸，可诊断为 Brugada 综合征。若仅有以上 ECG 特征，则称为“特发性 Brugada 综合征样 ECG 改变”。②基础情况下多于 1 个右胸导联（V_1 ~ V_3）出现 2 型或 3 型 Brugada ECG 改变，应用钠通道阻滞剂后转变为 1 型，并存在一个或更多的上述临床表现时，也可诊断为 Brugada 综合征，而应用钠通道阻滞剂后 3 型 ECG 转变为 2 型 ECG 则不可诊断为 Brugada 综合征。国内专家用于揭示该疾病心电图改变的药物为普罗帕酮：1 ~ 1.5mg/kg 于 5min 内静脉注入，20min 后患者如无不适，则给予 0.5mg/kg 于 2.5min 内静脉注入，总用量 <2mg/kg，也有一定的作用。

二、分子生物学基础

BrS 呈常染色体显性遗传伴不完全外显，患者多为男性，40 岁左右发病，也有儿童甚至新生儿发病的。

虽然已提出与 BrS 有关的候选基因有好几个，如编码钠通道、Ito 通道、I_{K-ATP}通道及(或)钙通道的基因都可能是 Brugada 综合征的候选基因，但目前证实的基因只有钠通道基因 SCN5A。已经发现 SCN5A 上引起 BS 的基因突变位点有 72 个，它们多位于Ⅰ和Ⅱ区之间，Ⅱ和Ⅲ区之间的胞内连接部分，DⅢ区的 P 环以及 C 末端。

对引起 BrS 的 SCN5A 突变进行功能研究发现，这些突变引起钠通道功能丧失的机制主要有：①钠通道表达障碍；②钠通道电流激活、失活曲线的移动；③钠通道进入缓慢恢复的中间失活状态；④钠通道失活加速。近来的研究还表明，SCN5A 基因多态性(Q1077del，H558R)对钠通道的功能也有影响，多态性(A1673G)可能有助于 Brugada 综合征的发生。据统计，只有 18% ~30% 的 Brugada 综合征发病同 SCN5A 突变有关，而且家族性病例同散发病例相比，SCN5A 突变的概率更高。通常启动子区域、隐蔽的拼接部位的突变以及明显的重排可能无法检测，因此阴性的 SCN5A 筛查结果并不能排除和疾病相关的突变存在的可能性。

2005 年 Hong 等发现内含子非编码区域的剪接突变(splicing mutation)也能引起 BrS。研究发现在 SCN5A 基因第 27 号外显子后有一个 4bp 碱基对 TGGG 的插入，而由于这个插入变化就破坏了 27 号外显子后面的正常剪接位点，在 27 号外显子内部创造出一个新的潜在备择的剪接供体位点。RT-PCR 研究显示，这个突变的确激活了备择的潜在剪接位点，使来自正常剪接位点的 96bp 核苷酸缺失，引起外显子 27 的码内截短，造成的结果是 mRNA 缩短了 96 个碱基对，翻译以后的蛋白质上 DⅣ区 S2 ~ S3 有 32 个 AA 的截短。生物物理学分析发现通道无功能。这个研究提示内含子区域的突变在引起疾病的过程中可能起重要作用，但限于目前的测序技术，筛查全部内含子区域从检查成本上来讲是不可行的，所以这个研究证明了应用 EBV 淋巴细胞提取 RNA 的方法是一个快速可靠用于筛查内含子内突变引起的异常剪接的方法。

Na^+通道密度的降低预期可降低 AP 幅度，从而使 1 相复极开始的电压变负。作为这种变化以及心外膜细胞上更明显的瞬间外向钾电流(Ito)共同作用的结果，氟卡胺选择性地缩短心外膜 AP，引起 2 相折返。而且，钠电流(I_{Na})的降低可能是相当一部分病人存在传导障碍的原因。另外，我们假设具有这种"功能丧失"杂合突变的病人 Na^+通道会降低 50%，Na^+电流也应降低相应幅度。然而，实际情况却不是这样，可能由于某种代偿机制的作用而避免了 Na^+电流显著降低后可能对 AP 造成的灾难性后果。同一组织如果存在正常和突变两种通道可能促进不应性的不均一，从而导致心律失常。I_{Na}的抑制导致右室外膜 AP 平台期的不均一丧失，引起明显的去极化和不应性的离散，这是形成折返性心律失常的理想土壤。由同样基质引起的 2 相折返所致的期前收缩是启动病人 VT/Vf 的重要因素。

国内目前已在 SCN5A 上发现 6 个基因突变位点，见表 27-4

表 27-4　已发表国人 BrS 在 SCN5A 基因上突变特有位点总结

核苷酸改变	氨基酸改变	所在蛋白质位置	发现单位
G283A	V95I	N 末端	北京 1
——	K317N	DI/S5 ~ S6	广东
4087inC	1314 ~ 1317X	DIII/S4	浙江
4850 ~ 4852del	delF1617	DIV /S3 ~ S4	北京 1
C4946T	A1649V	DIV /S4 ~ S5	北京 1
A5471G	N1774S	C 末端	武汉

注：北京 1，北京大学人民医院(胡大一等)；广东，第一军医大学南方医院(陈哲明等)；浙江，浙江大学附属第一医院(陈君柱等)；武汉，华中科技大学同济医学院(杨钧国等)

三、治疗进展

有症状的 Brugada 综合征患者预后很差，在不接受治疗的情况下，平均年死亡率约为 10%。无症状的 Brugada 综合征患者，室性心律失常的发生率在不同研究中从 0 ~14% 不等。胺碘酮和 β 肾上腺素能受体阻滞剂对 Brugada 综合征患者没有保护作用；ⅠA 类（奎尼丁除外）和ⅠC 类抗心律失常药物因为能减少钠离子内流对 BrS 患者禁用；而ⅠB 类抗心律失常药物美西律对 Brugada 综合征患者无作用。目前ICD 是唯一证实对该疾病有效的治疗措施。

对于 ICD 应用的意见是：所有有症状的 Brugada 综合征患者，发生过心脏猝死事件的存活者都应该植入ICD，而表现相关症状如晕厥、抽搐、濒死样呼吸的患者在仔细排除心脏外原因后也应该植入 ICD；无症状的伴自发性 1 型 ECG 表现的 Brugada 综合征患者，无论有无可疑的同该疾病相关的心脏猝死家族史，都应接受心脏电生理检查，对于能诱发出室性心律失常的患者也应植入 ICD；而无症状的伴钠通道阻滞剂诱发的 1 型 ECG 表现的 Brugada 综合征患者，如果有可疑的同该疾病相关的心脏猝死家族史，则接受心脏电生理检查，能诱发出室性心律失常者植入 ICD，而无家族史的患者只需密切随访。

奎尼丁是目前美国市场唯一的有明显抑制 Ito 作用的药物，该药物的 Ito 抑制作用强于 Na^+ 流抑制作用。已有研究表明，该药物能使 ST 段恢复正常，大剂量应用（1 200 ~ 1 500mg/d）能抑制部分 BrS 患者心律失常事件的发生。但奎尼丁的有效性、安全性和 ICD 作用的比较都有待于临床试验的进一步证实。β 肾上腺素能受体激动剂异丙肾上腺素能增强 L 型钙离子流，可用于药物试验发生心律失常时的紧急处理（1 ~ 3μg/min）。也有研究表明，小剂量异丙肾上腺素能安全有效地抑制 BrS 患者室性心律失常的反复发作。而 Glatter 等用索他洛尔对 1 例反复晕厥的 BrS 患者进行治疗，随访 13 年取得了很好的效果，推测索他洛尔的有益作用源于它阻滞肾上腺素能受体的同时抑制 Ikr。此外磷酸二酯酶Ⅲ抑制剂 cilostazol 以及抑制 Ito 但同奎尼丁相比抑制内向离子流作用较弱的药物 tedisamil 也处于研究中。但除 ICD 以外的这些药物的有效性都需要合适的临床试验进一步证实。

第三节 特发性室颤

如果没有明显的结构性病变、心肌缺血、药物作用、电解质或代谢异常及中毒存在，特发性室颤（IVF）伴不明原因心脏骤停的情况很少见。但实际情况似乎要比人们原来预想的多见。IVF 约占总猝死病例的 6% ~12%（总人口中发病率 <0.5/10 000），但小于 40 岁的年轻个体的百分比会更高。其中 BrS 作为 IVF 的特例占 20% ~40%。

Viskin 等曾对 19 篇报道 IVF 导致 SD 的文献进行复习，发现其中有 54 个病人符合 IVF 的标准，他们中 90% 以上的患者须要心脏复苏。病人的平均年龄 36 岁，男女比例 2.5∶1。电生理数据提示 69% 的患者可用非递增程序心室刺激诱发持续性室速或室颤。诱发出的心动过速耐受性很差，多为多形特征。Ia 类抗心律失常药物可高度预防室速的再次诱发。确诊后 1 年的猝死率为 11%。IVF 的诊断应排除一些亚临床型的结构性心脏病。Viskin 等总结了 IVF 病人的 ECG 特点发现，在 9 个 IVF 病人中（6 男 3 女，平均 41 岁）记录到自发的 VF 有 22 阵次。自发 VF 总是跟随在快速多形室速之后，该室速由一联律间期极短的期前收缩所启动。启动 VT 的期外收缩其耦联间期只有（302 ±52）ms，期前指数（prematurity index）为 0.4 ±0.07。这些期前搏动发生在前一个 T 波峰顶的 40ms 之内。未发现间歇依赖型的心律失常。因此作者认为 IVF 病人中的心脏骤停有特定的启动模式，记录到非间歇依赖型的多形性 VT 有诊断价值。

Ueda K. 等最近发现 HCN4 上的 D553N 突变可在同一患者身上引起病窦综合征、进行性心脏阻滞和特发性室颤。该患者反复晕厥、心电图上有 Q-T 间期延长、多形性室速和 TDP。D553N 的离体功能研究显示 HCN4 通道以负显性方式引起转运障碍，导致与 If 电流降低相关的膜表达降低。提示 HCN4 的功能丧失与窦房结功能异常有关，这种起搏点电流的异常可能在某些情况下引起 Q-T 延长多形性室速的临床表现。

与 Brugada 综合征类似，IVF 的病死率很高，心脏骤停幸存病人的 5 年再发率高于 30%，因此 ICD 是目前唯一有效的治疗方法。

第四节 儿茶酚胺介导的多形性室速

一、临床情况

儿茶酚胺介导的多形性室速(CPVT)是一种恶性室性心律失常,最早由 Leenhardt 等于 1995 年提出,指运动或儿茶酚胺在 3 个以上连续心搏可引起两种以上的室速形态,多为双向(bVT)和(或)多形室速(pVT);同时无电解质紊乱、药物或器质性心脏病等可导致多形性室速(室颤)的因素存在。ECG 上应与 Brugada 综合征、短联律间期的尖端扭转型室速相区别。区分这 3 种疾病之所以重要,不仅在于它们都和儿童青少年的猝死有关,而且还因为从治疗上后两种只有埋藏式心脏复律除颤器(ICD)有效,而 CPVT 患者多数可用 β-受体阻滞剂治疗。

一项来自欧洲的报道表明,来自 118 个家庭的 30 个 CPVT 先证者有 14 个表现为双向室速、12 个表现为多形性室速、4 个为特发性室颤;其中 14 个先证者和 9 个家系成员有 RyR2 基因的突变。在有 RyR2 突变的患者中,男性是晕厥的高危因素(RR = 4.2)。β-受体阻滞剂可降低心律失常,但仍有约 30% 的患者需要 ICD。另一项来自日本对 29 个 CPVT 患者跟踪随访(6.8 ± 4.9)年的研究显示,CPVT 首发症状为晕厥(79%)和心脏骤停(7%),有家族史的占 14%。ECG 显示窦性心动过缓,Q-Tc 正常。CPVT 发作期间的心率平均为(192 ± 30)次/分。大多数室速是非持续性的(72%),持续性的占 21%,室颤占 7%。CPVT 的形态有多形性(62%)、多形和双向性(21%)、双向性(10%)或多形伴室颤(7%)。运动诱发 CPVT 的成功率 100%,儿茶酚胺诱发率 75%,程序刺激不能诱发 CPVT。有一半以上的 CPVT 起源于右室流出道。随访(6.8 ± 4.9)年的猝死率是 24%,其中 7% 有脑缺氧损伤。8% 的家系可见到常染色体显性遗传方式。能被 β-受体阻滞剂完全控制的病例只占 31%,钙拮抗剂可抑制部分常染色体显性遗传的 CPVT 病例,钠通道阻断剂单独或与 β-受体阻滞剂合用似乎可引起猝死。还发现猝死的患者中期前收缩时的 QRS 波宽比无猝死发生的 CPVT 患者要宽[(112.9 ± 16)ms 对(97.7 ± 17.7)ms,P = 0.047]。

二、遗传学病因

关于 CPVT 的遗传学病因,存在遗传异质性。已先后有两个独立研究小组共发现了 35 个 hRyR2 错义突变与 CPVT 有关。Priori 等发现了 4 个突变,其中 3 个显然是偶发病例,第 4 例家中共有 5 个受累成员。Laitenen 等在 3 个相互无关的家系中确定了 3 个错义突变。这些突变都成串集中分布在 3 个 RyR2 区域,与引起恶性高热/中央核病变基因突变的 RyR1 突变区域相对应。提示这些 RyR1 和 RyR2 区域是高度保守的,在调节通道的功能方面起着重要作用。Lahat 等还发现了一种 CPVT 的常染色体隐性遗传形式,和贮钙蛋白 2 基因的保守区突变有关。这些突变似乎是干扰了 Ca^{2+} 和贮钙蛋白的结合,从而在运动时引起游离 Ca^{2+} 从肌浆网中渗漏,而儿茶酚胺则驱动 RyR2 的开放。

三、RyR2 突变致 CPVT 的机制

以下因素控制肌浆网 Ca^{2+} 负荷与释放的机制,决定心肌收缩和致心律失常状态,它们是:①通过肌纤维膜上 L 型电压依赖性 Ca^{2+} 通道流入胞内的 Ca^{2+} 内流幅度;②通过肌浆网上的 Ca^{2+}/ATP 酶再摄取到肌浆网中的 Ca^{2+};③肌浆网的 Ca^{2+} 缓冲能力;④RyR2 的内在门控特性。所有这些都是交感活性增加引起的磷酸化介导调节的作用靶标。有研究提示,RyR2 的内在调节对 Ca^{2+} 释放量影响很小,而通过肌浆网上的 Ca^{2+}/ATP 酶内流到肌浆网中的 Ca^{2+} 本身似乎是决定因素。

CPVT 的确切致病机制还不完全清楚,但异常的 RyR2 通道渗漏被认为起很大作用。可能的机制包括 RyR2 通道基础活动的增强、通道磷酸化状态的改变、RyR2 通道和其他分子如 FKBP12.6、CASQ2 或 Mg^{2+} 等相互作用的缺陷。正常情况下,心脏肌浆网上的 RyR2 受其他多种蛋白的调节,包括 FK506 结合蛋白(FKB-

Ps)、FKBP12、FKBP12.6。这些亲免蛋白似乎可将通道稳定在关闭状态，并且在与RyR2亚单位之间的相互作用中发挥作用。突变的RyR2通道可使FKBP12.6从RyR2-PKA复合物上解离下来，从而造成舒张期通道钙渗漏，触发延迟后去极化（DAD）和心律失常。

四、治疗策略

对CPVT治疗的关键是要维持完全和持续的β-受体阻滞。要做到这两点很困难，尤其儿童对目前的大多数β-受体阻滞剂代谢太快。有作者认为纳多洛尔（nadolol）80mg/d到120mg/d或160mg/d可以维持充足和持久的阻滞作用。但即使是β-受体阻滞剂有效，也须要让患者明白，此病只是得到了控制而非治愈，在运动高峰时仍能记录到期前收缩，但对它无须额外治疗。要注意联合应用Ⅰ类药物或胺碘酮是无益甚至有害的。

第五节　短Q-T间期综合征

一、诊断标准

短Q-T综合征（SQTS）是近年来发现的新病种，目前尚缺乏统一的诊断标准，目前多根据经验以Bazett心率校正的Q-T间期（Q-Tc）≤300 ms判为短Q-T。也有人认为以实测Q-T间期≤300ms为短Q-T间期的标准更为可取。短Q-T综合征患者心电图表现为Q-T间期明显缩短，胸导联T波对称性高尖。短Q-T综合征心脏结构无明显改变，临床表现为频发室性期前收缩、阵发性房颤、尖端扭转性室速和室颤。Q-T间期过度延长与发生恶性心律失常事件的危险相关，这已为大家所公认和接受。但它的相反方面——Q-T间期缩短，即短Q-T间期综合征（SQTS）的临床意义还很少有人注意。

Garta F.等报告了2个家系的6个成员具有晕厥、心悸、心脏骤停伴心脏性猝死家族史。尸检未发现任何心脏结构病变。所有患者心电图上均显示恒定不变的短Q-T间期（图27-4，5）。对来自2个家系的6个患者进行广泛的有创和无创检查，包括系列静息ECG、彩色多普勒超声心动图、心脏MRI、运动试验、动态心电图、信号平均心电图等。其中4个进行了电生理学评估，包括程序心室刺激。所有个体均排除了结构性心脏病。基础情况ECG上显示，所有患者表现Q-T间期≤280ms（Q-Tc≤300ms）。在电生理研究中发现，所有4人心房、心室有效不应期（ERP）都缩短，其中3人的心室颤动易损性增加。

关于短Q-T间期的电生理学和预后意义目前还所知甚少。这两个家系中，在不同的时间点和年龄记录的ECG上显示Q-T间期均<300ms，没有随心率变化或劳累时的动态改变。Q-T间期持续≤300ms，被认为是短Q-T间期综合征的主要特点。家系中各成员间的临床表现谱非常宽，从轻微症状如心悸、头昏到晕厥和猝死均有。伴短Q-T间期的猝死发生在各代，男女均有，这提示常染色体显性遗传的方式（图27-4）。值得注意的是，有2例猝死（其中1例复苏成功）发生在1岁以内，无创和有创检查显示心脏结构正常、尸检也未提示心脏有病。

那么，短Q-T间期为什么会与恶性心律失常相关联呢？我们知道，Q-T间期是心室复极的电生理学指标，心室ERP和Q-T间期存在恒定的关系。电生理学研究证实了这些患者心房和心室的ERP明显低于正常值的低限。无论在心房还是在心室水平，普遍认为心肌的ERP时程是心脏颤动易损性的重要参数。缩短Q-T间期的因素有心率增加、高热、血清高钙或高钾、酸中毒、自主节律改变等。在这两个家系中，已排除了这些因素，所以引起Q-T间期缩短和心律失常事件的原因似乎是与膜上离子通道的功能改变有关的一些内在因素。心室复极是由内向Na^+或Ca^{2+}电流和外向K^+电流的特性与平衡决定的。像在其他原发性心电疾病如LQTS、Brugada综合征中涉及的离子通道蛋白的突变那样，SQTS及其相应的心律失常事件的分子机制可能是一些降低Na^+或Ca^{2+}电流或增加外向K^+电流的因素。

关于SQTS的发病机制有遗传异质性，已发现了三种致病基因突变，分别是HERG基因的N588K突变、

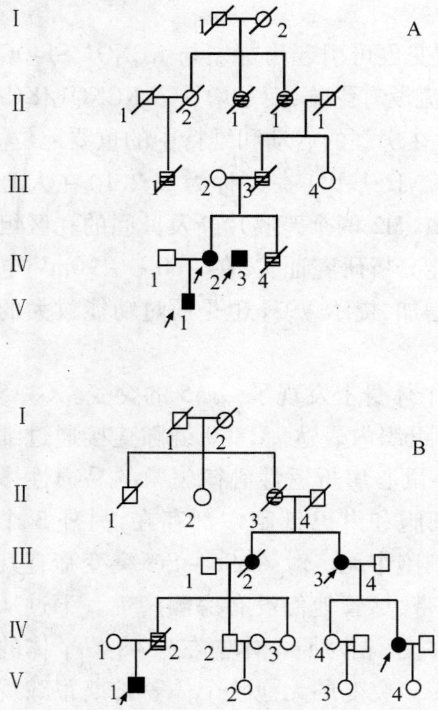

图 27-4　2 个 SQTS 受累家系的家系图

A. 家系 1 的家系图；B. 家系 2 的家系图。圆圈代表女性，方块代表男性；斜杠表示该成员已去世，黑色填充符号代表 SQTS，横条填充符号代表猝死；空心符号表示无该个体的 ECG 记录，灰色填充符号代表 ECG 正常；箭头所指个体均经临床和仪器评估

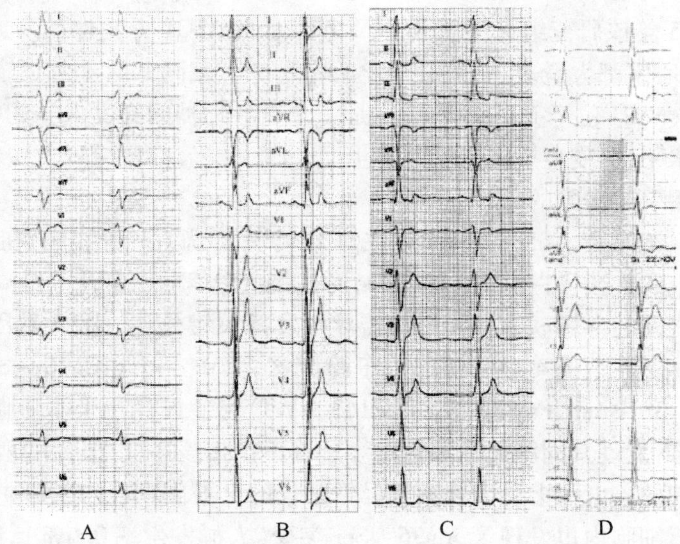

图 27-5　SQTS 家系 2 中患者的 12 导联 ECG（纸速 120mm/s）

A. 病例 4（Ⅲ,3）：窦律，心率 = 72 次/分，Q-T = 270ms；B. 病例 5（Ⅴ,1）：窦律，心率 = 80 次/分，Q-T = 260ms；C. 病例 6（Ⅳ,8）：窦律，心率 = 75 次/分，Q-T = 240ms；D. 患者Ⅲ,2 个体的 ECG（猝死）：房颤，心率 = 85 次/分，Q-T = 210ms

KCNQ1 基因的 V307L 突变、KCNJ2 基因的 D172N。这些突变分别导致 I_{Kr}、I_{ks}和 I_{k1}电流的增大，属于通道“功能放大”性突变，从而引起复极相期外向电流的增加，缩短 APD 和有效不应期。

二、治疗方法

对 SQTS 的治疗目前尚无太多的证据。有一项研究在 6 个 SQTS 患者身上比较了 4 种抗心律失常药物氟卡胺、索他洛尔、ibutilide、奎尼丁的效果。结果发现，只有奎尼丁可将 Q-T 间期从（290 ± 13）ms 延长到（405 ± 26）ms，而其他 3 种药物无此作用。最近，郭成军等报道了 1 例短 Q-T 综合征经导管消融多频率室性心动过速和心室颤动的经验，为 SQTS 的治疗提供了一条新途径。

第六节　孤立性（家族性）房颤（FAF）

房颤是心房的无序激动和无效收缩，是临床上最常见的心律失常，在总体人群中的患病率约为 1%，其发病机制一直是争论的热点。参与动作电位形成的离子通道（SCN5A、KCNQ1、HERG、KCNE1、KCNE2、HCN 和 Kir2.1 等）都可能成为房颤发生的细胞电生理基础。

陈义汉等在 2003 年利用连锁分析的方法，在一个 4 代房颤家系中首先将其致病基因定位于第 11 号染色体 11p15.5，随后在 KCNQ1 基因上发现了错义突变 S140G，导致在 KCNQ1 S_1 区 140 位丝氨酸被甘氨酸替换。该突变位于 S_1 跨膜片段上。将 S140G 突变在 COS-7 细胞中进行表达时，用全细胞膜片钳评价通道的功能发现，当 S140G 突变和 KCNE1 共表达时，I_{ks}电流密度显著增加。与野生型电流相比，在 + 20mV 电压水平，电流增加了 3 倍。同时，突变还明显改变通道的门控特性和动力学特性，电压依赖性和时间依赖性消失，电流明显放大，产生所谓“功能放大”效应。

利用候选基因的策略，该研究小组还明确了 KCNE2 上的 R27C 改变也可引起房颤。与 KCNQ1 S140G 不同的是，后者的房颤外显率较低。KCNE2 R27C 对 HERG/KCNE2 电流没有影响，而是增加了 KCNQ1/KCNE2 的电流，导致该通道的功能放大性改变。这些研究奠定了 K^+ 通道在房颤的启动和维持中的重要地位。2005 年该研究组又发现 KCNJ2 基因上的 V93I 突变也与房颤有关。KCNJ2 基因（在人称为 kir2.1）在人心房、心室都大量表达，但心房比心室稍少。编码 kir2.1 的通道蛋白由 M1、M2 两个跨膜片断及其间的孔区组成。V93I 位于 M1 片断上，这是一个在各物种间高度保守的位点。功能分析研究证实，在 -60 ~ -90mV 电压水平，突变型或突变型 + 野生型 kir2.1 电流都比纯野生型电流显著增加，提示 V93I 也是通过功能放大的作用引起房颤的。

2006 年 Gollob M. H. 等在对 15 个房颤病人的筛查中，在其中 4 个个体身上发现了 GJA5 的突变。GJA5 是编码连接蛋白 CX40 的基因，而连接蛋白 CX40 在人主要局限在心房组织内表达。CX40 缝隙连接通过细胞之间的电耦联在介导心房传导中发挥关键作用，GJA5 基因敲除的小鼠心房折返性心律失常的易损性增加。所发现的 4 个突变都位于跨膜区，其中 1 个（Ala96→Ser）在体细胞和淋巴细胞中都存在，另外 3 个（Gly38→Asp、Pro88→Ser、Met163→Val）突变只存在于体细胞中，淋巴细胞中无。对 Ala96→Ser 突变筛查其近亲，发现其同胞兄妹和他的妻子都不携带该突变，但他的两个儿子携带，尽管他们没有房颤病史。不过从他们的心电图上可以观察到异常延长的 P 波间期（>120ms）。有意思的是，在对照个体中在一 48 岁个体的淋巴细胞内也发现了 Ala96→Ser 突变（人群发生率 0.6%），所以对携带该突变的无症状个体需长期跟踪观察以确定其临床意义。这项研究提供了 CX40 缝隙连接蛋白基因 GJA5 在房颤发生中起作用的重要证据，同时也说明组织特异或体细胞突变可能是某些疾病的病因。

表 27-5　房颤的遗传异质性

遗传分型	编码基因	突变类型	突变点	编码蛋白	所处膜上位置	影响的通道
FAF1	（连锁研究已将致病基因定位在 11p15.5）					
FAF2	KCNQ1	错义突变	S140G	I_{ks} α 亚单位	S1	I_{ks}
FAF3	KCNE2	错义突变	R27C	I_{ks} β 亚单位	胞外	I_{ks}
FAF4	KCNJ2	错义突变	V93I	I_{k1}	S1	I_{k1}
FAF5	GJA5	错义突变	G38D	CX40	TM1	GJ
			P88S	CX40	TM2	GJ
			A96S	CX40	TM2	GJ
			M163V	CX40	TM3	GJ

第七节　病态窦房结综合征

SSS 也有遗传异质性，已发现与编码 i_f 电流的 HCN4 基因突变与编码 I_{Na} 的 SCN5A 突变有关。HCN4 又称超极化激活的环腺苷酸门控通道，它受自主神经递质和 cAMP 调节。已发现 HCN4-573X 突变可导致 C 末端缺失，而位于 C 末端的环腺苷酸结合区（CNBD）因此缺失。突变蛋白仍能转运到细胞膜上，但失去了对 cAMP 调节的敏感性。Ueda K. 等发现 HCN4 上的 D553N 突变可在同一患者身上引起病窦综合征、进行性心脏阻滞和特发性室颤。在 SCN5A 上发现 3 个家系分别携带双重杂合突变：T220I 和 R1623X、P1298L 和 G1408R、delF1617 和 R1632H。在培养的哺乳动物细胞系 tsA201 中与 β 亚单位共表达这 6 个突变，发现无义突变 R1623X 导致编码的氨基酸提前终止，使通道失去功能；G1408R 突变使通道丧失功能。其余 4 个突变以 delF1617 < T220I < P1298L < R1632H 的次序使钠通道的失活门受损（通道不能迅速失活），导致心肌的兴奋性降低。

遗传性心律失常的研究为从分子水平上理解心律失常的发病机制提供了很多新的信息和新的观点。毫无疑问，要全部或完整地理解每种心律失常的机理，还需要发现更多的基因和更多的突变。控制每种心律失常的外显率和触发心律失常最初发作的修饰基因的研究也将是一个很重要的研究领域。另一个主要领域将主要集中在器官水平或生理条件下突变蛋白功能的研究。转基因动物的研究已被运用于研究 SCN5A 突变的功能，也将对揭示心律失常的分子机制和突变对具有复杂生理功能的心脏细胞的效应的研究具有重要作用。这些研究将为心律失常病人提供一些新的治疗方法。现代医学正在向个性化医学（personalized medicine，即“针对具有不同基因组成的病人使用不同的药物和不同的治疗方法”）进行革命性转变。令人兴奋的是，LQTS 的研究领导了这一转变，而且为遗传学研究成果应用到个体针对性治疗树立了一个典范。可以预见，其他心律失常的研究将会继随 LQTS 的研究道路前进。

（李翠兰　胡大一）

参考文献

[1] Splawski I, Timothy KW, Sharpe LM, et al. CaV1.2 Calcium Channel Dysfunction Causes a Multisystem Disorder Including Arrhythmia and Autism. Cell, 2004, 119: 19～31.

[2] Anderson CL, Delisle BP, Anson BD, et al. Most LQT2 Mutations Reduce Kv11.1 (hERG) Current by a Class 2 (Trafficking-Deficient) Mechanism. Circulation, 2006, 113: 365～373.

[3] Gong Q, Jones MA, and Zhou Z. Mechanisms of Pharmacological rescue of trafficking defective hERG mutant channelsin human long Q-T syndrome. J Biol Chem, 2006, 281(7): 4069～4074.

[4] Mohler PJ, Schott JJ, Gramolini AO, et al. Ankyrin-B mutation causes type 4 long-QT cardiac arrhythmia and sudden cardiac death. Nature, 2003, 421(6923): 634～639.

[5] Zhang L, Benson W, Tristani-Firouzi M, et al. Electrocardiographic features in Andersen-Tawil syndrome patients with KCNJ2 mutations: characteristic T-U-wave patterns predict the KCNJ2 genotype. Circulation, 2005, 111: 2720.

[6] Splawski I, Timothy KW, Sharpe LM, et al. Ca (V) 1.2 calcium channel dysfunction causes a multisystem disorder including arrhythmia and autism. Cell, 2004, 119 (1): 19～31.

[7] Gong Q, Keeney DR, Robinson JC, et al. Defective assembly and trafficking of mutant HERG channels with C-terminal truncations in long Q-T syndrome. J Mol Cell Cardiol, 2004, 37: 1225～1233.

[8] Shimizu W, Antzelevitch C. Differential effects of beta-adrenergic agonists and antagonists in LQT1, LQT2, and LQT3 models of the long Q-T syndrome. J Am Coll Cardiol, 2000, 35: 778～786.

[9] 李翠兰，张莉，胡大一，等．85 例中国人长 Q-T 综合征先证者的临床特征及有关基因突变研究现状．中华心律失常学杂志，2004，8(6)：328～334.

[10] Antzelevitch C, Brugada P, Borggrefe M, et al. Brugada Syndrome: Report of the Second Consensus Conference: endorsed by the Heart Rhythm Society and the European Heart Rhythm Association. Circulation, 2005, 111: 659～570.

[11] Kontula K, Laitinena PJ, Lehtonen A, et al. Catecholaminergic polymorphic ventricular tachycardia: Recent mechanistic insights. Cardiovascular Research, 2005, 67: 379～387.

[12] 郭成军，张英川，方冬平，等．短 Q-T 综合征多频率室性心动过速和心室颤动的机理与消融治疗．中国心脏起搏与心电生理杂志，2005，19：23～28.

[13] Ueda K, Nakamura K, Hayashi T, et al. Functional characterization of a trafficking-defective HCN4 mutation, D553N, associated with cardiac arrhythmia. J Biol Chem, 2004, 279(26): 27194～27198.

[14] Smits JP, Koopmann TT, Wilders R, et al. A mutation in the human cardiac sodium channel (E161K) contributes to sick sinus syndrome, conduction disease and Brugada syndrome in two families. J Mol Cell Cardiol, 2005, 38: 969～981.

第二十八章　病态窦房结综合征

病态窦房结综合征(sick sinus syndrome,SSS),简称病窦综合征,是窦房结周围组织病变,造成起搏和(或)冲动传出障碍,而产生多种缓慢性为主的心律失常,导致的心、脑、肾器官供血不足引起的一系列临床表现的综合征。本章不仅系统介绍了病态窦房结综合征,还介绍了遗传性病态窦房结综合征(HSSS)。

第一节　病态窦房结综合征

一、概述

(一)同义名

窦房结功能不全(sinus node dysfunction)即窦房结功能低下、窦房结功能障碍(inadeguat sinus mechanism)、窦房结功能衰竭(sinus nodal dysfunction)、惰性窦房结综合征(lazy sinus syndrome)、窦房结迟钝综合征(sluggish sinus syndrome)、心动过缓－心动过速－心脏停搏综合征(bradycardia-tachycardia-asystole sydrome)、心动过缓－心动过速综合征(brady cardia-tachycardia syndrome)即慢－快综合征、病态窦房结－房室结综合征(sick sinus-atriovetricular bade syndrome)即双结病变综合征(binodal syndrome)简称双结病变、窦房晕厥(sinoatrial syncope)等。

(二)溯源与发展

1. **溯源**　早在1827年Adoms就报告了持续心动过缓而引起晕厥发作的病例;但真正对窦房结病变的研究,是在1906年Keith与Frach师生发现窦房结之后进行的;1906年Wenckbach将心电图上出现心房波脱落现象称为窦房阻滞,这是病窦综合征的重要表现之一;1909年Laslett报道了人的窦房结疾患以及所引起的阿－斯综合征病例;1912年Cohn及Lewis两人首先在临床工作中发现本征,嗣后陆续见有报道。1954年Short报道该征以心动过缓与心动过速交替出现新的表现形式,1963年Ferrer系统描述了窦房结功能不全的临床表现,之后又提出了心电图的诊断标准;1967年Lown对房颤电转复后出现窦性停搏和传出阻滞,认为存在窦性电活动不稳定性,而首先提出"病态窦房结综合征"这一命名,1968年Ferrer和Rubenstein著文倡用这一术语,并加以推广应用,从而得到同道的认可,从此在临床上此术语沿用至今,并简称为病窦综合征,进而简称为病窦,因此也使病窦综合征成为心血管系统中一个独立性疾病。

2. **我国病窦综合征概况**　我国于20世纪70年代初,始有病例报道,80年代始报道较多,并有论述,如朱建明、陈可冀、吴明漪、刘忠铭、陈端、梁寿彭、吴德全等。尤其是刘忠铭于1980年先后提出病窦综合征的心电图改变及临床综合资料,以及我国正常及老年人窦房结功能检查评定,心动过缓－心动过速综合征的诊断与治疗等。郭继鸿教授对病窦综合征的亚型(有人称为变异型)——慢-快综合征有精辟的论述,并与预激综合征的快-慢综合征相鉴别,两者具有各自不同的特点,使易于混淆的这两个综合征鉴别开来。1999年张开滋、曲德萍、曲晓燕等主编的《实用心血管综合征学》;2001年王振华、陈林祥主编的《心血管病综合征》(修订版),都有较详细的论述。1977年北京地区制定"病态窦房结综合征的诊断参考标准",对我国病窦综合征研究的规范和深化起到了积极的推动作用。2005年由张开滋、胡大一、王红宇等主编的《临床动态心电图学》对病窦综合征进一步进行了讨论,并提出动态心电图的诊断标准。

目前对病窦综合征病因、病理、发病机制、心电图和动态心电图特点、诊断与分型、治疗方面都取得了较大进展。21世纪是高新技术迅猛发展的时代,随着动态心电图、心腔内电图、心电生理检测及起搏器的广泛应用,加深和拓宽对病窦综合征的研究,我们有充分的理由相信,人们势必攻克这一威胁人类生命健康的疾病,能提供更好的有效的治疗手段,使预后大为改观。

(三)病因

1. **窦房结供血不足**　窦房结动脉来自于右冠状动脉或左旋支,绝大多数为单支血管供血(有资料显示仅3.22%为双支供血),极易发生缺血性损伤。冠心病是导致窦房结供血不足、形成病窦的主要原因,无论是直接累及窦房结动脉使其狭窄甚至闭塞,或是由于"动脉窃血"而致窦房结血供减少,皆可导致病窦的发生。有资料显示,冠心病所致者约占20%~50%,最高可达64.6%,5%的急性心肌梗死可伴有窦房结功能障碍。

2. **窦房结退行性变及纤维化**　此类患者临床上大多无器质性心脏病,属特发性病变,有资料显示约占病窦的30%~50%。多与老年生理性窦房结退行性变纤维化有关。有资料显示,60岁以上病例约占病窦的50%以上,亦有学者报道75岁以上老年人窦房结P细胞可减少到正常的10%,存在的P细胞功能也有所减退。此外,其他病因如缺血、坏死、创伤、浸润性及代谢性病变皆可导致窦房结的纤维化。

3. **炎症性**　由于窦房结为"跨多层组织",右心房任一层组织病变皆可累及窦房结,如心包炎、心肌炎、心内膜炎以及心肌病变。

4. **遗传性**　一类为遗传性窦房结综合征,另一类为原发性长Q-T间期综合征累及窦房结而表现出窦性过缓、窦性停搏等。

5. **代谢或浸润性疾病**　前者包括淀粉样变性及色素沉着病,后者包括脂肪浸润及少见的肿瘤细胞浸润。

6. **自体免疫性疾病**　由于窦房结为"小血管组织"且胶原纤维丰富,自体免疫性疾病(如系统性红斑狼疮等)易于累及窦房结而发病。有学者报道,在窦性心动过缓、窦房结功能障碍的患者中,有25%以上的患者检测出抗窦房结自身免疫抗体。

7. **自主神经功能紊乱**　如迷走神经张力持续增高可导致家族性病窦综合征,此外迷走神经高敏症及颈动脉窦过敏综合征亦是通过迷走神经张力增高导致窦房结功能障碍。

8. **其他**　几乎各种心脏病都可引起病窦。近年来,还发现窦房结功能障碍与心肌激动时局部释放腺苷有关。

(四)发生机制

由于某些原因造成窦房结及其周围组织缺血、坏死、炎症、纤维化、退行性变,使P细胞数量减少(低于正常的10%时)和(或)P细胞功能衰减皆可导致窦房结起搏功能障碍;若T细胞和(或)窦房交接区心肌细胞也出现上述病变时,可造成传出功能障碍;两者并存,则表现为起搏与传导功能障碍。若窦房结病变同时又累及了房室交接区,称为双结病变;窦房结同时累及周围组织、心房、房室交接区、希氏束、束支及浦肯野纤维,则称为全传导系统障碍。

窦房结受自主神经系统调控,尤其是迷走神经分布丰富,当迷走神经兴奋或窦房结处于迷走神经高敏状态时,可使窦性频率减慢,交接区内传导时间、窦房传导时间延长和窦房结有效不应期延长,可造成功能性病窦综合征。

窦房结的功能还受窦房结动脉血供的影响,若窦房结动脉发生功能性痉挛性病变,或窦房结动脉内有血栓形成或闭塞等器质性病变,均能造成窦房结功能受损,直接影响窦房结的电生理特性,导致窦性心律失常;

窦房结发放频率的快慢也受窦房结动脉搏动的影响。

总之,病窦综合征的发生机制较为复杂,有多种因素参与,这就使临床表现、心电图和动态心电图表现复杂多变、迥然互异。

二、分型

(1)1968 年 Ferrer 率先开展了分型研究,详述了该征的六种主要表现:①窦性停搏伴房性或交接性心律;②原因不明的持久和严重窦性心动过缓;③长时间窦性停搏,低位起搏点不起搏而致心脏停搏;④与药物无关的窦房阻滞;⑤缓慢性心房颤动;⑥心房颤动电复律后窦性心律不恢复。

(2)1972 年 Rubenstein 将本征分为三型:①心动过缓;②窦性停搏或窦房阻滞;③在上述两型的基础上并发室上性心动过速、心房扑动或心房颤动。从而扩大了分类范围。

(3)晚近学者 Bashout 将病窦综合征按病程长短分为二型:①急性病窦综合征;②慢性病窦综合征。也有人分为结性和结外性二类:①结性病窦综合征,系由窦房结本身器质性病变和损伤引起,预后较严重;②结外性病窦综合征,亦称功能性病窦综合征,系由迷走神经功能亢进所致,迷走神经高敏症就属于此型,预后较好。

(4)Fisher 提出分为三型:①固有节律低下型;②窦房阻滞型;③迷走神经高敏型。

(5)Samet 提出五型分类法:①单纯窦房阻滞型;②窦房病变型;③慢 - 快综合征型;④双结病变型;⑤全传导系统障碍型。

我们认为应将病窦综合征分为器质性、功能性两大类,再将前者按静态心电图或动态心电图心律失常 6 种表现(详见四、静态心电图和动态心电图特点)作进一步分型,以指导诊断和治疗。

三、临床表现

一般起病隐袭,少数可突然发病,进展缓慢,而易被忽视,静态心电图的表现可早于临床症状之前数年,主要表现为心、脑、肾供血不足的症状。

1. **心脏症状** 早期仅有心率缓慢,快慢不一或心动过速,心悸、胸闷、气短等,重者可使原有基础心脏病加重,出现心绞痛、心衰加重、心脏骤停,甚至猝死。病窦综合征所出现的多种多样的心律失常是最主要的临床表现,资料显示以窦性心动过缓、窦房阻滞及窦性停搏为最多见,三者可各自或相互组合及共同出现,既是诊断线索,又是诊断依据,在此基础上,可出现房性、交接性、室性等各种心律失常,详见四、静态心电图和动态心电图。

2. **脑缺血** 最常见,轻者表现为头晕、乏力,进而出现视力障碍、失眠、记忆力减退、四肢麻木、反应迟钝等。重者可出现黑矇,眩晕,短暂性失语、昏厥、阿 - 斯综合征。

3. **肾缺血** 患者初期为多尿、夜尿多,随着病情进展,出现少尿、蛋白尿、氮质血症等。

四、静态心电图和动态心电图特点

1. **严重而持久的窦性心动过缓**(sinus tachycardia) 此型最常见,有人统计约占病窦综合征的 75% ~ 80%。呈恒定窦性心动过缓,不论活动和睡眠,饭前与饭后,白天与夜间,心率波动范围均不大,一般 <50 次/分,最慢 <40 次/分。可伴有交接性逸搏和交接性逸搏心律、室性逸搏和心室自主心律。见表 28-1、图 28-1,2。

表 28-1 病窦综合征患者 24h 动态心电图记录

时间	心搏总数	平均HR	最小HR	最大HR	SDNN	频域功率	室性期前收缩	成对	室速	房性期前收缩	房速	停搏>2.5s	房二联	房三联	室二联	室三联
16:30	1 309	49	42	57	102	8 705.7	0	0	0	8	0	1	0	0	0	0
17:00	2 870	49	41	62	111	6 174.2	0	0	0	17	0	3	1	0	0	0
18:00	2 876	49	40	60	115	7 308.8	0	0	0	45	0	11	0	0	0	0
19:00	3 493	60	52	69	102	8 152.9	0	0	0	25	0	1	0	0	0	0
20:00	3 109	57	49	86	133	7 682.8	0	0	0	10	0	0	0	0	0	0

续

时间	心搏总数	平均HR	最小HR	最大HR	SDNN	频域功率	室性期前收缩	成对	室速	房性期前收缩	房速	停搏>2.5s	房二联	房三联	室二联	室三联
21:00	3 031	52	46	63	133	11 988.7	0	0	0	24	0	0	0	0	0	0
22:00	3 004	51	44	61	139	10 804.1	0	0	0	20	0	11	0	0	0	0
23:00	2 690	45	41	54	120	9 795.4	0	0	0	31	0	22	0	0	0	0
0:00	2 663	45	40	52	120	N/A	0	0	0	30	0	4	0	0	0	0
1:00	2 866	49	41	64	155	5 218.7	0	0	0	18	0	1	0	0	0	0
2:00	3 161	55	48	75	125	8 642.3	0	0	0	17	0	0	0	0	0	0
3:00	3 240	55	50	67	127	10 357.1	0	0	0	16	0	4	0	0	0	0
4:00	3 165	43	49	60	113	9 393.7	0	0	0	11	0	0	0	0	0	0
5:00	3 195	57	49	76	128	9 210.6	0	0	0	5	0	0	0	0	0	0
6:00	3 182	55	41	72	148	5 231.0	0	0	0	38	0	22	0	0	0	0
7:00	3 294	57	45	73	99	5 212.0	0	0	0	61	0	8	0	0	0	0
8:00	3 603	61	46	74	107	5 359.2	0	0	0	36	0	4	0	0	0	0
9:00	2 645	47	28	63	93	3 923.5	0	0	0	59	0	36	0	0	0	0
10:00	2 631	44	40	52	86	N/A	0	0	0	260	0	17	12	4	0	0
11:00	2 630	45	41	53	83	N/A	8	0	0	379	0	4	26	4	0	0
12:00	2 714	46	40	53	104	N/A	14	0	0	432	0	14	33	3	0	0
13:00	2 665	45	41	55	111	N/A	5	0	0	446	0	15	37	2	0	0
14:00	2 635	51	43	71	96	N/A	25	0	0	240	0	45	16	3	0	0
15:00	1 979	47	43	55	84	N/A	2	0	0	356	0	12	29	1	0	0
16:00	0	N/A	N/A	N/A	0	N/A	0	0	0	0	0	0	0	0	0	0
总数	68 650	51	28	86	144	8 044.9	54	0	0	2 584	0	235	154	17	0	0

2. **窦性停搏**(sinus arrest)　此型最严重,它可以是自发的,亦可发生于心动过速后,持续的时间短者为数秒钟,长者可达数分钟。发生的原因是窦房结停搏,完全性房室阻滞或是心房对窦房结起搏冲动无反应。AECG 示正常窦性心律后突然有 P-QRS-T 波群漏搏,所造成的长 P-P 间期与窦性 P-P 间期无固定的倍数关系。窦性停搏时间持续 8.0s 以上伴有或不伴有逸搏或逸搏心律者,多有阿 - 斯综合征发作。见图 28-3。

3. **窦房阻滞**(sinoatrial block)　窦房结发出的冲动在心房连接处发生阻滞所致。AECG 示二度Ⅰ型、Ⅱ型窦房阻滞,以Ⅱ型最常见。一度在 AECG 上很难诊断,三度难与窦性停搏相鉴别。

(1)Ⅰ型(文氏型):P-P 间期逐渐缩短之后,发生 1 次 P-QRS-T 波群漏搏后,出现 1 次长的 P-P 间期,此长的 P-P 间期小于任何 P-P 间期的两倍,此后逐渐缩短,此现象周而复始。

(2)Ⅱ型(莫氏型):在窦性心律中,P-P 间期突然延长,其间无 P-QRS-T,长 P-P 间期为短 P-P 间期整倍数。

4. **慢 - 快综合征**(bradycardia-tachycardia syndrome)　在窦性心动过缓、窦性停搏、窦房阻滞的基础上,反复发生阵发性室上性心动过速、心房扑动、心房颤动等异位快速心律失常交替出现的现象。图 28-4。

5. **双结病变或称双结综合征**(binodal syndrome)　它有三种表现形式:①在严重而持久的窦性心动过缓、窦性停搏、窦房阻滞的基础上,不能及时出现交接性逸搏者;②交接性逸搏心律频率 <35 次/分者,反映房室交接区自律性功能减退;③心室自主心律(旧称室性逸搏心律)(频率 25 ~40 次/分)或过缓的心室自主心律(频率 <25 次/分),出现这种情况,提示房室交接区自律性功能衰竭(交接性停搏),是双结病变的又一证据。见图 28-5,6。

6. **全传导系统障碍**(pan-conductive defect)　是病窦综合征的特殊类型,其病变涉及整个传导系统。可出现窦性停搏、窦房阻滞、房内阻滞、房室阻滞及室内阻滞。

总之,病窦综合征因临床症状隐袭,心律失常间歇、易变及反复发作等特点,静态心电图为瞬间记录,难免漏掉大量心电信息,尤其是无法捕捉夜间心电活动情况,对其诊断有一定的局限性。而动态心电图为 24 ~48h,乃至 72h 的心电连续记录,心电信息量大,远远高于静态心电图,可检出更多的窦房结障碍而产生

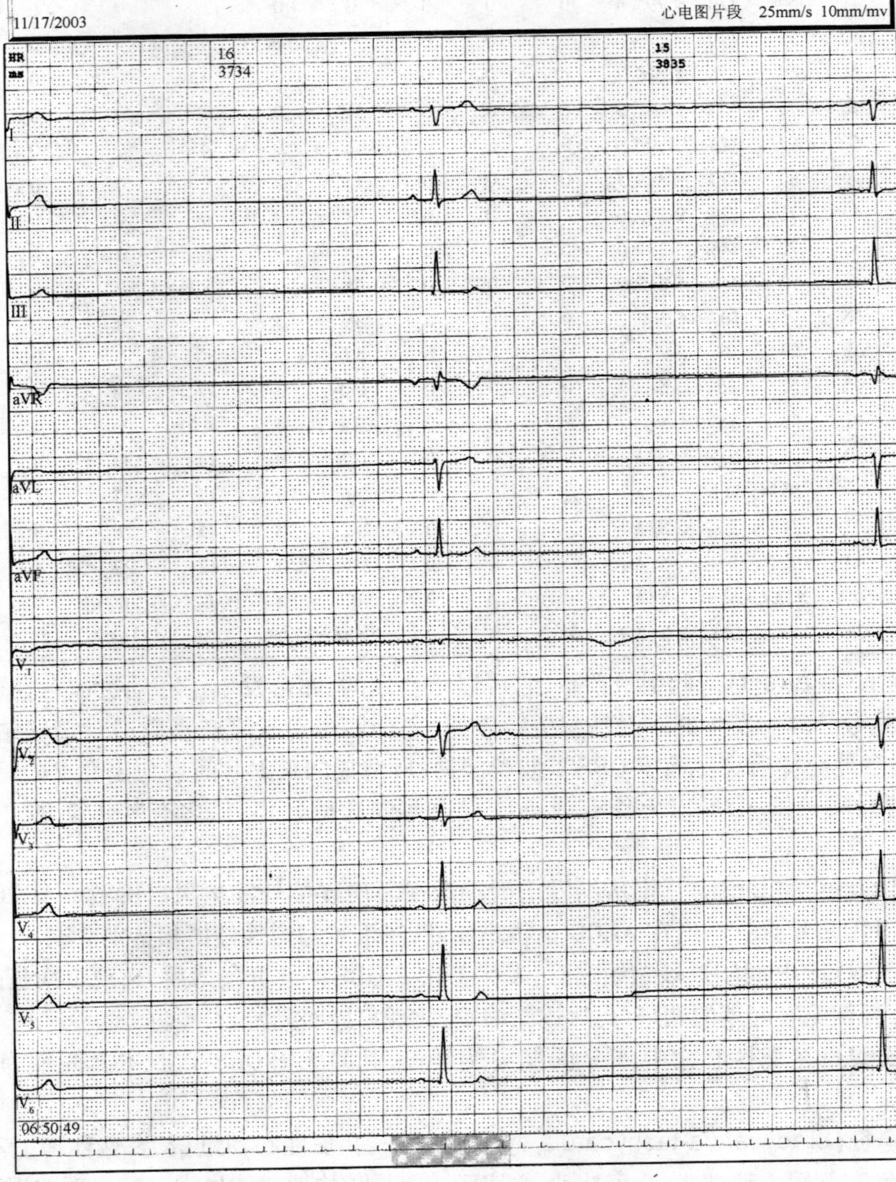

图 28-1 显著窦性心动过缓实时动态心电图

男,57 岁,病窦综合征。图示 P-QRS-T 波群为窦性心律,P-P 间期 3 835ms,心率 15 次/分。结合临床表现,多次出现晕厥,符合病窦综合征诊断。

12 导联 AECG 诊断:显著窦性心动过缓

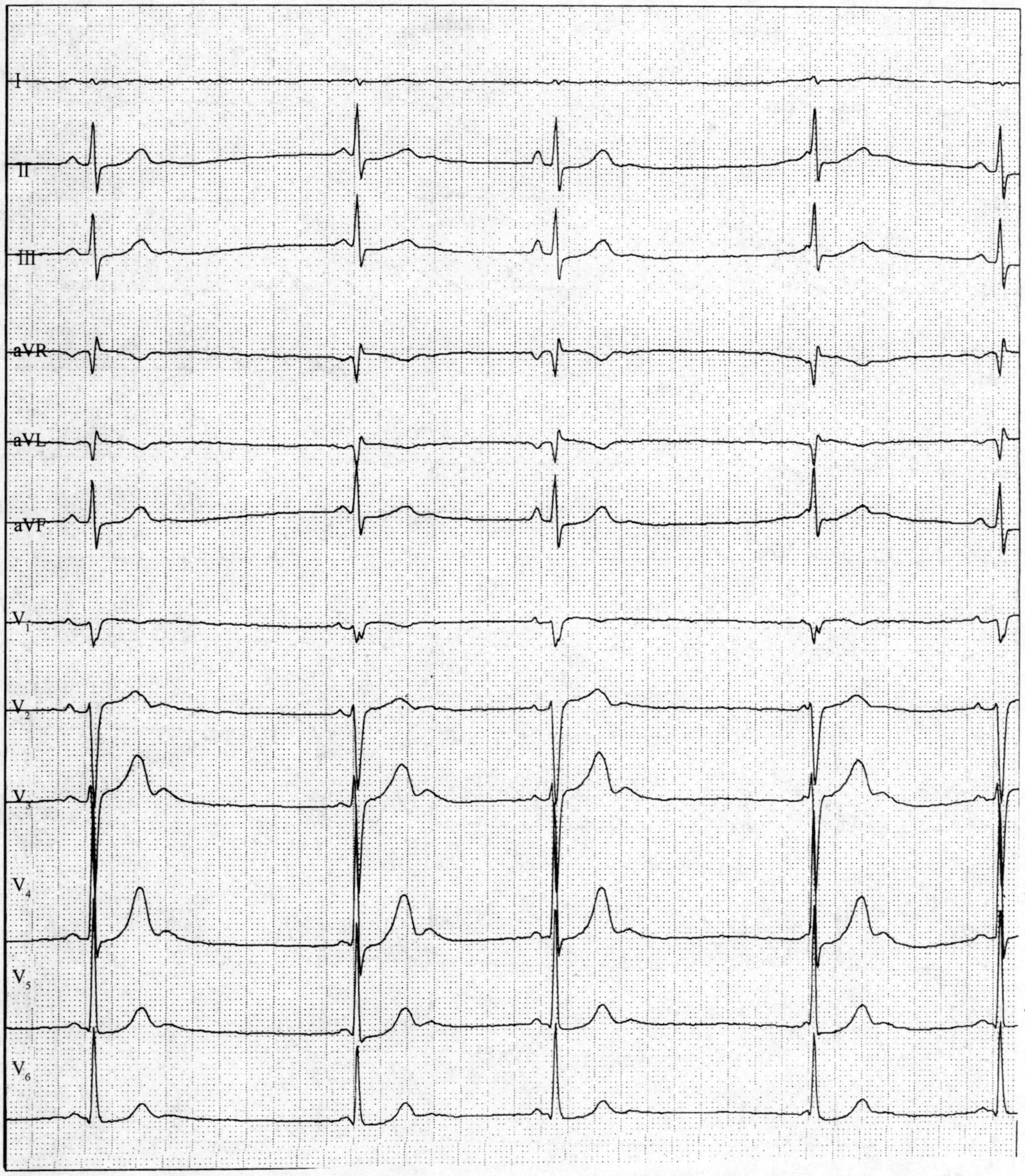

图 28-2　交接性逸搏、交接性自主心律、不完全性房室干扰脱节实时动态心电图

男,56 岁,病窦综合征。图示 P 波顺序发生,P-R 间期不等,P-P 间期略大于 R-R 间期,平均心率只有 35 次/分,为窦性心动过缓伴不齐,第 4 个心搏 P 波与 QRS 波群大部分重叠,无传导关系,属不完全性房室干扰脱节。

本例 23h 31min 36s 心搏总数为 62 860 次,平均心率为 44 次/分,最高心率为 67 次/分,最低心率 34 次/分。房性期前收缩 1 396 次,其中成对数 13 次,短阵房性心动过速 1 阵,联律总数 237 次,1min 最大房性期前收缩数 22 次,室性期前收缩总数 3 次。可见频发的房室干扰脱节和缓慢的交接性自主心律。上述动态心电图表现,结合临床资料符合病窦综合征的诊断。

12 导联 AECG 诊断:窦性心动过缓伴不齐,交接性逸搏,交接性自主心律,不完全性房室干扰脱节

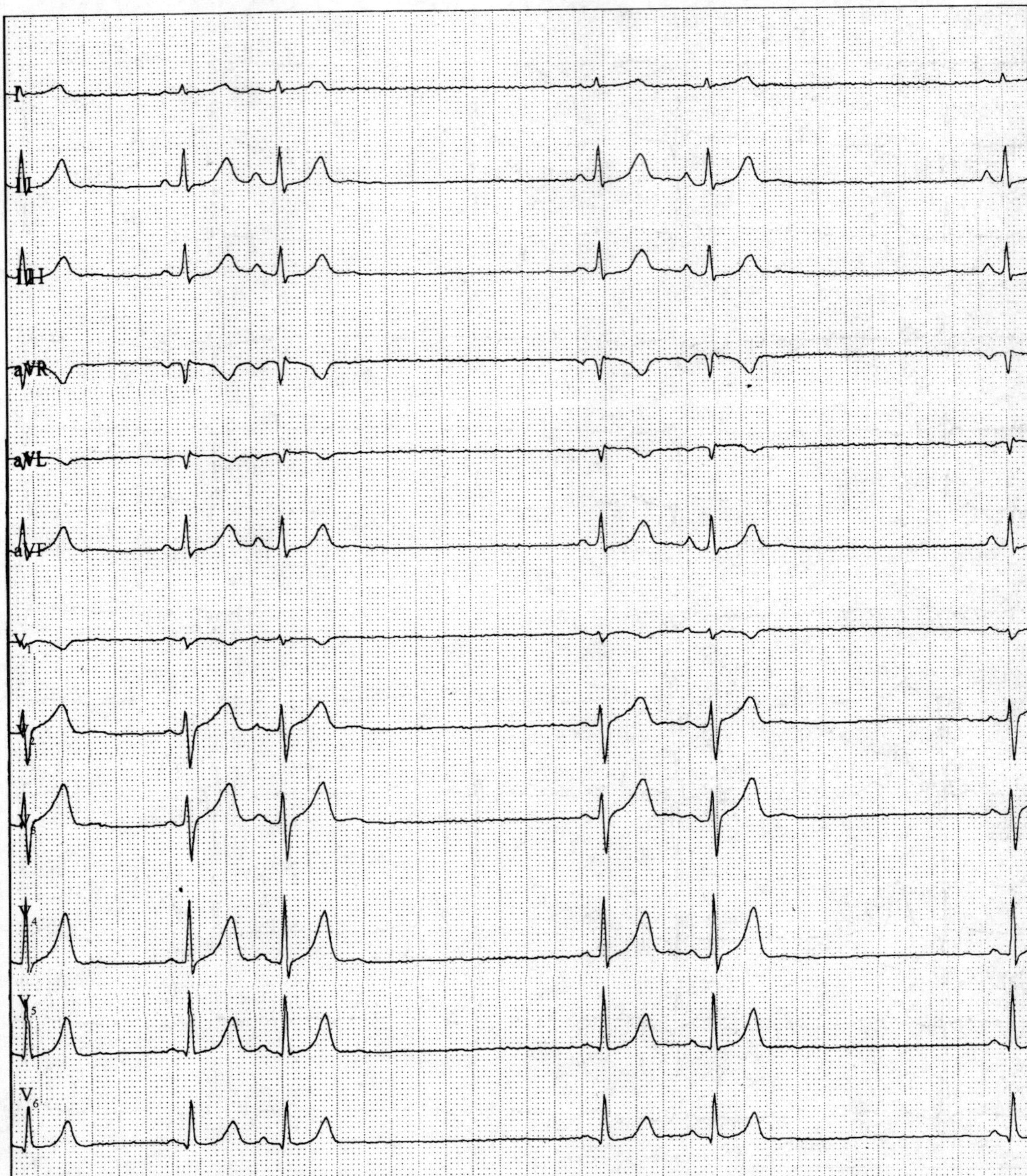

图 28-3　窦性停搏，一度房室阻滞实时动态心电图

男，45 岁，临床诊断病窦综合征。图示第 1、2、4、6 个心搏为窦性心搏，第 3、5 个 P′-QRS-T 波群提前发生，P′-R 间期 0.20s，长于窦性 P-R 间期，P′波位于前一心搏的 T 波之后，揭示本例存在隐匿性一度房室阻滞；QRS 波群呈室上性，为房性期前收缩。R_3-R_4、R_5-R_6 间距长达 2 340ms，相当于心率 25 次/分，为窦性停搏。

本例 24hAECG 监测，R-R 间距 >2.0s 共 1 474 阵，最大 R-R 间距为 4 470ms，符合病窦综合征的诊断。

12 导联 AECG 诊断：窦性停搏，房性期前收缩，室性期前收缩，一度房室阻滞

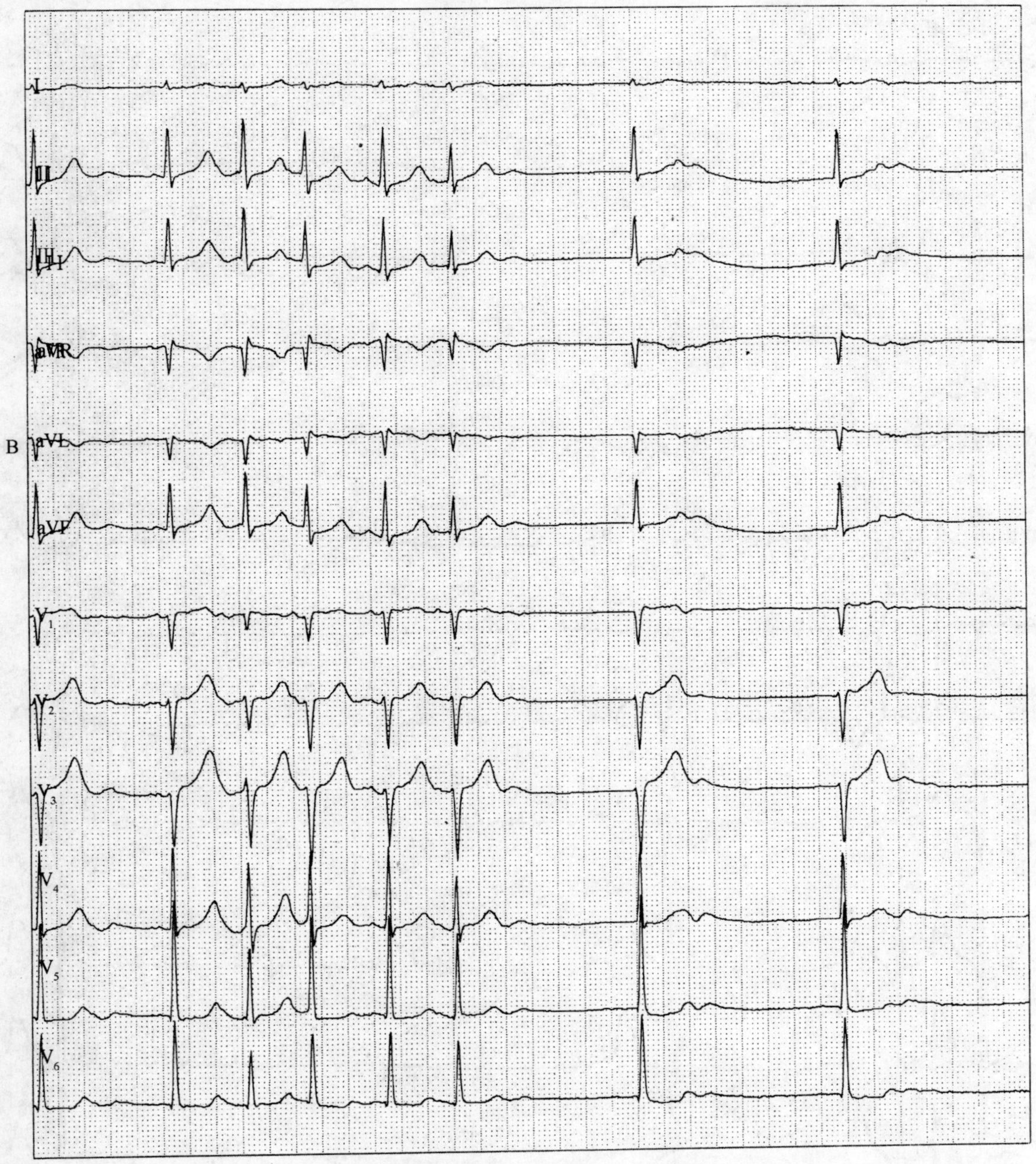

图 28-4　慢－快综合征，交接性逸搏心律，短阵房性心动过速实时动态心电图

男，66 岁，临床诊断病窦综合征。图示第 1、2 个心搏为窦性心搏，第 3～6 个 P′-QRS-T 波群提前发生，P′-R 间期 0.12s，QRS 波群与窦性心搏相同，为房性期前收缩性短阵房性心动过速，第 7、8 个心搏的 QRS 波群前无 P 波，为交接性逸搏，第 7、8 个 QRS 波群之后的 ST 段各有一个 P′波，R-P′间期 0.36s，为房性期前收缩未下传。

本例 24h 总心率为 62 898 次，平均心率为 43 次/分，最高心率 80 次/分，最低心率 32 次/分，为窦性心动过缓，房性期前收缩 1 753 次，其中成对 50 次，短阵房性心动过速 2 阵，最长 R-R 间期 2 430ms，相当于心率 24 次/分，>2.0s 的 428 次，室性期前收缩 1 144 次，病窦综合征诊断成立。

12 导联 AECG 诊断：窦性心动过缓，交接性逸搏心律，室性期前收缩，短阵房性心动过速，慢－快综合征

B

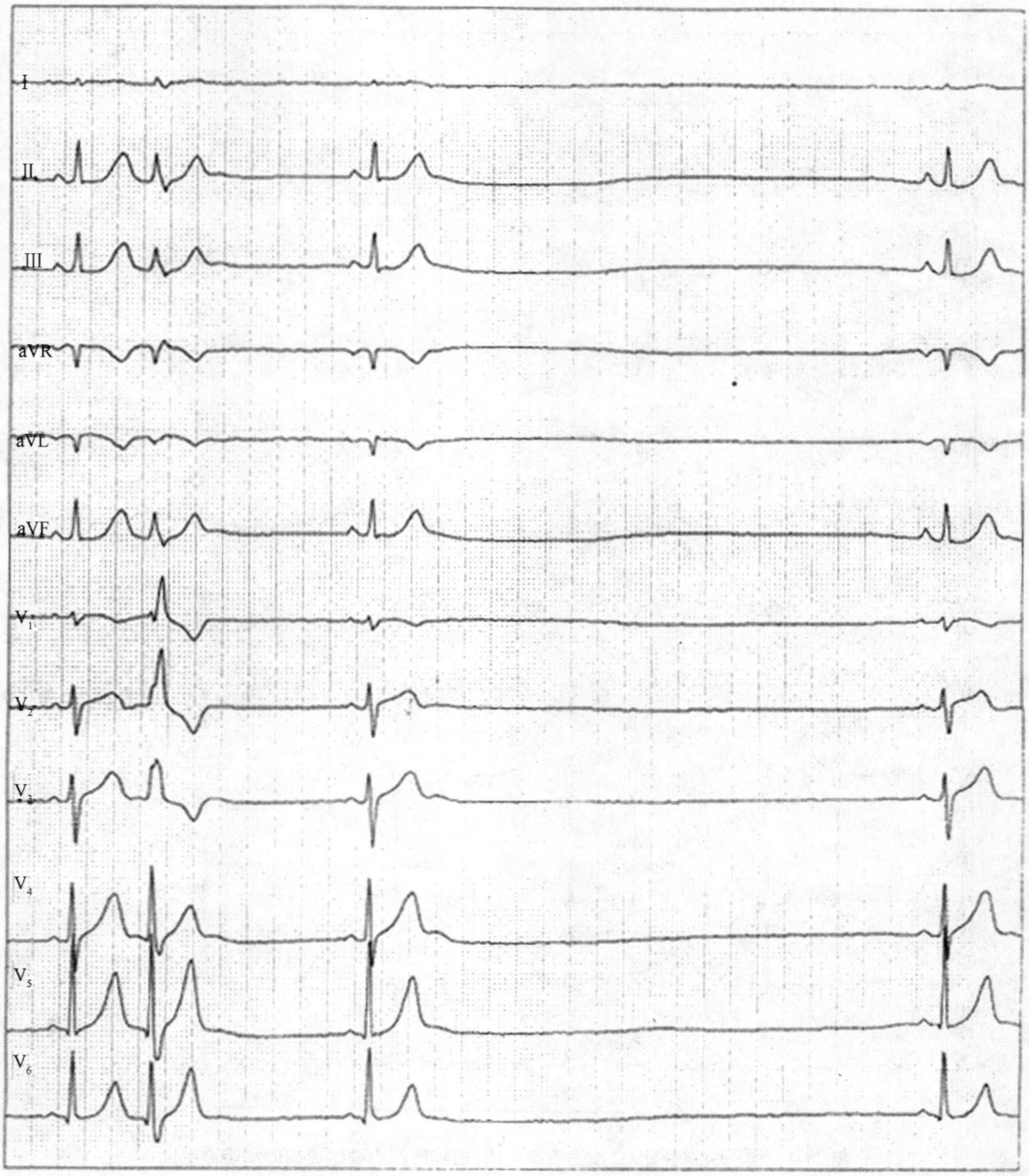

图 28-5　严重窦性心动过缓伴窦性停搏，交接性逸搏，双结病变实时动态心电图

男，45 岁，以心悸、胸闷，黑矇待查入院。图示第 1、3、4 个 P-QRS-T 波群为窦性心律，R_3-R_4 间期 4.33s，心率 13 次/分，第 2 个心搏 QRS 宽大畸形，其前无 P 波，在 V_1 导联呈 rsR′型，为来自左束支的室性期前收缩。

24h7minAECG 监测，心搏总数为 81 813 次，平均心率 50 次/分，最高心率 78 次/分，最低心率 36 次/分。房性期前收缩总数为 10 624 次，其中成对 385 次，二联律 2 766 次，三联律 1 293 次，短阵性房速总数为 8 阵，1min 最大房性期前收缩数为 31 次，室性期前收缩数为 140 次。可见频发的窦性停搏，最大 R-R 间期为 4.39s，心率仅为 13 次/分。R-R 间期 > 2.0s 共 1 474 次。偶见交接性逸搏。综上所述，结合临床资料，支持病窦综合征的诊断。

12 导联 AECG 诊断：严重的窦性心动过缓，窦性停搏，交接性逸搏，偶发室性期前收缩，双结病变

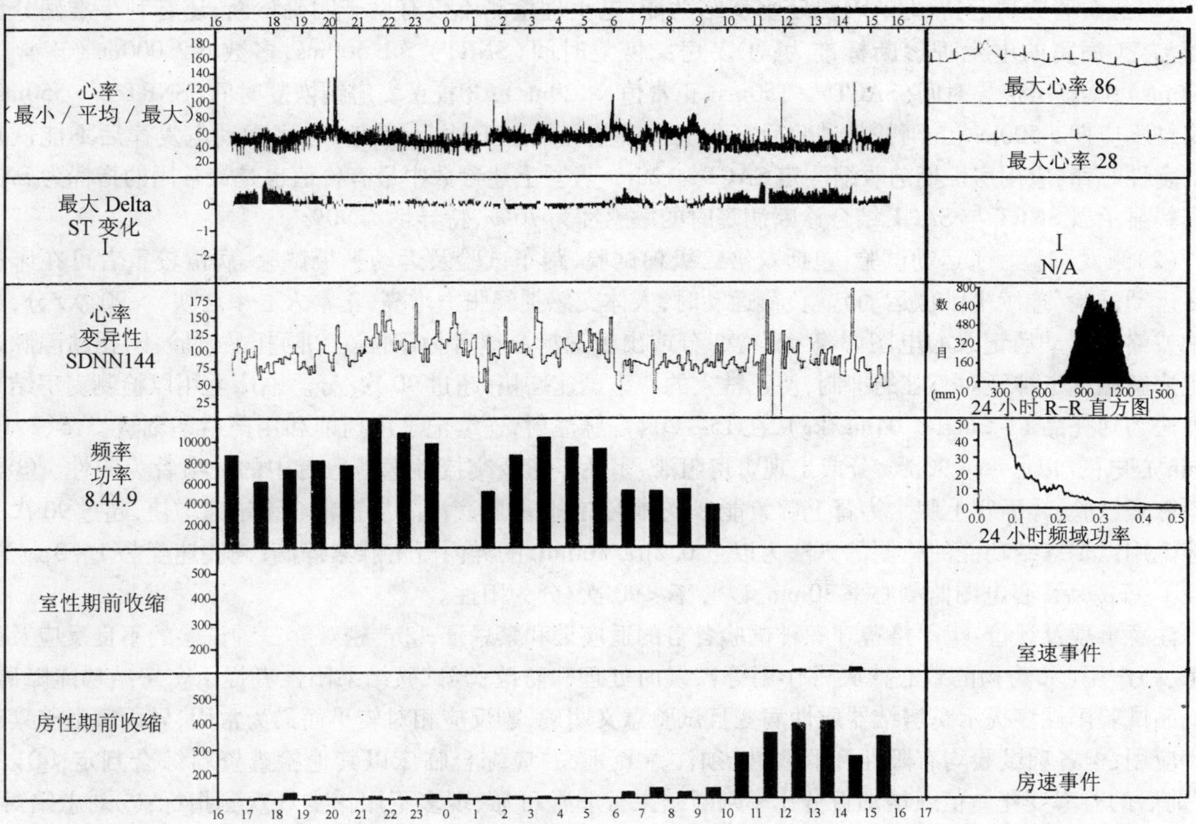

图 28-6　病窦综合征患者 24h 的心率、ST 段、HRV 趋势图和直方图

该患者总心搏数 68 650 次，窦性心律，平均心率 51 次/分；最小心率 28 次/分，发生于 09:22；最大心率 86 次/分，发生于 05:54；大于 2.5s 的停搏 235 个，房性期前收缩 2 584 个；房性期前收缩二联律 154 阵；房性期前收缩三联律 17 阵

的各种心律失常，对短暂性心律失常的捕获有独到之处，对心率快慢变动，心律失常的次数、程度、形态、持续时间等以各种不同数据、图表方式显示，对间歇性病窦综合征更具有独特优势，因此对病窦综合征的诊断具有很高的实用价值。

众所周知，静态心电图为实时、瞬间记录，难免不漏掉大量心电信息，特别是夜间心电活动更无法捕捉，动态心电图则可弥补这一重大缺欠，因为它是在静态心电图上的延伸和拓展，最大特点为连续、长时间、全信息的心电记录，比静态心电图信息量高 8 万～几十万倍。因此，我们认为用动态心电图比用静态心电图诊断病窦综合征更合理、更准确、更科学，现提出以下动态心电图诊断病窦综合征标准。

1）疑似病窦综合征指标

（1）24h 总心搏数 <80 000 次；

（2）24h 平均心率 <50 次/分；

（3）最高心率 <90 次/分；

（4）最低心率 <40 次/分，持续时间≥1min，这些提示窦性心动过缓。

2）确诊病窦综合征指标

（1）窦性停搏 >2.5s 以上或频发窦房阻滞；

（2）慢－快综合征；

（3）双结病变；

（4）全传导系统障碍。符合上述指标越多则诊断的正确性越大。

3）辅助诊断病窦综合征（即窦房结功能试验）指标

(1)经食管心房起搏(TEAP)测定窦房结功能:电生理检测不仅有助于明确诊断,还有利于准确分型以指导治疗,病窦的电生理诊断标准为:①窦房结恢复时间(SNRT)>1 500ms,多数>2 000ms(正常值≤1 400ms);②窦房传导时间(SACT)≥150ms(正常值<120ms);③校正窦房结恢复时间(SNRTc)>550ms;④窦房结不应期>500ms;⑤阿托品试验后复测上述参数仍超过正常;⑥其他,心房颤动电复律后不能恢复稳定的窦性心律;应用房性期前收缩测定 SACT>120ms 者。上述参数中最有价值也是最常用的指标为 SNRT,有资料显示以 SNRT 与 SACT 结合诊断病窦时的敏感性为 70%,特异性为 90%。

(2)激发试验。①运动试验:包括双倍二级梯试验、踏车试验及运动平板试验,病情较重者可在床边作简易运动试验(连续坐卧位运动)。负荷运动时,人体交感神经张力增高,正常人心率增快,>90 次/分,如运动中或终止运动后记录心电图心率<90 次/分或出现逸搏心律者为阳性。②阿托品试验:阿托品静脉试验能迅速解除迷走神经对心脏的抑制,使正常人的心率迅速增快,超过 90 次/分。临床上用以检测窦房结功能的方法为阿托品 1~2mg(0.04mg/kg),在 15~20s 静脉注射,连续记录用药前和用药后即刻、1、3、5、7、10 及 15min 心电图,以心率<90 次/分或出现窦房阻滞、窦性停搏及交接性逸搏三者中的一项者为阳性。③异丙肾上腺素试验:异丙肾上腺素为肾上腺素能 β 受体兴奋剂,静脉滴注能使正常心率迅速增快,超过 90 次/分。临床上用以窦房结功能的检测的方法为以上 0.2μg/100mL 的异丙肾上腺素静滴,滴注速度为 1~3μg/min,滴注 1~3μg 后,心电图监测心率 30min,以心率<90 次/分为阳性。

注意事项及评价:①严格遵守三种试验各自的适应证和禁忌证;②严密观察三种试验的不良反应及药物的毒、副作用(如药物的致心律失常作用等),及时处理和防范;③试验结果阳性者提示窦房结功能障碍,而阿托品试验阳性多提示窦房结器质性病变且试验意义明确,副反应相对较小而最为常用,异丙肾上腺素试验很少应用;但各项试验均有阳性和假阴性,须注意甄别,并应综合临床以其他检查资料综合判定;④以“试验”前后的心率变化差值及增加百分比率判断结果常非常可靠、现多不用作常规观测指标;⑤刘忠铭对 100 例正常人作上述 3 种激发试验对照观察结果说明,阿托品试验最为准确,异丙肾上腺素试验次之,运动试验最差;并建议修改标准为:运动试验以<75 次/分为阳性,阿托品和异丙肾上腺素试验以<85 次/分为阳性,对此还需大样本扩大临床试验作进一步论证。

(3)固有心率(intrinsic heart rate,IHR)测定:系使用药物除去自主神经对窦房结的调控,真实显示窦房结的起搏频率,借以评价窦房结有无器质性病变的一种方法。在心电图连续记录监测下,给受试者静脉注射 0.2mg/kg 普萘洛尔(注射速度为 1~2mg/min),10min 后再在 2min 内静脉注射阿托品 0.04mg/kg,或以上两药同时静脉注射(但推荐使用前者),30min 内计数最高心率即为心脏 HIR,正常值>80 次/分,[有资料显示为(94±8)次/分]。还可用算式:用药前窦性心率/IHR-1,与年龄相关,可测定预期固有心律(IHRP)除外年龄的影响,IHRP=118.1-0.57×年龄。IHR 或 IHRP≤80 次/分,提示窦房结器质性病变。

4)“自然”性窦房结功能检测

(1)心脏电复律后长时间不能恢复窦性节律者,提示窦房结起搏功能障碍。

(2)房性期前收缩后出现长时间窦性停搏,提示 SNRT 延长,进而说明窦房结起搏功能障碍;还可利用房性期前收缩简易测定 SACT,>120ms 为阳性,则可视与程度法电生理检查具有同等意义。

(3)非药物引起的慢性房颤且病因不明者,提示窦房结病变可能。

总之,辅助检查方法众多,应根据不同临床表现进行选择应用,常用的方法有心电图、动态心电图、监测心电图及心脏固有心率测定;如仍不能确诊,应进行食管心脏调搏试验测定,必要时进行心腔内窦房结电图的心脏电生理检查,可获确诊。

五、诊断原则及诊断流程

1. 诊断原则 ①具有反映窦房结功能障碍的心律失常;②具有与心律失常相关的心、脑、肾脏器供血不足的临床表现;③具有窦房结功能试验的阳性结果;④除外生理(如老年职业运动员)、药物(如 β-受体阻滞剂、洋地黄、奎尼丁等)及疾病的影响(如高钾血症、甲状腺功能减退等)。

2. 诊断流程

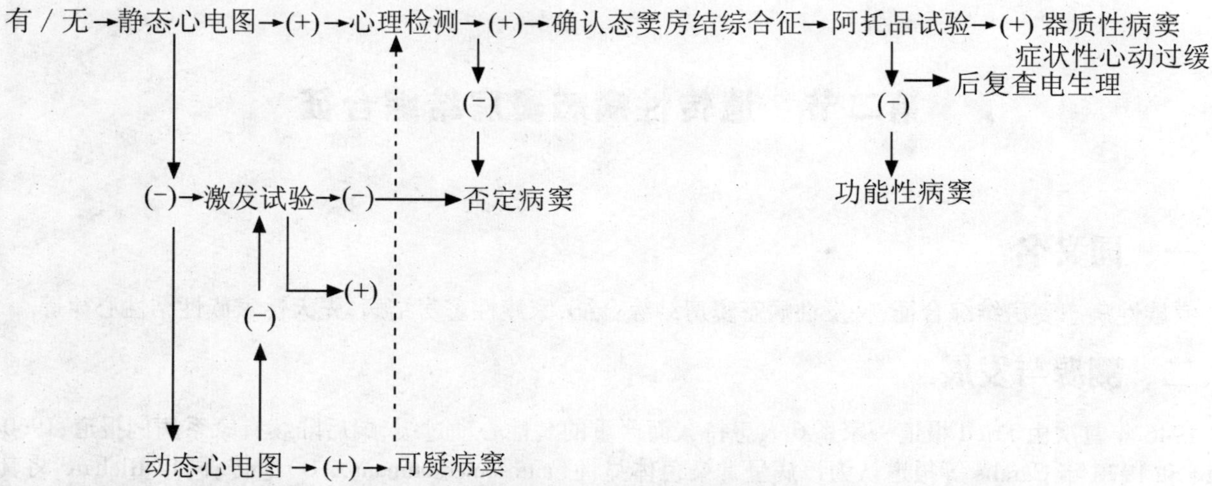

（此尤适用于静态或动态心电图异于正常又不够病窦确诊标准，伴有或不伴有轻度脑、心、肾供血不足的症状者）

图 28-7　病态窦房结综合征诊断流程

六、治疗

本综合征是缓慢性心律失常最具代表性的综合征，严重者能引起晕厥、阿－斯综合征，甚至猝死，故须积极治疗。

1. **原发病治疗**　如对冠心病引起的进行扩冠治疗，对风湿引起的应控制风湿活动，对心肌炎症、缺血引起的应进行消炎，改善冠脉循环的治疗，药物引起的应停药并相应治疗。

2. **安装心脏起搏器**　安装起搏器是病窦唯一具有确切疗效的治疗方法，对伴发阿－斯综合征者须紧急安装起搏器。常用的起搏器有心室按心需起搏器，适于老年人或三度房室阻滞的病窦患者，心房起搏器适于无房室阻滞及慢－快综合征的病窦患者，房室双腔顺序起搏器适于同时存在房室阻滞及心功能不全的病窦综合征患者。

3. **药物治疗**

（1）对重度窦性心动过缓、窦房阻滞、房室阻滞、双结病变，可选用宁心室、阿托品、麻黄素、普鲁本辛、中医药辨证论治。

（2）对晕厥、阿－斯综合征者：①氨茶碱 0.1g 每天 3 次口服，重症者进行静脉滴注；②阿托品 0.5～1.0mg，肌注或静注，每 4～6h 一次；③异丙肾上腺素 0.5～1.0mg 加入 5% 的葡萄糖注射液 500mL 中以 1～4mg/min 的速度静点，维持心率在 60～70 次/分；④心先安注射液 120～180mg 加入 5% 的葡萄糖注射液 250mL 中，每日 1 次静脉滴注，7～14 天为一疗程。

4. **防治并发症**　常见的有快速性异位心律失常、心源性休克、阿－斯综合征、心脑血管栓塞、心力衰竭等，应积极预防，一旦出现应积极采取相应治疗。

七、预后

病情较轻，症状不显著，预后一般较好。有学者随访病窦综合征的自然病程，发现与同龄人群组相比死亡率无统计学差异，仅生活质量较差，但发病年龄越小，预后越差。

病情较重，症状明显，预后不良。不植入起搏器治疗，1 年死亡率为 15%～30%，2 年死亡率 50%。主要死于恶性心律失常、脑卒中、心肌梗死、心力衰竭及肾衰等，采用起搏器治疗，病死率明显下降，预后大为改观。起搏器的临床应用是治疗病窦综合征唯一有效的方法。

第二节 遗传性病态窦房结综合征

一、同义名

家族性病态窦房结综合征,特发性病态窦房结综合征,家族性窦房结病,先天性家族性结性心律等。

二、溯源与发展

1946 年首次由 Fried 报道一家系 6 人患持久而严重的窦性心动过缓,嗣后陆续有家系病例报道;1960 年 Boeos 和 1976 年 Caralis 等报道认为该病呈常染色体显性(autosomedominant,AD)遗传;同年 Richard 将其命名为家族性窦房结病。著名的医学遗传学家 Mckusisk 在其专著《孟德尔遗传疾病》中指出,该病呈 AD 遗传。1980 年中国朱建民首先报道该征一个家系 3 例,同年孟庆芝,1982 年吴明漪等,1984 年王道等、吴祖攸等,1985 年孙庚龙都有报道,且此后报道较多。如 1989 年苏惠茹等报道一家系 7 例,同年孙德成等报道一个家系 4 例,1998 年和渝斌等报道一家系 8 例,我们报道一家系五代 6 例都呈 AD 遗传。

三、发病率

多数学者认为 HSSS 属于病态窦房结综合征中的一个少见类型,Rokseth 统计约占 2% ~6%,亦有资料显示仅为 0.6%。中国 1977 年近 20 个医疗单位统计 181 例病态窦房结综合征中,该病只有 9 个家系。截至 1999 年统计,中国已报告 61 个家系;2003 年统计,中国已报道 93 个家系。

四、发病机制

发病机制不详,可能与基因突变有关,但至今尚未确立染色体定位和基因突变点。Engel 认为同先天缺乏某种酶有关。1985 年 Wan 提出腺苷介导性理论,认为病态窦房结综合征是与腺苷的调节和代谢相关的疾病。Caralis 认为同持续性迷走神经紧张度增高有关,且常与遗传性长 Q-T 间期综合征和二尖瓣脱垂并存。

还有人认为窦房结受自主神经系统调控,与迷走神经分布丰富有关。亦有人认为窦房结功能受窦房结动脉血供影响。

总之,病态窦房结综合征的发生机制较为复杂,有多种因素参与,这就使临床表现复杂多变,心电图表现迥然互异。病因:窦房结及其周围组织的变性、坏死、纤维化,导致起搏和(或)传导功能障碍。

遗传学特点:具有遗传异质性,已发现与编码 if 电流铁 HCN4 基因突变与编码 I_{Na} 的 SCN5A 突变有关。HCN4 又称超极化激活的环腺苷酸门控通道,它受自主神经递质和 cAMP 调节。已发现 HCN4-573X 突变可导致 C 末端缺血,而位于 C 末端的环腺苷酸结合区(CNBD)因此缺失。突变蛋白仍能转运到细胞膜上,但失去了对 cAMP 调节的敏感性。Ueda K. 等发现 HCN4 上的 D553N 突变可在同一患者身上引起病窦综合征、进行性心脏传导阻滞和特发性室颤。在 SCN5A 上发现 3 个家系分别携带有双重杂合突变:T220I 和 R1623X、P1298L 和 G1408R、delF1617 和 R1632H。在培养的哺乳动物细胞系 tsA201 中与 β 亚单位共表达这 6 个突变,发现无义突变 R1623X 导致编码的氨基酸提前终止,使通道失去功能;G1408R 突变使通道丧失功能。其余 4 个突变以 delF1617 < T220I < P1298L < R1632H 的次序使钠通道的失活门受损(通道不能迅速失活),导致心肌的兴奋性降低。有学者将 HSSS 归类为原发性心电性疾病。国内外多数学者传导的 HSSS 遗传方式属 AD,但亦有不同的意见,如 1992 年马银美等报告家系 6 人呈 X 连锁隐性(X-linked recessive,XR)遗传。近年来国际文献亦有常染色体隐性(autosome recessive,VR)遗传的报道。总之,遗传方式未定,但属 AD 遗传方式为多。现将我们遇到一家系的系谱图列于下,见图 28-8。

五、临床表现

一般起病隐袭,少数可突然发病,进展缓慢,而易被忽视,静态心电图和动态心电图的表现可早于临床症状之前数年，主要出现脑、心、肾等脏器供血不足的表现，尤其以脑供血不足的症状为主。轻者头昏、眼花、乏力、反应迟钝等，重者可出现晕厥及反复的阿-斯综合征。伴心动过速者可有心悸或造成心绞痛、少尿或胃肠不适，甚至诱发心衰加重，严重的双结病变或全系统传导障碍，能造成心脏骤停甚至猝死。

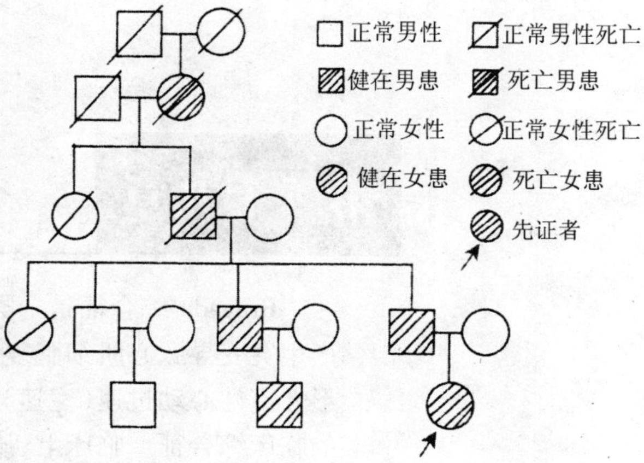

图 28-8　一家系五代 6 例呈 AD 遗传方式系谱图

静态和动态心电图分型：①严重而持久的窦性心动过缓，在 40 次/分以下；②窦性停搏；③窦房阻滞；④慢-快综合征，在上述三型基础上反复发生阵发性心动过速、心房扑动、心房颤动；⑤双结病变，在上述前三型基础上，如不能及时出现交接性逸搏（逸搏周期 >2.0s）伴有或不伴有交接性逸搏心律，以及室性逸搏心律者；⑥全传导系统障碍，同时兼有窦房阻滞、房室阻滞及室内阻滞。

辅助检查：①心电图负荷运动试验，运动后心率 <90 次/分；②动态心电图，经 24h 监测如能发现心电图以下表现，有利于其诊断，如 24h 总心搏数 <8 000 次，24h 平均心率 <50 次/分；最高心率 <90 次/分，最低心率 <40 次/分且持续时间 ≥1min，亦是有利的参考指标；③监测心电图，有助于捕获病态窦房结综合征的各种心律失常；④窦房结功能测定，窦房结恢复时间（SNRT）>1 500ms，校正窦房结恢复时间（SNRTc）>550ms，窦房传导时间（SACT）>120ms 者为阳性；⑤阿托品试验阳性者；⑥其他，心房颤动电复律后不能恢复稳定的窦性心律者，应用房性期前收缩测定 SACT >120ms 者。

诊断：依据临床表现，结合静态和动态心电图改变，再参考其他辅助检查，可资于病态窦房结综合征诊断，如有阳性家族史，诊断即可确立。

六、治疗

1. **病因治疗**　针对原发病。

2. **药物治疗**　主要是改善症状，提高心率。如：烟酰胺、氨茶碱、麻黄苯丙酮、心先安注射液等。紧急情况时可用阿托品 1~2mg 加入 5% 的葡萄糖液 250mL 静点，或用异丙基肾上腺素 0.5~1mg 加入 10% 的葡萄糖液 250mL 静点。

3. **其他**　对症状明显或高度、三度房室阻滞，或反复发生阿-斯综合征者，应对不同类型的心律失常选择植入不同的起搏器，如 AAI、VVI、VVIR、DDD、DDDR 等治疗。

（张开滋　邢福泰　孟庆华　李翠兰　刘晓媛　罗道生　刘子文）

参考文献

[1] 邵耕，等．北京地区对病态窦房结综合征的诊断参考标准．中华内科杂志，1997，16：239~370．

[2] 和渝斌，李宏杰，余秋燕．遗传性病态窦房综合征一家系 8 例报告．中华心血管病杂志，1998，26（5）：396~395．

[3] 张开滋，吾柏铭，唐其柱，等．临床心律失常．长沙：湖南科学技术出版社，2000，235~238．

[4] 张开滋，曲德萍，曲晓燕，等．实用心血管综合征学．北京：科学技术文献出版社，1999，415~420．

[5] 王振华，陈林祥．心血管病综合征．长沙：湖南科学技术出版社，2001，337~342．

[6] 张开滋，郭继鸿，刘海祥，等．临床心电信息学．长沙：湖南科学技术出版社，2002，373~379．

[7] 鲁端，黄元铸．实用临床心律失常诊断和治疗指南．上海：复旦大学出版社，2003，227~228．

[8] 张开滋．遗传性病态窦房结综合征．国际心血管杂志，2003，5（4）：269~272．

[9] 郭继鸿，张萍．动态心电图学．北京：人民卫生出版社，2003，565~587．

[10] 郭涛，杨军．内科急症综合征．昆明：云南科学技术出版社，2004，44~45．

第二十九章　Brugada 综合征

Brugada 综合征是一类因编码心肌细胞离子通道的基因产生突变导致心肌细胞复极时离子流发生紊乱，从而诱发多形性室性心动过速（室速）、心室颤动（室颤）等恶性心律失常的临床综合征。临床上，该综合征以右胸导联穹隆型 ST 段抬高、心脏结构无明显异常、多形性室速或室颤和晕厥的反复发作以及心脏性猝死为特征。占猝死者的 4%，占心脏结构正常猝死者的 20%。自 1991 年 Brugada 兄弟报道以来，该病已成为世界某些地区除意外交通事故外，40 岁以下男子死亡的主要原因。更为严重的是，大多数患者发生的第一症状就是猝死，根本来不及防范和救治。近年来，Brugada 综合征的病例报道呈指数增长。因其有较高的致死率，Brugada 综合征已成为全球高度关注的一种疾病。

第一节　概　　述

一、溯源与发展

1991 年西班牙学者 Brugada P. 和 Brugada J. 在北美心脏起搏与电生理大会（NASPE）上首先报道了 4 例临床有多形性室速或室颤，心电图类似右束支阻滞，而心脏结构正常的患者。以后，Brugada 兄弟又总结了 4 个相似的病例，于 1992 年在美国心脏病杂志（JACC）发表了题为“右束支阻滞、持续 ST 段抬高与心脏猝死”的论文。全文正式描述了无器质性心脏病伴有心脏猝死和猝死存活的 8 例病人，引起世界范围的广泛关注。随后报道的病例迅速增加，这些病例都有特征性心电图改变及引发室颤、室速的严重临床后果。1996 年，日本学者 Miyaza 首次将这种心电图与临床症候群称为“Brugada 综合征”。

Brugada 兄弟虽然于 1992 年确定了此类患者的临床特点，但在此之前，早已有相应的临床报道。早在 1917 年菲律宾的医学杂志已有类似病例报道，称之为 Bangungut 或 arise and moan（睡眠时尖叫猝死）。在日本称之为 Pokkusi（夜间意外猝死）。在泰国东北部称之为 Lai Tai（睡眠时的死亡）。当地的土著居民认为，睡眠死亡的青年男子是在睡觉时被寡妇的鬼魂带走了，所以，一些青年男子夜间身着女装睡眠，希望借此迷惑鬼魂不被带走，但沿袭 70 年之久的习俗并未解决这一问题。在地理位置分布上，泰国、老挝、柬埔寨、越南和菲律宾是流行发病区。此综合征在泰国最普遍，在泰国东北部，年死亡率在 40/10 万，为该地区年轻男性自然死亡的第二位原因，仅次于第一位的交通事故。1976 ~1977 年，位于美国乔治左州亚特兰大市的疾病控制中心观察到，越南战争结束后，大批移民到美国的老挝、柬埔寨难民中的年轻男性，存在不寻常的高死亡率。患者多见于健康状况良好的男性年轻人。不明原因的死亡常发生在夜间睡眠时，患者从呼吸困难发作开始，数分钟内可发生死亡。少数复苏成功的幸存患者曾有室颤发作病史或在电生理检查时能诱发多形性室速或室颤。疾病控制中心将发生在东南亚后裔的这一奇怪的猝死现象称为难以解释的猝死综合征（suddden unexplained death syndrome, SUDS)。1981 ~ 1982 年，该病死亡率上升至高峰，达 2.5/10 万。他们平均年龄为 32 岁(16 ~ 63 岁)，大多为男性，68% 的死亡者来自老挝，18% 来自柬埔寨，13% 来自越南。近年，我国不断有 Brugada 综合征的病例报道。

实际在 Brugada 的文章发表之前，已有多位医生注意到 Brugada 综合征的心电图改变。认为这些是正常心电图的变异或用其他机制可以给予解释，未能发现心电图表现与猝死之间的关系。早在 1953 年，Osher H. I. 等就描述过，当时称之为"与急性损伤相似的心电图改变"。1975 年，Calo A. A. 等人称之为"次 R 波、R-ST 抬高、T 波倒置三联征"。2001 年，Hurst J. W. 将 Brugada 最早描述的 $V_1 \sim V_3$ 导联心电图改变称为"Brugada 波"。

由于心电图表现具有多变性、隐匿性，所以在普通人群中很难估测其真正发病率。日本最近研究报告，Brugada 综合征 I 型心电图发生率为 12/10 000。但欧洲及美国发病率很低。

二、发病机制

1. Brugada 波的形成原理 心室肌细胞的动作电位(action potential, AP)按发生顺序人为地分成五个时期，即 0 相除极和 1 相、2 相、3 相、4 相的复极(图 29-1)。从图 29-1 可以看出，1 相、2 相的复极是由 K^+ 的外流和 Na^+、Ca^{2+} 的内流共同形成的。短暂外向钾流(I_{to})产生 AP 1 相，形成 AP 尖峰，反映为动作电位尖峰和平台之间的切迹。

在许多动物及人均观察到，心外膜 I_{to} 较心内膜显著，且右室较左室明显。心室激动时心外膜显著的动作电位切迹引起心肌不同部位之间的电位差，反映在心电图上呈 J 波和 J 点的升高。AP 2 相期主要包括自 1 相锐减的外向电流 I_{to}、缓慢持续的内向电流 I_{Ca} 及晚期 I_{Na}，三者共同参与动作电位圆顶波的形成。Brugada 综合征 SCN5A 基因突变使钠通道蛋白质结构发生改变，引起：①钠通道数量减少；②改变了 I_{Na} 电压和时间依赖性激活、失活及复活过程而使 I_{Na} 降低；③I_{to} 增加。使 AP 1 相切迹加深及动作电位平台期缩短或消失，心电图 ST 段抬高，右室心外膜的这种变化特别明显，因此，其心电图表现也特征性地定位于右胸导联 $V_1 \sim V_3$。

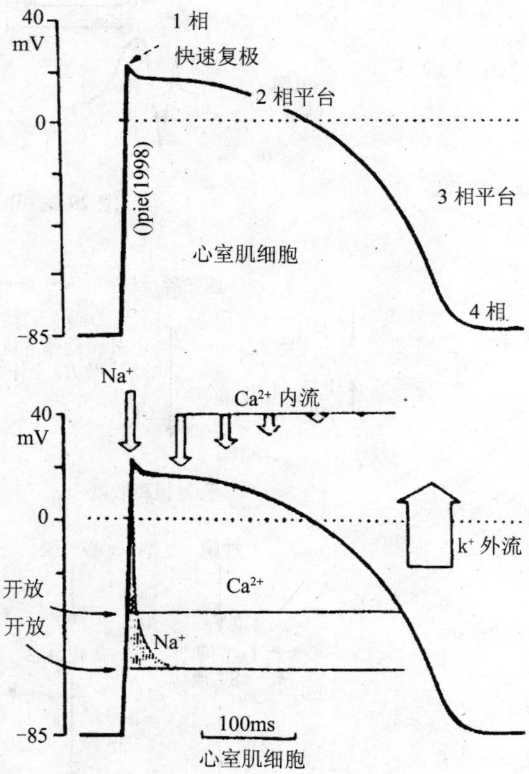

图 29-1 心室肌细胞动作电位示意图

Antzelevitch 等在模拟 Brugada 综合征的实验研究中发现：AP 圆顶大小，主要取决于 I_{to} 大小，I_{to} 明显时，AP 切迹(I_{to} 介导)增大达到负电位，影响 I_{Ca} 激活，AP 圆顶不能形成，导致全或无复极。使 AP 时间缩短 40% ~ 70%(如 AP 圆顶完全消失)。由心外膜 AP 圆顶完全消失引起的 ST 段抬高，ECG 表现为"穹隆型"抬高(图 29-2)。由心外膜 AP 圆顶降低引起的 ST 段抬高，ECG 表现为凹面向上或"马鞍型"抬高(图 29-2)。应用 Na^+ 阻滞剂抑制 I_{Na}，使 AP 1 期和 2 期外向电流增加，可使隐匿型 Brugada 综合征得以显现。

2. 伴发的快速室性心律失常的发生机制 目前的研究表明，Brugada 综合征伴发的快速性室性心律失常的发生机制为 2 位相折返。由于 I_{to} 的内在差异和(或)病变部位的差异，Brugada 综合征心室肌细胞"全"或"无"的复极模式并非均匀地发生在所有的心肌细胞，而是在 I_{to} 离子通道分布占优势的心外膜明显，右室心肌比左室心肌更明显。右室心外膜心肌同一部位的不同点"全"或"无"的现象也不均匀。不同位置 2 相圆顶波的消失常不一致(即某些部位消失，另一些部位仍存在)。这种非均质性的改变造成了心室复极的离散。心内膜与心外膜之间，右室肌与左室肌之间，2 相平台期存在与 2 相平台期消失的不同部位之间都存在明显的复极差，使 2 相平台期仍然存在的部位与 2 相平台期消失部位之间电压梯度显著增大，当电压梯度足够大时产生局部电流，以电紧张扩布的方式从AP平台期存在的部位向平台期丢失的部位传导，引起该部位被传来的2位相电流激动，形成一次联律间期很短的室性期前收缩，称为2相折返性室性期前收缩。2相折返性室性期前收缩落入心室肌折返期/易损期，引发快速连续的折返，形成Brugada综合征多形性室速和室颤(图29-3)。

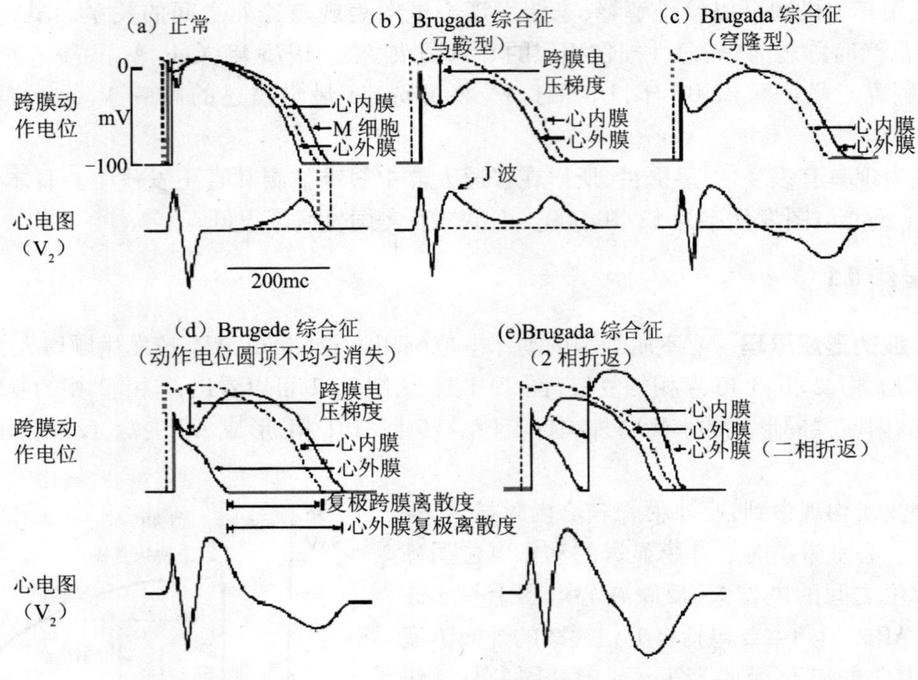

图 29-2　Brugada 综合征异常心电图形成机制

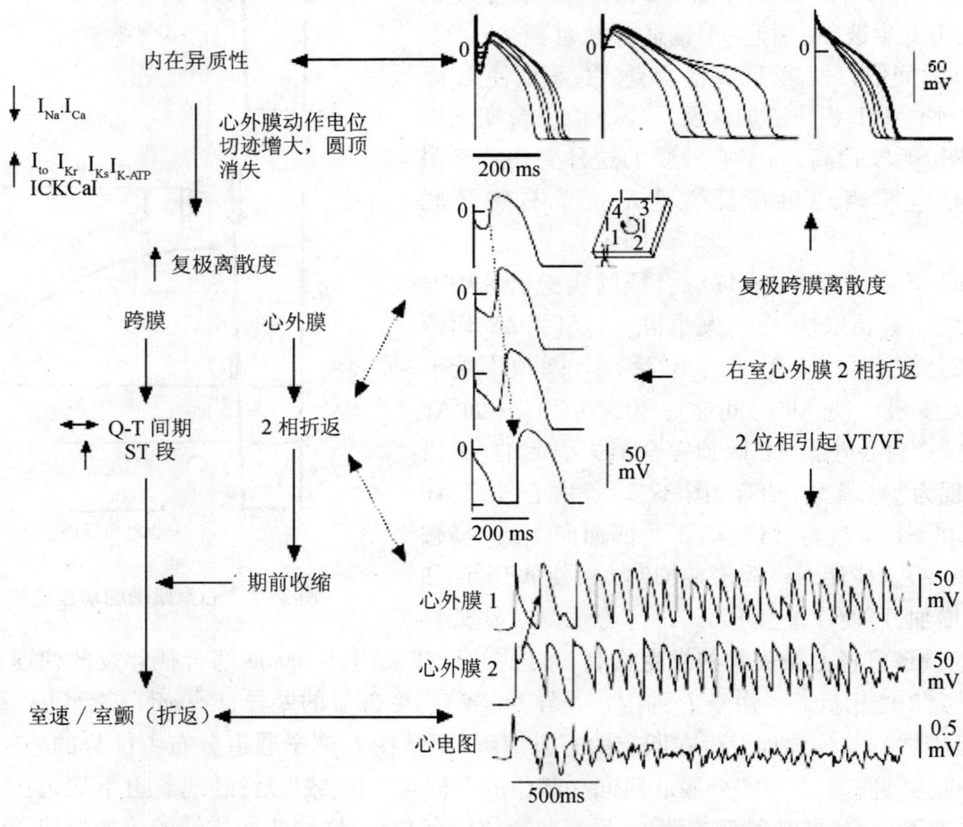

图 29-3　Brugada 综合征恶性心律失常形成的 2 相折返机制

三、遗传学特点

(一) Brugada 综合征的遗传学基础

Brugada 综合征多见于散发病例,50% 的患者有家族史,目前认为该综合征为常染色体显性(不完全外显)遗传性疾病,编码钠通道、短暂的外向电流(I_{to})、I_{k-ATP}、钠-钙交换电流等通道的基因均被认为是可能的候选基因,而目前唯一已被证实的致病基因是编码钠通道 α 亚单位的 SCN5A 基因,1998 年由 Chen 等人首先报道。SCN5A 是人类 3 号染色体上 p21-24 的编码心脏电压依赖性钠通道蛋白 α 亚单位基因,该亚单位有 4 个同源结构域(DⅠ~DⅣ),每个结构域由 6 个跨膜片断(S_1~S_6)组成。已知的 Brugada 综合征致病基因 *SCN5A* 编码钠通道 α 亚单位模式图见图 29-4。4 个 P-loop 共同围成钠离子内流的"孔",决定了钠通道的通透性和选择性。

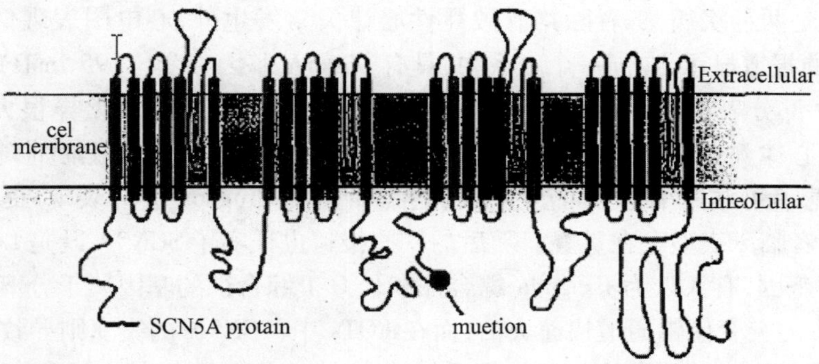

图 29-4　SCN5A 编码的钠通道 α 亚单位模式图

钠通道 α 亚单位由 4 个结构域组成(DⅠ~Ⅳ),每个结构域包括 6 个跨膜 α 螺旋($S_{1\sim6}$),各个结构域之间以及跨膜 α 螺旋之间有肽链相连。每个 $S_{5\sim6}$之间细胞外肽链较长且曲折迂回,称为 P-loop

目前,欧洲心脏病协会离子通道疾病数据库中收录的与 Brugada 综合征相关的 *SCN5A* 突变位点已有 80 多个,国内也发现了 3 个新的突变位点。它们多位于Ⅰ和Ⅱ区之间,Ⅲ和Ⅳ区之间的胞内连接部分,DⅢ区的 P 环以及 C 末端。至少包括三种类型,即拼接-供体突变(sp ice-donor)、框移突变(frame-shift)和错义突变(missense)。现已证实约 12%~25% 的 Brugada 综合征患者携带 SCN5A 突变。此外,Weiss 等于 2002 年通过对 Brugada 综合征家系的遗传连锁分析,研究发现了一个新的染色体区域 3p22~25 与 Brugada 综合征相关,但致病基因及其功能还未最后阐明。

当 *SCN5A* 基因发生突变时,可能出现以下结果:①通道的表达或细胞内转运过程阻碍,导致细胞膜表面功能性钠通道数量减少;②钠通道动力学特征改变,失活加速、复活减慢,或通道处于中间失活状态的比例增加,或者突变位于"孔"结构上,导致通透性破坏,通道无功能;③混合型,既有蛋白表达的下降,又有动力学改变,最终导致钠电流丧失或减少。Brugada 综合征患者心肌组织内同时存在正常和突变的通道,可引起心外膜心肌动作电位圆顶波的变化,产生明显的右室心外膜与心内膜复极离散度加大,引起心电图 Brugada 波,同时也造成心肌不同部位的 2 相平台区丧失或仍然存在,使不应期出现不均质性,形成复极显著离散,最终构成折返性心律失常的发生基质。在此基础上引起了 2 相折返性室性期前收缩,进而引起患者的室速和室颤。这种钠通道的失活具有温度依赖性,因而,发热时可使隐匿的 Brugada 综合征显现并且危险性增加。

(二) Brugada 综合征的遗传异质性

Brugada 综合征外显率较低,84% 的基因携带者的心电图可以是正常的,其中部分基因携带者无临床症状,在基础和药物激发条件下心电图仍然正常,被称为静息基因携带者。Brugada 综合征具有较宽的临床疾病谱,从静息基因携带者、无症状仅药物激发试验阳性者、自发心电图异常者、晕厥反复发作者到猝死生还者。这提示 Brugada 综合征具有明显的遗传异质性。

(三) Brugada 综合征遗传学检测的预测价值

分子遗传的研究对于 Brugada 综合征发病机制的阐明具有重大意义,但用于临床诊断尚有不少的限制。

首先,检测 SCN5A 基因突变(目前唯一已知致病基因)需要数周至数月的时间;第二,很少有临床科室直接能作基因检测;第三,现在只有一少部分 Brugada 综合征患者(大约 10% ~30%)能检测出 SCN5A 基因突变;最后,可能存在新的致病基因。因此,目前基因突变尚不能作为 Brugada 综合征诊断和判断预后的手段,但基因检查可以早期发现家族成员的患病危险性,进一步理解基因型 - 表型之间的关系,对开发和研制有效的治疗药物有很大的帮助。

(四)Brugada 综合征与其他遗传性心脏疾病

1999 年 Bezzina 等人报道在 *SCN5A* 基因突变的同一家系成员中,出现了 Brugada 综合征和长 Q-T 间期综合征两种表现。2001 年又有人报道,在 *SCN5A* 基因突变的同一家系中可见 Lenègre's 病和 Brugada 综合征两种表现,至此将这三种疾病确立为 *SCN5A* 等位基因性疾病。

1. Brugada 综合征与长 Q-T 间期综合征 从临床表现来看,Brugada 综合征与长 Q-T 间期综合征(long Q-T syndrome, LQTs)是两种疾病,二者除均有致死性心律失常发生外,心电图表现似乎没有多少共同点。然而 1999 年 Bezzina 的报道显示,在同一个家系中,具有 SCN5A 基因突变(1795 InsD)的家族成员中,一部分表现为 LQTs,而另一部分表现为 Brugada 综合征。尽管两者的心电图表现差异很大,但临床表型上具有高度的相似性,二者的心律失常事件均主要发生于睡眠或休息时,β - 受体阻滞剂对两组患者均无益处。Priori 等人发现 LQTs 患者静注氟卡尼后可产生 ST 段抬高,呈类 Brugada 波样表现,提示两种疾病对这一药物的反应相似,支持二者临床表型存在重叠。随后的一些报道也证实了 SCN5A 既是 LQTs 的致病基因,又是 Brugada 综合征的致病基因,有人认为 Brugada 综合征和长 Q-T 综合征的基因属于分离的等位基因。在 Brugada 综合征中,SCN5A 的突变使钠通道快速失活;而在 LQTs 中,SCN5A 的突变则导致钠通道延迟失活。对于二者为什么具有相同的突变基因却产生截然相反的效应,有人解释可能是由于突变的基因作用的生理基质不同,Brugada 综合征的 SCN5A 突变主要在心肌外层,使频率依赖性 I_{Na} 电流减少,在心肌外层细胞中,强大的复极电流(I_{to} 和 I_{Ks})可使平台期复极提前,动作电位表现为平台期弓背圆形,产生心电图的 ST 段抬高和 T 波倒置。而长 Q-T 综合征的突变基因主要在心肌中层(M 细胞),M 细胞中的 I_{to} 和 I_{Ks} 较小,不会发生提前复极,I_{Na} 的迟发作用可以延长动作电位平台期,使心电图的 Q-T 间期延长(图 29-5)。

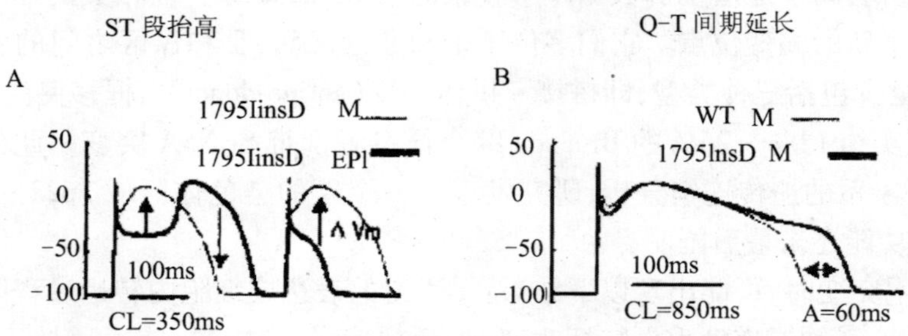

图 29-5 *SCN5A* 突变 1795InsD 作用在不同心肌时动作电位的变化

A. 1795InsD 作用在外层心肌,平台期复极提前,呈弓背圆形,心电图表现为 ST 段升高;B. 作用在中层 M 细胞,I_{Na} 的延迟作用延长动作电位平台期,心电图表现为 Q-T 间期延长

2. Brugada 综合征与 Lenègre's 病 家族性进行性心脏传导系统疾病,又称为 Lenègre's 病,是一种常见的以进行性心内传导损害为特征的心脏退行性变疾病,当发展至完全性房室阻滞时,患者表现为晕厥甚至猝死。1999 年 Schott 等报道两个有传导缺陷的家族均存在 SCN5A 基因突变,当时无法排除 Brugada 综合征的诊断,这一发现曾令人迷惑。2001 年 Kyndt 报道了一个大的法国家系,13 位具有相同 SCN5A 突变的成员中的 4 位表现为 Brugada 综合征,8 位表现为 Lenègre's 病,1 位心电图正常,这一发现证实 Lenègre's 病与 Brugada 综合征属等位基因疾病。而 Lenègre's 病与后者不同的是,氟卡尼诱发实验呈阴性,无恶性室性心律失常事件发生,危险度相对较低。由此可见同样的单基因突变,由于突变位点的微小差异和微环境的改变,临床表现复杂多变。

3. Brugada 综合征与致心律失常性右室发育不良 致心律失常性右室发育不良(arrhythmogenicright vent ricular dysplasia, ARVD）是一种以右室（偶有左室受累）纤维脂肪浸润为特征的疾病。心律失常是 ARVD 最重要的临床表现，可以导致猝死，与 Brugada 综合征多在静息或心率减慢时出现典型表现不同的是，ARVD 的心律失常通常由强体力活动诱发。有报道，ARVD 的患者在使用 Ic 类抗心律失常药或自主神经调节变化时，可出现 Brugada 样心电图表现。二者是否也存在遗传学上的关联？从表象上看，大多数 ARVD 同 Brugada 综合征一样，都符合常染色体显性遗传的规律，并与 Brugada 综合征具有相似的 ECG 表现，即 $V_1 \sim V_3$ 导联的 ST 段抬高和多形性室速。Corrado 等人提出 ARVD 病人在发病的早期可能会出现 Brugada 综合征样的临床表型，但目前的研究提示 Brugada 综合征与 ARVD 不同，前者"没有心脏结构的改变"。迄今为止，Brugada 综合征仅与 SCN5A 的基因突变相关，而与 ARVD 相关的基因突变位点已有 6 个，分别被定位于第 1、3、10、11 和 14 号染色体上，二者的突变基因不相同。因此，无论是从遗传学还是临床表现来看，它们都可能是两种不同的疾病。尽管如此，以上两种疾病却可能存在共同的病理生理机制，即复极 1 期末心外膜细胞强大的外向离子流引起部分区域动作电位平台丧失，跨壁电压梯度增加，通过 2 相折返机制导致室速/室颤。

目前，Brugada 综合征的分子生物学研究方面进展相对缓慢，与先天性长 Q-T 间期综合征相比，主要原因是 Brugada 综合征的家系较小，累及的家系成员较少，不便于进行连锁分析。

四、心电图表现

Brugada 综合征最具特征性的临床表现是其标志性的心电图改变，包括心电图图形异常（Brugada 波）以及继发的恶性室性心律失常。

（一）Brugada 波的心电图特点

1. Brugada 波的分型及特征　Brugada 波心电图表现：右胸导联（$V_{1\sim3}$）J 波、ST 段抬高、T 波改变三联征（图 29-6）。显然，QRS 波后高大明显的 J 波形成了类右束支阻滞中的 r波，而 J 波与其后的下斜型抬高的 ST 段共同形成"穹隆形"，形成Ⅰ型 Brugada 波。

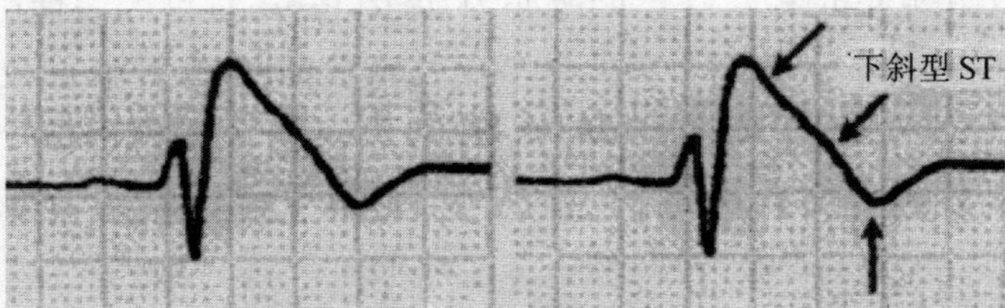

图 29-6　形成 Brugada 波的三部分

2002 年 ESC 发布的专家共识建议对于其异常心电图的定义和分型作了详尽的描述。根据上述 3 种心电图改变的特征将 Brugada 波分为 3 型。Ⅰ型，ST 段抬高呈穹隆形（或穹形），J 波或 ST 段抬高≥0.2 mV，逐渐下降到 T 波呈负相，其间极少或无等电位线；Ⅱ型，J 波≥0.2 mV，ST 段抬高仍在基线上≥0.1 mV，T 波正相或双相，呈马鞍形（或鞍形）；Ⅲ型，右胸前 ST 段抬高 <0.1 mV，呈穹型及（或）鞍型，见表 29-1、图 29-7。3 种类型 Brugada 波的特征性心电图改变主要表现在右胸 $V_1 \sim V_3$ 导联，常在多个导联中同时出现，并以 V_2 导联最明显，少数情况时也能在 V_4 导联出现 Brugada 波。

表 29-1　3 种类型 Brugada 波的表现

	J 波振幅	ST 段		T 波
		抬高形状	终末部	
Ⅰ	≥0.2 mV	下斜型	逐渐下降	倒置
Ⅱ	≥0.2 mV	马鞍型	抬高≥0.1 mV	直立或双相
Ⅲ	≥0.2 mV	低马鞍型抬高	<0.1 mV	直立

一般人群中，Ⅱ型及Ⅲ型 Brugada 波的检出率是Ⅰ型 Brugada 波检出率的 5 倍（58 /万：12 /万），男性的检出率远远高于女性。在已经确诊 Brugada 综合征的患者中，Ⅰ型 Brugada 波阳性者占 60% 以上。言外之意，不到 40% 的 Brugada 综合征患者的Ⅰ型 Brugada 波不典型，或呈隐匿性，须要进一步作药物激发试验。

3 种类型 Brugada 波的发生率不同,其在 Brugada 综合征诊断中的意义截然不同。Ⅰ型 Brugada 波有较强的诊断意义,而Ⅱ型及Ⅲ型 Brugada 波即使明确存在时也无诊断价值,不能作为 Brugada 综合征的诊断依据。

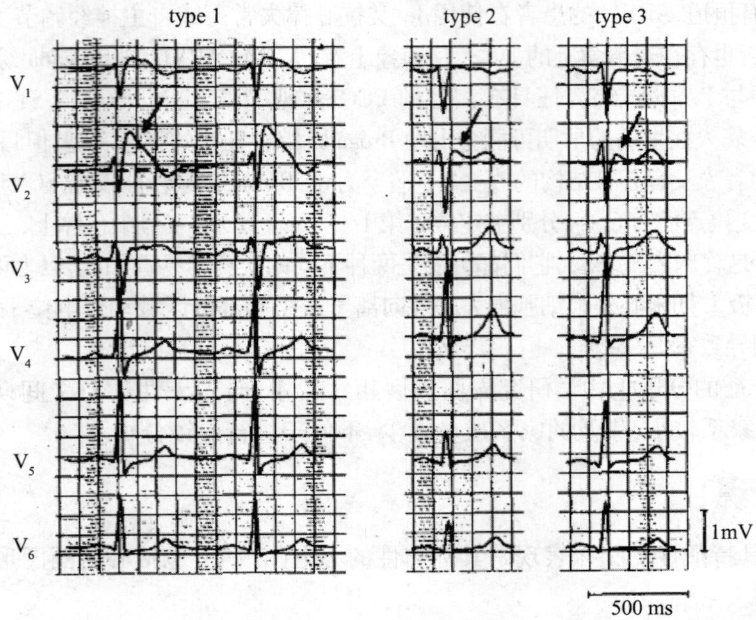

图 29-7　三种类型 Brugada 综合征心电图表现

2. Brugada 波的特点　Ⅰ型 Brugada 波具有以下特点:①间歇性,在不同次的心电图记录中,患者该波时有时无,40% 以上的患者异常心电图可暂时正常化;②多变性,指同一患者不同时间的心电图在上述Ⅰ、Ⅱ和Ⅲ型之间自行或在各种外界因素的影响下相互转变;③隐匿性,虽然携带 SCN5A 基因突变,但一般情况下 Brugada 波不出现,使用钠通道阻滞剂可揭示 ECG 的改变,心电图 Brugada 波隐匿性患者,平素又无临床症状时可以表现为突然发病或猝死,这种病人具有更高的危险性及猝发性;④非经典部位,已有下壁导联心电图异常 Brugada 综合征的报道。上述特点使得仅靠心电图诊断较为困难,易造成漏诊。

3. Brugada 波的影响因素　Brugada 综合征 ECG 的 ST 段改变是动态的,不同的 ECG 图形可以在同一个患者身上先后观察到,或在应用特殊的药物,如钠通道阻断剂后出现或更明显。只有 60% 的病例具备典型心电图表现,其余 40% 患者呈隐匿性状态,或异常心电图自发性正常化呈间歇性过程,同一患者在不同时间其心电图异常程度、形态亦可不一致。影响以上心电图形态多变性、多态性的因素包括:①心率,一般情况下,心率快 ST 段抬高轻,心率慢 ST 段抬高明显;②心动周期长短,如在房颤长 R-R 间期时 ST 段抬高明显,房颤时心率越缓慢,ST 段抬高越显著,这或许可解释患者晕厥与室颤发生的慢频率依赖性倾向,也可解释猝死多发生在夜间;③运动,运动时心率增快、交感神经兴奋,可使 ST 段抬高减轻;④抗心律失常药物的影响,Ⅰa、Ⅰc 及Ⅲ类抗心律失常药应用后,不论是静脉还是口服给药均可使原有的抬高的 ST 段进一步抬高,这与药物对细胞膜离子通道的影响有关,也与药物应用后使心率减慢的间接作用有关;⑤ 自主神经的影响,迷走神经兴奋可使 Brugada 波更加明显,使继发性室速、室颤更易发生;交感神经兴奋可使原 $V_1 \sim V_3$ 导联抬高的 ST 段降低,甚至使 Brugada 波消失;Brugada 综合征室颤和猝死常发生在安静时和夜间(图 29-8),交感迷走神经的平衡、激素水平和其他代谢因素均具有 24h 周期变化,自主神经平衡和其他因素造成的心动过缓可能是心律失常的触发因素;⑥体温,体温升高可使隐匿性 Brugada 综合征显露及激发室性心律失常;⑦心肌缺血、代谢异常及血电解质紊乱等,均可导致心电图异常的多变性、多态性。血管痉挛导致的急性缺血或心肌梗死累及右室流出道引起轻度 ST 段抬高与 Brugada 综合征相似。这可能是心肌缺血时钙通道电流(I_{Ca})降低和 ATP 敏感的钾通道电流($I_{K\text{-}ATP}$)激活的结果。它提示遗传性 Brugada 综合征或获得性 Brugada 综合征心肌缺血时发生心脏猝死的危险性大。

(二) Brugada 波伴发的室性心律失常

Brugada 波与致命性室性心律失常构成 Brugada 综合征。Brugada 波伴发的恶性心律失常多为快速多形性室速或室颤。发作前多无先兆，Q-T 间期正常，多数发作前窦性心律缓慢，呈慢频率依赖性。发生的室速、室颤有一定的自限性，即发作后短时间内室速、室颤能自然终止，临床只表现为阵发性呼吸困难，或夜间睡眠中被惊醒等，也可发生晕厥或抽搐。若无旁观者证实，这些病人常可被视为无症状或正常，也有相当比例的室速、室颤表现为持续性，并导致心脏停搏或猝死(图 29-9,10)。Brugada 波伴发的室速、室颤有较高的复发性。未经治疗的患者在 1 ~ 2 年的随访中，30% ~ 40% 的患者有恶性室性心律失常的重新发生。

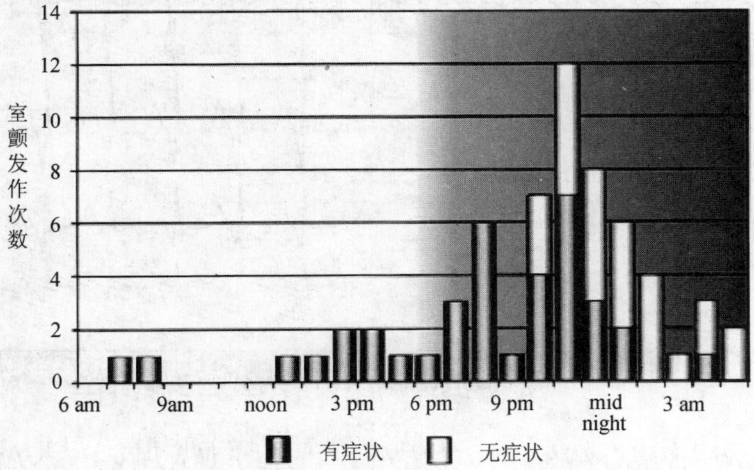

图 29-8 Brugada 综合征室颤发作的日夜节律

ICD 治疗的 19 例猝死患者 VF 发作的 24h 周期分布。所有特发性 VF 均被 ICD 转复，许多夜间 10 点至凌晨睡眠中发作 VF 无症状，也未感觉到 ICD 放电

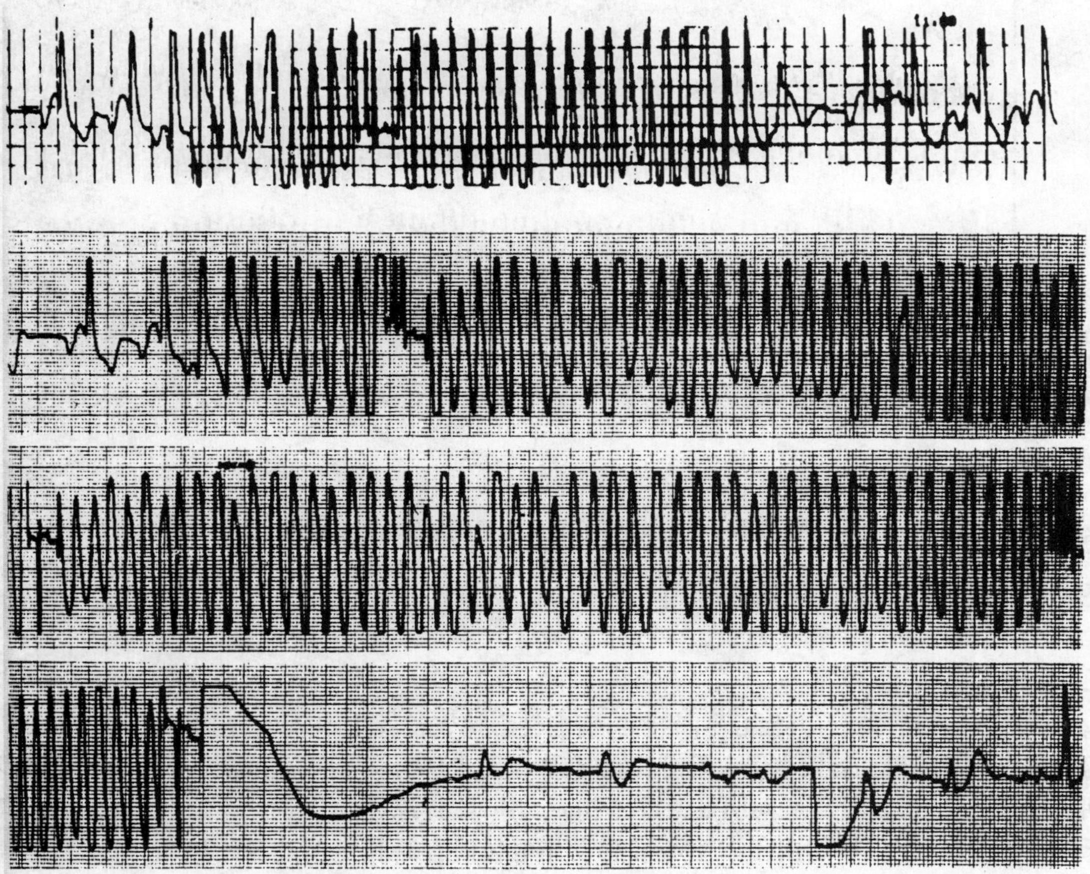

图 29-9 室颤的自限性和持续性

植入的 ICD 记录同一患者两次室颤的发作，一次室颤自行终止，显示室颤的自限性，另一次持续时间长，ICD 放电后终止

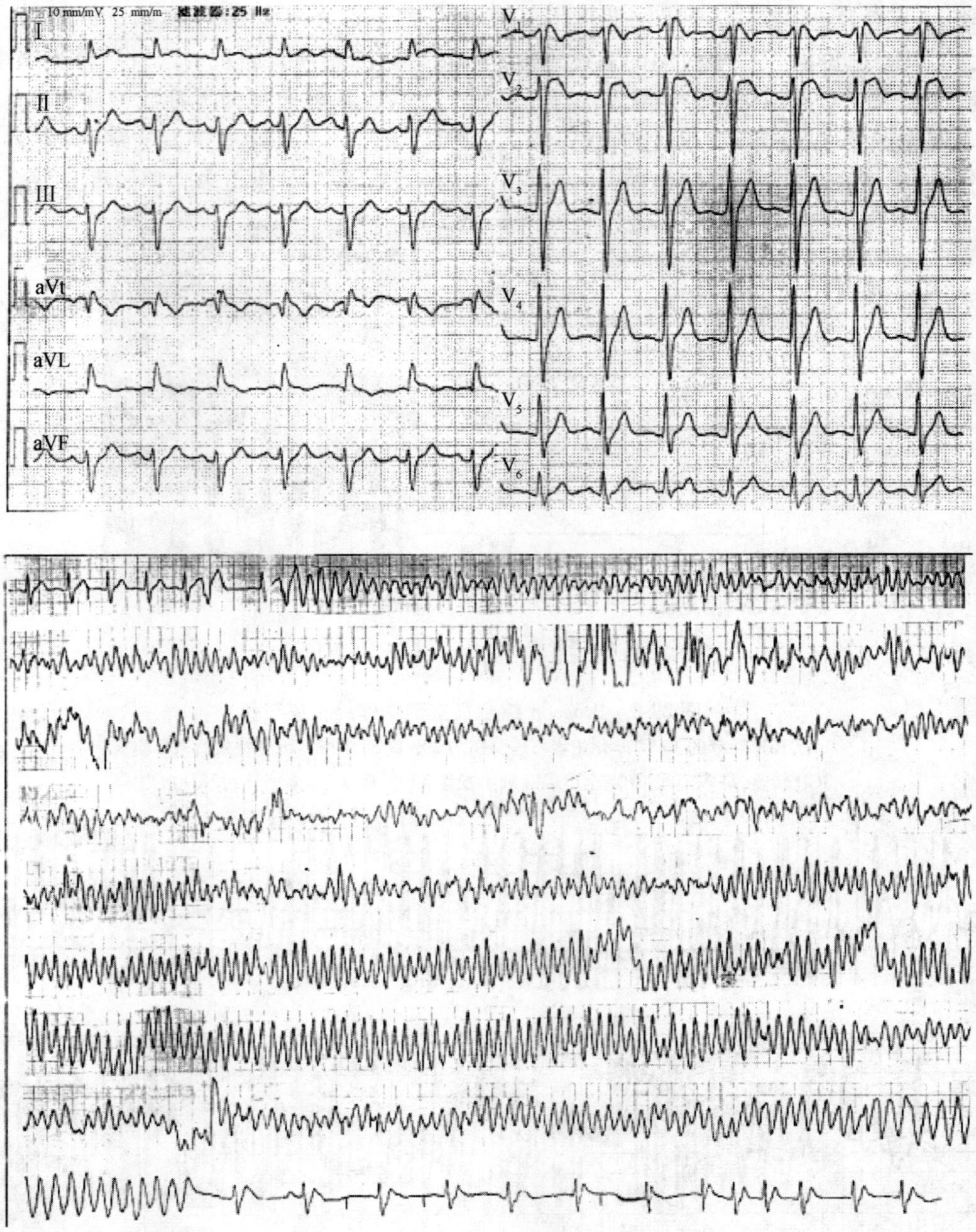

图 29-10　Brugada 综合征患者晕厥发作前后心电图

1 例45 岁男性 Brugada 综合征患者发作前后心电图。图 A 示，晕厥发作前心电图；图 B 示，发生晕厥时监护导联连续记录心电图，尚未电复律自动终止室速、室颤

（三）心电图的其他异常

Brugada 综合征者还可伴有其他心电图异常，室上性心律失常发生率 20%，房颤发生率为 10% ~20%。可伴窦房和房内传导障碍。有发生房室阻滞的倾向，心电图表现为一度房室阻滞，心内电图证实大多数因为 H-V 间期轻度延长，延长后的 H-V 间期很少超过 70ms。Brugada 综合征 Q-T 间期有时略延长，右胸导联 Q-T 间期延长较左胸导联明显，可能由于右室心外膜动作电位时程延长更明显。此外，心律变异性检查多为阳性。

第二节　临 床 应 用

一、临床表现

Brugada 综合征是以晕厥和猝死为首发表现，心脏结构“正常”，心电图有特征改变的一种无器质性心脏病变的室性心律失常或称之为心脏电疾病。

1. 以晕厥和猝死为首发表现　其特点为：①平时无症状，发作前无先兆和诱因；②多在夜间睡眠中发作（晚上 10:00 ~ 次日上午 8:00），心电图监测为阵发性室性心动过速和室颤（图 29-10）；③有家族遗传倾向，患者多数有心脏猝死家族史，家系调查可发现家族成员中有异常心电图携带者；④多见于青、中年男性，男女之比为 10∶1。Brugada 资料中第一次心律失常发生的平均年龄为 35 ~ 41（范围 2 ~ 77）岁。

2. 心脏结构“正常”　经体检、生化检查（心肌酶谱，电解质）、X 线胸片、心脏超声、放射性核素显影、心脏负荷试验、心血管造影等系统检查未见心脏结构异常。关于 Brugada 综合征是否为特发性疾病目前仍有很大争议。某些作者认为有器质性疾病的理由是：受到检查技术的限制。按照目前检查技术，特别是无症状患者不能完全排除心脏器质性疾病，一些冠状动脉痉挛、轻微肥厚型心肌病往往难以发现，所以一些作者认为所谓的正常心脏猝死者，其实心脏并不正常。只要有更好的检测手段或方法，终会发现实际上其心脏结构或功能是异常的。

二、诊断与鉴别诊断

详细询问病史和家族史是诊断的关键。不能解释的晕厥、晕厥前症状、快速心悸病史和家族性心脏猝死史是诊断的重要线索。50% 的患者有家族史，静态心电图呈典型改变（Ⅰ型），可作出 Brugada 综合征诊断。但 50% 的病例静态心电图呈隐匿型，静态心电图不能作出诊断。诊断时最重要的是要排除冠心病、左室功能障碍和致心律失常右室心肌病（ARVC）。另外，对此病的认识程度和诊断意识也具有重要的作用。

（一）诊断标准

下列是 ESC 于 2005 年建议的诊断标准，由于 Brugada 综合征研究仍在进展之中，建议的诊断标准是从现有可获得研究资料中总结得出的，可能随研究的不断进展，须要及时更新。

（1）Brugada 综合征 1 + 1/5 的诊断公式。Brugada 综合征主要包括心电图及临床心律失常两部分表现，因此相应的诊断标准也可简单归纳为 1 + 1/5 的诊断公式。公式中的 1 是指患者必须有心电图Ⅰ型 Brugada 波，1 /5 是指患者除具有Ⅰ型 Brugada 波之外，还须具有表 29-2 列出的 5 个其他标准中的一个，并排除其他引起 ECG 异常的因素，可诊断。

（2）Ⅱ和Ⅲ型异常心电图者，经药物激发试验阳性，如有上述临床表现可诊断 Brugada 综合征。

（3）如无上述临床症状仅有特征性心电图改变不能诊断为 Brugada 综合征，只能称为特发性 Brugada 征样心电图改变（idiopathic Brugada ECG pattern）。

（4）如果没有完全满足心电图标准（如Ⅰ型改变 J 点只抬高 0.1mV），但有上述临床表现中的一项或多项，诊断应慎重。

表 29-2　Brugada 综合征临床诊断的 5 个标准

本人史	家族史
1. 室颤或多形性室速	1. 家族成员有 45 岁以下猝死
2. 晕厥或夜间极度呼吸困难	2. 家族成员存在Ⅰ型 Brugada 波
3. 心脏电生理检查阳性	

（二）Ⅰ型 Brugada 波的获取及药物激发试验

Brugada 综合征伴有较高的心脏猝死率，临床上提高诊断敏感性，避免漏诊尤为重要，其中最主要的问题是如何揭示不典型的或间歇性异常的病例，基因诊断由于如上所述的限制，临床上尚不能普及应用，多数用于科研。下列三种方法有助于获取Ⅰ型 Brugada 波，增加诊断敏感性。

1. 药物激发试验 鉴于 Brugada 综合征心电图表现的隐匿性、间歇性及多变性，为该病的诊断带来一定困难，近年来开展的药物激发试验使隐匿性 Brugada 综合征显露，不典型心电图表现变为典型，有助于明确诊断，逐渐成为 Brugada 综合征的另一研究热点。

(1)药物激发试验的机制。凡能影响 I_{to}、I_{Ca}和 I_{Na}离子通道平衡的因素，都有可能影响 Brugada 综合征的心电图表现。在诸多因素中，首当自主神经调节药物及抗心律失常药物对 ST-T 影响最具特征性。在自主神经调节药物中，β-肾上腺素能兴奋药(异丙肾上腺素、多巴胺)可使动作电位圆顶波恢复，ST 段抬高减轻，而β-肾上腺素能阻滞剂(心得安)可使 ST 段抬高加剧；α-肾上腺素能兴奋药(去甲肾上腺素)可使 ST 段抬高明显，而肾上腺素能 M 受体激动剂(新斯的明)也可使 ST 段抬高；此外冠脉内注射乙酰胆碱或腾喜龙也能诱发 ST 段抬高。但以上药物仅用于实验研究，不能作为临床常规药物激发试验。目前，Ⅰ类抗心律失常药是 Brugada 综合征最常用的激发试验药物。由于钠通道阻滞剂减少 I_{Na}内流，使 I_{to}电流相对更强，从而使右心室外膜心肌动作电位平台期缩短或消失，心内膜未受影响。心内、外膜心肌复极电位差增大，产生特征性心电图改变，隐匿性 Brugada 综合征得以显露，或 ST 段抬高更为显著。Ia 类抗心律失常药中缓脉灵、普鲁卡因酰胺和双异丙吡胺阻滞 I_{Na}内流，但不影响 I_{to}，可使隐性 Brugada 综合征显露及 ST 段抬高加剧，而奎尼丁具有同时阻滞 I_{Na}和 I_{to}的双重作用，对心电图异常可能有改善作用。Ⅰb 类抗心律失常药物(慢心律、利多卡因)对心电图无影响，Ⅰc 类强钠通道阻滞剂(氟卡胺、心律平)不仅显露心电图异常，还可能促发室性心律失常。2005 年欧洲心脏病协会心律失常组提出的 Brugada 综合征诊断标准中，推荐揭示 Brugada 综合征 ECG 特征药物及剂量见表 29-3。

表 29-3 用于揭示 Brugada 综合征心电图特征的药物及剂量

药物	剂量和用法
阿义马林	1mg/kg 5 min，静脉注射
氟卡尼	2mg/kg 10 min，静脉注射(400mg 口服)
普鲁卡因酰胺	10mg/kg 10 min，静脉注射
吡西卡尼	1mg/kg 10 min，静脉注射

目前推荐的这 4 类药物在国内都不能获得，国内专家用于揭示该疾病 ECG 改变的药物为普罗帕酮：1～1.5mg/kg 于 5min 内静脉注入，20min 后患者如无不适，则给予 0.5mg/kg 于 2.5min 内静脉注入，总用量少于 2mg/kg。

(2)药物激发试验适应证。①无器质性心脏病猝死生还者；②无器质性心脏病原因不明晕厥者；③无器质性心脏病多形性室速者；④有 Brugada 综合征、心脏猝死和反复发作不明原因晕厥家族史者；⑤无器质性心脏病、无症状、疑似 Brugada 综合征心电图改变者(至少一个右胸导联有马鞍型改变或下斜型 J 点或 ST 段抬高 <0.2 mV)。

(3)药物诱发试验的方法。①持续的心电监护下进行，并作好心肺复苏的各种准备。建议用药后要监测心电图至正常(氟卡尼、普鲁卡因酰胺和阿义吗啉的半衰期分别为 20h、3～4h 和数分钟)。②患者属于药物引发房室阻滞的高危人群(老年晕厥患者)，或有晕厥史的高龄患者时，可在临时起搏的保护下进行激发试验。其他患者特别是年轻患者，药物诱发试验可在床边进行。③药物激发试验应按上述推荐的剂量，出现下列情况之一应终止试验：a. 出现Ⅰ型心电图异常；b. Ⅱ型心电图 ST 段抬高幅度增加≥0.2mV；c. 出现室性期前收缩或其他心律失常；d. QRS 波宽度达基础值的 130%。异丙基肾上腺素和乳酸钠可有效抵抗上述药物的作用。④药物试验中可能发生严重的心律失常，包括室颤(图 29-11)。如出现应立即终止试验，立即电复律转复室速、室颤，异丙肾上腺素(1～3μg/min)治疗可使抬高的 ST 段恢复正常，并能预防室颤电风暴的发生。

(4)药物试验阳性标准。①基础心电图阴性，药物试验如果 V_1～V_3 导联 J 波的振幅绝对值大于 0.2 mV 者(无论有无右束支阻滞)；②基础心电图呈Ⅱ型和Ⅲ型表现，药物试验后转变成Ⅰ型心电图改变者；③由Ⅲ型转变成Ⅱ型则意义不明确(图 29-12)。

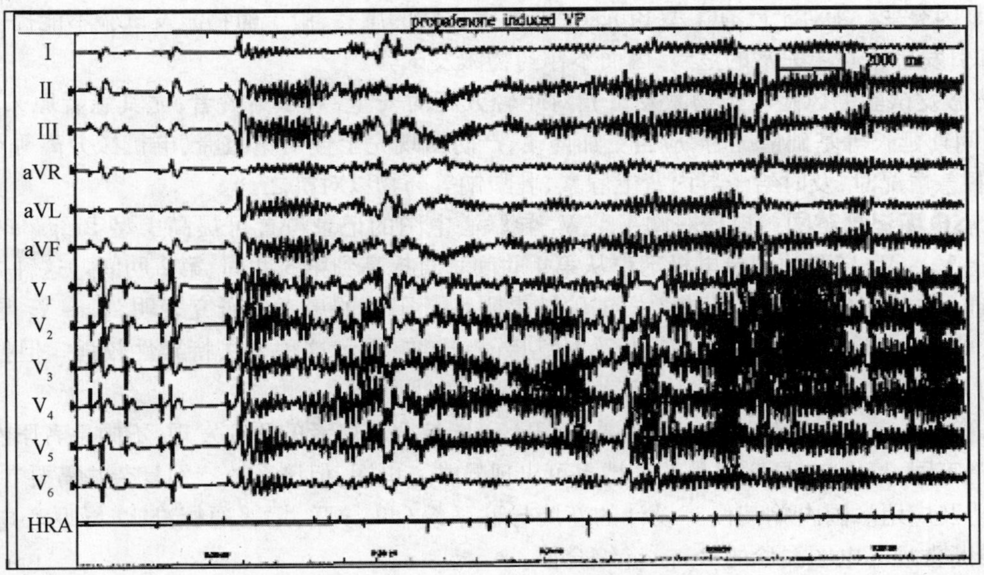

图 29-11　药物激发试验诊断 Brugada 综合征时诱发室颤

1 例 **31** 岁男性 Brugada 综合征患者，静脉注射普罗帕酮 **105**mg 时出现频发室性期前收缩和室颤

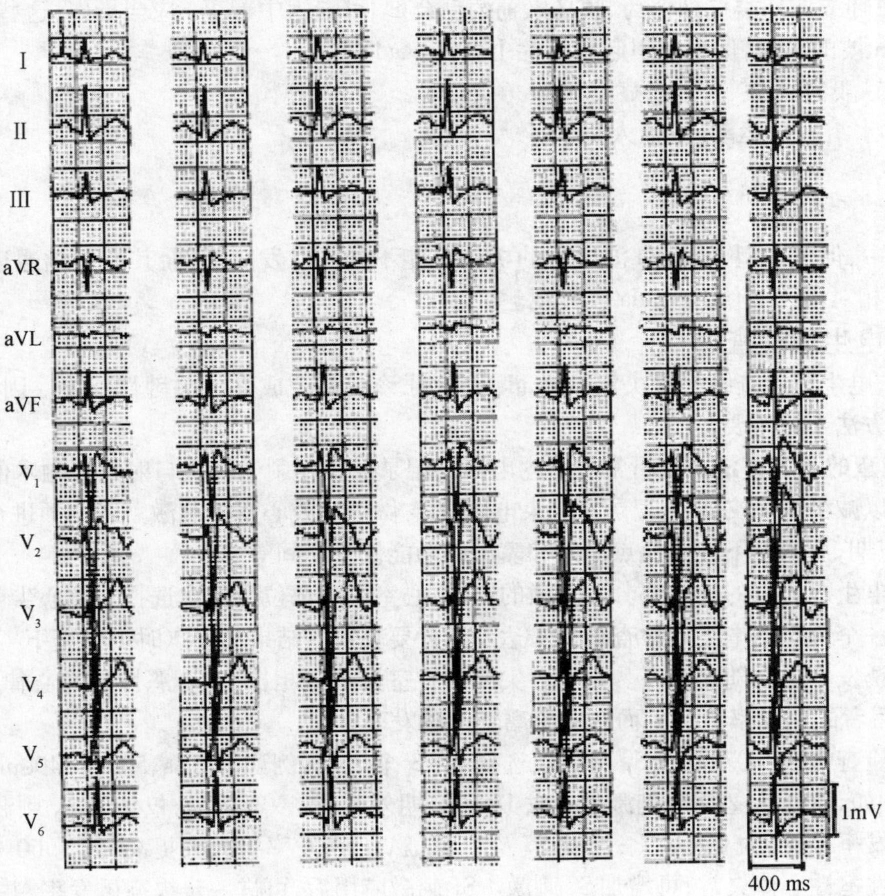

图 29-12　Brugada **综合征的药物激发试验**

1 例 35 岁男性 Brugada 综合征患者，自左向右依次为基础心电图 2 份，静脉用阿义吗啉 50mg 后第 1，2，3，4 和 5 min 的标准 12 导联心电图，由Ⅱ型变为Ⅰ型

(5)药物激发试验的评价。①药物激发试验可使隐匿性的Ⅰ型Brugada 波出现或更为典型。②药物激发试验的结果有较高的特异性和敏感性，以缓脉灵的作用最强，其他药物稍逊。③与遗传基因学检查的对照研究结果表明，应用缓脉灵激发试验后心电图无改变者常无基因学异常，有改变者的遗传基因学的分析结果

均显示存在基因突变。④对于已有Ⅰ型 Brugada 波而无症状的患者,由于药物激发试验不能提供更多的诊断信息,而又有引发恶性心律失常的危险,因而不作药物激发试验。

(6)药物激发试验的风险。药物激发试验对年轻人相对安全,对于高龄者,尤其患者原来就有房内、室内阻滞,P-R 间期延长等基础情况时,应当更加谨慎,严防出现完全性房室阻滞、电机械分离等严重情况。一旦发生这些紧急情况时,及时给予异丙肾上腺素、乳酸钠等药物以对抗之。

2. 扩大心电图记录范围 提高右胸 $V_1 \sim V_3$ 导联心电图的记录位置可提高Ⅰ型 Brugada 波的检出率。具体方法是将 $V_1 \sim V_3$ 导联的记录电极部位从第 4 肋间垂直提高到第 3 肋间、第 2 肋间。这种方法能提高典型Ⅰ型 Brugada 波的检出率,包括药物激发试验结果阴性及阳性的患者。研究表明,$V_1 \sim V_3$ 导联记录的位置上移之后,非 Brugada 综合征者无一人出现Ⅰ型 Brugada 波,提示这种方法特异性较强。但抬高记录位置后,记录到的 Brugada 波是否存在假阳性需大规模前瞻性对照研究。

Eckardt 等用体表电位标测技术(12 导联)对 Brugada 综合征患者的研究发现,不同患者阳性心电图出现的部位和范围不同,标准 12 导联以外的区域也可出现异常心电图,但该系统特别复杂并需要专用设备,不适合临床推广普及应用。国内单其俊等设计的新胸导联系统(42 导联,用普通标准 12 导联心电图机即可完成)。成功诊断常规心电图漏诊的 Brugada 综合征。

3. 其他可促进Ⅰ型 Brugada 波的方法

(1)应用其他药物诱发。有些药物也可使Ⅰ型 Brugada 波显露:β-受体阻滞剂、α 肾上腺素拮抗剂、迷走神经兴奋剂、三环或四环类抗抑郁药、胰岛素葡萄糖合剂、可卡因中毒等。应当指出,这些药物可以促进原发性Ⅰ型 Brugada 波的出现,但也能引起获得性Ⅰ型 Brugada 波。

(2)高钾血症、低钾血症、高钙血症。

(3)发热(热水浴后),运动(少数人)。

(4)饮酒。

(5)电转复后。

在这些因素中,促进Ⅰ型 Brugada 波出现的机制可能不同。以发热为例,其能使钠通道的失活加速,因而间接使 I_{to} 电流相对增强并使 Brugada 波显现。

(三)心脏电生理检查

很多情况时,电生理检查结果是决定 Brugada 综合征诊断是否成立的关键性一步。因而临床医生熟悉心脏电生理检查方法十分重要。

1. 电生理检查的基本方法 先行常规心内电图的记录及程序刺激检查与射频消融术的标测相比,心内记录电极导管可以减少为 2 支,1 支记录希氏束电图,1 支做心房或心室的刺激。术中须进行心房刺激,测定心房、房室结不应期,房室结下传文氏点时间和窦房结功能恢复时间等。

心室刺激是电生理检查的核心部分。刺激的部位:心室刺激部位可依次选择右室心尖部,右室流出道及右室游离壁。当一个部位的电生理检查结果未达到预计要获得的结果和终点时可移至下一个刺激部位,而室性心律失常的诱发率也会随之升高。右室心尖部与右室流出道相比,前者恶性室性心律失常的诱发率约 30%,明显低于后者的诱发率 70%,而右室游离壁的诱发率更高。

程序刺激的检查方法:①基础 S_1S_1 刺激须选择 2~3 个周期,例如 600ms、500ms、400ms,必要时还可选择更短的周期,例如 350ms;②期外刺激可加发 1~3 个期外刺激,一般认为,仅加发 S_2 刺激,诱发快速性室性心律失常的诱发率很低,为 0~10%;加发 S_2 及 S_3 刺激后,诱发率将大大提高,约为 60%~85%,如果仍然未能诱发快速性室性心律失常,可增加 S_4 刺激。S_4 刺激应用后,可进一步提高诱发率,并使室颤的诱发比例增加,但也可增加一定比例的假阳性。发放的期外刺激的最短联律间期不应短于 200ms。

心脏电生理检查的终点:①诱发出持续性室速或室颤,诱发的室速绝大多数为多形性室速,很少诱发出单形性室速;②能够反复多次、重复诱发出非持续性、多形性室速,非持续性室速是指每阵大于 6 个周期,室速持续时间小于 30s。诱发的非持续性室速的心室率一般应当较快,多在 200~300 次/分。

2. 心脏电生理检查的评价

(1)心脏电生理检查结果阳性时,是 Brugada 综合征确诊的重要标准之一,有着重要的临床意义。

(2)心脏电生理检查中,能诱发并能达到检查终点的为60% ~85%，检查结果不仅对诊断有价值,对预后和危险分层也有重要意义。

(3)心脏电生理检查结果中,原有临床症状者的诱发率明显高于无症状者(7: 3)。男性患者高于女性患者(27: 16)。H-V 间期延长者的诱发率高于 H-V 间期正常者。室颤的诱发率高于多形性室速(13: 7)的诱发率。

(4)诱发多形性室速和室颤的期外刺激的联律间期一般较短。这与器质性心脏病的电生理检查结果不同。后者应用短联律间期诱发的快速室速或室颤可能属于非特异性反应,而 Brugada 综合征患者经短联律间期诱发的快速室速及室颤，可能就是目标心律失常。其心室不应期值也比对照组明显缩短。

(5)常规电生理检查结果阴性时,可给予药物后(表 29-3)重复上述电生理检查。

(6)加发 S_5 刺激能够明显提高诱发率,也能增加假阳性率。根据 S_5 刺激结果阳性而植入 ICD 时,植入后 ICD 不放电的比例升高。

(7)Brugada 综合征患者心脏电生理检查的阳性结果重复性很高(>70%)。

(四)鉴别诊断

Brugada 综合征须与能引起右胸导联 ST 段抬高和引起心脏性猝死的有关疾病相鉴别。

1. 与引起 $ST_{V_1 \sim V_3}$ 抬高的疾病鉴别 右胸导联 ST 段抬高不仅限于 Brugada 综合征,下列情况均可引起:不典型的右束支阻滞,右室肥厚,早期复极,急性心包炎,急性心肌缺血或梗死,肺栓塞,变异性心绞痛,主动脉夹层,各种中枢神经、自主神经异常,假性肥大性肌营养不良,维生素 B_1 缺乏,高钾血症,高钙血症,致心律失常性右室心肌病,漏斗胸,低体温,纵隔肿瘤和心包积液致右室流出道机械压迫,训练有素的运动员。其中最重要的是与右束支阻滞,早期复极综合征,致心律失常性右室发育不良和药物引起心电图 Brugada 样改变相鉴别。

(1)与右束支阻滞心电图的鉴别:Brugada 波中的 J 波可类似 r′波,成为“类右束支阻滞”心电图表现。鉴别时,当 $V_1 \sim V_3$ 导联有 r′波,ST 段和 T 波改变,而在 $V_5 \sim V_6$ 导联无相应的宽而顿的 s 波时则可能为 Brugada 波,相反时为右束支阻滞。

(2)与早期复极综合征的鉴别:由于两者有很多相似之处,都常发生在“健康青年人”,心电图表现都有 J 波及 ST 段的抬高,异丙肾上腺素均可使 ST 段抬高幅度降低,β-受体阻滞剂均可使之增加。故两者的鉴别十分重要。二者鉴别要点:①早期复极综合征常有不典型胸部症状,而无恶性室性心律失常;②早期复极综合征的 ST 段抬高出现在 $V_3 \sim V_5$ 导联,呈凹面向上型,其后伴有高耸的 T 波;③ST 段抬高较为固定,但运动可使之正常化(见表 29-4)。

表 29-4 Brugada 综合征与早期复极综合征的鉴别

	心电图变化的导联	J 点	J 波	ST 段形态
Brugada 综合征	右胸导联($V_1 \sim V_3$)	不明显	J 波与 ST 段的分界不明显	下斜型抬高(Ⅰ型)
早期复极综合征	中胸导联($V_3 \sim V_6$)	明显有顿挫	J 波与 ST 段的分界明显	凹面向上抬高

(3)与致心律失常性右室心肌病的鉴别:Brugada 综合征与致心律失常性右室心肌病两者临床有许多相似的特点,都常发生在年轻患者,都可能有致命性室性心律失常,心电图改变都集中在右胸导联,均有类右束支阻滞的改变,部分 Brugada 综合征的尸检也提示其有与 ARVC 类似的病理特征,提示两者之间有一定的交叉。但从分子遗传学研究的角度,两者显然属于不同的疾病。在作出 Brugada 综合征诊断前应认真地排除 ARVC。二者鉴别要点:①ARVD 右室结构异常,超声心动图、磁共振显像有助发现，病理检查可见右室心肌萎缩被纤维、脂肪组织所取代;②在 V_1、V_2 导联 QRS 之后 ST 段初始部可见一小棘波(Epsilon 波);③$V_1 \sim V_3$ 导联抬高的 ST 段呈凸面向上型(详见表 29-5)。

表 29-5 ARVC 与 Brugada 综合征的鉴别诊断

临床特点	ARVC	Brugada 综合征
好发年龄(岁)	25 ~35	35 ~40
性别(男: 女)	3: 1	8: 1
分布地区	世界范围	世界范围

续

临床特点	ARVC	Brugada 综合征
好发年龄(岁)	25~35	35~40
遗传	常染色体显性(隐性)	常染色体显性(不完全外显)
染色体	1,2,3,10,14 (17)	3
基因	hRYR2	SCN5A
症状	心悸、晕厥、猝死	晕厥、猝死
伴随因素	运动	睡眠、静息
影像	右室形态和功能异常,也可侵犯左室	正常
病理	纤维脂肪变性	正常
复极(ECG)	胸前导联 T 波倒置	V_1~V_3 导联 ST 段抬高和(或)T 波倒置
除极(ECG)	ε 波	右束支阻滞/电轴左偏
房室传导	正常	50% P-R/H-V 间期延长
房性心律失常	后发生的(继发性)	早期发生的(原发性 10%~25%)
心电图改变	固定不变(绝大多数)	动态变化
室性心律失常	单形性室速/室颤	多形性室速/室颤
心律失常机制	瘢痕依赖性	2 相折返
Ⅰ类抗心律失常药物	↓	↑
Ⅱ类抗心律失常药物	↓	↑
Ⅲ类抗心律失常药物	↓	—/↑
Ⅳ类抗心律失常药物	—/↓	—
β-受体激动剂	↑	↓
预后	猝死,心衰	猝死

注:箭头表示 ST 段抬高的变化;↑ 增加;↓ 下降;—/ 如果变化也很小;ARVC 致心律失常右室心肌病

(4)与药物可引起心电图 Brugada 样改变鉴别,见表 29-6。

表 29-6 引起 Brugada 综合征样心电图改变的药物

Ⅰ抗心律失常药
- 1. 钠通道阻滞剂
  - ⅠC 类(氟卡胺,吡西卡尼,普罗帕酮)
  - ⅠA 类(阿义马林,普鲁卡因酰胺,双异丙吡胺,西苯唑林)
- 2. 钙通道阻滞剂
  - 维拉帕米
- 3. β-受体阻滞剂
  - 普萘洛尔等

Ⅱ抗心绞痛药
- 1. 钙通道阻滞剂
  - 硝苯地平,硫氮䓬酮
- 2. 硝酸盐
  - 硝酸异山梨酯,硝酸甘油
- 3. 钾通道开放剂
  - 尼可地尔

Ⅲ 精神药物
- 1. 三环类抗抑郁剂
  - 阿米替林,去甲替林,去甲丙咪嗪
- 2. 四环类抗抑郁剂
  - 马普替林
- 3. 酚噻嗪
  - 奋乃静,氰美马嗪
- 4. 选择性 5-羟色胺再吸收抑制剂
  - 氟西汀

Ⅳ其他药物
- 1. 乘晕宁
- 2. 可卡因中毒
- 3. 酒精中毒

2. 非器质性心脏病多形性室速/室颤的鉴别 多形性室速是指伴 QRS 波形变化的室速,包括尖端扭转性室速(Tdp)。Brugada 综合征应与下列非器质性心脏病的多形性室速/室颤(PVT/VF)相鉴别:①先天性长

Q-T 间期综合征(LQTs);②儿茶酚胺敏感的多形性室性心动过速(CPVT);③伴极短联律间期的 Tdp(短联律 Tdp);④伴正常心电图的特发性室颤(正常 ECG 的 IVF);⑤特发性 J 波的室颤(特发性 J 波的 IVF)。鉴别诊断要点详见表 29-7。

表 29-7 非器质性心脏病 PVT/VF 的分类与鉴别

类型	临床特点	基础 ECG	发作 ECG	诱因	诱发方式	治疗
先天性 LQTS-TdP	家族史,可伴先天耳聋,多见于儿童、青少年	Q-T 间期延长,T、u 改变	TdP	应激(常见)	长联律的期前收缩诱发	β-受体阻滞剂、起搏器、ICD、其他
CPVT	可有家族史 多见于青中年	正 常 窦缓常见	PVT	应激 (总是)	窦律增快	β-受体阻滞剂 (最大耐受量)
短联律 TdP	可有家族史 多见于儿童	正 常	TdP		短联律的期前收缩诱发	异搏定、ICD
正常 ECG 的 IVF	无家族史 多见于青中年	正常	VF	电生理 可诱发	短联律期前收缩 首日可多次发作	Ia、ICD
特发 J 波的 IVF	无家族史	多导联见异常 J 波	TdP/ VF			钙拮抗剂 ICD

三、预后和危险分层

危险分层的目的是发现有猝死危险的高危患者,对于后继的治疗决策尤为重要,但目前已发表的研究存在较大分歧。Brugada 等研究发现,Brugada 综合征猝死幸存者猝死再发生率为 69%。以晕厥为首发症状,心电图表现为Ⅰ型者,猝死发生率为 19%。无症状者猝死发生率为 8% ~12%。而 Priori 等研究显示,Brugada 综合征猝死发生率相对较低。目前研究表明,无症状患者高危因素包括:男性可伴诱发室速或室颤和自发 ST 段抬高者(Ⅰ型心电图表现)。

Brugada 等对 547 例既往无心脏骤停的 Brugada 综合征研究,通过对临床资料评估,得出以下结论:①Brugada 综合征患者发生心律失常猝死危险性很高,包括未发生过心脏骤停的患者,随访(24 ±33)个月,有 8.2% 的患者发生猝死或至少记录到一次 VF 发作,自发Ⅰ型心电图异常者比钠通道阻滞剂诱发者一生中发生心律失常的危险性高 7.7 倍;②男性是猝死的另一危险因素,猝死的危险性比女性高 5.5 倍;③程序刺激诱发出持续室速是危险性高的强标志,比未诱发者猝死危险性高 8 倍;④阳性家族史者与阴性者危险性相同。

Atarashi 等报道 3 年的随访结果,有症状者累积的心脏事件发生率为 33.4%,而无症状者仅为 6.4%(P=0.000 4),β-受体阻滞剂和胺碘酮治疗并不能增加生存率。Brugada 等报道了对 Brugada 综合征长期随访的系列结果,认为电生理检查诱发室性心律失常是不良预后的危险因素,而性别、猝死家族史和药物激发试验后出现Ⅰ型心电图不是有效的预测指标。随后 Priori 等发表的 Brugada 综合征随访结果却否定了电生理检查的预测价值,而基础状态下自发心电图异常加上晕厥是最强的预测因子。产生分歧主要的原因在于进入研究的样本量尚小、随访时间和评估方案不一致,特别是电生理刺激方案不统一,有待于进一步的研究。

无症状患者中,电生理检查诱发 VT/VF,预示危险性高。但须注意大约有 6% ~9% 的假阳性,尤其是应用过激的刺激方法。推荐的电生理检查方案:刺激部位为右室心尖部,刺激周长≥200ms,可增加到 3 个额外刺激。如果未能诱发,可以刺激右室流出道,但其预测价值目前尚不清楚。

此外,无创性检查亦有助于危险分层,其中晚电位阳性具有较高的预测价值。

四、治疗

Brugada 综合征所有的临床表现都归结为威胁生命的 VF /VT 及其并发症的发作。Brugada 综合征是典型的右心室心电不均一性疾病，减少右心室复极1相末电位的不均一性可能是治疗Brugada综合征等起源于右心室恶性心律失常的一个重要思路。针对其发病机制，有以下几种方法可用于治疗。

1. 非药物治疗 Brugada综合征的非药物治疗包括植入埋藏式自动心脏复律除颤器(ICD)、消融和起搏器3种。

(1)ICD治疗：ICD是目前唯一已证实对Brugada综合征治疗有效的方法。植入ICD的适应证：①猝死幸存者，心电图为Ⅰ型异常(自发或钠通道阻滞剂诱发)；②有晕厥、抽搐或夜间濒死呼吸困难，在除外非心脏疾病引起者，也应安装ICD；③如表现为自发Ⅰ型心电图异常而无家族史者，须行电生理检查，如诱发出室性心律失常须置入ICD。无家族史的无症状患者，应用钠通道阻滞剂后出现Ⅰ型心电图表现，须密切随访。婴幼儿患者不适合置入ICD。一组Brugada综合征并经ICD治疗长期随访的结果表明，近30%的患者至少被ICD治疗过一次，在5年随访期中ICD的累积有效率分别为18%、24%、32%、36%和38%。

(2)射频消融术治疗：近几年，有报告通过射频消融术能够将局部可能触发室速或室颤的室性期前收缩消融，以防止室速、室颤的发生，但目前这种方法积累的病例尚少。

(3)起搏器治疗：鉴于Brugada综合征患者的猝死和晕厥常发生在夜间心率较慢时，心电图也能证实晕厥发作时患者常同时有心动过缓，对这部分患者可考虑通过心脏起搏器的治疗消除患者的缓慢心率，进而防治慢频率依赖性的室速或室颤，但直到目前这种治疗的疗效还未进行过大规模的研究，尚无肯定的结论。

2. 药物治疗 药物治疗存在着3种情况。

(1)禁忌应用的药物：Ⅰ类抗心律失常的药物能够抑制钠离子内流，使I_{to}电流相对性增加，因此对Brugada综合征患者禁用，包括普卡胺、氟卡胺、心律平、双异丙吡胺等药。

(2)治疗无效的药物：治疗无效的药物包括胺碘酮和β-受体阻滞剂。

(3)治疗有效的药物：I_{to}电流的过强是Brugada综合征患者的根本机制。

从理论上推导，心脏选择性、特异的I_{to}阻滞剂应当治疗有效，但直到目前这类药物尚未研究成功。①目前唯一能显著阻断I_{to}电流的药物则是奎尼丁，奎尼丁是一个特殊的Ⅰ类抗心律失常的药物，其兼有Na^+通道阻滞及I_{to}阻滞作用。奎尼丁应用时应当给予大剂量(1 200 ~1 500 mg/d)。②可应用促进L型钙流的药物异丙基肾上腺素。二者均可使Brugada综合征患者抬高的ST段正常化，预防2相折返和多形VT，有效控制电风暴，尤其是儿童。③最近报道一种磷酸二酯酶Ⅲ抑制剂西洛他唑可通过增加心率增加I_{Ca}，减少I_{to}，可使患者抬高的ST段恢复正常。④正在进行试验的药物tedisail具有阻断I_{to}的作用，且无奎尼丁相对强的内向电流阻滞作用，建议作为备选药物。临床须进一步开发具有心脏选择性和I_{to}特异阻断作用的药物。目前，药物治疗的循证医学资料尚少，其确切的疗效尚待确定。

总之，目前的研究显示，ICD是唯一证实能够预防Brugada综合征猝死的有效方法，药物和射频导管消融等治疗只能作为辅助的治疗方法，以减少ICD放电次数，提高患者的生活质量，不宜单独使用。

3. 基因治疗 Brugada综合征与长Q-T间期综合征有重要的相似性，两者都有心肌复极的异常，一个表现为复极延长，一个表现为复极2相的全或无模式，两者都可发生危及生命的室性心律失常。现已证实，引发Ⅲ型长Q-T间期综合征的钠通道蛋白基因SCN5A突变是引发人类室速或室颤的原因。SCN5A基因的同一突变位点，可同时导致Brugada综合征及长Q-T间期综合征。因此，钠通道蛋白基因SCA5A是Brugada综合征遗传学研究中最重要的候选基因。对Brugada综合征患者的家系进行进一步的基因连锁分析以期发现全部的致病基因，有望在不久的将来应用"特异性基因治疗"根治本病。

Brugada综合征问世15年来，发病率不断升高，医学对该病的临床表现、基因、细胞、离子，甚至分子机制的研究层出不穷。心电图药物激发试验，心脏电生理检查在临床逐渐应用、逐渐普及。临床诊断思路、诊断标准、治疗方案也在逐步清晰、明确和细化。但应看到，未获诊断或已确定诊断病例发生猝死的报告仍然很多，特异性I_{to}电流的阻滞药物尚未研发出来，遗传基因学的研究结果仍然离散而不能集中。距有效的临床基因治疗仍然遥远。为了彻底解开Brugada综合征的发病机制之谜，为了控制及根治Brugada综合征还须走很长的路。目前最为迫切的任务是组织更大规模的国际多中心协作试验，尽快统一诊断和注册登记标准，对更多的患者进行更长时间的随访，以期为本病的根治性治疗积累更多的资料。

(张英杰 林治湖)

参 考 文 献

[1] Antzelevitch C, Brugada P, Borggrefe M, et al. Brugada Syndrome: Report of the Second Consensus Conference. *Circulation*, 2005, 111:659 ~ 670.

[2] Potet F, Mabo P, Le C G, et al. Novel Brugada SCN5A mutation leading to ST segment elevation in the inferior or the right precordial leads. *J Cardiovasc Electrophysiol*, 2003, 14:200 ~ 203.

[3] Pitzalis MV, Anaclerio M, Iacoviello M, et al. QT – interval prolongation in right precordial leads: an additional electrocardiographic hallmark of Brugada syndrome. *J Am Coll Cardiol*, 2003, 42:1632 ~ 1637.

[4] Antzelevitch C. Molecular genetics of arrhythmias and cardiovascular conditions associated with arrhythmias. *J Cardiovasc Electrophysiol*, 2003, 14:1259 ~ 1272.

[5] Tukkie R, Sogaard P, Vleugels J, et al. Delay in right ventricular activation contributes to Brugada syndrome. *Circulation*, 2004, 109: 1272 – 1277.

[6] Tan H L, Bezzina C R, Smits J P, Verkerk A O, Wilde A A. Genetic control of sodium channel function. *Cardiovasc Res*, 2003, 57: 961 ~ 973.

[7] Fish J M, Antzelevitch C. Role of sodium and calcium channel block in unmasking the Brugada syndrome. *Heart Rhythm*, 2004, 1: 210 ~ 217.

[8] Brugada J, Brugada R, Brugada P. Determinants of sudden cardiac death in individuals with the electrocardiographic pattern of Brugada syndrome and no previous cardiac arrest. *Circulation*, 2003, 108:3092 ~ 3096.

[9] Hermida J S, Denjoy I, Clerc J, et al. Hydroquinidine therapy in Brugada syndrome. *J Am Coll Cardiol*, 2004, 43:1853 ~ 1860.

[10] Tsuchiya T, Ashikaga K, Honda T, et al. Prevention of ventricular fibrillation by cilostazol, an oral phosphodiesterase inhibitor, in a patient with Brugada syndrome. J Cardiovasc Electrophysiol, 2002, 13:698 ~ 701.

[11] Rolf S, Bruns H J, Wichter T, et al. The ajmaline challenge in Brugada syndrome: diagnostic impact, safety, and recommended protocol. Eur Heart J, 2003, 24:1104 ~ 1112.

[12] Shah M, Akar F G, Tomaselli G F. Molecular basis of arrhythmias. Circulation, 2005, 112:2517 ~ 2529.

[13] Wilde A A M, Antzelevitch C, Borggrefe M, et al. Diagnostic criteria for the Brugada syndrome: a consensus report. *Circulation*, 2002, 106:2514 ~ 2519.

[14] Krittayaphong R, Veerakul G, Nademanee K, Kangkagate C. Heart rate variability in patients with Brugada syndrome in Thailand. *Eur Heart J*, 2003, 24:1771 ~ 1778.

[15] 单其俊,杨兵,曹克将,等. 新胸导联在诊断 Brugada 综合征中的应用. 中华心血管病杂志,2004,32:578 ~ 580.

[16] Sacher F, Probst V, Iesaka Y. Outcome After Implantation of a Cardioverter-Defibrillator in Patients With Brugada Syndrome: A Multicenter Study. Circulation, 2006, 114:2317 ~ 2324.

[17] Zipes D P, Camm A. J, Borggrefe, A. E. ACC/AHA/ESC 2006 guidelines for management of patients with ventricular arrhythmias and the prevention of sudden cardiac death: A report of the American College of Cardiology/American Heart Association Task Force and the European Society of Cardiology Committee for Practice GuidelinesDeveloped in collaboration with the European Heart Rhythm Association and the Heart Rhythm Society. Europace, September 1, 2006, 8:746 ~ 837.

[18] Watanabe A, Fukushima K K, Morita H, et al. Low-dose isoproterenol for repetitive ventricular arrhythmia in patients with Brugada syndrome. Eur. Heart J, 2006, 27:1579 ~ 1583.

[19] Eckardt L, Probst V. J, Smits P, et al. Long-Term Prognosis of Individuals With Right Precordial ST-Segment-Elevation Brugada Syndrome. Circulation, 2005, 111:257 ~ 263.

第三十章 预激综合征

预激综合征不仅是心电图中的一个重要综合征，也是心血管病中的一个重要综合征，因它伴有多种心律失常，而备受瞩目，成为当前研究热点之一。本章简述了溯源、命名及分类，详述各型心电图特点、电生理基础、诊断及有效治疗措施等。医务人员应熟悉它、掌握它、驾驭它，从而使其心律失常得以根治。

第一节 概 述

一、溯源

1913 年 Cohe 和 Fraser 记录和发表了第一份预激综合征心电图（遗憾的是未能肯定心电图改变与心动过速的关系）。1930 年 Wolff、Parkinson、White 把心电图表现与临床上心动过速高发生率联系在一起，作为完整的综合征报道（当时称之为 P-R 间期短、功能性束支阻滞、多数伴有阵发性心动过速史），故一直被称为 WPW 综合征。1932 年 Scherf 和 Holzman 认为这种 QRS 改变，并非束支阻滞，可能是冲动从房室结以外的旁路下传心室（或由于心房收缩引起室内异常兴奋灶激动）。1943 年 Wood 和 Wolferth 在 WPW 综合征中找到“旁路”的组织学证据。1944 年 Ohnell 将这类心电图现象称之“预激综合征”。1967 年 Durrer 和 Roos 对 WPW 综合征伴阵发性心动过速患者心外膜标测中记录到心室最早激动点，指出该点是旁路心室连接点，并阐述了心动过速的大折返环径（即房室折返性心动过速，AVRT）。1968 年 Cobb 对 1 例 WPW 综合征伴难治性心动过速用心外膜标测确定旁路位置，手术切断旁路，心电图预激波消失，心动过速得到根治。WPW 综合征的解剖基础得到进一步证实。预激综合征解剖基础的确立不仅有助于心电图改变的解释，同时也为近年来导管射频消融术根治预激综合征伴阵发性心动过速奠定了基础。

二、命名

随着解剖学、组织胚胎学、心电生理学和外科手术学的进展，特别是射频消融在治疗中的应用，已确认预激综合征的解剖基础是房室间除有正常房室结通路（正路）外，还存有附加旁路，其机制是激动经旁路预先激动心室。目前认为，对这组临床心电图综合征合理的命名应为“预激综合征”（preexcitation syndrome）。Ohnell（1944 年）命名预激综合征时，将其定义为：“起源于心房的激动比经正路（房室结）提早激动心室的一部分或全部。”随着隐匿型预激综合征的发现，Gallagher 又进一步将其定义修改为：“激动从起源点比经正路提前激动远方区域（心室或心房）均为预激综合征。”

三、分类

1978 年 Gallagher 将预激综合征分为：经典的预激综合征（即 WPW 综合征），短 P-R 间期综合征（即 LGL 综合征）和变异型预激综合征。本章节将重点讨论经典预激综合征，即 WPW 综合征，对短 P-R 间期综合征和变异型预激综合征仅作一简要介绍。

第二节　分类及特点

一、WPW 综合征

WPW 综合征是预激综合征中的最常见类型。自 1930 年 Wolff、Parkinson、White 报告于临床以来,由于患者阵发性心动过速反复发作,加上心电图极易误认和掩盖束支阻滞(BBB)、心肌梗死和心室肥大等病理改变,在临床心电图中一直是备受关注的课题。

(一) WPW 综合征的心电图表现

1. **心电图特征**　①P-R 间期 <0. 12s;②QRS 时间 >0. 10s,初始有粗钝的预激波(δ 波),P-J 间期正常(<0. 27s);③可有继发的 ST-T 改变(见图 30-1)。

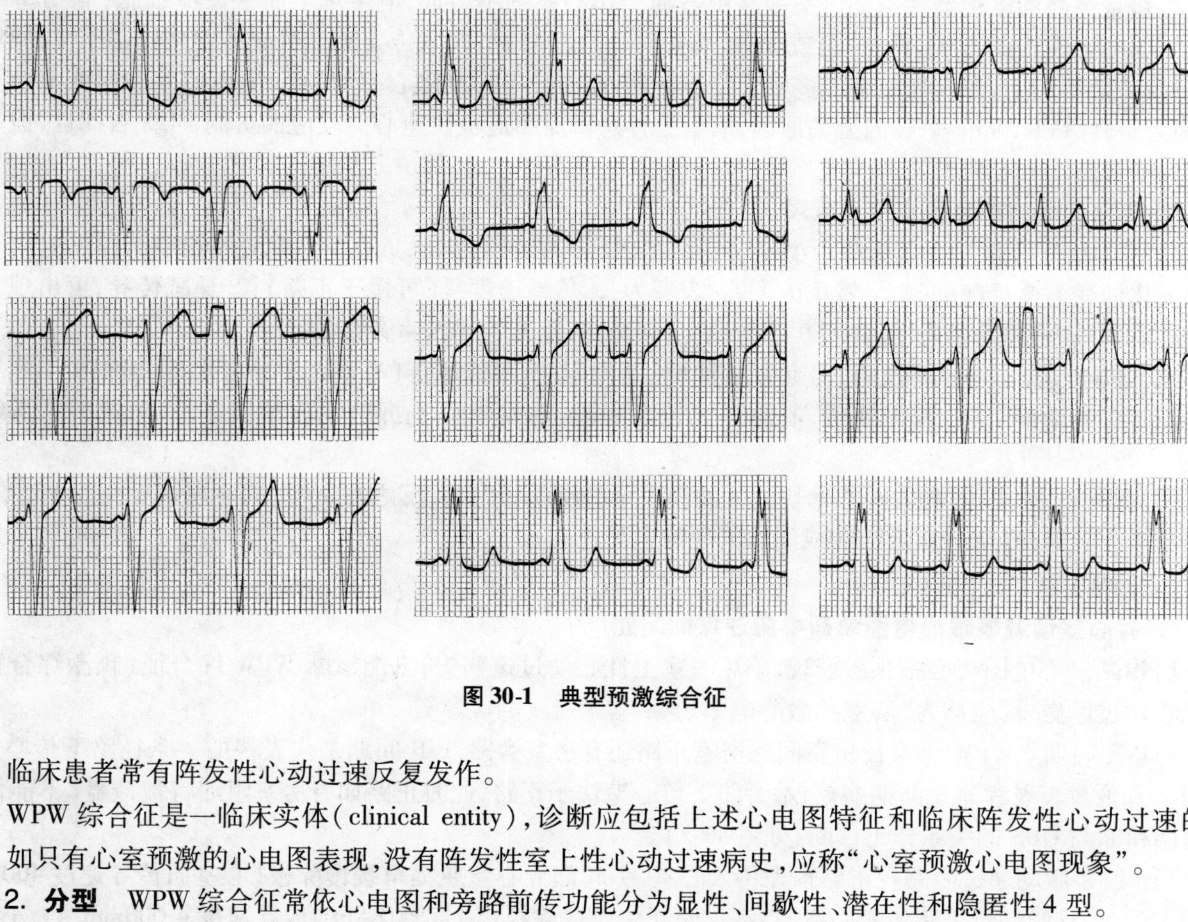

图 30-1　典型预激综合征

临床患者常有阵发性心动过速反复发作。

WPW 综合征是一临床实体(clinical entity),诊断应包括上述心电图特征和临床阵发性心动过速的病史。如只有心室预激的心电图表现,没有阵发性室上性心动过速病史,应称"心室预激心电图现象"。

2. **分型**　WPW 综合征常依心电图和旁路前传功能分为显性、间歇性、潜在性和隐匿性 4 型。

(1)显性 WPW 综合征。心电图有典型心室预激表现。按胸导联 QRS 特点可进一步分为:A 型,$V_1 \sim V_6$ 导联 QRS 波基本向上;B 型,V_1、V_2 导联 QRS 波基本向下,$V_4 \sim V_6$ 导联 QRS 波基本向上;C 型,V_5、V_6 导联 QRS 波基本向下(以 S 为主)。

(2)间歇性 WPW 综合征:心室预激心电图间歇性出现。易被漏诊,但间歇出现亦有助于揭示被预激掩盖和合并的异常心电图。

(3)潜在性(或隐性)WPW 综合征。心电图无心室预激表现,但旁路有前传功能(经心房调搏可诱现),当伴心房颤动时,亦有发生快速心室反应的潜在危险。

(4)隐匿性 WPW 综合征。心电图无心室预激表现、旁路无前传功能，只能逆传，临床常因心动过速反复发作来诊。

(二)WPW 综合征的解剖电生理基础

1. 解剖基础 对 WPW 综合征的解剖基础已有共识，即房室间存在房室结之外的“异常附加旁路”(anomalous pathway, AP)。房室间的异常附加旁路首先由 Kent(1893 年)描述，传统心电图中一直称为“Kent 束”。1975 年 Anderson 等对旁路的命名提议用“旁路”在功能上的起止点为之命名，并被各国多数学者所接受，传统的 Kent 束现称房室旁路。对“旁路”的形成，现认为是先天性的，即心脏发育过程中遗留的。在胚胎早期，房、室心肌是相连的。发育过程中，心内膜垫和房室沟组织形成中央纤维体和房室环，替代了房室间心肌相连(房室结－希浦系是发育的房室相连正路)。WPW 综合征患者在房室环形成过程中，房室间遗留有相连的肌束，即为房室旁路。即使于罹患后天性心脏病才出现的 WPW 综合征，其旁路也是原来就存在的，只是由于旁路和正路电生理特性的相互关系，没有在心电图上显现的条件，随着年龄增长或患某种心脏病后，二者电生理特性的相互关系变化使心室预激得以显现。并早在 1944 年 Ohnell 就发现 WPW 综合征有家族聚集性。家族性占 WPW 综合征的 3.4% ~7.6%。目前认为 WPW 综合征是一种常染色体显性遗传性疾病，相关基因位于 7q3。

2. 房室旁路的电生理特征 房室旁路由普通工作心肌细胞组成，电生理上属快反应细胞(与房室结具有不同的电生理特征)。①具有“全或无”的传导特性(房室结呈递减传导)；②传导速度多比正路快，能双相传导；③有效不应期，在常规心率下多较正路长，但旁路有效不应期随心率加快而缩短，在房颤时明显短于正路，前者是伴 AVRT 95% 呈顺向型的原因，后者是伴房颤时引起极快速心室反应的机制；④无自律性，但并非所有房室旁路均具有典型表现。

3. 房室旁路的非典型电生理表现

(1)“慢反应旁路”：少数旁路由类似房室结和窦房结的细胞组成，或在某些病理情况下旁路细胞由于部分除极化而变为慢反应细胞，呈慢反应旁路，表现为：①传导速度慢(可慢于正路)；②递减传导，可出现文氏现象；③可被腺苷等药物阻断(如慢房室旁路、房束旁路、隐匿性慢房室旁路)。

(2)单向阻滞：Hammill 报道，房室旁路有 5% 逆向阻滞，只能顺传(心电图有预激表现，但很少引起心动过速)；17% 有顺向阻滞(只能逆传，心电图无预激表现，易发生房室折返性心动过速，即隐匿型预激综合征)。

(3)偶有 3 相、4 相阻滞：在心率快时 δ 波消失示旁路 3 相阻滞；反之在窦缓、期前收缩后长间歇时，δ 波消失示 4 相阻滞(是部分预激潜在或间歇出现的原因之一)。

(三)WPW 综合征的诊断

1. 有心室预激表现心电图诊断中应注意的问题

1)诊断。心电图有心室预激表现，临床有室上性心动过速病史，方能诊断 WPW 综合征(预激综合征)；如无心动过速史，则应称为“心室预激心电图现象”。

2)P-R 间期。WPW 综合征房室间除房室正路还有房室旁路，P-R 间期是代表快的一条径路下传心室的时间。有预激表现者 P-R 间期缩短，示旁路下传心室快于正路，此时正路如有房室阻滞将被掩盖(不能依 P-R 间期和 P 与 QRS 的关系作出诊断，见图 30-2)。

3)δ 波是激动通过旁路较正路预先传入心室，引起部分心室肌提早缓慢除极(心室肌传导速度 400mm/s)的表现，一旦激动经正路传入心室，心室立即开始快速除极(浦肯野氏纤维传导速度 4 000mm/s)，δ 波结束(旁路继续缓慢除极被掩盖)。所以 δ 波的大小取决于旁路与正路下传心室的时差。差值大，δ 波大，较大的负向 δ 波易误认为心肌梗死(MI)，正向 δ 波可掩盖 MI；差值小，δ 波不明显，此时为明确诊断及旁路定位可选用抑制正路传导(加大二者时差)的方法增大 δ 波；反之当旁路下传不快于正路时无 δ 波，无 δ 波并不代表旁路无前传功能(如潜在型 WPW 综合征，见图 30-7)。

4)QRS 波形。典型 WPW 综合征的 QRS 波群为一经正、旁两路下传心室形成的单源性心室融合波。其初始向量(δ 波)是旁路下传缓慢激动心室引起(可作为旁路定位的依据)；QRS 最大向量和心电轴受旁路传导的影响可发生改变，B 型预激常有左室高电压和电轴左偏(易误认为左室肥大)，A 型预激常有 V_1 导联高

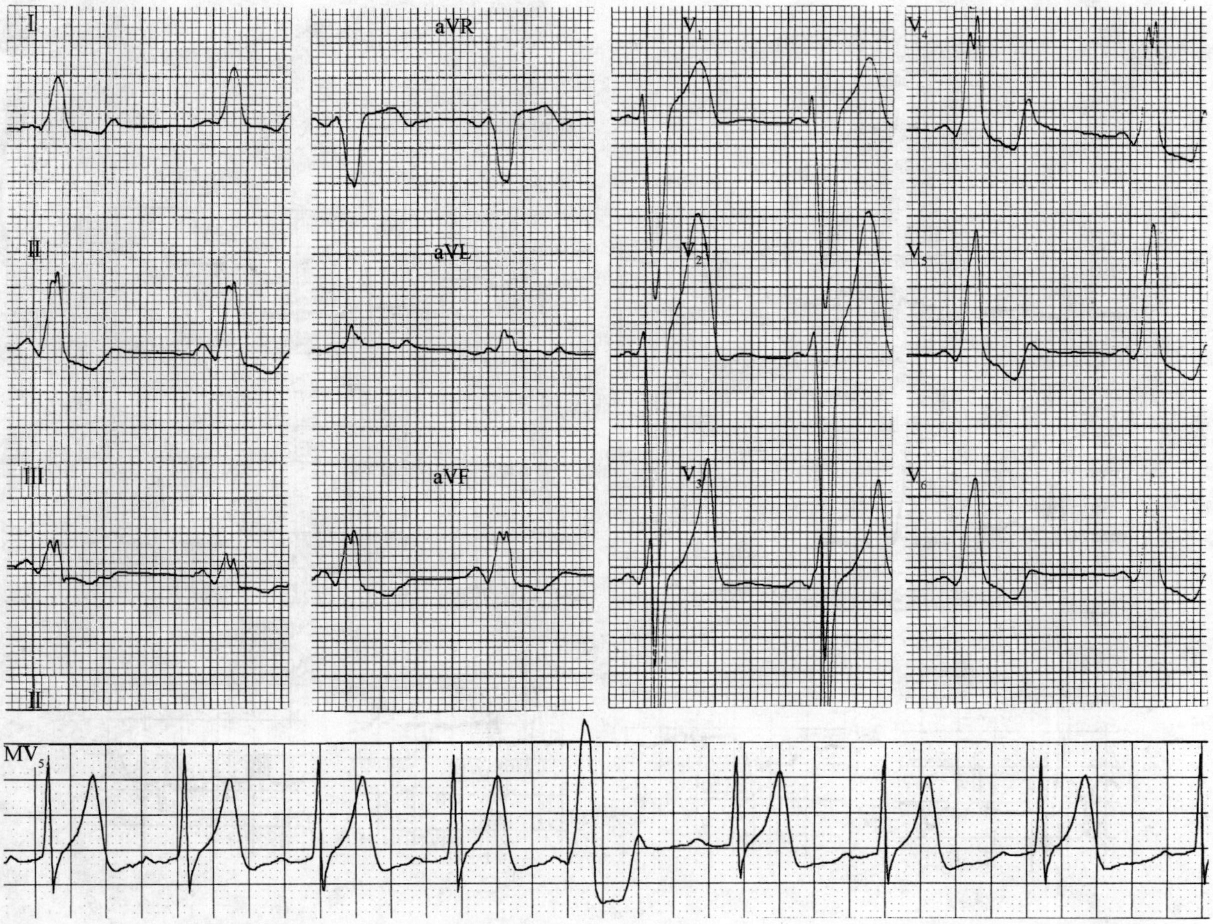

图 30-2　预激综合征掩盖一度房室阻滞(预激间歇时揭示一度房室阻滞)

R 波(易误认为右室肥大);QRS 终末向量从理论上讲同样也可受旁路的影响而发生改变(见图 30-3),但多年来一直被忽视,近年方引起临床关注,有时甚至可以成为诊断的主要线索(见图 30-6)。

5)P-J 间期。因旁路传导只能较正路提早除极心室(引起 QRS 增宽),而不能延迟心室除极结束时间,所以虽 QRS 波群时间延长,但不延长 P-J 间期,当旁路使正常形成 QRS 终末向量的大量心室肌提前除极时,可缩短 P-J 间期。如伴有 P-J 间期延长(>0.27s)提示伴有正路(房室或束支)阻滞(见图 30-2,14)。

6)ST-T 改变。WPW 综合征引起的继发性 ST-T 改变的特点:①方向与 δ 向量相反;②改变程度与 δ 波大小成正相关;③形态,ST 段改变呈非水平型,T 波倒置呈非对称形。当 ST-T 改变不符合上述特点时,如 δ 波明显却无 ST 改变;或呈同向改变;或 ST 段呈水平型,T 波呈对称样改变;特别是在 δ 波无明显动态变化而伴随临床症状出现的 ST-T 伪正常化,均提示合并有原发性 ST-T 改变。另外在 ST-T 分析中应注意识别电张调整性 T 波改变,在间歇性预激或消融旁路室内传导正常后可出现 T 波倒置。其特点:倒置 T 波出现在预激时以负向波为主的导联,且仅一过性出现在传导恢复正常后。

7)房室传导的特殊表现。由于房室间同时存在房室结径路和房室旁路,在典型 WPW 综合征中有时可出现一些特殊的房室传导现象,如 1∶2 房室传导,及隐匿传导引起的复杂现象。

(1)1∶2 房室传导,是指一次心房激动先后经旁路和正路下传,两次激动心室的现象。产生条件是:①正路下传心室明显减慢,使正路与旁路下传心室的时差 > 心室的有效不应期;②正路未被逆向隐匿除极(如逆向阻滞)。这样就可使一次心房激动(如在正路相对不应期早期的房性期前收缩)先经旁路下传心室产生第一个 QRS 波群,然后再通过正路下传心室产生第二个 QRS 波群。心电图表现为 1 个 P 波后跟随两个 QRS 波群,第一个为完全预激波的宽大畸形的 QRS;第二个 QRS 可正常,亦可伴室内差异传导。见图 30-4。

(2)隐匿传导的影响。如期前收缩在旁路和正路中发生不同程度的隐匿传导可使典型 WPW 综合征产生复杂多样的变化,如变完全心室预激、预激波完全消失、P-R 间期延长、P 波不能下传心室等(见图 30-5)。

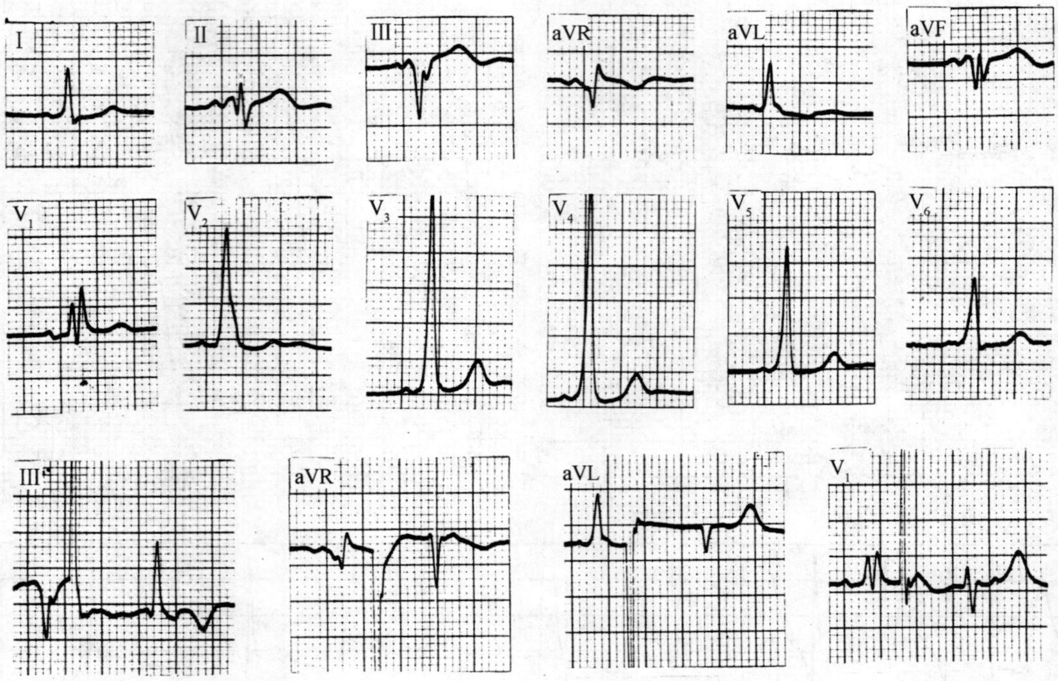

图 30-3 预激综合征引起 QRS 波群终末粗钝(食管心房调搏消除 δ 波后终末粗钝消失)

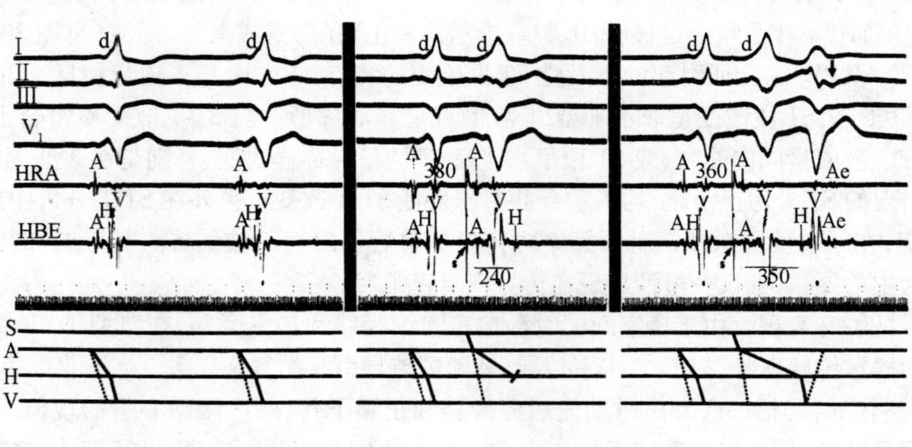

图 30-4 房性期前收缩同时经正路和旁路下传心室,引起 1: 2 房室传导

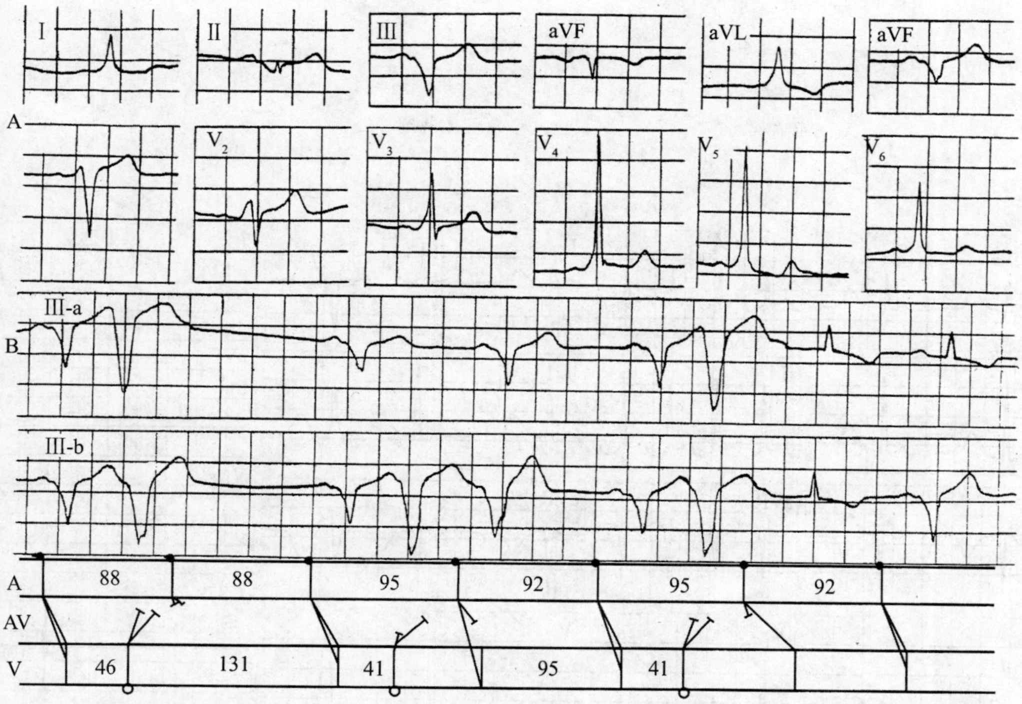

图 30-5 预激综合征中室性期前收缩对其后房室传导和 QRS 波群的影响

2. **无心室预激表现的 WPW 综合征的诊断** 心电图无典型预激表现(P-R 间期正常,无 δ 波),示旁路下传心室不快于正路,或无前传功能,但由于旁路的逆传仍可形成 AVRT 的反复发作。依旁路的前传功能及心电图表现可分为不完全潜在性、潜在性和隐匿性房室旁路三类。

(1)不完全潜在性房室旁路。当旁路下传心室与正路相近,或略慢于正路时,虽 P-R 间期正常,无 δ 波,但由于旁路仍可能下传心室,形成心室融合波,将会引起 QRS 终末向量改变(如接近同时下传心室,甚可在某些导联影响 QRS 的主波方向)。这种以终末向量和波形改变为主要心电图表现的 WPW 综合征作者暂称之为不完全潜在性 WPW 综合征。

心电图诊断主要依据:窦性心律无预激表现,但 QRS 终末向量与 AVRT 发作时不同,且能排除室内差异性传导和重叠 P^- 的影响。为进一步明确诊断可快速静脉推注 ATP 抑制正路传导或做食管心房调搏诱现 δ 波。对行射频消融术者,术前与术后对照更有助证实诊断(见图 30-6)。

(2)潜在性房室旁路。旁路有前传功能,但常规心电图无预激表现,且 QRS 波形与 AVRT 发作无室内差异传导时相同。仅就心电图难与隐匿性旁路鉴别,但发生房颤时同样有引起快速心室反应的潜在危险。无创诊断可用食管心房调搏诱现 δ 波,揭示旁路"全或无"的传导特征(见图 30-7)。旁路潜在原因和调搏诱现的机制详见表 30-1。

表 30-1 潜在性房室旁路潜在的原因和调搏诱现的机制

旁路潜在的原因	心房调搏诱现的机制
窦房结远离旁路(房内传导时间长)	心房起搏点靠近旁路(左侧旁路—左房起搏)
旁路传导慢于正路(速度慢或过长)	使正路进入相对不应期,传导减慢
旁路中存有失平衡阻力	起搏刺激强,有助克服失平衡阻力
旁路有 4 位相(或 3 位相)阻滞	调搏可改变心房周期有助显现

(3)隐匿性房室旁路。旁路无前传功能,只能逆传,心电图表现同潜在性房室旁路。确诊依食管心房调搏或心内电生理检查:①食管心房调搏不能诱现心室预激波和旁路传导特征,能诱发 AVRT($R\text{-}P^- < P^-\text{-}R$,且 $R\text{-}P^- > 70ms$;$R\text{-}P^-_{V_1}$ 峰与 $R\text{-}P^-_E$ 峰差值≥30ms,或出现功能性束支阻滞时 R-R 间期延长≥35ms,有助于旁路左、右定位,见图 30-8);②或心室起搏中 VA 间期恒定,或心房逆行除极呈偏心扩布。

上述各型房室旁路的前传功能、心电图表现和诊断方法归纳于表 30-2。

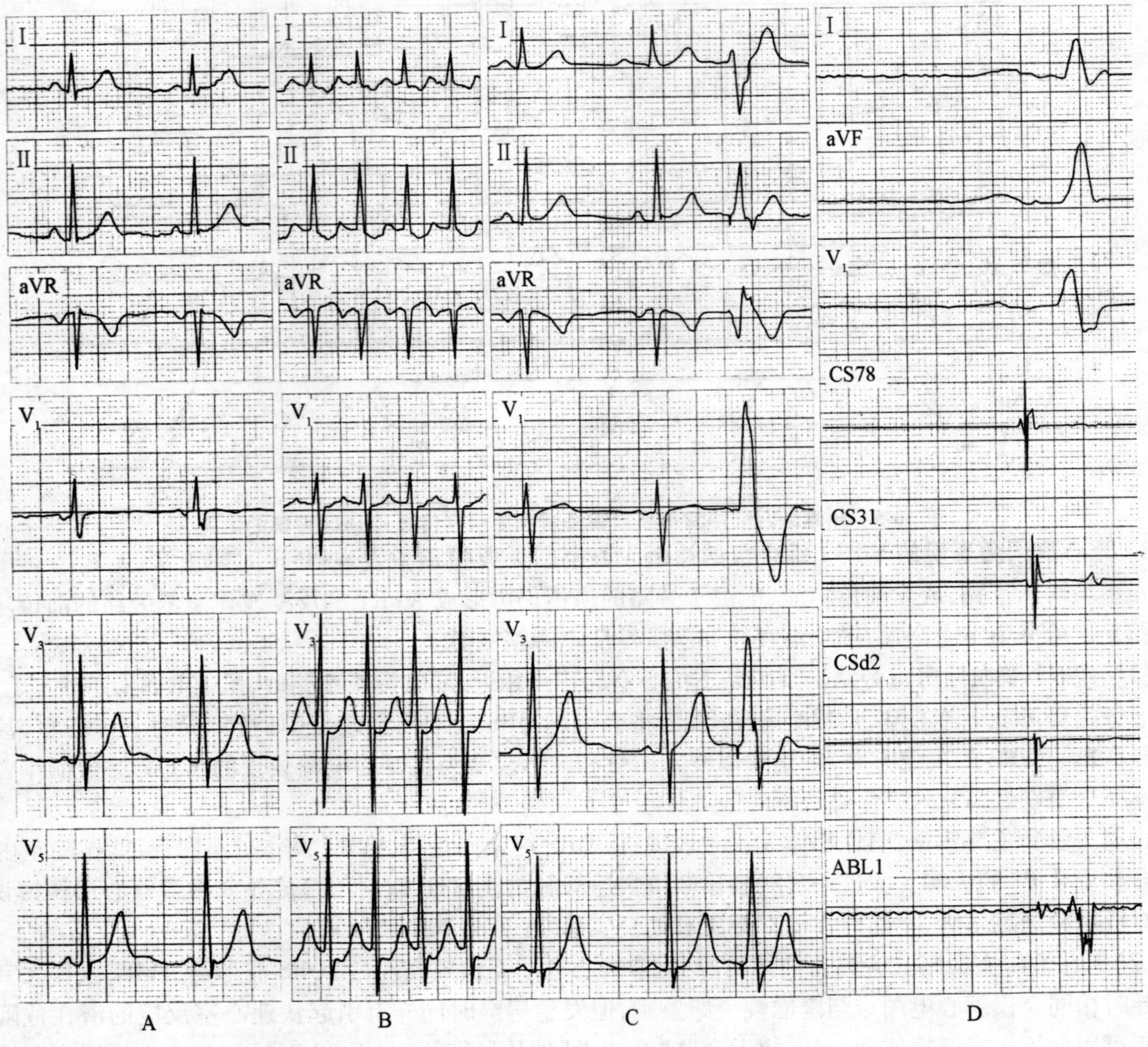

图 30-6　不完全潜在性预激综合征

A 图：窦性心律无预激表现

B 图：心动过速时 QRS 终末向量发生改变

C 图：消融后心电图，第三组心搏为消融靶点起搏图

D 图：消融前窦性心律靶点图，靶点 V 波与早于希氏束，几乎与体表最早 QRS 波群起点同时出现，提示旁路几乎与房室结同时将激动传入心室

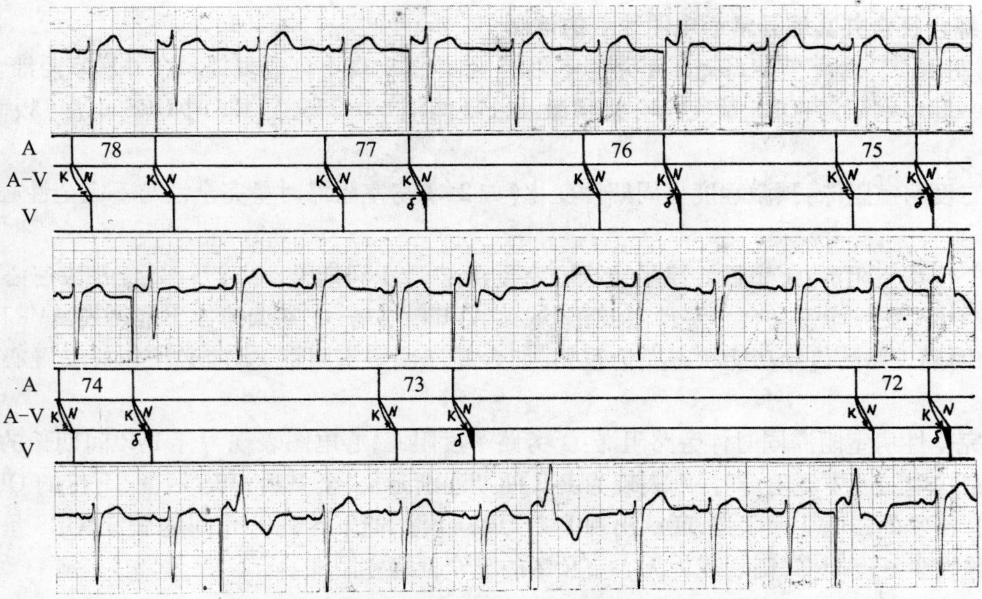

图 30-7　潜在预激综合征，食管心房调搏诱现预激波

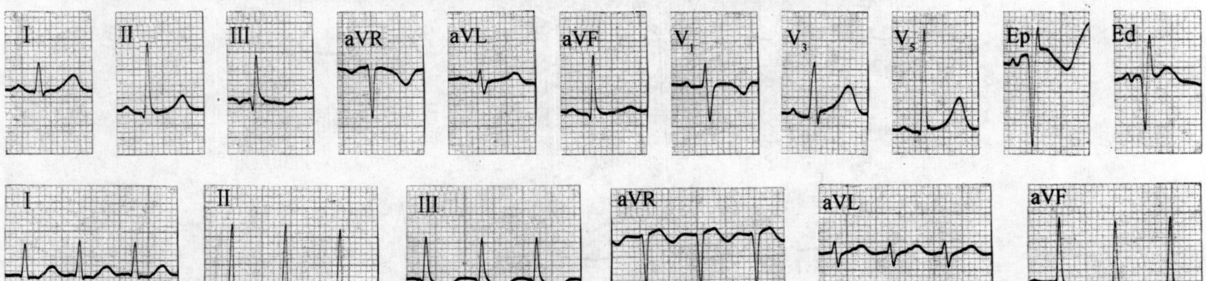

图 30-8　右侧隐匿性旁路，（$RP^{-}_{V_1}$ 峰 160ms > RP^{-}_{E} 峰 110ms）

表 30-2　各型房室旁路前传功能、心电图表现和诊断

旁路类型	前传功能	心电图表现	诊断依据
显 性	前传心室快于正路	有δ波，有 AVRT	心电图
不完全潜在性	前传接近于正路	无δ波，终末与 AVRT 不同	心电图（心房调搏）
潜 在 性	前传明显迟于正路	无δ波，终末与 AVRT 相同	心房调搏
隐 匿 性	无前传功能只能逆传	无δ波，终末与 AVRT 相同	心房调搏或心室起搏

3. WPW **综合征合并其他异常心电图改变的诊断**

1)合并房室阻滞。旁路前传可掩盖正路房室阻滞,心电图出现下列表现提示合并房室阻滞。

(1)合并一度房室阻滞:QRS 呈完全心室预激波,P-J 间期 >0.27s,AVRT 时 QRS 正常(频率常较慢,见图 30-9)。

(2)合并二度房室阻滞:预激程度呈周期性变化(如 2: 1 房室阻滞时呈完全性与不完全性心室预激波交替出现)。

(3)合并三度房室阻滞:①窦性心律呈完全心室预激波,P-J 间期常 >0.27s;②合并快速心律失常多为房颤、房扑,且 QRS 波群均为完全心室预激波;③从无 AVRT,心房、心室调搏亦不能诱发 AVRT。对预行射频消融者术前明确正路的传导功能状态尤为重要,如合并三度房室阻滞,术前必须作好安置心脏起搏器的准备。

(4)合并完全性房室阻滞同时伴旁路阻滞:①旁路一度阻滞,心电图表现为伴 P-R 间期长的完全心室预激图形;②旁路发生二度Ⅰ型阻滞时,则表现为 P-R 间期逐渐延长,至 P 后 QRS 脱漏,下传的 QRS 呈完全心室预激波;③旁路发生二度Ⅱ型阻滞,间歇出现 P 后 QRS 脱漏,能下传的 P-R 间期固定,QRS 呈完全心室预激图形;④旁路发生三度阻滞,则表现为无心室预激的完全性房室阻滞。

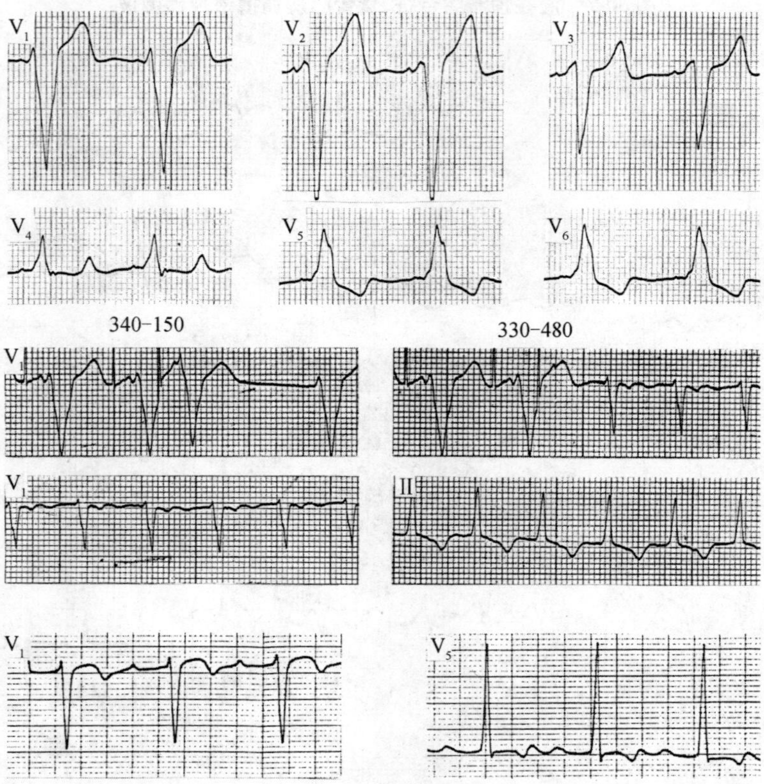

图 30-9　预激综合征并一度房室阻滞(上二行为消融前 ECG,中间二行为诱发 AVRT,下行为消融旁道后示一度房室阻滞)

2)合并束支阻滞

(1)当预激属完全性或与束支阻滞发生在同侧时,束支阻滞常被掩盖,此时如 P-J 间期 >0.27s,伴 AVRT 时呈典型束支阻滞型,可作为合并束支阻滞的诊断线索。

(2)当预激属不完全性,且旁路与束支阻滞位于异侧或远离部位时(见图 30-10),此时 QRS 初始示 δ 波,而中或末部再次出现粗钝示束支阻滞特征;结合 P-J 间期延长和 AVRT 呈典型束支阻滞型有助于合并束支阻滞的诊断。WPW 综合征合并房室和束支阻滞均可引起 P-J 间期延长,鉴别诊断详见表 30-3。

表 30-3　预激综合征 P-J 间期延长的鉴别诊断

	窦性心律	房室折返性心动过速	消除 δ 波(间歇或消融后)
合并一度房室阻滞	完全心室预激,P-J 延长	能诱发,发作时 QRS 正常	P-R 延长,QRS 正常
合并三度房室阻滞	完全心室预激,P-J 延长	不能诱发(从无 AVRT)	房室分离(须安装起搏器)
合并束支阻滞	可呈完全预激,P-J 延长	能诱发,呈束支阻滞型	P-R 正常,呈束支阻滞型

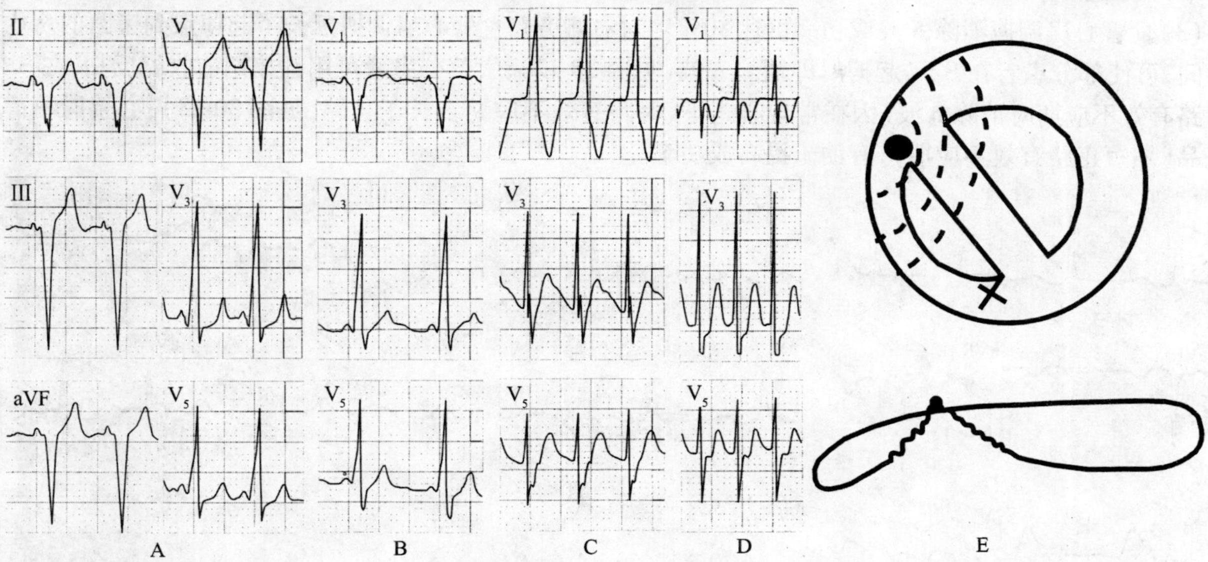

图 30-10　右后间隔旁路消融术中一过性右束支阻滞

A 图:窦性心律示右后间隔旁路

B 图:终止导管操作中诱发的右束支阻滞型心动过速时心电图(右后间隔旁路并右束支阻滞)

C 图:导管操作中诱发的右束支阻滞型心动过速

D 图:观察 **2**min 后,再次诱发顺向型房室折返性心动过速

E 图:右后间隔旁路并右束支阻滞时心室激动示意图(·示旁路位于右室后壁,×示束支引起心室最早激动部位

3)合并心肌梗死。负向 δ 波可酷似 MI,正向 δ 波可掩盖 MI。WPW 综合征合并 MI 的诊断:①伴随临床症状出现急性损伤、缺血样 ST-T 改变,或原有 ST-T 改变突然消失,结合临床和血清酶学改变有助于急性 MI 的诊断;②消除 δ 波或诱发 AVRT 是鉴别是否合并有陈旧性 MI 的可靠方法(见图 30-11)。

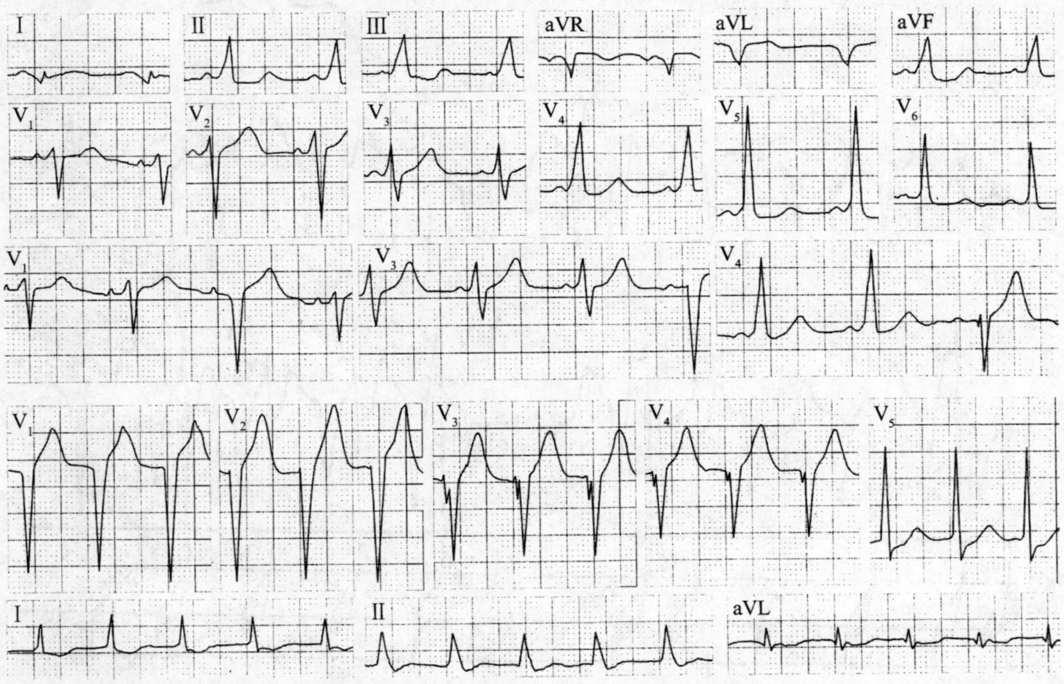

图 30-11　顺向型房室折返性心动过速证实预激综合征掩盖前壁心肌梗死(酷似高侧壁心肌梗死)

4）消除δ波方法。WPW综合征并MI、束支传导阻滞的诊断与鉴别的最可靠依据是设法消除δ波。

（1）消融旁路是根治WPW综合征消除δ波的有效方法，成功率达95%以上，但目前尚仅限于较大医院。

（2）最简单的方法是用物理或药物加速正路传导（运动、阿托品、亚硝酸异戊酯等）或抑制旁路传导（如心律平）使正路下传快于旁路，可使部分患者δ波消除。

（3）食管心房调搏消除δ波成功率可达80%。对右侧旁路食管心房调搏延长了起搏点到旁路的房内传导时间，可使部分患者在S_1S_1起搏时即消除δ波（见图30-12）；大部分患者可用程控期前收缩反扫，在S_2进入旁路有效不应期时消除δ波（因在常规心率下，旁路有效不应期多长于正路，见图30-13）；必要时可静注阿托品（缩短正路有效不应期），有助于提高成功率。

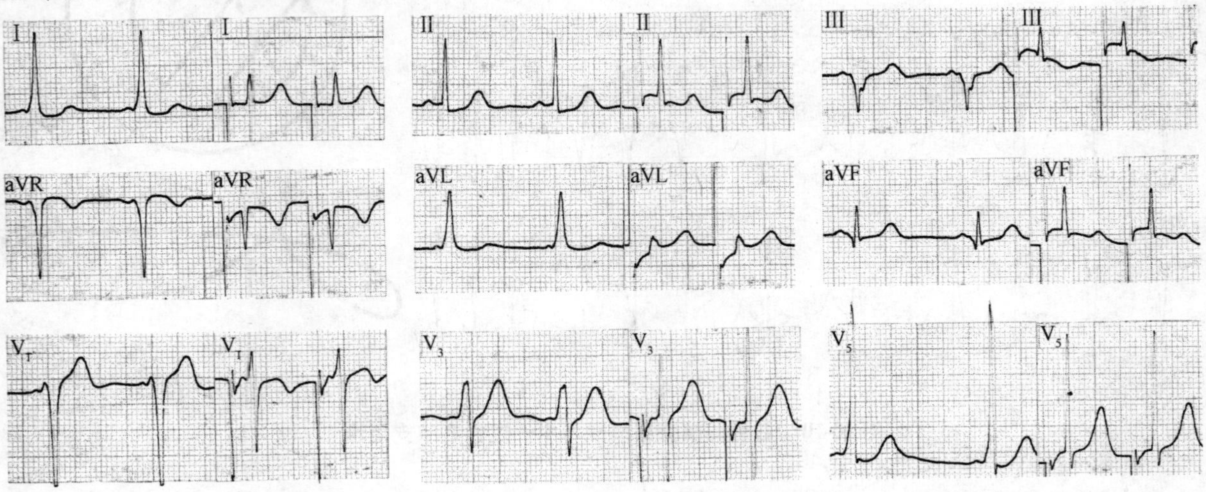

图30-12　右侧房室旁路在S_1S_1起搏时消除δ波

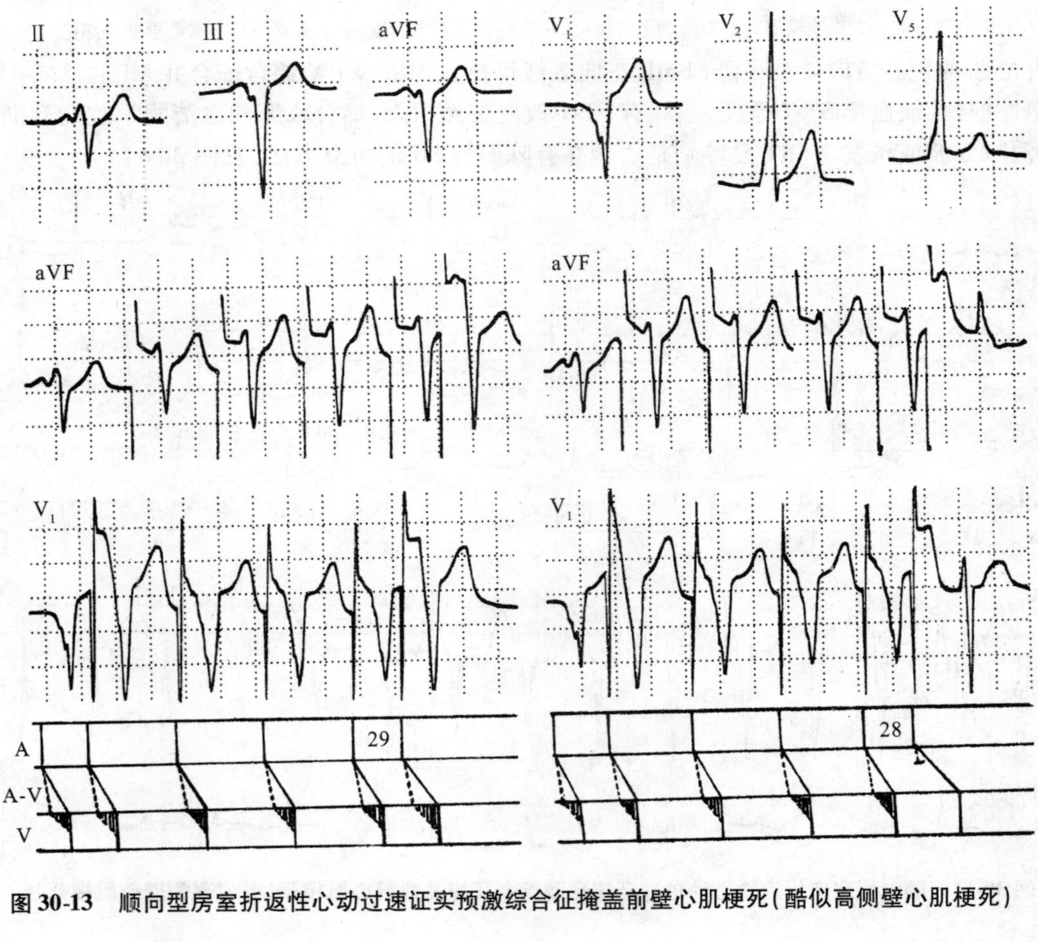

图30-13　顺向型房室折返性心动过速证实预激综合征掩盖前壁心肌梗死（酷似高侧壁心肌梗死）

(四)WPW 综合征伴快速心律失常

WPW 综合征患者绝大多数是因快速心律失常来院就诊,如不伴有快速心律失常者亦无须治疗。其中以阵发性室上性心动过速(SVT)最为常见,其次为心房颤动(Af),偶有心室颤动(Vf)引起猝死的报道,近年又有学者提出与猝死可能有关的快－慢综合征。

1. 伴阵发性室上性心动过速 WPW 综合征由于房室旁路的存在为房室折返构成了解剖的环路,所以80% 的患者伴有 AVRT。WPW 综合征亦可与房室结双径路并存,此时虽多为 AVRT,但少数情况下旁路也可以旁观者存在,实为房室结折返性心动过速(AVNRT),明确二者在射频消融治疗中尤为重要。

1)房室折返性心动过速。AVRT 按前传心室的径路分为顺向型房室折返性心动过速(O-AVRT)和逆向型房室折返性心动过速(A-AVRT)。其中 O-AVRT 占 95%(因在常规心率下旁路有效不应期多长于正路),A-AVRT 仅占 5%。

(1)顺向型房室折返性心动过速。是经正路前传心室,旁路逆传心房,组成心房—正路—心室—心房顺序的折返环路。典型心电图表现(见图 30-14):①节律匀齐的窄 QRS 心动过速;②可辨认逆行 P^- 波,$R\text{-}P^- < P^-\text{-}R$ 且 $R\text{-}P^- > 70ms$;③如出现功能性束支阻滞时 R-R 间期延长≥35ms,是束支阻滞侧旁路参与折返的 O-AVRT 的有力证据;④P 与 QRS 必须是 1: 1 传导关系。因心房和心室均是折返环路的必需组成部分,如有房室阻滞或房室分离是排除 AVRT 的有力证据。

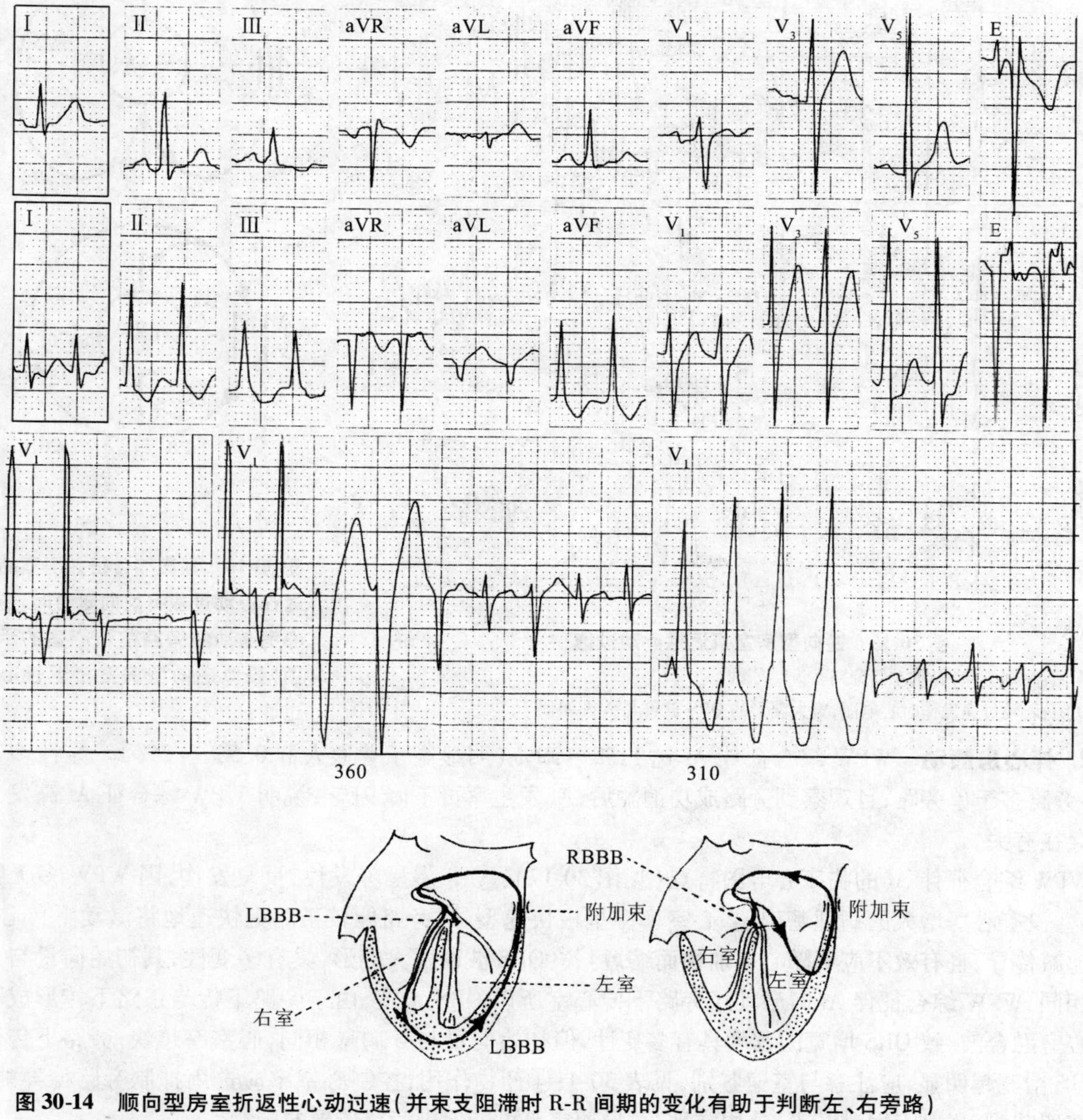

图 30-14　顺向型房室折返性心动过速(并束支阻滞时 R-R 间期的变化有助于判断左、右旁路)

但少数 O-AVRT 心电图可表现不典型：①当旁路为隐匿性慢旁路时，可表现为长 R-P⁻心动过速（R-P⁻ >P⁻-R），即持续性反复性交接区心动过速（PJRT），此时仅就心电图难以与起源于心房下部的房性心动过速及快－慢型 AVNRT 鉴别；②当伴有房室结双径路时，经快、慢径路交替下传心室时，可表现出心动过速 R-R 间期长短交替现象。

（2）逆向型房室折返性心动过速。心电图示宽 QRS 心动过速，其特点（见图 30-15）：①宽 QRS 为完全心室预激波，初始向量与 δ 波方向相同（此型仅见于显性或间歇性 WPW 综合征）；②P⁻不易辨认，如能辨认逆行 P⁻波，则 R-P⁻ >P⁻-R，P⁻与 QRS 保持 1∶1 传导关系。其折返环路为：心房—旁路—心室—正路—心房；多旁路者可经一条旁路前传心室，经另一条旁路逆传心房，组成心房—旁路—心室—旁路—心房的折返环路。

2）房室结折返性心动过速（旁路以旁观者出现）。WPW 综合征与房室结双径路并存临床并非罕见，此时 SVT 多为 AVRT，但少数情况下旁路可以旁观者存在，实为 AVNRT。下列几点有助 AVNRT 诊断：①P⁻波重在 QRS 中不易辨认，或引起 QRS 终末部变形（如 V_1 终末出现假 r′或Ⅱ、Ⅲ、aVF 导联出现假 S）；②如能明确 P⁻，R-P⁻ ≤70ms；③心房、心室不是折返环路的必须组成部分，有时可出现房室或室房阻滞。

偶见 WPW 综合征伴 AVNRT 有前向阻滞，逆传心房激动可经旁路前传心室（无辜旁路），酷似 A-AVRT（见图 30-16），此时仅凭常规心电图难以识别。

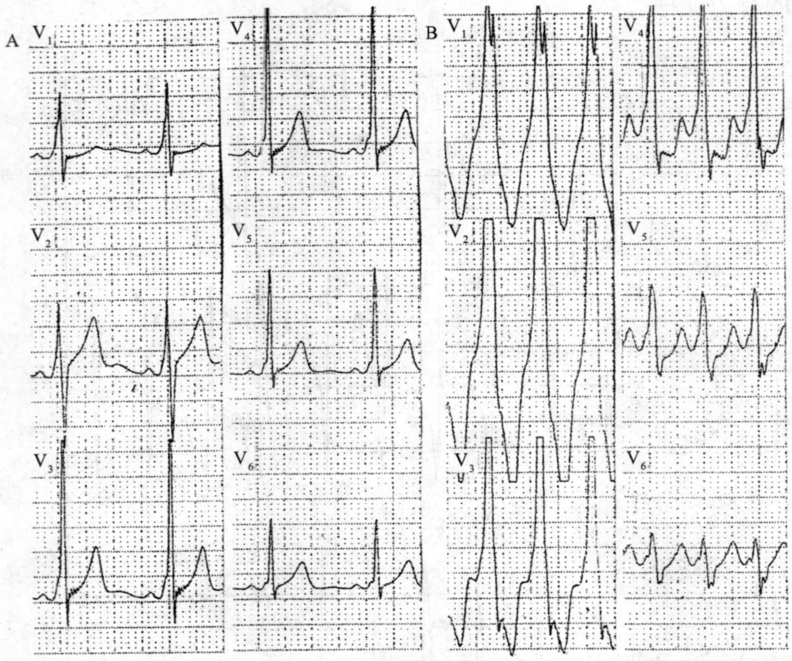

图 30-15　逆向型房室折返性心动过速

A 图：窦性心律，提示左侧旁路

B 图：心动过速发作时心电图，宽大畸形的 QRS 波群与 A 图相似

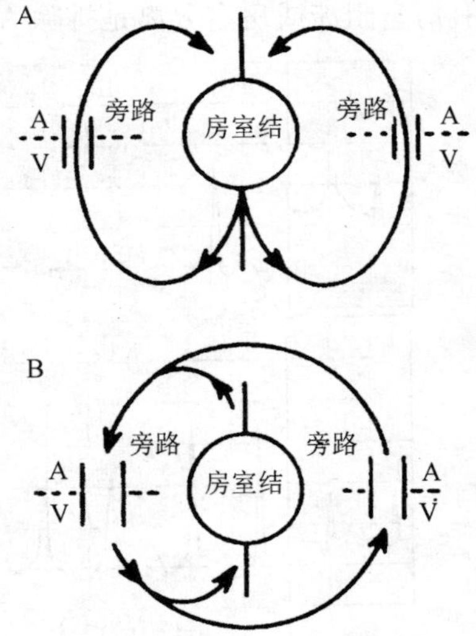

图 30-16　预激综合征并房室结折返性心动过速有前向阻滞时，逆传心房激动经旁路前传心室的示意图（酷似逆向型房室折返性心动过速）

2. 伴心房颤动　WPW 综合征伴 Af 达 11%～39%（明显高于普通人群 0.5%～2%）。显性多于隐匿性；多旁路多于单旁路；且观察到旁路成功消融后，Af 发生率可下降 91%，说明 WPW 综合征 Af 高发生率与旁路存在有关。

WPW 综合征伴 Af 的临床心电图特点（见图 30-17）：①Af 多呈阵发性，反复发作，因 WPW 多无器质性心脏病，没有心房增大的病理基础；②心室率多呈极快速型，因旁路能较正路更快速地将激动下传心室（旁路无递减传导，且有效不应期随心率加快而缩短）；③QRS 波群宽大畸形，具有多变性，其初始向量与 δ 向量方向相同，WPW 综合征伴 Af 时激动经旁路下传心室所以 QRS 增宽，由于旁路下传与正路下传形成不同程度的心室融合波，致 QRS 增宽的程度具有多变性，但初始向量与 δ 向量相同，心室率越快，旁路下传比例越大，QRS 增宽越明显，应注意与室速鉴别，见表 30-4；④药物作用，控制心室率应选用抑制旁路传导的药物，如乙胺碘呋酮、普鲁卡因酰胺等，禁用洋地黄、异搏定等可能促进旁路传导的药物。

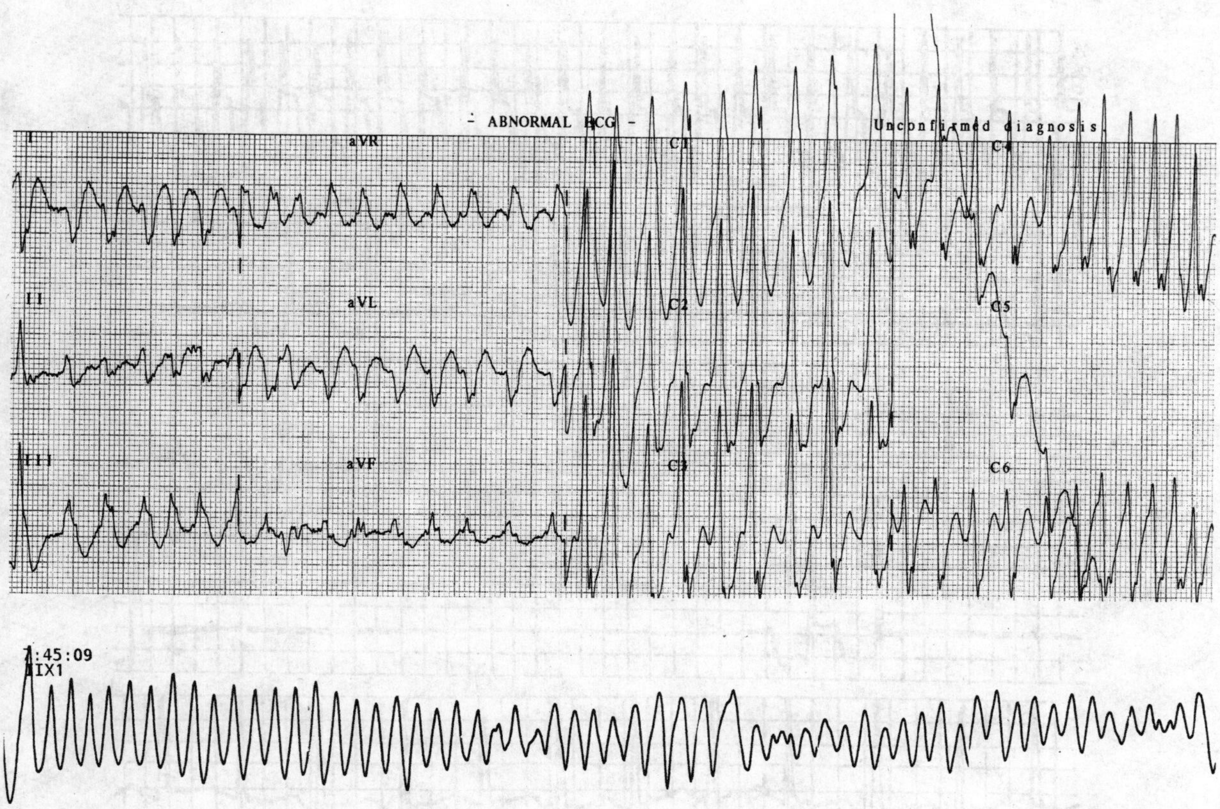

图 30-17 预激综合征并心房颤动诱发心室扑动、颤动

表 30-4 WPW 综合征伴 AF 与 AF 伴室速的鉴别要点

	WPW 综合征伴 AF	AF 伴室速
R-R 间期差	≥130ms	<130ms
宽 QRS 波形	具有易变性(预激程度不同)初始向量与 δ 向量相同,常可见粗钝	同源波形相同(偶见心室融合波)
窄 QRS 波规律	延迟出现(正路下传比例增加)	提早出现(心室夺获)
临床情况	有 SVT 反复发作史,发作前后有 WPW 综合征心电图表现	常有器质性心脏病,多在房颤心衰加重、心肌缺血、电解质紊乱、药物影响等情况下发生

3. 伴心室颤动 WPW 综合征猝死发生率在欧美为 0.01% ~0.3%,主要为 Vf。WPW 综合征发生 Vf 者 81%有 Af 史,当发生房颤(或房扑)及快速(>200 次/分)SVT 时,快速的心房激动可通过不应期短的旁路迅速下传心室,引起极快的心室率,甚至恶化为 Vf 发生猝死。发生 Vf 的主要危险因素与旁路有效不应期过短有关。旁路有效不应期<300ms 为短不应期,易引起极快速心室率;旁路有效不应期<250ms 或 Af 中最短 R-R 间期<250ms 应视为 Vf 和猝死的高危患者。亦有人认为多旁路、Af 与 AVRT 同时发生及伴有明显器质性心脏病者均应列入危险因素。

4. 伴快-慢综合征 郭继鸿等观察部分 WPW 综合征伴 AVRT 终止时,出现极缓慢心律失常,是其发生晕厥,甚至猝死的另一个原因,并称之为快-慢综合征(见图 30-18)。

(1)临床心电图特点:①AVRT 反复发作,发作时心率>200 次/分,伴有明显的 ST-T 改变;②晕厥反复发作,且与心动过速终止同时发生,心电图示严重的窦性心动过缓、窦性停搏或窦房阻滞而呈现长 R-R 间期,产生不同程度的急性脑缺血的临床表现,甚至猝死;③平素心率和窦房结功能正常,且多见于 20~40 岁无器质性心脏病的 WPW 综合征患者。

(2)鉴别诊断。快-慢综合征与病态窦房结综合征中的慢-快综合征二者均有快速和缓慢性心律失常交替,临床都可有晕厥反复发作,易被混淆,二者鉴别要点详见表 30-5。

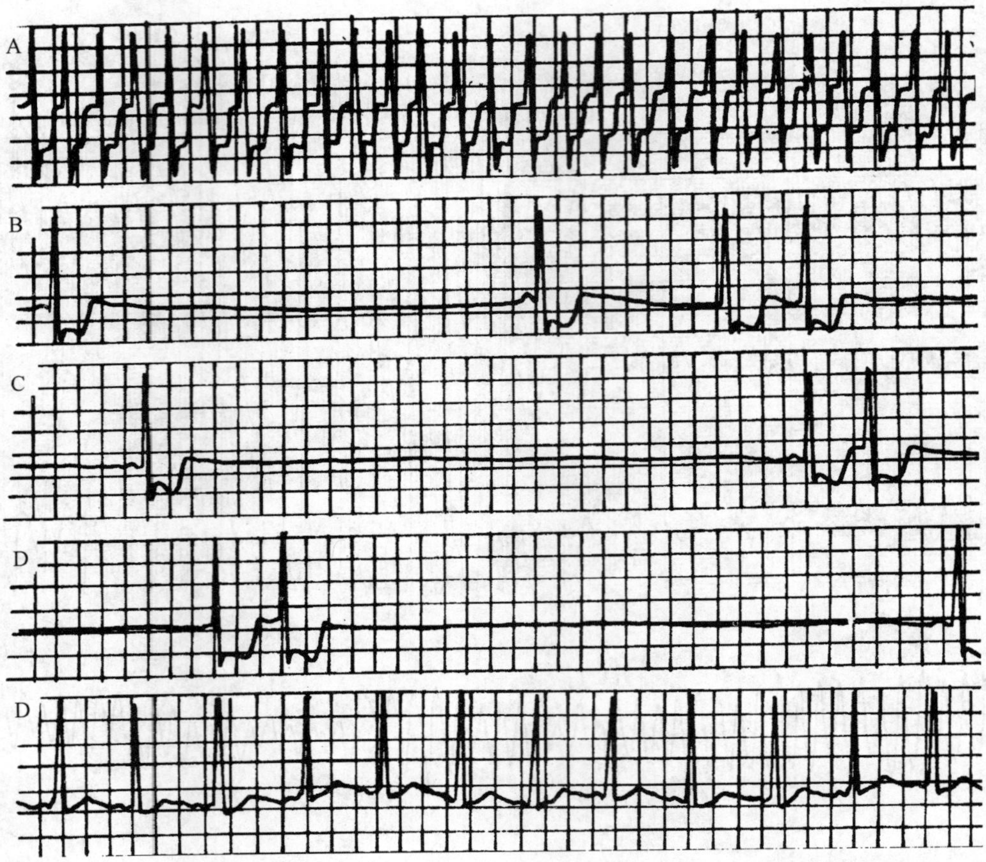

图 30-18 快-慢综合征

A 图:心动过速发作时的心电图

B、C、D 图:心动过速终止,可见窦性心动过缓、窦性停搏、窦房阻滞、最长 R-R 间期 5.7s

E 图:窦性心律,显性预激综合征

表 30-5 快-慢综合征与慢-快综合征鉴别要点

	快-慢综合征	慢-快综合征
基础心律失常	WPW 综合征伴 AVRT	病窦综合征伴有缓慢及快速心律失常
平时心率和窦房结功能	正常	心率缓慢,窦房结功能异常
基础心脏病	多无	常伴有
晕厥诱发	多为 AVRT 终止后诱发	常为房扑、房颤终止后诱发
晕厥机制	急性(一过性)窦房结功能不全(可能与快速 AVRT 引起急性冠脉供血不足及过快心率对窦房结自律性的抑制有关)	慢性窦房结功能不全(慢是起因)
治疗和预后	射频消融可根治	难以治愈,严重者须植入起搏器

(五)旁路的心电图定位诊断

随着导管射频消融的临床应用,旁路的心电图初步定位已成为术前心电图分析的常规内容。但目前旁路位置分区尚未规范,下面仅结合文献简介旁路的位置分区和心电图定位。

1. **旁路的位置分区** 胡大一等依心脏左前斜位 X 线影像,将房室环分为左、右游离壁和左、右间隔部(见图 30-19)。

(1)右游离壁分为:右前侧壁(RAL,三尖瓣环 9.30~12.30),右侧壁(RL,三尖瓣环 8.30~9.30),右后侧壁(RPL,三尖瓣环 6.00~8.30)。

(2)右间隔部分为:右前间隔即希氏束旁(RAS,靶点图有可分辨的希氏束电位),右中间隔(RMS,冠状窦口上缘至右希氏束旁以下),右后间隔(RPS,三尖瓣环 6 点至冠状窦口上缘以下)。

(3)左间隔部分为:左前间隔,即左希氏束旁(LAS,靶点图有可分辨的希氏束电位),左中间隔(LMS,冠状窦口上缘至左希氏束旁以下),左后间隔(LPS,左侧距冠状窦口 1.5cm 内,向上不超过冠状窦上缘)。

(4)左游离壁分为:左前壁(LA:二尖瓣环正上方),左前侧壁(LAL,二尖瓣环的正前与正侧之间),左侧壁(LL,二尖瓣环正侧壁),左后侧壁(LPL,左后间隔与左侧壁之间)。

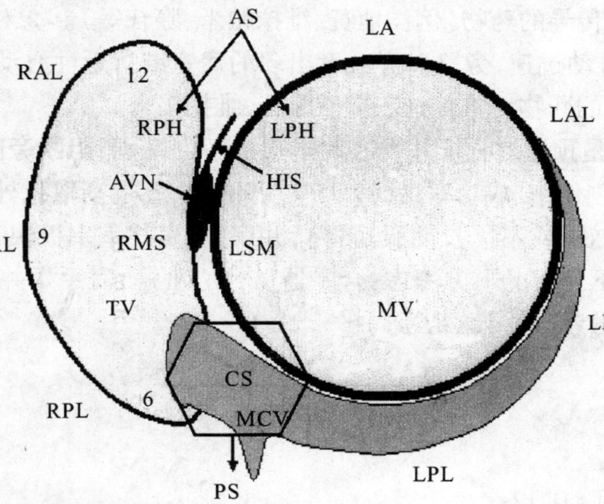

图 30-19　房室旁路位置示意图(详见正文)

2. Gallagher 的旁路定位方案　Gallagher 根据主外膜标测和手术治疗,总结出的旁道定位方案,如表 30-6。

表 30-6　W-P-W 综合征的体表心电图定位诊断表

旁路部位	Ⅰ	Ⅱ	Ⅲ	aVR	aVL	aVF	V_1	V_2	V_3	V_4	V_5	V_6
右前隔旁	+	+	+(±)	−	+(±)	+	±	±	+(±)	+	+	+
右前壁	+	+	−(±)	−	+(±)	±(−)	±	+(±)	+(±)	+	+	+
右外侧壁	+	±(−)	−	−	+	−(±)	±	±	±	+	+	+
右后壁	+	−	−	−	+	−	±(+)	±	+	+	+	+
右后隔旁	+	−	−	−(+)	+	−	±	+	+	+	+	+
左后隔旁	+	−	−	−	+	−	+	+	+	+	+	+
左后壁	+	−	−	±(+)	+	−	+	+	+	+	+	(±)−
左外侧壁	−(+)	±	±	±(+)	−(±)	+	+	+	+	+	−(±)	−(±)
左前壁	−(+)	±	+	−	−(±)	+	+	+	+	+	+	+
左前隔旁	+	+	+(±)	−	±	+	±(+)	+	+	+	+	+

注:QRS 起始 40ms 的 δ 波方向表示:"±"在等电位线上;"+"直立;"−"倒置

Gallagher 旁路定位的分类中,左前隔旁道 $V_1 \sim V_3$ 导联为正向波可能有误,不少作者认为 $V_1 \sim V_3$ 导联应以负向波为主。从向量分析,左前旁道预激向量应指向左后,投影在 $V_1 \sim V_3$ 导联的负侧,QRS 波向下为主理由比较充足。

(六)WPW 综合征的治疗

WPW 综合征的治疗主要是对伴发的快速性心律失常,如无心动过速则不需治疗。WPW 综合征 90% 以上的病例是因快速心律失常来诊,Berkman 等观察 WPW 综合征患者 5 ~ 28 年,所有病例均死于心律失常。治疗主要包括两方面:①终止心动过速,可依情况选用刺激迷走神经、药物治疗、食管心房调搏,必要时可直流电复律,对频频发作、又不接受根治者,终止发作后可用药物预防复发;②阻断旁路根治预激综合征,包括外科手术和导管射频消融等方法。

1. 终止发作和预防复发　应视对血流动力学的影响,心律失常的类型及发生的频度选择治疗方法。①对血流动力学不稳定者:应立即直流电复律(50 ~ 100J)。②对血流动力学稳定者:可试用刺激迷走神经方法(房颤、房扑例外);无效应用药物终止;药物不能终止可选用食管心房调搏(房颤例外)或直流电复律。③对频繁发作者终止后应用药物预防复发。

终止药物选择:应注意旁路传导对心室率的影响。①凡是有旁路为前传心室的心动过速(包括房颤、房扑、逆向型房室折返性心动过速等)应选用抑制旁路传导药物:普罗帕酮、胺碘酮、普鲁卡因胺等,不宜用仅抑制正路,甚至可能加快旁路传导的药物(例洋地黄、维拉帕米、腺苷等)。②对旁路不参与前传心室的心动过速(如顺向型房室折返性心动过速,旁路以旁观者出现的房室结折返性心动过速),可选用抑制正路传导的药物或对正、旁路均有抑制的药物。常首选三磷酸腺苷、维拉帕米。

2. 根治心动过速 旁路是预激综合征并发心动过速的解剖基础,阻断旁路使其得到根治已成为现实。①导管射频消融术(RFCA):创伤小、成功率高(达95% ~98%),已逐渐取代外科手术治疗。临床适用于心动过速频繁发作,药物治疗无效(或不愿长期服药物),并房颤、房扑室率极快,引起血流动力学不稳定有猝死危险者。②外科手术仅在下列情况下方考虑:合并器质性心脏病,需手术并可耐受同期手术者;或 RFCA 失败及难以或不适合射频消融者(如婴幼儿等)。

二、LGL 综合征

(一)心电图特征

(1)窦性心律时 P-R 间期 <0.12s;

(2)QRS 时间正常(初始无预激波)。

临床常有阵发性心动过速反复发作。这样的心电图虽早有报道,但直到 1952 年 Lown、Ganong、Levine 才把它作为综合征描述,故称 LGL 综合征,因其以 P-R 间期短为特征,又称"短 P-R 间期综合征"。

(二)解剖电生理基础

1. 解剖电生理机制 目前尚存不同认识。

(1)认为 P-R 间期短是有房室结旁路(已提出三种):①房室结内旁路,即结内特殊的加速传导纤维;②心房 - 希氏束旁路,Brechenmaker(1975 年)在 687 例心脏病理检查中发现 2 例这样的旁路,可能是部分 P-R 间期短的解剖基础;③James 纤维,James(1931 年)提出后结间束绕过房室结,终止在房室结下部,虽然可以解释 P-R 间期短,但对其是否存在及其电生理意义尚有争议。

(2)房室结解剖结构短小。

(3)交感神经张力高,但经用自主神经阻滞剂观察,这类患者虽有交感神经张力增高,但并不是本综合征的主要机制。

2. 电生理学特征 是加速的房室传导现象(enhanced A-V conduction,EAVC),表现为:①A-H 间期 <60ms;②心房频率≥200 次/分,仍能 1∶1 房室传导;③心房频率增快时,AH 增加幅度 <100ms[心房 - 希氏束旁路恒定,房室结双径路(DAVNP)AH 延长幅度可 >100ms]。

LGL 综合征的加速房室传导现象,大部分"加速"的部位发生在房室结(房室结内加速传导纤维、James 束、交感神经兴奋性过高、房室结过小等),称为加速房室结传导(enhanced A-V nodal conduction,EAVNC),电生理检查中 AH <60ms,HV 正常,同时还具有一定 AVN 传导特征。仅少数加速房室传导系心房 - 希氏束旁路所致(起自心房,绕过房室结,止于希氏束远端)。此时不仅 AH <60ms,同时 HV 缩短,显示旁路传导特征,二者鉴别见表 30-6。

表 30-6 加速房室结传导与心房 - 希氏束旁路鉴别要点

	加速房室结传导	心房 - 希氏束旁路
AH 和 AV 间期	<60mV,HV 正常	<60ms,HV 缩短
递增心房起搏	AH 增量 <100ms (DAVNP 可 >100ms)	AH 恒定
快速心室反应	房率 >200 次/分,1∶1 下传	更快下传,甚至有恶化为室颤的报告
地高辛、钙拮抗剂、β - 受体阻滞剂、腺苷	抑制房室传导	无作用
I_A、I_C、胺碘酮	可缓慢变化	PR、AH、HV 骤然恢复正常

(三)伴快速心律失常

LGL 综合征,可伴房室折返性心动过速(AVRT)、房室结折返性心动过速(AVNRT)、心房颤动(Af)和心房扑动(AF)。

(1)在伴 AVRT 中,EAVNC 为前传支,此时 AVRT 周长要比 P-R 正常者短。当 AVRT 周长≤250ms 应想到 EAVNC 的可能。治疗可射频消融房室旁路。

(2)在伴 AVNRT 中,EAVNC 为快径路(快径路的极端),此时 AVNRT 周长主要决定于慢径路前传速度,对心动过速周长无明显影响。EAVNC 的快径路具有房室结的传导特征。可有 β - 受体阻滞剂、钙拮抗剂、Ⅰ类抗心律失常药终止心动过速,根治可用射频消融改良房室结。

(3)发生 Af/AF 时,EAVC 能加速心室反应,尤其是心房 - 希氏束旁路,心室率会更快,甚至有恶化为室颤的危险。此时可用Ⅰ类抗心律失常药物或乙胺碘呋酮。药物治疗无效,不得已时消融阻断房室结传导,安装起搏器支持心室率。

心房 - 希氏束旁路尚无参与折返性心动过速的报道。

三、变异型预激综合征(Mahaim 纤维)

(一)心电图特征

(1)P-R 间期正常(甚可延长);

(2)QRS 时间延长,起始部有 δ 波;

(3)可伴 ST-T 改变。

临床常伴左束支阻滞型心动过速。其解剖生理基础为 Mahaim 纤维。

(二)解剖电生理基础

1937 年和 1941 年 Mahaim 报道了结室旁路(nodo-ventricular bypass tract,房室结 - 心室肌的旁路纤维)和束室旁路(fasciculo-ventricular bypass tract,房室束 - 心室肌的旁路纤维),二者即为传统的 Mahaim 纤维,满意地解释了 P-R 间期正常,QRS 初始有 δ 波的变异型预激综合征。Anderson 进一步将 Mahaim 纤维分为结束、结室和束室旁路。近年来随着电生理的深入研究和成功的射频消融,人们进一步认识到,引起左束支阻滞型室上性心动过速的传统 Mahaim 纤维实际上绝大部分起源于右房,止于右束支远端(或附近心肌)的慢传导房束旁路;也有部分起源于右房,止于右室的慢传导房室旁路。二者虽然不起源于房室结,但前向传导时间长,具有递减传导特征,没有逆传功能,所以能产生与传统 Mahaim 纤维相同的心电图和临床表现。目前仍沿用 Mahaim 纤维一词,意指能产生这类心电图表现的只有前传功能的"慢反应旁路"的总称,包括:结束、结室、束室、慢传导房束和慢传导房室旁路等。在临床以慢传导房束和结束旁路为常见(结室和慢房室道较少见,束室旁路尚未见其在心律失常中的作用),下面对常见二者加以讨论。

1. 慢传导房 - 束旁路的解剖和电生理特点

1)解剖学特点

(1)部位:均位于右侧,近端起于右房游离壁的下部(穿过三尖瓣环沿右室游离壁下行),远端多止于右室心尖部(右室游离壁近心尖部 1/3 处,多与右束支远端连接,亦可插入心肌)。与慢房室旁路不同,后者远端直接连于三尖瓣环下右室心肌。

(2)组织学:近端有与房室结相似的细胞(包括移行细胞、结细胞和 P 细胞),是产生递减传导的组织学基础;远端为与房室旁路相似的肌性传导束(激动时可记录到旁路电位),不同的是其细长,外包绝缘鞘,使激动经房 - 束旁路下传右室心尖部最早激动。

2)电生理特点:①前向传导慢(>150ms),具有递减传导特征,可被腺苷阻断(主要发生在 Mahaim 电位之前);②旁路不应期多较房室结短(易形成逆向型 AVRT);③无逆传功能(不能形成顺向型 AVRT)。

2. 慢传导房束旁路和结束旁路的电生理学表现

(1)二者电生理学表现基本相同:①窦性心律 P-R 间期正常、AH 间期正常、HV 间期缩短,心室有预激波;②心房快速调搏或程控期前收缩刺激时 AH 延长,预激波增大(束室旁路 δ 波不变,有助于鉴别),至最大预激后保持恒定的长 AH 和短 HV,此时右束支电位领先于希氏束电位;③希氏束起搏 HV 正常,δ 波消失

(束室旁路 HV 缩短,有 δ 波);④心动过速呈左束支阻滞型。

(2)不同点:①慢传导房-束旁路参与的左束支传导阻滞型心动过速为逆向型 AVRT,不能伴房室分离或房室阻滞;而结-束旁路参与的左束支阻滞型心动过速可以发生房室分离或房室阻滞不影响心动过速的持续。②Josephson 指出结束旁路多有房室结双径路的电生理特征,且结束旁路发自房室结慢径路。慢传导房束旁路与房室结双径路无关。

(三)诊断

心电图和食管心房调搏可提示 Mahaim 纤维的诊断,心内电生理检查有助于进一步明确诊断。

1. 心电图 ①窦性心律,P-R > 0.12s,有 δ 波或伴快心率依赖性左束支阻滞。②心动过速呈左束支阻滞型,多伴电轴左偏,V_1 导联呈 rS 型。

2. 食管心房调搏 程控期前收缩反扫 δ 波加大,QRS 呈上述左束支阻滞型。

3. 心内电生理检查

(1)心房递增起搏:δ 波增大,呈左束支阻滞型;AH、AV 延长,HV 缩短(或 H 出现在 V 后),右束支电位早于 His 束电位;心室最早激动点在右室前壁心尖部(如靠近房室沟示慢房室旁路);在右房前侧壁与心室最早激动点间记录到旁路电位是慢传导房束旁路的表现。

(2)心室起搏或(心动过速)最早心房激动点靠近房室结(旁路无逆传功能)。

(3)诱发心动过速呈左束支阻滞型,AV > VA,具有与心房递增起搏相同的电生理表现。心动过速时,在房室交接区心房除极之际(房室结不应期)起搏右房游离壁,如能重整心动过速周期有助于慢传导房束旁路诊断。

在明确 Mahaim 纤维诊断中应注意区别旁路类型(起、止点),并应注意与右侧房室旁路、右室特发性室速等相鉴别。

(四)Mahaim 纤维与心动过速

在各型 Mahaim 纤维中除束-室旁路尚未发现形成折返性心动过速外,慢传导房束、结束、慢传导房室、结室旁路都可引起折返性心动过速。由于 Mahaim 纤维没有逆传功能,只能作前传支,表现为左束支阻滞型的特点。Mahaim 纤维可以与房室旁路、房室结双径路并存,使心动过速更为复杂,分析中应注意识别。

Mahaim 纤维参与的折返性心动过速易被心房或心室期前刺激终止,对钙拮抗剂和 β-受体阻滞剂的反应也较好,射频消融是根治的有效方法。

(刘仁光　徐兆龙)

参考文献

[1] Keating L, Morris F P, Brady W J. Electrocardiographic features of Wolff-Parkinson-White syndrome. Emerg Med J, 2003, 20(5): 491~493.

[2] Liu W, Liu G, Hu D, et al. Familial Wolff-Parkinson-White syndrome is linked to the loci on chromosome 7q3. Chin Med J (Engl), 2002, 115(11): 1733~1735.

[3] 刘仁光. 预激综合征临床心电图诊断有关问题. 临床心电学杂志, 2003, 12(1): 43~48.

[4] 刘仁光, 张英杰. B 型预激综合征并右束支阻滞. 临床心血管病杂志, 2001, 17(增): 104.

[5] 刘仁光, 王晓丽. 变异型预激综合征. 心电学杂志, 2000, 19(4): 244~247.

[6] 刘仁光, 刘爱纯. Mahaim 纤维的现代观点. 心血管病学进展, 1998, 19(2): 111~113.

[7] 孙凯, 刘仁光. 预激综合征合并心房颤动的发生机制. 国际心血管病杂志, 2006, 33(1).

[8] 胡大一, 马长生. 心律失常射频消融图谱. 北京: 人民卫生出版社, 2002.3.

[9] 郭继鸿. 新概念心电图. 北京: 北京医科大学出版社, 2002: 305~308.

[10] 陈新, 孙瑞龙, 王方正. 临床心电生理学与心脏起搏. 北京: 人民卫生出版社, 1997: 395~476.

第三十一章　心房颤动

心房颤动(房颤,atrial fibrillation)是丧失规则有序的心房电活动,代之以快速无序的颤动,是一种最严重的心房电活动紊乱。无序的颤动使心房失去了有效的收缩与舒张功能,从而恶化或丧失心房的泵血功能,加之房室结对快速心房激动的递减传导,引起心室极不规则的反应。房颤患者的主要病理生理特点是房心律(率)紊乱、心功能受损和心房附壁血栓形成。

房颤的分类繁简不一,迄今尚无普遍满意的分类标准和方法,这影响了房颤研究的交流和发展。因此,欧洲心血管病学会心律失常工作组和北美起搏和电生理学会联合组织了一个研究小组,建议采用临床分类方法,不论其有无症状和能否自行复律,将其分为初发房颤(initial event)、阵发性房颤(paroxysmal atrial fibrillation)、持续性房颤(persistent atrial fibrillation)、永久性房颤(permanent atrial fibrillation)。持续时间<7天,一般<48h者是阵发性房颤,多为自限性。持续时间>7日者为持续性房颤,一般不能自行复律,药物复律的成功率较低,常需电复律。复律失败或复律后24h内又复发者为永久性房颤,可以是房颤的首发表现或由反复发作的房颤发展而来,对于持续时间较长、不适合复律或患者不愿意复律的房颤也归于此类(见表31-1)。对于有些不能得到房颤的病史,尤其无症状或症状轻微的患者,可采用新近发生的或新近发现房颤来命名,后者对房颤持续时间不明的患者尤为适用。新近发生的房颤也可指房颤持续时间<24h者。

表31-1　房颤的分类与特征

名称	临床特点	心律失常类型	治疗意义
初发房颤	有症状的(首次发作) 无症状的(首次发现) 发生时间不明(首次发现)	可复发,也可不复发	不需要预防性抗心律失常药物治疗,除非症状严重
阵发性房颤	持续时间<7d(常<48h),能自行终止	反复发作	预防复发,控制心室率和必要时抗凝治疗
持续性房颤	持续时间>7d,非自限性	反复发作	控制心室率和必要时抗凝和(或)转复和预防性抗心律失常药物治疗
永久性房颤	不能终止,终止后又复发,没有转复愿望	持续永久性	控制心室率和必要的抗凝治疗

第一节　流行病学及其病因

一、流行病学

目前国外关于房颤的大系列流行病学资料不多。Framingham的研究是现在主要的参考资料,但Framingham研究的人群不能代表不同人种和国家的人群。1982年发表的资料显示,50~59岁人群中慢性房颤的发生率是0.5%,而80~89岁组增为8.8%。随访22年,男性房颤的累积发生率为2.2%,女性为1.7%。

1994 年发表的一项人群流行病学调查显示，房颤发生率近 5%。房颤患者的病死率是对照组的 2 倍，病死的最主要原因是缺血性脑血管意外，其发生率在 50～59 岁组为 1.5%，而在 80～89 岁组为 30%。孤立性房颤缺血性脑卒中的危险增加，且仅发生在 60 岁以上的患者。在 20 岁以前，房颤罕见。胎儿、新生儿和儿童若发生房颤，几乎总是伴有房室旁路，可能是快速的房室折返激动变为房颤。

国内周自强等首次对中国房颤现状进行了大规模流行病学调查。发现房颤的发生率为 0.77%，房颤患病率在 50～59 岁人群中为 0.5%，而大于 80 岁组上升为 7.5%。男性房颤总发生率约为 0.9%，略高于女性的 0.7%。房颤发生率按病因分类结果显示，在所有房颤病人中，瓣膜性、非瓣膜性和孤立性房颤所占比例分别为 12.9%、65.2% 和 21.9%。非瓣膜性房颤发生率明显高于瓣膜性房颤和孤立性房颤，其中 1/3 为阵发性房颤，2/3 为持续或永久性房颤。两组患者的脑卒中患病率相近，非房颤人群脑卒中的患病率仅为 2.36%。在房颤的抗凝治疗中，仅 2.7% 患者服用华法林，37% 服用阿司匹林。由中华医学会心血管病分会组织实施的中国部分地区房颤住院病例调查发现，在房颤相关因素中，老年为 58.1%、高血压病 40.3%、冠心病 34.8%、心力衰竭 33.1%、风湿性瓣膜病 23.9%。

二、房颤的病因和诱因

1. **房颤的急性原因** 房颤与某些急性、暂时性原因有关，包括过量饮酒、急性心肌炎、外科手术、电击、急性心包炎、肺动脉栓塞、急性肺部疾病（如慢性阻塞性肺疾病急性加重期）以及甲状腺功能亢进。如果这些原因消失或被治愈，房颤可能不会再发。房颤是心肌梗死和心胸外科手术或胸腔手术后较常见的早期并发症。

2. **伴相关心血管疾病的房颤** 约 70% 的房颤发生于器质性心脏病患者，包括瓣膜性心脏病（多为二尖瓣病变）、冠心病、高血压病（尤其是存在左心室肥厚时）、肥厚型或扩张型心肌病以及先天性心脏病。房颤也可以见于限制型心肌病、二尖瓣脱垂、心脏肿瘤、缩窄性心包炎、二尖瓣环钙化、特发性右心房扩张以及慢性心力衰竭等。须要注意的是对每一例新近发现的房颤病例，均必须排除甲状腺功能亢进。

3. **不伴有相关疾病的房颤** 在年轻患者中，约 30% 的患者没有发现任何病因，包括器质性心脏病、甲状腺功能亢进、慢性阻塞性肺疾病、窦房结功能异常、嗜铬细胞瘤和预激综合征等，称为孤立性房颤（lone AF）或特发性房颤（idiopathic AF）。有报道表明，60 岁以上的特发性房颤患者，发生缺血性脑血管意外的危险增加。

4. **自主神经张力异常** 自主神经张力异常可以触发易感患者发生房颤。许多患者房颤发作都与迷走神经和交感神经张力变化有关，Coumel 将其分为迷走神经性房颤和交感神经性房颤。

第二节 发 生 机 制

房颤是临床上常见的快速心律失常。其发病率随着年龄、各种心脏疾病、肺部疾病和一些代谢、毒物、内分泌或基因异常而增高。对房颤发生机制的研究是上世纪末和本世纪心血管领域的研究热点。在探索房颤发生机制漫长、曲折的历程中，多折返学说一直占据统治地位。随着近几年对局灶驱动机制、心肌袖、电重构的认识，以及电学治疗的不断深入，多种机制共同作用导致房颤已为大家所公认（见图 31-1）。房颤的发生包括诱发心律失常的触发因素和使其维持的基质。触发因素包括交感或迷走神经刺激、心动过缓、房性期前收缩或心动过速、房室旁路和急性心房牵拉等。房颤最常见的一个触发因素是异位局灶快速冲动发放引起的单个或成对的房性期前收缩或房速、房扑。房性期前收缩可引起心房内多个子波折返而导致房颤，但若心房内没有形成多条折返径路的基质，即使有触发因素，也不能产生房颤；反之，有形成多个子波折返激动的异常基质存在，若没有触发因素，房颤也很少发生或复发。

最近发现很多触发因素来源于肺静脉或腔静脉和心房组织连接处肌袖的异位兴奋点，通过射频消融电隔离这些静脉与心房的电连接可使房颤消失。触发激动传到心房肌时，如果有效不应期缩短或传导速度减慢,即使是正常心房也可能产生波长缩短而启动折返,重新进入子波。房颤的发生和维持可能依赖于位于左房很多分散的折返起源点连续的周期性活动,这些起源点发出并通过左右心房的解剖和(或)功能阻滞的相互作用进行传播,导致传导的分裂和子波形成,从而导致房颤。

触发的房颤一般呈阵发性发作,而使房颤持续的因素很多,包括诱发房颤的始发原因和触发因素持续存在;以心房有效不应期的缩短和心房扩张为特征的电重构和解剖重构致使房颤得以持续,重构变化可能有利于形成多重折返子波;心房有效不应期的离散增加和包括局部阻滞、传导减慢和心肌束的分隔等传导的不均一性等。

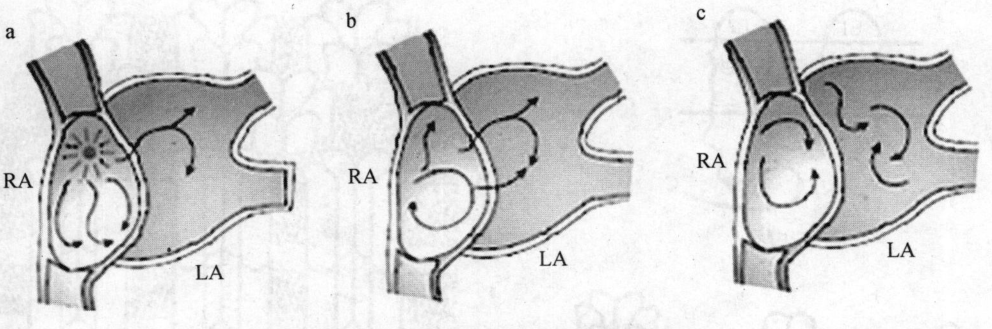

图 31-1　20 世纪几种房颤机制假说示意图

A　多发子波折返假说;B　局灶快速激动伴房颤样传导假说;C　主导折返环伴房颤样传导假说;B、C 均属“驱动”说内容(引自 NATURE 2002,415:219)

一、房颤的病理学基础

1. 心房结构与房颤　房颤的早期主要表现为心房肌电生理参数的变化,当房颤持续数周后,心房肌细胞会发生结构性改变,若持续更长时间,则心房肌细胞产生不可逆的结构破坏。另外,还有心肌细胞间缝隙连接分布的变化,多样化地影响心肌结构和收缩功能,从而参与房颤的发生和维持。这些可以归纳为解剖重构。

(1)心房肌细胞结构的改变。Ausma 等对持续 9 ~ 23 周的慢性房颤模型作心房肌光镜和电镜检查发现,心房肌细胞出现体积增大、肌溶解、糖原聚积、肌浆网断裂、线粒体增大、核染色质分散等变化。Maixent 等发现特发性房颤可能有自身免疫反应参与。最近的研究表明,慢性房颤患者外蛋白酶 ADAM10 和 ADAM15 表达增加,其所增强的分解蛋白和金属蛋白酶活动可能是解剖重构的分子学机制。持续性房颤引起的心房细胞结构的改变,与慢性冬眠心室肌细胞相似,推测长期房颤后心房肌的“冬眠”样改变可能是它们保护自己,以抵抗高代谢需求和快速心房激动引起的 Ca^{2+} 内流增加。

(2)心房肌缝隙连接的重构。缝隙连接是相邻心肌细胞的主要连接结构,由位于相邻细胞膜上一对六聚体相互以非共价键耦合而成,每个六聚体就是 6 个心房连接蛋白(connexins,Cx),呈六边形,整齐紧密排列,中央形成直径亲水通道。普通心肌细胞的间隙连接有 4 种 Cx:Cx43、Cx40、Cx45、Cx37。其中 Cx40 和 Cx43 在心房肌间隙连接中所占的比例较大, Cx40 尤多。连接蛋白为多基因家族,种族之间差异很大(见图 31-2)存在心肌细胞间的间隙连接不仅是细胞间的连接形式,而且还是心肌细胞间电信号快速传导的低电阻通道,它协调心肌的机械和电生理活动,控制冲动传导速度,确保心肌电机械活动的同步进行。不同种类连接蛋白分布,在不同部位的心肌存在较大差异,Cx43 是心室肌细胞间电流的主要导体,Cx40 是心房肌细胞最主要的耦联蛋白,房室结慢传导区主要是 Cx45 和 Cx40,而浦肯野纤维含有丰富的 Cx40、Cx43 和 Cx45。连接蛋白表达水平的改变、更新、重新分布及结构异常是引起心律失常的重要解剖学基础,因为缝隙连接通道的重新分布和密度改变会导致相应传导速度和各向异性传导发生改变,产生传导减慢和单向阻滞,从而形成引起心律失常的环路。因此,心房缝隙连接重构可能对房颤发生和持续起重要作用。房颤过程中心房肌细胞之间及心房肌细胞与心肌间质之间的改变,导致的间隙连接的变化。间隙连接是房颤过程中导致的间隙连接变化,伍等人发现阵发性房颤和慢性房颤心房组织的 Cx40 的 mRNA 水平显著高于窦性心律组,而慢性房颤心房组织的 Cx40 的 mRNA 水平显著高于阵发性房颤;阵发性房颤和慢性房颤心房组织的 Cx43 的

mRNA 水平与窦性心律组之间无明显差异。Dupont 等研究了冠脉旁路移植术后发生房颤患者心房肌 Cx 的变化后，发现心房 Cx40 的变化在房颤的触发和维持中起重要作用。但国外也有部分学者与上述的研究结果不一致，如 Elvan 等发现，持续房颤狗的心房肌上 Cx43 表达增加，而射频消融 7 天后，消融邻近区的心房肌 Cx43 数量明显减少。上述研究结果不一致，具体原因尚不清楚，可能与研究对象、房颤的类型及其病理生理过程以及持续时间长短有关。不过从上述不同的研究结果仍可以看出，房颤与 Cx40 密切相关，房颤的发生与维持可能与 Cx 的变化有一定的关系（见图 31-2）。

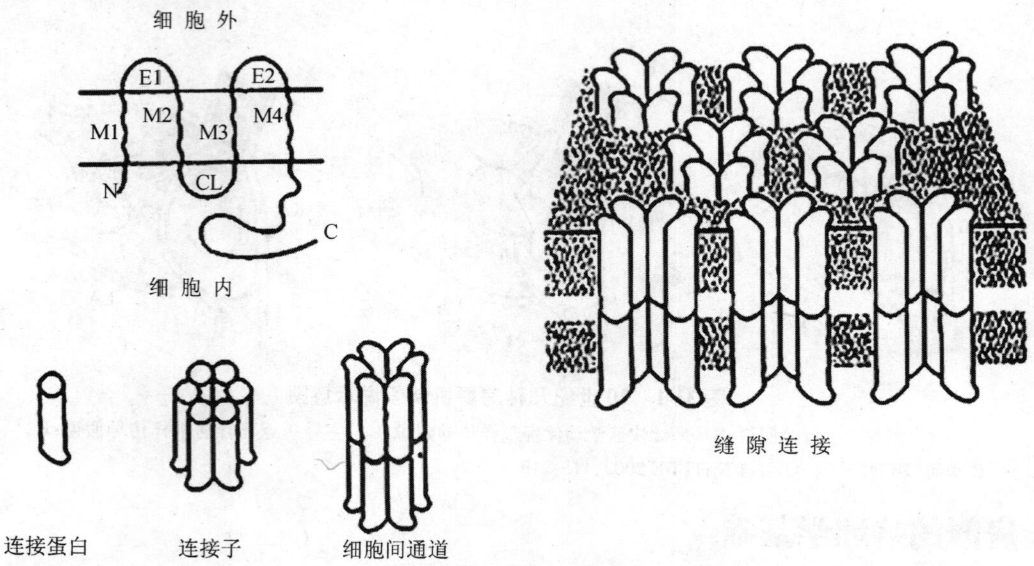

图 31-2　缝隙连接结构示意图

相邻心肌细胞的连接结构，由位于相邻细胞膜上一对六聚体相互以非共价键耦合而成，每个六聚体就是 6 个心房连接蛋白，呈六边形，整齐紧密排列，中央形成直径亲水通道

（3）心房肌细胞反分化。在慢性房颤的患者和动物模型心房组织中，心房肌细胞的一些特征如肌丝和肌浆网少、糖原聚集、线粒体形态改变、核染色质离散，并且胎儿表型特征蛋白重表达，Cardiotin 表达减退，α-MHC 向 β-MHC 转移，有学者把这种现象称为反分化与在心脏发育过程中的心肌细胞很相似。这是一种可逆的适应性改变，它反映了心房肌细胞对随它工作环境改变的适应性。反分化可能是慢性房颤心房肌细胞一种有效保护机制，使它对缺血或（和）细胞内钙超载有更强的抵抗力。

（4）心房肌细胞凋亡。有研究显示，凋亡可能是房颤发生的另一个有效的结构基础，其结果是使心肌细胞死亡、收缩能力和电活动产生永久性改变。目前初步的研究资料提示心房肌细胞凋亡可能参与慢性房颤心房的结构重构，因而心房肌细胞逐渐丢失而减少，引起心房结构不可逆的改变。

2. 肺静脉的解剖学、组织学和胚胎学特征与房颤

（1）肺静脉的解剖学特性。Nathan 等研究发现，左心房心肌围绕肺静脉干形成可以长达 20～40mm 的心肌袖。这是肺静脉内存在异位兴奋灶的解剖学基础。1998 年 Haissaguerre 报道的局灶起源点 94% 位于肺静脉处，而左或右上肺静脉占 70%，这与心肌袖的发达程度相一致。

此外，有研究发现，上肺静脉直径较下肺静脉大，而房颤患者上肺静脉显著扩张，85% 的异位兴奋灶出现于直径最大的肺静脉，故认为肺静脉直径的差异可能也是导致房颤局灶起源点分布不同的原因。

（2）肺静脉的组织学特性。组织学上，肺静脉可分为内膜、中膜和外膜，内膜层主要为平滑肌层，心肌袖位于中膜层，在肺静脉口附近最厚，在向肺实质延伸时逐渐变薄和消失。外膜层由纤维、结缔组织和脂肪组织构成，其厚度变化较大。靠近外膜的心肌多平行于静脉长轴，而靠近内膜的心肌细胞排列紊乱，肌纤维走行不一，并有排列的突然变化。此外，上肺静脉间的心房壁比下肺静脉间的心房壁厚，心肌袖在上肺静脉比下肺静脉发育得好，近左房处的肺静脉由纵向、横向以及环行的肌纤维环绕。静脉远端的肌纤维通常很少或缺失，纤维多沿长轴排列，在有些部位纤维走行紊乱。这种在肌纤维走行上的特点，增大了激动传导的各向异性，有利于折返的发生。肺静脉心肌层细胞的超微结构与窦房结的结样细胞非常相似，肺静脉内的结样细胞有潜在的起搏功能。

(3)肺静脉的胚胎学特性。关于肺静脉的胚胎起源,即肺静脉是起源于心房部分,还是与心内传导系统一样起源于静脉窦,一直存在着争议。

Bloom 等对孕 42 到 54 天的人胚胎行 HNK-1 抗原的免疫组织化学染色,发现肺静脉肌袖在胚胎起源上区别于心房肌,而与起源静脉窦的窦房结、房室结、希氏束等传导系统存在共性。因此,肺静脉肌袖与心房组织在胚胎起源的差异,可能使二者的电生理特性存在差异,从而在房颤的发生中具有重要作用。

二、心房颤动的电生理机制

房颤发生的电生理机制包括心房内存在折返发生的基质和异位局灶的触发作用两个方面。大量研究显示,起源于肺静脉的异位兴奋灶能触发房颤,并对房颤的维持起着驱动的作用。然而不是所有的房性心律失常患者都可触发房颤,心房具有发生房颤的基质是房颤发作和维持的必要条件。目前有关房颤的发生机制有多发子波折返等假说(见图 31-3),现我们详细讨论如下。

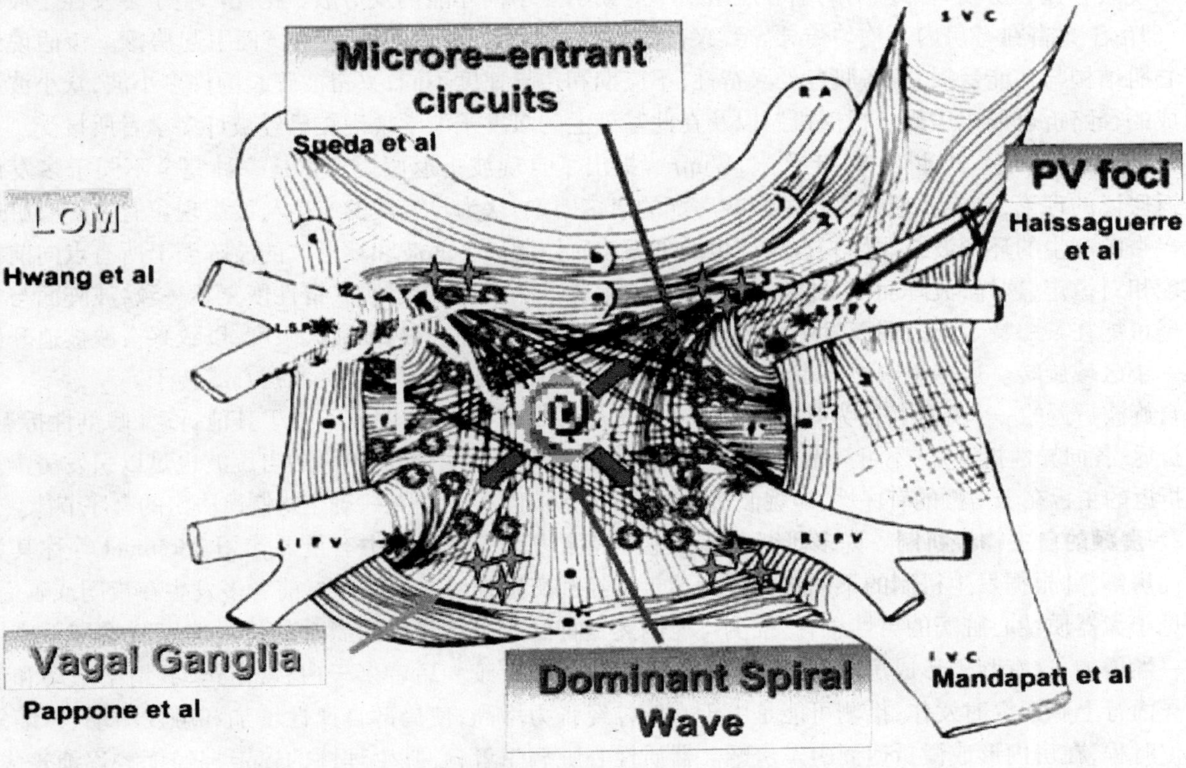

图 31-3　目前几种房颤的电生理机制与提出者示意图

LOM,Marshall 韧带;Microre-entrant circuits,微折返;PV foci,肺静脉局灶;Vagal Ganglia,迷走神经节;Dominant Spiral Wave,自旋波

(一)折返机制的房颤

1. 心房内的折返机制　房颤得以持续的主要机制为多发小波折返。Hoffman 认为房颤的折返具有随机性,小波在房内多个部位沿位置不断变化的单向性、功能性阻滞区发生折返及沿随机的径路传导,导致各部位心房肌反复被激动。Cox 采用间距 1cm 的多导电极标测双心房表面,发现部分房颤存在单一大折返环折返,并向心房其他部位传导,碎裂为多个子波。Konings 选择间距 2. 25mm 的电极标测右房游离壁,显示存在主导折返和随机折返两类折返激动。Konings 根据右房游离壁处激动波的复杂程度,将房颤分为三型。单一波前激动右房游离壁,无或仅有轻度阻滞为Ⅰ型。Ⅱ型为该区域被伴有明显阻滞的单一波前激动或被功能性阻滞线分割的 2 个波前激动。Ⅲ型则存在 3 个或以上的激动波,其间互有阻滞线分割或存在慢传导区。并且将某一型在所记录的颤动总“心搏”数中占一半以上的房颤,即定义为某型房颤。Ⅰ型房颤的房颤波平均周长最长,变异度最小;Ⅲ型房颤的平均周长则最短,变异度最大。单一大折返环导致Ⅰ型房颤,而Ⅲ型房颤则几乎均由随机折返和主导折返所引起(见图 31-4)。

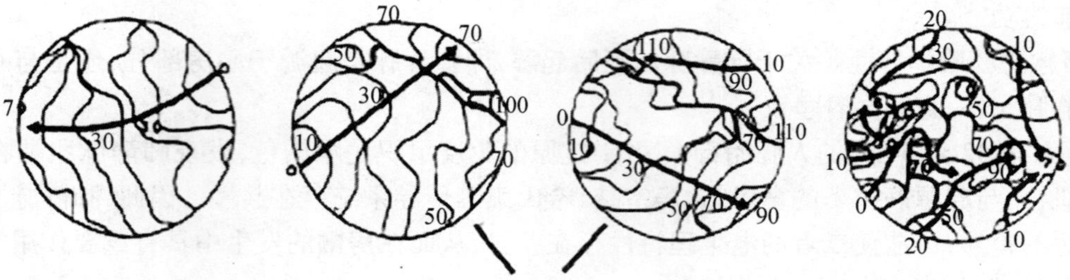

图 31-4　Konings 房颤分型(引自 Circulation. 1994;89:1665 ~ 1680)

(1)多发子波折返。关于房颤的电生理机制,传统的观点认为心房内持续性折返激动引发房颤。1920 年 Lewis 提出了折返激动是房颤的发生机制。1959 年 Moe 等根据计算机模拟房颤的研究也支持前述观点,同时发现只有在心房某些部位与周围心肌组织不应期明显不同才能诱发房颤。据此产生了多发性子波折返假说,即由于兴奋在心房内不均匀传导导致兴奋波分裂成许多折返性冲动(子波)而引起房颤。该假说认为由于心肌结构与功能受损,心房肌各处兴奋性、不应期和传导速度不同,兴奋波碎裂为许多小波,众小波沿随机组成的径路折返形成房颤。折返机制以及在此基础上的多发子波学说现在已经被许多学者所接受。

(2)自旋波折返。20 世纪 80 年代末,Winfree 提出了自旋波折返假说。它是一种完全不同于多发性子波折返假说的理论,自旋波理论整合了影响房颤的诸多因素,认为自旋波的产生与波裂现象有关。心脏通常被点兴奋源产生的环形波或线性兴奋源产生的平面波所控制。平面波和环形波的波阵面上所有点向前扩散的速度相对恒定,这样,波阵面不可能与复极化波尾相遇。然而,如果心肌兴奋性恢复不一致,波阵面与复极化波尾可能在某一特定点遭遇而发生波裂。波裂形成时,波阵面曲率达到最大限度,以致兴奋波被迫开始围绕某一小区域旋转。这一由未被兴奋的可兴奋心肌组织构成的区域即为自旋波核心或转子。

自旋波折返的一个显著特征为其核心为未被兴奋的可兴奋心肌,这明显不同于其他折返(解剖性折返、功能性折返、各向异性折返)的不可兴奋或不可再兴奋中心。研究发现,即使单一的自旋波也足以引发房颤。自旋波折返的主旨在于房颤的有序性,即貌似随机无序的电活动实质上是某一确定机制所决定的有序节律。

2. 房颤的自主神经机制　许多研究发现自主神经张力改变在房颤中有重要作用。Coumel 等称其为神经源性房颤,并根据发生机制的不同将其分为迷走神经和交感神经介导两类。前者多发生在夜间或餐后,尤其多见于无器质性心脏病的男性患者,推测可能因迷走神经张力增高导致激动的传导速度减慢和不应期的不均一性增加,这有利于形成房内折返而促进房颤的发作和持续。后者多于白昼,由运动、情绪激动和静脉滴注异丙肾上腺素等时发作,推测可能是由于交感神经张力增高,使局部自律性增加和触发激动,并缩短动作电位时程,在房内形成微折返而引发房颤。器质性心脏病患者,心脏生理性的迷走神经优势逐渐丧失,交感神经介导的房颤变得更为常见。

自主神经张力不同程度调节心房肌的电生理特性。正常心脏,迷走神经张力占优势;而有病变者,交感占优势。迷走神经张力占优可使心房肌不应期缩短、离散度增大、动作电位幅度增高,利于在房内形成大折返环;交感神经张力占优可降低心房肌动作电位除极幅度,倾向于异常自律性、触发活动或微折返的发生。迷走神经介导的房颤多发生于无器质性心脏病的较年轻的男性患者,心电图常呈房扑与房颤交替。交感神经介导的房颤多发生在器质性心脏病患者中,心电图常表现为房性心动过速与房颤混合存在。交感神经功能亢进亦可延长阵发性房颤的发作时间。迷走神经介导的房颤与不应期缩短和不应期离散性增高有关;交感神经介导的房颤则主要是由于心房肌细胞兴奋性增高、触发激动和微折返环形成。

3. 心房肌折返的基质

(1)心房肌的各向异性。正常心肌结构存在各向异性。相对心脏电冲动的传导而言,纤维排列错综复杂的心肌组织不是理想化的均一介质。各向异性是造成心房传导速度差异的主要原因之一,各向异性传导是指兴奋波的传导速度随传导方向和心肌纤维走向之间关系而变化的现象。当心肌病变时,各向异性传导更为突出,易于形成微折返而引起房颤。在病变或老龄患者的心肌中,由于间质纤维化或胶原纤维重分布,使得激动的传导明显缓慢，且路径曲折。微折返可在小至 1 ~ 2mm^2 的区域内发生。由于细胞间各向异性电耦联，使引发房颤的异位兴奋免于周围区域的电张性干扰，保护了异位兴奋点，但却使快速激动的传出倾向于颤动样传导。

(2)心房肌不应期的不均一性。评价不应期不均一性的主要指标有二：不应期离散性和不应期离散度。前者是指不应期在空间分布上的不均一性，后者指在时间上的差异。不应期不均一性增高可能导致可兴奋心肌与不可兴奋心肌的杂乱交织，从而构成折返形成的重要条件。心房肌的不应期离散导致心房某些部位发生传导阻滞，传导延缓使激动波阵面前方的心房组织有足够时间恢复兴奋性。心房组织的结构性原因和功能性原因导致的心房内多条折返径路存在，在多条大小不等、方向各异的心房内折返径路上产生折返激动，便可形成房颤。

(3)心房肌的波长。波长指激动在不应期时间内运行的距离，为不应期和传导速度的乘积，决定功能性折返环路的长短。折返的发生除需传导阻滞区外，激动环绕阻滞区运行的时间必须足以使其前端组织恢复兴奋性。心房内折返与波长密切相关，心房体积增大、兴奋的传导速度减慢和(或)组织不应期缩短引起的兴奋波波长缩短，均可增加心房内的子波数量，而使得房颤容易诱发和持续。短波长对房颤发生和维持起关键性的作用，波长越短(小于 8cm)，心房体积越大，折返越容易发生。与不应期和传导速度相比，波长是决定房颤是否可诱发或持续的最敏感指标。

房颤的持续取决于心房内能容纳的子波数量。Allessie 等标测犬离体心脏房颤模型发现维持房颤需要同时存在 4 ~ 6 个子波方可。如阻断子波的折返环使子波数量减少，可以终止房颤。这一学说正是 Cox 迷宫手术的理论基础。迷宫手术通过多条线性切割损伤心肌，隔离肺静脉与左心房肌，并使心房组织分割成若干小块，打断房颤维持所必需的多个子波折返，而使房颤不再持续和复发。

(二)异位局灶触发的房颤

关于房颤的发生机制，多折返学说一直占据着主导地位，但随着心电生理检查和射频消融术的广泛开展，发现不同类型房颤，不同疾病所致的房颤，其形成的电生理机制可能不同，尤其是阵发性房颤无法完全用折返机制得到合理的解释。

1. 房颤的异位局灶机制 局灶性房颤是指心房或与心房相连的组织(如肺静脉)内存在异位的致心律失常的兴奋灶(局灶)，该兴奋灶所发放的冲动或其所引起的房性期前收缩、房性心动过速与房颤的发生存在相关性。1947 年 Scherf 通过在动物心耳部注射乌头碱后会诱发心房颤动，推测房颤可能是由局部异位兴奋灶的兴奋引起。Rothberger 也提出异位兴奋灶以极快频率持续发放冲动，使心房肌的不应期、传导速度、传播途径处于经常变化的状态，从而诱发房颤，这种房颤又称为局灶性房颤。Haissaguerre 等首先采用导管射频消融异位灶和(或)其冲动引起的房性期前收缩来治疗阵发性房颤。其他的诸多学者随后也获得了成功，他们对房颤者的心内膜标测发现至少部分阵发性房颤的机制由局部自律性增高和(或)触发活动引起。这样便形成了局灶性房颤的概念。

2. 肺静脉的电生理学特征与房颤 Haissaguerre 和 Chen 等的临床与基础研究显示部分阵发性房颤患者，90% 以上的异位兴奋灶在肺静脉内，尤其左、右上肺静脉内。肺静脉起源的房颤已备受瞩目，在此基础上开展的肺静脉电学治疗也取得了突破性的进展。

1)肺静脉电活动的发生机制。临床上，在对阵发性房颤进行标测时，可在肺静脉内记录到双电位，第一个电位相对较小，为心房肌的电活动，第二个电位激动时间短、振幅高、波峰尖锐，代表肺静脉电活动的尖峰电位或肺静脉电位。当起源于肺静脉的局灶兴奋性增高时，尖峰电位可跃至心房电位之前，随着尖峰电位的周期进行性缩短，可诱发房颤。

肺静脉电位的发生，目前认为可能与下列解剖结构和电生理因素有关：Rubenatein 等发现下腔静脉内存在 P 样细胞，其形态及电生理特性类似于窦房结内的 P 细胞，具备起搏潜能，成为心房异位激动的形态学基础。Blom 和 Masani 等在胚胎学方面的研究证实，肺静脉存在有窦房结样细胞并且可作为正常心脏的潜在起搏点。推测如果肺静脉心肌袖内的多个 P 样细胞同时以不同方式兴奋，每个 P 样细胞都可能成为独立的兴奋灶，因而这些潜在起搏点自律性的增加是引发房颤的主要结构基础。早期后除极的发生与动作电位时程延长密切相关，使肺静脉心肌细胞较易出现触发活动。因此肺静脉内的触发活动和微折返可能参与房颤的发生和维持。

2)肺静脉的电传导。Chen 等对犬肺静脉及肺静脉－左房间电传导作同步记录,发现通常情况下肺静脉自发冲动及高频不规则节律不向左房扩布,推测可能存在一种生理性保护机制。Hocini 等标测健康犬肺静脉的电活动,发现肺静脉内同时存在着局部的激动延迟和相邻部位的传导延迟。Haissaguerre 等在临床肺静脉标测时也发现肺静脉内的隐匿电活动、递减传导、左房和肺静脉之间或肺静脉内存在传导阻滞。

发生传导阻滞可能的机制如下。

(1)解剖学方面:肺静脉肌纤维走行方向变化造成传导延迟,肺静脉的心肌袖排列复杂,肌纤维呈纵行、环行或斜行排列向远端逐渐伸展延伸较长,心肌纤维这种纵横交错排列以及在静脉壁周径分布上存在的差异导致电传导出现各向异性和电活动不均一。

(2)电生理方面:正常肺静脉近端心肌的有效不应期比远端的长,近端较长的有效不应期可阻断来自远端肺静脉的冲动,从而减少房颤的发生。异丙肾上腺素缩短近端心肌的有效不应期,使远、近端肺静脉有效不应期差别缩小,削弱肺静脉近端的电保护作用,从而使远端自发、较快的激动经近端肺静脉传导至左房时易于诱发房颤。

(3)细胞电生理方面:肺静脉内具有舒张期自动去极化特性的起搏细胞,很难被电刺激或临近的快速激动所驱动。生理状态下,肺静脉心肌细胞与心房心肌细胞的离子通道特性相似,但异丙肾上腺素可使两种心肌细胞产生不均一性,主要表现为复极期离子电流的异质性,动作电位时程的异质性,细胞不应期的异质性。

3)肺静脉的电重构。在快速心房起搏或房颤后,会出现心房不应期的缩短、传导速度减慢和心房肌传导的各向异性增加等心房电重构变化,从而更利于房颤的维持。快速心房起搏对心房肌细胞的影响,推测肺静脉心肌也会发生电重构,增加了肺静脉的致心律失常特性,使房颤易于发生。

3. 房颤与腔静脉 腔静脉和肺静脉内的心肌细胞是心房肌的延伸,这些肌束的细胞膜上有大量致密颗粒,而这些致密颗粒为心房肌所特有,因此腔静脉和肺静脉中的心肌细胞和心房肌细胞有极其相似的超微结构。特定的环境下,通过对腔静脉的期前刺激可以触发房性心律失常和房颤的发生。

总之,异位兴奋灶以左房的肺静脉发生率最高,占 90%,其中 2/3 以上在左或右上肺静脉,其他部位还有上腔静脉、界嵴、冠状窦口、房间隔和心房游离壁等。这些局部异位兴奋灶可通过局灶触发机制和局灶驱动机制发动和维持房颤,而且房颤本身所致的肺静脉及心房电重构在阵发性房颤的维持中也起着重要作用。

(三)心房电生理重构与房颤

房颤能引起心房电生理功能的改变,促使房颤的发生和维持,这一过程称为“心房电生理重构”(简称电重构,electrical remodeling)。很久以前临床医生就发现房颤的自然病程常由阵发性向持续性转变,提示房颤的发生能改变心房特性,可能存在某种机制使颤动波维持稳定或终止后很快复发。Wijffels 等给山羊安装一种起搏装置,通过对心房的超速起搏,发现超速起搏可诱发房颤,而且随着刺激时间的延长,房颤的持续时间也延长,于是提出电重构的观点,这是“房颤致房颤”理论的来源。房颤持续的时间长短不同,发生改变的水平不同。代谢适应过程发生最快,一般在心率改变的数秒至数分内即出现,细胞内离子浓度、离子泵活性、离子通道的磷酸化程度发生变化。当心率改变持续数小时或数天时,会出现电重构。

1. 临床电生理改变 房颤心房肌的电生理特点为心房有效不应期和动作电位时限缩短、不应期离散度增加。对房颤或快速心房起搏引起的心房电重构有较多的研究资料。如 Morillo 等通过动物实验发现,以 400 次/分的频率起搏心房能引起持续房颤,且房颤引起的快速心房激动是房颤引起心房电重构的基础。Fareh 等发现房性心动过速(快速心房起搏)使心房有效不应期的不均一性增加,有效不应期的不均一性是房颤易于诱发和持续的独立决定因素。

根据 Janse 提出的多子波理论,房颤的发生并维持是由多个子波共存于心房,这些子波围绕着处于不应期的肌束或肌小岛激动,每一个子波在播散过程中可能消失、分裂或与邻近的子波融合,从而使整个心房激动与收缩处于紊乱状态,所以发生房颤。同时发现,房颤的发生与维持与子波的数目有关,即在房颤发生的心房中,其房颤的发生与维持的基础是心房能容纳至少 4 个折返子波,否则房颤不能发生或即使发生亦极易自行终止,而心房所能容纳的子波愈多房颤亦愈易发生及维持。房颤波长等于有效不应期乘以传导速度,所以有效不应期的缩短导致房颤波长缩短,这样心房内所能容纳的子波数目增多,房颤更容易形成和维持。

房颤引起的心房有效不应期改变具有空间变异性，结果导致有效不应期离散性增加，促使心房重构、房颤持续。房颤引起的电生理改变（如有效不应期缩短，传导速度降低，有效不应期空间离散性增加），通过增加功能性折返环数促使房颤呈持续状态。

2. 心肌细胞电生理改变

（1）房颤钾电流变化的分子生物学基础。钾离子通道是广泛存在、种类繁多、十分复杂的一类离子通道。在人心房肌存在的主要有瞬时外向钾电流（I_{to}）和持续外向钾电流（Iksus）及 ATP 依赖钾电流（ATP-dependent K^+ current）。瞬时外向钾电流是动作电位复极早期出现的外向电流，分为两类：$I_{to}1$ 是复极 1 期的离子流，$I_{to}2$ 是依赖于肌浆网的 Ca^{2+} 流。人类的心房肌细胞 $I_{to}1$ 起主要作用。房颤的发生与心房有效不应期的缩短密切相关。从理论上看，心房肌细胞复极相外向电流的增加才能导致有效不应期缩短。然而周等人发现房颤患者心房肌细胞外向钾电流的两个主要成分 I_{to} 和 Iksus 在不同去极化电压下均较窦性心律患者明显减小。VanWagoner 等通过检测慢性房颤患者的离子流改变，发现瞬时外向 K^+ 流（I_{to} 和 I_{ks}）均减少，内向 K^+ 流（Ik1）增加；瞬时外向 K^+ 离子流和延迟整流性 K^+ 离子流的慢成分在左右心房变化相同，而内向整流性 K^+ 离子流在左房比右房显著增加，慢性房颤患者左、右心耳 I_{to} 的电流密度较窦性心律患者减少。许等人应用逆转录－聚合酶链反应、免疫组化和免疫电镜方法对房颤患者 I_{to} 电重构的分子生物学基础进行了研究，发现阵发性房颤及慢性房颤的 kv4. 3αmRNA 及蛋白的表达水平明显低于窦律组。而人类 $I_{to}1$ 的主要编码基因是 kv4. 3α，所以 kv4. 3αmRNA 及蛋白的表达水平明显降低较好地解释了房颤电重构所导致的 $I_{to}1$ 电流密度减少。Brudel 等认为房颤时 kv4. 3 钾通道基因和蛋白表达下调是机体细胞阻止心房肌电重构有效不应期缩短而引发的自身适应结果，心房肌电重构有效不应期缩短通过某种机制触发 $I_{to}1$ 电流变化，以阻止有效不应期缩短，具体机制目前尚不清楚。

（2）房颤的钙电流变化的分子生物学基础。目前认为房颤时有效不应期缩短是由于快速心房激动导致细胞内 Ca^{2+} 电流过多的结果。研究显示，狗的房颤模型和慢性房颤病人心房细胞 L 型钙电流、短暂的外向型钾电流、超速延迟整流钾电流均减小，这种电流的改变与形成相应离子电流通道蛋白的表达减少有关。L 型钙电流的减少已可以解释房颤所诱发的动作电位时间和心房有效不应期的缩短。另外，肌浆网 Ca^{2+} 三磷酸腺苷酶表达的减少提示房颤心肌的钙循环存在异常，细胞内钙过多和钙处理的异常在房颤诱导的心房电重构中起着重要作用。细胞内钙离子的过载导致钙离子内流减少，心房复极的平台期缩短或消失，导致心房复极时间及有效不应期亦缩短。目前的研究资料表明，尽管房颤时心房电重构导致 $I_{to}1$ 及 L 型钙电流的减弱，但真正引起有效不应期缩短的是 L 型钙电流的减弱，导致动作电位时程的 2 相平台期消失。

现在有观点认为，慢性房颤 >6 个月患者心房肌细胞的表达 L－型电压依赖钙通道 α1c 亚基的 mRNA 表达显著下降是 IcaL 重构的分子基础。阵发性房颤和慢性房颤≤6 个月患者心房肌 IcaL 下降不是源于钙通道基因的转录水平下降，而可能与转录后调节异常和（或）蛋白降解系统的激活或 L－型钙通道的电化学特性的变化有关。

（3）钠电流变化的分子生物学基础。钠电流是普通心肌细胞的快速除极电流，也是心房肌细胞的快速除极电流。房颤的发生与颤动波波长的长短有密切关系，而传导速度和心房的不应期决定波长。Wijffels 研究发现，心房快速起搏后心房传导速度明显减慢，且单个心房肌细胞的钠电流减弱。而 Yue 的研究亦得到类似结果，并且发现编码钠电流的基因及其通道蛋白的表达明显降低，且编码钠电流基因及其通道蛋白的表达降低与钠电流减弱相平行，所以他认为房颤后的钠电流减弱是通道数量降低所致。而张等人的研究同前述研究结果不一致，他们发现阵发性房颤、慢性房颤≤6 个月和慢性房颤 >6 个月患者心房肌上编码钠通道的基因与窦性心律相比没有明显差别。Brudel 亦有相同报道，他发现编码钠通道的基因在阵发性房颤和持续性房颤患者的表达没改变。另外许多临床研究表明，房颤患者复律后房内传导速度与窦性心律相比无明显改变，短阵心房快速刺激前后房内和房间传导速度无明显改变。Bosch 等对房颤患者的心房肌细胞钠电流进行记录，亦没发现有钠离子流的减弱。

上述这种离子通道的异常使心房组织产生无规则性折返，是触发和维持房颤的最可能的离子流基础。房颤引起的电重构理论是了解房颤发生机制的一项崭新理论，具有重要实际意义。在不久的将来有望能找到治疗房颤的新方法，但有些问题如离子通道表达的途径、各种病理变化机制及房颤的启动因素等尚须进一步研究。

3. **房颤时心房电重构与血管紧张素的关系** Berg 等在房颤复律前给予血管紧张素抑制剂治疗,复律后房颤的复发率明显降低,随后其他学者亦有类似研究结果。提示房颤的发作与血管紧张素的增加和(或)血管紧张素受体的激活有关,或者说血管紧张素的增加有利于房颤的发生与维持。Goette 等研究证实了这一点,他们发现慢性房颤病人心房组织血管紧张素转化酶的含量较窦性心律病人增高 3 倍。近期,伍等探讨了房颤患者心房组织血管紧张素Ⅱ受体(ATR)基因转录和蛋白质表达的变化,发现窦性心律、阵发性房颤及慢性房颤患者之间的心房组织的 ATR1 和 ATR2 的 mRNA 水平无明显差异;与窦性心律患者相比,阵发性及慢性房颤患者之间的心房组织的 ATR1 蛋白表达明显减少,而 ATR2 蛋白表达明显增高。血管紧张素Ⅱ是血管紧张素系统中最重要的生物活性肽,其生物学作用通过 ATR1 和 ATR2 介导。ATR1 的激活可引起心肌肥厚和细胞外基质蛋白的积聚,影响心房的收缩功能,而 ATR2 的激活则抑制增殖过程。房颤时血管紧张素Ⅱ的增加,通过 ATR1 的介导促进心房肌肥厚、细胞外基质蛋白的积聚及心房纤维化,达到改变心房正常的传导功能和有效不应期,从而导致心房电重构。ATR1 的减少可能为显著增高的血管紧张素Ⅱ的负反馈所致。ATR2 的增加抑制心房肌的增生及纤维化,抑制心房电重构。所以,房颤所导致的 ATR1 和 ATR2 的变化实际上是阻止房颤发生的自身代偿机制。

第三节 临床表现、诊断与评价

一、临床症状

房颤可有症状,也可无症状,即使对于同一患者亦是如此。房颤的症状取决于发作时的心室率、心功能、伴随的疾病、房颤持续时间以及患者感知症状的敏感性等多种因素。大多数患者有心悸、呼吸困难、胸痛、疲乏、头晕和黑矇等症状,由于心房利钠肽的分泌增多还可引起多尿。部分房颤患者无任何症状,偶然的机会或者出现房颤的严重并发症如卒中、栓塞或心力衰竭时才被发现。有些患者有左心室功能不全的症状,可能继发于房颤时持续的快速心室率。晕厥并不常见,但却是一种严重的并发症,常提示存在窦房结障碍及房室传导功能异常、主动脉瓣狭窄、肥厚型心肌病、脑血管疾病或存在房室旁道等。简而言之,比较典型的临床症状特征是:①快速完全不规则的心搏使病人不适和焦虑;②房室搏动不协调,影响心室舒缩功能,心搏量减少,心力衰竭;③心房内血液停滞形成血栓,引起栓塞;④从窦性心律(窦律)突发房颤心室率很快时,或从房颤转窦律伴较长心搏间歇时,均可致头昏、黑矇或晕厥;⑤可有尿频、尿量增多。

二、心电图表现

房颤时心电图表现为 P 波消失,代之以大小、形态及时限均不规则的颤动波(见图 31-5)。房颤时的心室率取决于房室结的电生理特性、迷走神经和交感神经的张力水平,以及药物的影响等。如果房室传导正常,则伴有不规则的快速心室反应;如果合并房室阻滞,由于房室传导系统发生不同程度的传导障碍,可以出现长 R-R 间期。但是,房颤时由于房室传导组织生理不应期的干扰、连续的隐匿性传导、睡眠时迷走神经张力增高以及影响心脏自主神经张力的因素亦可造成室上性激动延迟或不能下传引起长 R-R 间期。房颤患者发生长间歇较为常见,所以普通心电图上出现长 R-R 间期,不能轻易地诊断为房颤合并高度房室阻滞。病人在清醒状态下频发 R-R 间期≥3.0s,同时伴有与长 R-R 间期相关症状者,作为房颤治疗时减药、停药或植入心脏起搏器的指征可能更有价值。快－慢综合征的患者可存在阵发性房颤反复发作,房颤终止时出现程度不同的窦性停搏,而窦性心律期间窦房结功能无明显异常,运动后心率可增加到 90 次/分以上,窦性停搏均出现在房颤发作终止后,时间不等,与房颤持续时间无关。对抗心律失常药物敏感,低剂量即出现严重的窦性心动过缓,使房颤发作后的窦性停搏加重。同一份心电图可既有心房扑动又有房颤。房颤时如果出现规则的 R-R 间期,常提示房室阻滞、室性或交接性心律。如出现 R-R 间期不规则的宽 QRS 波群,常提示存在房室旁路前传或束支阻滞。

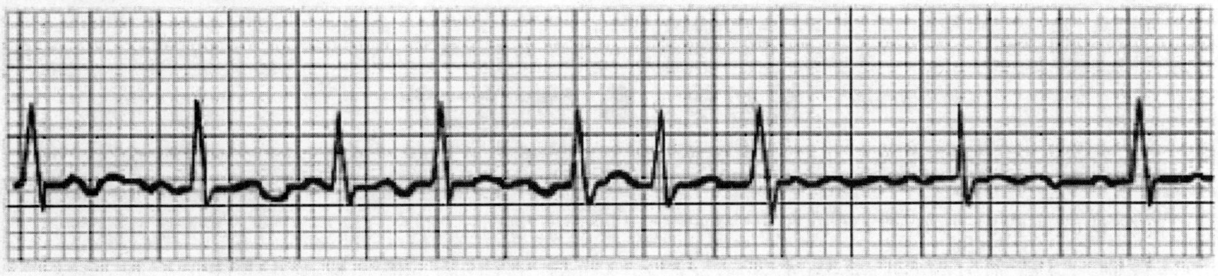

图 31-5　房颤:P 波消失,代之以大小、形态及时限均不规则的颤动波,R-R 间期绝对不规则

三、临床诊断与评价

对可疑或已确诊为房颤患者的初次评价包括:明确房颤类型、确定房颤病因以及相关的心脏因素和其他因素。详细询问病史将有助于制订检查方案。体格检查时如果发现心音强弱不等、心律绝对不齐、脉搏短绌常提示存在房颤。

诊断房颤必须有心电图依据。如果房颤发作比较频繁,可使用动态心电图检查;如果发作不频繁,事件记录仪可能更有用。植入型心电事件记录仪更优于触发的事件记录仪和动态心电图。超声心动图对于发现房颤可能伴随的器质性心脏病、评价卒中的危险因素、预测房颤复律后的复发危险、指导房颤的复律有意义。经食管超声心动图对于评价心脏结构、发现左心房血栓的敏感性高于经胸超声心动图。

四、并发症与预后

1. 血栓栓塞　脑栓塞(缺血性脑卒中)是房颤引起的主要栓塞性事件,同时也是房颤患者致残率最高的并发症。伴随房颤的脑卒中,大多由于左心房的血栓脱落引起脑动脉栓塞所致。脑栓塞的危险与基础心脏病的存在和性质有关,风湿性瓣膜病和人工瓣膜置换术后的患者有较高的危险。根据 Framingham 研究资料,非瓣膜病房颤引起脑栓塞发生的危险是对照组的 5.6 倍,瓣膜病合并的房颤是对照组的 17.6 倍;非瓣膜病房颤发生栓塞事件的危险为每年 5% 左右,是非房颤患者发生率的 2 倍,占所有脑栓塞事件的 15% ~ 20%。老年房颤患者栓塞发生率较高,50 ~ 59 岁患者因房颤所致的脑卒中每年发生率为 1.5%,而 80 ~ 89 岁者则升高到 23.5%。男性患者栓塞发病率在各年龄段均高于女性。

胡大一等对中国房颤住院病例多中心对照研究结果显示,住院患者房颤的脑卒中发生率达 24.8%,且有明显随年龄增加趋势,80 岁以上脑卒中患病率高达 32.86%。有脑栓塞病史的患者脑栓塞复发的危险较高,增加栓塞性事件的其他一些临床因素有高血压病、冠心病、充血性心力衰竭、心脏扩大和房颤持续时间超过 1 年。

2. 心力衰竭　心力衰竭和房颤由于存在共同的危险因素和复杂的内在关系使两者常同时存在,相互促进。心力衰竭患者中房颤发生率增加,房颤能使心功能恶化。心功能Ⅰ级的患者(NYHA 分级),房颤的发生率≤5%,随着心功能恶化,房颤的发生率增加,在心功能Ⅳ级的患者中,有近一半患者发生房颤。我国的资料显示,住院的房颤患者中有三分之一存在心力衰竭。房颤对于存有潜在左心室功能障碍患者可加速血流动力学恶化,增加死亡率。SOLVD 研究表明,房颤使心力衰竭患者的 4 年内死亡风险增加 52%。最近一项临床研究表明,3 288 例入选时不合并心力衰竭的初发性房颤患者中, 790 例(24%)进展为心力衰竭,合并心力衰竭的房颤患者的病死率显著高于不合并心力衰竭的房颤患者。然而 V-HeFT 研究不支持房颤增加心力衰竭患者死亡率的结论。

3. 心肌缺血　临床上房颤合并冠心病的比例并不高,Comeron 等报道 18 343 例冠心病患者中房颤仅 116 例(0.6%)。虽然房颤不一定由冠心病引起,但房颤使冠心病患者缺血程度加重。CASS 注册研究表明,房颤是冠心病患者死亡的独立预测因素,它使冠心病患者死亡的危险增加 1 倍。

4. 心动过速性心肌病　房颤偶可引起心动过速性心肌病,大多发生在心功能障碍和心室率持续性增快的患者。它最大的特点是具有可逆性,即一旦心动过速得以控制,原来扩大的心脏和心功能可部分或完全恢复正常，预后尚可。

第四节　药 物 治 疗

目前公认的房颤的药物治疗策略包括：①针对房颤发生的病因或诱因进行治疗；②恢复并维持心律（窦律，节律控制）；③控制房颤时心室率（心室率控制）；④抗凝治疗预防动脉血栓栓塞事件。

一、控制心室率

长期以来治疗心房颤动的标准方案是转复和维持窦性心律，但是这一观点正受到越来越多临床试验的挑战。最近的4个随机化临床试验的结果表明，可以把控制心室率作为心房颤动治疗的一线措施，尤其对于有发生脑卒中危险的患者。这些临床试验的结果提示，缓解症状是心房颤动治疗的一个主要目标。对某些患者仅仅控制心室率就可以达到目标，但有些患者需要转复心律才能使症状改善。

1. 指征　①心室率 >100 次/分，尤其有器质性心脏病者；②房颤并发心衰者；③不拟转复或转复不成功者。

2. 控制标准　心室率获得良好控制的标准可参照 AFFIRM（the atrial fibrillation follow-up investigation of rhythm management）试验：静息时不超过80次/分；6步行试验心率不超过110次/分或日平均心率不超过100次/分。

3. 药物选择

（1）洋地黄类：传统的洋地黄类药物通常可以很好地控制静息心室率。西地兰（静注）或地高辛（口服），尤其用于有心衰者。

（2）β－受体阻滞剂：艾司洛尔（静滴）、美多洛尔（静注）、普萘洛尔、阿替洛尔或美多洛尔口服。运动时以β－受体阻滞剂控制心室率最为有效，但有心衰或低血压者不用或慎用。

（3）钙拮抗剂：地尔硫䓬、维拉帕米（均静注或口服），有心衰或低血压者不用或慎用。

（4）胺碘酮：可以与洋地黄、β－受体阻滞剂、钙拮抗剂联合使用，有助于控制心室率。不同的药物联用有利于减少药物剂量，从而减少副作用。

4. 特殊情况

（1）甲亢并发房颤：治疗甲亢再用β－受体阻滞剂或钙拮抗剂，慎用洋地黄类。

（2）预激综合征伴房颤：用普罗帕酮（静注、口服）或胺碘酮（静滴、口服），禁用洋地黄类、β－受体阻滞剂或钙拮抗剂。

（3）迷走神经介导的房颤（房颤前有明显的长R-R间期，并为形成短R-R间期的房性期前收缩所诱发，多发生在夜间）用氟卡尼、双异丙吡胺，禁用洋地黄类、β－受体阻滞剂、普罗帕酮。

（4）交感神经介导的房颤（房颤前无长短R-R间期，由连续出现房性期前收缩所诱发，多发生在日间）。用β－受体阻滞剂、洋地黄类、普罗帕酮、胺碘酮。

二、转复窦性心律

AFFIRM研究并未显示控制心室率组在病死率上比转复心律组有明显优势，但房颤转为窦性心律时改善心室功能，提高运动耐量和调节心率等方面，优于心室率的治疗，所以转复和维持窦性心律仍然是治疗心房颤动的合理选择之一，对于有明显症状的病人，转复窦性心律可能仍是治疗的首选。

1. 指征

（1）房颤并发心衰，心室率已控制，心功能已改善。

（2）心室率 >100 次/分，未能控制，尤其合并预激综合征。

（3）基本病因已去除仍有房颤持续。

(4)房颤持续时间<12个月。

(5)心脏手术后房颤持续1~3个月者。

(6)心房内有血栓或以往有栓塞史者,已抗凝治疗3周以上。

2. 控制标准 恢复心房功能;消除症状,改善血流动力学情况;减少血栓栓塞发生率;避免长期抗凝引起出血。

3. 禁忌

(1)心脏明显增大,巨大左心房。

(2)心室率自然缓慢或有高度至完全性房室阻滞。

(3)已数次转复但不能维持窦律。

(4)房颤持续1年以上。

(5)有风湿活动、心肌炎症或感染未控制。

(6)洋地黄中毒、低血钾。

4. 方法 目前转复心律临床效果较好的抗心律失常药物有Flecainide、普罗帕酮和胺碘酮。美国心脏病学院/美国心脏学会/欧洲心脏病学会指南建议选用胺碘酮、多非利特、氟卡尼、依布利特、普罗帕酮、奎尼丁。这些药物均属于Ia和Ic类(抑制钠通道,延长几乎所有心肌细胞的有效不应期,心室复极期延长或不延长)以及Ⅲ类(抑制电压依赖性钾通道,延长心肌细胞动作电位时程、有效不应期和复极过程)药物。1948~1998年的所有随机化、安慰剂对照临床试验发现效果最好的方案包括静脉注射、口服和静脉注射并口服等。药物有效性在近期发作心房颤动和持续性心房颤动略有不同,对近期发作的心房颤动,似乎Ⅰ类药物最为有效,转复成功率可达70%~80%,而对持续性心房颤动的情况尚不很明确。2003年Slavik等综述约150个系列的研究,发现对阵发房颤发作<7日(平均24h)者,奎尼丁口服、普鲁卡因胺(静脉注射)、氟卡尼口服、胺碘酮大剂量静脉注射、胺碘酮静脉注射加口服、胺碘酮口服大剂量复律有效;索他洛尔和常规剂量胺碘酮转复率与安慰剂相似。大剂量胺碘酮的疗效与其代谢物脱乙基胺碘酮累积增多有关。对持续房颤者用普罗帕酮、胺碘酮或多非利特口服有效,但前两者治疗后30日的效果才优于安慰剂。Ⅰc类药适用于不伴器质性心脏病的病人。Ⅰa和Ⅲ类药有诱发扭转型室性心动过速的可能,对Q-T间期延长者宜避免应用,对左心室肥大者亦宜慎用。应注意胺碘酮含碘,长期应用可能出现非心脏方面的毒性反应。

三、维持窦性心律预防复发

电复律后,用奎尼丁、双异丙吡胺、氟卡尼、索他洛尔、普罗帕酮、胺碘酮维持,也可用β-受体阻滞剂。药物复律后,用原来复律有效的药物减量维持。美国心脏病学院/美国心脏学会/欧洲心脏病学会指南建议用胺碘酮、双异丙吡胺、多非利特、氟卡尼、普鲁卡因胺、普罗帕酮、奎尼丁或索他洛尔。能维持窦律1年者10%~56%,2年以上为10%~20%。但病死率1年奎尼丁可达2.9%和胺碘酮0.4%。

新近发现血管紧张素Ⅱ、Ⅰ型(AT1)受体拮抗剂氯沙坦、缬沙坦、依贝沙坦具有减少房颤复发的效应。血管紧张素转换酶抑制剂的赖诺普利、群多普利也可减少房颤发生。推测可能是这些药物有抑制心房纤维化作用之故。

四、防治血栓栓塞并发症

心房颤动最严重的后果是脑栓塞,在美国每年的发生率可高达4.5%,并且由心房颤动引起的脑栓塞比其他原因引起的更加严重。房颤发生72h后,心房内即可能有血栓形成,食道超声心动图发现14%的房颤左心耳内有血栓。由心房内血栓脱落,引起动脉栓塞,尤其是脑动脉栓塞所致的脑卒中是房颤的重要并发症,须积极防治。循证医学为预防脑栓塞提供了有力的试验数据,基于各种随机化试验的明确结果制定了合理的治疗建议,但其尚未得到广泛执行。

1. 华法林和抗血小板药物 维生素拮抗剂华法林和抗血小板药物阿司匹林是最常用的一级预防用药。对近年5个一级预防试验的一项荟萃分析表明,华法林使脑栓塞的相对风险降低了67%,不过严重出血发生率从每年1.0%升至1.3%。而阿司匹林在不增加严重出血的情况下可使脑栓塞的风险降低22%。另一个临床研究比较了剂量调整的华法林与固定低剂量华法林加阿司匹林这两种方案在心房颤动抗凝中的效果，该研究显示，调整华法林剂量使国际标准化比值达到2.0～3.0，效果显著优于固定低剂量华法林加阿司匹林。就预防脑栓塞而言，结果表明，根据国际标准化比值调整华法林的剂量两倍于阿司匹林。在脑栓塞发生危险性小于每年1%～2%的低危患者中，使用华法林似乎得不偿失。目前认为，宜将患者按危险度分层，脑栓塞发生率高的人群更适于使用华法林。临床试验已证实为预防脑栓塞国际标准化比值最低应达到2.0，而当国际标准化比值>4.0时则有增加颅内出血的危险。所以华法林的安全有效的治疗窗有限。目前华法林在临床还未得到十分广泛的使用。不过凡用各种诊断手段发现心房或心耳内有血栓或过去有栓塞史者，提倡复律前给华法林，使凝血酶原时间为正常的1.3～1.8倍，国际正常化率(INR)达2.0～3.0，3周后复律，复律后继续服药3～4周，以防心房因顿抑而再形成血栓；有风心病、冠心病、高血压、糖尿病、卒中史、年过65岁、左房大、心力衰竭为发生血栓栓塞的高危人群，宜用华法林治疗。要注意国际标准化比值<2.0无效，>3.5有出血危险（我国瓣膜置换术后的抗凝经验认为国际标准化比值在1.3～2.3时抗凝满意并发症少），而年过75岁、高血压未能控制、肝功能不佳、有出血史或倾向、嗜酒等增加出血危险性。

2. **抗血小板药物** 阿司匹林在房颤病人的抗凝效果有争议。AFASAK、SPAF、EAFT等试验认为每天75mg的用量预防血栓栓塞效果远不及抗凝剂华法林，但认为每天325mg的剂量有效。噻氯匹定和氯吡格雷是血小板二磷酸腺苷受体拮抗剂，有研究中已显示了几种不同的抗血小板药物抑制血栓形成的作用可以叠加，但噻氯匹定和氯吡格雷与阿司匹林联用预防心房颤动患者的脑栓塞的疗效，是否优于单用阿司匹林，甚至与口服华法林效果相同值得进一步研究。

3. **直接抗血栓药物** 新制剂Ximelagatran直接抑制凝血酶，经从Ⅰ～Ⅴ的系列SPORTIF试验，发现其效果与华法林相当而无须监测血凝指标，但其对肝脏的毒性作用大于华法林。

4. **外科左心耳闭塞术和经皮左心耳堵闭术** 可消除发生血栓的空间（见图31-6,7）。

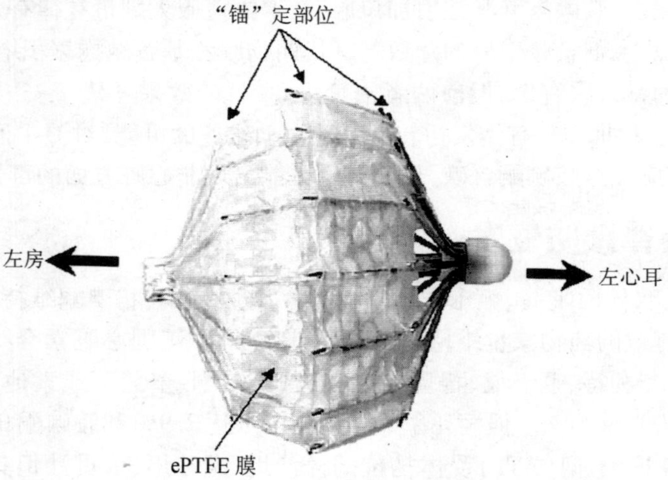

图31-6 左心耳堵闭装置。"锚"嵌入心房组织，防脱落

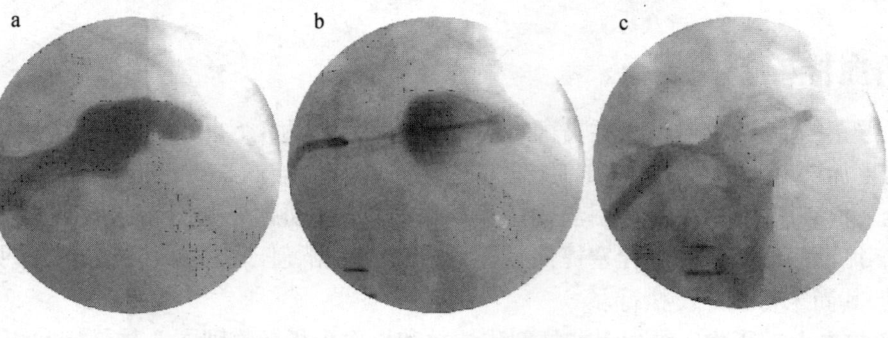

图31-7 左心耳闭塞术的操作过程

a. 选择性左心耳造影；b. 植入堵闭装置，并确定位置；c. 复查左心耳堵闭情况（引自Circulation. 2002;105:1887～1889）

第五节 非药物治疗

房颤的非药物治疗是近年来的研究热点，自1998年尤其是2002年以来，针对触发病灶的肺静脉电隔离和同时针对房颤维持基质的环肺静脉心房线性消融等技术，使至少70%～90%接受消融治疗的房颤患者获得满意的疗效。目前心房颤动的导管消融治疗正处于蓬勃发展的阶段，各种新的消融策略和术式层出不穷，并且不同的消融术式似乎均可取得相当高的即时成功率，近、中期效果也基本令人满意，越来越多的医生赞同导管消融作为房颤首选疗法。

一、房颤的导管消融治疗

(一)导管消融的适应证

1. 当前导管消融适应证的争论 药物治疗房颤的效果不佳，而且长期服用副作用明显。近年来随着导管消融治愈房颤的成功率的显著提高，已成为房颤治疗的有效手段。但是当前房颤导管消融的适应证仍存在较多争论，临床医生对房颤导管消融适应证的认识仍存在很大不同。胡大一等指出现阶段基于心房颤动的机制还未完全明了，该项治疗的有效性尚存疑问，心房颤动导管消融治疗总体风险和复发率仍然偏高，治疗技术难以推广普及，我国心房颤动患者的药物治疗还有改善空间等理由，心房颤动导管消融治疗的适应证应当从严掌握。然而马长生等则认为在近期的研究中，环肺静脉前庭电学隔离术或左心房基质改良术可被用于持续性/永久性房颤、伴有一定器质性心脏病基础或者心力衰竭的房颤的导管消融治疗，其成功率高达70%～90%，而严重并发症发生率<2%。对于慢性持续性房颤及合并器质性心脏病的房颤由于药物治疗效果非常有限，而导管消融治疗成功率已接近阵发性房颤，同时也有较好的安全性，因此，在有经验的电生理中心，目前可以考虑将房颤导管消融治疗适应证扩展到那些更迫切须要恢复窦性心律的慢性持续性房颤及合并器质性心脏病的房颤患者，而不只是局限于症状明显、药物治疗无效的阵发性房颤患者。不过马长生等同时强调虽然目前文献报道中房颤导管消融治疗的适应证已经显著拓宽，但在临床实践中仍须依据术者的经验及团队的水平来把握适应证，鉴于该项技术在现阶段仍属一项复杂技术，对于术者的导管操作水平、设备条件和电生理团队均有较高要求，因此他们认为对于完成300例以上房颤消融术的中心适应证可以放宽，而对于100例以下的中心适应证应从严掌握。

2. 房颤导管消融的适应证 无器质性心脏病基础的阵发性心房颤动(房颤)作为房颤导管消融治疗的适应证已经被公认。ACC/AHA/ESC指南，导管消融是任何一种抗心律失常药物治疗无效后的阵发性房颤患者的推荐治疗措施。在《Braunwald心脏病学》2005年第7版中，房颤导管消融的指征为无器质性心脏病的阵发性房颤药物治疗无效或不愿意服药的患者，这里器质性心脏病不包括无明显心室扩大和心肌肥厚的冠心病和高血压。左房线性消融可慎重应用于具有器质性心脏病，药物治疗无效或无法耐受药物的有维持窦性心律必要的慢性房颤。2004年第11版《Hurst心脏病学》则认为无器质性心脏病，药物治疗无效的症状性阵发性房颤患者是导管消融的最适宜人群，广泛的左房内消融可以提高慢性房颤导管消融成功率。房颤的导管消融治疗还存在很多不足，房颤的导管消融治疗在有经验的医学中心可以作为一线治疗，并不是说导管消融已经非常成熟，而是相对于药物治疗而言更代表了房颤治疗的方向。

(二)心房颤动经导管消融治疗技术的历史演变

20世纪90年代以来，心房颤动经导管消融治疗方法学发展大致经历了5个阶段：模仿迷宫术的导管射频消融术；线性消融术；点消融术；肺静脉电隔离术；解剖指导下的肺静脉口环状消融术。

1. 模仿迷宫术的导管射频消融术 房颤非药物治疗始于外科领域，内科模仿的导管消融术操作(见图31-8)过于复杂、费时，线透视时间长，心脏穿孔、心包压塞、卒中和其他部位栓塞等并发症多，实际上临床无法推广。但其为房颤根治开辟了一条新途径。

2. 线性消融术 因模仿消融操作过于复杂、费时，通过精简消融径线，仅保留必不可少的径线，在右房

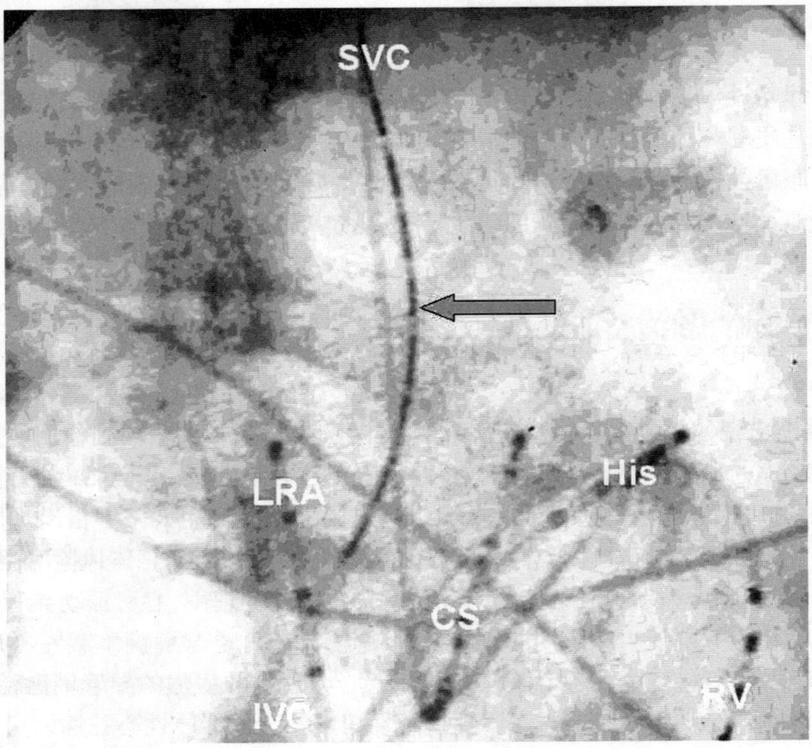

图 31-8 模仿迷宫术的导管射频消融术 X 线图

RV 右心室;His 希氏束;LRA 左心房;IVC 上腔静脉

和(或)左房内形成连续透壁消融线达到治疗房颤的目的。线性消融证明了房颤经导管消融的可行性,并已有一定疗效。其缺点是很难做到消融线连续、透壁,其操作时间、线透光时间仍太长,成功率太低,临床疗效不满意。

3. **点消融术** 1998 年有人进一步证明肺静脉局灶快速发放冲动可诱发房颤,至此房颤"局灶起源"理论始获重视,并成为点消融术、电隔离术的理论基础。现在认为这些局灶大部分分布于肺静脉,占 70% ~ 95%,也分布于上、下腔静脉,韧带,终末嵴,冠状窦口以及左房后壁等。点消融术针对房颤发生的局灶起源进行消融,使整体疗效有所提高,手术时间、X 线曝光缩短,但局灶可能为多个分布,很难全部发现和彻底消融,这成为点消融术成功率不高和术后复发的原因之一。此外点消融的肺静脉狭窄发生率高达 6% ~28%,因此,寻找新的消融线径或方法已成为必然的选择。

4. **肺静脉电隔离术** 2000 年 Haissaguerre 等报告了左房与肺静脉肌束之间的电连接有主要的突破点,将这些突破点消融后,左房与肺静脉肌束之间的电活动不再相关。同时也对消融方法学进行了描述,即环状电极标测指引下的节段性消融肺静脉电隔离。70 例阵发性房颤采用这一方法肺静脉电隔离的成功率为 97%,随访中阵发性房颤根治率为 73%,但一次阵发性房颤消融的成功率为 56%。肺静脉电隔离术应用使阵发性房颤消融成功率有了明显提高,且由于方法学成熟,对器械要求低,是目前大多数电生理中心主要的消融策略。

5. 三维标测系统指导下的肺静脉口环状消融术 1994 年 Haissaguerre 等首先报道利用传统的标测系统对右房进行线性消融成功治愈 1 例持续性房颤患者，但他随后的工作显示，传统的标测系统在房颤的治疗中具有手术时间长、无法判定线性消融是否连续和透壁、成功率低、随访复发率高等缺点。随着技术的进步，产生了 CARTO 电解剖标测系统和 EnSite 3000 非接触电极标测系统。这两种新的标测系统与传统的标测系统相比，具有准确、快速的优点，并显著提高了射频消融治疗房颤的手术成功率并降低复发率。在不长的时间取得了良好的社会效益。

（三）消融治疗房颤的策略和术式

1. 房颤导管消融治疗的个体化策略 房颤的导管射频消融历经十年多的努力，终于在近两年有了突破性的进展。这主要表现为：①消融病例数逐年大幅度增多，全球各大电生理中心每年完成的例数在数百乃至上千，国内每年完成的病例数呈几何级数增长；②适应证进一步拓宽，房颤的病例选择覆盖了早年的非器质性心脏病的局灶性房颤、随后的阵发性和持续性房颤，乃至目前的器质性心脏病合并心功能不全的永久性房颤；③成功率高，国际上先进的导管室房颤消融的成功率已达 90% 左右；国内较早开展房颤消融的几个心脏中心，其成功率也在 80% 以上。

Haissaguerre 等在充分隔离心脏所有大静脉的基础上，进一步消融心房内高频低幅的碎裂电位，最后在左心房顶部和二尖瓣峡部添加线性消融，使 87% 的患者房颤终止。而随访(6 ±7)个月后，96% 的患者仍维持窦性心律。说明永久性房颤的导管消融治疗，可能须要采取联合方案。

现阶段须倡导房颤消融的个体化策略，降低相关的并发症。如起源于肺静脉以外的局灶性房颤行局灶消融即可；起源于肺静脉内的局灶性房颤可予以单靶肺静脉隔离；阵发性房颤，每次发作时间短于半小时者，经验性肺静脉隔离仍有较高的成功率；阵发性房颤每次发作时间在半小时以上者，或持续性房颤患者，应予以环肺静脉口外的环状线性消融，在改良房颤基质的同时达到肺静脉电学隔离效果；对于永久性房颤，特别是伴有器质性心脏病和心功能不全者，应在左心房线性消融的基础上进一步改良房颤的电学基质和组织学基质，如碎裂电位区域的消融、迷走神经节的消融、二尖瓣峡部消融、左心房顶部的线性消融、三尖瓣峡部的线性消融等。当然，各种不同的消融策略尚需较大样本的前瞻性随机对照研究来验证。

房颤消融理想的方法是做到以机制为准绳的个体化消融策略，应针对不同的病人，确定其不同的机制，分别采用不同的消融策略，以尽量少的损伤，达到治愈房颤的目的。

2. 心房颤动经导管消融术式的现状与疗效评价 心房颤动经导管消融治疗是近年来临床心电生理领域内的一个研究热点，全球范围内的研究热潮始于 1998 年，6 年多来，这项治疗技术发展相当迅速，消融方法日臻完善，随着新型消融器械陆续问世，在当今世界上重要的电生理中心，房颤经导管消融治疗新的手术方式层出不穷，各有优势。

(1)肺静脉节段电隔离。以法国 Haissagger 实验室为代表，是目前应用最广泛的电生理指导下的消融方法(见图 31-9)，主要针对触发机理为主的房颤。在有经验的中心，对于无明显器质性心脏病的频繁发作、症状明显的阵发性房颤和部分持续性房颤，电隔离后控制和消除房颤的成功率大于 80%。但主要的问题有：①一次电隔离后形成稳定和有效损伤而造成恒定房－袖和袖－房双向阻滞的成功率只有 50% ~70%，因此一次电隔离后房颤的复发率可高达 30% ~50%，从而需要进行二次电隔离；②根据目前的资料，10% ~20% 的局灶触发性房颤为非肺静脉起源，包括腔静脉、冠状静脉窦、心房内等，因此经验性的全部肺静脉电隔离的策略显然不适合这些病例；③肺静脉狭窄依然是限制这一技术发展的主要并发症，尽管随着冷盐水消融电极的广泛应用和强调了开口部消融，但是严重肺静脉狭窄的发生率仍然约有 1% ~3%；④单一靶大静脉电隔离与经验性肺静脉电隔离对成功率的影响、经验性隔离是否包括常规行上腔静脉电隔离、是否应该常规评价袖－房传导情况和采用哪一种方法等许多问题没有达成共识。复发率和严重肺静脉狭窄是最重要的问题，由于复发的最主要原因是房－袖传导的恢复，因此选择最适消融能量或通过心内超声微泡监测达到最大消融和损伤效果，以及增加消融后的留台观察时间等有望提高一次电隔离的成功率。强调口缘和口外消融点是减少肺静脉狭窄的最重要的方法。

(2)环肺静脉左房线性消融。即所谓的“大环消融”，对于触发机制为主的房颤和房颤基质为主的房颤均有效。以意大利米兰的 Pappone 实验室为代表。其消融线路设计为环双侧肺静脉 8 字形线性消融左心房

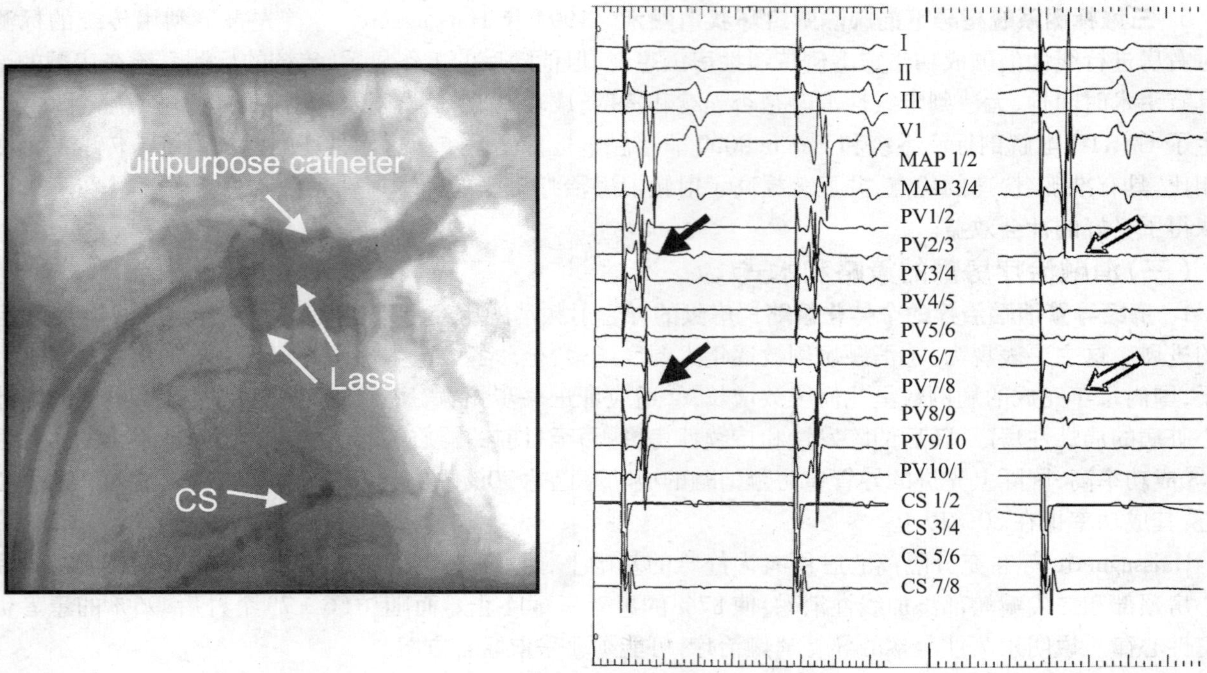

图 31-9　肺静脉节段电隔离术

右图:实心箭头指示消融前的左上肺静电位,空心箭头指示消融后左上肺静电位消失。左图:显示多功能导管(multipurpose catheter)和 Lasso 导管(Lasso catheter)安放的位置。CS,冠状静脉窦;MAP,从四极标测电极和消融电极测得的信号;PV,Lasso 导管测得的信号

三条线,后者分别是左房后顶部连线(连接左、右肺静脉消融环)、左房后底部连线(连接左、右肺静脉消融环)和二尖瓣环峡部线(连接左下肺静脉和二尖瓣环)(见图 31-10)。对于同时合并,或者在消融中出现典型房扑的患者同时行三尖瓣峡部的线性消融。如果完成上述消融径线后房颤未终止,则进行经胸直流电复律;如果电复律亦未能奏效,则返回病房后首先服用 2 ~ 3 周的胺碘酮,之后再行复律。有限的几个中心的资料显示,采用这一方法治疗房颤的成功率高于肺静脉节段电隔离。但不断有与之相反的研究结果出现。此外还有许多问题有待解决,如:①需要特殊的标测仪器和导管以及相关的培训;②心房的损伤范围广,对心房功能的远期影响尚缺乏相关资料;③高达 20% 的消融后房性心律失常,多需再次消融治疗,此外已有食道心房瘘造成死亡的严重并发症报告;④对一些方法学问题仍然缺乏共识,例如消融径线、消融终点(是否需要达到电隔离)、评价标准等;⑤对于触发机制为主的房颤,尤其是可能单一靶静脉电隔离即有效的触发和局灶性房颤接受这一损伤面积大的消融方法是否适当,仍有争论。近来由于该方法的高疗效缺乏确切的重复性,以及多项研究对完全电隔离的强调,不以心房 - 肺静脉完全电隔离为终点的这一方法越来越受到置疑。因此,国内应该看到其问题的存在,不宜盲目开展,尤其需要强调的是,对于一个节段电隔离技术已经成熟的电生理室和医生,针对阵发性房颤,不建议首选此消融方法。

(3)超声引导下的近肺静脉开口部心房环状消融。即所谓的"小环消融",美国 Cleveland 电生理中心的 Natale 等 2003 年首先报告,根据他们的结果,人们有理由相信不管是阵发性还是持续性房颤,不管是特发性房颤还是器质性心脏病性房颤,不管是瓣膜病性房颤还是非瓣膜病性房颤,其发生和持续的关键部位都是肺静脉肌袖及其围绕肺静脉周围的部分心房肌。这更进一步说明了房颤不仅可能是一种左房疾病,而且可能只是大静脉电紊乱性疾病。这不仅对于今后房颤导管消融方法的发展有重要意义,而且对于外科迷宫术式和术中消融径线的设计等也有重要的启示作用。但目前还缺少其他中心采用这一方法消融的大系列的报告。

(4)双 Lasso 指导下环肺静脉射频消融电隔离。2004 年由德国 Kuck 中心的欧阳非凡教授报告,100 例患者中阵发性房颤 88 例,持续性房颤 12 例,房颤病史(7.6 ± 6.2)年,其中 25 例以前接受过阶段性肺静脉电隔离治疗。采用同侧肺静脉放置两根 Lasso 标测导管,然后通过 Carto 标测指导行同侧环肺静脉消融,消融终点是肺静脉电位完全消失,即达到电隔离的标准。第一次消融后有 29 例房性快速性心律失常复发,其

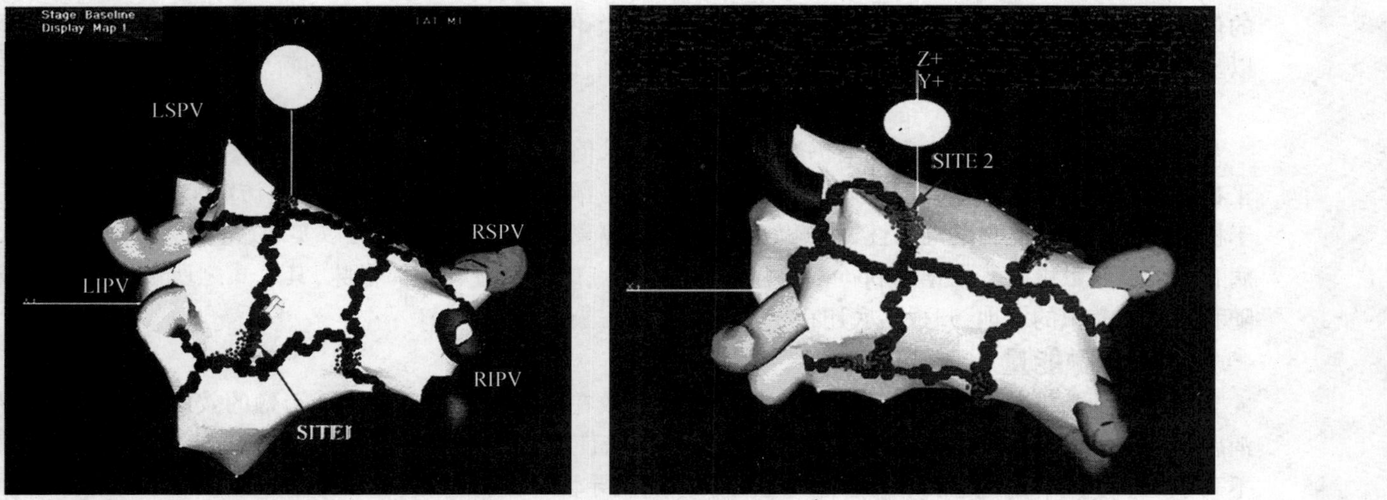

图 31-10　Pappone 术式消融径线

MV,二尖瓣；LSPV,左上肺静脉；LIPV,左下肺静脉；RSPV,右上肺静脉；RIPV,右下肺静脉。(引自 Circulation,2004,109：327～334)

中26例进行了第二次消融(与消融径线不连续导致的房速21例,房颤复发5例),平均随访6个月,结果95例无房颤发作,成功率95%。尽管这一结果与Pappone的方法对于电隔离必要性的认识有所不同,其技术的操作也仍然有进一步完善和简化的必要,但这一研究有其重要意义,主要在于:①Carto指导左房环肺静脉消融技术如果以肺静脉电隔离为终点可以大大提高房颤消融治疗的成功率;②消融径线的连续和形成稳定的透壁损伤是避免术后产生大折返性房速的关键;③再一次证实与房颤发生和维持相关的关键部位仍然是肺静脉及其周围的心房肌。

(5)心房碎裂电位指导下消融。经典的多发性子波折返假说认为房颤,特别是慢性房颤的发生与维持主要取决于肺静脉以外的心房组织本身。因此希望单纯肺静脉电隔离来根除慢性房颤的想法即使在理论上也可以说是先天不足。而环肺静脉消融术实际上也是着重于肺静脉,在环形隔离肺静脉的思路上更多地破坏肺静脉周围的心房组织,还不是完全意义上的针对"心房病基"进行治疗,新近等采用了一种全新的房颤消融术式,即在持续房颤状态,通过电压标测指导,识别心房碎裂电位区,标记后进行消融,其理论根据是在房颤实验模型中发现,心房内碎裂电位常位于缓慢传导区和各子波围绕的功能阻滞线的转折部位,因此代表着房颤的不同子波折返时在不同时间内重复进入的同一关键区域,如将这些区域进行消融治疗,可最终使房颤无法维持。Nademance等在消融中发现房颤时心房碎裂电位区多位于房间隔、肺静脉周围、左房顶部、二尖瓣环左后间隔区和冠状窦口等处,值得注意的是有一部分病例在碎裂电位分布的指导下,没有消融肺静脉周围,而仅在房间隔、左房顶部等几处消融即获得房颤的终止和远期的良好疗效,因此采取的术式不同于以往的任何一种以肺静脉为核心的消融策略,是真正意义上的针对"房颤基质"进行的消融。但根据目前研究来看,本术式只能作为肺静脉节段电隔离的一种有益的补充手段,而不能作为一种独立术式使用。

(6)心房电位频谱分析指导下的房颤消融。Pachon等最近研究了一种新的方法消融房颤,对心房各处标测的电位用快速傅立叶转换法进行频谱分析后,把心房肌分为致密型和纤颤型两类,前者有正常同向传导功能,与周围心肌有广泛的点连接,不应期长,且傅立叶转换法频谱带左移,后者有各向异性传导功能,和周围心肌连接少,不应期短,傅立叶转换法频谱带右移,此被认为是房颤发生的"基质",在手术中根据频谱分析的指导,对符合纤颤型心肌特点的心房部位进行消融,这些部位分布在肺静脉口、左房后壁、房间隔部、左房顶部、右房侧壁、后壁等部位,最后房颤消融总成功率报道可达94%,这种术式和环肺静脉消融术一样,是针对"房颤基质"进行的消融,但入选的病例以阵发性房颤患者为主。

(7)心房去迷走神经治疗。最近Pappone等发现在左房壁环形消融肺静脉同时消融所发现的迷走神经能明显减少房颤复发。根据环形消融肺静脉时诱发出迷走神经反射来确定迷走神经在环形隔离区内的位点,并通过系统标记以便于消融。美国的实验室在大量动物实验的基础上采用自制的高频脉冲刺激仪和标测导管相连,在左房肺静脉口附近的不同位点模拟神经脉冲发放高频刺激,并在能诱发迷走反应(心率慢)

的位点进行消融，发现部分房颤患者只需消融 6～12 个位点即可获得手术成功，经随访手术成功率在 85%以上，虽然这项研究还未见正式文献报道，但确实给人们提供了消融治疗房颤的新思路。

（四）消融终点

虽然以追求肺静脉被完全隔离仍然是主流的终点，但以房颤不能再被诱发作为终点的诱惑力和合理性正在加强。越来越多的学者已经证实，在消融结束前房颤不能被诱发，其远期的随访结果确定。事实上，由于机制认识和消融能量的局限性，使得完全的肺静脉隔离在相当多的患者难以实现，尤其是存在器质性心脏病和持续性房颤患者。根据 Pappone 的术式其消融终点的演变过程耐人寻味，其术式之所以一直处于被追随和质疑相交织的境地，归根结底还在于其未能阐明房颤的机制。

（五）消融能量

即使房颤的机制和病机已完全清楚，其最终的疗效在很大程度上还取决于消融的效能。为达到稳定的消融效果，同时尽量避免肺静脉狭窄的发生，一般主张使用温控射频电极导管，温度一般不高于 50℃，功率不高于 30W 或 40W。使用 8mm 双感知温控射频电极导管时，温度和功率分别应设置为 50～55℃、50W。虽然冷盐水灌注大头近来备受推崇，它可以侵及较深的心肌组织，房颤的复发率低。冷盐水灌注大头功率的输出应不高于 30W，静脉前壁可达 35W，温度 43～45℃。放电时肝素盐水的速度是 17mL/min，标测时 2mL/min。应当指出，现有的射频能量无论是 8mm 还是冷盐水灌注大头，均不足以保证形成不可逆的透壁性损伤，尤其是高龄、心房扩大和器质性心脏病并发房颤的病例，这也是目前困扰临床的难题。但从另一角度而言，新近的一些观察结果也提示，只要病基被破坏或者环静脉口周围的心肌传导被消融减慢到一定程度，即使未能形成不可逆的透壁损伤似乎亦可防止房颤再发。

其他的消融能量超声球囊消融肺静脉从 2000 年即开始应用，但即刻成功率仅约 60%，长期随访成功率约 40%。冷冻消融的应用由来已久，早期限于开胸消融，随着生物医学工程材料的发展，导管冷冻消融成为可能，它的优点是贴靠紧、定位稳定、操作方便、副反应少、安全性高。

（六）房颤经导管治疗的并发症及其处理

房颤导管消融治疗的并发症包括：心脏穿孔/压塞、脑卒中或体循环栓塞并发症、肺静脉狭窄/闭塞、肺静脉毗邻结构损伤等。根据研究年代的不同，文献报道房颤导管消融治疗并发症的发生率差别较大。目前，房颤导管消融治疗的靶点已经由肺静脉内或者肺静脉开口近端移至肺静脉正开口或者肺静脉开口外（即肺静脉前庭），因此严重肺静脉狭窄的发生率已经显著下降，随着经验的积累和影像技术的完善，其他严重并发症（例如心脏穿孔/压塞）的发生率亦较以前有所下降。然而，作为一项对术者的操作水平和综合能力均要求较高的治疗技术，房颤导管消融治疗的并发症的危险相对于其他心动过速的射频消融治疗仍然要高，而且其中有些并发症一旦发生将极其凶险。熟悉房颤导管消融治疗重要或特有并发症的产生原因、预防和处理仍极端重要，以下分别对其进行介绍。

1. 急性心脏穿孔/压塞

1）导致急性心脏穿孔/压塞的常见原因

（1）房间隔穿刺：可导致右心房、冠状静脉窦、主动脉根部和左心房等部位穿孔。一次没有穿过房间隔，回撤并向上腔静脉方向推送穿刺针时穿破右心房；穿刺针经右房后壁或顶部穿入心包；穿刺针进入左心房，但是鞘管通过房间隔困难，过分用力会因惯性作用进针太深而穿破左心房等均会导致穿孔。避免穿破右心房的主要方法包括：撤出穿刺针并通过导丝将房间隔穿刺鞘送至上腔静脉，然后重新穿刺；不用导丝，但是向右房上部推送时要保证穿刺针回撤至房间隔穿刺鞘内、鞘管头端指向患者胸骨方向、上送鞘管过程左右旋转鞘管并同时注射造影剂以确保头端上送过程中游离。避免穿破左心房的方法是：更换穿刺点至真正卵圆窝，此处阻力小，但是少数情况下间隔较厚，各处阻力均较大，主要见于有风湿性心脏病患者；保证穿刺针与鞘管之间匹配好；鞘管通过房间隔时对导管要有足够的控制力，以免鞘管突然通过房间隔后大幅度快速前进。

（2）左心房内操作导管致左心耳穿孔：主要发生于对左肺静脉进行标测和消融时，如导管进入左心耳头端固定后仍继续推送导管可导致穿孔。其原因包括左肺静脉的开口与左心耳的入口解剖位置毗邻；肺静脉数目的异常，最常见的是 3 根或 5 根肺静脉，这种异常所占的比例尚不清楚。

（3）放电过程中发生爆裂伤导致心脏穿孔：主要发生于使用冷盐水灌注射频消融导管进行二尖瓣环峡

部消融和在冠状静脉窦内放电时。因此,在使用冷盐水射频消融导管进行消融时应格外注意功率勿过高,时间勿太长。

2)急性心脏压塞。保持对心脏穿孔并发症的警惕性、重视急性心脏压塞的临床特征及迅速进行针对性的鉴别诊断是房颤导管消融术中迅速诊断急性心脏压塞不可或缺的三要素。房颤导管消融术中应对上述具有潜在心脏穿孔风险的操作了然于胸,并在实施这些操作时保持高度警惕,一旦出现异常导管走行或非常规操作应与患者作适当交流(非深镇静患者),并密切观察其反应、脉搏、血压、心率及心影的搏动情况,以免贻误诊断。一旦确诊急性心脏压塞,抢救即应争分夺秒地进行,但在未有明确证据时尽量避免试探性心包穿刺。抢救措施包括内科经皮穿刺引流及外科开胸手术两种。

2. 血栓栓塞并发症 血栓栓塞并发症是房颤导管消融治疗严重的并发症之一,目前文献报道的绝大多数都是脑卒中。虽然文献报道的房颤消融术的脑卒中发生率在0~2.5%之间,但多数在1%以下。导致脑卒中的原因可以是血栓脱落、气体栓塞、消融所致的焦痂脱落等。房颤所致的脑卒中轻者可以表现为一过性脑缺血,重者可遗留不可恢复的神经功能损伤,甚至致命,因而应强调积极的预防,特别是在以下操作环节。

(1)术前食管超声心动图检查:对于阵发性房颤患者。应该在术前24h内行食管超声心动图检查。

(2)房间隔穿刺和肺静脉造影:鞘管操作较多,应避免气体通过穿间隔鞘管进入左房或者血液在房间隔鞘管内凝固成血栓。主要预防措施包括:①经鞘管注射造影剂或者插入导管前一定充分回吸鞘管内的血液,推注造影剂前应确保注射器内气体不进入左房;②术中通过微量泵使用肝素盐水,以恒速10~20mL/h冲洗左房鞘管;③穿间隔成功后及时进行肝素抗凝,防止鞘管周围形成血栓。

(3)术中持续抗凝:关于房颤导管消融术中持续抗凝的强度目前并无统一标准。目前多数电生理中心仍是根据血液凝固时间来调整普通肝素的用量,血液凝固时间一般控制在250~300s之间。然而,近期Marchlinski实验室和Natale实验室的研究对这一抗凝强度的可靠性提出了质疑。他们发现左心房内血栓形成最强烈的危险因素是术前超声发现患者存在左心自发性回声,强化抗凝能够显著减少房颤消融术中左心房血栓的形成,强化抗凝后并未增加出血的风险。

(4)消融过程:普通温控导管进行左心房内消融会显著增加焦痂形成的概率,因此盐水灌注导管和顶端电极为8mm的消融导管是目前在绝大多数电生理中心最常被用于房颤导管消融治疗的两类导管。至今尚未见对开放式盐水灌注导管、封闭循环式盐水灌注导管或者8mm消融导管进行左心房消融时焦痂形成的情况进行比较的研究报道。

3. 肺静脉狭窄 导管消融导致肺静脉狭窄的发生率是1%~42%。发生率差别较大的原因是消融技术、消融能量、评价方法、术者的经验不同。导管消融所致的肺静脉狭窄并无特异性的症状与体征。最常见的症状为呼吸困难,症状轻者仅在劳力时出现,症状重者在静息时亦可出现,大多呈进行性加重;其次是咳嗽,通常呈持续性;其他还包括胸痛、血痰、低热、反复发作且抗生素治疗无效的肺部感染等。确诊须依赖磁共振或多排CT的肺静脉和左心房造影。治疗肺静脉狭窄应遵循的原则是:①无症状的肺静脉狭窄除持续抗凝预防肺静脉血栓形成外无针对性治疗;②症状性肺静脉狭窄药物治疗无效,通常须要进行介入治疗以缓解狭窄;③现阶段症状性肺静脉狭窄的介入治疗虽有非常好的即刻效果,但术后再狭窄的发生率却很高,高达50%以上,而且有的患者即使经过多次介入治疗仍难获满意疗效。普通的金属支架对于获得性肺静脉狭窄较单纯球囊扩张并无优势。

现阶段房颤肺静脉消融术中应采取以下措施以减少肺静脉狭窄的发生:①消融的靶点应在肺静脉的正开口部位;②细致解读肺静脉环状标测电极标测结果,尽可能做到少放电;③试用其他消融能量,如超声、冷冻等,采用射频能量时消融温度勿超过50℃。

4. 术后房速 随着环肺静脉前庭消融术开展的日益广泛,房颤导管消融后左心房房速越来越多,好发时间为消融后数日到数周内。

5. 左心房-食管瘘 主要见于左心房线性消融术。左心房-食管瘘是房颤导管消融最严重的并发症(见图31-11),多于术后发现,表现为败血症等全身感染的表现,而且一旦出现绝大多数致命。预防左心房-食管瘘目前尚无成熟的经验。多数学者认为,左心房-食管瘘的发生可能主要与左心房后壁消融的放电损伤过重和消融部位不当有关。综合会议交流的经验,在左心房后壁进行盐水灌注消融时,建议功率<

35W，而两侧肺静脉环形消融线之间的连线消融损伤应尽可能避免食管的走行部位，应尽可能位于左心房顶部，而不是左心房后壁。

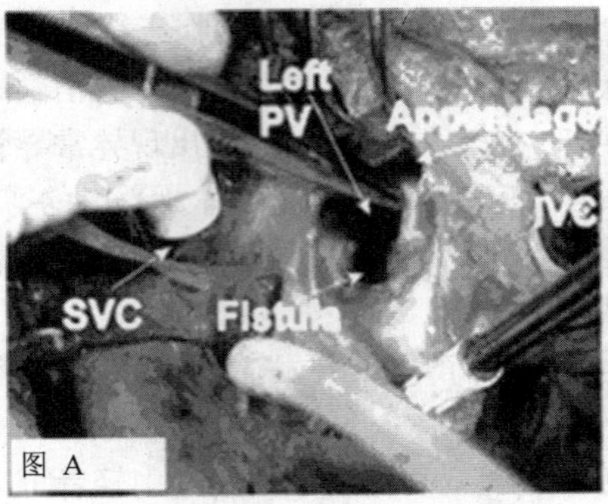

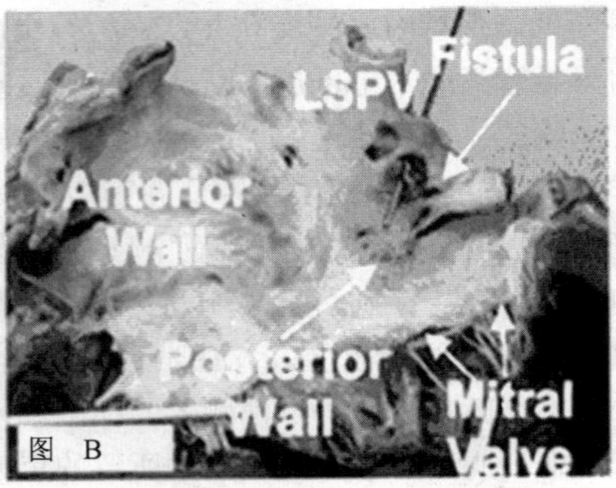

图 31-11 左心房－食管瘘病理解剖图

左图，手术过程中拍摄；右图，固定后病理学标本。IVC，下腔静脉；SVC，上腔静脉；Left PV，左肺静脉；LSPV，左上肺静脉；Anterior wall，前壁；Posterior wall，后壁；Mitral valve，二尖瓣；Appendage，心耳（引自 Circulation，2004；109；2 724～2 726）

6. 其他并发症

（1）膈神经麻痹。主要见于右上肺静脉消融部位过深时。放电前行高电压起搏，通过观察膈肌刺激征确定膈神经的走行部位有助于减少该并发症。

（2）血管穿刺并发症。包括腹股沟区血肿、股动－静脉瘘及锁骨下区血肿，前两者在其他心脏介入操作时亦可发生，而后者则多见于房颤导管消融术中。原因多与术中误穿锁骨下动脉，加之手术时间长，抗凝强度大等因素有关，少部分患者术后前几日可出现锁骨下静脉血肿，严重者甚至需要输血。尽可能避免穿刺锁骨下动脉是避免该并发症的唯一途径。

二、房颤的电复律

维持窦性心律有消除症状、改善血流动力、减少血栓栓塞性事件和消除或减轻心房电重构等益处。目前有药物和电击可以实现复律。通常对初发 48h 内的房颤应用药物复律，如时间较长则采用电复律。电复律根据作用部位分为体外电复律和心内电复律。

（一）体外电复律

1. 适应证 持续性房颤伴血流动力学恶化且药物复律无效，包括急性房颤伴快速心室反应，有急性心肌梗死的心电图证据或症状性低血压、心绞痛、心衰者；房室旁路前传并有血流动力学恶化的房颤一线治疗，择期转复持续性房颤；无明显血流动力学障碍，无须紧急复律，但复律后可望维持窦律，改善心功能，缓解症状。

2. 禁忌证

（1）洋地黄中毒或低钾血症，电复律易致室颤。

（2）伴有高度或Ⅲ°房室阻滞及病窦综合征者。

（3）有外周动脉栓塞史或怀疑心房内血栓者。

（4）估计电复律后难以维持窦律或不能耐受抗心律失常药物者。

（5）风湿性心脏瓣膜病伴风湿活动或亚急性细菌性心内膜炎者及中毒性心肌炎急性期者。

3. 操作方法与注意事项 恢复房颤患者的窦性心律，一般选用同步直流电转复。同步直流电转复一般用单相直流电体外除颤器，通常体外房颤复律的功率可选用逐渐增高的方式，从第一次的 200J 到第二次的 300J，也有人主张，一次性给予 360J 的除颤，多数患者可以一次性转复窦性心律，以避免多次转复及减少诱发室颤的机会。注意除颤时电极板一定要与胸壁紧密接触。所有择期性同步直流电复律均在短暂全身麻醉下进行。对于危及生命的不稳定性房颤，可以只在镇静药作用下除颤。一般行同步直流电转复转复房颤的标准是房颤不超过 3 个月，对于年轻的患者，若房颤持续时间为 3～6 个月，仍可试行转复。对血流动力学状态不稳定的患者,如有低血压、左室衰竭、心源性休克、持续性心绞痛或心室率 >200 次/分者,应立即给予同步直流电转复。

双相除颤器的出现是房颤治疗上的一个重要进展,根据相关报道双相除颤比传统的单相除颤更有效,所需能量小,呼气末、前后位比前侧位更有效。它可以提高电击除颤的成功率。双相除颤器外观与传统的单相除颤器相似,最大输出功率为 200J。双相除颤器在放电过程中,其极性可自动逆转,因此谓之"双相"。越来越多的资料表明对治疗室颤也有效,因此肯定会得到越来越广泛的应用。

4. 影响预后的因素 同步直流电转复成功与否决定于很多因素,如房颤持续时间(房颤越久,转复可能性越小)、左室功能、左房扩张程度以及电解质平衡状态。文献报道即时成功率为 65% ~90%。

(二)心内直流电复律

置两个大面积电极于右心房和冠状静脉窦,以右心房为负极,冠状静脉窦为正极,也可以置正电极于左肺动脉,以替代冠状静脉窦。采用双相脉冲和发放低能量电击脉冲,注意必须与 R 波准确同步。据报道,复律的成功率可达 70% ~80%。心内直流电复律的益处是可以尽早将房颤转复为窦律,可防止房颤发作历时长所伴随的电重构使房颤不易终止,缺点是尽管采用低能量电转复,但复律时患者仍有一定的痛苦,使大部分患者难以接受。

(三)植入性心房除颤器

20 世纪 90 年代初研制的植入性心房除颤器的原理与植入性心室除颤器相同,电极经静脉安置于右房和冠状静脉窦内,与植入在锁骨下区皮下的除颤器相连。设计目的迅速终止房颤,缩短房颤持续时间,恢复窦性心律,减少患者不适。除颤能量可事先设定,一般在 0.1 ~10J 之间,通常除颤能量应低于 6J(见图 31-12)。多数患者主诉,放电能量 >2J 时可引起明显不适。患者对植入性心房除颤器的耐受性很差,而且还需要长期接受抗凝治疗,费用昂贵,不能预防复发,因而中华医学会心电生理和起搏分会 2006 年发布的《心房颤动:目前的认识和治疗建议》指出,植入性心房除颤器不能作为常规使用,但对于一些顽固性房颤,这是除药物治疗外的又一项选择。

三、房颤的起搏治疗

抗心律失常药物治疗房颤的不佳疗效,决定了非药物治疗的重要性。近年来采用心脏起搏预防房颤的发生或复发备受瞩目。目前已结束或进行中的临床研究多证实起搏治疗对房颤颇有预防和治疗作用,可减少抗心律失常药物的使用剂量和种类,降低栓塞、脑血管事件和心力衰竭的发生率,提高患者的生活质量。近年来起搏器新功能的开发和新技术的运用,使起搏成为治疗和预防房颤的重要、有效的方法。但起搏治疗作为一项新技术,还存在许多亟待解决的问题,其远期疗效也须积累大量的临床资料以证实。

(一)起搏预防房颤的机制

心房起搏预防房颤主要针对房颤发生机制的各个环节,包括抑制房性期前收缩,缩短房性期前收缩引起的房内缓慢传导时间,缩短房内传导时间,逆转异常的心房不应期,较快频率的心房起搏可降低心房节律的周长变异,心房起搏改变心房除复极顺序,双房或右房多位点起搏可提高心房收缩力,促进心房排空,较快频率起搏能够加强这种良性血流动力学作用,降低心房压力,减少折返子波存在的空间,预防房颤发生。

(二)房颤患者起搏治疗的适应证

目前临床上对房颤患者选择永久心脏起搏器治疗的主要适应证为:

(1)病态窦房结综合征伴阵发性房颤,即患者首先符合病窦中的缓慢性心律失常的诊断标准,在此基础上出现房颤等快速性心律失常,即通常所说的慢 - 快综合征;

(2)阵发性房颤,当房颤终止后出现严重的窦性停搏、窦缓或窦房阻滞,即所谓的快 - 慢综合征,症状性的窦性停搏时间多大于 3s;

(3)顽固性阵发性房颤的发作间歇期或持续性房颤复律后,须要应用胺碘酮或索他洛尔等抗心律失常药物维持窦性心律,但在治疗过程中出现药物所致的缓慢性心律失常伴明显症状;

(4)慢性房颤伴间歇性或持续性的慢心室率(长 R-R 间期),其原因即可以是原发性的房室结功能障碍,

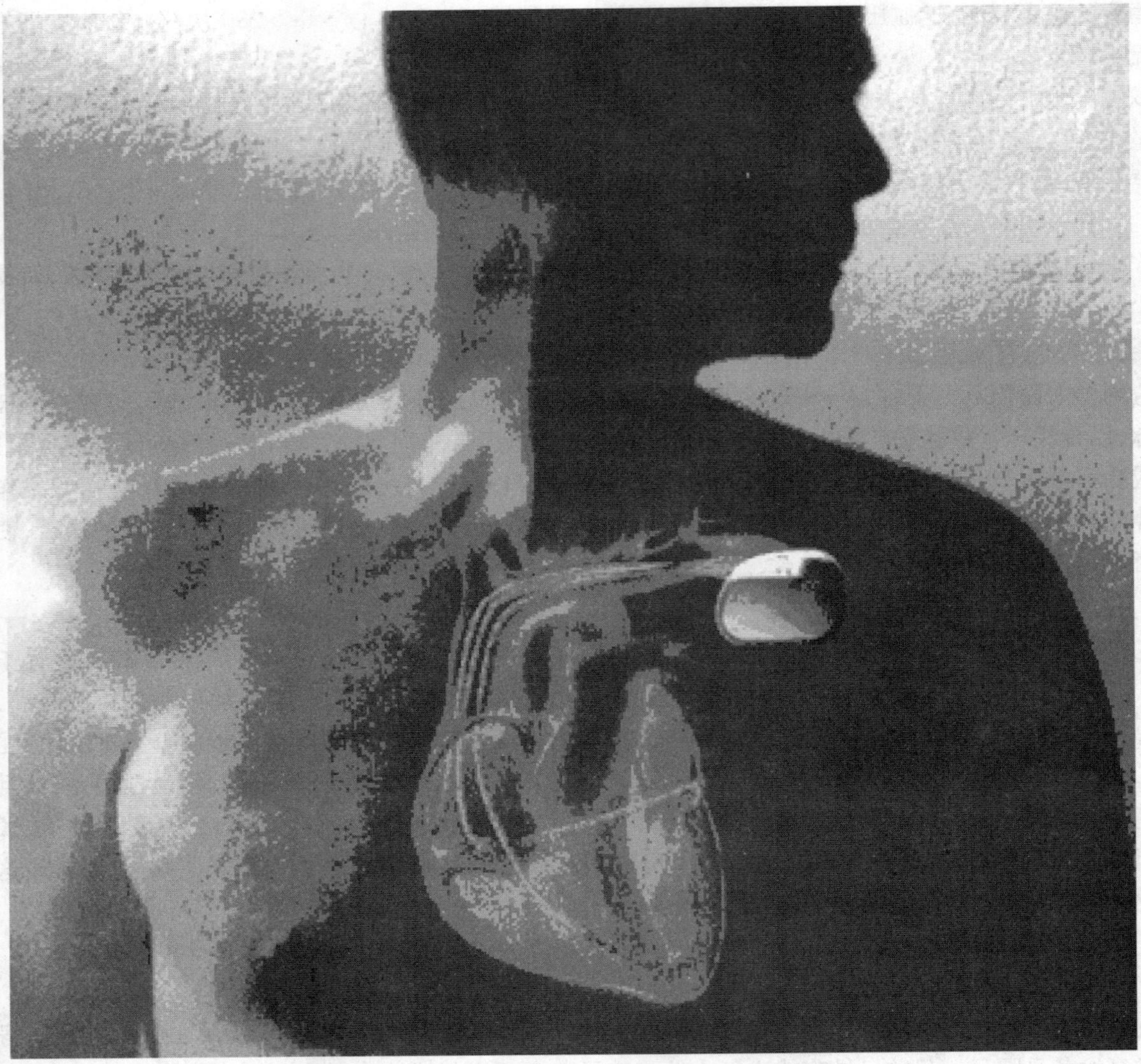

图 31-12 植入性心房除颤器电极安放模式图

电极经静脉安置于右房和冠状静脉窦,右室电极的作用是除颤时同步感知和除颤后起搏(引自 Euro Heart J,2003,24:2 083~2 089)

也可以是房颤导致的房室结隐匿传导,患者有慢心室率所引起的乏力、胸闷或气短等症状;

(5)慢性房颤伴心功能不全患者须要应用对房室结有抑制作用的药物(如 β-受体阻滞剂、洋地黄类药物)治疗,而在服药过程中由于慢心室率使心衰加重者;

(6)迷走神经性房颤;

(7)房室结消融术后;

(8)围手术期房颤。

在以上的各种适应证中,在前三种情况下由于主导心律仍然为窦性心律,因而多选择以心房为基础的双腔起搏治疗。(4)、(5)两种情况由于有慢性房颤,仅选择单心室起搏。尽管对于以上这些起搏治疗适应证宽严标准的理解因人而略有不同,但是长期以来无人对这些适应证的正误提出任何异议。

(三)不同部位起搏对房颤的预防

1. 心房单位点起搏 可选择右侧房间隔、Bachmann 束、界嵴、冠状窦开口等特殊位点起搏预防房颤。房内传导缓慢或阻滞最常发生的部位是房间隔,起搏可以减少整个心房除极复极的离散程度,达到双房同步。Bachmann 束是左右房电传导通道之一,在房颤中参与房间隔折返环的组成。此处起搏能显著缩短 P 波时限,较右房其他部位可较好地预防房颤的发生。但目前相关研究规模均较小,随访时间也较短,故特殊部位起搏的长期作用还须进一步研究以证实。

2. 心房多部位起搏 多部位心房起搏包括右房多部位起搏和双房同步起搏。旨在通过起搏器调整心脏除极路径，恢复心房或心室的电机械同步，以获得良好的抗心律失常和血流动力学效果。

双部位心房起搏是将一电极置右心耳，另一电极置低位房间隔、界嵴或冠状窦口同时起搏，消除这些部位的传导缓慢，缩短房内传导时间（见图 31-13）。DAPP 房颤研究（dual site atrial pacing forthe prevention of atrial fibrillation）结果显示，对于心动过缓伴阵发性房颤患者，右房双位点起搏结合Ⅰ/Ⅲ类抗心律失常药物可安全有效地预防房颤发生且患者耐受性最好。Leclercq 认为对于 P 波≥120ms 的患者，双位点较单点起搏能更好地预防房颤；而在 P 波正常者，两者作用差异无显著性。有关病窦综合征患者行双位点心房起搏临床益处的前瞻性研究正在进行中。

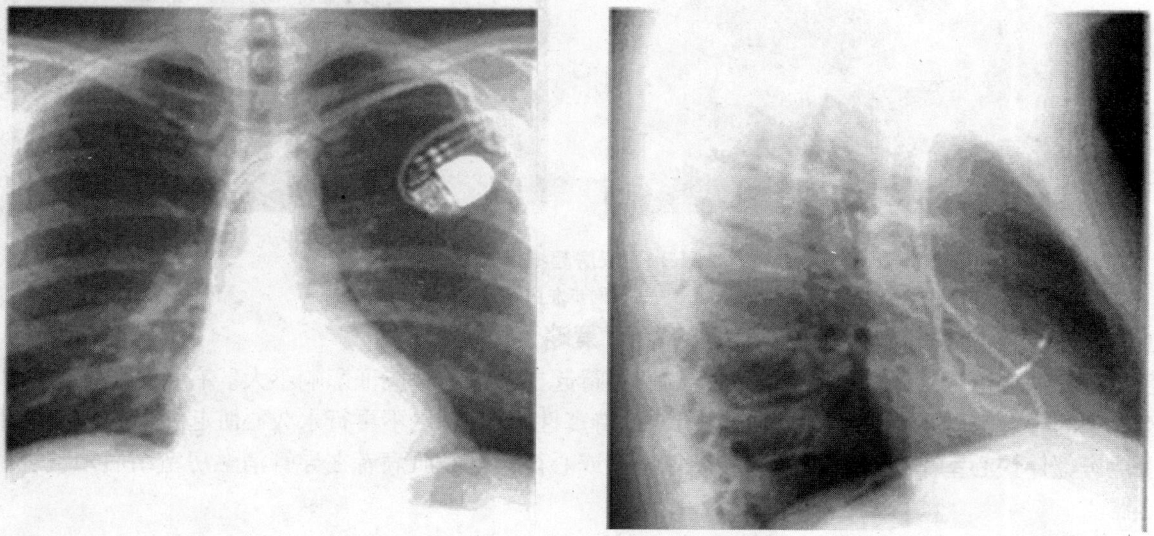

图 31-13 双位点心房起搏示意图

一电极置右心耳，另一电极置低位房间隔、界嵴或冠状窦口

双房同步起搏是在右房起搏基础上，将另一特殊电极置于冠状静脉窦内进行同步左房起搏（见图 31-14）。Mirza 的研究表明，为预防房颤，电极的最佳放置位点是高位右房和冠状窦远端。Daubert 最早为病态窦房结伴房内阻滞者行双房同步起搏以控制房性快速性心律失常，疗效显著。1997 年 Prakash 报道单部位右房起搏房颤复发率是双房同步起搏的 3 倍。有学者将双房起搏运用于冠脉搭桥术后患者，发现与左、右房起搏或不起搏组相比可显著减少房颤的发生，减少术后并发症和住院天数。但 SYNBIAPACE 研究（biatrial synchronous pacing for atrial arrhythmia prevention）的结果显示 3 组差异无显著性。对于这些差异，有学者分析了各研究人选患者的心电图后认为：双房起搏对高度房内阻滞者方有较好的预防房颤作用。

目前资料多显示多位点心房起搏较单位点预防房颤短期效果好，但长期疗效有待进一步观察。多位点起搏存在着起搏阈值易升高、感知障碍、移位率高等问题，增加了手术的复杂性和医疗费用。

3. 起搏模式的选择 可根据房颤负荷选择起搏方式。

（1）病态窦房结综合征伴或不伴偶发房颤：心房起搏可减少阵发性房颤发作，延缓发展为慢性房颤，但选择单/双位点起搏仍无定论，房间隔或 Bachmann 束起搏可在单电极时获得较好的预防作用。如植入双腔起搏器，AV 间期须设置较长以鼓励自身心室活动。

（2）有较多房颤发作：此类患者常规右房起搏对预防房颤无效，而多位点起搏联合运用抗心律失常药物是预防房颤的最佳方法。

（3）药物无效的房颤：现有资料支持多位点心房起搏、心房消融术及抗心律失常药物联合治疗，可使 80% 的慢性房颤患者维持窦律。

电生理研究有助于判别房颤的发生机制和触发特性以选择最佳的起搏模式和位点：心动过缓介导的阵发性房颤适合单纯超速起搏；期前收缩或心动过速诱发的阵发性房颤适合超速 + 抑制期前收缩/抗心动过速起搏；阵发性房颤伴心动过缓适合右房多位点或 Bachmann 束起搏，但其长期效果有待评价；阵发性房颤有房间阻滞表现和较多房性期前收缩患者适宜双心房或右心房双部位起搏。

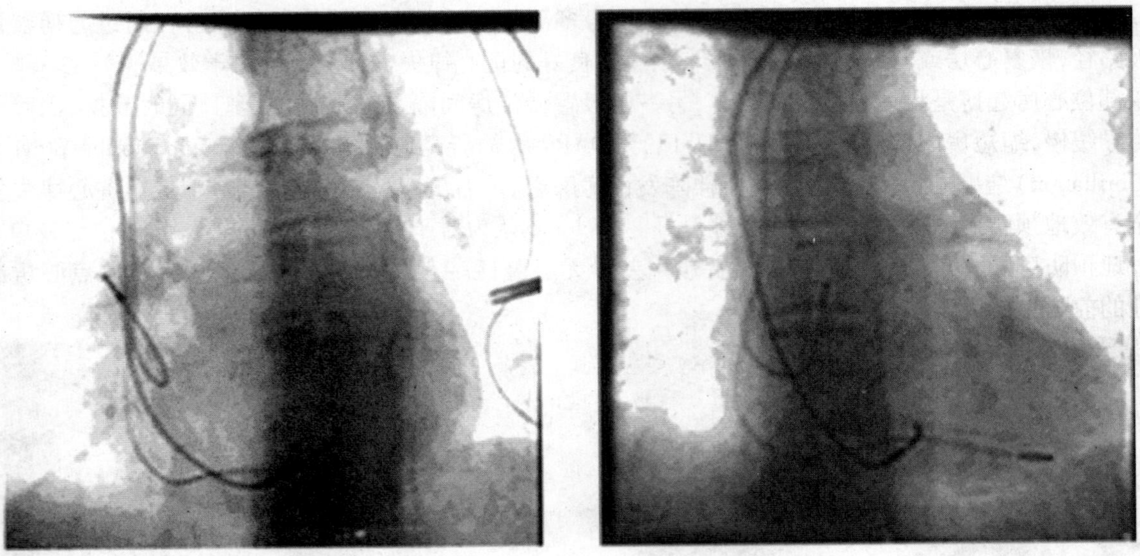

图 31-14　双房起搏示 X 线图

一电极置右房,另一特殊电极置于冠状静脉窦内进行同步左房起搏

(四)关于慢性房颤永久心脏起搏的治疗策略建议

目前导管消融治疗对于这些缓慢心室率的房颤行起搏治疗的适应证影响不大。有条件的中心可以先尝试慢性房颤的导管消融治疗,如果可以长时间地维持窦性心律,可以不再行永久心脏起搏器植入。对于顽固性的慢性房颤伴快心室率,药物控制无效,导致心衰或心律失常心肌病者在导管消融房室结后须常规植入心室起搏器。

(五)射频术加永久性起搏器控制心室率

此法为非药物性治疗房颤的方法之一。采用射频术完全消融房室结患者植入永久性起搏器(见图 31-15),心房正常收缩功能丧失,患者须要接受长期抗凝治疗。术后患者症状改善,生活质量提高,活动能力增强,左室功能改善,再住院次数大大减少。

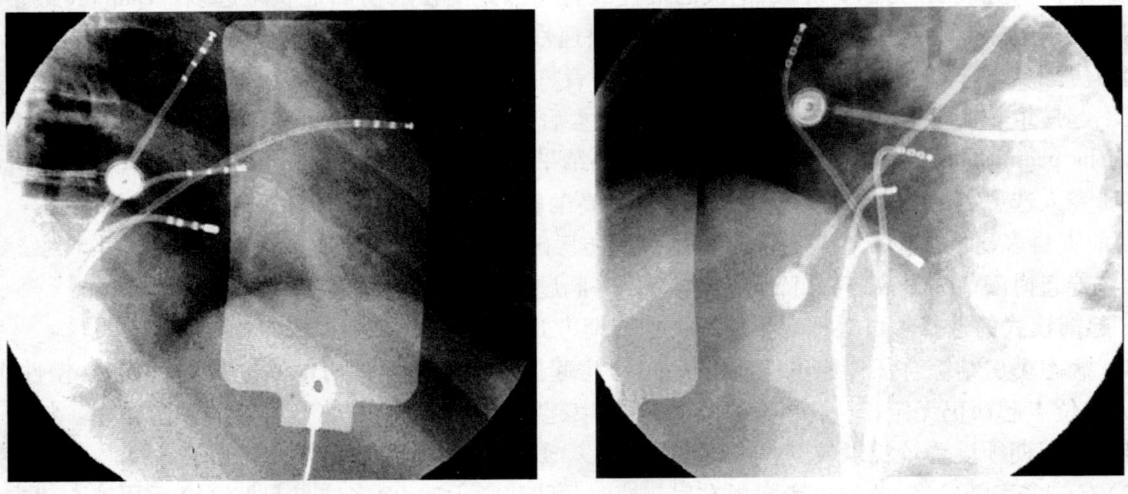

图 31-15　射频术完全消融房室结 X 线图

四、房颤的外科手术治疗

为根治房颤,1980 年 Williams 等提出了左房隔离术(isolation procedure),1985 年 Guiraudon 提出了治疗房颤的走廊术(corridor procedure),但直至 1989 年 Cox 等报道了心房电迷宫手术(maze procedure),才使房颤达到了较理想的根治效果,即:①永久消除房颤;②保留房室同步激动;③保留心房的传输功能。Cox“迷宫”(见图 31-16)及其许多改良手术证明房颤能够通过外科手术根除。其主要原则包括肺静脉口周围分离、

缩小心房及通过心房多处复杂的切、缝，阻断心内冲动折返等。1991 年 Cox 报道了“迷宫”Ⅲ型手术治疗房颤，成功率高达 90% 左右，结果令人鼓舞，已经成为外科治疗房颤的金标准。但经典的 Cox“迷宫”手术比较复杂且对心房的损伤严重，因而，限制了 Cox“迷宫”手术在合并房颤的心外科手术病例中的使用。

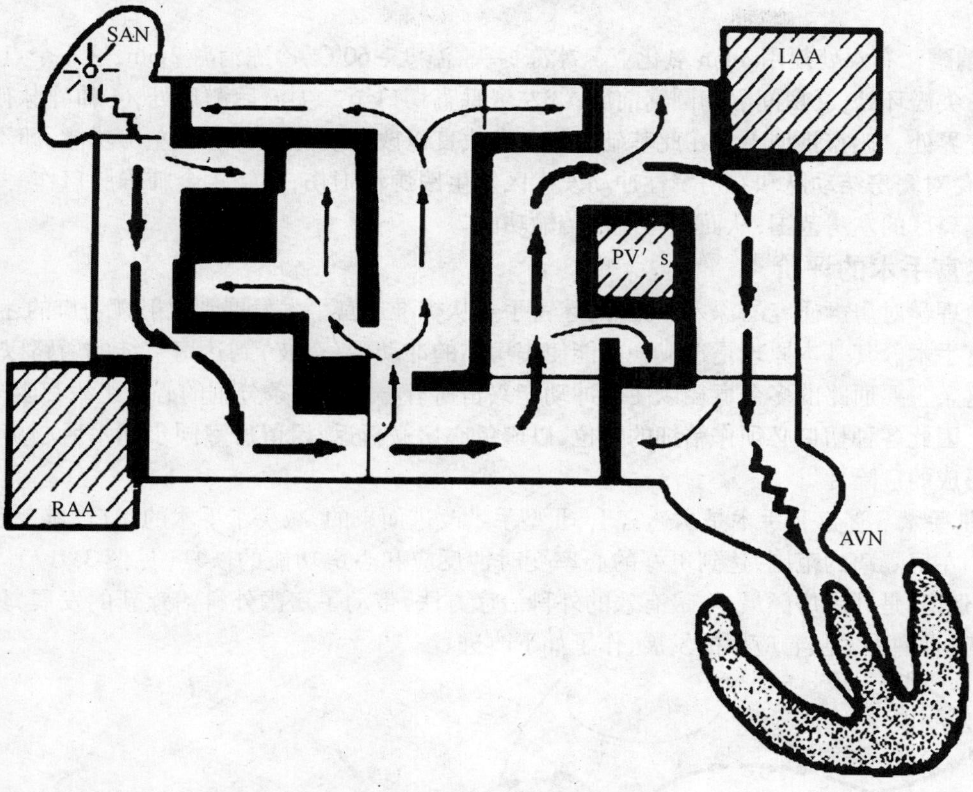

图 31-16　迷宫手术概略图

从窦房结到房室结只有一个传导方向。SAN，窦房结；RAA，右心耳；LAA，左心耳；PVs，肺静脉 AVN，房室结

(一)迷宫手术的理论基础

1991 年 Cox 等研究发现，房颤是多个折返环围绕解剖障碍区或功能性阻滞区，由单一折返环蜕变成多个子波所形成，由此 Cox 得出多个持续的大折返环是房颤电生理基础的结论。尽管 Cox 的房颤心外膜标测系统限制了对房颤发生机制的认识，但标测中还是发现折返环的激动方式和定位变化多端、转瞬即逝，无法根据标测的结果指导手术。由此提出防止折返形成的唯一有效方法就是切口之间的距离必须短于大折返的波长，使其不能在切口之间的间隙区形成折返；此外还应保留窦性冲动和心房同步传输功能，这样才能消除血栓栓塞的危险。

(二)外科技术

迷宫手术的适应证包括：持续性或阵发性房颤经药物治疗无效；有阵发或慢性房颤并有除外其他原因的血栓栓塞；房颤合并其他心脏病需手术矫治。禁忌证是合并除房颤以外的复杂心律失常的心肌病患者；左房明显扩大心功能Ⅲ级以上合并肝肾功能损害；病态窦房结综合征、三度房室阻滞及传导系统退行性变。

手术的基本步骤如下。

1. 右房切口　心肺转流开始后阻断上、下腔静脉，切除右心耳，沿切口的中点纵行切开右房游离壁，由上腔静脉达下腔静脉，在切口对侧远离上腔静脉开口作一横切口至房间隔顶部直达卵圆窝前唇。从原切除的右心耳根部垂直向上腔静脉前壁切口，以避免窦房结的冲动向右房顶部传导。然后从下腔静脉后壁下方作右房后游离壁右房后切口，并向下延伸经右房侧壁和弯曲向下腔静脉插管的前方，经冠状窦口后方到三尖瓣环。

2. 左房和房间隔切开　切除左心耳，在左房顶部作横切口跨房间隔向右与右房横切口相连，向左经左房顶部延伸到左心耳。房间隔切口经卵圆窝上支，卵圆窝至 Todaro 韧带。

3. **隔离肺静脉** 经房间沟作左房切口,向下延伸至下腔静脉后左房,直至左房后下壁。在肺静脉和二尖瓣之间作左房后下壁切开,切口绕过左肺下静脉下缘,经左肺静脉和左心耳开口间的左房后壁向上延伸,直到原来左房上部横切口。在肺静脉孤立后在左右下肺静脉之间中点的横切口处作垂直切口至二尖瓣后瓣环。

4. **冷冻消融** 有4处须用3mm氧化亚氮冰冻探头,温度-60℃,冷冻消融2min,这4个点分别是:①右房后切口至三尖瓣环处;②房间隔卵圆窝前唇;③左房垂直切口至二尖瓣后瓣环处;④肺静脉孤立环切口至左心耳切口交界处。迷宫Ⅲ型手术在此基础上作2点改良以改善窦房结功能和左房功能,即不做右房顶部切口,这可避免对窦房结动脉和右房窦性冲动发生区发生医源性损伤;环绕4个肺静脉口作一杯状切口,以尽可能缩小隔离区的左房范围,从而保持左房传输功能。

(三)迷宫手术的评价

随着电生理学对房颤研究的深入,房颤的迷宫手术从标准迷宫手术发展到放射性切口的迷宫手术,以及左或右侧迷宫手术。其基本原理是造成一条能使窦房结的冲动(兴奋波)到达房室结的通路以驱动心室,还必须提供给这条主要通路的多个盲径以使电冲动能兴奋所有心肌。每条分割的心肌组织都阻断可能发生的潜在折返环。因此各种切口必须作精细的定位,以避免心房微折返,保留房室同步和术后心房传输功能,同时消除血栓形成的危险性。

1. **迷宫Ⅲ手术** 迷宫Ⅲ手术是从迷宫Ⅰ、Ⅱ型手术改进而来的,减少了手术的切口,避免了窦房结动脉的损伤和缩小左房隔离的范围,达到更好的心率变时性反应和心房功能的恢复(见图31-17)。标准迷宫手术,包括迷宫Ⅲ型,是开展房颤最早、最有效的外科治疗方法,带动了房颤外科治疗新的发展,具有里程碑性质。Cox"迷宫"Ⅲ型手术随着应用的发展,作了如下改进。

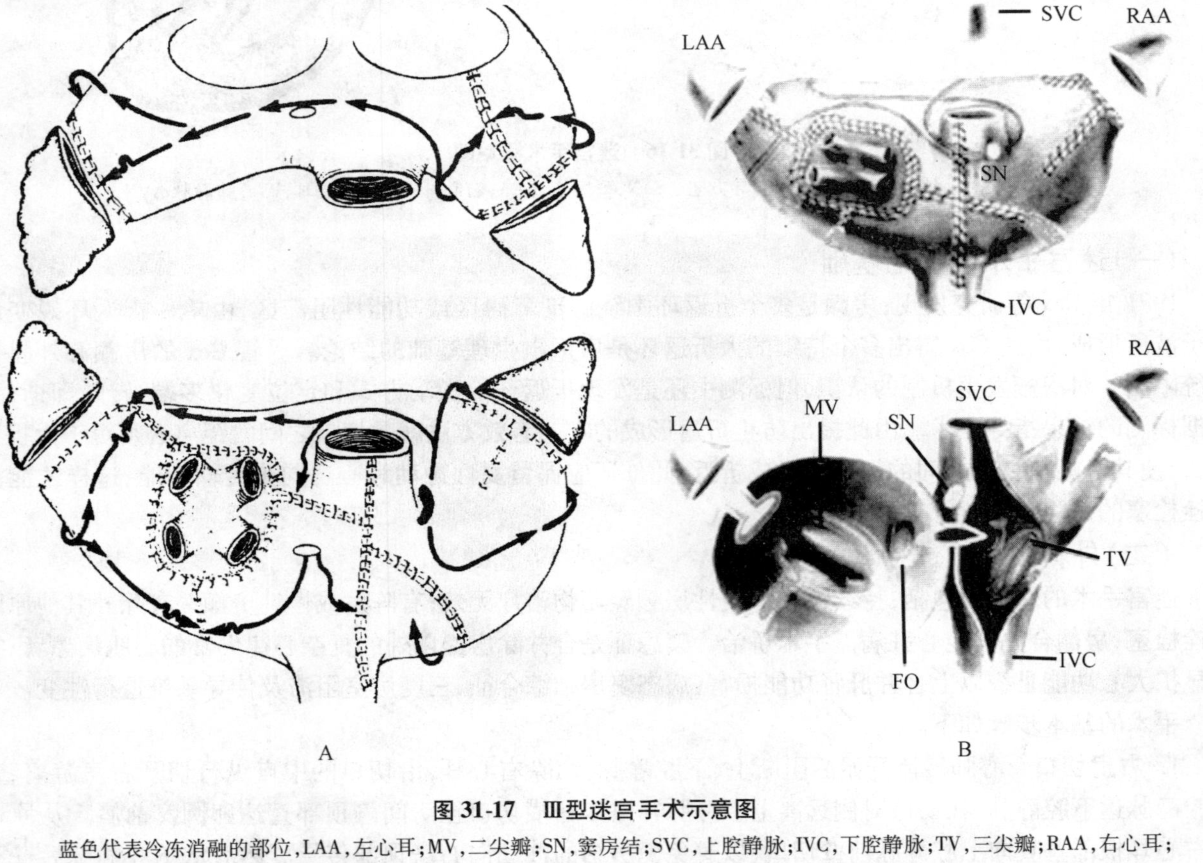

图31-17 Ⅲ型迷宫手术示意图

蓝色代表冷冻消融的部位,LAA,左心耳;MV,二尖瓣;SN,窦房结;SVC,上腔静脉;IVC,下腔静脉;TV,三尖瓣;RAA,右心耳;FO,卵圆孔。B图中二、三尖瓣环峡部采用冷冻消融(引自 Thorac Cardiovasc Surg,1995,110:485~495)

(1)改进阻断心房折返的切线,简化外科手术。为了达到一个更为生理化的心房收缩功能,外侧径路技术或保留双侧心耳的方法得到发展。且比Cox Ⅲ型手术并发症率低;这些手术安全,总的手术时间仅增加几分钟。由于房颤大多数异位起搏于肺静脉,因而仅作肺静脉开口周围的分离,如肺静脉内进行射频或微波消融，均能取得70%左右的成功率，减少了术后并发症，特别是保留了心房的功能。

(2)应用不同的消融能量，缩短手术时间，减少并发症。除标准的外科"切、缝"方法外，多种消融能源引入外科治疗房颤领域，包括冷冻、激光、单极/双极射频消融及微波等，可经心内或心外途径消融，达到微创手术的目的。上世纪90年代早期，射频因能够产生跨房壁的消融线，用于治疗房颤，与Cox"迷宫"手术相比，手术相对简单，损伤小，20世纪90年代晚期即有初步结果报道。

2. 左侧迷宫手术 1995年Harada和Sueda分别在慢性房颤合并单纯二尖瓣病人术中应用两心房心外膜电生理标测，发现左心耳和(或)左肺静脉口处有规则的反复激动，从而认为左心房是此类病人房颤的来源，提出并施行左侧迷宫手术。其手术方法仅作迷宫Ⅲ型手术的左心房部分。左侧迷宫术开创了应用心外膜电生理标测指导下进行迷宫手术的先河，为发展各种消融术奠定实践基础，但其效果不如迷宫Ⅲ型手术。

3. 右侧迷宫手术 1996年Rodefeld和Gaudhi经动物实验证实缝合界嵴可诱发折返性心房扑动和颤动。继而Theodoro和Danielson对继发孔房缺和Ebstein心脏畸形合并房颤者施行心内修复时加用右侧迷宫手术，右心增大者则作部分右心房切除。

4. 放射性切口迷宫手术 1999年Nitta等根据左心房激动顺序和冠状动脉分布而设计出放射性切口迷宫手术，希望达到较迷宫型手术更加符合心房激动顺序以维护左心房功能。手术方法如迷宫型右心房切口和缝合，但不切除右心耳，房间隔作一向上切口。左心房部分不用环绕肺静脉口的左心房隔离术，而在每个肺静脉口周围冷冻，切除左心耳，两肺上静脉上方作一横切口至右心耳切口，两肺下静脉下方作一横切口至前外交界处二尖瓣环。放射迷宫术仅在少数单位开展，随访时间较短，长期效果有待观察，但放射性切口迷宫手术不切除右心耳，左心房无隔离区，术后保持左右心房功能较迷宫型手术好。

迷宫Ⅲ型手术、放射性切口迷宫手术、左侧和右侧手术均须切开和缝合，均具有手术复杂、手术时间长、术后并发症多，特别是术后出血和病窦发生率高的缺点，仅应用于少数医疗中心，难以推广。

(四)改良迷宫手术及其评价

Cox Ⅲ型"迷宫"手术尽管其治疗房颤的成功率高，但手术过程复杂，对心房功能损伤大，限制其在临床上进一步使用。近6年来，许多国内外心脏外科医师弃用切开/缝合方法，简化迷宫手术，应用冷冻、射频和微波射频消融术进行迷宫手术的改良。微波还可以经心内膜或心外膜途径进行消融，不需要与心肌紧密接触，微波不会引起心内膜炭化，降低了消融术后心内膜损伤及血栓形成的风险；组织穿透力好，无血栓形成的副作用。目前报道成功率为80%左右。

1. 冷冻消融术 冷冻消融术应用液氮或二氧化碳气体经探头作用于心房肌，温度-60°，时间2~3min。组织损伤开始24h冰结/溶解，48h后炎症/出血和12周组织纤维化和瘢痕，阻止电传导。其优点为基本保持组织结构，产生肌细胞均匀的损伤，而胶原纤维不受影响，消融部位的组织框架保持完整，形成瘢痕后不会破裂，消融部位的内膜也不受损伤，血栓形成极少。缺点是有时冷冻损伤不能透过整个肌层，组织解冻后会造成复发。

2. 射频消融术 射频消融是应用分子振动产生热能，探头接触心房壁部位的温度为50~60°，时间90~120s。组织反应为局部心肌凝固，细胞和胶原纤维破坏产生不可逆损伤，数周后形成瘢痕，其缺点探头接触心房部位不能保证均能透壁，还有穿孔的危险。射频消融术路线较多，一为眼镜形路线，环绕两侧肺上下静脉各作一椭圆形圈，由其中一圈路线连接到二尖瓣环；二为马蹄形路线，连接左下肺静脉-右肺上静脉-右肺下静脉并连接到二尖瓣环；三为左和右心房路线，经心外膜或心内膜射频消融，左侧为眼镜形路线，右侧为右心房外侧纵行和峡部路线。针对瓣膜合并房颤的患者，1999年Melo等首先尝试在外科进行瓣膜置换的同时，利用射频能量在心外膜消融，模仿外科的迷宫手术，消融的线路主要是隔离左、右肺静脉，左房顶部及下肺静脉与二尖瓣环之间的峡部。

3. 微波消融术 微波消融术的能量为40~45W，频率为50~60Hz，温度50℃，时间20~30s，产生心房肌肉烧伤，中心为坏死心肌，周围为壁内出血，心内膜凝固有少许血栓，6个月发现结实瘢痕。消融线路一为环绕四个肺静脉左心房隔离圈加至二尖瓣环路线，二为马蹄形路线。

腔镜下心外膜微波消融治疗房颤系近年房颤外科治疗领域的进展之一，结合微创心外科技术与微波消融，具有损伤小，术后恢复快，安全性高，无血栓形成之虞的优点。

(1)适应证及禁忌证。1999 年微波引进房颤外科治疗领域,作为一种替代的消融能源。但消融手术恢复窦律的成功率不及 Cox“迷宫”手术。微创微波替代手术切割的 MAZE 手术,由于创伤小,术后恢复快,其适应证较手术切割要广泛:凡是可以行 MAZE 手术的病人均用微波消融;对再次手术不宜行 MAZE 手术的病人等也可进行微波消融。不合并心脏外科手术的孤立性房颤可行腔镜下心外膜微波消融术,对于冠心病、瓣膜病合并房颤的病例,则行心内直视下微波消融术;凝血机制障碍为手术的绝对禁忌证。巨大左心房原则上不宜行腔镜下微波消融术。

(2)微波特性及微波消融所需的器械和设备。微波为一高频电磁波,可在组织中产生电磁场,诱导组织中的双电分子(主要是水分子)产生分子共振,相对运动摩擦产生动能及热量,对组织直接进行加热,不依赖于通过探头的电流。微波穿透力强,一般可达 5 ~ 10mm,可穿过血液、坏死组织及陈旧的瘢痕组织传播。因此在电极探头与组织接触面之间不会形成坏死组织凝块,减少了血栓形成的危险。微波比射频能消融更多的组织及深度,造成跨壁损伤的可能性高于射频。即便当探头与心内膜或心外膜接触不紧密也有很好的消融效果。

目前微波发生器的频率有 2.45MHz、5.15MHz 等,输出功率一般在 10 ~ 85W 之间。所有的探头多可自由弯曲,灵活地改变角度,呈螺旋状(较单极探头的微波辐射能量大);探头尖端置有温差电偶,可实时监测可控制探头的温度;探头外周有一保护罩,在侧面有一长约 2cm 的窗口,微波仅可从此窗口辐射出来,可形成连续的线状消融。微波消融的效果主要取决于微波探头的辐射能力及穿入心肌组织中的微波量。

(3) 手术方法。气管插管,全身麻醉,取平卧位,右侧背部垫高 15°,常规颈内静脉置管。右侧腋中线第 2 及第 4 肋间各切 2cm 长切口,左肺单侧通气。由第 2 肋间插入 Vasoview 内镜系统,双极电凝切开心包,注意避免损伤膈神经,以 Vasoview 血管采集器钝性分离,游离上下腔静脉后壁,由上腔静脉后方置一胃管,经左心耳后由下腔静脉后方穿出。在胃管引导下,引入 Flx-10 探头,确认 Flx-10 探头在左心耳后方,紧贴左心耳及左房后壁,环绕肺静脉周围,以 65W、90s 分段消融心外膜,注意探头温度不超过 50℃。消融结束后撤出探头,检查有无活动性出血,如有则予以止血处理。如果没有恢复窦性节律,则予胸外 100J 电除颤转为窦律。

(4)手术并发症:①出血,少数病例手术侧胸腔内出血,大多数通过保守方法治疗,经输血、输液及止血,多能停止;具有活动性出血者需再次剖胸止血。②冠状动脉损伤,据文献报道,常为左旋支损伤。③肺静脉狭窄,腔镜下微波消融下理论上有致肺静脉狭窄的可能,但目前尚未见报道。

(5)手术效果。至 2004 年,Saltman、Poa、Pruitt 和 Lazara、Balkhy、Beckman 等数位行腔镜下心外膜微波消融手术共 285 例,其中 2002 年 1 月到 2004 年 2 月,59 例心外膜微波消融病例,总成功率为 84%(随访期 7 个月 ~ 2.5 年)。作者于 2002 年 2 月至 2004 年 2 月,施行腔镜下心外膜微波消融手术 5 例,随访期 6 ~ 9 个月,恢复维持窦律者 4 例,成功率 80%。

(方 宏 吴永全 杨 颖)

参考文献

[1]戚文航. 心房颤动基础研究和临床治疗中的新观点. 中华心血管病杂志,2002,30(10):577 ~ 578.

[2]Frustaci A,Chimenti C,Bellocci F,et al. Histological subusbiopsies in patient with lone atrial fibrllation. Circulation,2002,337 ~ 351.

[3]Kostin S,Klein G,Szalay Z,et al. Structural correlate of a in human patients. Cardio Res,2002,54:361 ~ 379.

[4]Brundel B J,Ausma J,Gelder I,et al. Activation of proteoly and structural changes in human paroxysmal and persistent atrial fibrillation. Cardio Res,2002,54:427 ~ 437.

[5]卞爱琳,陈东升. 房颤的基础研究及临床治疗进展. 中国分子心脏病学杂志,2004,4(3):186 ~ 189.

[6]蒋文平. 心房颤动的现代观点. 中国循环杂志, 2005,20(1):3 ~ 6.

[7]张新,华伟. 心房颤动的药物治疗. 中国综合临床, 2005,21(10):952 ~ 955.

[8]曾定尹,关启刚. 心房颤动的药物治疗. Chinese J of Practical Internal Medicine, 2006,26(3):170 ~ 172.

[9]张澍. 心房颤动:控制心室率与转复并维持窦性心率. 中国循环杂志,2002,17(5):353.

[10]张澍,陈柯萍. 关于心房颤动抗凝治疗中的几个问题. 中国循环杂志,2002,17(6):472.

[11]朱慧. 心房颤动心房结构重构发病机制的研究进展. 中国循环杂志,2003,18(4):319~320.
[12]胡大一,马长生. 心房颤动治疗的问题与前景. 中华心血管病杂志,2004,32(3):193~194.
[13]马长生. 心房颤动导管消融适应证当前的争论. 中华医学杂志,2006,86(16):1081~1082.
[14]胡大一. 心房颤动导管消融治疗的适应证:应从严掌握. 心血管病学进展,2006,27(1):1~3.
[15]马长生. 心房颤动的导管消融治疗. 中国实用内科杂志,2006,26(3):175~177.
[16]张劲林,徐亚伟. 心房颤动经导管射频消融手术方式的现状. 中国心脏起搏与心电生理杂志,2005,19(2):89~91.
[17]唐艳红,曹锋.2006 心房颤动指南.中国心脏起搏与心电生理杂志,2006,20(2):188.
[18]Cox J L. Intraoperative options for treating atrial fibrillation associated with mitral valve disease. J Thorac Cardiovasc Surg,2001, 122:212~215.
[19]侯迈,胡盛寿,宋云虎. 心房颤动的外科治疗. 中国胸心血管外科临床杂志,2005,12(5):346~349.
[20]汪曾炜. 心房颤动外科手术的发展与评价. 第二军医大学学报,2005,26(2):124~126.

第三十二章　恶性心律失常

恶性心律失常是致命(死)性心律失常的同义语,系指一类可导致心脏性猝死的严重心律失常。它多具有明显的心脏器质性病变,没有明显器质性心脏病变的只占少数。由于其后果严重,故须加强认识,早期识别并给予恰当处置。

本章阐明恶性心律失常的界定,是为明其义、知范畴;指出恶性心律失常的疾患,是为知危害、予重视。本章是全书总结章,无论是发病机制、心电图表现、诊断与治疗,不是重述,而是点明,更是与各章前呼后应加强联系,而对有必要突出处,则行拾遗补缺,从而使本章更使全书完善、完整、完美。

第一节　恶性心律失常的界定

一、定义

恶性心律失常是致命(死)性心律失常的同义语,前者较规范,应提倡应用。目前虽然没有一个公认的明确标准,但多数认为这是一类可导致心脏性猝死的严重心律失常。恶性心律失常归属心脏性猝死分类中的心律失常性猝死,即恶性心律失常是导致心脏性猝死的原因。

二、界定恶性心律失常范畴

恶性心律失常,一般发生在器质性心脏病患者。其分类不统一,本书采用两种分类法,加以介绍。

(一)按起源部位的心电图分类

1. 窦性恶性心律失常　①严重而持久的窦性心动过缓(白天心率40~45次/分);②频发二度Ⅱ型窦房阻滞;③频发窦性停搏。

2. 房性恶性心律失常　①紊乱性房性心动过速;②速率型心房扑动或心房颤动(预激综合征合并房颤,心室率180~250次/分);③病窦综合征慢-快综合征、双结病变;④心房停搏(静止)等。

3. 室性恶性心律失常　①多形性室性心动过速(心室率>230次/分);②心室率逐渐加速的室性心动过速,呈发展心室扑动和(或)心室颤动的趋势;③室性心动过速伴血流动力学紊乱,出现休克或左心衰竭;④多形性(含尖端扭转型)室性心动过速,发作时伴晕厥;⑤各种原因引起的或特发性心室扑动和(或)心室颤动。

4. 其他恶性心律失常　①高度、几乎完全性或完全性(三度)房室阻滞;②双束支、三分支房室阻滞;③室性自搏性心律;④心室停搏。

(二)按速率的心电图分类

1. 快速性恶性心律失常 以室性心动过速、心室颤动为代表。

2. 缓慢性心律失常 以严重而持久的窦性心动过缓、高度或三度房室阻滞为代表。

三、发生率

在恶性心律失常中，快速性心律失常占大多数，而少数是由缓慢性心律失常引起。后者发生率报道不一。一项对352例院外发生心搏骤停的研究中，经心电图证实，缓慢性心律失常占37%。虽然发生率低，但恶性缓慢心律失常的严重性不可低估。

四、恶性心律失常中的有意义指标

1. 特发性J波 特发性J波是J波综合征的标志波，除早期复极综合征有争议未完全确立外，它可引起急性冠脉综合征、Brugada综合征、原发性心室颤动，可引发多形性室速、室颤，引起心脏性猝死的始动因素，应予充分重视。

2. 无创性预测心律失常事件指标 T波电交替、窦性心率震荡，比心率变异性、Q-T间期离散度、心室晚电位是更能预测心律失常事件有价值的指标。

五、对Lown室性期前收缩分级法评价

1971年Lown和Wolf根据对冠心病监护室(CCU)220例急性心肌梗死患者早期室性期前收缩(VPC)进行心电监测，依其结果将室性期前收缩分为0～Ⅴ级，这就是闻名于世的室性期前收缩Lown分级法：①0级为无室性期前收缩；②Ⅰ级，包括ⅠA级为单形偶发室性期前收缩(<30次/时和<1次/分)、ⅠB级为单形偶发室性期前收缩(<30次/时和>1次/分)；③Ⅱ级为频发单形室性期前收缩(>30次/时)；④Ⅲ级为频发多形室性期前收缩(>30次/时)；⑤Ⅳ级，包括ⅣA级为连发的成对室性期前收缩，ⅣB级为短阵室速；⑥Ⅴ级R-on-T室性期前收缩。并认为级别越高，危险性越大，Ⅲ级以下的视为高级别室性期前收缩即警告性室性期前收缩，可诱发室速、室颤和血流动力学障碍。

这一分级法长期以来在临床工作中被广泛应用。把从急性心肌梗死患者中观察到的资料推广到其他类型心脏病，甚至无心脏病室性期前收缩者身上，显然是不合适的，可导致在临床上对室性期前收缩的过度治疗，造成医疗实践的混乱。

目前对Lown分级法评价不一，基本上有两种意见：一种观点认为对健康人群和无器质性性心脏病患者无肯定意义，但对急性心肌梗死患者的预后，对有心肌缺血、炎症、损伤和药物毒副作用等器质性心脏病患者，估计预后有一定的参考作用；另一种观点认为预测室颤的敏感性及特异性均较差，所谓"警告性室性期前收缩"的概念已经过时，即Lown分级法已无实用警告价值。由此可见，室性期前收缩不属于恶性心律失常，除非是能引起室速倾向的频发快速性室性期前收缩。

第二节 恶性心律失常的疾患

一、心脏性猝死

1. 定义 心脏性猝死(SCD)是指在急性症状发生后1h内，有骤然发生的意识丧失，因心脏性原因导致的自然死亡。

心脏性猝死发生率占所有猝死中的50%，是严重危害人类健康，导致死亡的主要因素。

2. 心脏性猝死的分类 可分为三类：心律失常性猝死、循环衰竭性猝死、不能分类的猝死。

3. 心脏性猝死的心电图表现 有三种表现形式。

(1)心室颤动或心室扑动(室颤，VF或室扑)。心肌呈不规则的颤动或扑动。室扑ECG示连续宽大而

匀齐的正弦曲线状波形，P-QRS-T 波群相连，无法辨认，其频率为 200 次/分左右。室颤 ECG 示形状不同，大小不一，极不均匀的颤动波，频率为 150～500 次/分，若振幅 <0.5mV 为细颤；若振幅 >0.5mV 为粗颤。常见的病因有急性心肌梗死（AMI），急性心肌缺血，低血钾，奎尼丁、氯喹、洋地黄中毒，电击伤早期。

（2）心室停止（心室停顿、心室静止，ACA）。心室完全丧失电活动，而处于静止状态，ECG 示 P-QRS-T 波群消失，呈一直线状，称全心停搏；QRS 波群消失，仍有窦性活动，可以出现整齐或不整齐的心房波；或如有房颤，只出现细小零乱的 f 波，称心室停顿。常见的病因为高血钾，心室率缓慢的自搏性心律，高度或完全性房室阻滞，窦性过缓的病窦综合征，电击伤晚期。

（3）心肌电－机械分离（电机械分离，EMD）。呈慢而无效的室性自主性节律，但不产生有效的心脏机械收缩，而泵不出血液维持循环，此时听不到心音、脉搏，亦测不到血压。发生机理可能与反射性交感活动受抑制有关。ECG 示宽而畸形，频率较慢（30～40 次/分），较为完整的 QRS 波群，常见病因有心脏破裂，主动脉窦瘤破裂，急性心包填塞，大面积心梗，大量血容量丧失等。

二、恶性心律失常疾病和综合征

1. 发生机制 目前认为，是由器质性心脏病变、电生理异常、某些诱因，在此综合作用下造成恶性心律失常发生。

2. 恶性心律失常类型 最多见是快速性室性心律失常，尤其是室性心动过速和心室颤动，约占 80%。其中大多数由室速蜕变为室颤而致，少数由室上速蜕变为室颤而致死；原发性室颤仅占 5% 左右。

少见的为严重的心动过缓，慢速性心律失常和心脏停搏在严重的心脏疾患中常见。电－机械分离或心室停止是心脏性猝死的少见机制，原发性电－机械分离发生于心脏疾患的终末期，而继发性电－机械分离见于大块肺动脉栓塞、急性心包填塞情况下。

三、恶性心律失常疾患和综合征

冠心病尤以急性心肌梗死，占恶性心律失常疾患首位，详见第二十五章急性心肌梗死。

致心律失常性心肌病，详见第二十六章。

长 Q-T 间期综合征，详见第二十七章第一节。

短 Q-T 间期综合征，详见第二十七章第五节。

Brugada 综合征，详见第二十七章第二节。

病态窦房结综合征，详见第二十八章。

上述疾患已在各章中详述，故不加介绍，而在此特予注明，但短 Q-T 间期综合征、原发性室颤、预激综合征合并心房颤动虽在第二十七、三十、三十一章有所阐述，在此而行突出性介绍加以强调。

1. 短 Q-T 间期综合征 它是与长 Q-T 间期综合征相反的最近涌现出的一个新综合征，其特征呈家族聚集性，为常染色体显性遗传，也有散发病例，心电图为 Q-T 间期 <300ms，胸导联 T 波对称性高尖；临床表现为多种心律失常，缓慢性和快速性心律失常都可出现，后者为频发室性期前收缩、阵发性心房颤动，尖端扭转型室速和心室颤动，进而心脏骤停、心脏性猝死。由于没有循证医学为依据，只能以医生个人经验、习惯、兴趣施治，因本综合征恶性程度高，预后极度恶劣，而应引起十分重视。

2. 原发性心室颤动 它是恶性心律失常中最危重，预后最不好的一种心律失常。在急性心肌梗死中也有原发性心室颤动出现，只不过偶尔出现，抢救及时，复苏率很高，成功率高达 95% 以上。

此处介绍的是指一个独立性疾病的原发性的心室颤动，属于 J 波综合征中的一种，其后果最为恶劣。任何药物治疗均无效，植入 ICD 是唯一的有效治疗措施。鉴此，一旦确诊，就应刻不容缓植入 ICD，以抢救患者生命。

3. 预激综合征合并心房颤动 预激综合征可合并多种快速性心律失常，其中合并心房颤动（房颤）有一定危险性，易导致室颤而猝死，发生率占 11.5%～39%。

（1）发生机制为：①长时间顺向性折返性心动过速，导致心房肌缺氧和心房排空障碍，心房内压力增高，造成心房除极和复极不一致而易致房颤发生；②多旁道时，同一心室激动可经多条旁道逆传至心房，致使心房多点受激动；或因旁道有效不应期不同，同一心室激动经多旁道逆传心房，造成心房除极和复极不一致；③精神紧张时，儿茶酚胺分泌增加，心肌应激性增加，形成心房除极和复极不一致。

(2)心电图类型：①房室结下传型与一般房颤相同；②旁道下传型，QRS 波群增宽，呈完全性预激或束支阻滞，δ 波可不清楚；③房室结和旁道下传交替型，为正常 QRS 波群和完全性预激交替出现；④房室结和旁道同时下传型，可见典型预激综合征图形。

(3)房颤的心电图诊断：①P 波消失，代之以大小不等的 f 波，R-R 间期绝对不等，心室率 >180 次/分，QRS 波群时限和形态多变，可见 δ 波，即诊断成立；②如果心室率 >250 次/分，R-R 间期 <250ms，QRS 波群宽大畸形多变，为危重型房颤，极易导致室颤，如处理不及时或不当，易发生猝死。

(4)治疗：①去除病因和诱因；②立即进行除颤复律措施，包括药物治疗，只能使用有效抗心律失常的药，采用抑制旁道传导的普罗帕酮、普鲁卡因等进行静注或静滴，而绝不能使用加快旁路传导的洋地黄、维拉帕米、三磷酸腺苷。这能缩短旁道不应期，增加心室肌应激性，有致室颤危险，会加剧病情恶化，导致猝死，故应属禁忌。

综上所述：要认识、掌握、理解恶性心律失律的界定和心电图类型；要加强掌握基本技能，提高识图、阅图、鉴图的能力；通晓恶性心律失常疾患，了然于胸，一经发现，应立即处置，不仅使用各自独具的抗心律失常措施，一旦心搏骤停，要积极进行恰当、合理、有效的心肺复苏术，力争使一部分患者化险为夷，转危为安，从而获得第二次生命，这是本书编著宗旨，祈盼广大读者从中获益。

(张开滋　邢福泰　支龙　鲁端　李忠杰　李冰　李建勇)

参考文献

[1]黄振文，崔天祥，阎文泰. 心血管病急症. 北京：中国医药科技出版社，1994，164～489.

[2]张开滋，白英烈，张子彬. 心搏骤停与现代复苏. 北京：科学技术文献出版社，1997，1～92.

[3]张开滋、孟庆华、白英烈等. 猝死诊断防治学. 北京：科学技术文献出版社，1998，1～92.

[4]鲁端，黄元铸等. 实用临床心律失常诊断和治疗指南. 上海：复旦大学出版社，2003，208～328.

[5]郑智，李树生. 猝死防治学. 北京：中国医药科技出版社，2005，1～144.

[6]郭成华. 短 Q-T 与短 Q-T 综合征. 中国心脏起搏与心电生理杂志，2005，19(3)：163～165.